Hefte zur Unfallheilkunde
Beihefte zur Zeitschrift „Der Unfallchirurg“
Herausgegeben von:
J. Rehn, L. Schweiberer und H. Tscherne

174

48. Jahrestagung

der Deutschen Gesellschaft für Unfallheilkunde e.V.

14.–17. November 1984, Berlin

Kongreßthemen: Experimentelle Unfallchirurgie – Der alte, der behinderte und der kranke Mensch und seine Tüchtigkeit als Teilnehmer im Straßenverkehr – Der instabile Thorax – Knochendystrophie – Das schwere Handtrauma: Verrenkungen und Kombinationsverletzungen der Handwurzel – Freie Vorträge aus der Unfallchirurgie/Versicherungsmedizin – Acetabulumfrakturen – Aspekte des derzeitigen Standes der Hüftprothetik in der Traumatologie – Wiederherstellung der Knochenstatik nach Defekten an großen Skelettabschnitten – Die posttraumatische Arthrose am Beispiel der Gelenke der belasteten Extremität – Schädel-Hirn-Trauma – Ergebnisse der operativen Knochenbruchbehandlung am Beispiel der Unterschenkelfraktur

---

Kongreßbericht
im Auftrage des Vorstandes zusammengestellt von

A. Pannike

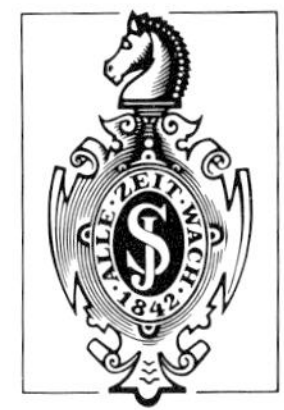

Springer-Verlag
Berlin Heidelberg New York Tokyo

Reihenherausgeber

Prof. Dr. Jörg Rehn
Mauracher Straße 15, D-7809 Denzlingen

Prof. Dr. Leonhard Schweiberer
Direktor der Chirurgischen Universitätsklinik München-Innenstadt
Nußbaumstraße 20, D-8000 München 2

Prof. Dr. Harald Tscherne
Medizinische Hochschule, Unfallchirurgische Klinik
Konstanty-Gutschow-Straße 8
D-3000 Hannover 61

Deutsche Gesellschaft für Unfallheilkunde

Geschäftsführender Vorstand 1984

Präsident: Prof. Dr. H. Ecke
1. stellv. Präsident: Prof. Dr. C. Burri
2. stellv. Präsident: Prof. Dr. G. Hierholzer
Generalsekretär: Prof. Dr. A. Pannike
Kongreßsekretär: Prof. Dr. G. Muhr
Schatzmeister: Dr. G. Dorka

Zusammenstellung des Berichts:

Prof. Dr. Alfred Pannike
Direktor der Unfallchirurgischen Klinik,
Klinikum der Johann-Wolfgang-Goethe-Universität,
Theodor-Stern-Kai 7, D-6000 Frankfurt/Main

Mit 256 Abbildungen

ISBN 3-540-15814-6 Springer-Verlag Berlin Heidelberg New York Tokyo
ISBN 0-387-15814-6 Springer-Verlag New York Heidelberg Berlin Tokyo

CIP-Kurztitelaufnahme der Deutschen Bibliothek. Deutsche Gesellschaft für Unfallheilkunde: ... Jahrestagung der Deutschen Gesellschaft für Unfallheilkunde e. V. : Kongressbericht / im Auftr. d. Vorstandes zsgst. – Berlin ; Heidelberg ; New York ; Tokyo : Springer ISSN 0343-2513. Bis 45 (1982) mit d. Erscheinungsorten Berlin, Heidelberg, New York. Früher u.d.T.: Deutsche Gesellschaft für Unfallheilkunde, Versicherungs-, Versorgungs- und Verkehrsmedizin: Jahrestagung der Deutschen Gesellschaft für Unfallheilkunde, Versicherungs-, Versorgungs- und Verkehrsmedizin e. V. – Titeländerung zwischen 38 (1975) u. 40 (1977). 48. 14.–17. November 1984, Berlin. – 1985. –
(Hefte zur Unfallheilkunde ; 174)
ISBN 3-540-15814-6 (Berlin ...)
ISBN 0-387-15814-6 (New York ...)
NE: GT

Druck- und Bindearbeiten: Beltz Offsetdruckerei, Hemsbach/Bergstr.
2124/3140-543210

Inhaltsverzeichnis

Referentenverzeichnis

Ahlers, J., Dr.; Chirurg. Univ.-Klinik, Langenbeckstraße 1, D-6500 Mainz 1

Augeneder, M., Dr.; II. Univ.-Klinik für Unfallchirurgie, Spitalgasse 23, A-1090 Wien

Bader, B., Dr.; II. Univ.-Klinik für Unfallchirurgie, Spitalgasse 23, A-1090 Wien

Bauer, B. L., Prof. Dr.; Neurochirurg. Klinik im Zentrum für operative Medizin I, Robert-Koch-Straße 8, D-3550 Marburg/Lahn

Bauer, F., Dr.; Chirurg. Klinik und Poliklinik der Universität, Klinikum Großhadern, Marchioninistraße 15, D-8000 München 70

Berger, A., Prof. Dr.; Med. Hochschule im Krankenhaus Oststadt, Podbielskistraße 380, D-3000 Hannover 51

Besselaar, P. P., Dr.; Orthopäd. Univ.-Klinik AMC, Merbergdreef 9, NL-1100 Amsterdam

Betz, A., Dr.; Chirurg. Klinik Innenstadt und Chirurg. Poliklinik der Ludwig-Maximilians-Universität, Pettenkoferstraße 8a, D-8000 München 2

Bisgwa, F., Dr.; Allgem. Krankenhaus St. Georg, Lohmühlenstraße 65, D-2000 Hamburg 1

Blümel, G., Prof. Dr.; Klinikum rechts der Isar, Technische Universität, Ismaninger Straße 22, D-8000 München 80

Böhler, J., Prof. Dr.; Severingasse 1/4, A-1090 Wien

Böhm, E., Priv.-Doz. Dr.; Krankenanstalten „Bergmannsheil", Hunscheidtstraße 1, D-4630 Bochum

Börner, M., Dr.; BG-Unfallklinik, Friedberger Landstraße 430, D-6000 Frankfurt/Main

Börner, U., Dr.; Klinikum der Justus-Liebig-Universität, Klinikstraße 29, D-6300 Gießen

Boese-Landgraf, J., Dr.; Klinikum Steglitz, Hindenburgdamm 30, D-1000 Berlin 45

Bracker, W., Dr.; Orthopäd. Univ.-Klinik, Harlachinger Straße 51, D-8000 München 19

Braun, W., Dr.; Klinik für Unfall- und Wiederherstellungschirurgie, Stenglinstraße 1, D-8900 Augsburg

Buck-Gramcko, D., Prof. Dr.; Berufsgenossenschaftliches Unfallkrankenhaus, Bergedorfer Straße 10, D-2000 Hamburg 80

Bücheler, E., Prof. Dr.; Radiolog. Klinik UKE, Martinistraße 52, D-2000 Hamburg 20

Burger, H., Prof. Dr.-Ing.; Unfallchirurg. Klinik der Justus-Liebig-Universität, Klinikstraße 29, D-6300 Gießen

Burri, C., Prof. Dr.; Unfallchirurg. Abt. der Universität, Steinhövelstraße 9, D-7900 Ulm

Claes, L., Priv.-Doz. Dr.; Abt. Chirurgie II der Universität, Oberer Eselsberg, D-7900 Ulm

Contzen, H., Prof. Dr.; BG Unfallklinik, Friedberger Landstraße 430, D-6000 Frankfurt/Main

Cotta, H., Prof. Dr.; Orthopäd. Univ.-Klinik, Schlierbacher Landstraße 200a, D-6900 Heidelberg

Crone-Münzebrock, W., Dr.; Radiolog. Univ.-Klinik, Martinistraße 52, D-2000 Hamburg 20

Dambe, L. T., Dr.; Chirurg. Univ.-Klinik, D-6650 Homburg/Saar

Delank, H. W., Prof. Dr.; Neurolog. Univ.-Klinik an den Berufsgenossenschaftlichen Krankenanstalten „Bergmannsheil", Hunscheidtstraße 1, D-4630 Bochum 1

Dittmer, H. Dr.; Chirurg. Klinik und Poliklinik der Universität, Klinikum Großhadern, Marchioninistraße 15, D-8000 München 70

Domres, B., Prof. Dr.; Eberhard-Karls-Universität, Chirurg. Klinik, Calwer Straße 7, D-7400 Tübingen

Dörr, F., Dr.; Städt. Krankenanstalten, Krankenhaus Nordstadt, Haltenhoffstraße 41, D-3000 Hannover 1

Dürr, W., Prof. Dr.; Krankenhaus Ev. Stift St. Martin, Johannes-Müller-Straße 7, D-5400 Koblenz

Echtermeyer, V., Dr.; Unfallchirurg. Klinik der Med. Hochschule, Konstanty-Gutschow-Straße 8, D-3000 Hannover 61

Ecke, H., Prof. Dr.; Unfallchirurgische Klinik des Zentrums Chirurgie der Universität, Klinikstraße 29, D-6300 Gießen

Eggers, C., Dr.; Allgemeines Krankenhaus St. Georg, Lohmühlenstraße 5, D-2000 Hamburg 1

Egkher, E., Dr.; II. Univ.-Klinik für Unfallchirurgie, Spitalgasse 23, A-1090 Wien

Eitel, F., Dr.; Chirurg. Klinik Innenstadt und Chirurg. Poliklinik der Ludwig-Maximilians-Universität, Pettenkoferstraße 8a, D-8000 München 2

Erdmann, H., Prof. Dr.; Mozartweg 3a, D-6100 Darmstadt

Erhardt, W., Priv.-Doz. Dr. Dr.; Klinikum rechts der Isar, Technische Universität, Ismaninger Straße 22, D-8000 München 80

Etter, C., Dr.; Abt. Chirurgie II der Universität Oberer Eselsberg, D-7900 Ulm

Faensen, M., Priv.-Doz. Dr.; Klinikum Steglitz, Hindenburgdamm 30, D-1000 Berlin 45

Faupel, L., Dr.; Unfallchirurg. Klinik des Zentrums für Chirurgie der Universität, Klinikstraße 29, D-6300 Gießen

Feld, Ch., Dr.; Chirurg. Klinik Innenstadt und Chirurg. Poliklinik der Ludwig-Maximilians-Universität, Pettenkoferstraße 8a, D-8000 München 2

Feller, A.-M., Dr.; Chirurgische Klinik und Poliklinik der Universität, Calwer Straße 7, D-7400 Tübingen

Flosdorff, W., Chirurg. Univ.-Klinik, Martinistraße 52, D-2000 Hamburg 20

Forth, W., Prof. Dr.; Institut für Pharmakologie und Toxikologie, Nußbaumstraße 26, D-8000 München 2

Friedel, B., Prof. Dr.; Bundesanstalt für Straßenverkehr, Brüderstraße 53, D-5060 Bergisch-Gladbach

Friedrich, A., Prof. Dr.; Abt. für Unfall-, Wiederherstellungs- und Handchirurgie, Allg. Krankenhaus St. Georg, Lohmühlenstraße 65, D-2000 Hamburg 1

Friedrich, B., Prof. Dr.; Zentralkrankenhaus, Unfallchirurg. Klinik, St.-Jürgen-Straße, D-2800 Bremen 1

Fuhrer, G., Dr.; Eberhard-Karls-Universität, Chirurg. Klinik, Calwer Straße 7, D-7400 Tübingen

Gauer, E. F., Dr.; Orthopäd. Univ.-Klinik, Schlierbacher Landstraße 200a, D-6900 Heidelberg

Gay, B., Prof. Dr.; Chirurg. Univ.-Klinik, Josef-Schneider-Straße 2, D-8700 Würzburg

Georgi, P., Prof. Dr.; Nuklearmed. Institut der Univ.-Strahlenklinik, D-6900 Heidelberg

Gips, J., Dr.; Städt. Klinikum, Ludwig-Erhard-Straße 100, D-6200 Wiesbaden

Graf, H.-J., Dr.; Klinik für Unfall- und Wiederherstellungschirurgie, Stenglinstraße 1, D-8900 Augsburg

Grasser, R., Dr.; I. Physikal. Institut der Universität, Heinrich-Buff-Ring 14–20, D-6300 Gießen

Grote, E., Prof. Dr.; Neurochirurg. Abt. der Eberhard-Karls-Universität, Calwer Straße 7, D-7400 Tübingen

Groth, E., Dr.; Unfallchirurg. Klinik der Med. Hochschule, Konstanty-Gutschow-Straße 8, D-3000 Hannover 61

Habermeyer, P., Dr.; Chirurg. Klinik Innenstadt und Chirurg. Poliklinik der Ludwig-Maximilians-Universität, Nußbaumstraße 20, D-8000 München 2

Händel, K.; Bergstraße 79, D-7890 Waldshut-Tiengen 1

Hahn, F., Priv.-Doz. Dr.; Klinikum Steglitz, Hindenburgdamm 30, D-1000 Berlin 45

Hanck, A., BG-Unfallklinik, Nordringstraße 95, D-7400 Tübingen

Havemann, D., Prof. Dr.; Abt. Unfallchirurgie der Universität, Hospitalstraße 40, D-2300 Kiel

Heinrich, S., Dr.; Zentrum für Chirurgie der Justus-Liebig-Universität, Klinikstraße 29, D-6300 Gießen

Heisel, J., Dr.; Orthopäd. Klinik und Poliklinik der Universität des Saarlandes, D-6650 Homburg/Saar

Heitemeyer, U., Dr.; BG-Unfallklinik Duisburg-Buchholz, Großenbaumer Allee 250, D-4100 Duisburg

Heller, M., Dr.; Radiolog. Univ.-Klinik, Martinistraße 52, D-2000 Hamburg 20

Heller, W., Dr.; Eberhard-Karls-Universität, Chirurg. Klinik, Calwer Straße 7, D-7400 Tübingen

Hempelmann, G., Prof. Dr.; Klinikum der Justus-Liebig-Universität, Klinikstraße 29, D-6300 Gießen

Hendrich, V., Dr.; Zentrum Chirurgie der Albert-Ludwigs-Universität, Hugstetter Straße 55, D-7800 Freiburg

Henneking, K., Dr.; Zentrum für Chirurgie der Justus-Liebig-Universität, Klinikstraße 29, D-6300 Gießen

Hermichen, H. G., Dr.; BG-Unfallklinik, Nordringstraße 95, D-7400 Tübingen

Hierholzer, G., Prof. Dr.; BG-Unfallklinik, Großenbaumer Allee 250, D-4100 Duisburg

Hild, P., Dr.; Chirurg. Univ.-Klinik, Klinikstraße 29, D-7400 Tübingen

Hörl, M., Dr.; Chirurg. Univ.-Klinik, Josef-Schneider-Straße 2, D-8700 Würzburg

Hörl, W. H., Dr.; Med. Univ.-Klinik Freiburg, D-7800 Freiburg

Hörster, G., Priv.-Doz. Dr.; Berufsgenossenschaftliche Unfallklinik, Großenbaumer Allee 250, D-4100 Duisburg 28

Hofmann, D., Priv.-Doz. Dr.; Unfallchirurg. Klinik der Justus-Liebig-Universität, Klinikstraße 29, D-6300 Gießen

Hofmann, G., Dr.; BG-Unfallklinik, Prof. Küntscher-Straße, D-8110 Murnau

Hohlbach, G., Dr.; Klinik für Chirurgie der Med. Hochschule, Ratzeburger Allee 160, D-2400 Lübeck

Hohmann, D., Prof. Dr.; Chirurg. Klinik mit Poliklinik der Universität, D-8520 Erlangen

Hornbostel, H., Prof. Dr.; Adolfstraße 77, D-2000 Hamburg 76

Horst, P., Dr.; Unfallchirurg. Klinik der Med. Hochschule, Konstanty-Gutschow-Straße 8, D-3000 Hannover 61

Hülse, R., Prof. Dr.; Krankenhaus Ev. Stift St. Martin, Johannes-Müller-Straße 7, D-5400 Koblenz

Hüttner, W., Dr.; Orthopäd. Univ.-Klinik, Freiligrathstraße 2, D-6300 Gießen

Hummel, A., Dr.; Unfallchirurg. Klinik im Klinikum Mannheim der Universität Heidelberg, Theodor-Kutzer-Ufer, D-6800 Mannheim

Ittner, G. Dr.; II. Univ.-Klinik für Unfallchirurgie, Spitalgasse 23, A-1090 Wien

Jäger, M., Prof. Dr.; Orthopäd. Univ.-Klinik, Harlachinger Straße 51, D-8000 München 19

Jend, H. H., Dr.; Radiolog. Univ.-Klinik, Martinistraße 52, D-2000 Hamburg 20

Josten, Ch., Dr.; Chirurg. Univ.-Klinik „Bergmannsheil", Hunscheidtstraße 1, D-4630 Bochum

Jungbluth, K. H., Prof. Dr.; Chirurg. Univ.-Klinik, Martinistraße 52, D-2000 Hamburg 20

Kaiser, E., Dr.; Anatomische Anstalt der Ludwig-Maximilians-Universität, Pettenkoferstraße, D-8000 München 2

Kaletsch, B., Dr.; Unfallchirurg. Klinik der Justus-Liebig-Universität, Klinikstraße 29, D-6300 Gießen

Kant, C. J., Dr.; Unfallchirurg. Klinik, Med. Hochschule, Konstanty-Gutschow-Straße 8, D-3000 Hannover 61

Kaps, H. P., Dr.; Orthopäd. Univ.-Klinik, Schlierbacher Landstraße 200a, D-6900 Heidelberg

Katthagen, B.-D., Dr.; Orthopäd. Univ.-Klinik, D-6650 Homburg/Saar

Kessler, S., Dr.; Chirurg. Klinik Innenstadt und Chirurg. Poliklinik der Ludwig-Maximilians-Universität, Pettenkoferstraße 8a, D-8000 München 2

Kinzl, L., Prof. Dr.; Städt. Kliniken, Mönchebergstraße 42–43, D-3500 Kassel

Köckerling, F., Dr.; Chirurg. Klinik mit Poliklinik der Universität, D-8520 Erlangen

Köppl, W., XX; Orthopäd. Klinik und Poliklinik im Klinikum Großhadern, Postfach, D-8000 München 70

Körner, C. F., Dr.; Pharmakol. Institut, Konstanty-Gutschow-Straße 8, D-3000 Hannover 61

Kuborn, M., Chirurg. Univ.-Klinik, Klinikstraße 29, D-6300 Gießen

Kuner, E. H., Prof. Dr.; Chirurg. Univ.-Klinik, Hugstetter Straße 55, D-7800 Freiburg

Kunze, K., Priv.-Doz. Dr.; Unfallchirurg. Klinik am Zentrum für Chirurgie der Universität, Klinikstraße 29, D-6300 Gießen

Kurtz, B., Dr.; Med. Strahleninstitut der Universität, Calwer Straße 7, D-7400 Tübingen

Kuschnerow, M., Dr.; Unfallchirurg. Klinik der Med. Hochschule, Konstanty-Gutschow-Straße 8, D-3000 Hannover 61

Lausberg, G., Prof. Dr.; Neurochirurg. Klinik, Knappschafts-Krankenhaus, D-4630 Bochum

Lies, A., Dr.; BG-Krankenanstalten „Bergmannsheil", Chirurg. Univ.-Klinik, D-4630 Bochum

Linke, E., Dr.; Chirurg. Klinik II der Städt. Kliniken, Grafenstraße 9, D-6100 Darmstadt

Lorenz, R., Prof. Dr.; Klinikum der Johann-Wolfgang-Goethe-Universität, Schleusenweg 2–16, D-6000 Frankfurt 71

Ludolph, E., Dr.; BG-Unfallklinik Duisburg-Buchholz, Großenbaumer Allee 250, D-4100 Duisburg

Maier, K.; Unfallchirurg. Klinik der Justus-Liebig-Universität, Klinikstraße 29, D-6300 Gießen

Mandelkow, H., Dr.; Chirurg. Klinik Innenstadt und Chirurg. Poliklinik der Ludwig-Maximilians-Universität, Nußbaumstraße 20, D-8000 München 2

Marecek, N., Dr.; Chirurg. Univ.-Klinik, D-6650 Homburg/Saar

Marti, R., Prof. Dr.; Orthopäd. Univ.-Klinik AMC, Merbergdreef 9, NL-1100 Amsterdam

Martinek, H., Priv.-Doz. Dr.; II. Univ.-Klinik für Unfallchirurgie, Spitalgasse 23, A-1090 Wien

Matter, P., Priv.-Doz. Dr.; Chirurg. Abt., Spital, CH-7270 Davos

Matzen, K. A., Dr.; Orthopäd. Klinik und Poliklinik im Klinikum Großhadern, Postfach, D-8000 München 70

Meenen, N. M., Dr.; Chirurg. Univ.-Klinik, Martinistraße 52, D-2000 Hamburg 20

Meier, M., Dr.; Unfallchirurg. Klinik der Med. Hochschule, Konstanty-Gutschow-Straße 8, D-3000 Hannover 61

Milachowski, K., Dr.; Staatl. Orthopäd. Klinik, Harlachinger Straße 51, D-8000 München 90

Mittelmeier, H., Prof. Dr.; Orthopäd. Univ.-Klinik, D-6650 Homburg/Saar

Mockwitz, J., Dr.; BG-Unfallklinik, Friedberger Landstraße 430, D-6000 Frankfurt 60

Mommsen, U., Priv.-Doz. Dr.; Chirurg. Univ.-Klinik, Martinistraße 52, D-2000 Hamburg 20

Morscher, E., Prof. Dr.; Orthopäd. Univ.-Klinik, Felix-Platter-Spital, CH-4055 Basel

Müller, K. H., Prof. Dr.; BG-Klinik „Bergmannsheil“, Hunscheidtstraße 1, D-4630 Bochum

Münch, W., Dr.; Orthopäd. Klinik und Poliklinik im Oskar-Helene-Heim, Clayallee 229, D-1000 Berlin 33

Muhr, G., Prof. Dr.; Chirurg. Univ.-Klinik „Bergmannsheil“, Hunscheidtstraße 1, D-4630 Bochum

Nazari, P., Dr.; Unfallchirurg. Klinik der Justus-Liebig-Universität, Klinikstraße 29, D-6300 Gießen

Neidel, J., Dr.; Zentrum Chirurgie der Albert-Ludwigs-Universität, Hugstetter Straße 55, D-7800 Freiburg

Nerlich, M. L., Dr.; Unfallchirurg. Klinik der Med. Hochschule, Konstanty-Gutschow-Straße 8, D-3000 Hannover 61

Niethard, F. U., Priv.-Doz.; Orthopäd. Univ.-Klinik, Schlierbacher Landstraße 200a, D-6900 Heidelberg

Oestern, H.-J., Priv.-Doz. Dr.; Unfallchirurg. Klinik der Med. Hochschule, Konstanty-Gutschow-Straße 8, D-3000 Hannover 61

Orthner, E., Dr.; I. Universitätsklinik für Unfallchirurgie, Alser Straße 4, A-1097 Wien

Osborn, J. F., Priv.-Doz. Dr.; ZMK-Klinik der Universität, Welschnonnenstraße 17, D-5300 Bonn 1

Otte, D., Dipl.-Ing.; Verkehrsunfallforschung, Med. Hochschule, Konstanty-Gutschow-Straße 8, D-3000 Hannover 61

Ottlitz, H.-R., Dr.; Klinikum Steglitz, Hindenburgdamm 30, D-1000 Berlin 45

Ottosson, A., XX; Institut für gerichtliche Medizin der Universität, Sölvegatan 25, S-22362 Lund

Pabst, W., XX; Unfallchirurg. Klinik der Justus-Liebig-Universität, Klinikstraße 29, D-6300 Gießen

Pannike, A., Prof. Dr.; Unfallchirurg. Univ.-Klinik, Theodor-Stern-Kai 7, D-6000 Frankfurt 70

Partecke, B.-D., Dr.; BG-Krankenhaus, Bergedorfer Straße 10, D-2050 Hamburg 80

Perren, S. M., Priv.-Doz. Dr.; Laboratorium für Experimentelle Chirurgie, Schweizerisches Forschungsinstitut Davos-Platz, Obere Straße 22, CH-7270 Davos-Platz

Pfister, A., Dr.; Staatl. Orthopäd. Klinik, Harlachinger Straße 51, D-8000 München 90

Pfister, U., Priv.-Doz. Dr.; Städt. Klinikum, D-7500 Karlsruhe

Pia, H. W., Prof. Dr.; Neurochirurg. Univ.-Klinik, Klinikstraße 29, D-6300 Gießen

Piepenbrock, S., Prof. Dr.; Med. Hochschule Hannover, Konstanty-Gutschow-Straße 8, D-3000 Hannover 61

Plaue, R., Prof. Dr.; Unfallchirurg. Klinik im Klinikum Mannheim der Universität Heidelberg, Theodor-Kutzer-Ufer, D-6800 Mannheim

Plitz, W., Dipl.-Ing.; Staatl. Orthopäd. Klinik, Harlachinger Straße 51, D-8000 München 90

Poigenfürst, J., Univ.-Prof. Dr.; Unfallkrankenhaus Lorenz Böhler, Donaueschingenstraße 13, A-1200 Wien

Probst, J., Prof. Dr.; BG-Unfallklinik, Prof.-Küntscher-Straße 8, D-8110 Murnau

Rahmanzadeh, R., Prof. Dr.; Klinikum Steglitz, Hindenburgdamm 30, D-1000 Berlin 45

Rahn, B. A., Dr.; Laboratorium für Experimentelle Chirurgie, Schweizerisches Forschungsinstitut Davos-Platz, Obere Straße 22, CH-7270 Davos-Platz

Rau, H., Dr.; Klinik für Chirurgie der Med. Hochschule, Ratzeburger Allee 160, D-2400 Lübeck

Reck, R., Priv.-Doz. Dr.; Chirurg. Univ.-Klinik, Langenbeckstraße 1, D-6500 Mainz

Refior, H. J., Prof. Dr.; Orthopäd. Klinik der Med. Hochschule im Annastift, Heimchenstraße 1–7, D-3000 Hannover 61

Rehm, K. E., Prof. Dr.; Unfallchirurg. Klinik und Poliklinik der Justus-Liebig-Universität, Klinikstraße 29, D-6300 Gießen

Rehn, J., Prof. Dr.; Mauracher Straße 15, D-7809 Denzlingen

Reill, P., Dr.; BG-Unfallklinik, Rosenauer Weg 95, D-7400 Tübingen

Reschauer, R., Univ.-Doz. Dr.; Univ.-Klinik für Chirurgie, Auenbruggerplatz, A-8036 Graz

Rettig, H., Prof. Dr.; Orthopäd. Univ.-Klinik, Freiligrathstraße 2, D-6300 Gießen

Ritter, G., Prof. Dr.; Chirurg. Univ.-Klinik, Langenbeckstraße 1, D-6500 Mainz

Rosso, R., Dr.; Orthopäd. Univ.-Klinik, Felix-Platter-Spital, CH-4055 Basel

Rudigier, J., Prof. Dr.; Chirurg. Univ.-Klinik, Langenbeckstraße 1, D-6500 Mainz

Rüedi, Th., Prof. Dr.; Chirurg. Klinik, Raetisches Kantonsspital, CH-7000 Chur

Rüter, A., Prof. Dr.; Klinik für Unfall- und Wiederherstellungschirurgie, Stenglinstraße 1, D-8900 Augsburg

Seeger, W., Prof. Dr.; Neurochirurg. Univ.-Klinik, Hugstetter Straße 55, D-7800 Freiburg

Seggl, W., Dr.; Univ.-Klinik für Chirurgie, Auenbruggerplatz, A-8036 Graz

Seiler, H., Priv.-Doz. Dr.; Chirurg. Univ.-Klinik, D-6650 Homburg/Saar

Seith, G.; Zentrum für Chirurgie der Justus-Liebig-Universität, Klinikstraße 29, D-6300 Gießen

Siebert, H. R., Priv.-Doz. Dr.; Unfallchirurg. Univ.-Klinik, Theodor-Stern-Kai 7, D-6000 Frankfurt 70

Siebler, G., Dr.; Chirurg. Univ.-Klinik, Hugstetter Straße 55, D-7800 Freiburg

Spier, R., Dr.; Kreiskrankenhaus Mosbach, D-6950 Mosbach

Spitz, J., Dr.; Städt. Klinikum, Ludwig-Erhard-Straße 100, D-6200 Wiesbaden

Spitzer, G., Prof. Dr.; Kreiskrankenhaus, D-6340 Bad Hersfeld

Springer, H. H., Dr.; Orthopäd. Klinik und Poliklinik im Klinikum Großhadern, Postfach, D-8000 München 70

Suren, E. G., Priv.-Doz. Dr.; Unfallchirurg. Klinik, Med. Hochschule, Konstanty-Gutschow-Straße 8, D-3000 Hannover 61

Schabus, R., XX; I. Universitätsklinik für Unfallchirurgie, Alser Straße 4, A-1097 Wien

Scharf, W., Dr.; I. Universitätsklinik für Unfallchirurgie, Alser Straße 4, A-1097 Wien

Scharmann, A., Prof. Dr.; I. Physikal. Institut der Universität, Heinrich-Buff-Ring 14–20, D-6300 Gießen

Schauwecker, F., Prof. Dr.; Städt. Klinikum, Ludwig-Erhard-Straße 100, D-6200 Wiesbaden

Schedl, R., Dr.; II. Univ.-Klinik für Unfallchirurgie, Spitalgasse 23, A-1090 Wien

Scheuba, G. Prof. Dr.; Unfallchirurg. Klinik des Krankenhauses Wetzlar, Forsthausstraße 1, D-6330 Wetzlar

Scheuer, I., Dr.; BG-Krankenanstalten „Bergmannsheil", Chirurg. Univ.-Klinik, D-4630 Bochum

Schildberg, F. W., Prof. Dr.; Klinik für Chirurgie der Med. Hochschule, Ratzeburger Allee 160, D-2400 Lübeck

Schilling, H. Dr.; Unfallchirurg. Klinik des St. Marien-Hospitals, D-4670 Lünen

Schindler, G., Prof. Dr.; Chirurg. Univ.-Klinik, Josef-Schneider-Straße 2, D-8700 Würzburg

Schleenbecker, S.; Unfallchirurg. Klinik des Krankenhauses Wetzlar, Forsthausstraße 1, D-6330 Wetzlar

Schleicher, A., Dr.; Anatomisches Institut der Universität zu Köln, Joseph-Stelzmann-Straße 9, D-5000 Köln 41

Schlickewei, W., Dr.; Chirurg. Univ.-Klinik, Hugstetter Straße 55, D-7800 Freiburg

Schmitt, E., Dr.; Orthopäd. Klinik und Poliklinik der Universität des Saarlandes, D-6650 Homburg/Saar

Schöpf, K., Dr.; Kreiskrankenhaus, D-6340 Bad Hersfeld

Schöttle, H., Prof. Dr.; Radiolog. Univ.-Klinik, Martinistraße 52, D-2000 Hamburg 20

Schulz, A., Priv.-Doz. Dr.; Unfallchirurg. Klinik am Zentrum für Chirurgie der Universität, Klinikstraße 29, D-6300 Gießen

Schweiberer, L., Prof. Dr.; Chirurg. Klinik Innenstadt und Chirurg. Poliklinik der Ludwig-Maximilians-Universität, Pettenkoferstraße 8a, D-8000 München 2

Schwemmle, K., Prof. Dr.; Allgemeinchirurg. Klinik der Justus-Liebig-Universität, Klinikstraße 29, D-6300 Gießen

Stark, E., Dr.; Unfallchirurg. Klinik der Med. Hochschule, Konstanty-Gutschow-Straße 8, D-3000 Hannover 61

Starker, M., Dr.; Orthopädische Univ.-Klinik Friedrichsheim, Marienburgstraße 2, D-6000 Frankfurt 71

Straub, W., Prof. Dr. Dr.; Univ.-Augenklinik, Robert-Koch-Straße 4, D-3550 Marburg/Lahn

Stürmer, K. M., Dr.; Universitätsklinikum Essen, Hufelandstraße 55, D-4300 Essen

Sturm, J. A., Priv.-Doz. Dr.; Unfallchirurg. Klinik der Med. Hochschule, Konstanty-Gutschow-Straße 8, D-3000 Hannover 61

Thielemann, F. W., Dr.; Chirurg. Klinik und Poliklinik der Universität, Calwer Straße 7, D-7400 Tübingen

Thies, E., Dr.; Klinik für Chirurgie der Med. Hochschule, Ratzeburger Allee 160, D-2400 Lübeck

Thiessen, E., Dr.; Chirurg. Univ.-Klinik, Martinistraße 52, D-2000 Hamburg 20

Tiedtke, R., Dr.; Klinikum Steglitz, Hindenburgdamm 30, D-1000 Berlin 45

Tillmann, B., Prof. Dr.; Anatomisches Institut der Christian-Albrechts-Universität, Olshausenstraße 40, D-2300 Kiel

Tittel, K., Priv.-Doz. Dr.; Städt. Klinikum, Ludwig-Erhard-Straße 100, D-6200 Wiesbaden

Ulmer, W. T., Prof. Dr.; Med. Univ.-Klinik und Poliklinik der Berufsgenossenschaftlichen Krankenanstalten „Bergmannsheil Bochum", Hunscheidtstraße 12, D-4630 Bochum

Ulrich, Ch., Dr.; Unfallchirurg. Abt. der Universität, Steinhövelstraße 9, D-7900 Ulm

Ungetüm, M., Prof. Dr. Dr. Ing.; Aesculapwerke AG, Postfach 40, D-7200 Tuttlingen

Vécsei, V., Univ.-Doz. Dr.; 1. Chirurg. Abt. des Wilhelminenspitals der Stadt Wien, Montleartstraße 37, A-1171 Wien

Veihelmann, D., Prof. Dr.; Eberhard-Karls-Universität, Chirurg. Klinik, Calwer Straße 7, D-7400 Tübingen

Voigt, Ch., Dr.; BG-Unfallklinik, Rosenauer Weg 95, D-7400 Tübingen

Voigt, E., Prof. Dr.; Institut für gerichtliche Medizin der Universität, Sölvegatan 25, S-22362 Lund

Wagner, W., Univ.-Doz. Dr.; I. Universitätsklinik für Unfallchirurgie, Alser Straße 4, A-1097 Wien

Walde, H.-J., Dr.; Chirurg. Univ.-Klinik, Langenbeckstraße 1, D-6500 Mainz

Wannske, M., Priv.-Doz. Dr.; Med. Hochschule im Krankenhaus Oststadt, Podbielskistraße 380, D-3000 Hannover 51

Weber, U., Prof. Dr.; Orthopäd. Univ.-Klinik, Freiligrathstraße 2, D-6300 Gießen

Weigand, H., Prof. Dr.; Chirurg. Univ.-Klinik, Langenbeckstraße 1, D-6500 Mainz

Weismeier, K., Dr.; Orthopäd. Klinik, Ludwig-Maximilians-Universität, Harlachinger Straße 51, D-8000 München 90

Weller, S., Prof. Dr.; BG-Unfallklinik, Nordringstraße 95, D-7400 Tübingen

Wenk, H., Dr.; Klinik für Chirurgie der Med. Hochschule, Ratzeburger Allee 160, D-2400 Lübeck

Weseloh, G., Prof. Dr.; Chirurg. Klinik mit Poliklinik der Universität, D-8520 Erlangen

Westermann, K., Dr.; Klinik für Unfall- und Wiederherstellungschirurgie am Krankenhaus Nordstadt, Haltenhoffstraße 41, D-3000 Hannover 1

Wiehmann, J., Dr.; BG-Unfallklinik, Ludwig-Guttmann-Straße 13, D-6700 Ludwigshafen/Rhein

Wilker, D., Dr.; Chirurg. Klinik Innenstadt und Chirurg. Poliklinik der Ludwig-Maximilians-Universität, Nußbaumstraße 20, D-8000 München 2

Willenegger, H., Prof. Dr.; AO-International, Balderstraße 30, CH-3007 Bern

Willvonseder, R., Univ.-Doz. Dr.; Krankenhaus der Barmherzigen Brüder Wien, Große Mohrengasse 9, A-1020 Wien

Winter, U., Dr.; BG-Unfallklinik, Ludwig-Guttmann-Straße 13, D-6700 Ludwigshafen/Rhein

Wirth, C.-J., Prof. Dr.; Orthopäd. Klinik, Ludwig-Maximilians-Universität, Harlachinger Straße 51, D-8000 München 90

Wisner, D., M. D.; Department of Surgery University of California, Davis, Sacramento, USA

Wolf. R., Dr.; Orthopäd. Klinik im Oskar-Helene-Heim, Clayallee 229, D-1000 Berlin 33

Wolter, D., Prof. Dr.; Allgemeines Krankenhaus St. Georg, Lohmühlenstraße 5, D-2000 Hamburg 1

Wruhs, O., XX; I. Universitätsklinik für Unfallchirurgie, Alser Straße 4, A-1097 Wien

Zichner, L., Prof. Dr.; Orthopädische Univ.-Klinik und Poliklinik Friedrichsheim, Marienburgstraße 2, D-6000 Frankfurt 71

Ziegelmüller, R., Dr.; BG-Unfallklinik, Friedberger Landstraße 430, D-6000 Frankfurt 60

Ziegler, W., XX; Bettinger Straße 90, CH-4125 Riehen/Basel

Zierski, J., Dr.; Neurochirurg. Klinik der Universität, Klinikstraße 29, D-6300 Gießen

Zilch, H., Priv.-Doz. Dr.; Orthopäd. Klinik im Oskar-Helene-Heim, Clayallee 229, D-1000 Berlin 33

Wissenschaftliches Programm

Eröffnungsansprache des Präsidenten der Deutschen Gesellschaft für Unfallheilkunde 1984

H. Ecke, Gießen

Meine Damen und Herren,

die Ansprache des jeweiligen Präsidenten großer deutscher medizinischer Fachgesellschaften hat seit Jahren aktuelle Bezüge zur Gesamtsituation der Medizin und auch des speziellen Faches angesichts der immer dringlicher werdenden Probleme ganz besonders im Hinblick auf die Ausbildung unserer Studierenden – und ich werde und kann mich dieser Vorgabe nicht verschließen.

In diesem Jahr ist die Forderung nach Eliteuniversitäten wiederholt laut geworden. Der Ruf nach solchen speziellen Einrichtungen deckt die Schwächen des momentanen universitären Systems ganz besonders im Hinblick auf die Ausbildung mehr als ein Dutzend Jahre nach Durchführung der Hochschulreform auf. Diese Entwicklung ist ablesbar an immer neuen Novellen der Approbationsordnung für Ärzte – zur Zeit ist die fünfte seit 1979 in Vorbereitung. Hervorgerufen durch Fehlplanungen – und hier ist an erster Stelle der Numerus clausus in seiner bisherigen Form zu nennen, der ja ursprünglich eine nützliche Beschränkung des medizinischen Studiums auf die geeignetsten Anwärter bewirken sollte –, entstanden die gegenwärtigen Schwierigkeiten, die das Studium der Medizin insgesamt in die Diskussion gebracht haben, aber natürlich auch die Frage aufwerfen, wohin mit den am Bedarf vorbei ausgebildeten Ärzten.

Der Numerus clausus wurde bereits im 18. Jahrhundert für eine Reihe von Problemen im Zusammenhang mit der Zulassung zum Medizinstudium in Erwägung gezogen und er wurde tatsächlich erstmals am 12. September 1774 durch einen Erlaß des Hessischen Staatsministers von Moser vorübergehend an hessischen Universitäten eingeführt.

Bis dahin und im 19. und 20. Jahrhundert sind trotz wiederholter Ansätze in Deutschland aber auch im deutschsprachigen Ausland alle Versuche eine solche Beschränkung einzuführen, erfolglos geblieben. Der nach dem 2. Weltkrieg dann hier bei uns doch eingeführte Numerus clausus, wurde wie eingangs erwähnt, statt einer nützlichen Beschränkung zum Bumerang, weil die schulische Ausbildung – ebenfalls nach einigen Schulreformen –, ohne für das Studium qualitativ besser zu werden, den Schulabgängern nach der Reifeprüfung immer mehr mit den Noten „sehr gut“ qualifizierte Zeugnisse zumaß. Mit diesen wurden sie, – notfalls nach Beschreitung des Rechtsweges – dann schließlich auch zum Studium zugelassen. Umgekehrt wollten natürlich, ohne Rücksicht auf die Eignung oder ursprüngliche Neigung, fast alle Schulabgänger mit der Note „sehr gut“ auf die sich hier eröffnende Studienmöglichkeit um keinen Preis verzichten. Das führte zu den, unserer Ausbildungskapazität und unserem Bedarf nicht mehr angemessenen, hohen Semester-

Hefte zur Unfallheilkunde, Heft 174
Zusammengestellt von A. Pannike

stärken und konnte trotz des guten Willens nahezu fast aller Mitglieder der Hochschulen von den Universitäten unseres Landes nicht mehr verkraftet werden. Der Numerus clausus wurde aber hierdurch de facto nicht mehr von dem Aufnahmevermögen der Universitäten und ihren Hochschullehrern beeinflußt oder bestimmt, sondern von den Schulen. Das hat man erkannt, weswegen die Konferenz der Länder-Kultusminister jetzt in einem Übergangsverfahren die Annahme zum Medizinstudium vom sogenannten Eingangstest abhängig macht, der über 55% der Studienplätze entscheidet, davon über 10% direkt und über 45% gemeinsam mit der Abiturnote. Ab Wintersemester 86/87 werden außerdem 20% der Studienplätze über eine gewichtete Wartezeit, 15% über ein Auswahlgespräch mit einem Professorengremium und die restlichen 10% an Ausländer und Härtefälle vergeben. Das ist ein Schritt in die richtige Richtung.

Die geschilderte Gesamtentwicklung führte aber nun bis jetzt, wesentlich in Folge der zu hohen Semesterstärken, fast zwangsläufig auch zu einer verschlechterten Ausbildung. Nach der Hochschulreform wurde ein klinischer Unterricht in kleinen Gruppen besonders favorisiert und die Hochschullehrer, die hierfür zur Verfügung standen – *die große klinische Vorlesung galt in den vergangenen Jahren als obsolet* –, reichten für diesen Unterricht angesichts der wachsenden Semesterstärken nicht mehr aus, ganz abgesehen davon, daß die durch wiederholte Untersuchungen eingetretene Überforderung der Patienten ärztlich nicht mehr zu vertreten war. Der Lehrkörper wurde in aller Kürze durch Ernennung weiterer Professoren verstärkt, denen zu diesem Zeitpunkt zum Teil Erfahrungen im klinischen Unterricht noch nicht zu eigen waren. Dieses wiederum bewirkte eine nicht mehr vertretbare Personalaufstockung in der Lehre, die in den letzten Jahren ebenso wie die Sachmittel für den Unterricht einer ausgiebigen Restriktion unterworfen wurde. Nun ließ sich aber das Konzept der Unterrichtung in kleinen Gruppen am Krankenbett – *also strikt praxisbezogen* – nicht mehr in der ursprünglich gedachten Form aufrecht erhalten und es wurde damit ein Hauptziel der Hochschulreform, weil nicht bis zu Ende durchdacht und durchführbar, verfehlt. Derjenige Teil der jetzigen Hochschullehrer, der während der Hochschulreform aus der bisherigen Assistentenschaft aufstieg, fehlte – weil in der Regel keine neuen Assistentenstellen hinzu kamen und die Wochenarbeitszeit sich während dieses Zeitraums auch verkürzte – später an den Assistentenstellen. Die Folge davon war, bei wachsenden Aufgaben die sich aus der wissenschaftlichen Forschung und dem ständig erweiterten modernen Standard der Behandlung und der Erschließung neuer aber zum Teil personalaufwendiger Behandlungsmethodiken ergaben, eine zunehmende Überlastung aller Mitarbeiter in den Kliniken ganz besonders in den unfallchirurgischen Kliniken, deren Aufgabe es war, die stets wachsende Anzahl von Schwerverletzten durch den Straßenverkehr einer modernen Behandlung zu unterziehen.

Der Ruf nach Überstundenvergütungen in dieser angespannten Situation war verständlich und man hatte die trügerische Hoffnung, hierdurch die Zuteilung von mehr Assistentenstellen zu erreichen. Die tarifrechtlichen Konsequenzen hieraus, mit denen wir uns täglich auseinandersetzen müssen, waren aber katastrophal. Im Endeffekt ist der wissenschaftlich bedienstete Arzt der heutigen Zeit wegen all dieser Entwicklungen nicht mehr mit dem wissenschaftlichen Assistenten der Vor- und Nachkriegsjahre zu vergleichen. Er ist einfach wegen des Personalstellenmangels, der Ausweitung der einzelnen Fachgebiete und der allgemeinen Restriktionen – wie ich meine am falschen Ort – heute überfordert und soll gemäß der Tradition der alten Humboldtschen Universität neben der Krankenversorgung seine spezielle Berufsweiterbildung, wissenschaftliche Arbeiten und auch in späteren Jahren die Lehre betreiben. Diese fast unzumutbare Überlastung führte nach einem gewaltigen Aufschwung der medizinischen, chirurgischen und unfallchirurgischen Forschung nach dem zweiten Weltkrieg zu einem *in der letzten Zeit schon merkbar ineffektiveren Arbeiten.* Die medizinische Ausbildung wurde wegen der zwangsläufigen Zunahme an Ausbildungsplätzen sowohl teurer als auch weniger intensiv, unter anderem auch deshalb, weil die notwendige praktische Arbeit nicht durch ein hohes Maß an Untersuchungen an den zur Verfügung stehenden Patienten kompensiert werden konnte. Verfassungsrechtlich tritt hier dem grundrechtlich gesicherten Anspruch des Studienaspiranten auf einen Studienplatz das Recht der Patienten von Hochschulkliniken auf einwandfreie medizinische Betreuung gegenüber. Sieht man diese Schwierigkeiten vor dem Hintergrund, daß wegen des allgemeinen Neubaues von Krankenhäusern aller Ordnungen die Ministerien auf Länderebene eine Bettenbeschränkung einführten und damit einen Bettenabbau und daß dieser Abbau nicht nur die neu entstandenen Krankenhäuser, sondern selbstverständlich auch die medizinischen Ausbildungsstätten an der Universität, trifft, so haben wir an dieser Stelle bereits einen Circulus vitiosus. Nach § 2, Abs. 2 der Approbationsordnung für Ärzte in der jetzt gültigen Form, soll bei der Ausbildung am Krankenbett ein Hochschullehrer 4 Studenten unterrichten. Das ist eine absolut unrealistische Forderung, weil hier nämlich die notwendigen Professoren und die Patienten fehlen.

Unter dem Eindruck der immer besser aber doch auch immer kostspieliger werdenden Patientenbehandlung und dem weiteren Eindruck der schwindenden Ressourcen verordnete der Staat restriktive Maßnahmen aller Art und bei den örtlichen Krankenhausträgern setzte das Streichen von Überstundenvergütungen ein oder es kam zu den meist undurchführbaren Empfehlungen, die geleisteten Überstunden abzufeiern, wie das Tarifrecht es vorsieht. Das unter diesen Bedingungen eine ärztliche Besetzung der Akutbehandlungsstätten ebenso wie die notwendige Weiterbildung nicht mehr möglich ist und somit nicht nur die Behandlung Frischverletzter, sondern auch die Aus- und Weiterbildung schlechter werden muß, scheint den Gesetzgeber und seine Diener nicht zu stören. Bei einer, gemessen an den Anforderungen die ich geschildert habe und unzureichender Personalbesetzung bei steigenden Behandlungszahlen ausgedünnten Ärzteschaft an allen Kliniken des Landes und den Universitätskliniken kann ein solches, *mit Vernunftgründen* nicht mehr zu erklärendes Vorgehen, zur Insuffizienz von Behandlungseinheiten und damit zwangsläufig zu einer Verschlechterung der Patientenbehandlung führen. Es besteht darüber hinaus mit Sicherheit auch eine zunehmende Pression auf die leitenden Ärzte, die einerseits ihrer Verpflichtung gerecht werden müssen allen hilfsbedürftigen Patienten, die ihre Klinik aufsuchen zu helfen, aber andererseits von dem jeweiligen Krankenhausträger nicht mit den notwendigen personellen und sachlichen Voraussetzungen und der nötigen Bettenkapazität besonders in Schwerpunktkliniken auf diesem Sektor unterstützt werden.

Wenn sich dann, wie das geschehen ist und durch die Gazetten ging, der Bundeswissenschaftsminister auf der 33. Tagung der Nobelpreisträger 1983 in Lindau zu der Aussage verpflichtet fühlte „die Wissenschaft sei wie ein Vogel, der zu fett gefüttert worden sei, weshalb er in seinem Käfig sitze und nicht mehr singe“, dann spricht das für eine den tatsächlichen Vorgängen in unserem Bereich nicht gerecht werdende Ansicht. Auch der bayrische Kultusminister glaubte in die gleiche Kerbe hauen zu müssen, als er auf der gleichen Veranstaltung sagte: „Wohlstand, Sicherheit und Planstellenschwemme hätten die Forschung behindert.“ Auch diese Aussage kann angesichts der Tatsache, daß 1 Mann vor dem Mikroskop heute nichts grundlegendes mehr findet und die Forschung auf Zusammenarbeit im großen Stil angewiesen ist, auf unserem Sektor nur Kopfschütteln auslösen.

Ich hoffe, daß Ihnen nach meinen Ausführungen deutlich wird, daß wir in der Medizin am Scheideweg angekommen sind. Die Ursache unserer Schwierigkeiten ist, auf einen Nenner gebracht, die *zunehmende Verwaltung und Bürokratisierung der ursprünglich freien Forschung und unseres freien Berufes,* der die Verschulung der Lehre parallel geht. An diesem Punkt könnten tatsächlich in den Verwaltungen Planstellen reduziert werden. Notwendig wäre auch eine Studienreform, die die letzten Reformen aufhebt und die 5. Novelle der 1979 in Gang gesetzten und jetzt gültigen Approbationsordnung arbeitet speziell auf das Betreiben der Arbeitsgemeinschaft Wissenschaftlicher Medizinischer Fachgesellschaften darauf hin. Geschätzte Unkosten für die Folgen der Novellierung sind 1,8 Millionen DM. Bis dahin aber gilt es zu retten, was noch zu retten ist und hierzu gehört neben der Situation an den Universitätskliniken vor allem die Ausbildung unserer Studenten.

Es ist auch neben dem Numerus clausus ein weiterer Fehler im Prinzip erkannt worden, der im Prüfungsverfahren selbst liegt. Für einen Großteil des zu prüfenden Wissens reicht es seit der Studienreform völlig aus, eine gewisse Anzahl von Prüfungsfragen gegenwärtig zu haben, mit denen der junge Arzt in der Praxis freilich ebenso wenig anzufangen weiß, wie der blinde Mensch mit einem normalen Buch. Mit anderen Worten, wir müssen von einer zu theoretischen Ausbildung wieder weg. Die praktische Ausbildung allein an den Universitäten überfordert bei den jetzigen Semesterstärken sowohl die Patienten, aber auch die Hochschullehrer. Es liegt also auf der Hand, sich wieder die Erfahrungen der vielen Kollegen außerhalb der Universität für unsere heranwachsende Ärzteschaft im Sinne von Intensivfamulaturen, ganz wie früher auch, nutzbar zu machen. Ein solcher Unterricht, sozusagen in der kleinsten Gruppe, setzt beim Studenten voraus, seinen jeweiligen Lehrer bei seiner täglichen Arbeit zu beobachten und sich an seinem praktischen Tun und Handeln und seiner Einstellung zum Kranken auszurichten. Es muß wieder dazu kommen, daß anhand solcher Famulaturen die während der täglichen Arbeit auftretenden Fragen anhand von Büchern und gezielten Fragen an die Ausbilder so weit wie möglich ausgearbeitet werden, damit keine Unklarheiten zurückbleiben. Das ist es, was man im engeren Sinne unter einem Studium der Medizin zu verstehen hat, und so ist das multiple-choice-System der Prüfung im dritten Abschnitt, aber sicher auch noch bei der Vorprüfung, trotz eingebauter erheblicher Verbesserungen eine ebenso unverstandene wie für unsere frühere Ausbildung, um die uns die Welt einst beneidete, unmögliche Veränderung des Prüfungswesens. Die Aussagekraft des Ergebnisses aus der Ansammlung von Kreuzchen, die von Prof. Thielicke von dieser Stelle aus auf der 100. Tagung der Deutschen Gesellschaft für Chirurgie mit einem gewissen Recht als ein Rückschritt auf das Analphabetentum hin glossiert wurde, ergibt mit Sicherheit weder im positiven noch im negativen Sinn eine wahre Aussage über die tatsächliche Qualifikation und *vor allem über die Reife eines Arztes.* Die dann zusätzlich erfolgende Prüfung in der Inneren Medizin und der Chirurgie, sowie in einem Wahlfach in dieser konzentrierten Form wie wir sie jetzt nach dem dritten Abschnitt haben, ist eine große Belastung für die Kandidaten und führt dennoch, gemessen an den präreformatorischen Prüfungsordnungen, zur Einengung des medizinischen Gesichtsfeldes. Das Resultat der mündlichen Prüfung kann auch, weil auf *verstandenem Wissen* beruhend, zu dem der schriftlichen Prüfung, welches überwiegend auf *erlerntem Wissen* basiert, konträr ausfallen, ohne daß die Prüfer des mündlichen Teils des dritten Abschnittes die Lücken, die gegebenenfalls im schriftlichen Teil schon aufgetreten sind, kennen.

Gestatten Sie mir nach diesen kritischen Gedanken zur Situation unseres beruflichen Nachwuchses einige Verbesserungsvorschläge hier zu skizzieren:

1. Der Numerus clausus in der bisherigen Form muß weg, weil er kein Eignungsmerkmal für den ärztlichen Beruf erkennen läßt. Er ist eine Benotung der Schule und berücksichtigt die speziell für das Medizinstudium und den ärztlichen Beruf notwendigen Eigenschaften der Bewerber in keiner Weise. Die Auswahl der Studierenden darf also kein absolutes Notenproblem sein und sollte nicht durch die weiterführende Schule – wie das bis jetzt der Fall war – entschieden werden, sondern bei universitären Organen liegen. Ein Vorsemester naturwissenschaftlichen Studiums würde eine solche Auswahl weit besser gewährleisten als die Lösung durch den Eingangstest, die gewichtete Wartezeit, das Auswahlgespräch und die Härtefällepauschale. Über die fachliche Zusammensetzung des Vorsemesters müßte man sich unterhalten. Eine abschließende Eignungsprüfung für das Fach Medizin sollte von Hochschullehrern des vorklinischen aber besonders auch solchen des klinischen Bereiches danach abgehalten werden. Dieses Verfahren muß nicht unbedingt einer weiteren Verlängerung des Studiums gleichkommen, weil man das Vorsemester von den anschließenden 2 Jahren als Arzt im Praktikum abziehen kann. Man hätte dann aber eine bessere Aussicht, wirklich geeignete Bewerber zum Studium zuzulassen und könnte damit die vernüftigerweise vorhandenen, das heißt ausgestatteten oder überhaupt möglichen, Studienplätze besetzen. Hierdurch wäre auch die Ausbildung, die von allen Teilen der Gesellschaft so sehr beklagt wird, ganz wesentlich und fast automatisch zu optimieren. Einer unmöglichen Belastung unserer Patienten würde außerdem gegengesteuert werden.
2. Nach der bisherigen Approbationsordnung werden dem Studierenden zwischen dem 1. und dem 2. Abschnitt des medizinischen Staatsexamens 4 Monate Famulaturen verordnet. Hiervon soll 1 Monat bei einer Dienststelle des öffentlichen Gesundheitsdienstes oder ähnlichen Institutionen oder bei einer Einrichtung für die Rehabilitation Behinderter oder einer Justizvollzugsanstalt oder einer werks- oder betriebsärztlichen Einrichtung oder einer truppenärztlichen Einrichtung der Bundeswehr oder schließlich in einer ärztlichen Praxis abgeleistet werden. Für die Dauer von 2 Monaten soll eine Famulatur in einem Krankenhaus zur Durchführung kommen und für den 4. Monat wahlweise in einer der oben geschilderten öffentlichen Einrichtungen oder einem Krankenhaus.

Meine Damen und Herren, Ziel unserer Bemühungen und auch derjenigen der Studierenden ist die Erlernung ärztlicher Fertigkeiten und diese sollten, abgesehen davon, daß 4 Monate als äußerst knapp bemessen angesehen werden müssen, *ausschließlich in Krankenhäusern erworben werden*, weil die genannten anderen Institutionen – so wichtig werden können. in unserem sozialen Gefüge sind – erst dann nutzbringend für den angehenden Arzt werden können, wenn er das Rüstzeug der Diagnostik und die grundsätzliche Handhabung der Therapie in diesen Kliniken eben erlernt hat.

3. Es sollte wieder zu einer ausschließlich mündlichen Prüfung sowohl im medizinischen Vorexamen wie im Staatsexamen kommen. Überprüft werden sollte verstandenes Wissen und ärztliche Reife neben der dem Kandidaten zur Verfügung stehenden Untersuchungstechnik.

Gestatten Sie mir bitte nun noch ein Wort zur Einrichtung unfallchirurgischer Abteilungen bei der sinnvollen Teilung größerer Allgemeinchirurgischer Kliniken nach der Pensionierung der bisherigen Stelleninhaber. Mit wachsender Sorge ist hierbei das Verhalten bisher weniger ärztlicher Kollegen zu betrachten und es ist sicherlich weder ein guter Stil noch Kennzeichen einer ausgereiften Persönlichkeit oder auch eines ausgewogenen kollegialen Verhaltens, wenn man dem zu berufenden Unfallchirurgen vor seiner Wahl Zusicherungen für die „Abgrenzung“ seines Fachgebietes abpreßt, um sein eigenes Gebiet ohne Störungen auszuweiten. Das gilt nicht nur für chirurgische, sondern durchaus auch für Nachbardisziplinen. Auch Berufsorganisationen sind schlecht beraten, wenn sie hier die Interessen derer vertreten, die bei der Berufung des neu hinzutretenden Kollegen eine eigene Rechnung aufzumachen versuchen. In diesem Zusammenhang halte ich es für absolut richtig, daß, ganz gleich, ob die D-ärztliche Tätigkeit von einem Allgemeinchirurgen, einem Unfallchirurgen oder einem Orthopäden abgedeckt wird, die stationäre und die ambulante Behandlung der Unfallpatienten, ausschließlich im wohlverstandenen Interesse der Patienten selbst, in ein und derselben Hand liegt. Berufsverbände, Berufsgenossenschaften und die Landesärztekammern sind dazu aufgerufen, hierauf besonderes Augenmerk zu richten.

Unsere jungen unfallchirurgischen Kollegen sind von uns darauf ausgerichtet und ausgebildet worden, im Interesse der Patienten die Cooperation in der Behandlung zu suchen. Es wäre gut, wenn verwandte Fachrichtungen sich endlich auch zu einem ähnlichen Vorgehen – ich meine überall dort, wo das noch nicht geschehen ist – entschließen könnten. Unser fachärztlicher Nachwuchs kann bei der Ausweitung unseres Stoff- und Wissensgebietes nur durch Cooperation mit den Schwesterdisziplinen und anderen klinischen Fächern gehobenen Anforderungen an die Behandlung Schwerverletzter gerecht werden. Er braucht dazu die große Ausbildung in der Allgemeinchirurgie und die Weiterbildung im Teilgebiet, um dieses Teilgebiet abzudecken und die Gesamtbehandlung Unfallverletzter kompetent coordinieren zu können. Das wird beispielsweise bei der Setzung von Behandlungsprioritäten unerläßlich. Abgrenzungen jedweder Art werden sehr zum Schaden des Unfallpatienten diese Coordination behindern, weil es nur allzu menschlich ist, eine gewisse Überbewertung der eigenen Rolle in einem solchen Behandlungskonzept der Rehabilitation zu inaugurieren.

Es sollte sich heute jeder darüber im klaren sein, daß von uns Ärzten eine optimale Behandlung unserer Patienten gefordert wird und daß es, was das chirurgische Gebiet anbetrifft, keinen Chirurgen mehr gibt, der dieses Gebiet gleich kompetent in all seinen Verzweigungen abdeckt. Andererseits ist es ein Trost, daß bei der Coordination gleichberechtigter Partner der Gesamtkörper der Chirurgie intakt bleibt, wenn all seine Glieder auf eine Abgrenzung verzichten und stattdessen zum Wohle der Patienten cooperieren. Es ist mir durchaus bewußt, daß diese Forderungen, die wir heute stellen müssen, da und dort vielleicht auch an vielen Stellen Schwierigkeiten haben werden. Im Interesse der Kranken ist es aber unumgänglich notwendig, Persönlichkeiten als Fachärzte für leitende Positionen heranzubilden, die zur Cooperation menschlich fähig sind und keine engstirnigen Stellenverwalter, die ihr angebliches Privileg höher stellen als das Heil der ihnen anvertrauten Patienten.

Nach diesem allgemeinen Überblick über die Ausbildung unserer heranwachsenden Mediziner und die fachlichen interdisziplinären Fragen einen Ausblick auf die spezielle Entwicklung unseres Faches:

Vor 45 Jahren wurde in Deutschland die bahnbrechende Neuerung in der Behandlung der Röhrenknochenfrakturen durch eine herausragende Leistung Gerhard Küntschers gemacht. Es war die Marknagelung, die weder damals noch heute zu den einfachen Eingriffen zählt, sondern ein volles chirurgisches Geschick beansprucht und wie alle operativen Maßnahmen, auch die richtige Indikation. Wir deutschen Chirurgen sind stolz auf diese Leistung und viele Hunderttausende von Menschen bei uns und in aller Welt verdanken der Marknagelung ihre Gesundheit und medizinische Rehabilitation.

Angesichts der immer schwerer werdenden Unfälle, die sich eben nicht nur auf Frakturen der Röhrenknochenschäfte beschränken, sondern unter dem Bilde des Polytraumatismus auftreten und auch zunehmend die großen Gelenke und das statische Organ des menschlichen Körpers betreffen, reichte die Osteosynthese der Schäfte der langen Röhrenknochen allein nicht mehr aus. Die konservative Behandlung von Gelenkfrakturen erfolgte trotz intensivster Bemühungen, wie selbst Exponenten einer grundsätzlich konservativen Knochenbruchbehandlung feststellen mußten, stets mit Abstrichen an der Funktion, also mit Defekten. Es ist etwas mehr als ein Vierteljahrhundert nur vergangen, seit sich eine Gruppe Schweizer Ärzte zusammentat, um eine Verbesserung der Osteosynthese gerade bei Gelenk- oder gelenknahen Frakturen und ebenfalls eine Verbesserung der zugehörigen Implantate und Instrumente hinsichtlich ihrer metallischen Zusammensetzung und Formgebung zu erarbeiten. Die Zeit hierzu war reif, aber es war eben die Schweiz, die diese Gruppe hervorbrachte, wobei man die Namen von Maurice Müller, Martin Allgöwer, Robert Schneider und Hans Willenegger herausstellen muß. Ihre Beschäftigung mit der Thematik erbrachte eine beispielhafte Vereinheitlichung von Instrumenten und Implantaten, eine Vereinheitlichung auch der Operationsmethodiken, sowie eine metallurgisch einwandfrei gleichbleibende und stets kontrollierte Qualität. Mitgerissen durch den Elan dieser Gruppe, die sich *Arbeitsgemeinschaft für Osteosynthesefragen* nennt und auch angesichts steigender Unfallzahlen hier in Zentraleuropa, aber auch sonst in der Welt, mit zunehmender Schwere der Verletzungen, denen eine vorwiegend konservative Therapie nicht mehr gerecht werden konnte, wurde unter der dankenswerten Initiative von Koslowski am 28. 11. 1969 die deutsche Sektion dieser Arbeitsgemeinschaft für Osteosynthesefragen in Ettlingen gegründet. Sektionen in anderen Ländern folgten, besonders in Italien, Österreich, der Deutschen Demokratischen Republik und in Spanien. Sie alle und die ihnen angeschlossenen Kliniken verpflichten sich bei gleichbleibender Indikation mit gleichen Methodiken, Instrumenten, Implantaten und nach gleichen Grundsätzen vorzugehen und – was für die Qualitätssicherung besonders wichtig ist – eine gemeinsame Dokumentation der Behandlungsresultate bei allen mit Osteosynthesen versorgten Patienten durchzuführen. Sie verpflichten sich ferner zur wissenschaftlichen Arbeit und zur Zusammenarbeit und zu mehrfach im Jahre stattfindenden administrativen Sitzungen mit anschließendem wissenschaftlichen Programm, welche klinischen aber vor allem auch biomechanischen Fragen und Fragen der Knochenneubildung vorbehalten sind. Nicht zu kurz kam auch die Weiterbildung in der operativen Unfallchirurgie. So sind bis Ende 1982 weit über 200 Basiskurse mit über 33000 Teilnehmern durchgeführt worden. Außerdem fast 250 Instruktionskurse für Operationspersonal mit 23000 Teilnehmern. Darüber hinaus hat diese Arbeitsgemeinschaft Stipendien an Ärzte anderer Länder und Erdteile mit abgeschlossener Facharztausbildung vergeben, die ihre Stipendiatenzeit an sogenannten AO-Kliniken verbrachten. Ende 1982 waren es über 800 Stipendiaten aus 70 anderen Ländern. Außerdem wurden Delegationen von AO-Mitarbeitern in ausländische Kliniken in Europa, Nordafrika, die Vereinigten Staaten, nach Südamerika und Asien entsandt in der Absicht, die wesentlichen Neuerungen der Osteosynthese auch jenen Fachkollegen dort zugänglich zu machen. Durch diese beispielhafte Zusammenarbeit, insbesondere der deutschsprachigen Länder in Europa, ist ein internationaler Verband, eine weitflächige Verbreitung von Kenntnissen und Techniken und somit ein echter Fortschritt weltweit entstanden.

Wir verdanken, meine Damen und Herren, diesen Männern der ersten Stunde, nämlich den Vertretern der Schweizerischen AO und Gerhard Küntscher für die moderne Unfallchirurgie sehr viel und haben allen Grund stolz auf sie zu sein. Maßstab für den Erfolg der Arbeitsgemeinschaft für Osteosynthesefragen innerhalb 30 Jahren in der Schweiz ist ein Rückgang der Rentner nach Oberschenkelfrakturen um 1/3, nach Unterschenkelfrakturen – sie werden in unseren Kongreßthematiken eine zentrale Rolle spielen – um fast die

Hälfte, nach Malleolarfrakturen um 1/3, nach Oberarmfrakturen um die Hälfte und nach Unterarmfrakturen um ein knappes Drittel. Interessanterweise beträgt in der Schweiz – sie hat Modellcharakter auch für uns, obgleich eine offizielle vergleichbare Aufstellung bei uns nicht vorliegt oder zu erhalten ist – der gemeinsame Kostenanteil von Krankenhäusern, Ärzten und Apothekern an der sogenannten Kostenexplosion des Medizinalwesens nur 14%. Der Rest sind Renten. Das zeigt deutlich, daß all unsere Bemühungen dort anzusetzen haben, wo noch Möglichkeiten bestehen, ein Invalidentum zu vermeiden. Das heißt, wenn selbst in einem Land wie in der Schweiz von der Kostenexplosion 86% auf die zu zahlenden Renten entfallen, dann muß alles zu einer weiterführenden Verbesserung der Rehabilitation unserer Verletzten getan werden. Das ist eine Aussage, die unsere Öffentlichkeit – Bürger, Politiker und besonders Journalisten – interessieren sollte.

Die Fülle von Problemen, mit denen wir uns beschäftigen müssen, habe ich, glaube ich, deutlich gemacht. Das Programm unseres Kongresses soll Bausteine hierzu liefern. Es läßt mehr Raum als bisher für die experimentelle Unfallchirurgie, nimmt zur Tüchtigkeit der älteren oder behinderten Menschen im Straßenverkehr Stellung, befaßt sich als Teil des Polytraumas mit dem instabilen Thorax, dem schweren Handtrauma, der Acetabulumfraktur, der Wiederherstellung der Knochenstatik nach Substanzverlust an Röhrenknochen, der Neurotraumatologie und der operativen Behandlung des Unterschenkelbruches. Daneben werden in diesen Tagen die Aspekte der Hüftprothetik, die Knochendystrophie und die posttraumatische Arthrose behandelt. Es ist ein volles Programm, und ich möchte allen Referenten und Rundgesprächsleitern, die mir ihre Hilfe hierzu nicht versagt haben, schon jetzt für ihre Bereitschaft, die vorgesehenen Thematiken zu übernehmen, herzlich danken. Ihnen aber, meine lieben Kollegen, wünsche ich, daß Sie viele Anregungen für Ihre verantwortliche Tätigkeit neben neuen Eindrücken aus Berlin nach Ablauf dieser Tage mit nach Hause nehmen.

Und nun wird Herr Senator Lummer einige Worte der Begrüßung an uns richten.

Grußworte

Bürgermeister Lummer, Berlin

Meine sehr geehrten Damen und Herren,

ich darf Sie im Namen des Senats und besonders des Regierenden Bürgermeisters hier sehr herzlich begrüßen. Es ist schön für uns zu wissen, daß von Ihren 48 Tagungen 13 in Berlin stattgefunden haben. Wir sehen darin einen Ausdruck der Verbundenheit mit unserer Stadt und werden von unserer Seite versuchen, den Dank dadurch abzustatten, daß wir es Ihnen so angenehm wie möglich machen..

1983 hat es im Straßenverkehr 11763 Verkehrstote gegeben, 145000 Schwerverletzte. Solche Zahlen beweisen, wie wichtig, ja, wie notwendig Ihre Arbeit ist. In meinem Berufsfeld habe ich vorwiegend etwas mit Polizei und der Feuerwehr zu tun. Natürlich möchte ich am liebsten einen Zustand herbeischaffen, bei dem Ihre Arbeitsplätze alle vernichtet sind, weil es keine Unfälle mehr gibt. Aber dies wird sicherlich nicht gelingen, beim besten Willen. Dennoch werden wir alle Möglichkeiten ausschöpfen müssen, daß sich diese Zahlen, die Ihnen so viel Sorgen machen, aber auch Arbeit bereiten, reduzieren. In Ihrem Programm steht ein Satz über Berlin, den ich aufgreifen möchte. Nachdem in einer kleinen Chronik eine Reihe von wichtigen Daten über Berlin genannt wurden: Blockade, der Mauerbau, 1953 der Aufstand im anderen Teil Deutschlands, heißt es 1983: „Berlin ist eine moderne Stadt, die trotz ihrer isolierten geographischen Lage eine Menge Attraktionen zu bieten hat". Um Berlin und die Berliner zu entdecken, brauchen Sie Zeit. Ich kann Ihnen darum die Empfehlung geben, nehmen Sie sich die Zeit. Nachdem Sie den Festvortrag gehört haben, werden Sie es sicherlich richtig machen. Berlin ist keine Stadt, das geht aus diesen Sätzen hervor, wie jede andere. Zwar hat es in einer Selbstdarstellung von Berlin einmal den Versuch gegeben, so zu verfahren, als sei Berlin eine ganz normale Stadt, wie andere auch. Aber solche Versuche können nicht gelingen.

Sicherlich gibt es eine Fülle von Dingen und Umständen, die genau so sind wie in anderen Städten auch. Aber es gibt darunter sehr Wesentliches, das Berlin unterscheidet. Es ist sicherlich im Ansatz die schicksalshafte geographische Lage. Etwas Absurdes, eine solche Insel inmitten fremder und manchmal feindlicher Umgebung. Aber damit müssen wir fertig werden und natürlich die Frage stellen, ob das alles so seinen Sinn hat, denn jedermann weiß ja, daß diese Stadt viel Geld kostet, und ich meine schon, daß jeder Bürger der Bundesrepublik Deutschland, der daran teilhat, sich oft die Frage vorlegt und beantwortet, warum das alles? Es hat einmal so einen absurd scheinenden Vorschlag gegeben, der besagte, man könne die Problematik lösen, indem man gewissermaßen Berlin in die Lüneburger Heide verlegt. Das öffnet einen Bewegungspielraum für die Außenpolitik der Bundesrepublik Deutschland, das kostet auch nicht mehr Geld und dergleichen mehr wurde als Begründung angegeben. Meine Damen und Herren, wenn jemand wirklich der Auffassung ist, daß die deutsche Frage schon endgültig gelöst ist, und zwar durch Teilung gelöst ist, dann ist ein solcher Vorschlag gar nicht mal so absurd. Wenn aber jemand der Meinung ist, daß diese

Hefte zur Unfallheilkunde, Heft 174
Zusammengestellt von A. Pannike

Frage nicht gelöst ist, dann allerdings sieht die Antwort anders aus. Berlin wurde Vier-Sektoren-Stadt, weil es die deutsche Hauptstadt war und wieder sein sollte. Insoweit ist diese Stadt ganz unmittelbar aus der Begründung mit Deutschland als Ganzem verbunden. Für denjenigen, für den Deutschland als Ganzes Wille und Vorstellung ist, hat Berlin eine Aufgabe, die über die bloße Existenzhaltung der Menschen, die hier leben und die Erhaltung ihres Lebensstandards hinausgeht, eine übergreifende politische Aufgabe. Und die alleine, meine ich, kann eine solche Existenz rechtfertigen und auch rechtfertigen, daß man etwas dafür tut, aber das eben ist eine Frage, die jeder für sich beantworten muß. Es gibt sicherlich wie es in der Bemerkung Ihrer Chronik heißt, manches Attraktive in Berlin zu sehen. Denn die Stadt hat viele Dinge, so glaube ich, die sehens- und erlebenswert sind, und wir haben den Versuch gemacht, in den letzten Jahren das Ansehen und Aussehen der Stadt wieder zu verbessern, weil es da auch einige Schatten gegeben hat, die Berlin negative Schlagzeilen in der nationalen und internationalen Presse eingebracht haben.

Ich glaube, daß ist uns sehr gut gelungen, jedenfalls ist die Neigung, Berlin zu besuchen, so groß geworden, daß wir uns sehr darüber freuen. Und sicherlich hat es etwas mit einem neuen Optimismus und einer neuen Perspektive zu tun und auch mit einer ganz einfachen Ruhe, die an manchen Stellen in Berlin wieder eingekehrt ist. Aber dennoch gibt es auch hier etwas, was sicherlich über gewisse Attraktionen hinausgeht. Manche Dinge im Leben, über die kann man etwas lesen, darüber wird geredet. Aber manche Dinge, meine ich, kann man nur begreifen und verstehen, wenn man sie gesehen hat. Dazu gehört sicherlich die Stadt in ihrer geteilten Existenz, ein Phänomen wie das der Mauer. Sicherlich knüpft sich daran die Frage, wird das immer so sein? Der jetzige Bundespräsident hat, als er Regierender Bürgermeister war, einmal einen Beitrag geschrieben, in dem er sich mit dem Phänomen der europäischen Mitte beschäftigte, und dabei die Frage gestellt, ob es denn vorstellbar sei, daß diese Mitte Europas auf Dauer durch eine Mauer und durch Stacheldraht getrennt sind. Ich glaube das nicht und meine, daß wir gemeinsam unseren Teil dazu beitragen müssen, daß solche Dinge überwunden werden, im Interesse letztlich beider Seiten! Denn die deutsche Frage ist ja im Kern nicht eine Frage der nationalen Einheit, sondern eine Frage nach Freiheit und Selbstbestimmung der Menschen auf beiden Seiten der europäischen Mitte. Dieses meine ich, sei verpflichtende Aufgabe, für die wir hier in Berlin eben ein Stück besonderer Verantwortung übernommen haben, da diese Stadt, so glaube ich, durch bloßes Dasein und Sosein deutlich macht, daß solche Kernfragen der Geschichte nach wie vor ungelöste Fragen sind.

Meine Damen und Herren,

ein Blick auf die Themen, mit denen Sie sich beschäftigen, ist für mich ein Blick auf Dinge, von denen ich nicht viel verstehe, sondern nur manches erahne. Aber es ist gleichwohl auch ein Blick, der dazu führt, daß man sich fragt, ob man persönlich alles richtig macht, um Unfälle zu vermeiden, ob auch die Politik alles tut, um das zu gewährleisten. Ich war eben bei einer Verleihung des „Goldenen Lenkrades“ für besonders schöne, besonders schnelle, besonders gute Autos. Vielleicht sollten manche, die sich damit beschäftigen, gelegentlich mal einen Blick auf Ihre Werkzeuge und auf Ihre Probleme werfen und vielleicht auf Ihre Themen. Es könnte sein, daß das zu mehr Verstehen und Verständnis führt.

Meine Damen und Herren, die Zeit ist ja das Wichtigste, was wir haben, und ich will Ihre Zeit nicht über Gebühr in Anspruch nehmen, sondern möglichst kurz sein, damit Sie viel Zeit haben für den Vortrag über die „Zeit". Ich wünsche Ihnen für ihre gesamte Zeit in Berlin, daß Sie einen Kongreß erleben, der Ihnen viel gibt, und daß Sie vielleicht auch ein wenig Zeit finden, um die schönen Seiten Berlins kennenzulernen. Danke Schön!

Präsident H. Ecke

Ich danke Ihnen, Herr Bürgermeister, für Ihre freundlichen Worte und auch für die Darstellung der Symbolrolle Berlins.

Ich bitte nun Herrn v. Hassel, den Vorsitzenden des Hauptverbandes der gewerblichen Berufsgenossenschaften, zu seinem Grußwort.

Herr von Hasssel

Herr Präsident, meine sehr verehrten Damen und Herren,

im Namen des Hauptverbandes der gewerblichen Berufsgenossenschaften überbringe ich der Deutschen Gesellschaft für Unfallheilkunde zu Ihrer 48. Jahrestagung die besten Grüße. Es ist eigentlich selbstverständlich, und es hieße, Eulen nach Athen oder noch besser, Bären nach Berlin tragen, wenn man die Legitimation des Hauptverbandes zu diesem kurzen Grußwort unterstreichen wollte. Unfallversicherung und Unfallheilkunde gehören zusammen und sind im Dienste am Unfallverletzten miteinander verbunden. Dieser Verbund hat lange Tradition. Eine Feststellung, die besonderes Gewicht gewinnt, in einer Zeit, in der die Berufsgenossenschaften auf eine 100-jährige Geschichte zurückblicken können. Wenn ich mich in dieser Beziehung, was die Existenz der Berufsgenossenschaften anbelangt, nicht auf ein konkretes Datum festlege, so liegt das im Wesen des historischen Entstehungsprozesses der Berufsgenossenschaften begründet. Als Mediziner wissen Sie, daß alles, was Hand und Fuß hat, seine Zeit braucht, das sind beim Menschen nach wissenschaftlichen Erkenntnissen in der Regel 9 Monate. Das Entstehen von juristischen Personen ist nicht an solche Erkenntnisse oder Naturgegebenheiten gebunden, aber auch hier spielt der Faktor Zeit seine Rolle, um den Weg vom Gesetz bis zur Verwirklichung zu durchschreiten. In der Verkündung des Unfallversicherungsgesetzes am 6. Juli 1884 liegt, wenn man so sagen darf, der Zeugungsakt, die Geburt der Berufsgenossenschaften erfolgte dann im Jahre 1885. Deswegen werden wir in Berlin diesen 100. Geburtstag begehen. In dem nun fast vollendeten Jahrhundert berufsgenossenschaftlichen Wirkens haben sich vielfältige Beziehungen zur Medizin ergeben, am Anfang aber stand die Begegnung der Unfallversicherung mit der Chirurgie. Zu einer Zeit, als die Industrialisierung in unserem Lande in großen Sprüngen voranschritt, stellte die Einführung der gesetzlichen Unfallversicherung die Chirurgie nicht nur in quantitativer Hinsicht wie auch in ihrer therapeutischen Zielsetzung vor neue Aufgaben, sondern vor allem auch in der kausalen Fragestellung des Unfallversicherungsrechts.

Die bei diesen Aufgaben und ihrer wissenschaftlichen Durchdringung gewonnenen Erkenntnisse, befruchteten dann die berufsgenossenschaftliche Praxis. Sie hatten den funktionalen und institutionellen Aufbau des berufsgenossenschaftlichen Heilverfahrens zur Folge, so wie sich dieses heute in der Ihnen bekannten Form darstellt. Hier ergab sich eine Symbiose zwischen Unfallversicherung und Unfallheilkunde, die sich mit einer entsprechenden zeitlichen Verschiebung ebenfalls in bezug auf die Arbeitsmedizin feststellen läßt.

Wer diesen Entwicklungsprozeß retrospektiv ins Auge faßt, erhält ein eindrucksvolles Bild davon, wie sich die wissenschaftlichen Erkenntnisse in beiden Bereichen explosiv erweitert und verfeinert haben. Ein Blick in das Programm dieser Jahrestagung bestätigt den Trend nach Erweiterung, nach zunehmender Verästelung und Spezialisierung, einen Trend, der mit der Entwicklung aller Naturwissenschaften parallel läuft. Als Laien und dazu gehören insoweit auch die Juristen, vermögen wir diesen Prozeß nicht in allen seinen Einzelheiten nachzuvollziehen. Ich bin sehr beruhigt, daß Bürgermeister Lummer Ähnliches ausgeführt hat. Wir sehen aber auch aus der Sicht unseres gesetzlichen Auftrages, Prävention und Rehabilitation mit allen geeigneten Mitteln zu betreiben, vielfältige Verbindungen zwischen allen Bereichen der Medizin.

Ich möchte in diesem Zusammenhang auf die verstärkten Bemühungen der Arbeitsmediziner um die erste ärztliche Hilfe, z. B. am Arbeitsplatz, und auf ihr Interesse an der Notfallmedizin hinweisen. Aber abgesehen von diesen fachlichen Querverbindungen, die sich aus der Einheit unseres Wirkens ergeben, glaube ich, daß es zugleich der sozial-ethische Sinngehalt unserer Arbeit ist, der uns miteinander verbindet.

Im Mittelpunkt all unserer Bemühungen steht die Sorge um die uns anvertrauten Versicherten. In diesem Sinne übermittele ich Ihnen namens des Hauptverbandes die besten Wünsche für einen erfolgreichen, guten fruchtbaren Verlauf Ihrer Veranstaltung. Vielen Dank!

Präsident H. Ecke

Vielen Dank, Herr von Hassel, fast 100 Jahre berufsgenossenschaftlicher Arbeit haben ein besonderes Vertrauensverhältnis zwischen dem Vorstand und den Vertragsärzten wie den Mitgliedern hier entstehen lassen. Ihre Worte waren uns dafür ein Zeugnis.

Meine Damen und Herren,
seit unserer Zusammenkunft in Lausanne verstarben 26 Mitglieder unserer Gesellschaft. Sie sind uns von vielen Kongressen und gemeinsamen Veranstaltungen so gegenwärtig, als könnten sie heute noch unter uns sein. Ihr Tod hat eine schmerzliche Lücke in unseren Reihen hinterlassen. Die Erinnerung an sie, an die vielen Gemeinsamkeiten, die wir hatten, und auch an ihr wissenschaftliches Werk wird in dieser Generation lebendig bleiben, und wir werden stets in Dankbarkeit ihrer gedenken. Unser besonderes Angedenken gilt unseren langjährigen Ehrenmitgliedern und Altpräsidenten, Dr. Perret und Dr. Lauterbach, die sich herausragende bleibende Verdienste um diese Gesellschaft erwarben. Lassen sie mich unseren verstorbenen Mitgliedern und Wegbegleitern ein Wort von Mathias Claudius nachrufen, welches Claudius beim Besuch des väterlichen Grabes über die Lippen kam:

„Friede sei um diesen Grabstein hier,
tiefer Friede Gottes.
Sie haben einen guten Mann begraben
Und für mich war er sehr viel mehr".

Ich möchte Sie nun bitten, meine Damen und Herren, sich zu Ehren unserer Toten von den Plätzen zu erheben.
Ich danke Ihnen!

Fakim-Favez La-Badri, Peine – Ulrich Brost, Berlin
Rudolf Eickhoff, Bergneustadt – Max Ernst, München
Willi Hemmer, Hagen – Otto Hilgenfeldt, Bochum
Herbert Lauterbach, Bonn – Hans-Joachim Müller, Murnau
Karl Overbeck, Gelsenkirchen – Martin Palm, Welzheim
Wolfgang Perret, München – Rudolf Pleuger, Bielefeld
Rudolf Reichle, Tegernsee – Hans Rickert, Tübingen
Otto A. Russe, Innsbruck – Hans Scherer, Losheim
Gustav Schützeberg, Bremen – Franz Spath, Graz
Heinz-Peter Venbrocks, Bonn – Julius Wagner, Eßlingen
Werner Cramer, Bremen – Ulrich Wetzel, Eschwege
Berthold Winckelmann, Stuttgart – Hans Zagermann, Zang/Königsbronn – Rudolf Zenker, München

Ehrungen

Präsident H. Ecke

Eine der schönsten Aufgaben eines Präsidenten unserer Gesellschaft ist die Vergabe von Ehrungen an verdiente in- und ausländische Kollegen. Das Präsidium der Deutschen Gesellschaft für Unfallheilkunde hat in seiner Sondersitzung am 29. 6. 1984 eine Reihe von Ehrungen beschlossen. Ich darf die Herren Privatdozent Dr. Heim aus Bern und Professor Dr. Poigenfürst aus Wien zu mir heraufbitten. Beide Herren wurden zu korrespondierenden Mitgliedern unserer Gesellschaft ernannt. Ich verlese die Urkunden:

Die Deutsche Gesellschaft für Unfallheilkunde e. V. ernennt auf einstimmigen Beschluß des Präsidiums
Herrn Priv.-Doz. Dr. Urs Heim, Muri – Bern,
in dankbarer Anerkennung seiner außerordentlichen Verdienste um die Unfallheilkunde zu ihrem korrespondierenden Mitglied.

Frankfurt a. M., den 29. Juni 1984.

Der Generalsekretär *Der Präsident*

Priv.-Doz. Dr. U. Heim, Bern

Lieber Herr Präsident, meine sehr verehrten Damen und Herren,

Ich möchte mich recht herzlich für diese Ehrung, die Sie mir zuteil werden ließen, bedanken. Ich weiß nicht so ganz richtig, was dafür die Ursache ist. Auf jeden Fall möchte ich die Ehrung auch an meine Gesellschaft weiterleiten. Sie wissen, unsere kleine schweizerische Gesellschaft für Unfallmedizin und Berufskrankheiten war ein bißchen Patin bei Ihrer Gründung, aber sie hat immer noch einen familiären Charakter, wie mir Ihr Präsident vor kurzem gesagt hat. Also ich gebe sie weiter und danke recht herzlich.

Präsident H. Ecke

Ich verlese jetzt die Urkunde für Herrn Kollegen Poigenfürst:

Die Deutsche Gesellschaft für Unfallheilkunde ernennt auf einstimmigen Beschluß des Präsidiums
Herrn Primarius Professor Dr. med. Johannes Poigenfürst
in dankbarer Anerkennung seiner außerordentlichen Verdienste um die Unfallheilkunde zu ihrem Korrrespondierenden Mitglied.

Frankfurt a. M., den 29. 6. 1984

Der Generalsekretär *Der Präsident*

Herzlichen Glückwunsch!

Hefte zur Unfallheilkunde, Heft 174
Zusammengestellt von A. Pannike

Professor J. Poigenfürst

Lieber Herr Ecke, meine sehr geehrten Damen und Herren, meine Freunde im Auditorium,

diese Zuerkennung der korrespondierenden Mitgliedschaft ist eine große Ehre. Ich möchte sie, so wie auch Urs Heim es getan hat, nicht auf meine Person beziehen, sondern natürlich als einen Ausdruck der Verbundenheit unserer beiden Gesellschaften sehen. Als einen Auftrag, diese Verbundenheit in der selbstverständlichen und freundschaftlichen Form, wie sie jetzt besteht, auch in der Zukunft weiter zu pflegen. Ich sehe sie auch als eine Erinnerung an die Bedeutung meines Lehrers Lorenz Böhler für die Unfallheilkunde und möchte sagen, daß ich mich ganz besonders darüber freue, daß dieser Akt sich hier in Berlin, in dieser Stadt abspielt, in der ich für meine medizinische Ausbildung ganz wesentliche Impulse empfangen habe während meiner Zeit bei Prof. Witt im Oskar-Helene-Heim. Ich danke Ihnen vielmals.

Präsident H. Ecke

Ich darf nun Herrn Prof. Friedebold zu mir aufs Podium bitten. Wie Sie wissen, meine Damen und Herren, ist es eine seit vielen Jahren gepflegte Tradition des Präsidiums der Deutschen Gesellschaft für Unfallheilkunde in besonderer Weise verdiente Mitglieder der Gesellschaft durch die Ehrenmitgliedschaft zu ehren.

Sie alle kennen die interdisziplinären Schwierigkeiten, die wir in den vergangenen Jahrzehnten hatten.

Sie alle kennen speziell das Verhältnis der Unfallchirurgie zu ihrem Schwesterfach, der Orthopädie. Beide Fächer haben in großen Bereichen gleiche Zielvorstellungen und arbeiten wissenschaftlich zusammen. Es bestehen aber auch auf einigen Gebieten fachliche Überschneidungen. Vielleicht waren sie es, die in der Vergangenheit gelegentlich Anlaß dazu gaben, daß sich das rechte Verständnis für das Schwesterfach auf beiden Seiten nicht einstellen wollte. In diesen Zeiten waren aber immer zahlreiche Kollegen auf beiden Seiten zur Verständigung bereit. Auf der Seite der Orthopädie hat Herr Prof. Friedebold über viele Jahre den Umgang zwischen den Schwesterfächern unbeirrt entkrampft und die Schärfe aus der Diskussion genommen.

Die Deutsche Gesellschaft für Unfallheilkunde schuldet ihm hierfür, in ganz besonderem Maße aber auch für sein wissenschaftliches Werk großen Dank. Ausdruck dieses Dankes ist der einstimmige Beschluß des Präsidiums, Herrn Prof. Friedebold zum Ehrenmitglied unserer Gesellschaft zu ernennen. Ich verlese die Urkunde:

Die Deutsche Gesellschaft für Unfallheilkunde ernennt auf einstimmigen Beschluß des Präsidiums
Herrn Professor Dr. med. Günter Friedebold
in dankbarer Anerkennung seiner außerordentlichen Verdienste um die Unfallheilkunde zu ihrem Ehrenmitglied.

Frankfurt a. M., den 29. 6. 84

Der Generalsekretär *Der Präsident*

Professor G. Friedebold

Verehrter Herr Präsident,

Sie haben mir hohe Ehre erwiesen!
Es ziemt sich in einem solchen Augenblick, ein Wort des Gedenkens an seinen Lehrer. Als ich 46 nach Berlin kam, und seitdem bin ich hier, waren es 2 Chirurgen, die meine weitere Entwicklung geprägt haben. Ich nenne Hans von Schleyer, einen Mann der 1. Stunde, Chef im Urban-Krankenhaus, ein Mann von hoher Bildung, von sehr sorgfältigem, sauberem Operieren, so recht geeignet, einem jungen Mediziner, einem angehenden Chirurgen, das Handwerk beizubringen. Herr Schleyer war ein Mann, von dem man sich wünschte, beim 1. Händedruck wünschte, er mögen einen gern haben.

Und dann kam Max Madlener, letzter Oberarzt von Sauerbruch, der 1950 die Thoraxchirurgie aus der Charitè mitbrachte, wie auch die damals moderne Intubations-Narkose an die ersten Kliniken hier in Berlin, die sich dann damit befaßten. Max Madlener war ein Akademiker von hohem Rang von einer brillanten Vortragskunst, der die Auffassung vertrat, es sei kein Problem, eine einfache Situation kompliziert darzustellen, es sei aber eine hohe akademische und didaktische Aufgabe, einen komplizierten Prozeß so klar darzustellen, daß auch der Letzte ihn verstehen könne. So waren seine Vorträge von besonderer Prägnanz und Diktion gekennzeichnet. Max Madlener teilt das Altersschicksal seines Lehrers Ferdinand Sauerbruch hier in Berlin, er hat keine Möglichkeit mehr, an der Umgebung teilzunehmen.

Die Sterne standen damals schlecht für junge Chirurgen, und so war es kein Wunder, daß das eine besondere Bestätigung fand, als meine Frau und ich in unserem ersten Urlaub nach dem Krieg zu Anfang der 50er Jahre am Ufer des Wörthersees standen und sich plötzlich die Wellen teilten und wie weiland Neptun ein Kopf erschien, der Kopf eines Schwimmers. Es war der wohl populärste Berliner Arzt, unser lieber Wilhelm Heym. Wir hatten damals noch keinen Kontakt, aber innerhalb der Unterredung, die sich dann abspielte, machte er mir klar, daß aus mir gar nichts werden konnte. Er sagte: „Friedebold, das lassen Sie mal, aus Ihnen wird nischt, die Chancen stehen ganz schlecht!“ Er konnte damals nicht ahnen, daß da noch einer kommen würde, und der kam mit Bravour aus Bayern, stellte die Weichen dann nicht nur für meine eigene Weiterentwicklung, sondern wohl auch für die gesamte deutsche Orthopädie, Alfred Nikolaus Witt.

Beide Männer zählen heute zu meinen Freunden, und ich bin ein Münchner seit dieser Freundschaft. Ich bin stolz darauf, wie ich auf die hohe Ehre stolz bin, lieber Präsident, die Sie mir soeben erwiesen haben. Ich darf Ihnen nochmals danken.

Präsident H. Ecke

Ich darf nun Herrn Kollegen Rehn zu mir auf das Podium bitten.

Seit der 46. Jahrestagung der Deutschen Gesellschaft für Unfallheilkunde wird die Johann-Friedrich-Dieffenbach-Büste als besondere, herausragende Ehrung an verdiente Persönlichkeiten aus unserem Kreise verliehen. Die Büste wurde von dem Bildhauer Christian Daniel Rauch geschaffen. Einer meiner Vorgänger, Herr Prof. Probst, hat ihre Gußform aus den Archiven zu Tage gefördert und in Stand setzen lassen. Die Königlich-Preußische Porzellan-Manufaktur hat die Büste in limitierter Auflage für unsere Gesellschaft wiederhergestellt.

Das Präsidium der Deutschen Gesellschaft für Unfallheilkunde hat in seiner Sommersitzung einstimmig beschlossen, diese besondere Auszeichnung an Herrn Prof. Dr. Rehn zu vergeben, der durch sein unermüdliches Wirken in unserer Gesellschaft, durch seine jahrelang führende Rolle unter den Unfallchirurgen und durch seine wissenschaftliche Leistung in Wort und Schrift ganz erheblich zum Ansehen unserer Vereinigung beigetragen hat. Ich darf den Text der Urkunde verlesen:

Die Deutsche Gesellschaft für Unfallheilkunde verleiht aus Anlaß der 48. Jahrestagung am 14. November 1984 in Berlin auf einstimmigen Beschluß des Präsidiums
Herrn Prof. Dr. med. Jörg Rehn
in dankbarer Würdigung seiner außerordentlichen Verdienste um die Unfallheilkunde die Johann-Friedrich-Dieffenbach-Büste.

Frankfurt am Main, den 29. 6. 1984

Der Generalsekretär *Der Präsident*

Professor J. Rehn

Herr Präsident, meine sehr verehrten Damen, liebe Kollegen,

für diese außergewöhnliche Ehrung möchte ich mich ganz herzlich bedanken. Ich glaube, daß unsere Generation in eine Situation gestellt war, in der wir als engagierte Allgemeinchirurgen erkennen mußten, daß die Entwicklung neuer Fachgebiete wie auch der Unfallchirurgie notwendig und dringend war in der Erweiterung dieser großen, operativ technischen und auch wissenschaftlichen Aufgaben. Viele Freunde, Kollegen und ich, haben versucht, diesen Weg zu gehen. Wir haben aus den Worten unseres Präsidenten begriffen, daß dieser Weg noch lange nicht vollendet ist, und daß sich in der Zwischenzeit wieder viele Irrwege eröffnet haben, daß also vor der kommenden Generation, gerade vor den jungen Kollegen, noch viele, viele Aufgaben liegen. Rückblickend kann ich sagen, daß wir uns häufig gerade auf diese Gesellschaft stützen konnten. Sie wuchs, sie wuchs an Bedeutung und damit hatten wir ein Instrument für unsere Unfallchirurgie. Ich kann nur nach alter Bergmann's Sitte, ich habe 20 Jahre in Bochum gearbeitet, dieser Gesellschaft für alle künftigen Bemühungen ein „Glück auf" wünschen und darf mich nochmals ganz herzlich bedanken.

Präsident H. Ecke

Meine Damen und Herren,

diese Gesellschaft hat außer den bisherigen Ehrungen den Hans-Liniger-Preis für eine besondere wissenschaftliche Leistung zu vergeben.

Bei den für diesen Preis eingereichten Arbeiten handelt es sich durchweg – da ich weiß, wie häufig das betont wird, sage ich, hier trifft es buchstäblich zu – um preiswürdige Arbeiten. Es ist dem Preisrichter-Kollegium daher gerade in diesem Jahr besonders schwer gefallen, seine Auswahl zu treffen. Die Wahl fiel aber schließlich doch eindeutig auf die Arbeit von Herrn Priv.-Doz. Dr. Echtermeyer, den ich hier aufs Podium bitte. Sein Thema war: „Diagnostik und Therapie des Compartment-Syndroms, eine klinische und tierexperimentelle Studie“. Ich verlese die Urkunde:

Die Deutsche Gesellschaft für Unfallheilkunde verleiht auf einstimmigen Beschluß des Präsidiums den Hans-Liniger-Preis 1984 an
Herrn Priv.-Doz. Dr. med. Volker Echtermeyer
für seine Arbeit „Diagnostik und Therapie des Compartment-Syndroms – Eine klinische und tierexperimentelle Studie“.

Berlin, den 14. November 1984.

Der Generalsekretär *Der Präsident*

Priv.-Doz. Dr. Echtermeyer

Ich darf mich für die Ehrung herzlich bedanken! Ich möchte an dieser Stelle aber auch meinem bisherigen Chef, Herrn Prof. Tscherne, herzlichen Dank sagen für die Möglichkeit, die er geschaffen hat, daß die Arbeit, die diesem Preis zugrunde liegt, ausgeführt werden konnte.

Präsident H. Ecke

Meine sehr verehrten Damen und Herren, damit sind wir am Schluß der Ehrungen angekommen. Der Berliner Physiker Rieß hat einmal gesagt, daß die Chemie der unsaubere Teil der Physik ist. Wir alle haben jetzt die Freude, von einem besonders profilierten Vertreter des sauberen Gesamtfaches unseren Festvortrag mit dem Thema: „Was wissen wir über die Zeit?“ zu hören. Es pricht zu Ihnen jetzt der Direktor des 1. physikalischen Instituts der Universität Gießen, Herr Prof.-Dr. A. Scharmann.

Festvortrag

Was wissen wir heute über die Zeit?

A. Scharmann und R. Grasser

I. Physikalisches Institut der Justus-Liebig-Universität Gießen, Heinrich-Buff-Ring 16, D-6300 Gießen

A. Einleitung

Über alle Jahrhunderte hinweg hat sich der Mensch immer wieder sehr intensiv mit der Natur der Zeit beschäftigt. Die wesentlichen Anstöße für diese Untersuchungen sind die den fühlenden und denkenden Menschen zutiefst bewegenden Fragen nach der Sterblichkeit und der Unsterblichkeit und nach dem Vergänglichen und dem Unvergänglichen, so daß Ideen über die Zeit für die Religionswissenschaften, die Philosophie, die Mythologie, die Literatur und die Geschichte von fundamentaler Bedeutung sind. Das Erleben der Zeit hat für den Menschen aber auch eine physiologische, eine psychologische und eine soziale Komponente, was sich in den Arbeiten der Verhaltenswissenschaften niederschlägt. Von wesentlicher Bedeutung ist die Zeit für die Wissenschaften vom Leben (Biologie, Medizin) und für alle Bereiche der Physik, wo sie als Größe zur Beschreibung von Strukturen bzw. Zuständen und deren Veränderungen dient. So geht das Studium der Zeit quer durch alle wissenschaftlichen Disziplinen.

B. Zeitkonzepte

Mit Sicherheit haben bereits die Menschen des Altertums den Zeitbegriff eingeführt, um damit die Tatsache zu bewältigen, daß sich die Dinge ihrer beobachtbaren Welt im steten Wandel befinden. Ein Blick zum Himmel zeigt, daß die Wolken dahinziehen und dauernd ihre Form ändern; auch die Sterne bewegen sich langsam auf festen Bahnen; die Pflanzen wachsen und verdorren; die Menschen selbst schreiten unausweichlich von der Geburt zum Tod. So haben wir schließlich die aus dem täglichen Leben erhaltene Erfahrung objektiviert als ein in einer eindimensionalen Zeit ablaufendes Geschehen in einem dreidimensionalen Raum. Dabei bestimmen wir nicht nur räumliche, sondern auch zeitliche Abstände. Während wir den Raum als etwas ganz Natürliches verstehen, erscheint uns die Zeit reichlich rätselhaft. Der Raum ist da, die Zeit verrinnt ohne Wiederkehr. Wie ein rückwärts laufender Film zeigt, ergäbe die zeitliche Umkehr eines wirklichen Geschehens ein unmögliches Geschehen. Der Zeitbegriff im täglichen Leben hat also zwei Aspekte: Maß und Dauer (Zeitpunkt, Koordinate) einerseits, einsinnige Abfolge (Zeitpfeil) andererseits. Beispiele dafür sind: Um 7.00 h fliegt das Flugzeug. Nach einem reichlichen Mittagessen ist man müde.

Hefte zur Unfallheilkunde, Heft 174
Zusammengestellt von A. Pannike

Die subjektiv erlebte Zeit zeichnet offenbar eine Richtung sowie den Zeitpunkt der Gegenwart aus und ermöglicht so eine Unterscheidung von Vergangenheit und Zukunft.

Unsere Ideen über die zeitliche Aufeinanderfolge erhalten wir einmal aus einer dem Menschen innewohnenden Erfahrung, zum anderen aus der körperlichen Welt um uns herum. Infolge dieser verschiedenen Quellen ist die „Zeit“ ein zusammengesetzter Begriff. Unterscheidet man daher die Ideen klar nach ihrer Herkunft und reduziert darauf, so kommt man zu unterschiedlichen Zeitkonzepten. Unter den verschiedenen Zeitkonzepten sind drei von besonderer Bedeutung.

Da gibt es zunächst das sehr einfache Zeitkonzept der Physik ohne die Thermodynamik, den mechanistischen Zeitbegriff. Dieses Zeitkonzept erlaubt nur eine Zeitkoordinate und zeichnet weder eine Richtung noch eine Gegenwart aus. Das Konzept beinhaltet also weder eine Anisotropie noch eine einsinnige Abfolge der Ereignisse und auch keine Vergangenheit, Gegenwart und Zukunft. Diese Zeit der Physik ist „zeitlos“. Die im Rahmen des mechanistischen Zeitbegriffes gültigen Grundgleichungen der Physik sind zeitumkehrinvariant.

Wir betrachten dazu ein Experiment. Wirft man einen Stein ins Wasser, so wird man nach dem Eintauchen des Steines konzentrisch auslaufende Wellen beobachten. Wenn das Versuchsergebnis durch die zeitumkehrinvarianten Grundgleichungen beschreibbar ist, so sind auch die umgekehrten Vorgänge, bei denen die Wellen konzentrisch zusammenlaufen und den Stein aus dem Wasser werfen, Lösungen dieser Grundgleichungen. Sie werden in der Natur aber nie beobachtet. Was ist passiert? Durch Hinzukommen thermodynamischer Vorgänge, wie z. B. die Reibung, ist die mechanische Energie in Wärmeenergie umgewandelt und damit die Isotropie zerstört worden. Wir erhalten das weniger symmetrische, aber aussagekräftigere mechanisch-thermodynamische Zeitkonzept. Die thermodynamischen Vorgänge definieren eine phänomenologische Richtung der Zeit. Der thermodynamische Zeitpfeil hat stets und überall die gleiche Richtung. Nach dem zweiten Hauptsatz der Wärmelehre kann die Entropie eines abgeschlossenen Systems mit der Zeit nicht abnehmen. Der mechanisch-thermodynamische Zeitbegriff läßt die Anisotropie zu, jedoch ebenfalls keine einsinnige Abfolge und keine Vergangenheit, Gegenwart und Zukunft. Erst das aus den Erfahrungen unseres vollen Bewußtseins resultierende Zeitkonzept erlaubt alle drei oben genannten Aspekte der Zeit (Anisotropie; einsinnige Abfolge; Vergangenheit, Gegenwart, Zukunft).

Die drei näher beschriebenen Zeitkonzepte bilden eine Art Hierarchie von wachsender Aussagekraft, aber abnehmender Symmetrie. Der Zeitbegriff, der sich auf den Erfahrungsschatz unseres vollen Bewußtseins stützt, ist der umfassendste und wird der größten Zahl von Phänomenen gerecht. Die einfacheren Zeitkonzepte entstehen aus diesem durch Vernachlässigung bestimmter Aspekte der Zeit, die für die entsprechende physikalische Theorie ohne Bedeutung sind.

Eine weitere Erfahrung aus unserem täglichen Leben ist, daß wir in Situationen sehr intensiven Erlebens oft den Eindruck haben, als ob Minuten zu Stunden würden und umgekehrt. So empfindet der leidgeprüfte Mensch, der z. B. auf dem Zahnarztstuhl sitzt oder auf dem Operationstisch des Unfallchirurgen liegt, daß die Zeit qualvoll langsam verstreicht. Befindet man sich jedoch mit guten Freunden in fröhlicher Runde, so vergeht die Zeit wie im Flug. Es erscheint uns hier, als ob sich die Zeit selbst ändert. Brauchen wir also eine zweite Art von Zeit, um die vermutete Änderung der ursprünglichen Zeit zu beschreiben? Wenn das so wäre, würde die zweite Art von Zeit eine dritte erfordern und so weiter. Die Annahme, daß sich die „Zeit“ selbst ändert, führt unmittelbar in eine unendliche Regression.

C. Was ist Zeit?

Der größte lateinische Kirchenlehrer des christlichen Altertums, der Heilige Augustinus (354–430), ein tiefer systematischer Denker, sagt in seinen „Bekenntnissen“ [1] die berühmten Worte: „Was ist die Zeit? Wenn mich niemand danach fragt, weiß ich es; will ich es einem Fragenden erklären, weiß ich es nicht mehr.“

In Immanuel Kant's (1724–1804) „Kritik der reinen Vernunft“ [2] lesen wir in der Einleitung zu seinen Erläuterungen über die Zeit: „Die Zeit ist kein empirischer Begriff, der irgend von einer Erfahrung abgezogen worden. Denn das Zugleichsein oder Aufeinanderfolgen würde selbst nicht in die Wahrnehmung kommen, wenn die Vorstellung der Zeit nicht a priori zum Grund läge. Nur unter deren Voraussetzung kann man sich vorstellen: daß einiges zu einer und derselben Zeit (zugleich) oder in verschiedenen Zeiten (nacheinander) sei.“ „Die Zeit ist eine notwendige Vorstellung, die allen Anschauungen zum Grund liegt ...“ „Sie hat nur Eine Dimension: verschiedene Zeiten sind nicht zugleich, sondern nacheinander“ ... „... der Begriff der Veränderung, und mit ihm der Begriff der Bewegung als Ortsveränderung ist nur durch und in der Vorstellung der Zeit möglich; ...“ Nach Kant ist also der Zeitbegriff glasklar in des Menschen Geist eingeprägt. Auch eine Reihe moderner Schreiber haben sich diesen Kantschen Gesichtspunkt zu eigen gemacht und behandeln die Zeit als wäre sie bereits voll verstanden.

Als weiterer Beitrag zum Thema „Was ist Zeit?“ sei noch ein Zitat aus dem „Zauberberg“ von Thomas Mann [3] angeführt: „Was ist die Zeit? Ein Geheimnis – wesenlos und allmächtig. Eine Bedingung der Erscheinungswelt, eine Bewegung, verkoppelt und vermengt dem Dasein der Körper im Raum und ihrer Bewegung. Wäre aber keine Zeit, wenn keine Bewegung wäre? Keine Bewegung, wenn keine Zeit? Frage nur! Ist die Zeit eine Funktion des Raumes? Oder umgekehrt? Oder sind beide identisch? Nur zu gefragt!“

Die Zitate zeigen, daß vom Altertum bis in unser Jahrhundert die Zeit den Menschen immer wieder beschäftigt und wie schwer es ist, ihr Wesen zu ergründen.

Sehr unterschiedliche, ja gegensätzliche Meinungen über die Zeit sind im Laufe der Jahrtausende geäußert worden. So sieht der griechische Philosoph Heraklit (550–480 v. Chr.) das Wesen der Natur im ständigen Wandel aller Dinge, d. h. in dem zeitlichen Ablauf. Für Parmenides (~540–470 v. Ch.), dem Begründer der Eleatischen Schule, ist alles Einzelseiende in seiner Vielfalt und Veränderung nur Erscheinung des einen unvergänglichen Seins, wo dieses im Denken erkennbar ist, nicht durch Sinneserfahrung. Für Platon steht Heraklit, als Lehrer des Werdens, im Gegensatz zu Parmenides, dem Lehrer des Seins. Heraklit's „panta rhei“ ist zum Leitmotiv der modernen Wissenschaften geworden.

Die Diskussionen über das Verständnis und die Bedeutung des Zeitablaufes dauern bis heute an und sind in den letzten Jahren, vor allem durch die enormen Fortschritte in der Kosmologie, wieder stark entfacht worden. Besonders intensiv wird dabei die einsinnige Richtung des Zeitablaufes untersucht.

In manchen Untersuchungen über die Zeit wird diese fälschlicherweise als etwas Existierendes, d. h. Gegenständliches betrachtet. Das hat in unserer Umgangssprache zu Redewendungen geführt wie z. B. „mir läuft die Zeit davon“ oder „du stiehlst mir nur die Zeit“. Die Zeit ist kein substantielles Ding, sie ist eher eine abstrakte Konstruktion, ein reines Verknüpfungskonzept mit Bezug auf die Relationen zwischen Ereignissen und innerhalb Prozessen.

Zeit, Veränderung und einsinniger Zeitablauf sind für den Menschen schwer zu verstehen. Der Physiker versucht auch nicht, das Wesen der Zeit zu ergründen. Ziel der Physik ist es zunächst, die Zeit zu messen.

D. Zeitmessung

Der Ablauf der Zeit wird mit Uhren gemessen. Jede Uhr beruht auf einem Vorgang, der sich in gleicher Weise ununterbrochen wiederholt. Beispiele für solche periodischen Vorgänge aus unserem direkten Erfahrungsbereich sind die Drehung der Erde um ihre eigene Achse und ihre Bewegung um die Sonne, aber auch die Schwingung eines Pendels oder einer Feder. Wesentlich für eine Uhr ist nun, daß jeder Wiederholung des zugrunde liegenden Vorganges die gleiche Zeitdauer zugeordnet werden kann. Leider gibt es in der Natur keine Vorgänge, die sich wirklich exakt wiederholen. Die Erhöhung der Genauigkeit der Zeitmesser über die Jahrhunderte ist daher eng gekoppelt mit der Entdeckung von Vorgängen mit immer genaueren und konstanteren Perioden. Im Rahmen dieser Entwicklung ist die Zeitmessung vom kosmischen Geschehen gänzlich gelöst worden, sie ist heute mit dem Ablauf atomarer Prozesse verknüpft.

Der älteste Zeitanzeiger, bereits vor 6000 Jahren in Gebrauch, war ein einfacher Stab, den man senkrecht in den Boden stieß und dessen Schattenlänge man verfolgte. Diese erste Sonnenuhr zeigte eine offenkundige und zuverlässige Gesetzmäßigkeit. Die Zeitmessung beruht darauf, daß sich im Verlauf eines Tages die Schatten aller von der Sonne beleuchteten Gegenstände laufend verändern. Sie wandern und ändern dabei gleichzeitig ihre Länge. Am frühen Morgen sind die Schatten lang, werden bis zum Mittag immer kürzer, und dann nimmt ihre Länge wieder zu. Weiterhin sind morgens die Schatten zum Westen gerichtet, auf der nördlichen Halbkugel am Mittag nach Norden und abends zum Osten. Die Zeit kann daher nach zwei Methoden bestimmt werden – entweder über die Länge des Schattens oder über seine Richtung. Die zweite Methode ist bequemer und genauer. Die Sonnenuhr ist in der Folge wesentlich verbessert worden. Die besten heutigen Sonnenuhren haben eine Genauigkeit von 1 min pro Tag.

Die Zeitmessung ist nicht nur für die Feststellung der Tageszeiten, sondern auch für die Einteilung des Jahresablaufes notwendig. Über die mittägliche Schattenlänge, die sich mit der Jahreszeit meßbar ändert, diente die Sonnenuhr schon sehr früh nicht nur der Zeitangabe, sondern auch der Datumsanzeige. Eine hinreichend genaue Beschreibung des Jahresablaufes ermöglichte schließlich astronomische Beobachtungen, die in Babylon bereits im 4. vorchristlichen Jahrtausend einsetzten.

Ebenfalls haben die Sand-, Feuer- und Wasseruhren eine lange Tradition. Im Gegensatz zur Sonnenuhr funktionieren diese auch nachts und bei bewölktem Himmel. Bei den Wasser- und Sanduhren werden obere Gefäße bis zu einer bestimmten Höhe mit den entsprechenden Substanzen gefüllt, deren Ausrinnen durch eine dünne Öffnung in ein unteres Gefäß als Zeitmaß dient. Wasseruhren haben Genauigkeiten von 5–10 min pro Tag, Sanduhren 1 min pro Tag.

Feueruhren wurden von den Erzsuchern der Antike verwendet. In eine Tonlampe, die sie mit unter Tage nahmen, wurde so viel Öl eingefüllt, daß es für eine Brenndauer von einer entsprechenden Zahl von Stunden reichte. Sobald das Öl zur Neige ging, war ihre Arbeitszeit zu Ende, und sie begaben sich nach oben. Die Chinesen verwendeten für ihre Feueruhren Holzstäbchen, die monatelang brennen konnten. Zuweilen wurden an bestimmten

Stellen Metallkügelchen angehängt, die beim Abbrennen des Stäbchens in eine Porzellanschale fielen und damit einen lauten Ton erzeugten – das war dann ein Feuerwecker. Die europäische Variante der Feueruhr war die Kerzenuhr. Dabei wurden Kerzen, auf denen Markierungen angebracht waren, die einem bestimmten Zeitintervall entsprachen, zur Zeitmessung verwendet. Auch die Feueruhren waren nicht allzu genau.

Im Mittelalter wuchsen mit der Entwicklung von Wissenschaft und Technik die Ansprüche an die Genauigkeit der Zeitmessung immer mehr. Die Uhren des Altertums, die Sonnen-, Sand-, Wasser- und Feueruhren waren zu ungenau. Auch die gewaltigsten Anstrengungen konnten nicht zur Beseitigung prinzipieller Unzulänglichkeiten bei diesen Zeitmessern führen und ihre Genauigkeit wesentlich erhöhen. Man suchte daher nach neuen Wegen zur Zeitbestimmung, und es wurde im 13. Jahrhundert als Ergebnis der Arbeiten vieler Handwerker und Gelehrter die mechanische Räderuhr entwickelt. An die Stelle von Sonne, Sand, Feuer und Wasser tritt jetzt ein Rad. Mit der mechanischen Räderuhr kam ein neues, stark abgemagertes Zeitverständnis zum Durchbruch. Die Zeit wird als reine Rhythmik aufgefaßt. Mit dem Aufkommen der mechanischen Räderuhren setzte das wissenschaftlich technische Zeitalter ein, das sich von der engen Naturverbundenheit der früheren Jahrhunderte loslöste. Das neue Zeitverständnis verzichtete auf die Bewertung der Zeitabläufe, wie sie uns die belebte Natur vor Augen führt. Mit der quantitativen Erforschung der Zeit haben Naturwissenschaft und Technik gewaltige Fortschritte im Präzisionsgrad der Uhren erzielt.

Die ersten mechanischen Räderuhren bestanden aus einer horizontal gelagerten Welle, auf die ein langes Seil mit einem am Ende befestigten Massenstück aufgewickelt wurde. Durch das Gewicht des angehängten Körpers spulte sich das Seil ab und versetzte die Welle in Drehung. Die Rotation der Welle wurde über ein Rädersystem auf den Hauptbestandteil der Uhr, das Sperrad, übertragen, das mit den Uhrzeigern verbunden war. Sinkt die am Seil hängende Masse frei herab, so dreht sich die Welle nicht gleichförmig, sondern beschleunigt. Um eine langsame und möglichst gleichmäßige Drehung des Sperrades zu erreichen, verwendet man als Gangregler einen Waagebalken. Das war ein Metallstab, der parallel zur Fläche des Sperrades angebracht war. An der Achse des Waagebalkens waren senkrecht zueinander zwei Sperrklinken befestigt. Bei der Drehung des Rades schob der Zahn die Sperrklinke so lange vor sich her, bis sie über ihn hinwegrutschte und damit das Rad freigab. Gleichzeitig fiel die andere Sperrklinke auf der gegenüber liegenden Seite des Rades in eine Zahnlücke ein und sperrte das Rad. Diese Anordnung verursachte ein Hin- und Herschwingen des Waagebalkens. Mit jedem vollen Ausschlag bewegte sich das Sperrad einen Zahn weiter. Je langsamer die Bewegung des Waagebalkens, um so langsamer bewegt sich auch das Sperrad.

Die Räderuhren waren meist recht große und schwere Uhren. Sie dienten als Turm-, Schloß- und Kirchenuhren. Die Zeitangabe selbst dieser ersten mechanischen Uhren war noch sehr ungenau. Die Meßfehler betrugen bei den Räderuhren einige Minuten pro Tag bis zu einer Stunde pro Tag.

Aus dem Bisherigen erkennen wir, daß eine Uhr aus folgenden wesentlichen Bauteilen besteht:

1. Einem Oscillator, dessen Schwingungsdauer das eigentliche Zeitmaß darstellt.
2. Einer Energiequelle, die dafür sorgt, daß der Oscillator nicht durch Reibungsverluste zum Stillstand kommt.
3. Einer Hemmung, die dafür verantwortlich ist, daß dem Oscillator nur im richtigen Zeitpunkt Energie zufließt.
4. Einem Anzeigenmechanismus, der es erlaubt, die Frequenz des Oscillators zu registrieren.

Die verschiedenen Uhren lassen sich nach den benutzten Oscillatoren, bzw. nach den eingebauten Energiequellen einteilen.

Eine prinzipiell neue Lösung auf der Suche nach genaueren mechanischen Zeitmessern fand Galileo Galilei um 1600, indem er ein Pendel als Oscillator benutzte. Laut Überlieferung beobachtete der zwanzigjährige Galilei in einer Kathedrale, unter deren Bögen der Wind hindurchfegte, die Schwingungen der gewaltigen, an der Decke befestigten Kronleuchter. Diese Leuchter waren verschieden groß und hatten unterschiedliche Massen, waren aber alle an gleichlangen Ketten befestigt und schwangen mit gleicher Periode. Damit hatte Galilei den Isochronismus des Pendels entdeckt, wonach die Schwingungsdauer eines Pendels, bei kleinen Ausschlägen, nur von der Länge des Pendels abhängt. Er soll sogleich erkannt haben, daß sich damit Pendel ausgezeichnet zur Gangregelung von Präzisionsuhren eignen müssen, da kleine Veränderungen der Schwingungsweite durch unvermeidliche äußere Störungen den Gang der Uhr nicht beeinflussen. Galileis Entdeckung ermöglichte den Bau von Präzisionsuhren mit Genauigkeiten von wenigen Sekunden pro Tag. Als Antriebsenergie für das Pendel wurde meist die potentielle Energie eines Massestückes verwendet. Über die sogenannte Ankerhemmung wird dem Pendel nur während einer kurzen Zeit Energie zugeführt.

Die Herstellung kleiner tragbarer Uhren wurde möglich durch Huygens Entdeckung, daß auch die Schwingungsdauer einer Feder bei kleinen Ausschlägen unabhängig von der Auslenkung aus der Ruhelage ist. Der Oscillator dieser Federuhr ist die sogenannte Unruh, eine Art Drehpendel. Die der Unruh durch Reibung verlorengehende Energie liefert eine gespannte Spiralfeder nach. Diese Energie wird der Unruh wieder über eine Ankerhemmung zugeführt. Bei den üblichen Taschen- oder Armbanduhren erreicht man eine Genauigkeit von einigen Sekunden pro Tag.

Die Uhren des 17. Jahrhunderts, d. h. auch die ersten Pendel- und Federuhren genügten nicht den Anforderungen der Seefahrt. So konnten die Seeleute die geographische Breite aus dem Sonnenstand sehr leicht genau festlegen, waren jedoch mit Hilfe der vorhandenen Uhren nicht in der Lage, eine sichere Bestimmung der geographischen Länge aus dem Stand von Gestirnen durchzuführen, da dazu die Kenntnis der genauen Uhrzeit unerläßlich ist. Die Folge fehlerhafter Längenbestimmung waren viele Schiffsunglücke. So gingen im Jahre 1709 vier Schiffe mit zweitausend Mann unter. Daraufhin setzte die englische Regierung einen Preis aus für die Konstruktion eines möglichst genau gehenden Schiffschronometers. John Harrison legte bereits im Jahre 1736 seine erste „Seeuhr" vor. Im Jahre 1761 erreichte die vierte Ausführung seines systematisch weiterentwickelten Schiffschronometers auf einer Testfahrt von 161 Tagen eine Genauigkeit von 5 s. Der Tag hat 86400 s, so daß die Zeit

$$t = 161 \cdot 86400 \text{ s} = 13910400 \text{ s}$$

mit der Genauigkeit $\Delta t = 5$ s gemessen wurde. Damit wird die relative Genauigkeit

$$\frac{\Delta t}{t} = \frac{5}{13910400} = 3{,}6 \cdot 10^{-7},$$

eine hervorragende Leistung für diese Epoche. Überträgt man dies Ergebnis auf eine Längenmessung, so würde das bedeuten, daß wir eine 1 km lange Strecke mit einer Genauigkeit von 0,4 mm bestimmen müßten.

Einen entscheidenden Schritt nach vorne in der Entwicklung von Präzisionsuhren gab es erst wieder im 20. Jahrhundert. Um 1930 wurden die ersten brauchbaren Quarzuhren ge-

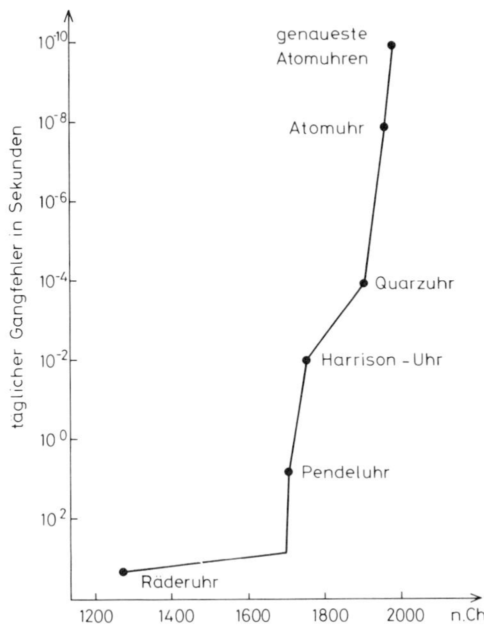

Abb. 1. Entwicklung der Ganggenauigkeit von Uhren

baut. Ein Quarzkristall in einem elektrischen Wechselfeld ändert periodisch seine Länge und beginnt zu schwingen. Der Piezoquarz ist der Oscillator dieser Uhr. Schwingquarze sind sehr stabile Oscillatoren und man kann damit Zeitmessungen durchführen, die eine Genauigkeit von Bruchteilen einer Sekunde pro Jahr erreichen.

Die genauesten und stabilsten Zeitmesser sind die Atomuhren. Sie benutzen als Oscillatoren schwingende Moleküle (Ammoniakmoleküle) oder schwingende Atome (^{133}Cs). Die normalen Atomuhren haben Gangfehler von 10^{-8} s pro Tag, d.h. 1 s in 300000 Jahren. Das liefert eine relative Genauigkeit

$$\frac{\Delta t}{t} = 10^{-13}.$$

Die genauesten Atomuhren, die Primärnormale haben eine Genauigkeit von 10^{-10} s pro Tag. Das gibt einen Gangfehler von 1 s in 10^{10} Tagen oder in 30 Millionen Jahren. Die relative Genauigkeit ist hier

$$\frac{\Delta t}{t} = 10^{-15}.$$

Die Entwicklung der Genauigkeit der Uhren über die Jahrhunderte, beginnend mit den ersten mechanischen Uhren im 14. Jahrhundert, ist in Abb. 1 dargestellt. Wie die Kurve zeigt, sind die wesentlichen Ergebnisse in den letzten Jahrhunderten erreicht worden.

Wie wir weiter oben gesehen haben, ist das Kernstück einer Uhr ein Oscillator, dessen Schwingungsdauer das eigentliche Zeitmaß darstellt. Bei natürlich gegebener Rhythmik des Oscillators, definieren wir also unser Zeitmaß durch eine „natürliche Einheit", eben durch die ohne äußeren Zwang unveränderliche Schwingungsdauer eines in der Natur vorkommenden Systems.

Betrachten wir die Grundgesetze der klassischen Mechanik, so erkennen wir, daß sie unabhängig von Einheiten der Länge, der Zeit und der Masse sind. Für unser menschliches Dasein sind jedoch „natürliche Einheiten“ bestimmend, wie etwa das Gewicht eines Beines, die Länge unserer Gliedmaßen, die Dicke unserer Knochen, die Zeitdauer unseres Herzschlages oder die Schrittdauer (ungefähr 1 s), die Dauer eines Augenblickes ($\sim 10^{-1}$ s), das Alter eines Menschen ($\sim 10^9$ s). Auch die Eigenschaften der Stoffe liegen in einer ganz bestimmten Größenordnung. Sie sind festgelegt durch drei universelle Naturkonstanten, das elementare Wirkungsquantum ($\hbar$), die Masse (m) und Ladung (e) des Elektrons. Aus diesen drei Größen läßt sich eine Einheit der Zeit ableiten, die man als die für den atomaren Bereich und somit für die Stoffeigenschaften „natürliche Zeiteinheit“ betrachten kann. Die atomare Zeiteinheit gibt die Größenordnung der Umlaufzeiten der Elektronen in Atomen und damit der Schwingungszeiten der ausgestrahlten Photonen wieder. Diese natürliche Zeiteinheit beträgt etwa 10^{-16} s.

Die atomare Zeiteinheit ist nicht für alle Bereiche der Physik „natürlich“. Im Erscheinungsbereich der Bausteine der Atome werden die „natürlichen Einheiten“ durch die universellen Naturkonstanten h, c (Lichtgeschwindigkeit) und Masse M des Nukleons (Proton und Neutron) bestimmt. Daraus folgt für die Physik der Elementarteilchen die zugehörige Zeiteinheit von etwa 10^{-24} s. Neben der „Atomuhr“ mit der Einheit um 10^{-16} gibt es im Bereich der Elementarteilchen die „Elementaruhr“ mit der Einheit um 10^{-24} s. Das „Weltalter“, d. h. die Größe t in der Beziehung

$$v \sim r/t$$

zwischen Fluchtgeschwindigkeit v und Abstand entfernter Galaxien r bei der Expansion der Welt, hat einen Wert von etwa 10^{18} s. Einige charakteristische Zeitdauern sind in Tabelle 1 zusammengefaßt.

In uns und um uns herum, in der belebten und unbelebten Natur, ticken überall die Uhren. Wer hat sie angestoßen? Wer beendet ihren Lauf?

Tabelle 1. Charakteristische Zeiträume

Zeitdauer	s
Alter des Universums	10^{18}
Alter der Menschheit	10^{15}
Alter eines Menschen	10^{9}
Dauer eines Herzschlages	1
Dauer eines Augenblickes	10^{-1}
Dauer einer Schallschwingung	10^{-3}
Schaltzeit im Computer	10^{-6}
Dauer einer UKW-Schwingung	10^{-12}
Dauer einer Lichtschwingung	10^{-15}
Licht durchquert ein Atom	10^{-18}
Licht durchquert einen Kern	10^{-24}

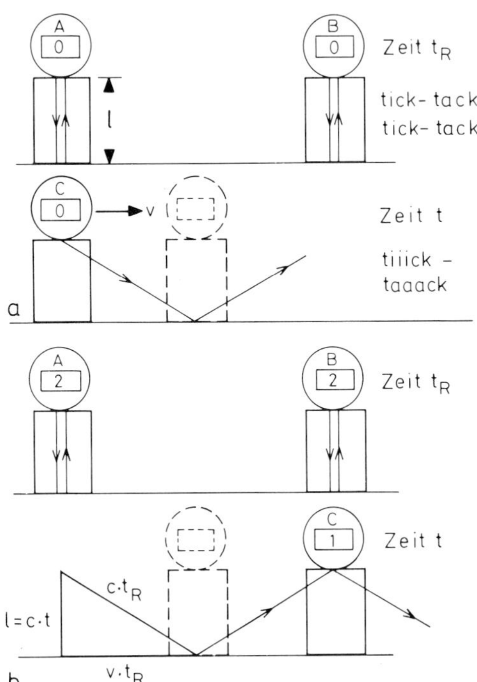

Abb. 2a, b. Lichtuhr. **a** Uhr C befindet sich unter Uhr A; die drei Uhren zeigen Null an. **b** Uhr C läuft zu Uhr B; wenn C unter B zeigen A und B 2 an, C aber nur 1

E. Zeitdilatation

Bei unseren bisherigen Untersuchungen über die Zeitmessung haben wir stillschweigend angenommen, daß der Gang einer Uhr nicht dadurch beeinflußt wird, ob die Uhr bewegt ist oder ruht. Betrachten wir dieses Problem im Lichte der speziellen Relativitätstheorie, so erleben wir eine Überraschung. Aus den beiden Grundprinzipien der speziellen Relativitätstheorie, dem Relativitätsprinzip und dem Prinzip der Konstanz der Lichtgeschwindigkeit, folgt: Bewegt sich eine Uhr an einer Reihe synchronisierter Uhren vorbei, die in einem Inertialsystem ruhen, so geht sie im Vergleich zu diesen Uhren langsamer. Man sagt kurz:

„Bewegte Uhren gehen langsamer."

Um dies zu verstehen, machen wir ein Gedankenexperiment. Wir bauen uns eine „Lichtuhr" [4], deren Taktgeber ein hin- und herlaufendes Lichtsignal ist (Abb. 2). Die Lichtuhr ist ein Zylinder mit aufgesetzter Blitzlampe und einer spiegelnden Bodenplatte. Die Blitzlampe ist mit einem Blitzzählwerk ausgestattet. Sendet die Lampe einen Lichtblitz aus, so durchläuft dieser den Zylinder und wird an der spiegelnden Bodenplatte reflektiert. Das oben wieder ankommende, reflektierte Lichtsignal triggert dann die Lampe und das Zählwerk, so daß sofort ein neuer Lichtblitz ausgesendet wird und die Anzeige um eine Zeiteinheit weiterrückt. Die Anordnung ist also eine echte Uhr. Das Zeitmaß ist durch die Dauer gegeben, die das Lichtsignal für den Hin- und Rücklauf benötigt.

Wollen wir den Einfluß einer Bewegung auf den Gang der Lichtuhr untersuchen, so brauchen wir mindestens drei solche Uhren (A, B, C), wo, wie in Abb. 2 gezeigt, die beiden

Uhren A und B relativ zueinander ruhen. Weiterhin müssen diese beiden Uhren synchronisiert sein. Dies geschieht dadurch, daß man genau in der Mitte zwischen den beiden Uhren A und B eine Hilfsblitzlampe zündet, deren Lichtsignal beide Uhren in Gang setzt. Die dritte Uhr C bewege sich nun relativ zu A und B mit der Geschwindigkeit v von links nach rechts. Bezüglich der ruhenden Uhren läuft der Lichtblitz in der bewegten Uhr schräg runter und rauf, und er legt daher einen längeren Weg als in den ruhenden Uhren zurück. Dieser Effekt wird als Zeitdilatation bezeichnet. Wie man aus Abb. 2 erkennt, ist dann ein deutlicher Effekt zu erwarten, wenn die Geschwindigkeit v der Lichtuhr vergleichbar ist mit der Lichtgeschwindigkeit c.

Die Zeitdilatation können wir berechnen, wenn wir die Beziehung kennen zwischen der Zeitangabe t der bewegten Uhr C und der Zeit t_R, die wir an den ruhenden Uhren A und B ablesen. Läuft das Lichtsignal in der bewegten Uhr C einmal hinab, so zeigt C die Zeit $T = \ell/c$ an, da für den mitbewegten Beobachter das Lichtsignal nur die Zylinderlänge ℓ überstrichen hat. Vom Standpunkt des ruhenden Beobachters dagegen hat das Lichtsignal den wesentlich längeren, schrägen Weg zurückgelegt und dazu die Zeit t_R benötigt. Aus Abb. 2b erhalten wir mit Hilfe des pythagoräischen Lehrsatzes

$$(c \cdot t)^2 + (v \cdot t_R)^2 = (c \cdot t_R)^2 .$$

Nach t aufgelöst, folgt $t = t_R \cdot \sqrt{1 - \left(\frac{v}{c}\right)^2}$

$\rightarrow t \leqslant t_R$ q.e.d.

Dieses theoretische Ergebnis hat nur dann eine reale Bedeutung, wenn es experimentell bestätigt werden kann. Um aber ein vernünftiges Experiment zu machen, müssen wir mit Hilfe der Theorie erst einmal die zu erwartende Größenordnung des Effektes an vorhandenen bewegten Systemen abschätzen. Die Ergebnisse einer Abschätzung zeigt Tabelle 2. Die Tabelle enthält die Geschwindigkeit v der bewegten Systeme, das Verhältnis dieser Geschwindigkeit zur Lichtgeschwindigkeit v/c und schließlich den Zahlenwert $\gamma - 1$. $\gamma - 1$ erhalten wir aus der obigen Zeitbeziehung, wenn wir zunächst nach t_R auflösen und $1/\sqrt{1 - \left(\frac{v}{c}\right)^2}$ gleich γ setzen.

Tabelle 2. Abschätzung der Zeitdehnung an bewegten Systemen

Bewegtes System	v	v/c	$\gamma - 1$
Fußgänger	5 km/h	$4{,}6 \times 10^{-9}$	$1{,}1 \times 10^{-17}$
Auto	100 km/h	$9{,}3 \times 10^{-8}$	$4{,}3 \times 10^{-15}$
Flugzeug	1000 km/h	$9{,}3 \times 10^{-7}$	$4{,}3 \times 10^{-13}$
Satellit	2,6 km/s	$8{,}7 \times 10^{-6}$	$3{,}8 \times 10^{-11}$
1 keV H-Atom	480 km/s	$1{,}5 \times 10^{-3}$	$1{,}1 \times 10^{-6}$
3094 MeV μ-Meson	$\sim c$	0,9994	28

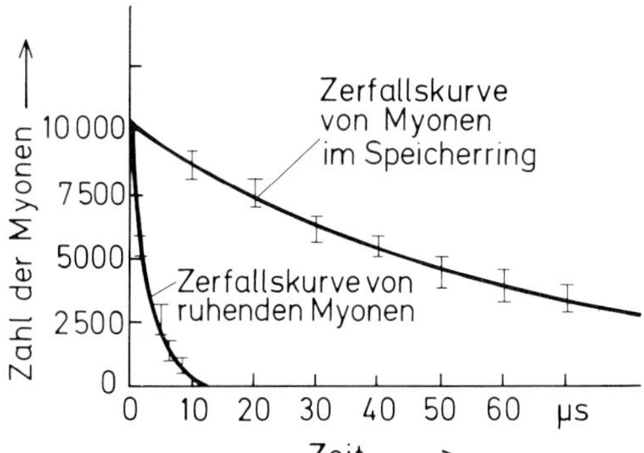

Abb. 3. Zerfall von ruhenden und sehr schnellen Myonen

$$t_R = \frac{t}{\sqrt{1-\left(\frac{v}{c}\right)^2}} = \gamma \cdot t \simeq t \cdot \left(1 + \frac{1}{2}\frac{v^2}{c^2}\right)$$

Daraus erhält man für die relative Zeitdehnung

$$\frac{t_R - t}{t} = \gamma - 1 \simeq \frac{1}{2}\frac{v^2}{c^2} \qquad \text{für } v \ll c$$

Vergleichen wir die Zahlenwerte in Spalte 4 von Tabelle 2 mit der relativen Genauigkeit der Atomuhren, so erkennen wir, daß bei schnellen Teilchen die Zeitdilatation mit Sicherheit experimentell überprüft werden kann. Wie wir später sehen werden, gehen unsere heutigen Uhren aber bereits so gut, daß die Zeitdehnung auch an bewegten makroskopischen Objekten (Atomuhren im Flugzeug) nachgewiesen werden kann.

Den eindrucksvollsten experimentellen Beweis für die relativistische Zeitdehnung lieferte eine Untersuchung über den Zerfall sehr schnell fliegender Myonen. Myonen gleichen in vielen Eigenschaften den Elektronen, und man rechnet beide zu den Leptonen. Die Masse des Myons ist jedoch 206mal größer als die des Elektrons. Das Myon ist ein instabiles Elementarteilchen, es zerfällt in ein Elektron und zwei Neutrinos. Die Lebensdauer der Myonen ist aus der Zerfallskurve statistisch bekannt. Bringt man nun die Myonen auf sehr hohe Geschwindigkeit, so sollte nach den Vorhersagen der speziellen Relativitätstheorie die Lebensdauer der Teilchen durch die Zeitdilatation ansteigen.

In dem oben angedeuteten Experiment beobachtete man den Zerfall von Myonen, die mit nahezu Lichtgeschwindigkeit ($v = 0{,}99942\ c$) in einem „Speicherring" kreisten. Die dabei gemessene Zerfallskurve der sehr schnellen Myonen ist zusammen mit der Zerfallskurve ruhender Myonen in Abb. 3 dargestellt. Man sieht, daß die im Speicherring kreisenden Teilchen infolge der Zeitdilatation wesentlich langsamer zerfallen als ruhende Teilchen. Wie von der Theorie gefordert, finden wir im Experiment eine Verlängerung der Lebensdauer der bewegten Myonen um den Faktor 29,4.

Ein weiteres Experiment zur Überprüfung der Zeitdilatation ist die Messung des transversalen Doppler-Effektes an Licht emittierenden angeregten Atomen, 1907 von Einstein selbst als experimenteller Test seiner Theorie vorgeschlagen. Bei Beobachtung senkrecht zur Bewegungsrichtung der Atome sollte im Rahmen der klassischen Physik keine Frequenzverschiebung des emittierten Lichtes beobachtet werden. Unter Berücksichtigung der speziel-

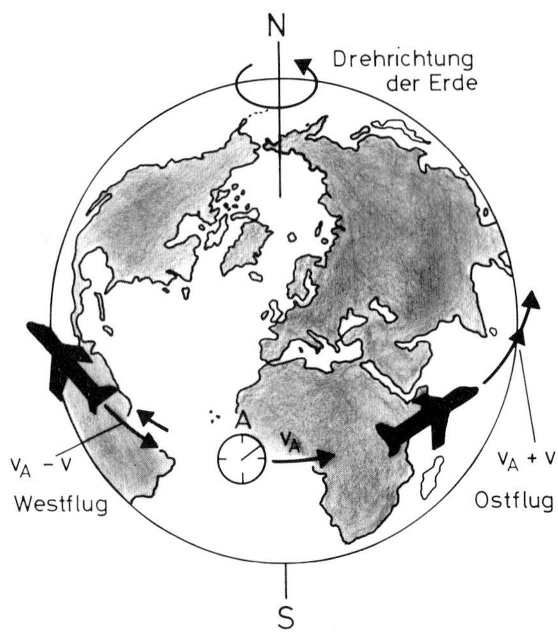

Abb. 4. Hafele-Keating-Experiment für einen im Weltraum ruhenden Beobachter

len Relativitätstheorie jedoch, schwingen als Folge der Zeitdilatation die schnell bewegten Atome langsamer, so daß die Frequenz des emittierten Lichtes kleiner wird. Nach Meinung von Experten sollte eine direkte Beobachtung des transversalen Doppler-Effektes sehr schwierig, wenn nicht völlig unmöglich sein, da die Messung immer durch den viel ausgeprägteren normalen Doppler-Effekt gestört würde. Trotzdem ist es uns gelungen, dieses Experiment vor einigen Jahren erfolgreich durchzuführen [5]. Die Versuche bestätigen den vorausgesagten Wert für die Zeitdilatation bis auf 0,5%.

Die beiden Experimente zeigen eindeutig, daß bewegte Uhren langsamer gehen. Die Zeit vergeht nicht absolut.

Hafele und Keating (1971) haben in ihrem Experiment zur Zeitdilatation Atomuhren in Flugzeugen einmal westwärts und einmal ostwärts um die Erde transportiert. Dabei muß man den Bewegungsablauf aus der Sicht eines im Weltraum ruhenden Beobachters sehen. Für diesen Beobachter bewegen sich neben den Flugzeuguhren auch die Uhren auf der Erde infolge der Erdrotation. Beim Westflug bewegt sich ein Flugzeug entgegengesetzt zur Erddrehung, d. h. für einen Beobachter im Weltraum ist die Geschwindigkeit des Flugzeuges kleiner als die Geschwindigkeit einer Uhr am Boden (Abb. 4). Beim Ostflug bewegt sich das Flugzeug mit der Erddrehung, so daß seine Geschwindigkeit für einen Beobachter im Weltraum größer ist als die Geschwindigkeit einer Uhr am Boden. Bei diesem Experiment muß neben dem Einfluß der Geschwindigkeit auf den Gang der Uhren auch der Einfluß der Gravitation berücksichtigt werden. Der Gravitationseffekt allein bewirkt, daß die Uhren im Flugzeug schneller gehen als am Boden. Nach dem Flug werden die Anzeigen der Uhren im Flugzeug mit denen der stationären Uhren verglichen. Auch dieses Experiment zeigt, daß bewegte Uhren langsamer gehen. Die Ergebnisse des Hafele-Keating-Experimentes sind in Tabelle 3 dargestellt.

Die experimentellen Ergebnisse weisen darauf hin, daß bewegte biologische Uhren ebenfalls langsamer gehen sollten, d. h. langsamer altern (Zwillingsparadoxon).

Tabelle 3. Resultate des Hafele-Keating-Experimentes

	Ostflug	Westflug
Gemessene Zeitdifferenzen in ns	-59 ± 10	273 ± 7
Berechnete Zeitdifferenzen in ns	-40 ± 23	275 ± 21

F. Gibt es einen Anfang und ein Ende der Zeit?

Erzbischof Usher berechnete um 1650 mit Hilfe der Bibel, daß Gott die Welt am Sonntag, dem 23. Oktober 4004 v. Chr. geschaffen hat.

Wie diese Aussage bereits andeutet, führt uns der Gegenstand dieses Kapitels in den Bereich der Kosmologie, die vom einmaligen Universum handelt. Die kürzeste Zeiteinheit, die wir aus universellen Naturkonstanten ausrechnen können, ist die Planck-Zeit mit etwa 10^{-43} s. Im Rahmen des Urknall-Modells nimmt man an, daß im kosmischen Zeitpunkt 0 ein Feuerball explodierte. Daraus entwickelte sich in Milliarden von Jahren unser heutiges Universum. Die Phasen der Entstehung des Weltalls sind in Tabelle 4 zusammengestellt.

Für die Beschreibung der Entwicklung unseres Weltalls ist ein Zeitrafferbild sehr hilfreich. Wir folgen dem Bild, das P. Kafka [6] gegeben hat. Stellen wir uns vor, wir befinden uns am Silvesterabend vor dem Schritt ins Neue Jahr und lassen in einem für uns überschaubaren Zeitraum die Geschichte des Universums vor unserem geistigen Auge ablaufen.

1. Januar:	Urknall
Innerhalb 1 s:	Elementarteilchenbildung, H- und He-Atomkerne
1./2. Januar:	Materie überwiegt Strahlung. Bildung von Atomen
Ende Januar:	Galaxien, in diesen Sterne
Mitte August:	Unser Sonnensystem
Anfang Oktober:	Fossile Algen
16. Dezember:	Erste Wirbeltiere
19. Dezember:	Die Pflanzen erobern die Kontinente
20. Dezember:	Landmassen mit Wald bedeckt (Sauerstoffatmosphäre)
22./23. Dezember:	Bildung der Steinkohlenlager
	Lungenfische → amphibische Vierfüßler
24. Dezember:	Reptilien
25. Dezember:	Warmes Blut. Erste Säugetiere
27. Dezember:	Vögel
30. Dezember:	Faltung der Alpen
30./31. Dezember:	Homo Sapiens
31. Dezember, 22.00 h:	Skelettrestfunde in der Olduvai-Schlucht
31. Dezember, 23.55 h:	Neandertaler
31. Dezember, 23.58 h:	Höhlenmalereien
31. Dezember, 23.59^{45} h:	China und Ägypten
31. Dezember, 23.59^{55} h:	Geburt von Jesus Christus

Tabelle 4. Phasen der Entstehung des Weltalls

Kosmische Zeit	Temperatur K	Epoche	Ereignis	Zeit seit damals
0	∞	Singularität	Urknall	20 Milliarden a
10^{-43} s		Planck-Zeit	Teilchenerzeugung	20 Milliarden a
1 10^{-6} s	-10^{12}	Hadronenära	Vernichtung von Proton-Antiproton-Paaren	20 Milliarden a
1 s	-10^{10}	Leptonenära	Vernichtung von Elektron-Positron-Paaren	20 Milliarden a
1 m		Photonenära	Nukleosynthese von Helium und Deuterium	20 Milliarden a
10000 a		Materieära	Materie dominiert im Universum	20 Milliarden a
300000 a	$-3 \cdot 10^{3}$	Entkopplungsära	Universum wird durchsichtig	19,7 Milliarden a
1–2 Milliarden a			Bildung von Galaxien beginnt	18–19 Milliarden a
4,1 Milliarden a			Entstehung der ersten Sterne	15,9 Milliarden a
15,4 Milliarden a			Entstehung der Planeten	4,6 Milliarden a
17 Milliarden a			Entstehung mikroskopischen Lebens	3 Milliarden a
18 Milliarden a			sauerstoffreiche Atmosphäre	2 Milliarden a
19 Milliarden a			makroskopisches Leben entsteht	1 Milliarden a
19,6 Milliarden a			Fische	400 Millionen a
19,7 Milliarden a			Farne	300 Millionen a
19,75 Milliarden a			Nadelbäume	250 Millionen a
19,8 Milliarden a			Reptilien	200 Millionen a
19,85 Milliarden a			Dinosaurier	150 Millionen a
19,95 Milliarden a			erste Säugetiere	50 Millionen a
20 Milliarden a	2,7		Homo sapiens	2 Millionen a

Diese Tabelle zeigt uns recht klar, wie doch so winzig der Zeitraum unserer Menschheitsgeschichte ist im Vergleich zur Geschichte des Weltalls.

Ist nun auch ein Ende der Zeit denkbar? Die Sonne, die unser Leben auf der Erde erst ermöglicht, bleibt etwa noch 4 Milliarden Jahre unverändert. Ist dann der größte Teil ihres Wasserstoffvorrates verbraucht, so bläht sie sich in sehr kurzer Zeit auf und erreicht sehr rasch ein Vielfaches ihres ursprünglichen Volumens – etwa das 100fache und mehr. Schließlich stürzt sie zusammen und entwickelt sich zu einem „Weißen Zwerg", der langsam abkühlt.

Auch über die Endstadien unseres Universums gibt es bestimmte Vorstellungen. In etwa 30 Milliarden Jahren dürfte der Prozeß der Sternentstehung und Sternentwicklung abgeschlossen sein. Das Weltall wird dann aus weitgehend erkalteten „Weißen Zwergen", aus Neutronensternen und „Schwarzen Löchern", sowie aus Planeten usw. bestehen.

G. Schluß

Bereits die ältesten schriftlichen Überlieferungen zeigen, daß die Fragen nach dem „Woher" und dem „Wohin" schon immer die zentralen Probleme der denkenden und fühlenden Menschen waren. Für einen Christen steht die Antwort darauf in der Bibel geschrieben: „Am Anfang war das Wort, und das Wort war bei Gott, und Gott war das Wort." Das Universum mit seiner belebten und unbelebten Natur ist in seiner Gesamtheit die Schöpfung Gottes. Nach Gottes Wort hat unsere Welt einen Anfang und ein Ende.

Literatur

1. Augustinus, Bekenntnisse, IX, 14
2. Immanuel Kant (1982) Kritik der reinen Vernunft 1, 6. Aufl, suhrkamp taschenbuch wissenschaft 55
3. Thomas Mann, Der Zauberberg, Kap. 6
4. Sexl RU, Schmidt HK (1978) Raum-Zeit-Relativität, Physik Grundkurs, „rororo vieweg". Rowohlt Taschenbuch Verlag
5. Hasselkamp D, Mondry E, Scharmann A (1979) Z Physik A 289:151
6. Kafka P, Maier-Leibnitz H (1982) Streitbriefe über Kernenergie. Piper, München Zürich

Präsident H. Ecke

Vielen Dank, lieber Herr Scharmann, der Beifall zeigt Ihnen, wie lebensnah Ihr Thema gewählt und von Ihnen in bewährter Weise gestaltet worden ist. Wir haben von Ihnen gelernt, daß die Zeit nicht nur für unseren Tagungsablauf, etwa für das morgendliche Zuspätkommen zum Dienstbeginn oder das viel zu späte Zubettgehen entscheidend ist, sondern daß es sich um einen globalen, das gesamte All und unser ganzes Leben regelnden Faktor handelt. Ich danke Ihnen.

I. Experimentelle Unfallchirurgie

Untersuchungen zur Pathogenese der katabolen Stoffwechsellage bei polytraumatisierten Patienten*

M. Hörl[1], B. Gay[1] und W. H. Hörl[2]

[1] Chirurgische Universitätsklinik (Direktor: Prof. Dr. E. Kern), Josef-Schneider-Straße 2, D-8700 Würzburg
[2] Medizinische Universitätsklinik, Abt. IV (Direktor: Prof. Dr. P. Schollmeyer), D-7800 Freiburg

Einleitung

Die katabole Stoffwechsellage bei polytraumatisierten Patienten ist charakterisiert durch die negative Eiweißbilanz, erniedrigte Spiegel verschiedener Plasmaproteine, veränderte Plasma- und Muskelaminosäurenkonzentrationen und einer Synthesesteigerung von Glykoproteinen in der akuten Phase. Unsere Untersuchungen wurden durchgeführt, um folgenden Fragestellungen nachzugehen:

1. Kommt es bei polytraumatisierten Patienten zur Aktivierung von Proteasen und/oder Inaktivierung von Proteaseninhibitoren?
2. Werden diese Parameter durch Komplikationen wie Sepsis oder akutes Nierenversagen beeinflußt?

Methodik

15 polytraumatisierte Patienten aller Schweregrade ohne dialysepflichtige Niereninsuffizienz wurden als eine Gruppe von Patienten untersucht. Das mittlere Alter lag bei 35,4 ± 4,0 Jahren, die Überlebensrate betrug 54%. Zur Frage der Proteinasenaktivität bei hyperkataboler Stoffwechsellage wurden 26 Patienten mit akutem Nierenversagen nach abdominellen, kardio- und gefäßchirurgischen Eingriffen sowie polytraumatisierte Patienten untersucht. Ursache des akuten Nierenversagens war bei 12 Patienten ein hämorrhagischer Schock, 14 Patienten waren septisch. Das mittlere Alter dieser Patienten betrug 54,8 ± 3,7 Jahre. Alle 26 Patienten wurden dialysiert. Das akute Nierenversagen war in 31% der Fälle reversibel, d. h. Normalisierung des Kreatinins mit Werten unter 1,5 mg/dl. Die Überlebensrate lag jedoch in dieser Patientengruppe nur bei 19%.

Die Proben wurden intraoperativ, ferner eine, zwei, sechs, zwölf, 24, 48, 72, 96 und 120 h postoperativ entnommen. Freie proteolytische Aktivität im Plasma und Urin, bei

* Mit Unterstützung der DFG (Ho 781/3-3)

Hefte zur Unfallheilkunde, Heft 174
Zusammengestellt von A. Pannike

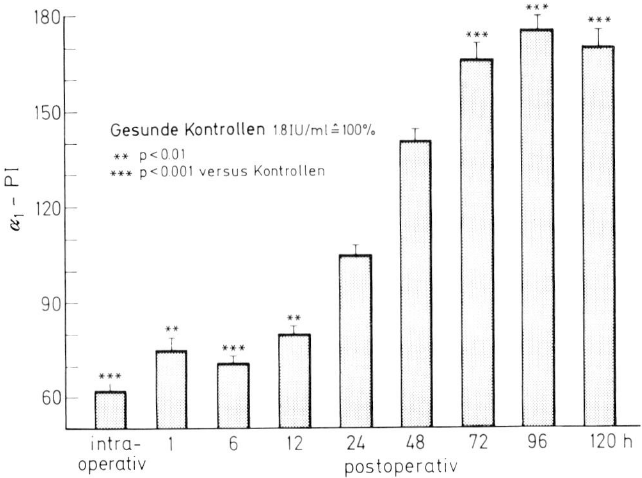

Abb. 1. Verlauf der Aktivität des α_1-Proteinasen-Inhibitors (α_1-Antitrypsin) bei 15 polytraumatisierten Patienten, die mittels chromogener Substrate bestimmt wurde

dialytischen Patienten auch im Ultrafiltrat, wurden mit Phosphorylase-Kinase, isoliert aus Skelettmuskulatur von Kaninchen als Substrat gemessen [1]. Die Bestimmung der Granulocytenelastase im Komplex mit α-1-Proteinasen-Inhibitor erfolgte mittels Enzym-Immuno-Assay [2]. Die Aktivität von α-1-Proteinase-Inhibitor und α-2-Makroglobulin wurde mittels chromogener Substrate (Fa. Boehringer, Mannheim) bestimmt, die Konzentration von α-1-PI und α-2-M wurde mit dem Nephelometer analysiert.

Ergebnisse und Diskussion

Das intra- und postoperative Verhalten der Aktivität des α-1-Proteinasen-Inhibitors bei polytraumatisierten Patienten ohne dialysepflichtige Niereninsuffizienz ist in Abb. 1 dargestellt. Initial kommt es zu einem hochsignifikanten Abfall der Aktivität von α-1-PI mit Normalisierung innerhalb von 24 h und anschließender Aktivitätsverdoppelung in den nächsten Tagen. Im Gegensatz dazu bleibt die Aktivität von α-2-Makroglobulin im untersuchten Zeitraum signifikant erniedrigt. α-1-Proteinasen-Inhibitor und α-2-Makroglobulin sind die wichtigsten körpereigenen Proteasen-Inhibitoren und machen zusammen über 90% der Plasmaproteasen-Inhibitorkapazität unseres Organismus aus. Die Konzentrationen von α-1-Proteinasen-Inhibitor und α-2-Makroglobulin verhalten sich bei Patienten mit akutem Nierenversagen unterschiedlich: Einer erheblichen Konzentrationszunahme von α-1-Proteinasen-Inhibitor steht eine ebenso deutliche Konzentrationsabnahme von α-2-Makroglobulin gegenüber. Die Aktivität beider Proteasen-Inhibitoren war signifikant vermindert.

Die Bestimmung der Granulocytenelastase als idealer Parameter zur Verlaufsbeurteilung schwersterkrankter Patienten wurde von Fritz und Mitarb. propagiert [3]. Die dort erhobenen Befunde lassen sich auch in der vorliegenden Studie bestätigen. Bereits intraoperativ ließen sich Elastasewerte um 500 ng/ml nachweisen bei einem Kontrollwert von

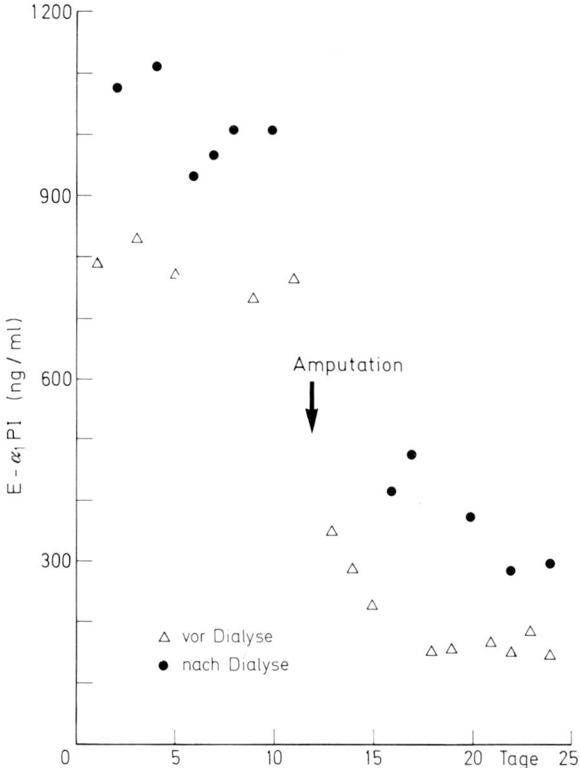

Abb. 2. Pat. K. R. Verhalten des Elastase-α_1PI-Komplexes bei einem polytraumatisierten Patienten mit einer offenen Unterschenkelfraktur 3. Grades und einer schweren Oberschenkelkontusion

70,3 ± 4,4 ng/ml für gesunde Probanden. Mit raschem Abfall der Granulocytenelastasewerte ging auch die klinische Besserung der Patienten parallel. Umgekehrt ließen sich bei septischen Patienten mit infauster Prognose noch am 6. Tag Elastasewerte über 2000 ng/ml sichern. Der Einzelverlauf eines Patienten mit schwerer Weichteiltraumatisierung der linken unteren Extremität ist in Abb. 2 wiedergegeben. Während der ersten 10 Tage der stationären Behandlung wurden Elastasewerte um 1000 ng/ml gemessen, nach Amputation kam es zu einer raschen Normalisierung der bis zu 20fach erhöhten Granulocytenelastasewerte. Vor Hämodialysebehandlung lassen sich signifikant niedrigere Elastasekonzentrationen ermitteln als unmittelbar nach Dialyse, bedingt durch eine Aktivierung der Granulocyten nach Kontakt mit der Membran des Dialysators [4, 5].

Zusammenfassung

1. Die Aktivität des α-1-Proteinasen-Inhibitors bei Polytrauma ohne akutes Nierenversagen ist zunächst deutlich erniedrigt, nach 24 h im Normbereich und dann signifikant erhöht.

Bei Patienten mit akutem Nierenversagen signifikant vermindert. Jeweils signifikant erniedrigt sind Aktivität und Konzentration von α-2-Makroglobulin.
2. Die kontinuierliche Bestimmung von Granulocytenelastase im Komplex mit α-1-Proteinase-Inhibitor erlaubt Aussagen über Verlauf und Prognose der Patienten mit Polytrauma.

Literatur

1. Hörl WH, Stepinski J, Gantert C, Hörl M, Heidland A (1982) In vitro inhibition of protein catabolism by alpha$_2$-macroglobulin in plasma from a patient with posttraumatic acute renal failure. Am J Nephrol 2:33
2. Neumann S, Heinrich N, Gunzer G, Lang H (1984) Enzyme-linked immunoassay for human granulocyte elastase in complex with α-1-proteinase inhibitor. In: Hörl WH, Heidland A (eds) Proteasis: potential role in health and disease. Plenum, London, p 379
3. Jochum M, Duswald KH, Neumann S, Witte J, Fritz H (1984) Proteinases and their inhibitors in septicemia – basis concepts and clinical implications. In: Hörl WH, Heidland A (eds) Proteasis: potential role in health and disease. Plenum, London, p 391
4. Hörl WH, Jochum M, Heidland A, Fritz H (1983) Release of granulocyste proteinases during hemodialysis. Am J Nephrol 3:213
5. Hörl WH, Heidland A (1984) Evidence for the participation of granulocyte proteinases on intradialytic catabolism. Clin Nephrol 21:314

Auswirkungen einer experimentellen intravasalen Knochenmarkseinschwemmung auf die pulmonale Mikrozirkulation*

M. L. Nerlich[1], J. A. Sturm[1], M. Meier[1], C. F. Körner[1], D. Wisner[2] und H.-J. Oestern[1]

[1] Unfallchirurgische Klinik der Medizinischen Hochschule Hannover, Konstanty-Gutschow-Straße 8, D-3000 Hannowver 61
[2] Department of Surgery University of California, Davis, Sacramento, USA

Der Austritt von Fett aus dem Markraum frakturierter Knochen in die Blutbahn ist eine langbekannte Tatsache [5]. Die Embolie von Fetttröpfchen in die Lunge wurde histopathologisch besonders nach schwerem Trauma häufig beschrieben. Die klinische Relevanz des daraus abgeleiteten Fettemboliesyndroms ist jedoch sehr umstritten. Die pathogenetischen Mechanismen sind nach wie vor unbekannt, der tatsächliche Effekt einer Knochenmarksfettintravasation auf die pulmonale Mikrozirkulation ist nicht weiter charakterisiert. Durch eine experimentelle Knochenmarksfettintravasation wollten wir daher die pathogenetischen Mechanismen, die zur Störung der pulmonalen Mikrozirkulation führen, weiter abklären.

---

* Mit freundlicher Unterstützung der Deutschen Forschungsgemeinschaft, Projekt Stu 115/1-1

Material und Methodik

Bei 12 weiblichen Schafen führten wir eine externe Lungenlymphdrainage nach dem Modell von Staub durch [3]. Mit diesem Modell ist es möglich, Zugang zum Interstitium der Lunge zu erhalten und damit Veränderungen der pulmonalen Mikrozirkulation hinsichtlich der Entstehung eines capillaren Permeabilitätsschadens zu erfassen. Parallel zur Durchführung der Lungenlymphfistel-Operation und zur Implantation von intravasculären Verweilkathetern wurde nach Aufbohren der Tibia den Tieren Knochenmark entnommen. Während sich die Tiere postoperativ mehrere Tage erholten, wurde das Knochenmark aufbereitet, durch Lipidextraktion gereinigt und sterilisiert und in einer Kochsalzsuspension aufbewahrt. Eine klinische Analyse des Knochenmarksfetts ergab zu 99% Neutralfette.

Der Versuchsablauf begann mit Erfassung der Ausgangswerte der wachen Tiere, gefolgt von der intravenösen Injektion von 30 mg Knochenmarksfett pro kg/KG, eine – nach einer Vorversuchsreihe ausgewählte – Dosierung, die einer Unterschenkelfraktur entspricht und eine eindeutige pulmonale Reaktion ergab. Als Parameter wurden Temperatur, Hämodynamik des großen und kleinen Kreislaufes, Gasaustausch, Blutbild, Lungenlymphfluß sowie Protein und Albuminkonzentration in Plasma und Lymphe sowie der Arachidonsäuremetabolit Thromboxan (TXB2) bestimmt.

Ergebnisse

Alle Schafe reagierten auf die Knochenmarksfettintravasation mit einer sofortigen pulmonalen Hypertonie bei partiellem Abfall des HZW um 18% (Tabelle 1). Dies entspricht einer signifikanten Zunahme des pulmonalvasculären Widerstandes. Der arterielle Druck, der zentralvenöse Druck sowie die Herzfrequenz blieben konstant. Veränderungen des Gasaustausches konnten nicht beobachtet werden, der arterielle Sauerstoffpartialdruck blieb konstant im Normbereich.

Eine ausgeprägte Temperatursteigerung auf maximal 40,5 Grad C war konstant vorhanden (Tabelle 1). An Blutbildveränderungen konnte lediglich ein geringer Leukocytenabfall nachgewiesen werden. Ein signifikanter Lungenlymphflußanstieg mit einem Maximum nach $1^1/_2$ h auf 60% über dem Ausgangswert zeigte einen verstärkten transvasculären Flüssigkeitstransport in der Lunge an. Die Folge war ein Anstieg des transcapillären Proteintransportes, wobei die Lymph zu Plasma-Protein-Clearance nicht signifikant anstieg. Dies muß als Zeichen für eine druckbedingte Flüssigkeitsverschiebung ins Interstitium ohne Permeabilitätsschaden angenommen werden. Thromboxan lag in der Basisphase unter der unteren Nach-

Tabelle 1. Verlauf nach Knochenmarksfettintravasation

	Basis	30	60	120	240 min
PAP, mmHg	16	25[a]	24[a]	20[a]	17
Temperatur, °C	39,4	40,0[a]	40,2[a]	40,4[a]	40,1[a]
Lymphfluß, ml/30 min	3,6	5,5	6,8[a]	6,1[a]	4,4

[a] Signifikant vom Basiswert ($p < 0,05$)

weisgrenze von 0,09 ng/ml und stieg signifikant auf maximal auf 1,4 ng/ml eine Stunde nach Knochenmarksfettintravasation an.

Die gesamte Reaktion war nach 4 h wieder abgeklungen, und die Tiere hatten sich davon gut wieder erholt.

Diskussion

Mit unserem Modell der experimentellen Knochenmarksfettintravasation konnten wir eine reproduzierbare, dosisabhängige pulmonale Reaktion auf die Fettinjektion erzielen. Die Symptome, pulmonale Hypertonie, Hyperpyrexie, pulmonale Ödemneigung könnten den klinischen Komponenten eines Fettemboliesyndroms entsprechen. Bei einem ähnlichen Modell beschrieb Barie [1] einen Permeabilitätsschaden, wobei aber der Nachweis der Permeabilitätsschädigung nicht eindeutig geklärt war. Jones [2] konnte – wie wir – keinen Permeabilitätsschaden nach Neutralfettinjektion feststellen.

Als pathogenetisch wirksamer Mechanismus scheint die Freisetzung von Arachidonsäure aus freien Fettsäuren durch Hydrolyse des Neutralfettes eine bedeutsame Rolle zu spielen (Abb. 1). Aus Arachidonsäure wird Thromboxan synthetisiert, welches ein extremstarker Vasoconstrictor ist. Unseren Ergebnissen entspricht der Nachweis erhöhter Thromboxanspiegel nach Oberschenkelmarknagelung bei Patienten [4]. Die Rolle der Knochenmarksfettintravasation bei der pulmonalen Schädigung nach schwerem Trauma scheint daher auf die Produktion vasoaktiver Mediatoren wie vor allem Thromboxan beschränkt zu sein. Die Neutralfettinjektion führt zu keinem wesentlichen Permeabilitätsschaden.

Die Fettembolie per se erscheint daher als eine relativ harmlose, gut tolerierbare und häufig klinisch stumm verlaufende Ereigniskette. Das kombinierte Auftreten einer Knochenmarksfettintravasation mit lang anhaltendem Schockzustand oder vermehrter Mediatorfreisetzung wie bei einer septischen Situation könnte sich jedoch gefährlich potenzieren.

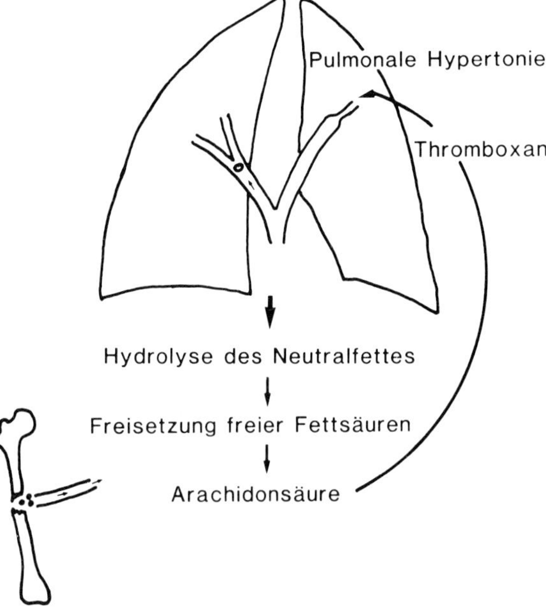

Abb. 1. Wirkmechanismus der Fettintravasation

Literatur

1. Barie PS, Minnear FL, Malik AB (1981) Increased pulmonary vascular permeability after bone marrow injection in sheep. Am Rev Respiv Dis 123:648
2. Jones JG Minty BD, Beely JM, Royston D, Crow J, Grossman RF (1982) Pulmonary epithelial permeability is immediately increased after embolisation with oleic acid but not with neutral fat. Thorax 37:169
3. Nerlich ML, Sturm JA, Kant CJ, Oestern HJ (1984) Das Staub'sche Schafmodell in der experimentellen Schockforschung. Pathophysiologie des septischen Schocks. Langenbecks Arch Klin Chir 364:533
4. Oettinger W, Bach A (1984) Thromboxanfreisetzung während intramedullärer Nagelung von Femurschaftfrakturen bei Patienten. Chir Forum 84:233
5. Parzer R, Kolarik B, Schnabel P, Gottlob R (1979) Grundlagenuntersuchungen zur Pathogenese und Therapie der Fettembolie. I. Frakturmechanismus und Fettembolie. Z. Exper Chirurg 12:277

Die Regenerationsfähigkeit des Transplantatlagers am jugendlichen Skelett beim Einbau homologer und autologer Spongiosa in große Defekte

F. Hahn, J. Boese-Landgraf und M. Faensen

Abt. für Unfall- und Wiederherstellungschirurgie am Klinikum Steglitz der Freien Universität Berlin (Leiter: Prof. Dr. R. Rahmanzadeh), Hindenburgdamm 30, D-1000 Berlin 45

Die Fortschritte der Onkologie auf dem Gebiet der Knochentumoren haben auch das chirurgische Vorgehen beeinflußt [1, 2, 4]. So kann zum Beispiel im Rahmen der COSS-Studien [3] sogar ein osteogenes Sarkom manchmal funktionserhaltend reseziert, die Amputation vermieden werden.

Beim Wiederaufbau der Defektstrecke, wie sie auch nach Enbloc-Resektion einer semimalignen Knochengeschwulst entsteht, muß der begrenzte Vorrat an autologer Spongiosa bisweilen durch homologes Transplantat ergänzt werden [6].

Die indikatorischen Entscheidungen sind wegen der Langwierigkeit und der unsicheren Prognose schwierig.

Es soll deswegen versucht werden, biologische Gesetzmäßigkeiten der Heilungschancen einzugrenzen.

In eigenen tierexperimentellen Untersuchungen, über die bereits berichtet wurden, war im ersatzschwachen Lager an der Schafscorticalis das Quantum der Defektauffüllung stärker abhängig von der lokalen Vascularisierung als von der Art der Spongiosa.

Die längere Einheilungsdauer nivellierte die Einbaurate von homologer und autologer Spongiosa weitgehend, während die Auswirkung der lokal unterschiedlichen Lagerleistung persistierte [5].

2 Fälle von sehr unterschiedlicher Lagerleistung seien hier angemerkt: einem 13jährigen wurde eine fortgeschrittene aneurysmatische Knochencyste der Ulna vollständig reseziert

Hefte zur Unfallheilkunde, Heft 174
Zusammengestellt von A. Pannike

Tabelle 1

Name	Alter (Jahre)	Lokalisation	Genese	Defekt-länge	Spongiosa (Autolog/Homolog)	Voll-belastung	Metall-entfernung
S. N.	17	Tibia links	Fibr. Dysplasie	9 cm	1 x A	7 Mon.	31 Mon.
D. W.	13	Ulna rechts	Aneurysmat. Knochencyste	16 cm	1 x A	9 Mon.	7 Mon.
K. Y.	28	Tibia links	Osteoid-Osteom	5 cm	3 x A	12 Mon.	19 Mon.
G. E.	14	Femur links	Osteog. Sarkom	18 cm	1 x A + H	>20 Mon.	>20 Mon.
M. O.	14	Femur rechts	Riesenzelltumor	14,5 cm (halber Schaft)	1 x A	5 Mon.	16 Mon.
A. M.	17	Femur rechts	Osteog. Sarkom	15,5 cm	1 x A + H	13 Mon.	>25 Mon.
H. C.	10	Radius rechts	Wachstumsstörung	3 cm	1 x A	2 Mon.	6 Mon.
A. O.	13	Ulna links	posttraum. Wachstumsstörung	2,5 cm	1 x A	8 Woch.	6 Mon.
D. I.	14	Ulna rechts	posttraum. Wachstumsstörung	2 cm	1 x A	3 Mon.	7 Mon.
E. S.	16	Tibia links	posttraum.	6 cm	Ø!	5 Mon.	16 Mon.
K. T.	26	Tibia links	posttraum.	12 cm	1 x A + H	19 Mon.	>36 Mon.
T. A.	36	Tibia rechts	posttraum.	5,5 cm	2 x A	10 Mon.	24 Mon.
K. H.	36	Tibia rechts	posttraum. + Infekt	8 cm	3 x A	>12 Mon.	>12 Mon.
N. M.	23	Tibia links	posttraum. + Infekt	5 cm	2 x A	>14 Mon.	>14 Mon.
J. G.	26	Tibia links	posttraum. + Infekt	4,5 cm	1 x A	4,5 Mon.	15 Mon.
D. H.	37	Tibia rechts	posttraum. + Infekt	9 cm	2 x A	13 Mon.	15 Mon.
P. J.	33	Tibia rechts	posttraum. + Infekt	5 cm	3 x A	15 Mon.	20 Mon.
S. F.	58	Femur links	posttraum. + Infekt	6,5 cm	2 x A	22 Mon.	27 Mon.

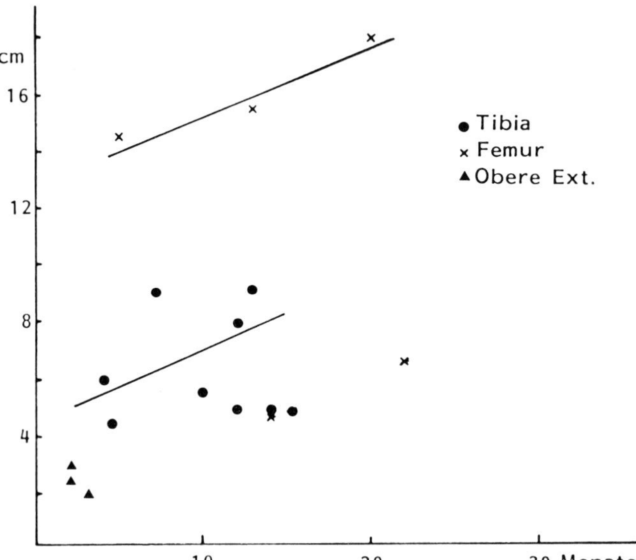

Abb. 1. Einfluß der Defektstrecke auf die Vollbelastung

und mit autologer Corticospongiosa wieder aufgebaut. Diese löste sich fast vollständig auf, dennoch wurde ein zufriedenstellendes funktionelles Ergebnis erreicht.

Demgegenüber heilte bei einer 16jährigen ein 6 cm langer Tibiadefekt nach drittgradig offener Unterschenkelfraktur ohne Spongiosaplastik bis zum vollständigen Durchbau.

In der Klinik stehen uns neben den wenigen Tumorfällen ein größeres Krankengut mit posttraumatischen, meist infektbedingten Defekten zur Beobachtung zur Verfügung [7].

Die Aufstellung zeigt das Lebensalter, die Lokalisationen, die Genese, die Defektlängen sowie Art und Zahl der Spongiosaplastiken (Tabelle 1).

Als grobes Maß der Einheilung wurde der Zeitpunkt der vollen Belastung und der Zeitpunkt der endgültigen Metallentfernung gewählt.

Im Diagramm verhält sich die Defektlänge proportional zur Einheilung. Am Femur unterscheidet sich die Heilung tumorbedingter und infektbedingter Defekte deutlich durch den Zeitfaktor 1:3 (Abb. 1).

An der Tibia liegen bei relativ großer Streuung die Eckwerte der knöchernen Überbrückungszeit zwischen 5 und 19 Monaten. Mit 1–2 Monaten Heilung pro cm Defekt muß als Faustregel gerechnet werden.

Das Lebensalter zeigt auch Proportionalität zur Heilungsdauer überlagert durch den Störfaktor Infekt, der im Alter überwiegt.

Insgesamt erwies sich die klinisch und röntgenologisch beurteilte Vollbelastungsfähigkeit als ein genaueres Maß für die knöcherne Heilungszeit, als das von organisatorischen Faktoren abhängige Datum der Metallentfernung.

Technisch bietet die gemischte Corticospongiosaplastik keine Schwierigkeit [8]. Bei einem 17jährigen mit osteogenem Sarkom wurden 15 cm des distalen Femurs reseziert. Die autologen Anteile wurden mit Plattenschrauben fixiert und dazwischen die homologen Transplantate eingeklemmt (Abb. 2).

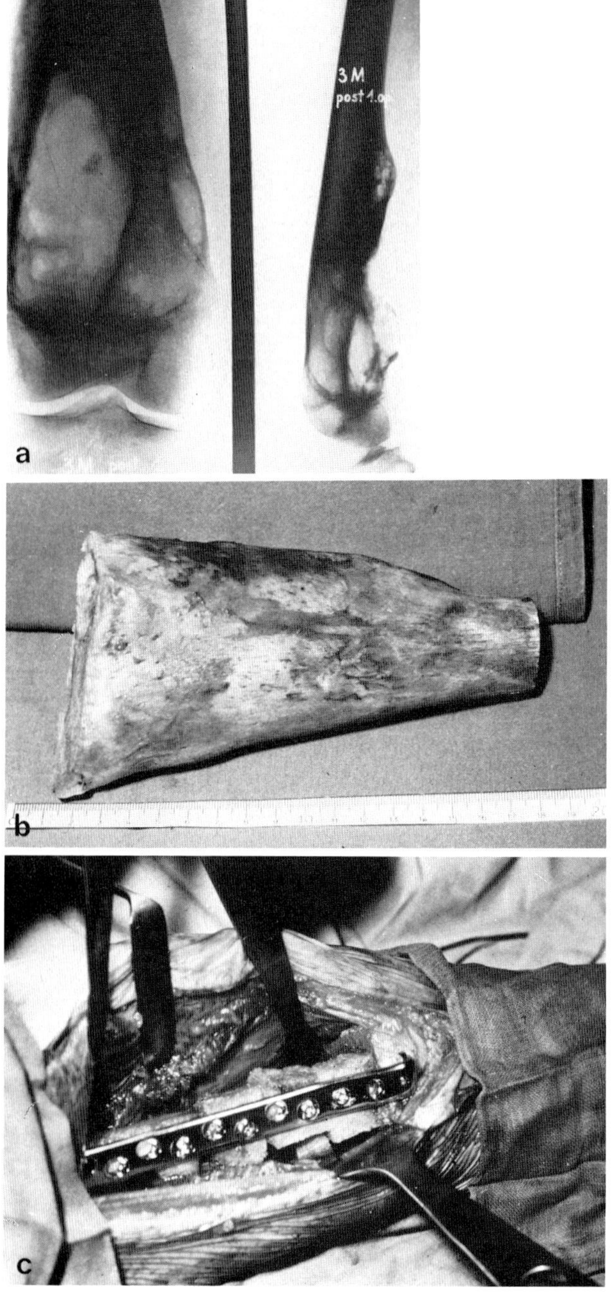

Abb. 2a–e

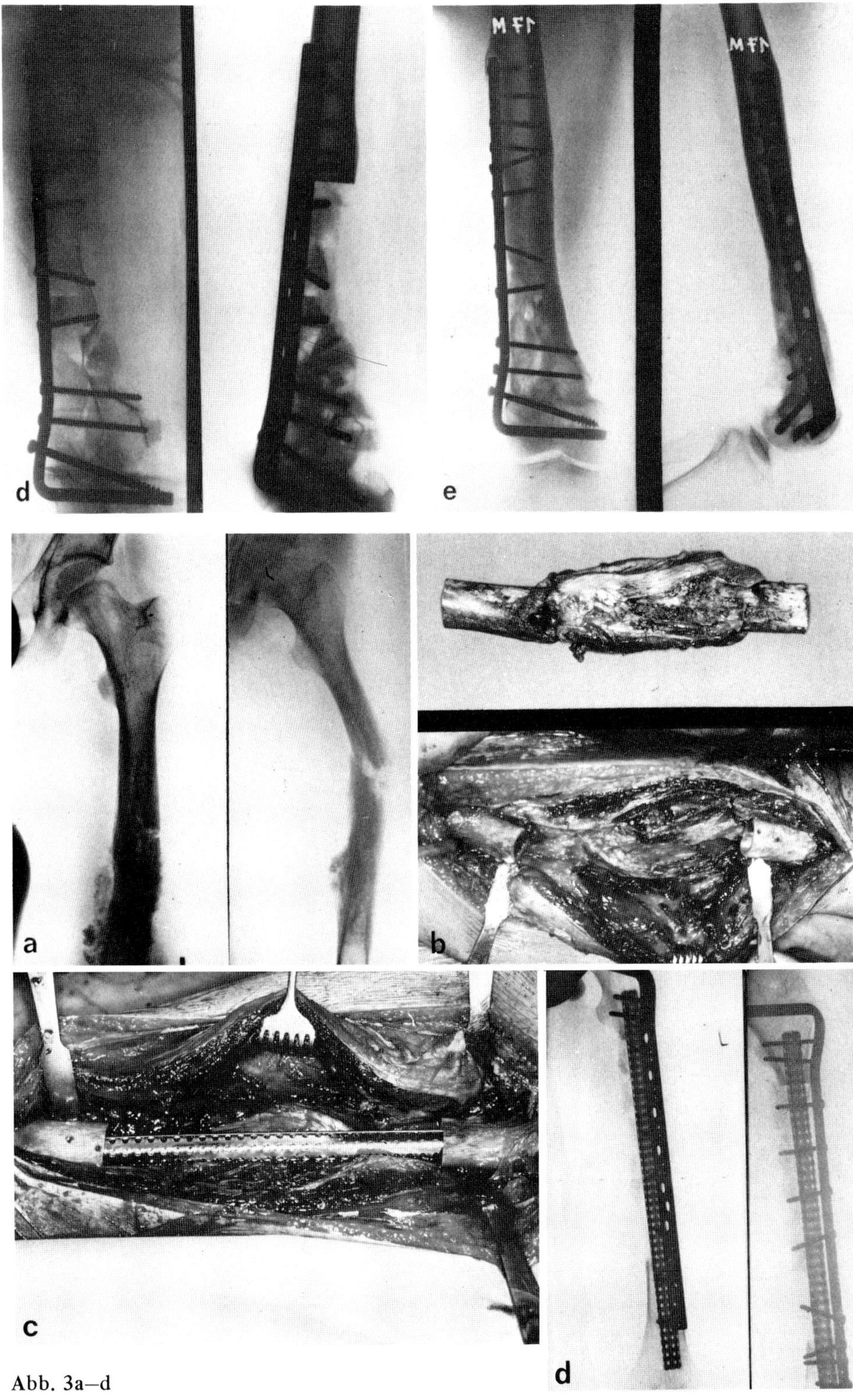

Abb. 3a–d

Vorausgegangene pathologische Frakturen sind ungünstig für das funktionelle Endergebnis.

Zur Vermeidung einer Fraktur könnte während der vorausgehenden Cytostatica-Cyclen prophylaktisch ein Klammer-Fixateur montiert werden.

Bei einem 14jährigen ebenfalls mit osteogenem Sarkon mußten 18 cm des linken Femurschaftes geopfert werden. Ein intramedullärer Kraftträger aus gelochtem Titan leistete nur temporär gute Dienste, schaffte aber mechanische Ruhe im Transplantatlager (Abb. 3).

Wegen der langen Einheilungsdauer müssen die Alternativen zum knöchernen Wiederaufbau immer sorgfältig abgewogen werden:

- Im metaphysären Bereich die erweiterte Endoprothese.
- Im diaphysären Bereich ergänzende Formteile aus Polyacetal.
- Bei Unterarmknochen und an der Fibula die einfache Resektion.
- Nicht nur wegen der Grunderkrankung (Tumor oder Infekt) sondern auch aus funktionellen Gründen muß manchmal amputiert werden.

Literatur

1. Rosen G (1976) Management of malignant bone Tumors in children and Adolescents, Pediat Clin North Amer 23:183
2. Dominok GW, Knoch H-G (1982) Knochengeschwülste und geschwulstähnliche Knochenerkrankungen. Fischer, Stuttgart New York, S 109–149, 305–336
3. Winkler K (Leiter) COSS 82 – Therapie-Schema des osteogenen Sarkoms. Hamburg-Eppendorf
4. Preiß J, Gamm H, Zeile G, Ronx A, Fischer J (†) (1984) Therapie der soliden Tumoren. In: Fischer J et al (Hrsg) Taschenbuch der Onkologie. Urban & Schwarzenberg, München Wien Baltimore, S 69–71
5. Faensen M, Rahmanzadeh R, Hahn F (1982) Der Einfluß des ersatzschwachen Lagers auf unterschiedlich verdichtete autologe und homologe Spongiosa. Hackenbrock MH et al (Hrsg). Thieme, Stuttgart New York, S 190–193
6. Rahmanzadeh R, Hahn F, Tiedtke R (1983) Operationstechniken und spezielle Rekonstruktionsverfahren bei kindlichen Knochentumoren. In: Kley W, Naumann C (Hrsg) Regionale plastische und rekonstruktive Chirurgie im Kindesalter. Springer, Berlin Heidelberg New York, S 256–263
7. Tiedtke R, Rahmanzadeh R, Hahn F (1982) Die temporäre Verkürzung mit dem Fixateur externe bei Defekt-Infekt-Pseudarthrosen der unteren Extremität. In: Hefte Unfallheilkd 157. Springer, Berlin Heidelberg New York, S. 259–265
8. Böhme H, Rahmanzadeh R, Hahn F (1984) Möglichkeiten und Grenzen der homologen Spongiosaplastik bei Korrekturosteotomien. In: Rahmanzadeh R, Hahn F (Hrsg) Posttraumatische Fehlstellungen an der unteren Extremität. Schnetzler, Konstanz (im Druck)

Regenererative Knochenneubildung mit einem neuen halbsynthetischen Knochenersatzmaterial (Collapat)*

B. D. Katthagen und H. Mittelmeier

Orthopädische Universitätsklinik, D-6650 Homburg/Saar

Die *autogene Spongiosa* gilt zurecht als wirksamstes Mittel bei der Rekonstruktion von Knochendefekten. *Allogene und xenogene Knochentransplantate* sind dagegen von immunologischen Abwehrprozessen gekennzeichnet, die zu einem Absterben des Transplantates führen. Hier ist eine Knochenneubildung nur auf dem Wege des schleichenden Ersatzes möglich. Eine sorgfältig geführte allogene Knochenbank bedingt durch die notwendigen aufwendigen Auswahluntersuchungen der Spender, sowie mikrobiologischen Untersuchungen nach der Entnahme, während der Lagerung und vor der Anwendung, zudem einen erheblichen Aufwand.

Die autogene Knochentransplantation verlangt einen *Zweiteingriff*, der für sich Nachteile, Risiken und Kosten verursacht. Für bestimmte Indikationen wird daher schon seit Jahrzehnten nach einem geeigneten Knochenersatzmaterial gesucht.

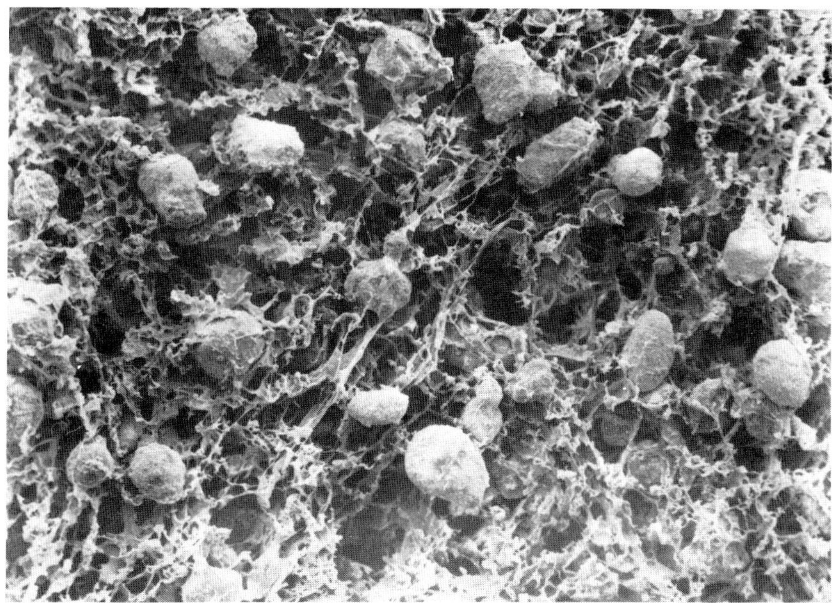

Abb. 1. Rasterelektronenmikroskopisches Foto des untersuchten Kollagen-Apatit-Implantates Collapat. Die kleinen Hydroxylapatitkeramikpartikel sind in dem Kollagen-Vlies fein dispers verteilt

* Mit finanzieller Unterstützung der Deutschen Forschungsgesellschaft Mi 251/1

Hefte zur Unfallheilkunde, Heft 174
Zusammengestellt von A. Pannike

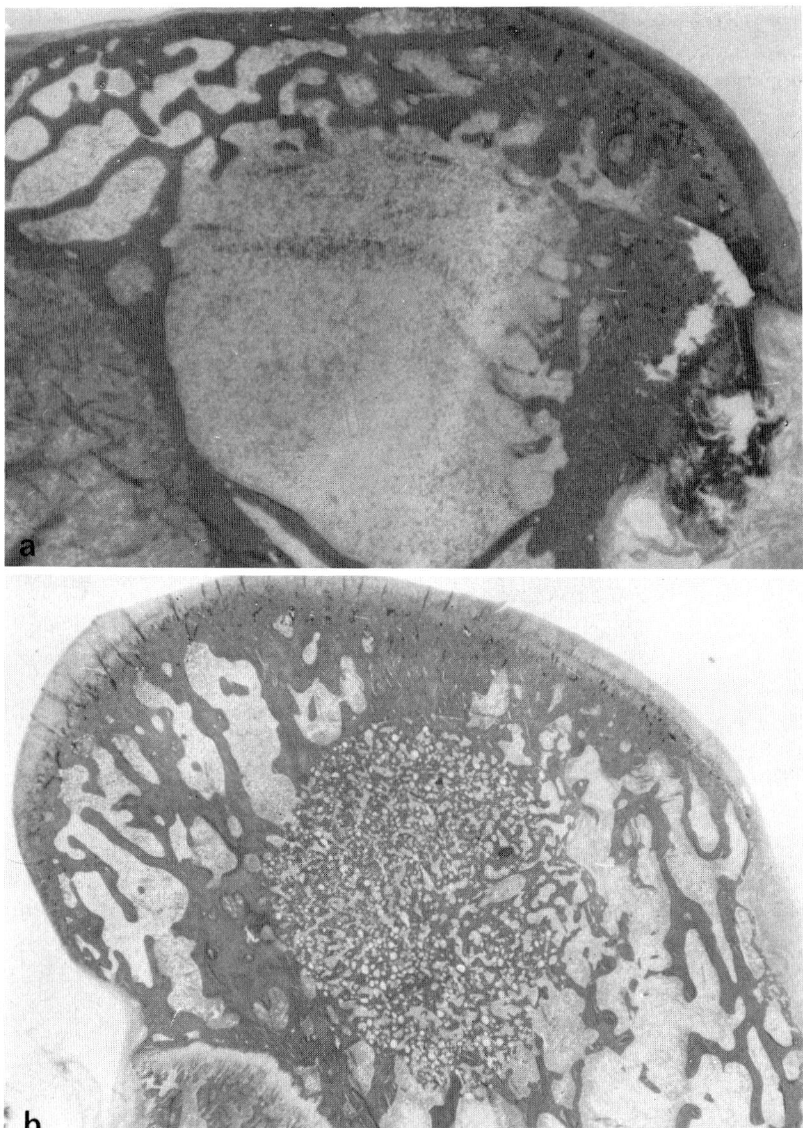

Abb. 2a, b. Übersichtsfoto (Sagitallängsschnitt der Femurcondylen des Kaninchens, 6 Wochen nach der Operation). **a** Die Bohrhöhle ohne Implantat bleibt ohne Knochen und ist mit einem fettzellreichen Knochenmark ausgefüllt. Eine Verstärkung der Randzonen kompensiert die Schwächung des Knochendefektes. **b** Die Bohrhöhle der Gegenseite wurde mit Collapat aufgefüllt und ist vollständig mit neugebildetem Knochen durchsetzt. Der neugebildete Knochen in der ehemaligen Defekthöhle erscheint sogar dichter als in der Nachbarregion

Der in den 60er Jahren favorisierte *Kieler-Knochenspan* steht nach Schweiberer der Knochenneubildung eher im Wege und löst nach neueren eigenen Untersuchungen auch Abwehrprozesse aus.

„Die Knochenmatrix" nach Urist zeigte bei eigenen quantitativen Untersuchungen im Vergleich zu Leerhöhlen keine signifikant erhöhte Knochenregeneration. Ein quantitativer Nachweis der Regenerationsförderung fehlt auch bei dem *Kollagen-Vlies*.

Bei den Versuchen mit mehr oder weniger poröser, aber dennoch kompakter *Calciumphosphat-* oder *Apatit-Keramik* verschiedener Autoren wurde immer ein Fremdkörperreaktionsfreier problemloser Einbau des Implantates im Knochen beobachtet. An der Implantatoberfläche sowie in den Implantatporen findet eine Knochenneubildung ohne bindegewebige Trennschicht statt. Ähnlich wie bei den Untersuchungen Schweiberers steht aber die kompakte Apatit-Keramik der Knochenneubildung im Wege, so daß ein Durchbau des Defektes mit körpereigenem Knochen nicht oder nur bei Abbau nach Monaten möglich ist.

Mit dem *Prinzip der multizentrischen Knochenneubildung* hat Mittelmeier seit 1977 eine neue Applikationsform mit fein disperser Verteilung kleiner keramisierter Hydroxylapatitpartikel entwickelt. Hierbei dient denaturiertes heterologes antigenfreies und später wieder vernetztes Kollagen-Vlies als Trägersubstanz. Durch die fein disperse Verteilung der kleinen Hydroxylapatitpartikel soll einerseits ein Einwachsen körpereigenen Gebewes nicht behindert, andererseits ein frühzeitiger Durchbau des Defektes mit körpereigenem Knochen aufgrund der günstigen Eigenschaften der Hydroxylapatitkeramik ermöglicht werden. Mit diesem Kollagen-Apatit-Kombinationspräparat hat in ersten tierexperimentellen qualitativen Untersuchungen Nizard positive Erfahrungen an unserer Klinik gesammelt.

Inzwischen wurde das Präparat weiterentwickelt und es liegen jetzt auch *quantitative* tierexperimentelle *Untersuchungsergebnisse* am Kaninchen vor.

Während die leerbelassenen Kontrollhöhlen lediglich eine randständige Knochenneubildung und Verstärkung der Knochenstrukturen zeigen, wird *bei Implantation des Kollagen-Apatit-Präparates* folgendes beobachtet:

1. Am Ort der Apatit-Implantation findet eine Knochenneubildung statt.
2. Die Knochenneubildung vollzieht sich an der Oberfläche der feinen Apatit-Partikel ohne trennende bindegewebige Grenzschicht.
3. Die Defekterschließung wird durch das Implantat nicht behindert, sondern maßgeblich gefördert.
4. Fremdkörperreaktionen oder immunologische Abwehrreaktionen finden nicht statt.
5. Die Knochenregeneration beginnt in der 2. Woche, erreicht in der 3. Woche ihr Maximum und ist in der 4. Woche abgeschlossen.
6. In der Folge stellt sich ein langsamer Knochenumbau ein. Das Remodeling des Knochens wird durch die nur langsam resorbierbaren kleinen Hydroxylapatit-Keramikpartikel nicht gestört.
7. Bei vollständiger Auffüllung der Defekhöhle mit dem Implantat wird diese auch vollständig mit körpereigenem Knochen durchsetzt.
8. Die quantitativen Untersuchungen zeigen in den Implantat-aufgefüllten Knochendefekten 5 mal mehr Knochenwachstum als in den korrespondierenden unaufgefüllten Bohrhöhlen.

9. Die Knochenregenerationsförderung durch das Implantat ist bei einer Signifikanz von P kleiner 0,0001 im Wilcoxon-Paar-Differenz-Test statistisch gesichert.
10. Das weiche Implantat bekommt bei Durchtränkung mit Blut eine gelartige Konsistenz, die eine Anwendung nur an Knochenoberflächen oder in Knochenhöhlen ermöglicht.

Seit 1979 wurden an unserer Klinik in *klinischen Testen mehr als 250 Collapat-Implantationen* vorgenommen, bei denen keine negativen Effekte und eine gute Wirkung beobachtet wurden.

Für Indikationen, bei denen ein *formstabiles Material* benötigt wird, wurde inzwischen von Mittelmeier ein weiteres formstabiles pyrolisiertes und durch Sinterung gefestigtes hoch-poröses Knochenersatzmaterial *(Pyrost)* aus natürlicher Knochenmineralsubstanz entwickelt, welches ebenfalls eine gute Knochenregeneration bewirkt.

Literatur

1. Katthagen BD, Mittelmeier H (1984) Experimental animal investigation of bone regeneration with Collagen-Apatite. Arch Orthop Trauma Surg (im Druck)
2. Mittelmeier H, Katthagen BD (1984) Neue Wege des Knochenersatzes. Orthop Praxis 20:389–398

Hydroxylapatitkeramik zur Unterfutterung in subchondral gelegenen Knochendefekten

N. M. Meenen[1], U. Mommsen[1], J. F. Osborn[2], W. Flosdorff[1] und K. H. Jungbluth[1]

[1] Abteilung für Unfallchirurgie der Chirurgischen Klinik des Universitätskrankenhauses Eppendorf, Martinistraße 52, D-2000 Hamburg 20

[2] Abteilung für Kiefer- und Gesichtschirurgie der ZMK-Klinik, Universitätsklinik Bonn, Welschnonnenstraße 17, D-5300 Bonn 1

Bei Knochendefekten werden klinisch und experimentell unterschiedliche Materialien zur Rekonstruktion verwendet. Autologe Spongiosa nimmt hierbei eine dominierende Stellung ein. Die Gewinnung autologen Materials erfordert aber auf jeden Fall eine Ausweitung des operativen Eingriffs.

Durch Implantation der anorganischen Komponente des Knochengewebes, nämlich dem Hydroxylapatit, kann, wie schon verschiedene Arbeiten zeigten, autologes Material eingespart werden. Besonders geeignet erscheint hochreines Hydoxylapatitpulver, das man einem Sinterungsprozeß unterzieht. Hierbei entsteht Hydroxylapatit-Keramik (HAK). Osprovit wird in Granulatform oder in porösen oder dichten Festkörpern verwendet.

Um Aufschluß über die funktionelle Leistungsfähigkeit dieses Materials zu erhalten, verwenden wir ein dynamisches Tierversuchsmodell, das sich bereits zur Prüfung von autologer

Hefte zur Unfallheilkunde, Heft 174
Zusammengestellt von A. Pannike

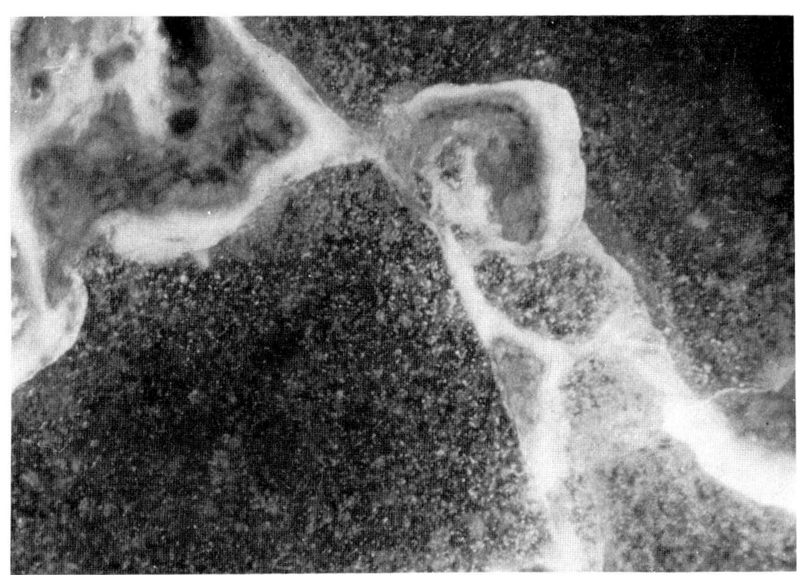

Abb. 1. Hydroxylapatit-Keramik, 2 Wochen nach Implantation, Tetracyclin-Markierung: Knochenneubildung direkt an der Keramikoberfläche (100fache Vergr.)

und homologer Spongiosa und anderen Materialien bewährt hat: Hierbei erwies sich die subchondrale Knochenmembran mit dem darauf liegenden Gelenkknorpel als sensibles Kriterium für die Regeneratqualität unter physiologischer Wechseldruckbelastung.

Material und Methoden

An 20 ausgewachsenen ca. 4 kg schweren Kaninchen werden mittels einer speziell entwickelten stereotaktischen Bohrvorrichtung in der Hauptbelastungszone beider medialer Femurcondylen normierte subchondral gelegene Knochendefekte gesetzt. Es verbleibt eine Knorpel-Knochenlamelle von 0,5 mm Dicke.

Die Defekte werden mit Hydroxylapatit-Keramikgranulat von 1,0 mm Durchmesser aufgefüllt. Die Keramikpartikel werden zunächst mit Blut vermischt und dann unter mäßigem Druck eingebracht. Die Tiere dürfen die operierten Gelenke sofort belasten, 2 Tage vor Tötung erhalten sie eine Tetracyclin-Markierung (Abb. 1). Es werden je 5 Tiere nach 14 Tagen, 3, 6 und 9 Monaten getötet. Die Präparate werden zunächst makroskopisch untersucht, dann unentkalkt in Methacrylat eingebettet und anschließend lichtmikroskopisch sowie fluorescenzoptisch beurteilt[1] (Abb. 2).

---

1 Herrn Prof. Dr. Dr. K. Donath vom Institut für Pathologie der Universität Hamburg sei für die Herstellung der histologischen Präparate gedankt

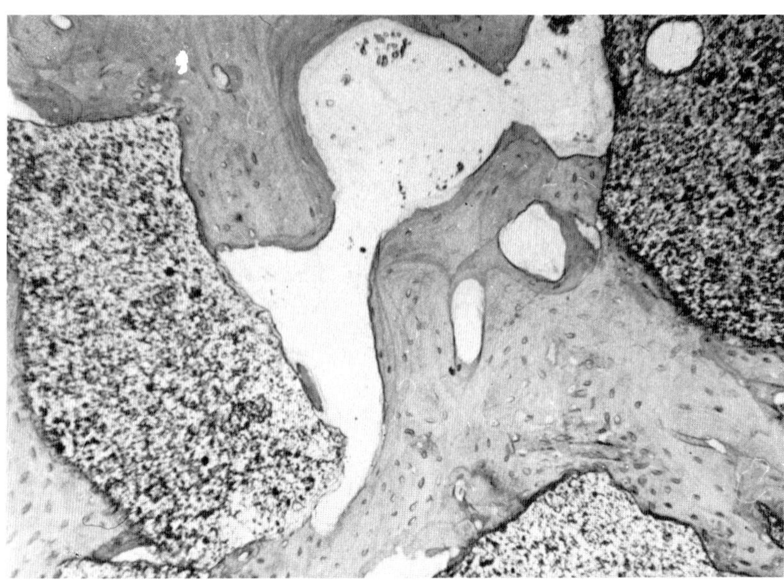

Abb. 2. 9 Monate nach Implantation, Toluidinblaufärbung: Physiologische Integration der HAK in den Lamellenknochen (60fache Vergr.)

Ergebnisse

Im gesamten Beobachtungszeitraum kam es nur bei einem Präparat zum Einbruch der Knorpel-Knochenlamelle, wofür ein technischer Fehler bereits beim Bohren erkennbar war.

14 Tage post Op finden sich annähernd sämtliche Granulatoberflächen mit Osteoid und lebhaften Osteoblastensäumen überzogen. Auch in den Räumen zwischen den Partikeln und an den freien Bohrkanalwänden finden sich bis zu 30 μm starke Osteoidsäume. Hervorzuheben ist das Fehlen jeglicher lymphoplasmocellulärer Infiltrate. Auch Riesenzellen und Makrophagen können nicht nachgewiesen werden. Gelenkknorpel und subchondrale Membran zeigen keinerlei strukturelle Veränderung.

Nach 3 Monaten liegen die Osteocyten der Keramik direkt an und ziehen mit ihren Ausläufern den Korngrenzen folgend ca 10 μm in die Keramikoberfläche hinein. Wie einzelne Zonen zeigen, sind es ausschließlich Knochenzellen, die den Umbau der HA-Keramik einleiten.

Wie eigene Voruntersuchungen zeigten, kam es bei Unterfütterung mit homologer Spongiosa spätestens nach 3 Monaten regelmäßig zu Einbrüchen der Knorpel-Knochenlamelle.

Nach Einbringen des Keramikmaterials stützt hingegen überwiegend lamellärer Knochen in breitflächigem Verbund mit der HA-Keramik die Knorpel-Knochenlamelle und sichert auf diese Weise deren morphologische Intaktheit.

Nach 6 Monaten hat der Umbau unter funktionellen Gesichtspunkten zum trabeculären Lamellenknochen noch zugenommen. Vereinzelt zeigen sich in nicht belasteten Anteilen auch einige Makrophagen, welche die Keramikgranula in Kristallkomplexe zerlegen und inkorporieren.

Nach 9 Monaten ist der Aufbau der Spongiosalamellen mit den physologisch integrierten HAK-Granula biomechanisch adaptiert. Nur in Zonen offensichtlicher Markraumbildung sind Degradationsvorgänge nachzuweisen.

Die ausgezeichnete Biokompatibilität der hier verwendeten Hydroxylapatit-Keramik wird durch das Fehlen jeglicher entzündlich oder immunologisch relevanter Zellen dokumentiert. Die HAK wird nach dem Prinzip der Verbundosteogenese direkt und substantiell in die Matrix des Reparationsknochens einbezogen. Der die übrigen Knochenersatzwerkstoffe kennzeichnende Umweg der Regeneration, daß nämlich das implantierte Material zuvor resorbiert werden muß und erst sekundär durch Knochenneubildung ersetzt werden kann, entfällt bei HAK.

Durch die primäre Integration der HAK in die physiologische Rekonstruktionsmasse des Knochengewebes kommt es am Defektort in keinem Fall zur Schwächung der die subchondrale Membran tragenden Trabekel.

Exakt diese biomechanische Konstitution gewährleistet die Unversehrtheit der Knorpel-Knochenlamelle unter physiologischer Wechseldruckbelastung.

Literatur

1. Meenen NM, Mommsen U, Osterloh J, Jungbluth KH (1984) Die Bedeutung der homologen Spongiosaplastik beim subchrondral gelegenen Knochendefekt. In: Hefte Unfallheilkd, Heft 164. Springer, Berlin Heidelberg New York, S. 643–645
2. Osborn JF (1985) Implantatwerkstoff Hydroxylapatit-Keramik, Grundlagen und klinische Anwendung. Quintessenz-Verlag, Berlin
3. Osborn JF, Newesely H (1980) Dynamic aspects of the implant-bone-interface. In: Heimke G (ed) Dental Implants. Hanser, München

Experimentelle Untersuchungen zum Einfluß neuer Implantatmaterialien auf die Biomechanik der Plattenosteosynthese

L. Claes und Ch. Etter

Labor für Experimentelle Traumatologie, Abt. Chirurgie III, Universität Ulm, Oberer Eselsberg, D-7900 Ulm

Bei der Behandlung von Frakturen mit Osteosyntheseplatten übernimmt das Implantat weitgehend die Funktion des Kraftträgers, wodurch es zu einer teilweisen Entlastung des Knochens von seinen normalen mechanischen Beanspruchungen kommt. In biomechanischen Messungen konnte gezeigt werden, daß die mechanische Entlastung unter steifen Platten höher ist, als unter flexiblen Platten [1, 2]. Dieser, als „stress protection“ bezeichnete Effekt, führt in vivo zu einer Knochenatrophie im Bereich der Platte. Um zu klären, wie groß der Einfluß dieses Effektes auf den Knochenumbau ist, ob er durch Platten gerin-

Hefte zur Unfallheilkunde, Heft 174
Zusammengestellt von A. Pannike

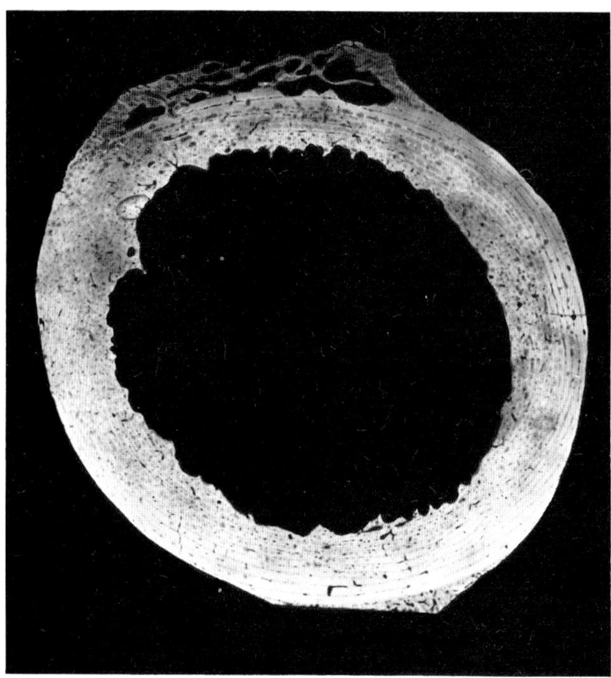

Abb. 1. Mikroradiographie eines Querschnittes durch einen Hundefemur nach 24wöchiger Implantation einer Stahlplatte. Das Bild zeigt einen Knochenabbau durch Osteoporose und endostale Resorption, die zu einer Verdünnung der Corticalis und einer Querschnittsverminderung führt

gerer Steifigkeit vermindert werden kann, und ob flexiblere Platten eine ausreichende Stabilität gewährleisten, führten wir tierexperimentelle Untersuchungen mit verschiedenen Plattentypen durch.

Material und Methoden

In einem ersten Experiment erfolgte bei 6 Foxhounds die Implantation von zwei verschiedenen Platten, einer handelsüblichen 6-Loch-Hundeplatte aus Implantatstahl, und einer gleich großen Platte aus kohlenstoffaserverstärktem Kohlenstoff (CFC, 3).

Alternierend wurden die beiden verschiedenen Platten an die laterale Seite der linken und rechten Femora angeschraubt. Auf eine Fraktur wurde in diesem Modell bewußt verzichtet, da nur der Knochenumbau aufgrund einer Plattenanlagerung, und nicht der Umbau aufgrund der Knochenheilung studiert werden sollte. Die Biegesteifigkeit der CFC-Platten war bei gleicher Größe um den Faktor 3,2 geringer als jene der Platten aus Implantatstahl. Nach 24 Wochen Implantationszeit wurden die Tiere getötet, und die Femora histomorphologisch und biomechanisch untersucht. Anhand von Mikroradiographien der Diaphysenquerschnitte (Abb. 1) bestimmten wir die Verteilung und den Betrag der Osteoporose sowie die Größe der Querschnittsflächen. Zur Testung der mechanischen Eigenschaften

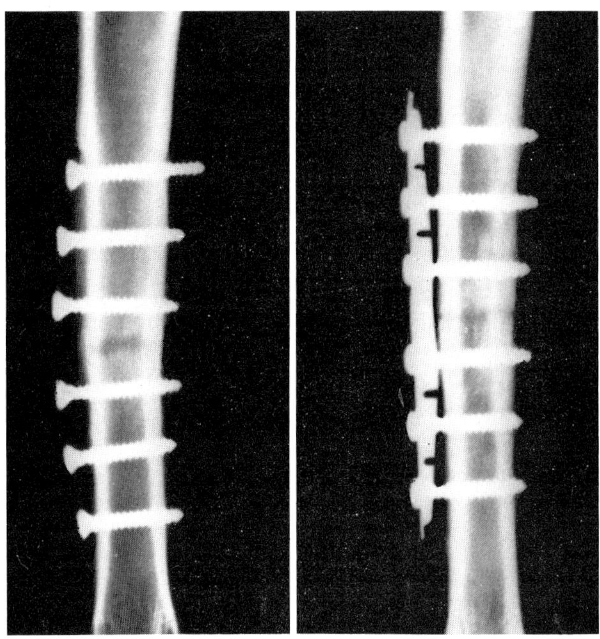

Abb. 2. Schafsmetatarsen mit Querosteotomie und Plattenosteosynthese durch eine kohlenstoffaserverstärkte Polysulfonplatte (*links*), oder Polyacetalharzplatte mit Stahlarmierung (*rechts*) 4 Wochen p.o.

der Knochen unter den Platten wurden definierte Knochenproben (2 x 2 x 2 mm) entnommen und in einem Druckversuch geprüft. Aus den Ergebnissen des Testes berechneten wir die Druckfestigkeit und den Elastizitätsmodul.

In einem zweiten Versuch sollte geprüft werden, ob Osteosyntheseplatten mit geringerer Steifigkeit als herkömmliche Platten aus Implantatstahl, eine ausreichende Stabilität für eine ungestörte Frakturheilung erbringen können. Als Frakturmodell wählten wir eine Querosteotomie. Bei 20 männlichen ausgewachsenen Schafen erfolgte nach Osteotomie der rechten Metatarsen eine Osteosynthese mit 6-Lochplatten.

Je 10 Tiere wurden mit Platten aus kohlenstoffaserverstärktem Polysulfon (CFP), oder mit Polyacetalharzplatten mit einer speziellen U-förmigen Stahlarmierung operiert (Abb. 2). Die Biegesteifigkeit der CFC-Platte betrug 60% und der Polyacetalharzplatte 45% jener einer 6-Loch-Hundeplatte aus Implantatstahl. Zur temporären Immobilisation wurde eine Tenotomie der Achillessehne der operierten Seite durchgeführt, die regelmäßig zwischen der dritten bis fünften Woche ausheilte. Nach 24 Wochen wurden die Metatarsen explantiert und histologisch und biomechanisch untersucht. Anhand von Knochenproben wurde die Zugfestigkeit der Knochenheilungszone bestimmt.

Ergebnisse

Im ersten Experiment am Modell des Hundefemurs ohne Osteotomie, ergab ein Vergleich der beiden Versuchsgruppen mit CFC- und Stahlplatten:

Tabelle 1. Ergebnisse der Untersuchungen am Hundefemur (Mittelwerte ± SD)

Plattentyp	Querschnittsfläche (mm^2)	Porosität (%)	E-Modul (MPa)
CFC	105,2 ± 14,1	4,4 ± 2,9	7134 ± 1573
Stahl	98,3 ± 12,7	6,4 ± 5,2	5410 ± 2071

1. die Querschnittsflächen der Knochen unter den Stahlplatten waren signifikant um 7% geringer, als unter den CFC-Platten.
2. die Osteoporose (Abb. 1) unter den steiferen Stahlplatten lag um 31% höher als unter den CFC-Platten, und
3. der Elastizitätsmodul des Knochens unter Stahlplatten war signifikant um 32% geringer, als unter den CFC-Platten (Tabelle 1).

Im zweiten Experiment, zur Osteotomieheilung des Schafsmetatarsus, war der Heilungsverlauf bei allen Tieren komplikationslos, alle Frakturen heilten klinisch gut aus. Die Festigkeit des neugebildeten Knochens in der Frakturzone betrug für die mit CFC-Platten behandelten Knochen 46,3 MPa, und für die Polyacetalharzplatten stabilisierten Metatarsen, 45,2 MPa.

Diskussion

Die Ergebnisse des ersten Experimentes zeigen, daß es unter steiferen Osteosyntheseplatten zu einem signifikant größeren Verlust an Knochenmassen und zu einer stärkeren Verminderung der mechanischen Eigenschaften der Knochen kommt, als unter Platten geringerer Steifigkeit (Tabelle 1). Der Knochenverlust wird dabei durch eine, vor allem direkt unter der Platte auftretende, Osteoporose hervorgerufen. Die Ergebnisse stehen damit in Übereinstimmung mit dem Ergebnissen anderer Arbeitsgruppen [1]. Der Verringerung der Plattensteifigkeit sind jedoch dadurch Grenzen gesetzt, daß eine Mindeststeifigkeit erforderlich ist, um eine ausreichende Stabilität für eine ungestörte Frakturheilung zu erzielen. Die Forderung an eine Osteosyntheseplatte ist deshalb eine ausreichende Steifigkeit gegen Biegung und Torsion im frakturnahen mittleren Plattenbereich, um ausreichende Stabilität zu erzeugen, und auf der anderen Seite eine möglichst niedrige axiale Steifigkeit, um die Wirkung der „stress protection" zu verringern. Die beiden, im 2. Experiment verwendeten Plattentypen aus Verbundmaterialien, kommen dieser Forderung näher. Ihre Biegesteifigkeiten betragen ca. die Hälfte jener von Stahlplatten, ihre axialen Steifigkeiten jedoch nur ca. ein Drittel.

Der zweite Versuch sollte primär die Frage klären, ob mit Platten solch geringer Biegesteifigkeit, eine ungestörte Knochenheilung zu erzielen ist. Für die Osteotomieheilung am Schafsmetatarsus erwiesen sich die Steifigkeiten der beiden Testplatten als ausreichend. Die biomechanischen Untersuchungen an den verheilten Osteotomien ergaben für beide Plattentypen höhere Festigkeiten als bei vergleichbaren Untersuchungen mit steifen Stahlplatten, die am gleichen Tiermodell zu Festigkeiten von 36 MPa geführt hatten. Osteosyntheseplatten aus Verbundmaterialien eröffnen damit neue Möglichkeiten den biomechanischen Anforderungen an Osteosyntheseplatten näher zu kommen.

Literatur

1. Uhthoff HK (ed) (1980) Current concepts of internal fixation of fractures, Springer, Berlin Heidelberg New York
2. Claes L, Kienzl L, Neugebauer R (1981) Experimentelle Untersuchungen zum Einfluß des Plattenmaterials auf die Entlastung und Atrophie des Knochens unter Osteosyntheseplatten. Biomed Tech 26:66–71
3. Claes L, Kreuzer U (1983) Influence of the different materials on the bone properties under internal plate fixation. 9. Annual Meeting of Society for Biomaterials, USA, p 46

Frakturheilung – Biologisches oder mechanisches Problem

F. W. Thielemann und A.-M. Feller

Chirurgische Klinik und Poliklinik der Universität (Direktor: Prof. Dr. L. Koslowski), Calwer Straße 7, D-7400 Tübingen

Die Heilung einer Fraktur stellt für den Organismus die Lösung einer mechanischen Aufgabe dar. Nach den gängigen Vorstellungen erfolgt dies nach einer präliminären bindegewebigen Fixierung durch provisorischen Knorpelcallus, der nach enchondralem Ossifikationsmuster durch den knöchernen Callus ersetzt wird und so die Fragmente vereinigt (McKibbin 1978; Schenk und Perren 1977).

Unter dem Eindruck der Rouxschen und Pauwelsschen Hypothesen über die Entstehung von Knorpel – und Knochengewebe erfolgte bisher eine Interpretation der Vorgänge bei der Frakturheilung von den meisten Untersuchern auf mechanischer Basis.

Durch die bindegewebige Fixierung der Fragmentenden treten erstmals Scherkräfte auf, die zur Entstehung des Knorpelcallus führen. Dabei werden die Scherkräfte als determinierend für die Knorpelentstehung angesehen. Die höhere Festigkeit des Knorpels schafft wiederum eine geänderte mechanische Situation. In einem Gebiet der mechanischen Ruhe, allenfalls druckbelasteter Gewebeabschnitte, wird der Knorpel enchondral durch Knochengewebe ersetzt. Dabei werden die reinen Druckkräfte oder das Fehlen jeglicher Krafteinwirkung als determinierend für die Knochenbildung angesehen.

Biochemische Untersuchungen des Frakturcallus jedoch widersprechen den bisher beschriebenen morphologischen Vorgängen. Die morphologischen Abläufe im Callusgewebe werden von einigen Autoren als Metaplasie des ursprünglichen Frakturblastems beschrieben. Die gängigen mechanischen Überlegungen von Roux und Pauwels sind nicht zutreffend und in sich nicht schlüssig. Deshalb wurde erneut der Heilungsverlauf einer geschlossenen Schaftfraktur an der Ratte untersucht.

Mit histologischen Methoden erfolgte eine Analyse der Vorgänge im Frakturblastem bis zur Abheilung der Fraktur über einen Zeitraum von insgesamt 7 Wochen. Während im periostalen und medullären Frakturblastem die in der Literatur beschriebenen Vorgänge bestätigt werden konnten, ergaben sich im paraossalen Frakturblastem entscheidende Unterschiede.

Hefte zur Unfallheilkunde, Heft 174
Zusammengestellt von A. Pannike

Hier konnte der Vorgang einer enchondralen Ossifikation nicht bestätigt werden. Vielmehr fand sich chondroides Knochengewebe, das die Fragmentenden über den periossalen Callus verband.

Dieses chondroide Knochengewebe ist morphologisch charakterisiert durch knorpelähnliche Zellen mit großen Kernen, die eine lockere Chromatinstruktur haben. Die Zellen enthalten die knochenspezifische alkalische Phosphatase und liegen in einer mineralisationsfähigen Grundsubstanz. Sie haben keine Zellfortsätze und überleben im Gegensatz zu Chondrocyten den Mineralisationsvorgang der Extracellulärmatrix. Entstanden ist das chondroide Knochengewebe metaplastisch aus den bindegewebigen Zellen des Frakturblastems nach Resorption des Hämatoms. Die Metaplasie läßt sich nach diesem Schema beschreiben. Dabei ist, gestützt auf Ergebnisse, die Beresford, Hall und andere Autoren beschreiben, zu postulieren, daß von den einzelnen Entwicklungsstufen der Zelle sowohl eine Metaplasie zur Knochenzelle als auch zur Bindegewebszelle möglich ist. Ein stabilisierender Mechanismus für den Differenzierungsvorgang der chondroiden Zelle ist die Mineralisation der Grundsubstanz. Dieser Vorgang, im klinischen Alltag möglicherweise dem sog. „Abbinden" einer Fraktur entsprechend, sichert somit die weitere Heilung. Das weitere Schicksal des chondroiden Callus ist bestimmt von der Gefäßinvasion und Apposition von Knochengewebe auf dem verbliebenen Balkenwert des chondroiden Callus.

Eine Analyse der Torsionsfestigkeit des Callus, dessen exakte Beschreibung wegen der begrenzten Zeit nicht möglich ist, zeigt eine sprunghafte Festigkeitszunahme zum Zeitpunkt der Mineraleinlagerung in die Grundsubstanz des chondroiden Callus. Dieser Vorgang stabilisiert also sowohl den Differenzierungszustand der chondroiden Zelle im Callus als auch die Fragmentenden.

Als auslösendes Moment für die Entstehung des chondroiden Callus ist die parakrine Wirkung der Knochengrundsubstanz der Fragmentenden zu diskutieren. Diese biologische Wirkung auf die bindegewebigen Zellen des Frakturblastems löst das mechanische Problem der Frakturheilung. Störungen der biologischen Mechanismen durch Entzündungen, Behinderung der Revascularisierung oder Mineralisation der Grundsubstanz führen zu einem Versagen der Heilung. Ebenso führen wiederholte mechanische Belastungen, die die Festigkeit des chondroiden Callus übersteigen, zur Störung der Heilung. Dabei ist das Fehlen der parakrinen Aktivitäten in späteren Phasen der Frakturheilung deletär.

Das mechanische Problem der Fraktur wird durch die parakrin gesteuerte Entstehung des chondroiden Knochens gelöst. Dieser biologische Mechanismus ist jedoch nicht über die ganze Zeit der Frakturheilung wirksam und nur der ungestörte Ersatz des chondroiden Callus führt zur endgültigen Festigung der Fraktur.

Literatur

1. Beresford WA (1981) Chondroid bone, secondary cartilage and metaplasia. Urban und Schwarzenberg, Baltimore München
2. Hall BK (1978) Developmental and cellular sceletal biology. Academic Press, New York San Francisco London
3. McKibbin B (1978) The biology of fracture healing in long bones. J Bone Joint Surg 60/3:150–162
4. Schenk R, Perren SM (1977) Biologie und Biomechanik der Frakturheilung am Röhrenknochen als Grundlage der Osteosynthese. In: Hefte Unfallheilkde, Heft 129. Springer, Berlin Heidelberg New York, S 29–41

Erste klinische Erfahrungen mit der Verwendung kugelgestrahlter Osteosyntheseplatten

M. Starker[1], M. Ungetüm[2] und L. Zichner[3]

[1] Orthopädische Universitätsklinik, Friedrichsheim, Marienburgstraße 2, D-6000 Frankfurt 71
[2] Aesculapwerke AG, Postfach 40, D-7200 Tuttlingen
[3] Orthopädische Universitätsklinik und Poliklinik Friedrichsheim, Marienburgstraße 2, 6000 Frankfurt 71

In der Technik wird das Kugelstrahlverfahren zur Erhöhung der Ermüdungsfestigkeit von Bauteilen eingesetzt, die einer sehr starken Biegewechselbeanspruchung unterliegen. Definiertes Kugelstrahlen führt bei Metallproben aus dem Stahl der Osteosyntheseplatten zu einer Erhöhung der Dauerfestigkeit um ca. 50% und in der Zeitfestigkeit zur Verlängerung der Lebensdauer um ein Vielfaches. Bei dem Verfahren des Kugelstrahlens werden metallische oder nichtmetallische Kugeln bestimmter Größe und Härte mit definierter Geschwindigkeit auf Osteosyntheseplatten geschossen. Dabei kommt es zu einer Verfestigung und zu einer Änderung des Druckeigenspannungszustandes im behandelten Metall. Diese Veränderungen führen zu der enormen Steigerung der Dauerfestigkeit. Die Prüfung der Korrosionsbeständigkeit zeigte, daß eine Kugelstrahlbehandlung mit Keramikperlen keine Veränderung des Korrosionsverhaltens bringt. Dagegen führte eine Strahlbehandlung mit Stahlkugeln zu einer deutlichen Verschlechterung der Korrosionsbeständigkeit. Diese war durch Metallübertragung bedingt.

Nach diesen Vorversuchen begannen wir mit der Implantation von kugelgestrahlten Winkelplatten bei intertrochanteren Umstellungsosteotomien an der Hüfte. Bisher wurden 37 kugelgestrahlte Platten implantiert und bereits 13 Platten entfernt und nachuntersucht. Von den Platten selbst wurden im Bereich der Bohrlöcher metallographische Schliffe angefertigt. Gewebe aus dem Implantatlager wurde histologisch und unter dem Rasterelektronenmikroskop mit Hilfe einer Mikroanalyseneinheit untersucht. Dabei wurden auch die Metallspuren qualitativ und halb qualitativ bestimmt. Verglichen wurden die Ergebnisse mit Untersuchungen von Platten und Gewebe aus Implantatlager von AO-Platten etwa gleicher Implantationsdauer.

Als zusammenfassendes Ergebnis wird dargestellt, daß bei Verwendung kugelgestrahlter Osteosyntheseplatten operativ technisch keine Probleme auftreten und das sowohl nach Laborversuchen und nach Implantationen bei Menschen keine Verschlechterung im Korrosionsverhalten gegenüber herkömmlichen hochpolierten Platten nachzuweisen war.

Literatur

Winkler-Gniewek W, Ungetüm M (1982) Lebensdauererhöhung von Osteosyntheseimplantaten durch geeignetes Strahlen der Oberfläche. Biomed Tech 27:308–316

Starker M, Starker P (1983) Verfahren zur Erhöhung der Ermüdungsfestigkeit von Osteosyntheseplatten. Z Orthop 121:142–145

Hefte zur Unfallheilkunde, Heft 174
Zusammengestellt von A. Pannike

Der corticale Innenschichtschaden nach Marknagelung – eine Beeinträchtigung der Frakturheilung?*

S. B. Kessler[1], B. A. Rahn[2], F. Eitel[1], S. M. Perren[2] und L. Schweiberer[1]

[1] Chirurgische Klinik Innenstadt und Chirurgische Poliklinik der Ludwig-Maximilians-Universität München (Direktor: Dr. L. Schweiberer), Pettenkoferstraße 8a, D-8000 München 2

[2] Laboratorium für Experimentelle Chirurgie, Schweizerisches Forschungsinstitut Davos-Platz (Vorstand: Prof. Dr. S. M. Perren), CH-7270 Davos-Platz

Bei der Marknagelung wird durch den Bohrvorgang ein Gefäßschaden gesetzt, bei dem das intramedulläre Gefäßsystem über eine längere Strecke weitgehend zerstört wird mit nachfolgenden Zirkulationsausfällen an den inneren Corticalisanteilen. Von einigen Autoren wird eine Beeinträchtigung der Frakturheilung durch den Innenschichtschaden angenommen. Aus diesem Grunde wurde empfohlen, auf den Bohrvorgang zu verzichten [1, 3]. Die klinische Erfahrung zeigt zwar, daß nach Aufbohren und Marknagelung eine ungestörte Frakturheilung eintritt. Experimentelle Daten über den Zusammenhang zwischen Innenschichtschaden und Frakturheilung liegen aber nicht vor.

Wir haben bei einer Versuchsreihe, die unter einer anderen Fragestellung durchgeführt und ausgewertet worden ist, unter diesem Gesichtspunkt nachbefundet. Es handelt sich dabei um 24 Kaninchen, 14 Hunden und 18 Schafe, bei denen die Tibia osteotomiert und nach Aufbohrung durch Marknagelung versorgt wurde. Die Heilung der Osteotomie wurde röntgenologisch verfolgt. Zur Darstellung des Knochenanbaus gaben wir die polychrome Fluorescenzmarkierung. Die Präparate wurden nach 1, 4 und 8 Wochen gewonnen. Die Knochendurchblutung wurde durch Vitalfärbung mit Disulfinblau und durch Mikroangiographie mit Micropaque dargestellt.

Unmittelbar nach dem Bohrvorgang fand sich ein Zirkulationsausfall in den inneren Corticalisschichten. Dieser ist in Schaftmitte am ausgedehntesten und nimmt zu den Metaphysen hin ab. Nach 4 Wochen hat sich im Grenzbereich zwischen durchblutetem und nicht durchblutetem Knochen ein Ring aus aufgeweiteten Haversschen Kanälen ausgebildet als Zeichen der ablaufenden Revascularisationsvorgänge.

Die Fragment-Ruhigstellung variierte mit der individuellen Form des Knochens und dem Grad der Entlastung. In der Gruppe der 8-Wochen-Tiere waren die Osteotomien der Kaninchen in allen, die der Schafe in der Hälfte der Fälle und die der Hunde in keinem Fall überbrückt.

Der Innenschichtschaden betrug bei den Kaninchen ca. 1 mm und war nach 4 Wochen überwiegend revascularisiert. Die Osteotomie war zu diesem Zeitpunkt durch Geflechtknochen überbrückt. In einem Teil der Fälle hat dieser in direkter Fortsetzung des Knochens die Osteotomieflächen verbunden, was als Zeichen weitgehender Immobilisierung aufgefaßt wird. Teilweise wurde eine schalenförmige Callusstruktur gebildet. Bei erheblicher Instabilität wie bei den Hunden und einem Teil unserer Schafe kam es trotz revascularisierter Fragmentenden bis zur 8. Woche nicht zur knöchernen Überbrückung.

* Die Arbeit wurde aus Mitteln der Deutschen Forschungsgemeinschaft unterstützt

Hefte zur Unfallheilkunde, Heft 174
Zusammengestellt von A. Pannike

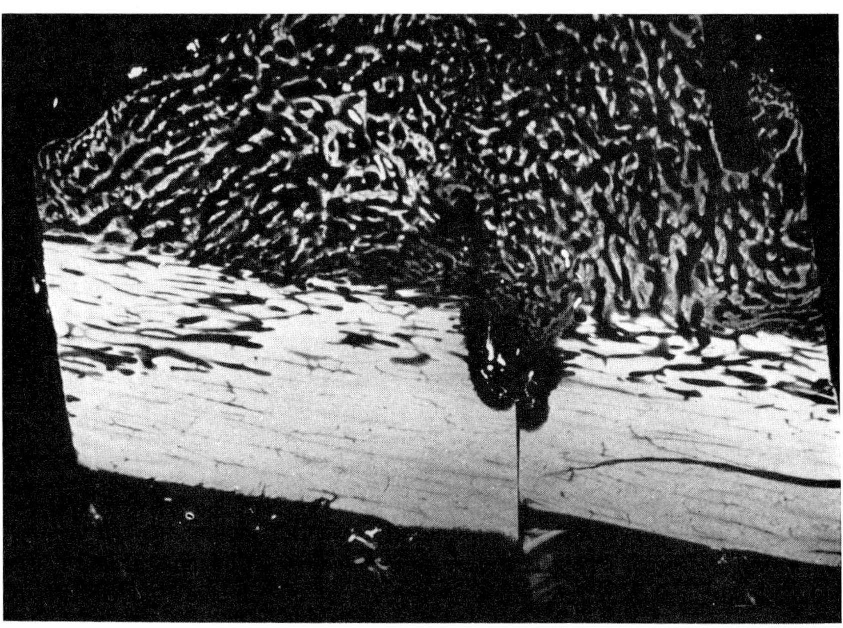

Abb. 1. Mikroradiographie aus der Tibiaschaftmitte vom Schaf 8 Wochen nach Osteotomie und Marknagelosteosynthese; Markhöhle unten. Die revascularisierten Knochenanteile entsprechen den Gebieten mit aufgeweiteten Gefäßkanälen. Die Osteotomieflächen liegen wegen fehlender Durchblutung reaktionslos aneinander. Trotzdem ist der Osteotomiespalt durch eine breite Manschette aus Geflechtknochen überbrückt

Bei den Schafen reichten die Zirkulationsausfälle an den Osteotomien nahe an die periostale Grenze. Es bildete sich Faserknochen in der Nachbarschaft durchbluteter Knochenanteile. Dieser wuchs einerseits über den Osteotomiespalt und führte zur Konsolidierung. In manchen Fällen gelangte er zwischen die Osteotomie-Enden. Die Callusgefäße beteiligten sich an der Revascularisation.

Nach Schenk beteiligen sich bei der spontanen Frakturheilung alle drei Blasteme an der Callusbildung: das endostale, das corticale und das periostale [5]. Nach dem Aufbohren fallen Endost und die inneren Corticalisanteile als Basis für die Callusbildung aus. Die äußere Corticalis und im besonderen das Periost sind in ihrer Funktion nicht eingeschränkt. Von hier geht eine Geflechtknochenbildung aus, die zur Konsolidierung führt, wenn ausreichende Ruhigstellung gewährleistet ist (Abb. 1). Die Zeit bis zur Überbrückung entspricht der bei anderen Behandlungsverfahren.

Umgekehrt ist bekannt, daß Relativbewegungen zwischen Knochen und Implantat die Revascularisation behindern (Abb. 2) [2]. Wenn aufgrund der Relkativbewegungen die interfragmentere Gewebedehnung ein gewisses Maß überschreiten, bleibt die Frakturheilung aus, auch wenn die Fragmentenden inzwischen wieder revascularisiert sind [4].

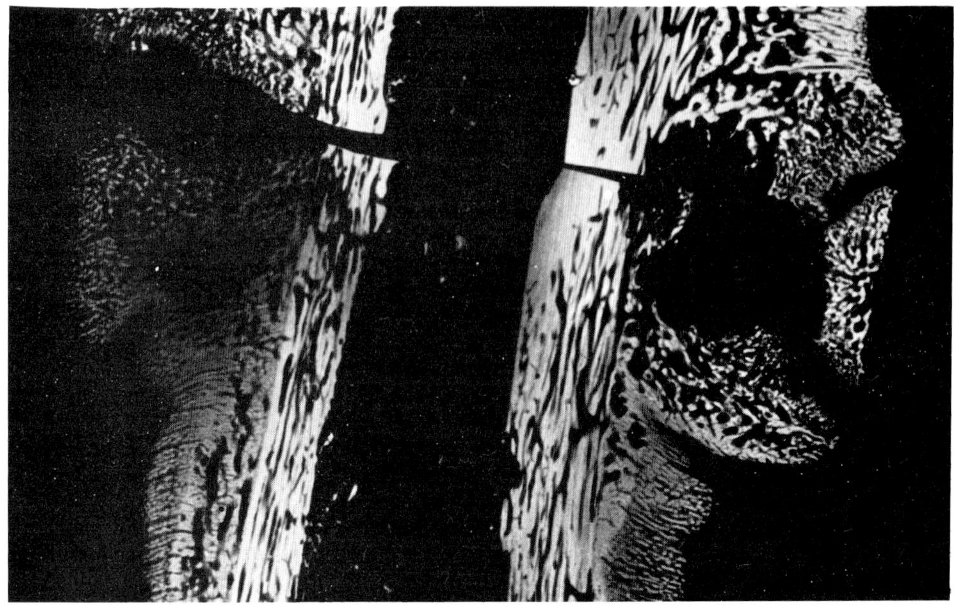

Abb. 2. Mikroradiographie aus der Tibiaschaftmitte vom Hund 8 Wochen nach Osteotomie und Marknagelung. Die ausladende Callusformation und die osteoclastische Resorption zeigen, daß interfragmentere Bewegung vorgelegen hat. Obwohl die Osteotomie-Enden weitgehend revascularisiert sind, ist die Callusüberbrückung wegen der Instabilität ausgeblieben

Literatur

1. Arens W (1976) Muß und soll die frische Fraktur für die Küntscher-Nagelung aufgebohrt werden? In: Hefte Unfallheilkd, Heft 129. Springer, Berlin Heidelberg New York, S 57
2. Eitel F (1981) Indikation zur operativen Frakturenbehandlung. In: Hefte Unfallheilkd, Heft 164. Springer, Berlin Heidelberg New York
3. Kässmann HJ (1969) Der Kompressionsnagel, eine Modifikation des Marknagels nach Küntscher. Bruns Beitr z Klin Chir 217/4:315–320
4. Perren SM (im Druck) Biomechanics of intramedullary nailing. In: Bruce Browner. Lea and Febiger, Philadelphia
5. Schenk R (1977) Histologie der Frakturheilung und der Pseudarthrosen. AO-Bulletin, Bern

Morphologie der Frakturheilung bei unterschiedlich stabilen Fixateur externe Montagen

K. M. Stürmer

Abt. Unfallchirurgie, Universitätsklinikum Essen (Direktor: Prof. Dr. K. P. Schmit-Neuerburg), Hufeland-Straße 55, D-4300 Essen 1

Einleitung

Der Fixateur externe gewinnt zunehmende klinische Bedeutung in der primären Frakturbehandlung, speziell beim Weichteilschaden. Abbildung 1 zeigt eine 2° offene Unterschenkelfraktur, die nach 6 Monaten unter dem röntgenologischen Bild der primären Knochenheilung verheilt ist. Die ehemaligen Bruchlinien sind nur noch schwach und verwaschen zu erkennen. Es muß also absolute Stabilität im Frakturspalt vorgelegen haben, was nach Festigkeitsuntersuchungen von Claes et al. (1981) beim Fixateur externe nur über zusätzliche Zugschrauben zu erreichen ist. Es fragt sich allerdings, ob, wann und wie dieser Knochen ohne Fixateur externe belastbar ist?

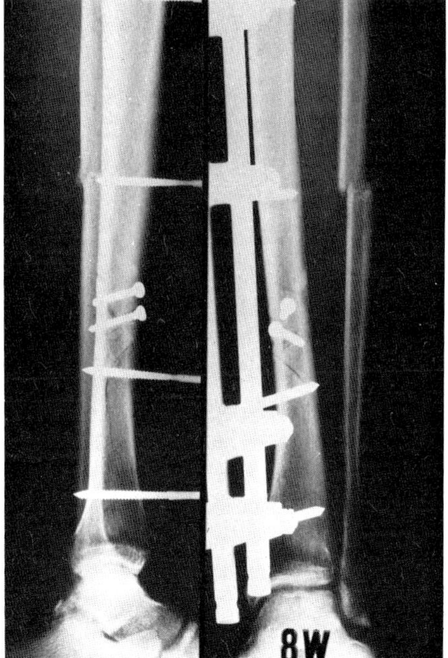

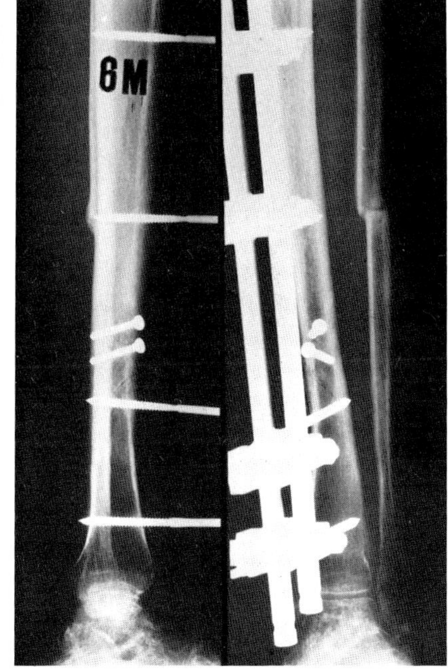

Abb. 1. Ventraler Klammer-Fixateur mit interfragmentären Zugschrauben bei 2° offener Unterschenkelfraktur. Beginnende Unschärfe der Frakturspalten nach 8 Wochen. Primäre Knochenheilung mit nur noch schwach erkennbaren Frakturlinien nach 6 Monaten

Hefte zur Unfallheilkunde, Heft 174
Zusammengestellt von A. Pannike

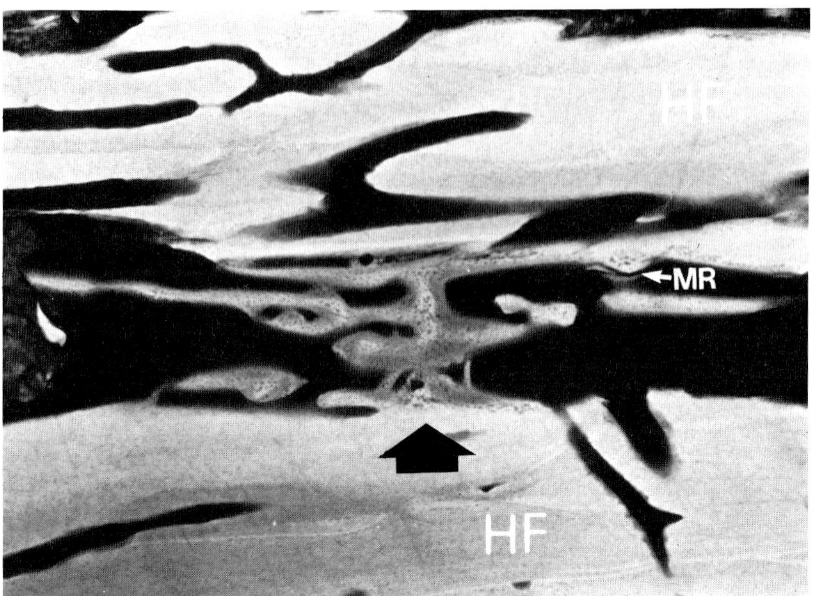

Abb. 2. Knochenprobe aus dem Frakturspalt nach 3° offener Humerusfraktur und Fixateur externe mit interfragmentärer Zugschraube, 11 Wochen pop. Mikroradiographie, Knochenschliff 70 μ. Zwischen den beiden Hauptfragmenten (HF) besteht eine Spaltbreite von im Mittel 0,75 mm mit einer Faserknochenbrücke (*Pfeil*), welche die beiden Hauptfragmente bei absoluter Stabilität verbindet. Die geringe Festigkeit dieser Knochenbrücke wird durch einen Mikroriß (MR) dokumentiert

Material und Methode

Knochenproben zur histologischen Untersuchung wurden bei 2 menschlichen Fixateur externe Osteosynthesen anläßlich einer Plattenosteosynthese entnommen. Darüber hinaus wurden die kompletten Tibiae von 3 ausgewachsenen Milchschafen 8 Wochen nach Osteotomie und ventralem Klammerfixateur histologisch aufgearbeitet. Nach Fuchsinfärbung wurden die Knochen unentkalkt in Methacrylat eingebettet, Seriensägeschnitte angefertigt, auf 70 μ plan heruntergeschliffen und mikroradiographiert. Einzelheiten der Methodik sind an anderer Stelle beschrieben (Stürmer 1984).

1. Absolute Stabilität

Bei einem 3° offenen Trümmerbruch des Ellenbogengelenkes und des Humerus konnte anläßlich des Umsteigens auf eine Plattenosteosynthese nach 11 Wochen Fixateur externe mit Zugschraube eine Knochenprobe aus dem Frakturspalt entnommen werden. Histologisch finden sich zwischen den Hauptfragmenten Knochenbrücken aus Faserknochen, die Hauptfragmente sind vital und eine nennenswerte Kallusbildung fehlt (Abb. 2). Die Spaltbreite beträgt im Mittel 0,75 mm, so daß das klassische Bild der primären Knochenheilung an dieser PE-Stelle nicht zu erwarten ist (Schenk und Willenegger 1977). Man darf es aber für andere Stellen der Fraktur mit geringeren Fragmentabständen postulieren (Müller und

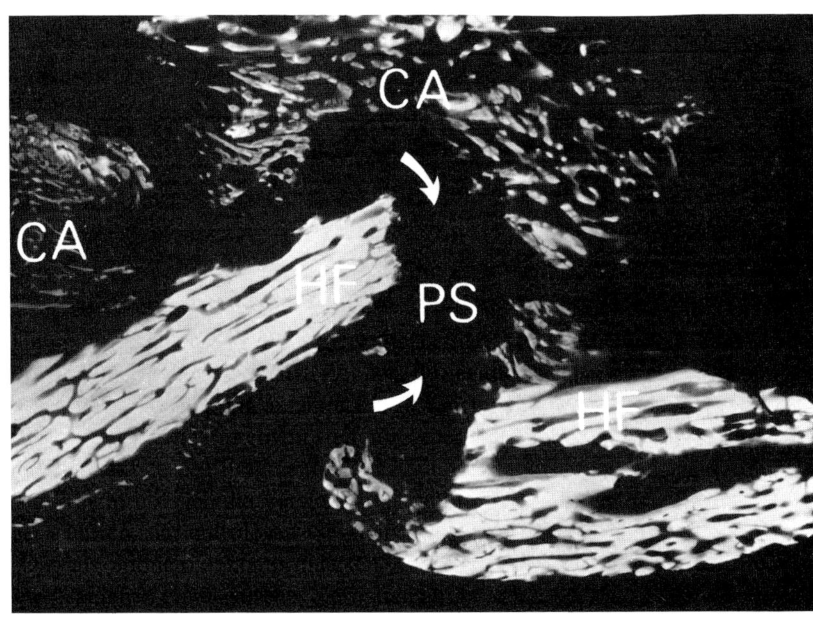

Abb. 3. Entwicklung einer Pseudarthrose bei geringer Instabilität unter dreidimensionalem Fixateur der distalen Tibia, 5 Monate pop. Zwischen den beiden Hauptfragmenten (HF) der sich ausbildende Pseudarthrosenspalt (PS, *Pfeile*) unzureichende Callusbildung (CA)

Rahn 1983). Trotz vorsichtiger Knochenentnahme fanden sich in den neugebildeten Knochenbrücken zwischen Hauptfragmenten Mikrorisse. Diese mangelnde Festigkeit bei primärer Knochenheilung erlaubt keine frühzeitige Entfernung des Fixateur externe. Man ist vielmehr meist gezwungen, rechtzeitig auf eine interne Osteosynthese umzusteigen, die dann belastbar ist.

2. Geringe Instabilität

Absolute Stabilität und primäre Knochenheilung sind sicher die Ausnahmesituation beim Fixateur externe. Diese Tibia-Fraktur baute auch nach 5monatiger Behandlung mit dreidimensionalem Fixateur externe nicht knöchern durch. Bei der folgenden Plattenosteosynthese konnte eine PE gewonnen werden. Es zeigt sich ein bindegewebiger Pseudarthrosenspalt, vitale Hauptfragmente und eine nur geringe periostale Callusreaktion (Abb. 3). Als Zeichen der Instabilität unterliegen die Hauptfragmente einer peripheren Resorption. Offenbar war die Konstruktion zu instabil, um primäre Knochenheilung zu ermöglichen, aber nicht instabil genug, um eine ausreichende periostale Callusreaktion zu induzieren. So kam es auch nicht zur sekundären Knochenheilung.

3. Richtig dosierte Instabilität

Im Tierexperiment, an der Schafstibia, kann der Verlauf der Frakturheilung unter Fixateur exakt rekonstruiert werden. Es wurde unter strenger Schonung des Periosts und Kühlung

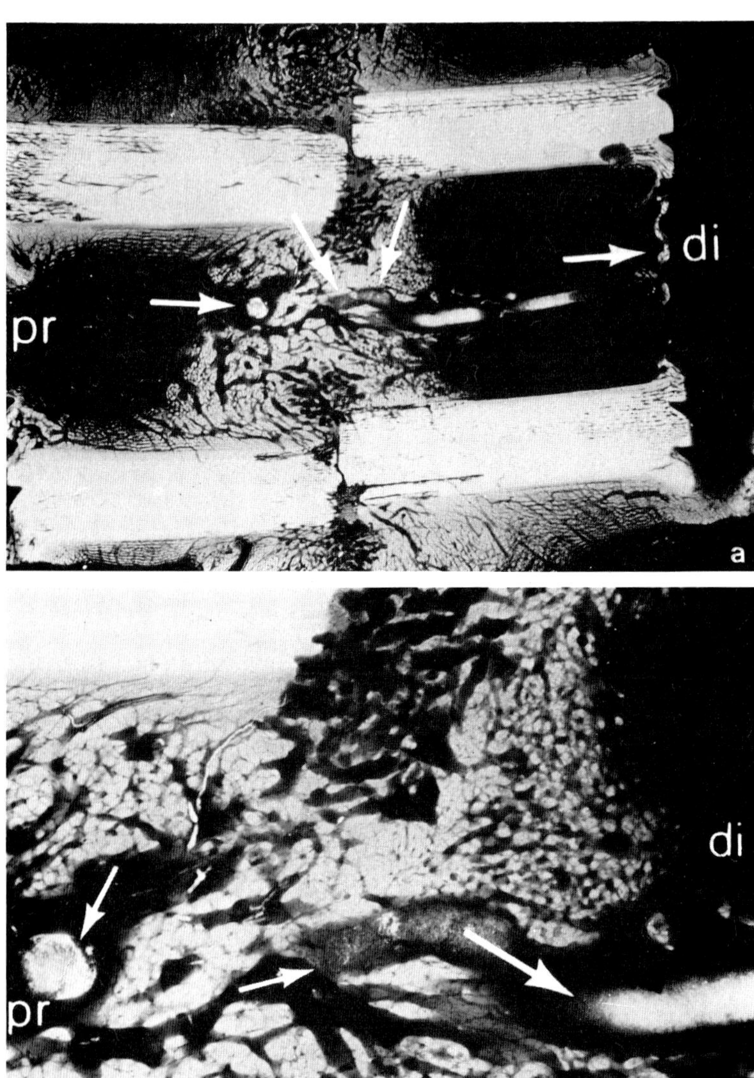

Abb. 4. a Längschnitt in Höhe der Osteotomie an der Schafstibia 8 Wochen nach Stabilisierung mit ventralem Klammer-Fixateur. Solide knöcherne Überbrückung und Darstellung der A. nutritia durch Mikropaque-Füllung (weiß, *Pfeile*) von proximal (pr) nach distal (di). Distal Darstellung des Lagers einer Schanzschen Schraube. b) Ausschnittvergrößerung der im Osteotomiebereich wiedergestellten A. nutritia (*Pfeile*), eingebettet in einem soliden endostalen Callus

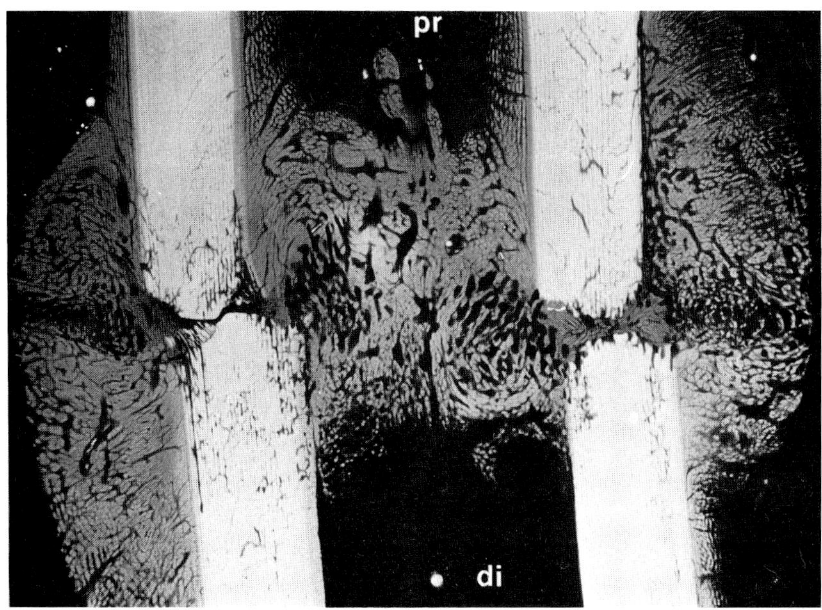

Abb. 5. Längsschnitt in Höhe der Osteotomie der Schafstibia 8 Wochen nach Stabilisierung mit ventralem Klammer-Fixateur, Mikroradiographie 70 μ. Die ehemalige Osteotomie ist periostal und endostal durch kräftige Callusbildung solide knöchern überbrückt. Der neugebildete Knochen wächst auch zwischen die corticalen Fragment-Enden ein, die einer geringer Resorption unterliegen

querosteotomiert, dann mit ventralem Klammer-Fixateur stabilisiert und mit 2 Rohr-Spannern komprimiert. Bei 2 Tieren mit komplikationslosem Verlauf unter voller Belastung kam es zwischen der 4.–6. Woche zur knöchern-callösen Heilung der Osteotomien im Sinne einer sekundären Knochenheilung. Die intravitale Angiographie nach 8 Wochen zeigt eine volle Wiederherstellung der medullären Gefäßversorgung über die A. nutritia (Abb. 4).

Es hat sich eine kugelförmige periostale Callusmanschette entwickelt (Abb. 5). Die Fluorescenzmarkierung mit Calcein-Grün beweist, daß bereits nach 4 Wochen erste Knochenbälkchen den Osteotomiespalt überbrückt haben. In der Folge wird dann der verbliebene bindegewebige Bewegungsspalt knöchern aufgefüllt, ebenso wächst zwischen den corticalen Hauptfragmenten Knochen ein, was durch Tetracyclin, das 8 Wochen p. op. gegeben wurde, markiert wird. Der kräftige endostale Callus entsteht nach dem gleichen zeitlichen Ablauf, auch hier läßt sich die knöcherne Überbrückung auf die 4. Woche datieren.

Für die Klinik ist diese Art der Frakturheilung optimal. Sie ist frühzeitig voll belastbar und entspricht dem Heilungsablauf im Gipsverband. Schwierig ist es allerdings, diesen Heilungsablauf zu programmieren: Im Frakturspalt ist hierzu wohl dosierte Instabilität notwendig, wodurch die Callusbildung induziert wird, die aber auch eine gewisse Resorption der Fragmentenden bedingt. Die Frage ist, wie groß soll die Instabilität sein? (Mooney and Claudi 1982). Ist sie zu gering, so resultiert, wie wir gesehen haben eine Pseudarthrose mangels ausreichender Callusbildung. Ist die Instabilität aber zu groß, so kommt es ebenfalls zur Pseudarthrose, wie sich im Tierversuch zeigte.

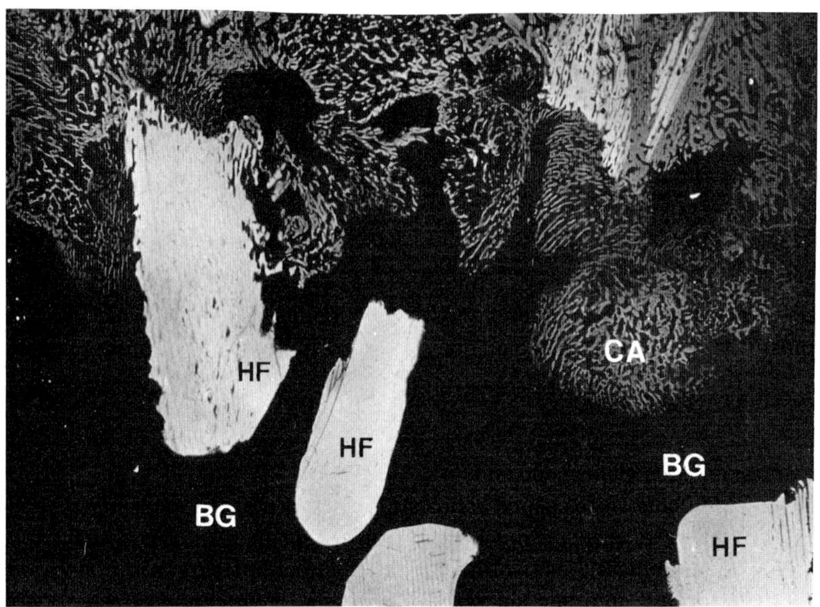

Abb. 6. Entwicklung einer hypertrophen Pseudarthrose 8 Wochen nach Osteotomie einer Schafstibia und grob-instabiler Fixateur externe-Konstruktion, Mikroradiographie 70 μ. Die Fragment-Enden (HF) sind weitgehend nekrotisch und werden teilweise resorbiert. Periostal und endostal zeigt sich kräftige Callusbildung, die weitere Wachstumstendenz hat, den breiten bindegewebigen Bewegungsspalt (BG) jedoch nicht überbrücken kann. Angiographisch sehr gute Vascularisation auch im Bereich der Instabilitätszone

4. Zu große Instabilität

Ein Tier brachte es fertig, insgesamt 4-mal die Schanzschen Schrauben am Übergang zum Gewindeteil glatt durchzubrechen: Am 1. Tag, nach Reoperation erneut am 2. Tag, dann nach Erweiterung der Konstruktion nach 4 Wochen noch einmal und schließlich beim Versuchsende nach 8 Wochen. Am Osteotomiespalt resultierten dadurch wechselnde Instabilitäten. Histologisch finden sich Nekrosen der corticalen Fragmentenden, daneben aber eine außerordentlich starke periostale und endostale Callusbildung im Sinne einer sich ausbildenden hypertrophen Pseudarthrose (Abb. 6). Die Angiographie zeigt sehr gute Vascularisation. Was fehlt, ist ausschließlich Stabilität, relativ leicht erreichbar – etwa durch Marknagelung. Das Hauptrisiko solch instabiler Situationen ist sicher die Infektionsgefahr.

Schlußfolgerungen

1. Bei absoluter Stabilität im Frakturspalt ist mit primärer Knochenheilung auch unter Fixateur externe zu rechnen. Nachteilig ist hierbei die mangelnde Belastbarkeit, die meist zum Umsteigen auf Platte oder Marknagel zwingt.
2. In der Regel wird unter Fixateur externe keine absolute Stabilität erreicht. Es ergeben

sich dann je nach dem Ausmaß der zwischen den Fragmenten möglichen Bewegungen drei Möglichkeiten:

a) Bei zu geringer interfragmentärer Beweglichkeit verzögerte Knochenheilung bis hin zur Pseudarthrose wegen mangelnder Callusinduktion.

b) Bei „optimaler" Instabilität, stabile sekundäre Knochenheilung über periostalen und endostalen Callus mit dem Vorteil einer frühzeitigen Belastbarkeit.

c) Bei zu großer Instabilität verzögerte Knochenheilung und hypertrophe Pseudarthrose mit erheblicher Callusbildung, Infektionsrisiko und der Gefahr einer kompletten Auslockerung oder des Bruchs der Konstruktion.

3. Die Hauptprobleme der Fixateur externe-Behandlung frischer Frakturen liegen demnach in der Nachbehandlungsphase: Richtige Dosierung der funktionellen Therapie, Nachspannen der Fixateur externe-Konstruktion und Umsteigen auf eine interne Osteosynthese zum optimalen Zeitpunkt.

Literatur

1. Claes L, Burri C, Gerngross H (1981) Vergleichende Stabilitätsuntersuchungen an symmetrischen und einseitig ventromedialen Fixateur-externe Osteosynthesen an der Tibia. Unfallchirurgie 7:194–197
2. Mooney V, Claudi B (1982) How stable should external fixation be? In: Uhthoff HK (Hrsg) Current concepts of external fixation of fractures. Springer, Berlin Heidelberg New York, S 21–26
3. Müller KH, Rahn BA (1983) Knochenheilung nach stabiler externer Osteosynthese. Unfallheilkunde 86:341–348
4. Schenk RK, Willenegger HR (1977) Zur Histologie der primären Knochenheilung. Unfallheilkunde 80:155–160
5. Stürmer KM (1984) Histologische Befunde der Frakturheilung unter Fixateur externe und ihre klinische Bedeutung. Unfallchirurgie 10:110–122

Experimentelle Untersuchungen zur Mechanik der Densfraktur*

R. Plaue und A. Hummel

Unfallchirurgische Klinik im Klinikum Mannheim der Universität Heidelberg, Theodor-Kutzer-Ufer, D-6800 Mannheim

Art und Umfang der begleitenden Bandverletzungen sind mitbestimmend für die Stabilität bzw. Verschieblichkeit einer Densfraktur. Roy-Camille u. Mitarb. (1980) haben deshalb empfohlen, die Dislocierbarkeit des Dens 10 bis 15 Tage nach dem Unfall durch eine Rönt-

* Die Untersuchungen wurden durch freundliche Unterstützung der BASF Ludwigshafen ermöglicht

Hefte zur Unfallheilkunde, Heft 174
Zusammengestellt von A. Pannike

genuntersuchung in Vor- und Rückbeugung zu überprüfen, um so auch die ligamentären Schäden diagnostisch zu erfassen.

Es war das Ziel unserer Untersuchung, mehr darüber zu erfahren, welche Rolle die atlanto-axialen Bandverbindungen im Falle der Densfraktur spielen. Zwar fehlt es in der Literatur nicht an Veröffentlichungen über experimentell erzeugte Densfrakturen, die mechanischen Vorgänge am Bandapparat bleiben darin jedoch weitgehend unberücksichtigt. Das hängt vor allem damit zusammen, daß die meisten Autoren dynamische Verfahren anwendeten. Unter dynamischen Bedingungen läuft der simulierte Verletzungsvorgang innerhalb weniger Millisekunden ab, was die Interpretation des Kraftkurvenverlaufs im Hinblick auf Einzelläsionen außerordentlich erschwert.

Wir wählten daher ein Versuchsmodell, das unter quasi statischen Bedingungen, nämlich mit einer Verformungsgeschwindigkeit von 10 mm/min arbeitet. Als Untersuchungsmaterial dienten Leichenpräparate, die aus den beiden obersten Halswirbeln und einem Teil der Schädelbasis mit dem Foramen magnum bestanden. Alle Bandverbindungen wurden bei der Präparation sorgfältig geschont. Zur Sicherung der notwendigen Kunstharzeinbettung wurden Schädelbasis und Axis mit Kirschner-Drähten armiert.

An den eingebetteten Präparaten ließen sich dann durch sagittale Scherversuche Densfrakturen und Bandrupturen erzeugen. Maßgeblich für die Wahl des Scherversuchs war zunächst, daß sich Densfrakturen auf diesem Wege am zuverlässigsten experimentell reproduzieren lassen. Hinzu kam aber die herausragende klinische Bedeutung gerade der sagittalen Dislokationsrichtung. Das Modell entfernt sich im übrigen nicht so weit vom Verletzungsvorgang in vivo, wie man auf den ersten Blick meinen könnte: bei extremer Vor- und Rückbeugung des Kopfes führt jede vertikale Stauchung auch zu erheblichen Scherkräften in der atlanto-axialen Verletzungsebene.

Die Untersuchungen erfolgten auf einer elektronischen Prüfanlage der BASF Ludwigshafen. Eine speziell entwickelte mechanische Vorrichtung stellte sicher, daß die angewendete Kraft während des ganzen Versuchs unverändert in der gewählten Richtung auf das Präparat wirkte. Der Versuchsablauf wurde in Form eines Kraftwegdiagramms festgehalten.

In vier Vorversuchen an isolierten Axispräparaten wurde die Scherfestigkeit des Dens größenordnungsmäßig ermittelt. Für die kritische Bruchlast wurden Werte von 750–2225 N gemessen.

Die erste eigentliche Versuchsreihe (A) erfolgte unter Verschiebung des Atlas nach dorsal. Nach eingetretener Densfraktur wurden die Scherversuche jeweils abgebrochen. Anschließend wurden die Präparate sorgfältig untersucht. In keinem Fall ließ sich eine zusätzliche Bandverletzung feststellen.

Mit der Umkehrung der Kraftrichtung, d. h. unter Verschiebung des Atlas nach ventral, wurden in der nächsten Versuchsreihe (B) analoge Ergebnisse erzielt. Wieder kam es zu isolierten Densfrakturen, während der atlanto-axiale Bandapparat intakt blieb.

In den folgenden beiden Versuchsserien wurde die Scherprüfung bis zur völligen Dissektion des Präparates fortgesetzt. Die Trennung trat regelmäßig in der atlanto-axialen Ebene ein. Der Kurvenverlauf nach der Densfraktur gibt das Verhalten des Bandapparates wieder (Abb. 1). Die Zerreißfestigkeit der einzelnen Bänder liegt jeweils deutlich unter der Bruchfestigkeit des Dens. Bezogen auf die kritische Bruchlast des zugehörigen Dens liegen die Werte zwischen 15 und 70%. Das Mittel beträgt in dieser Reihe (C) 37%.

Die Bewegung des Atlas nach vorn führte zu ähnlichen Kurvenverläufen. Nach der Densfraktur rissen zuerst die Bänder in der Nähe des Dens. Das Kreuzband zeigte stets einen Querriß der Longitudinalfasern in Höhe der Densbasis. Die etwas höher gelegenen

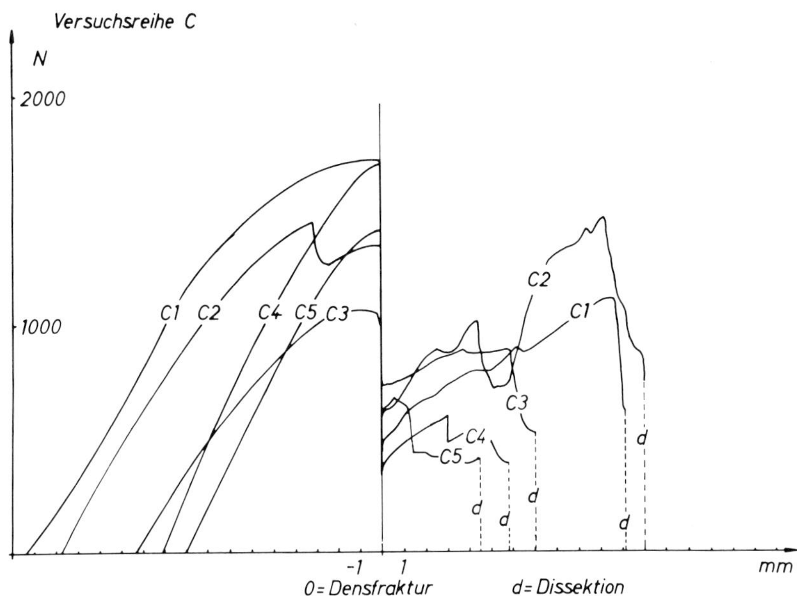

Abb. 1. Sagittale Scherversuche mit Bewegung des Atlas nach dorsal. Fortsetzung des Versuchs bis zur völligen Dissektion der Präparate. Der Kurvenverlauf nach der Fraktur gibt das Verhalten der atlanto-axialen Bänder wieder. Die Festigkeit der Bänder liegt jeweils deutlich unter der Bruchfestigkeit des Dens. Die zur völligen Dissektion erforderliche Sagittalverschiebung war in einzelnen Fällen nur außerordentlich gering

Transversalfasern blieben intakt. Ferner traten Rupturen der Ligamenta accessoria sowie des vorderen und hinteren Längsbandes in gleicher Höhe auf. Es folgten dann Risse der Membrana tectoria. Die schlaffen Gelenkkapseln der beiden seitlichen atlanto-axialen Gelenke rupturierten zuletzt.

Als wesentlich sind folgende Ergebnisse hervorzuheben: Die geschilderten sagittalen Scherversuche führten in keinem Falle zu einer Verletzung in der atlanto-occipitalen Ebene. Stets kam es zuerst zur Densfraktur, ehe die atlanto-axialen Bandverbindungen rissen. Die Rißfestigkeit der Bänder lag deutlich unter der Bruchfestigkeit des Dens. Die zur völligen Dissektion erforderliche Sagittalverschiebung war in einzelnen Fällen nur außerordentlich gering. Dies bedeutet, daß trotz fehlender neurologischer Symptomatik neben der Densfraktur Bandläsionen vorliegen können, die nicht mehr weit von einer völligen Dissektion entfernt sind.

Festigkeitsuntersuchungen verschiedener Montageformen zur operativen Versorgung von Schultereckgelenksprengungen

H. Wenk, G. Hohlbach und H. Rau

Klinik für Chirurgie der Medizinischen Hochschule Lübeck (Direktor Prof. Dr. F. W. Schildberg) Ratzeburger Allee 160, D-2400 Lübeck

Verletzungen des Schultereckgelenkes werden nach Tossy in 3 Grade eingeteilt. Bei einer Zerreissung aller Bänder des Schultereckgelenkes liegt eine Sprengung vom Grad Tossy III vor; die Indikation zur operativen Versorgung sehen wir damit als gegeben an.

Erreicht werden soll eine temporäre Fixation der Clavicula in anatomisch korrekter Stellung, so daß eine Heilung der zerissenen Bänder ermöglicht und Fehlstellungen vermieden werden. Dieses therapeutische Ziel kann mit unterschiedlichen operativen Verfahren angegangen werden.

Wir haben die Festigkeit fünf verschiedener Montageformen zur operativen Versorgung der Schultereckgelenksprengung an anatomischen Präparaten überprüft.

Untersucht wurde die Stabilität des acromio-clavicularen Gelenkes nach Implantation einer Bosworth-Schraube, einer Zuggurtung in Kombination mit einer Bosworth-Schraube, einer Zuggurtung, einer Balserplatte und einer Acromio-Claviculargelenksplatte nach Rahmanzadeh.

Das Acromion und die lateralen 2/3 der Clavicula wurden durch einen s-förmigen Hautschnitt über der Clavicula mit Erweiterung nach dorsal über die Spina scapulae freigelegt.

Die acromio-clavicularen und coraco-clavicularen Bandverbindungen wurden durchtrennt.

Über dem durchtrennten Acromio-Claviculargelenk wurden nach cranial, ventral und dorsal jeweils 2 übereinanderstehende Kirschner-Drähte angebracht. Diese dienten zur Applikation eines Wegaufnehmers in Richtung der einwirkenden Kraft.

Am Übergang vom mittleren zum lateralen Drittel der Clavicula wurde, ebenfalls mit einem Kirschner-Draht, ein Kraftaufnehmer angebracht.

Nach Applikation der Meßanordnung wurden die beschriebenen Montagen, Bosworth-Schraube, Zuggurtung mit Bosworth-Schraube, Zuggurtung allein, Balser-Platte und Rahmanzadeh-Platte in immer gleicher Weise durchgeführt.

Kraft- und Wegaufnehmer waren an ein elektronisches Verarbeitungsteil und einen Zwei-Koordinatenschreiber angeschlossen.

Die Kraft-Wegbeziehungen wurden bei allen 5 Montageformen in Bezug auf Dislokation nach cranial, ventral und dorsal gemessen. Die maximal ausgeübte Kraft lag bei etwas über 20 kp oder 196 Newton. Die in der Folge dargestellten Meßergebnisse beziehen sich auf eine applizierte Kraft von 20 kp.

Die Dislokation nach *cranial* im Acromio-Claviculargelenk betrug bei Implantation der Bosworth-Schraube im Mittel 0,85 mm, bei der Kombination der Bosworth-Schraube mit einer Zuggurtung war keine Dislokation feststellbar. Die Zuggurtung allein zeigte eine minimale Dislokation von 0,03 mm. Die Balser-Platte erlaubte eine Dislokation von 3,3 mm, die Rahmanzadeh-Platte 0,62 mm.

Hefte zur Unfallheilkunde, Heft 174
Zusammengestellt von A. Pannike

Tabelle 1. Dislocierbarkeit im Acromioclaviculargelenk aus der Neutralstellung nach cranial (n = 5)

	$\bar{x} \pm s_{\bar{x}}$ (mm)	Rahman-zadeh-Platte	Balser-Platte	Zug-gurtung gurtung	Bosworth-Schraube mit Zug-gurtung
Bosworth-Schraube	0,85 ± 0,36	∅	*	*	*
Bosworth-Schraube mit Zuggurtung	0,00 ± 0,00	*	*	∅	
Zuggurtung	0,03 ± 0,15	*	*		
Balser-Platte	3,30 ± 1,45	*			
Rahmanzadeh-Platte	0,62 ± 0,29				

Angewendete Kraft 20 kp
nicht signifikant = ∅; signifikant = *

Tabelle 2. Dislocierbarkeit im Acromioclaviculargelenk aus der Neutralstellung nach ventral (n = 5)

	$\bar{x} \pm s_{\bar{x}}$ (mm)	Rahman-zadeh-Platte	Balser-Platte	Zug-gurtung	Bosworth-Schraube mit Zug-gurtung
Bosworth-Schraube	3,13 ± 0,58	*	*	*	*
Bosworth-Schraube mit Zuggurtung	0,04 ± 0,15	*	*	∅	
Zuggurtung	0,03 ± 0,27	*	*		
Balser-Platte	8,87 ± 1,02	*			
Rahmanzadeh-Platte	0,97 ± 0,21				

Angewendete Kraft 20 kp
nicht signifikant = ∅; signifikant = *

Die Unterschiede der Dislocierbarkeit waren bis auf Bosworth-Schraube versus Rahmanzadeh-Platte und Zuggurtung versus Bosworth-Schraube in Kombination mit Zuggurtung statistisch signifikant.

Nach *ventral* war eine Dislokation von 3,13 mm nach Implantation der Bosworth-Schraube zu verzeichnen. Die Zuggurtung allein oder in Kombination mit der Bosworth-Schraube zeigte eine minimale Dislokation von 0,03 bzw. 0.04 mm. Die Balser-Platte erlaubte eine Dislokation von 8,87 mm, die Rahmanzadeh-Platte 0,97 mm.

Die Vergleiche der Ventraldislokationen erbrachte statistische Signifikanz bei allen möglichen Kombinationen, lediglich Zuggurtung zeigte keine signifikante Differenz.

Die *dorsale* Dislokation lag bei 2,59 mm nach Implantation der Bosworth-Schraube. Die Zuggurtung allein und in Kombination mit der Bosworth-Schraube zeigte eine kleine Dislokation von 0,04 bzw. 0,03 mm. Die Balser-Platte wich um 5,54 mm aus der Normalstellung ab, die Rahmanzadeh-Platte um 0,54 mm.

Tabelle 3. Dislocierbarkeit im Acromioclaviculargelenk aus der Neutralstellung nach dorsal (n = 5)

	$\bar{x} \pm s_{\bar{x}}$ (mm)	Rahmanzadeh-Platte	Balser-Platte	Zuggurtung	Bosworth-Schraube mit Zuggurtung
Bosworth-Schraube	2,59 ± 0,58	*	*	*	*
Bosworth-Schraube mit Zuggurtung	0,03 ± 0,13	*	*	∅	
Zuggurtung	0,04 ± 0,29	*	*		
Balser-Platte	5,54 ± 0,26	*			
Rahmanzadeh-Platte	0,54 ± 0,19				

Angewendete Kraft 20 kp
nicht signifikant = ∅; signifikant = *

Tabelle 4. Dislocierbarkeit im Acromioclaviculargelenk aus der Neutralstellung (n = 5)

	cranial (mm) $\bar{x} \pm s_{\bar{x}}$	ventral (mm) $\bar{x} \pm s_{\bar{x}}$	dorsal (mm) $\bar{x} \pm s_{\bar{x}}$
Bosworth-Schraube	0,85 ± 0,36	3,13 ± 0,58	2,59 ± 0,58
Bosworth-Schraube + Zuggurtung	0,00 ± 0,00	0,04 ± 0,15	0,03 ± 0,13
Zuggurtung	0,03 ± 0,15	0,03 ± 0,27	0,04 ± 0,29
Balser-Platte	3,30 ± 1,45	8,87 ± 1,02	5,54 ± 0,26
Rahmanzadeh-Platte	0,62 ± 0,29	0,97 ± 0,21	0,54 ± 0,19

Angewendete Kraft 20 kp

Die Gegenüberstellung der verschiedenen Montagen ergab wiederum bis auf den Vergleich Zuggurtung versus Zuggurtung mit Bosworth-Schraube in allen möglichen Kombinationen statistische Signifikanz.

Die Untersuchungsergebnisse zeigen, daß bei allen 5 untersuchten Montageformen Dislokationen von weniger als 1 cm im Acromio-Claviculargelenk möglich sind. Dennoch finden sich beim Vergleich der verschiedenen Methoden signifikante Unterschiede in der Dislocierbarkeit.

Lediglich der Vergleich Zuggurtung versus Zuggurtung mit Bosworth-Schraube ergab in allen 3 Richtungen keine signifikante Differenz, der Unterschied in der Dislocierbarkeit nach cranial bei Bosworth-Schraube und Rahmanzadeh-Platte war ebenfalls nicht statistisch signifikant. Alle anderen 26 Kombinationsmöglichkeiten ergaben signifikante ($p \leqslant 0{,}05$), zum Teil hoch signifikante ($p \leqslant 0{,}01$) Differenzen.

Die mit Abstand stabilsten Montagen waren Zuggurtung und Zuggurtung in Kombination mit Bosworth-Schraube. Als etwas instabiler erwies sich die Rahmanzadeh-Platte, deren Dislocierbarkeit allerdings immer noch kleiner als 1 mm war.

Die Bosworth-Schraube zeigte mit einer Dislokation von 0,85 mm nach cranial gute Stabilität. Sowohl nach ventral, als auch nach dorsal war sie jedoch etwas instabiler als die Rahmanzadeh-Platte. Die größte Dislocierbarkeit in allen 3 Ebenen zeigte die Balser-Platte.

Festigkeitsuntersuchung verschiedener Osteosyntheseverfahren bei Symphysenruptur und Sprengung der Iliosacralfuge

D. Hofmann, H. Ecke, H. Burger, P. Nazari, K. Maier und W. Pabst

Unfallchirurgische Klinik der Justus-Liebig-Universität (Direktor: Prof. Dr. H. Ecke), Klinikstraße 29, D-6300 Gießen

Vor $1^1/_2$ Jahren auf dem 100. Kongreß der Deutschen Gesellschaft für Chirurgie in Berlin wurde lebhaft über die Stabilisierungsmöglichkeiten bei Symphysenruptur und Sprengung eines Iliosacralgelenkes diskutiert. In der Unfallchirurgischen Klinik der Justus-Liebig-Universität Gießen wurde bei der sogenannten Malgaigneschen Luxation bisher ausschließlich das von Ecke inaugurierte Verfahren mit Zuggurtungen am ISG und an der Symphyse angewendet. Wir sind der Meinung, daß nur ein elastisches Verfahren die Halbgelenke annähernd physiologisch stabilisiert und somit Verknöcherungen weitgehend vermieden werden können. Die von anderen Autoren angegebenen rigideren Verfahren, wie Verschraubung der ISG oder Überbrückung der ISG, bzw. der Symphyse mit einer Platte, wirken sämtlich im Sinne von Arthrodesen und können z. B. bei Frauen im gebährfähigen Alter zu einem Geburtshindernis führen.

In einer experimentellen Untersuchung sollten zunächst verschiedene Osteosyntheseverfahren hinsichtlich ihrer Stabilität mit unserer Methode verglichen werden. Im Laufe der Untersuchung entwickelten wir aus unseren Zuggurtungen ein neues Operationsverfahren, bei dem statt der metallischen Implantate PDS-Kordeln verwendet wurden. Die Versuche wurden an über 80 Leichenbecken durchgeführt, von denen 68 zur Auswertung kamen. Zunächst wurden die Becken, deren Bandstrukturen intakt sein mußten, auf einer servohydraulischen Werkstoffprüfmaschine seitlich an den Darmbeinschaufeln eingespannt und solange statisch komprimiert, bis es zur Ruptur der Symphyse und eines ISG kam. Dabei wurde ein typisches Kraft-Weg-Diagramm aufgezeichnet. Die rupturierten Halbgelenke wurden durch Osteosynthesen versorgt. Danach wurden die Becken bis zum Versagen der Osteosynthesen erneut komprimiert. Aus den Kraft-Weg-Diagrammen konnte dann die jeweilige Bruchlast bestimmt werden.

Insgesamt kamen 7 Osteosyntheseverfahren zur Anwendung (Tabelle 1):

- 12 Becken wurden mit unserem Gießener Verfahren, also einer Zuggurtung vorne und einer Zuggurtung hinten, versorgt. Dabei wurden parallel zur Symphyse zwei Spongiosaschrauben als Widerlager für die Drahtumschlingungen eingebracht. Das Iliosacralgelenk wurde mit 2 queren und 2 diagonalen Drahtschlaufen versorgt, die ebenfalls an Spongiosaschrauben verankert wurden. Dabei wurde darauf geachtet, daß die Spongiosaschrauben außerhalb des Gelenkspaltes lagen.
- 5 Becken erhielten an der Symphyse eine Rekonstruktionsplatte und am ISG 2 6,5er Spongiosaschrauben mit Unterlegscheiben, im Sinne einer Arthrodese. Wegen zu großer Instabilität und somit Untauglichkeit für den klinischen Einsatz, wurden in dieser Gruppe nur 5 Versuche gefahren.
- 11 Becken hatten an der Symphyse eine schmale DC-Platte und am ISG 2 6,5er Spongiosaschrauben mit Unterlegscheiben. Bei der schmalen DC-Platte handelte es sich um eine 4-Loch-Unterschenkelplatte.

Hefte zur Unfallheilkunde, Heft 174
Zusammengestellt von A. Pannike

Tabelle 1. Operative Versorgung

Gruppe	(n = 68)	Symphyse	ISG
A	12	Zuggurtung	Zuggurtung
B	5	Rekonstruktionsplatte	2 Spongiosaschrauben
C	11	schmale DC-Platte	2 Spongiosaschrauben
D	9	schmale DC-Platte	Zuggurtung
E	11	schmale DC-Platte	schmale DC-Platte
F	10	Zuggurtung	schmale DC-Platte
G	10	PDS-Naht	PDS-Naht

- 9 Becken bekamen vorne eine schmale DC-Platte und hinten eine Zuggurtung. Die Zuggurtung wurde, wie bei Gruppe A, mit 4 Spongiosaschrauben und 4 8er-förmigen Schlaufen angelegt.
- Bei 11 Becken wurden DC-Platten vorne und hinten eingesetzt. Bei der Stabilisierung des ISG wurde darauf geachtet, daß die Schrauben das Gelenk nicht kreuzten.
- Bei 10 Becken wurde an der Symphyse eine Zuggurtung und hinten eine DC-Platte verwendet. Die Zuggurtung bestand, wie bei Gruppe A, aus 4 ovalen Drahtschlaufen die um 2 Spongiosaschrauben gelegt wurden, um ein Einschneiden im Knochen zu verhindern.
- In der letzten Versuchsgruppe wurden 10 Becken sowohl vorne als auch hinten mit PDS-Nähten stabilisiert. Da uns bisher nur ein begrenzter Vorrat an Material zur Verfügung stand, wurden im Experiment die beiden queren und die beiden diagonalen Schlaufen an der Symphyse mit einer einzigen Kordel ausgeführt. Im klinischen Einsatz sollten, um Schwierigkeiten beim Anspannen zu vermeiden, vier Kordeln benutzt werden. Am Iliosacralgelenk wurde eine PDS-Kordel durch 2 parallele Bohrkanäle geführt und außen gekreuzt. Die Bohrkanäle am ISG wurden mit einem 4,5-mm-Bohrer mit Hilfe des Zielgerätes der AO gebohrt. Zum Fädeln benutzten wir einen Cerclagedraht, der am Ende zu einem kleinen Haken umgebogen wurde. An Stelle des verwendeten Zielgerätes soll insbesondere für Becken mit einem flachen Winkel zwischen Os sacrum und Os ilium ein modifiziertes Zielgerät entwickelt werden, mit dem v-förmige Bohrkanäle möglich sind.

In Abb. 1 ist für jede Versuchsgruppe die Bruchlast in Newton jeweils vor und nach der operativen Versorgung dargestellt. Eingetragen sind die Mittelwerte sowie Maximum und Minimum. Die Güte eines Operationsverfahrens findet Ausdruck in der Differenz zwischen prae- und postoperativer Bruchlast. Eine kleine Differenz oder graphisch ein flacher Abfall der gepunkteten Linie, bedeutet eine stabilere Osteosynthese, ein steiler Abfall dagegen eine weniger stabile.

Bei unserem Zuggurtungsverfahren findet sich eine mittlere Differenz zwischen prä- und postoperativer Bruchlast von 847 Newton.

Bei Verwendung einer Rekonstruktionsplatte vorne und zwei Spongiosaschrauben hinten, erkennt man deutlich die große Differenz zwischen prä- und postoperativer Bruchlast. Sie beträgt i. M. 1410 Newton. Wie bereits erwähnt, wurde aus diesem Grunde die Methode lediglich 5mal untersucht, da sie uns für die praktische Anwendung nicht ausreichend stabil erscheint.

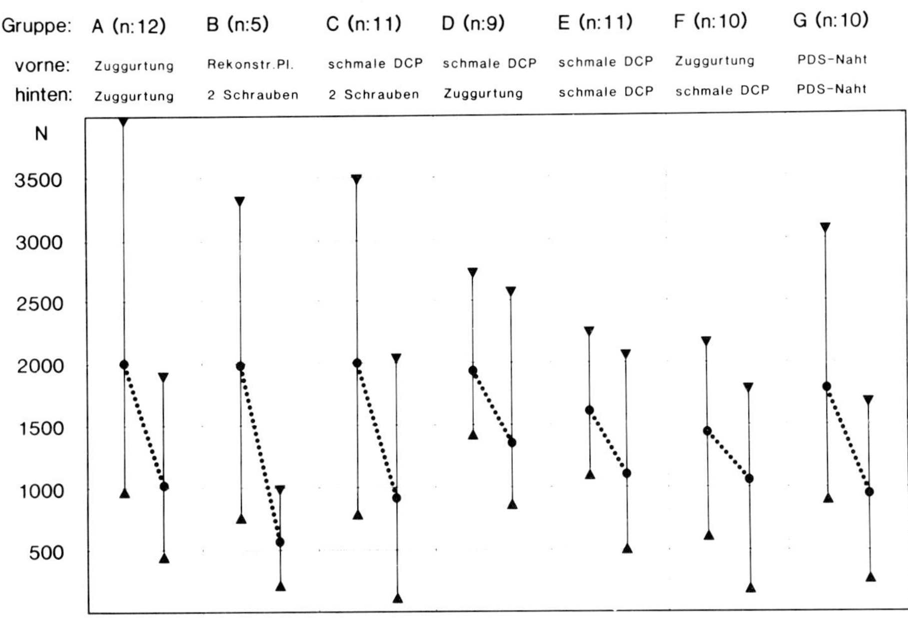

Abb. 1. Graphische Darstellung der Bruchlast, jeweils vor und nach der operativen Versorgung

Auch die Arthrodese, mit einer schmalen DC-Platte vorne und 2 Spongiosaschrauben hinten, zeigt ein schlechteres Ergebnis als unsere Zuggurtungen. Die Differenz zwischen prä- und postoperativer Belastung ist mit durchschnittlich 1083 Newton deutlich größer als bei der Gruppe A, was graphisch durch den steileren Abfall der gepunkteten Linie zum Ausdruck kommt.

Bei der Gruppe D, mit einer schmalen DC-Platte an der Symphyse und einer Zuggurtung am ISG, ergibt sich ein geringerer Abfall von prä- nach postoperativ. Die Differenz beträgt i. M. 595 Newton, d. h. die Operationsmethode ist besser als die Zuggurtungen, wenn man nur die Bruchlast vergleicht.

Das gleiche gilt für die Gruppe E, bei der schmale DC-Platten sowohl zur Überbrückung der Symphyse als auch zur Stabilisierung des ISG verwendet wurden. Vom bloßen Aspekt her müßte dieses Verfahren das stabilste von allen untersuchten sein. Tatsächlich beträgt die mittlere Differenz zwischen prä- und postoperativer Bruchlast nur 517 Newton.

Die Gruppe F mit einer Zuggurtung an der Symphyse und einer schmalen DC-Platte am ISG, schneidet erstaunlicherweise noch besser ab. Hier beträgt die Differenz lediglich 390 Newton. Dieses Ergebnis bedeutet, daß eine Zuggurtung an der Symphyse, bei der von uns gewählten seitlichen Kompression, besonders geeignet ist, den verformenden Kräften entgegen zu wirken.

Bei Gruppe G, wurde sowohl die Symphyse als auch das ISG durch eine PDS-Naht stabilisiert. Die mittlere Differenz zwischen prä- und postoperativer Belastung beträgt 852 Newton und ist somit nahezu identisch mit dem bei den metallischen Zuggurtungen der Gruppe A errechneten Wert.

Zusammenfassend kann man sagen, daß bei den Versuchsgruppen D, E und F die rigideren Osteosyntheseverfahren angewendet wurden. Die Operationsmethoden B und C mit Schraubenarthrodesen des ISG sind am instabilsten und unseres Erachtens für den klinischen Einsatz ungeeignet. Die Gruppe A, mit unseren Zuggurtungen und die Gruppe G, mit der von uns entwickelten PDS-Naht, liegen nur wenig schlechter als die rigiden Überbrückungen. Die Ergenisse wurden mit Hilfe der 2-fachen Varianzanalyse ausgewertet. Dabei konnte mit einer Irrtumswahrscheinlichkeit von $p < 0{,}05$ eine Wechselwirkung zwischen OP-Verfahren einerseits und Bruchlast prä- und postoperativ andererseits nachgewiesen werden.

Mit unseren experimentellen Untersuchungen zur Stabilität verschiedener Osteosyntheseverfahren, bei Symphysenruptur und Sprengung eines Iliosacralgelenkes wollen wir zeigen, daß unsere, wie wir meinen physiologischere Methode, mit den 2 Zuggurtungen, die wir neuerdings durch PDS-Nähte ersetzen, durchaus mit den rigideren Verfahren konkurriert. Darüberhinaus ist unsere Methode operationstechnisch einfach, sie erfordert wenig präparatorischen Aufwand und ist in jedem Fall risikoarm. Schließlich wird durch die PDS-Naht eine oftmals schwierige Osteosynthesematerialentfernung überflüssig.

Die Bedeutung der Rekonstruktion des vorderen Pfeilers für die Wiederherstellung der Hüftgelenkkongruenz

G. Hörster

Berufsgenossenschaftliche Unfallklinik (Direktor: Prof. Dr. G. Hierholzer), Großenbaumer Allee 250, D-4100 Duisburg 28

Trotz der technischen Schwierigkeiten Hüftpfannenfrakturen operativ anatomisch zu rekonstruieren, haben in den vergangenen Jahren die allgemeinen Grundsätze der Behandlung von Gelenkfrakturen auch hier immer größere Bedeutung erhalten. Aufgrund der physiologischen Belastungsverhältnisse des Hüftgelenkes steht der Wiederaufbau des cranialen und dorsalen Gelenkbereiches im Vordergrund. In der vorliegenden Arbeit soll auf die Frage eingegangen werden, in welcher Weise die Rekonstruktion des ventralen Pfannenbereiches zum gewünschten Ergebnis der stufenfreien Gelenkrekonstruktion beitragen kann.

Eigene Beobachtungen

Auch in unserer Klinik steht die Rekonstruktion der Hauptbelastungszone im Mittelpunkt des Therapiekonzeptes. Stufenbildungen im cranialen und dorsalen Pfeilerbereich bilden die Indikation zur operativen Intervention. Wir mußten jedoch in einigen Fällen auch nach vollständiger dorso-cranialer Rekonstruktion bei Vernachlässigung des ventralen Pfeilers eine fortbestehende Subluxationstendenz des Kopfes in ventromedialer Richtung realisieren.

Zur fotografischen und röntgenologischen Dokumentation haben wir an einem Knochenmodell verschiedene Frakturen mit Beteiligung des ventralen Pfeilers gesetzt. Es konnte

Hefte zur Unfallheilkunde, Heft 174
Zusammengestellt von A. Pannike

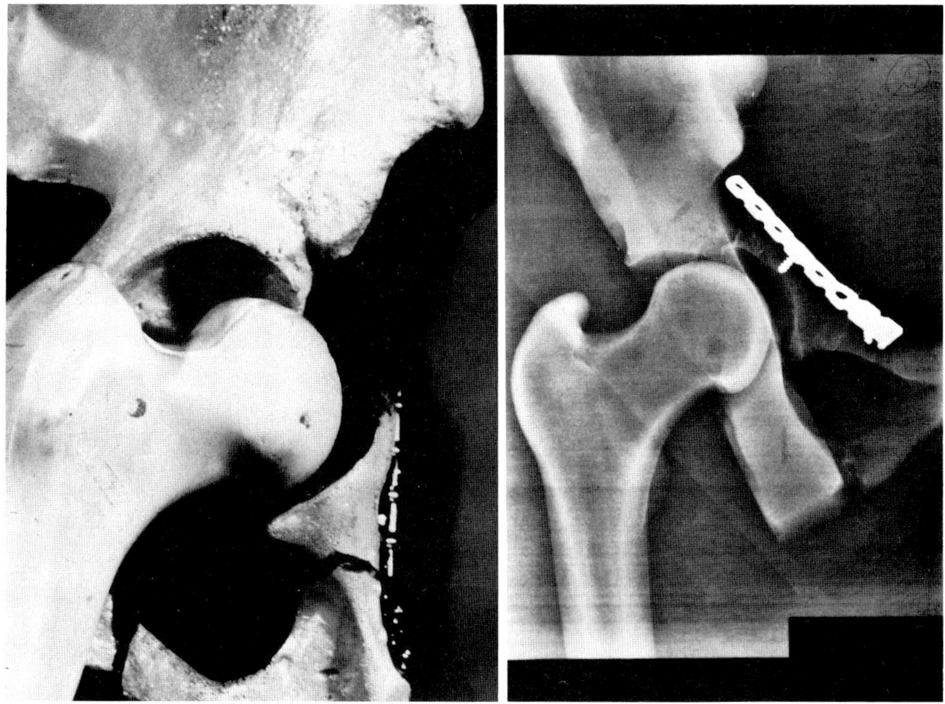

Abb. 1. Fotografische und röntgenologische Darstellung der ventro-medialen Subluxation des Hüftkopfes

dadurch nachgewiesen werden, daß bei Vernachlässigung der ventralen Rekonstruktion – insbesondere bei hohen Frakturen – dem Hüftkopf die Möglichkeit zur ventro-medialen Subluxation verblieb. Die Folge war eine Inkongruenz im Belastungsbereich, selbst wenn die Hüftpfanne hier anatomisch stabilisiert war. Da die Höhe der Fraktur einen wesentlichen Hinweis auf den Grad der Instabilität und damit der Subluxationsneigung gibt, sollte bei der Stabilisierung von Pfannenfrakturen, welche beide Pfeiler betreffen, der mehr cranial gelegene Anteil in den Mittelpunkt des Therapiekonzeptes gestellt werden. Kleinere Stufenbildungen im ventralen Bereich sind nur dann zu vernachlässigen, wenn der Hüftkopf unter dem Pfannendach zentriert ist (Abb. 1).

Diskussion

Hüftpfannenfrakturen werden heute nach ihrer Lokalisation in Bezug auf ventralen, dorsalen und cranialen Pfannenbereich eingeteilt [5]. Die Bedeutung dieser Einteilung für das einzuschlagende Therapiekonzept begründet sich im wesentlichen mit der Konsequenz in Bezug auf den Zugang.

Da unbestrittenermaßen die wesentlichen Belastungszonen im cranialen und dorsalen Pfannenbereich liegen, wird die Reposition hier als vordringlich bezeichnet [4, 6–8]. Auch bei kombinierten Frakturen wird in der Regel der Zugang von dorsal empfohlen, wobei daraufhingewiesen wird, daß der ventrale Pfeiler sich häufig spontan einstellt [6]. Somit nimmt die Bedeutung und die Operationsindikation von ventral über dorsal nach cranial ab [8]. Bei ventralen Frakturen wird in der Regel eine konservative Therapie für ausreichend erachtet, da die Fragmente einerseits meist nur kleine gelenktragende Bereiche enthalten und andererseits eine Beteiligung an der Hauptbelastungszone nicht besteht. Damit wird die Notwendigkeit der anatomischen Rekonstruktion in diesem Pfannenbereich nur bei erheblicher Dislokation gesehen [7]. Größere Statistiken zeigen, daß rund 50% der Acetabulumfrakturen eine ventrale Beteiligung aufweisen [4]. Ein Zeichen für die Dominanz der genannten Gedankengänge in Bezug auf die Indikation kann darin gesehen werden, daß über 4/5 der Frakturen allein von dorsal versorgt wurden [4]. Die deutliche Abnahme der Quote erfolgreicher Rekonstruktion bei kombinierten Frakturen und alleinigem dorsalem Zugang wird dann in der Regel den problematischen Bruchformen zugerechnet und als unabänderliche Problematik der speziellen Lokalisation der Fraktur hingstellt. Ecke hingegen hat mehrfach auf die Bedeutung der Rekonstruktion des vorderen Pfeilers hingewiesen, insbesondere bei gleichzeitiger Beteiligung der gleichseitigen Beckenschaufel [2]. Er begründet die Bevorzugung dieser Osteosynthese dadurch, daß vom ventralen Zugang durch Benutzung eines entsprechenden Instrumentariums auch dorsal eine exakte Reposition möglich ist [2].

Die Bemühung um exakte dorso-craniale Reposition ist zweifelsfrei anzuerkennen. Kleinere Stufenbildungen im ventralen Bereich können vernachlässigt werden, wenn cranial und dorsal postoperativ volle Kongruenz der Gelenkflächen besteht. Es wird bisher offensichtlich jedoch zu wenig beachtet, daß eine Vernachlässigung des ventralen Pfeilers dem Kopf die Möglichkeit läßt, in der Pfanne nach ventro-medial zu subluxieren, wodurch eine einwandfreie Gegenüberstellung von Kopf und Pfanne im rekonstruierten Belastungsbereich verlorengehen kann. Besonders bei hoch liegenden ventralen Frakturen kann man dieses Fehlergebnis sehen; auch eine korrekte dorsocraniale Rekonstruktion wird aufgrund der unvermeindlichen Arthrosegefährdung dann zu keinem guten Ergebnis führen. Der Gedankengang, das Ausmaß der Luxation bzw. Subluxation des Kopfes gegenüber dem Pfannendach in den Mittelpunkt von Diagnostik und Therapie zu stellen, wurde bereits von Westerborn und Böhler vor vielen Jahren propagiert [1, 9]. Beide Autoren leiteten die therapeutische Konsequenz aus dem Ausmaß der Subluxation und nicht aus der Lokalisation der Fraktur ab. Es wurde dadurch expressis verbis die Zentrierung des Hüftkopfes unter dem Pfannendach als Therapieziel in den Vordergrund gestellt.

Es scheint sinnvoll, sich bei der Aufstellung des Behandlungsplanes die unterschiedlichen Therapieziele – einmal der dorso-cranialen Rekonstruktion, zum anderen der Zentrierung des Hüftkopfes unter dem Pfannendach – zu vergegenwärtigen, ungeachtet dessen, daß sie sich häufig überschneiden. Es wird sich insbesondere bei hoher Beteiligung des ventralen Pfeilers häufiger die Indikation zur Osteosynthese ergeben, um den Hüftkopf sicher aus seiner beckenwärtigen Subluxationsstellung nach außen unter das Pfannendach zu bringen. Auf die Möglichkeit eine gleichzeitig bestehende dorsale Pfeilerfraktur von hieraus zu stabilisieren, soll nochmals verwiesen werden.

Zusammenfassung

Die anatomische Rekonstruktion der Hüftpfanne zentriert den Hüftkopf unter dem Pfannendach. Die alleinige dorso-craniale Osteosynthese schafft zwar eine ideale Wiederherstellung des Belastungsbereiches, verhindert jedoch insbesondere bei hohen ventralen Frakturen nicht zuverlässig eine weiterbestehende Subluxation des Kopfes nach ventro-medial. Die Indikation zur Osteosynthese des ventralen Pfeilers muß somit nicht nur unter dem Gedankengang der Beseitigung von Stufenbildungen im nicht belasteten Gelenkanteil gesehen werden, sondern auch als Hilfsmaßnahme, den Hüftkopf der rekonstruierten dorso-cranialen Hüftpfanne exakt gegenüberzustellen.

Literatur

1. Böhler L (1954) Technik der Knochenbruchbehandlung, Bd II, 1. Teil. Haudrich, Wien Bonn
2. Ecke H, Neubert Ch (1979) Die Reposition hinterer Pfeilerfrakturen des Acetabulum mit dem Beckenrepositorium. In: Hefte Unfallheilkd, Heft 140. Springer, Berlin Heidelberg New York, S 122
3. Ender HG (1974) Die Formen der Hüftpfannenbrüche. In: Hefte Unfallheilkd, Heft 124. Springer, Berlin Heidelberg New York, S 9
4. Jungbluth KH, Sauer H-D, Schöttle H (1979) Ergebnisse der operativen Rekonstruktion verschobener Acetabulumfrakturen. In: Hefte Unfallheilkd, Heft 140. Springer, Berlin Heidelberg New York, S 154
5. Letournel E, Judet R (1981) Fractures of the Acetabulum. Springer Berlin Heidelberg New York
6. Rüter A, Burri C (1979) Operative Behandlung der Acetabulumfrakturen. In: Hefte Unfallheilkd, Heft 140. Springer, Berlin Heidelberg New York, S 105
7. Schmelzeisen H (1979) Ergebnisse der operativen Behandlung von Acetabulumfrakturen. In: Hefte Unfallheilkd, Heft 140. Springer, Berlin Heidelberg New York, S 161
8. Weigand H, Schweikert C-H (1979) Frakturtypen des Acetabulum. In: Hefte Unfallheilkd, Heft 140. Springer, Berlin Heidelberg New York, S 13
9. Westerborn A (1928) Beiträge zur Kenntnis der Beckenbrüche und Beckenluxationen. Acta Chir Scand Suppl 8

Experimentelle Untersuchungen zur Stabilität nach Oberschenkelmarknagelung mit Cerclagen und Oberschenkelverriegelungsnagelung

W. Scharf, E. Orthner, R. Schabus, W. Wagner und O. Wruhs

I. Universitätsklinik für Unfallchirurgie (Direktor: Prof. Dr. E. B. Trojan), Alser Straße 4, A-1097 Wien

Für Frakturen im proximalen und distalen Schaftdrittel des Oberschenkels wird sowohl die Verriegelungsnagelung als auch die Marknagelung mit Cerclagen angewandt.

Die Technik der Verriegelungsnagelung erlaubt gedecktes operatives Vorgehen um den Preis, daß nicht in jedem Fall eine anatomische Reposition erzielt werden kann. Zur Anbringung von Drahtcerclagen muß die Fraktur selbstverständlich freigelegt und anatomisch reponiert werden.

Hefte zur Unfallheilkunde, Heft 174
Zusammengestellt von A. Pannike

In einem standardisierten Belastungssystem an Oberschenkelknochen wurden kurze und lange Schrägfrakturen im proximalen und distalen Schaftdrittel simuliert und die Stabilität der verschiedenen intramedullären Osteosyntheseverfahren verglichen.

Die kurzen und langen Schrägfrakturen wurden an verschiedenen Knochen in unterschiedlichen Ebenen simuliert. Zum besseren Verständnis werden die Stabilitätsverhältnisse jener Frakturformen wiedergegeben, die im eigenen Krankengut am häufigsten zu finden waren.

Für die Untersuchungen wurden jeweils beide Femora einer frischen Leiche (4 Leichen im Alter zwischen 20 und 42 Jahren) ausgelöst, tiefgefroren und 6 h vor Untersuchungsbeginn aufgetaut. Jeweils an beiden Knochen wurden entweder im proximalen oder distalen Schaftdrittel Frakturlinien, die kurzen Schrägbrüchen (doppelte Femurschaftbreite) oder langen Schrägbrüchen (dreifache Schaftbreite) entsprachen mit der oscillierenden Säge eingeschnitten; anschließend wurden die Knochen mit dem Phelps-Gocht gebrochen.

Nach entsprechendem Aufbohren des Markraumes wurde ein Verriegelungsnagel der Firma Howmedika zunächst ohne Verriegelungsbolzen eingebracht. Nach Anbringen zweier doppelt geführter Cerclagen aus 1,2 mm starkem Stahldraht (standardisierte Kraftanwendung mit der Demel-Zange) wurde die Stabilität gemessen. Anschließend erfolgte die Stabilitätsmessung nach statischer Verriegelung. Danach wurden die Cerclagen entfernt und die Stabilität nach alleiniger Verriegelungsnagelung bestimmt.

Zur Stabilitätsmessung wurde das Femur in Schaftmitte in einem Schraubstock eingespannt und mit Hilfe einer Fixateur-externe-Konstruktion und einer Federwaage eine axiale Belastung von 0 bis 90 kp zwischen Oberschenkelkopf und Condylengelenksfläche ausgeübt. Zur Bestimmung des Ausmaßes der Relativbewegung der Knochenfragmente zueinander bei kontinuierlicher Gewichtsbelastung wurden ein Laserstrahlgerät und ein Planspiegel benutzt. Der Laserstab wurde am jeweils langen, der Spiegel am jeweils kurzen Fragment im 45°igen Winkel zur Strahleinrichtung fixiert. Die punktförmigen Abbildungen des vom Spiegel reflektierten Laserstrahls wurden in Belastungsschritten von 15 kp auf einer ebenen Fläche markiert. Die Verbindung der einzelnen Punkte ergab eine für die jeweilige Stabilität charakteristische Kurve.

Bei kurzen Schrägbrüchen liegen nahezu identische Stabilitätsverhältnisse vor; lediglich die im distalen Drittel lokalisierte Fraktur weist bei alleiniger Verriegelungsnagelung eine geringgradige größere Instabilität auf (Abb. 1, 2).

Erwartungsgemäß ist beim langen Schrägbruch die alleinige Verriegelung mit Abstand instabiler; als überraschend erachteten wir den hohen quantitativen Unterschied im Sinne der Rotation bei proximaler und im Sinne der Varusverformung bei distaler Fraktur (Abb. 3, 4).

Bei Gegenüberstellung der Stabilitätsunterschiede im proximalen Drittel kann durch zusätzliche Cerclagen bei kurzer Schrägfraktur kaum vermehrte Stabilität erzielt werden. Hingegen ist zumindest im Experiment zu demonstrieren, daß bei alleiniger Verriegelungsnagelung im Vergleich zu den anderen Osteosyntheseverfahren durch eine inverse Rotationsbewegung eine deutlich erhöhte Relativbewegung der Fragmente zueinander angezeigt wird (Abb. 1, 3).

Bei den Frakturen im distalen Drittel erweist sich ähnlich wie bei allen durchgeführten Messungen die Verriegelungsnagelung und Cerclage am stabilsten. Die Varusverformung bei langer Schrägfraktur allerdings ist bei 90 kp Belastung und alleiniger Verriegelungsnagelung etwa 5mal größer, wobei sich die anderen Verformungskomponenten annähernd gleichen (Abb. 2, 4).

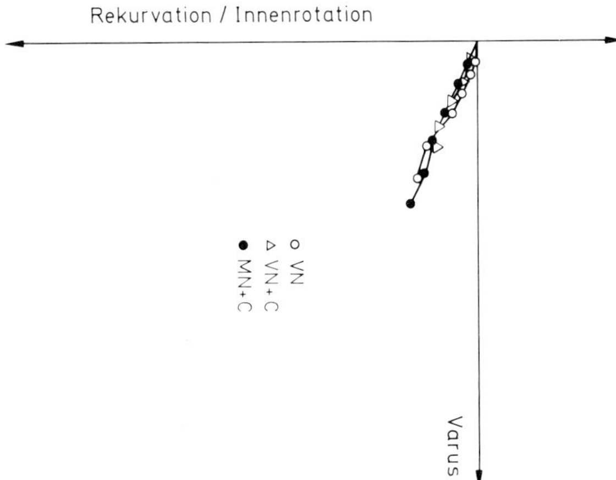

Abb. 1. Kurze Schrägfraktur. Proximales Drittel

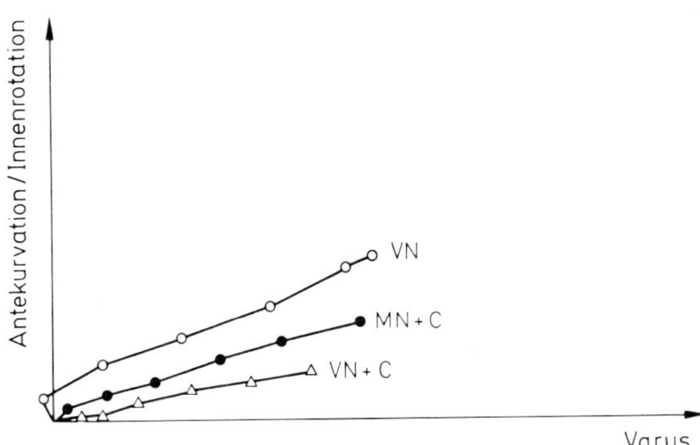

Abb. 2. Kurze Schrägfraktur. Distales Drittel

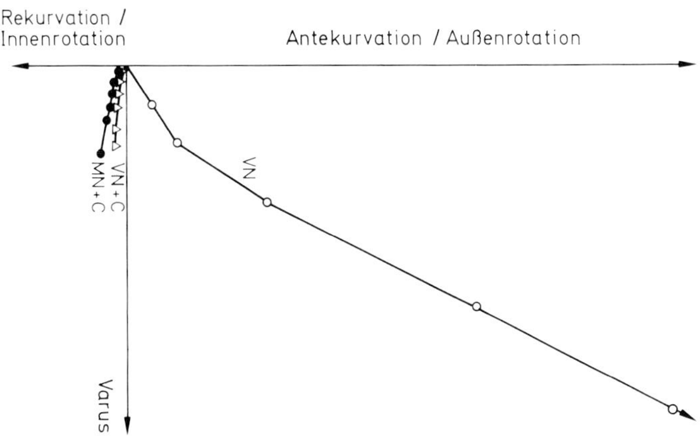

Abb. 3. Lange Schrägfraktur. Proximales Drittel

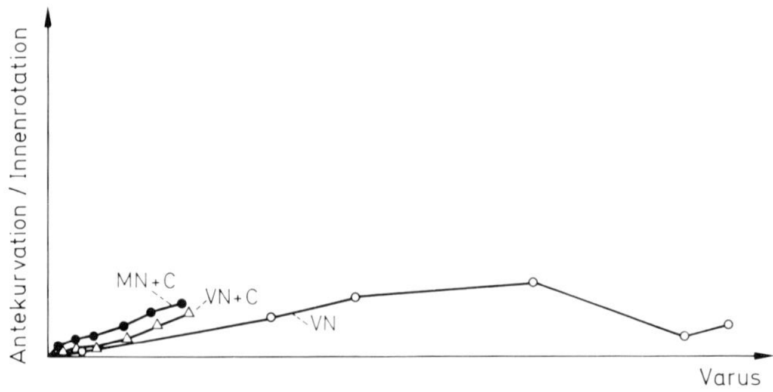

Abb. 4. Lange Schrägfraktur. Distales Drittel

Nochmals sei auf die wesentlichen mechanischen Unterschiede zwischen langer und kurzer Schrägfraktur nach alleiniger Verriegelungsnagelung hingewiesen.

Rückschlüsse von den ermittelten Ergebnissen auf die klinische Anwendung können nur mit Vorbehalt gezogen werden, da die von uns gewählte hochempfindliche Meßtechnik Stabilitätsdifferenzierungen in quantitativ geringen Bereichen ermöglicht, über deren klinische Relevanz diskutiert werden kann. Eindrucksvoll soll darauf hingewiesen werden, daß bei den vorliegenden Experimenten lediglich ein Vergleich zwischen drei klinisch möglichen Osteosyntheseverfahren gezogen werden sollte. Hinlänglich bekannte Untersuchungen über biologische Aspekte der intramedullären Stabilisierung werden von der gegenständlichen Untersuchung nicht berührt.

Die Beobachtung, daß die Anbringung von Drahtcerclagen die Stabilität einer Verriegelungsnagelung optimieren kann, läßt die Kombination dieser beiden Osteosyntheseverfahren sinnvoll erscheinen, wenn ohnehin offen operiert wird.

Da bei gedeckter Verriegelungsnagelung wie eingangs erwähnt nicht immer anatomische Reposition erzielt werden kann, müssen für Frakturen mit Diastase oder Rotationsfehler bzw. Seitverschiebung noch größere Instabilitäten angenommen werden, als sie bei den experimentellen Untersuchungen an Leichenknochen nach anatomischer Reposition beobachtet wurden.

Literatur

1. „Verriegelungsnagelung" Vécsei, V (Hrsg) (1978) Maudrich, Wien München Berlin
2. „Verriegelungsnagelung" Mockwitz J, Contzen H (Hrsg) (1982) Hefte Unfallheilkd, Heft 161. Springer, Berlin Heidelberg New York
3. Dix ans d'enclouage centro-medullaire avec verrouillage (1984) Kempf I, Grosse A (Hrsg). Straßbourg

Biomechanische Untersuchung zur isolierten vorderen Syndesmosenruptur

A. Pfister, K. Milachowski und W. Plitz

Staatl. Orthopädische Klinik (Direktor: Prof. Dr. M. Jäger), Harlachinger Straße 51, D-8000 München 90

Die vordere Syndesmose umfaßt zusammen mit dem Ligamentum tibiofibulare posterius die Articulatio tibiofibularis und sorgt mit dem fibularen Bänderen für den lateralen Gabelschluß. Dynamische Kräfte, die auf das obere Sprunggelenk einwirken, führen häufig zu Verletzungen dieser Bänder. Als Verletzungsmechanismus der isolierten vorderen Syndesmosenruptur hat Lauge Hansen experimentell an Amputationspräparaten folgende sogenannte „Ligamentäre Frakturen" erzeugen können:

1. Supinations-Eversionsbruch I,
2. Pronations-Abduktionsbruch II,
3. Pronations-Eversionsbruch I.

Der erste Begriff bezeichnet die Maximalstellung des Fußes, der zweite die forciert durchgeführte Bewegung. Diese Untersuchungen müssen jedoch kritisch betrachtet werden, da diese bei fixiertem Unterschenkel durch passive Bewegungen des Fußes erfolgten. Im Unfallgeschehen ist die Situation oft umgekehrt, da der Fuß meist fixiert ist und die Zwangsbewegung mit dem Unterschenkel durchgeführt wird.

Frick und Beck haben bei ihren Untersuchungen zur isolierten vorderen Syndesmosenruptur die Eversion des Fußes als die wesentliche Komponente der Verletzung gesehen, Supinations- und Pronationsstellung dagegen sind für den Verletzungsmechanismus nicht entscheidend. Nach der klinischen Erfahrung finden wir immer wieder isolierte Zerreißungen der vorderen Syndesmose beim alpinen Skilauf, also dann, wenn der distale Unterschenkel in den modernen Plastik-Skischuhen in einer leichten Hakenfußstellung von ca. 10° steht. Dabei ist die Supinations- bzw. Pronationsstellung nicht einnehmbar, ebensowenig eine Plantarflexion des Fußes. Torsionsmechanismen des Unterschenkels erscheinen also geeignet – außer einer eventuellen knöchernen Verletzung – eine Gabelsprengung zwischen Fibula und Tibia zu erzeugen.

Material und Methode

Für die experimentelle Untersuchungen wurde eine Einspannvorrichtung aus einem Fixateur-Externe-System konstruiert. Das Amputationspräparat konnte in Rechtwinkelstellung mit Steinmann-Nägeln eingespannt werden. Die Eversionsstellung wurde mit einem 10° Vorfußkeil erzeugt. Die Innenrotationsstellung der Tibia wurde proximal ebenfalls mit einem Steinmann-Nagel in 20° fixiert. In einer ersten Versuchsreihe an 4 Unterschenkel-Fuß-Präparaten wurde der Lauge Hansensche Versuch etwas modifiziert nachvollzogen. Jeweils zweimal wurde der ligamentäre Supinations-Eversionsbruch I und der Pronations-Eversionsbruch I überprüft. Die Modifikation bestand darin, daß sowohl die Supinations-Eversions-, bzw. die Pronations-Eversionsstellung des Fußes fest eingestellt wurde. Mit einer Universalprüfmaschine wurde dann eine Ventralverschiebung der Tibia gegen den Talus erzeugt, wobei Weg-Kraft-Diagramme auf einen Schreiber gezeichnet wurden. Durch die Ventralver-

Hefte zur Unfallheilkunde, Heft 174
Zusammengestellt von A. Pannike

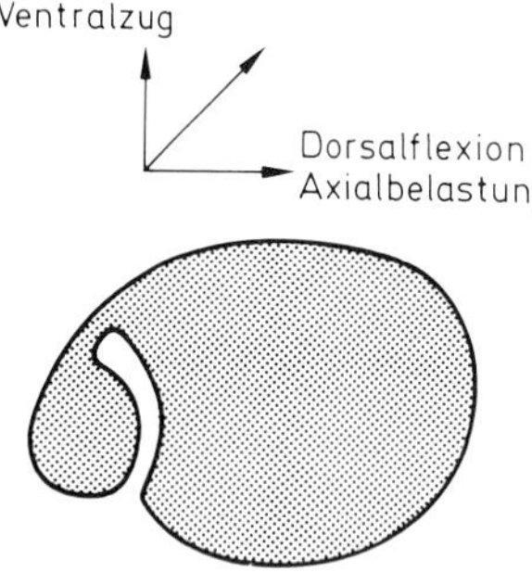

Abb. 1. Schematischer Querschnitt durch den distalen Unterschenkel. Dorsalflexion und Axialbelastung spannen die vordere Syndesmose. Zusammen mit dem experimentellen Ventralzug wurde die innenrotatorische Bewegung der Tibia als resultierender Faktor erzeugt

schiebung der distalen Tibia bei Innenrotation von 20° schob sich der Talus in die laterale Gelenkgabel von Fibula und Tibia und sprengte die Syndesmose.

Diese Modifikation der Lauge Hanschen Versuche konnte jedoch nicht voll befriedigen. Folgende Gründe waren dafür ausschlaggebend:

1. Es fehlte die Axialbelastung auf das obere bzw. untere Sprunggelenk, das Körpergewicht war also nicht in den Versuchsaufbau einbezogen.
2. Die Tibia war proximal fest fixiert und konnte die Ventral-Innenrotationsverkippung bei der Zugbelastung nicht mitmachen.
3. Ein Teil der Zugkraft mußte auf die Tibia mit übertragen werden, sie sollte also nicht punktuell knapp oberhalb des oberen Sprunggelenkes einwirken.

Wie auf der Abb. 1 ersichtlich, wird durch die Dorsalflexion im oberen Sprunggelenk der Talus auf Grund seiner anatomischen ventralen Verbreiterung in die Gelenkgabel gedrückt und die vordere Syndesmose zwischen Tibia und Fibula gespannt. Gleiches geschieht durch

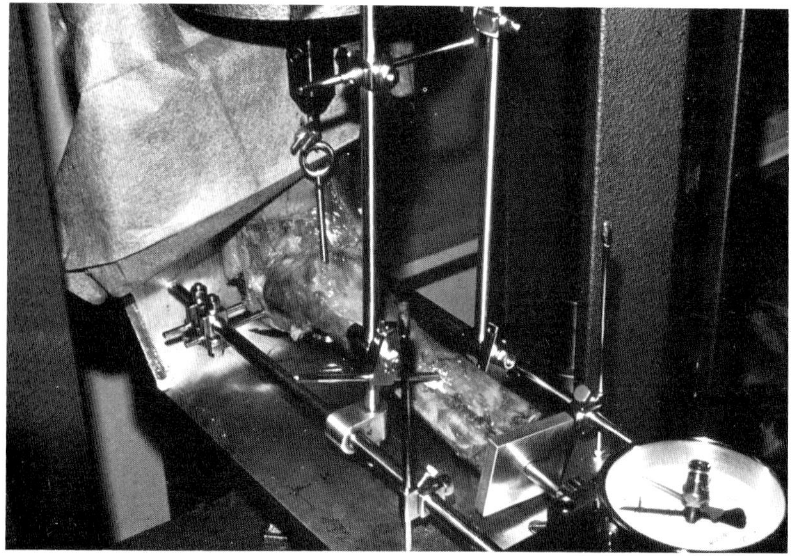

Abb. 2. Einspannvorrichtung aus einem Fixateur-Externe-System mit Unterschenkelamputationspräparat. Rechts unten ist der Druckbolzen mit der Druckmeßdose sichtbar

die Axialbelastung auf Tibia und Fibula durch das Körpergewicht. Der Ventralzug an der Tibia wurde dann durch die Universalprüfmaschine erzeugt. Aus beiden Komponenten ergibt sich im Versuch eine innenrotatorische Bewegung der Tibia, die die vordere Syndesmose – einer Türangel vergleichbar – spannt und schließlich zerreißen läßt.

Die Einspannvorrichtung wurde deshalb entsprechend Abb. 2 umgeändert. Die Axialbelastung von 60 kp wurde mit einer Druckmeßdose an Tibia und Fibula von proximal erzeugt. Die Tibia wurde mittels eines Steinman-Nagels fixiert, wobei jedoch eine Gelenkverbindung am Fixateurrohr die rotatorische Mitbewegung der Tibia voll ermöglichte und zugleich die Axialbelastung nicht behinderte. An die Dorsalfläche der Tibia wurde eine gebogene AO-Platte angebracht, die die ventrale Zugkraft mit einer Belastungsgeschwindigkeit von 10 mm/min auf eine größere dorsale Fläche der Tibia verteilte. Mittels eines Vorfußkeiles wurde dann noch die Dorsalextension von 10° im oberen Sprunggelenk bei einer neutralen Rückfußstellung eingestellt.

Für die zweite Versuchsreihe wurden folgende Stellungen gewählt: Dorsalextension von 10° im oberen Sprunggelenk, die Rückfußstellung blieb neutral. Die Zugrichtung an der Tibia, 10 mm oberhalb des oberen Sprunggelenkes, erfolgte nach ventral, wobei der Abstand zwischen tibialem Ansatz der Syndesmose bei 4 Präparaten 5 mm betrug und an 5 Präparaten mit 10 mm gewählt wurde. Die Axialbelastung betrug in allen Fällen 600 N.

Ergebnisse und Diskussion

In allen Fällen konnte eine isolierte Ruptur der vorderen Syndesmose erzeugt werden. War der Zugbolzen für den Ventralzug näher der Syndesmose angebracht, kam es zu einem knöchernen Ausriß der Syndesmose an der Tibia; betrug diese Distanz 10 mm, riß sowohl die vordere Syndesmose als auch ein Teil der distalen Membrana interossea. Sämtliche fibularen Bänder, das Deltaband und die knöcherne Gelenkgabel blieben bei makroskopischer Überprüfung intakt. Die durchschnittliche Zugkraft bis zur isolierten Syndesmosenruptur betrug 1286 N, bei Mitbeteiligung der Membrana interossea 1375 N.

Folgende Schlußfolgerungen können aus unseren Versuchen abgeleitet werden:

1. Die isolierte vordere Syndesmosenruptur kann experimentell erzeugt werden.
2. Die von Lauge Hansen angegebenen Verletzungsmechanismen kann man in statische und dynamische Komponenten einteilen. Der aktive Bewegungsteil, der zur Verletzung führt, erfolgt dabei ausschließlich im Fuß.
3. Die von uns experimentell erzeugte Syndesmosenruptur verlagert den dynamischen Teil des Bewegungsablaufes auf den Unterschenkel, wobei der forcierten Innenrotation mit Axialbelastung die entscheidende Bedeutung zukommt.
4. Der Fuß bleibt dabei in einer leichten Dorsalflexion von 10° bei Neutralstellung des Rückfußes fest fixiert. Der Talus spannt dabei auf Grund seiner ventralen Verbreiterung zusätzlich die vordere Syndesmose.
5. Die Mitbeteiligung der Membrana interossea an der Ruptur hängt von der Höhe und Lokalisation der einwirkenden Rotationskraft auf den Unterschenkel ab.

In der klinischen Diagnostik spielt auch der Unfallhergang bei dem Verdacht auf eine isolierte vordere Syndesmosenruptur eine wichtige Rolle.

Das Innenrotationstrauma bei fest fixiertem Fuß – wie beim Skilauf vorkommend – kann bei entsprechender Krafteinwirkung eine isolierte Ruptur der vorderen Syndesmose, ohne zusätzliche Knöchelverletzungen hervorrufen.

Literatur

1. Frick H (1978) Zur Entstehung, Klinik, Diagnostik und Therapie der isolierten Verletzung der tibiofibularen Syndesmose. Unfallheilkunde 81:542–545
2. Lauge Hansen N (1963) Knöchelbrüche und Bandverletzungen des Fußgelenkes und des Fußes, I. Mitteilung. Z Chirurgie 14:528–541
3. Lauge Hansen N (1963) Knöchelbrüche und Bandverletzungen des Fußgelenkes und des Fußes, II. Mitteilung. Z Chirurgie 15:545–561
4. Rasmussen O (1982) Distal tibiofibular ligaments. Acta Orthop Scand. 53:681–686
5. Weber BG (1972) Die Verletzungen des oberen Sprunggelenkes, 2. Aufl. Huber, Bern
6. Weinert CR, McMster JH, Ferguson RI (1973) Dynamic function of the human fibula. Am J Anat 138:145–150

Die funktionelle Anatomie und Biomechanik als Verständnisgrundlage der posttraumatischen Arthrose des oberen Sprunggelenkes

F. Köckerling, G. Weseloh und D. Hohmann

Chirurgische Klinik mit Poliklinik der Universität Erlangen-Nürnberg, D-8520 Erlangen

Die komplizierte Biomechanik des oberen Sprunggelenkes läßt nach Weller (1977) nur dann eine vollständige Wiederherstellung der Beweglichkeit und Belastbarkeit zu, wenn die Läsionen am Knochen, Knorpel und Bandapparat anatomisch exakt zur Ausheilung gebracht werden können. Wir führten deshalb an anatomischen Frischpräparaten Untersuchungen bezüglich der Bedeutung der einzelnen Strukturen für die normale Funktion und Pathomechanik des oberen Sprunggelenkes durch.

Das obere Sprunggelenk stellt ein modifiziertes Scharniergelenk dar. Die Gelenkfläche der Talusrolle gliedert sich in die Facies superior, die eine Führungsmulde und zwei Rollhügel mit spiralförmigem Profil aufweist, und die Facies malleolaris medialis und lateralis. In der Aufsicht gewinnt die Talusrolle durch die Rollhügel eine Trapezform mit einem größeren vorderen und einem schmäleren hinteren Durchmesser, die sich auch in einer hinteren Konvergenz der seitlichen Gelenkfacetten zeigt. Die morphologischen und funktionellen Befunde ergeben danach einen besseren Gelenkschluß in Dorsalflexion als in Plantarflexion. Im Sohlen- und Zehenstand wird also eine maximale Stabilisierung und Kräfteverteilung erreicht, da in diesen Phasen das bis zu Dreifache des Körpergewichtes auf das obere Sprunggelenk einwirkt.

Der exakte Gelenkschluß mit maximaler Stabilisierung des oberen Sprunggelenkes setzt jedoch die Intaktheit aller anatomischen Strukturen voraus. Riede (1977) konnte nachweisen, daß bereits kleine Fragmentfehlstellungen und Fibulaverschiebungen zu einer Verminderung der Kongruenz im oberen Sprunggelenk führen.

Nach Ruptur der Ligg. fibulotalare ant. und fibulocalcaneare besteht Instabilität des oberen Sprunggelenkes mit lateraler Aufklappbarkeit und einem Herausheben der Malleolengabel aus der Talusführung bei Dorsalflexion (Abb. 1). Auch bei Rupturen des vorde-

Hefte zur Unfallheilkunde, Heft 174
Zusammengestellt von A. Pannike

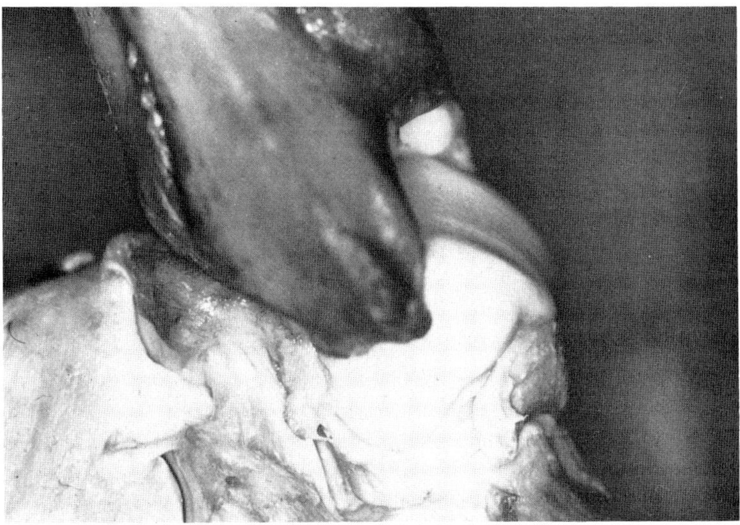

Abb. 1. Heraushebeln der Malleolengabel aus der Talusführung bei Dorsalflexion nach Durchtrennung der Ligg. fibulotalare ant. und fibulocalcaneare

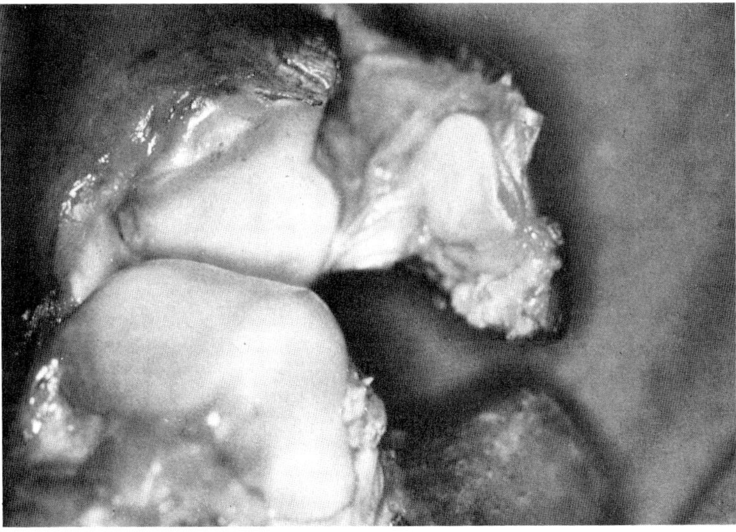

Abb. 2. Instabilität der Malleolengabel nach Durchtrennung des vorderen Syndesmosenbandes und der bindegewebigen Verbindung zwischen Tibia und Fibula in der Incisura fibularis tibiae

ren Syndesmosenbandes, besonders aber nach zusätzlicher Zerstörung der bindegewebigen Verbindung zwischen Tibia und Fibula in der Incisura fibularis tibiae, ist ein maximaler Schluß der Malleolengabel nicht mehr möglich, da die Fibula, am hinteren Syndesmosenband hängend, nach außen rotiert (Abb. 2).

Eine Spreizung der Malleolengabel am intakten anatomischen Präparat konnten wir nicht beobachten. Ebensowenig ließ sich eine Rotationsbewegung der Fibular bei erhaltener Syndesmose nachweisen.

Nach Tillmann (1981) kommt es dann zu einer optimalen Kraftübertragung im oberen Sprunggelenk, wenn Kongruenz der Gelenkflächen und geringe Scherkräfte durch maximale Stabilität besteht. Sind diese Voraussetzungen durch Schädigung einer anatomischen Struktur nicht mehr erfüllt, kommt es zu vermehrten Scherkräften und vermehrter Belastung bestimmter Knorpel-Knochen-Areale, also besteht eine präarthrotische Deformität. Aufgrund der vorliegenden Befunde erscheint es unbedingt notwendig, nach Traumen des oberen Sprunggelenkes der Rekonstruktion des Bandapparates ebensowiel Aufmerksamkeit zu widmen, wie der präzisen Knorpel-Knochen-Wiederherstellung.

Literatur

Hellige R, Gretenkord K, Tillmann B (1981) Funktionelle Anatomie des oberen und unteren Sprunggelenkes. Orthop Praxis 4/:299–304

Riede UN, Schenk RK, Willenegger H (1971) Gelenkmechanische Untersuchungen zum Problem der posttraumatischen Arthrosen im oberen Sprunggelenk. Langenbecks Arch Chir 328:258–271

Weller S, Knapp U, Eck Th (1977) Ergebnisse nach Korrektureingriffen am oberen Sprunggelenk. Unfallheilkunde 80:213–219

Hüftgelenksinfektion nach Hüftprothetik: Sanierung mit dem M. Sartorius

P. Habermeyer[1], L. Schweiberer[1], D. Wilker[1], E. Kaiser[2] und H. Mandelkow[1]

[1] Chirurgische Klinik Innenstadt und Chirurgische Poliklinik der Ludwig-Maximilians-Universität München (Direktor: Prof. Dr. med. L. Schweiberer), Nußbaumstraße 20, D-8000 München 2

[2] Anatomische Anstalt der Ludwig-Maximilians-Universität München (Vorstand: Prof. Dr. med. H. Frick), Nußbaumstraße 20, D-8000 München 2

Die schlechten und leidvollen Erfahrungen bei der Behandlung von Hüftgelenksinfektionen gaben uns Anlaß nach neuen Wegen zu suchen.

Problemstellung

Das Problem vor dem wir standen war der Verschluß des Totraumes, den die Hüftgelenkshöhle bildet, denn sie ist ein idealer Nährboden für eine Reinfektion. Ein weiteres Problem sahen wir in der Minderdurchblutung des fibrosierten, entzündlichen Kapsel-Weichteil-Gewebes. Die unzureichende Sauerstoffversorgung dieser Grenzzone und die Reinfektionsge-

Hefte zur Unfallheilkunde, Heft 174
Zusammengestellt von A. Pannike

fahr durch den Totraum waren der eigentliche Grund für das Scheitern aller bisherigen therapeutischen Bemühungen.

Um zu einer Lösung zu kommen mußten wir nur auf ein seit langem bekanntes und bewährtes Verfahren zurückgreifen, nämlich das Einschlagen gut durchbluteter Muskeln in osteitische Resthöhlen. Der gut durchblutete Muskel soll den Hohlraum ausfüllen, das Sauerstoffangebot für das hypoxämische Randgewebe erhöhen und so zu einer völligen Ausheilung des Infektionslagers führen.

Voraussetzung für das Gelingen ist die Vorbereitung des Transplantatlagers nach dem Prinzipien der septischen Chirurgie.

Gesucht wurde nun nach ortständigen Muskellappen, die einen ausreichend großen Schwenkradius aufzuweisen haben, um die sehr tiefliegende Gelenkhöhe zu erreichen.

Aus der Literatur kannte man den M. vastus lateralis und den M. rectus femoris [1, 3]. Hier handelt es sich aber um funktionell sehr wichtige Muskeln, welche besonders bei Ausheilung als Girdlestone Hüfte benötigt werden. Wir verwenden Sie daher nur bei sehr ausgedehnten Befunden.

Anatomie des M. Sartorius

Unsere Wahl fiel auf den längsten der Oberschenkelmuskeln, den M. sartorius. Aber gerade dieser Muskel wurde von zwei verschiedenen Autoren aufgrund seiner „segmentalen Blutversorgung" für die Transposition als ungeeignet betrachtet [3, 4]. Es gab jedoch auch einen Literaturhinweis demzufolge der M. sartorius, als proximal gestieltes Muskeltransponat, erfolgreich zur Anwendung kam [5].

Um die Ungereimtheiten bezüglich der Gefäßversorgung zu klären, wurden in der Anatomischen Anstalt der Universität München die chirurgisch relevanten Arterien des M. sartorius an 40 erwachsenen Individuen präpariert. Man kam zu einem überraschenden Ergebnis: Hatten die anderen Autoren bis zu 13 Muskelarterien gefunden, so fanden die Münchner Anatomen, daß die arterielle Versorgung des M. sartorius in der Regel nur durch 2–4 Äste der A. femoralis erfolgt (s. Tabelle 1). Jede dieser Arterien ist im Muskel miteinander durch Anastomosen verbunden, so daß das Versorgungsgebiet einer einzelnen Arterie im Muskel größer ist, als in der Literatur angenommen wurde. Die am weitesten proximal gelegene Arterie entspringt etwa 9,8 +/– 4,5 cm unterhalb des Leistenbandes. Ihre Eintrittstelle liegt am medialen Muskelrand, der Gefäßstiel mißt durchschnittlich 3,8 +/– 1,1 cm, der Kaliber schwankt zwischen 0,8 mm und 1,3 mm. „Aufgrund der präparativen Ergebnisse läßt sich sagen, daß der M. sartorius eine ausreichende Ernährung behält, wenn nur die proximale Muskelarterie erhalten bleibt" [2]. Bei einer Durchschnittslänge des M. sartorius von 52 cm gelingt es mit einen großen Sicherheitsabstand einen mindestens 30 cm langen Schwenklappen zu heben (Abb. 1).

Kommen wir nocheinmal zu dem Ausgangspunkt unserer Überlegung zurück. Die zur Sanierung eines Hüftgelenkinfektes gestellten Anforderungen an ein Muskeltransplantat erfüllt der M. sartorius dank seiner ausreichenden Länge und Gefäßversorgung.

Technik der Sartorius-Plastik

Am Beispiel einer infizierten Totalprothese soll das Vorgehen erläutert werden. Nach radikaler Excision sämtlichen Fistel- und Narbengewebes einschließlich der Pseudokapsel er-

Tabelle 1. Anzahl der Muskelarterien des M. sartorius

Drittel des M. sartorius		Sartoriuspräparat
proximales	prox. Hälfte	– 1 – – – – – – 1 – – – – 1 –
	dist. Hälfte	2 – – – 1 – 2 1 1 – – 1 1 1 – 1 2 – 1 1 – – 1 – – 1 1 1 2 1 1 – – – 1 – 1 – – 1
mittleres	prox. Hälfte	– 2 1 2 1 1 3 – – 1 1 1 1 – 2 1 1 1 1 1 1 1 1 – – – 1 1 2 – 1 1 2 1 1 1 – 1 2 1
	dist. Hälfte	1 1 – – 1 – 3 1 1 1 – 2 1 1 1 3 1 3 – 1 1 1 – 2 2 1 1 1 2 2 1 3 1 – 1 1 1 2 1 1
distales	prox. Hälfte	1 – 1 – 2 1 1 – – 1 1 1 1 1 1 1 1 – 1 1 1 1 1 1 1 – – – – – 1 – 2 – 1 1 1 – – –
	dist. Hälfte	– 1 – 1 1 – – 1 – – – – – – – – – – 1 – – – – – – 1 – – – – – – – – – – – – – –

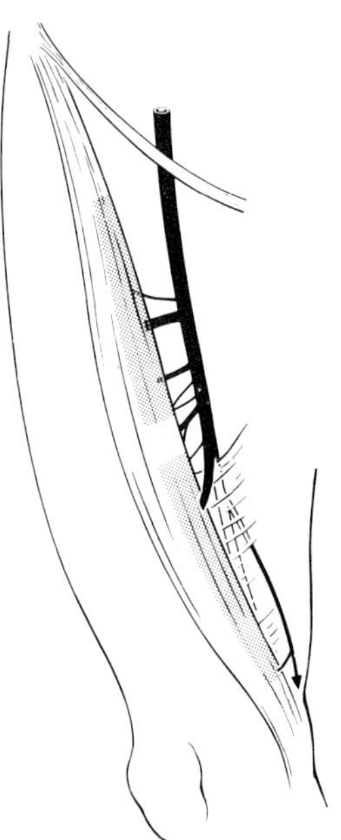

Abb. 1. Schematische Darstellung der arteriellen Versorgung des M. sartorius. Regelmäßig vorhandene Arterien (*dicke Strichstärke*). Häufig vorhandene Arterien (*mittlere Strichstärke*). Selten vorhandene Arterien (*dünne Strichstärke*). Der Raster gibt die Variationsbreite für den Eintritt der proximalen bzw. distalen Muskelarterie an

folgt unter möglicher Umgehung der Trochanterosteotomie der Ausbau von Prothese und Pfanne. Das Debridement umfaßt die totale Entfernung des Knochenzementes. Notfalls müssen über ein Fenster am ventralen Femurschaft tiefersitzende Palacos-Reste losgeschlagen werden. Verbleiben Zementreste, so können sie als Sequester Ausgangspunkt eines eitrigen Rezidivs werden. Zurück bleibt ein tiefes ausgedehntes Hohlraumsystem, welches bei konventioneller Technik langsam bindegewebig aufgefüllt wird.

Beim floriden Infekt empfiehlt es sich, nach Prothesenausbau und Debridement nicht in einer Sitzung die Sartorius-Plastik anzuschließen. Je nach Keimtestung und Situation sollte zur Infektberuhigung ein Drainage-System oder Gentamycin-PMMA-Ketten eingelegt werden. Dies gilt auch für den Femurmarkraum. Nach 10–14 Tagen ist die Wunde soweit konditioniert, daß nun die eigentliche Sartorius-Plastik durchgeführt werden kann.

Die Präparation des M. sartorius beginnt distal mit einem Hautschnitt entlang des Muskelverlaufes knapp über dem medialen Kniegelenksspalt. Von den drei Muskeln, die den Pes anserius superficialis bilden, liegt der M. sartorius am weitesten ventral. Er wird aufgesucht und ca. 3 Querfinger oberhalb des Kniegelenkspaltes durchtrennt. Der M. sartorius, welcher eine eigene Muskelscheide besitzt, kann nun nach proximal teils stumpf, teils scharf präpariert werden. Um ihn der Länge nach ganz zu heben, muß ein zweiter Hautschnitt weiter proximal über dem Muskelverlauf erfolgen. Die im distalen und mittleren Drittel mündenden Gefäße können gefahrlos ligiert und durchtrennt werden. Bis auf eine Länge von 30 cm gelingt es, den proximal gestielten Muskel zu präparieren, ohne daß die Durchblutung gefährdet würde. Wie bereits besprochen, mündet das oberste Gefäß in etwa am proximalen Drittelpunkt. Alleine kann es den ganzen Muskel versorgen. Diese Muskelarterie darf nicht verletzt werden. Als nächstes im Operationsverlauf schwenkt man den Lappen nach lateral, zieht ihn unter der Hautbrücke durch eine Fascienlücke medial des

M. tensor fasciae latae und versenkt ihn bündig bis auf den Boden der tiefen Gelenkshöhle. Es erfolgt die Ausheilung der Infekthöhle, da der Hohlraum mit vitalem, gut durchblutetem Muskelgewebe ausgefüllt ist.

Diskussion

Wir sehen in dem Konzept der Sartorius-Plastik ein neues Behandlungsprinzip, das den Gesetzen biologischer Heilvorgänge entspricht. Das Ziel der Sartorius-Plastik ist es:

1. die hypoxämische Infektzone mit Sauerstoff zu versorgen,
2. über die verbesserte Vascularisation höhere Antibioticaspiegel am Entzündungsort zu erreichen,
3. die cellulären und humoralen Abwehrmechanismen an den Ort des Geschehens zu bringen und
4. reinfektionsgefährdete Hohlräume mit vitaler Substanz zu verschließen.

Literatur

1. Arnold PG, Witzke DJ (1983) Management of failed total hip arthroplasty with muscle flaps. Ann Plast Surg Vol. 11, Nr. 6:474–478
2. Kaiser E, Genz KS, Habermeyer P, Mandelkow H (1984) Die arterielle Versorgung des Musculus sartorius. Chirurg 55:11
3. Mathes SJ, Nahai F (1982) Clinical applications for muscle and musculo cutaneous flaps. Mosby Company, St. Louis Toronto London
4. Xiong Shu-Ming (1983) Blood supply and nerve innervation of the sartorius muscle. Acta Anat Sin 14:32
5. Zeidler G (1982) Sanierung einer posttraumatischen osteitischen Höhle mit gestieltem M. sartorius. Zbl Chirurgie 107:42–45

Die Meniscopexie – Tierexperimentelle Untersuchungen zur Naht und Fibrinklebung der frischen und veralteten Meniscusläsion

K. A. Milachowski[1], K. Weismeier[1], C.-J. Wirth[1], W. Erhardt[2] und G. Blümel[2]

[1] Orthopädische Klinik, Ludwig-Maximilians-Universität (Direktor Professor Dr. med. M. Jäger), Harlachinger Straße 51, D-8000 München 90

[2] Abt. für experimentelle Chirurgie (Direktor Professor Dr. med. G. Blümel), Klinikum rechts der Isar, Technische Universität, Ismaringer Straße 22, D-8000 München 80

Die operative Versorgung der traumatischen Meniscusläsion ist seit fast 100 Jahren Gegenstand experimenteller Forschung und kontroverser klinischer Diskussion. An 30 Schafen wurden tierexperimentelle Untersuchungen zur Frage der Einheilung der frischen und ver-

Hefte zur Unfallheilkunde, Heft 174
Zusammengestellt von A. Pannike

alteten Meniscusverletzung durchgeführt. Bei 8 Tieren erfolgte die Fibrinklebung bzw. die primäre Naht der frischen Meniscusläsion. Bei weiteren 8 Tieren wurde die Sekundärnaht 4 Wochen nach primärer Meniscusläsion durchgeführt und 6 Tiere dienten als Kontrollgruppe. Operationstechnisch wurde so vorgegangen, daß am Übergang vom mittleren Drittel zum Hinterhorn am rechten medialen Meniscus ein standardisierter Längsriß von 15 mm Länge im Bereich der nicht mehr durchbluteten Randleiste gesetzt wurde. Dieser Meniscusriß wurde entweder geklebt, primär genäht, bei der Kontrollgruppe unbehandelt gelassen oder bei der Sekundärnaht zunächst 4 Wochen durch das Einnähen einer Gummilasche versorgt. Bei den 8 Tieren der Sekundärnaht erfolgte eine Rearthrotomie nach 4 Wochen und die Naht des Meniscusrisses nach vorheriger Anfrischung entsprechend den Primärnähten mit resorbierbarem Nahtmaterial. Bei allen Tieren wurde eine Achillessehnenresektion zur funktionellen Entlastung des Kniegelenkes durchgeführt. Die Laufzeiten der Tiere betrugen 6 und 12 Wochen, die Auswertung geschah klinisch, mikroangiographisch, histologisch und biomechanisch.

Es konnten folgende Ergebnisse ermittelt werden: Weder bei den mittels Fibrinkleber versorgten Läsionen, noch in der Kontrollgruppe verheilte der Riß. Bei der primären Naht zeigte sich von der Synovia ausgehend, eine deutlich vermehrte Capillarisierung und Gefäßneubildung um die ehemalige Rißstelle. Histologisch findet sich der Riß nach 6 Wochen in allen Präparaten durch lockeres Bindegewebe vernarbt. Nach 12 Wochen ist die ehemalige Läsion durch undifferenziertes Faserknorpelgewebe überbrückt. Entsprechende Befunde finden sich bei der Sekundärnaht nach 6 und 12 Wochen. Hier ist die Narbenbildung breitflächiger. Auch der basisnahe randständige Meniscusanteil ist zum Teil durch Granulations- und Narbengewebe ersetzt. Die biomechanische Prüfung der Meniscusnaht erfolgte am 6 mm breiten Meniscusquerschnitt in einer standardisierten Einspannung an einer universalen Prüfmaschine. Es kann gezeigt werden, daß sich eine zunehmende mechanische Festigkeit sowohl bei der Primär- wie auch bei den Sekundärnähten findet. So reißt der normale Meniscus am Übergang vom mittleren Bereich zum Hinterhorn bei einer mittleren Querzugbelastung von etwa 120 Newton, die Primärnähte widerstehen nach 6 Wochen einer mittleren Zugbelastung von 80 Newton, nach 12 Wochen ist bereits wieder eine Zugbelastung von über 100 Newton möglich. Die Sekundärnaht hält nach 6 Wochen einer Querzugbelastung von über 70 Newton und nach 12 Wochen bereits von über 90 Newton stand.

Die primäre Meniscusnaht unterscheidet sich nach 12 Wochen nicht mehr statistisch signifikant vom normalen Meniscus.

Zusammenfassend läßt sich aufgrund der tierexperimentellen Untersuchung die vollständige Einheilung der Naht sowohl des frischen wie auch des veralteten Meniscusrisses tierexperimentell beweisen. Weder die Fibrinklebung, noch eine reine funktionelle konservative Behandlung der frischen Meniscusläsion ohne Ruhigstellung, führt nach unseren tierexperimentellen Untersuchungen zur Einheilung des Meniscusrisses.

Literatur

1. Annandale Th (1885) An operation for displaced semilunar cartilage. Br Med J 1:779
2. Cotta H, Braun A (1982) Fibrinkleber in Orthopädie und Traumatologie. Thieme, Stuttgart New York
3. De Haven KE (1983) Peripheral meniscus repair: an alternative to menisectomy. J Bone Joint Surg 63B:167

4. King D (1936) Regeneration of the semilunar cartilages. Surg Gynecol Obstet 67:167
5. Rodriguez M, Zollinger H (1983) Die Naht baisnaher Meniscusrisse. In: Chapchal G (Hrsg) Sportverletzungen und Sportschäden. Thieme, Stuttgart New York, S 153
6. Wirth C-J, Jäger M, Kolb M (1984) Die komplexe vordere Knieeinstabilität. Thieme, Stuttgart New York
7. Zippel H (1973) Meniscusverletzungen und -schäden. Barth, Leipzig

Einbauverhalten autologer Spongiosa- und Corticalispartikel als lockere und komprimierte Transplantate im stabilen und instabilen Lager

C. Eggers[1], S. M. Perren[2], D. Wolter[1] und W. Ziegler[3]

[1] Abt. f. Unfallchirurgie, Allgemeines Krankenhaus St. Georg, Lohmühlenstraße 5, D-2000 Hamburg 1
[2] Schweizerisches Forschungsinstitut Davos, Labor für experimentelle Chirurgie, Osere Straße 22, CH-7270 Davos-Platz
[3] Bettinger Straße 90, CH-4125 Riehen/Basel

Bei der Behandlung instabiler Knochendefekte stellen sich Fragen nach der Form der Stabilisierung und nach der Art der knöchernen Defektauffüllung.

Der Beantwortung dieser Fragen wurde eine theoretische Modellanordnung zugrunde gelegt. Eine konstante Defektosteotomie sollte mit verschiedenen Instabilitätsgraden versehen werden (Abb. 1).

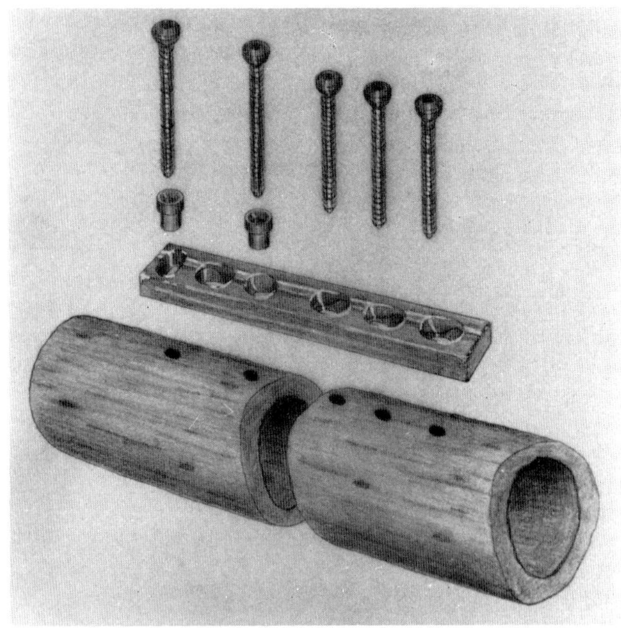

Abb. 1. Modell eines definiert instabilen Defektes am Röhrenknochen

Hefte zur Unfallheilkunde, Heft 174
Zusammengestellt von A. Pannike

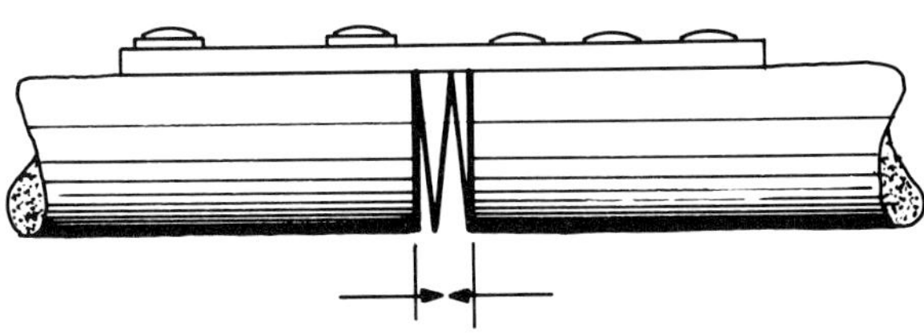

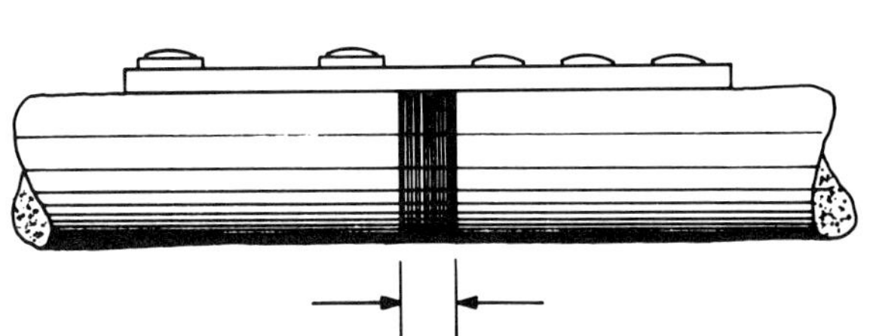

Abb. 2. Zwei Grundprinzipien der Auffüllung eines instabilen Defektes:
1. Elastisches Transplantat verteilt Deformation.
2. Steifes Transplantat wirkt abstützend

Die Auffüllung dieser instabilen Defekte sollte einmal nach dem Prinzip einer Feder erfolgen, die die in der Defektzone auftretenden Bewegungen elastisch auffängt und die auf sie einwirkende Gesamtdehnung auf ihre Länge gleichmäßig verteilt. Nach einem zweiten Prinzip sollten die Defekte mit einem steifen Körper aufgefüllt werden, der in direktem kraftschlüssigem Kontakt zu den Fragmentenden zu deren Stabilisierung beiträgt (Abb. 2).

Für das erste Prinzip bot sich die Verwendung komprimierter Spongiosazylinder an. Die günstigen Eigenschaften der autologen Spongiosa als Ersatzmaterial sind unumstritten [1, 4–6, 8]. Die aus Spongiosa komprimierten Körper wiesen aufgrund ihres Anteils an elastischen Gewebsanteilen ein elastisches Verhalten auf [3, 9].

Entsprechend dem zweiten Prinzip mußte ein weitgehend starrer, den mechanischen Eigenschaften der Corticalis entsprechender Körper gefunden werden. Hier bot sich das Osteotomieresektat als Transplantationsmaterial an [7].

Da aber der kompakte Knochen eine schlechte Revascularisationstendenz aufweist und deshalb als Transplantat weniger geeignet erschien [2], wurde seine Oberfläche durch Hobeln zu 80–100 μm dicken und 2–3 mm langen Spänen vergrößert (Abb. 3). Diese Corticalismikrospäne wurden dann zu Zylindern komprimiert, die eine große Steifigkeit aufwiesen.

Entsprechend diesen Überlegungen wurde in einer tierexperimentellen Versuchsreihe das Einbauverhalten autologen spongiösen Knochens in lockerer und komprimierter Form sowie gehobelten autologen kompakten Knochens in locker und komprimiert eingebrachter Form in instabil versorgte diaphysere Defekte beider Radii bei 30 Beagle-Hunden untersucht. Es wurden drei Versuchsgruppen mit abgestufter Instabilität gebildet.

Ziel der Untersuchung war die Klärung folgender Fragen:

1. Wie gut sind Transplantate aus autologer Spondiosa und autologen Corticalismikrospänen in Hinsicht auf einen soliden knöchernen Durchbau eines instabilen Defektes in einer möglichst kurzen Zeit?
2. Kann durch Kompression von autologer Spongiosa und autologen Corticalismikrospantransplantaten eine Verbesserung der Knochenheilung im instabilen Defekt erreicht werden?

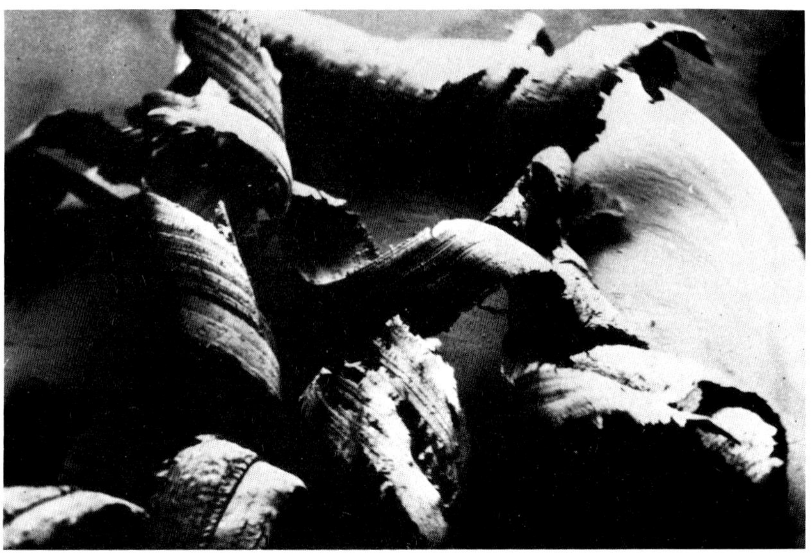

Abb. 3. Rasterelektronenmikroskopische Darstellung der Corticalismikrospäne (20x)

Nach einer Beobachtungszeit von 8 Wochen erfolgten die Entnahme und Aufarbeitung des Knochenmaterials. Die Auswertung wurde radiologisch anhand der Röntgenverlaufskontrollen, Makroradiographien und Computertomographien durchgeführt und histologisch an Mikroradiographien, Giemsa-Färbungen und Tuschefüllungen sowie den polychromen Fluorescenzmarkierungen vorgenommen.

Hier ein kurzer Überblick über die Ergebnisse:

Die Auswertung der Standard-Röntgenbilder zeigte im Verlauf einen starken Abbau der komprimierten Transplantate bis zur 6. postop. Woche. Erst dann begann die Knochenneubildung, deutlich an den ansteigenden Dichtewerten, zu überwiegen. Die locker eingebrachten Transplantate schienen schon früher zu einer überwiegenden Knochenneubildung zu führen, besonders die lockere Spongiosa in der instabilen Versuchsgruppe.

Dementsprechend war der knöcherne Durchbau zu bewerten. Transplantate, die zu überwiegender Knochenneubildung führten, ließen einen rascheren knöchernen Durchbau erwarten. Dies ließ sich für die lockere Spongiosa in allen drei Versuchsgruppen nachvollziehen, während locker eingebrachte Corticalishobelspäne nur in der stabilen Versuchsgruppe einen Durchbau zeigten. Einschätzungen zum erfolgten oder fraglichen Durchbau bei den komprimierten Transplantaten waren unsicher, da nicht resorbierte Transpantatreste einen Knochendurchbau vortäuschen konnten.

Durch die Auswertung der Mikroradiographien wurde bestätigt, daß die hohen Dichtewerte und möglicher knöcherner Durchbau nach 8 Wochen bei den komprimierten Transplantaten durch nicht resorbierte Transplantatpartikel vorgetäuscht waren. Die großen Anteile nicht abgebauter Transplantatreste fielen in allen drei Versuchsgruppen nach Anwendung der komprimierten Form von Spongiosa oder Corticalismikrospänen auf.

Die mikroskopische Flächenmessung des interfragmentär neugebildeten Knochens ergab, daß locker eingebrachte Spongiosatransplantate in allen drei Versuchsgruppen mehr Kno-

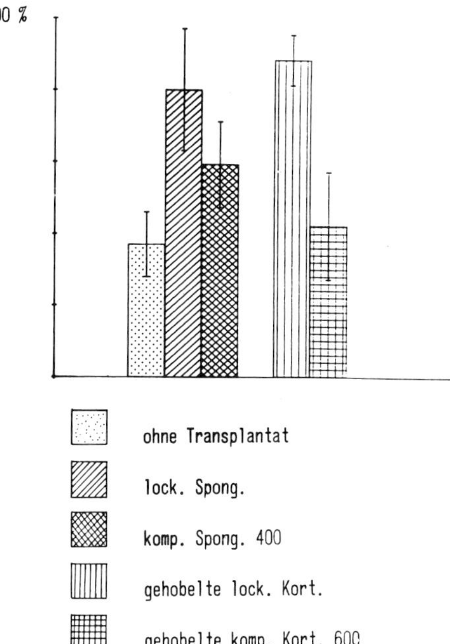

Abb. 4. Anteil der Schnitte mit knöcherner Brückenbildung von der Gesamtschnittzahl (Fluorescenz-Mikroskopie) in der „stabilen" Versuchsgruppe, Mittelwert ± Standardfehler

chenneubildung bewirkten als die komprimierten Spongiosatransplantate, deren nachteilige Wirkung mit zunehmender Instabilität besonders deutlich wurde.

Locker eingebrachte Corticalismikrospäne führten in der Versuchsgruppe „stabil" zu ebensoviel Knochenneubildung wie die lockere Spongiosa. Sie waren zwar in jeder Versuchsgruppe günstiger als komprimierte Corticalismikrospäne, jedoch in den Gruppen „begrenzt instabil" und „instabil" ungünstiger als die Spongiosatransplantate.

Verglich man die Ergebnisse der Flächenmessungen an den Mikroradiographien und den Giemsa gefärbten Präparaten, so ergab sich eine deutliche Korrelation.

Interessant war eine objektive Aussage über den knöchernen Durchbau anhand der fluorescenzmikroskopischen Untersuchungen. Betrachtet man den Anteil der Schnitte mit knöcherner Brückenbildung von der Gesamtschnittzahl, so ergab sich in der „stabilen" Versuchsgruppe eine deutliche Überlegenheit der lockeren Spongiosa sowie der locker eingebrachten Corticalismikrospäne.

In der „instabilen" Versuchsgruppe war die Überlegenheit der lockeren Spongiosa bezüglich des knöchernen Durchbaus signifikant. Die „begrenzt instabile" Versuchsgruppe zeigte für lockere Spongiosa, komprimierte Spongiosa und locker eingebrachte Corticalismikrospäne häufiger eine knöcherne Brückenbildung als die Vergleichspräparate ohne Transplantate und mit komprimierten Corticalismikrospänen (Abb. 4–6).

Zusammenfassend läßt sich sagen:

1. Transplantate aus autologer lockerer Spongiosa und autologer gehobelter lockerer Corticalis eignen sich im stabilen Knochenlager zur Auffüllung eines Defektes. Sie erreichten in der Versuchsreihe etwa gleich gute Ergebnisse bezüglich des knöchernen Durchbaus. Im instabilen Defekt erwies sich die locker eingebrachte autologe Spongiosa mit Deutlichkeit allen anderen Transplantatformen als überlegen.

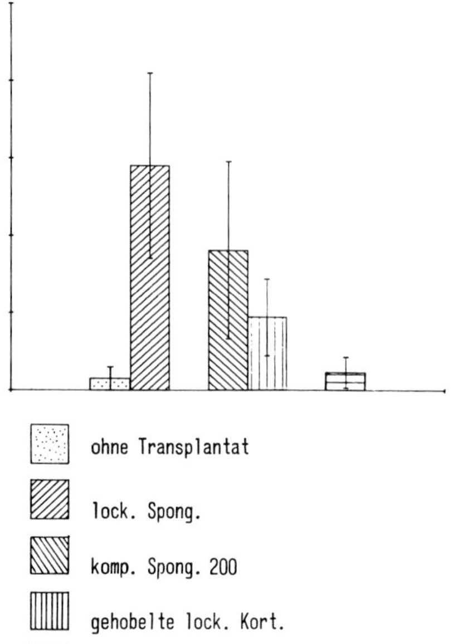

Abb. 5. Anteil der Schnitte mit knöcherner Brückenbildung von der Gesamtschnittzahl (Fluorescenz-Mikroskopie) in der „begrenzt instabilen" Versuchsgruppe, Mittelwerte ± Standardfehler

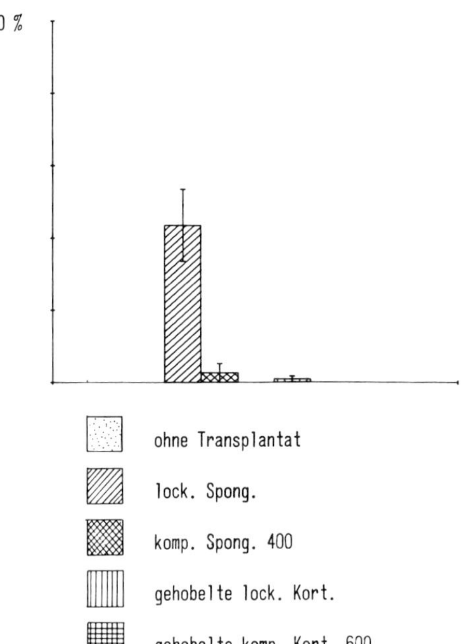

Abb. 6. Anteil der Schnitte mit knöcherner Brückenbildung von der Gesamtschnittzahl (Fluorescenz-Mikroskopie) in der „instabilen" Versuchsgruppe, Mittelwerte ± Standardfehler

2. Durch Kompression von autologer Spongiosa und autologen Corticalismikrospänen mit hohen Drucken konnte keine Verbesserung der Knochenheilung im instabilen diaphyseren Defekt erreicht werden.

Literatur

1. Axhausen G (1908) Histologische Untersuchungen über Knochentransplantation am Menschen. Dtsch Z Chir 91:388–428
2. Axhausen W (1962) Die Bedeutung der Individual- und Artspezifität für die freie Knochenüberpflanzung. In: Hefte Unfallheilkd, Heft 72. Springer, Berlin Göttingen Heidelberg
3. Burri C, Wolter D (1977) Das komprimierte autologe Spongiosatransplantat. Unfallheilkunde 80:169–175
4. Matti H (1932) Über freie Transplantation mit Knochenspongiosa. Langenbecks Arch Klin Chir 168:236–258
5. Petrow NN (1912) Die freie Knochentransplantation. Weljaminow's Chir Arch 5/6
6. Rehn J (1976) Erfahrungen mit der autologen Spongiosa bei Defektüberbrückung nach Frakturen und Pseudarthrosen. Nova Acta Leopoldina 223, Band 44:381–385
7. Rehn J, Schramm W (1970) Tierexperimentelle Untersuchungen über das Verhalten von autologen Spongiosa- und Corticalistransplantaten im Weichteillager mit Hilfe der Tetracyclinmarkierung. Arch Orthop Unfallchir 68:185–196
8. Schweiberer L, Eitel F, Betz A (1982) Spongiosatransplantation. Chirurg 53:195–200
9. Wolter D (1976) Das komprimierte und geformte autologe Spongiosatransplantat. Habilitationsschrift

Die physiologische Integration von Hydroxylapatitkeramik in das Knochengewebe

J. F. Osborn

Abteilung für Mund- und Kiefer-Gesichtschirurgie der Universitätsklinik für Zahn-, Mund- und Kieferkrankheiten, Welschnonnenstraße 17, D-5300 Bonn 1

Einleitung

Die Bewertung des biologischen Verhaltens eines neuen Implantatwerkstoffes hat stets im Vergleich mit den Reaktionen bekannter Referenzmaterialien zu erfolgen.

In den Jahren 1977 bis 1980 wurden in einem Screening-Test die Materialien Polymethylmetacrylat, CrCoMo-Legierung (Vitallium), Kohlenstoffkeramik, Aluminiumoxid-Keramik, Glaskeramik, Tricalciumphosphat-Keramik, Tetracalciumphosphat-Keramik und Hydroxylapatit-Keramik in einem bewährten Tierversuchsmodell des Rattenfemurs (Osborn 1985) biologisch geprüft. Die Ergebnisse ließen sich in guter Korrelation zu den Mitteilungen der Literatur zu der in Tabelle 1 wiedergegebenen Klassifikation der Biomaterialien zusammenfassen (Osborn 1979).

Hefte zur Unfallheilkunde, Heft 174
Zusammengestellt von A. Pannike

Tabelle 1. Klassifikation der Biomaterialien

Werkstoffklasse	Reaktion des Implantatlagers	Biodynamik
1. bone cement stainless steel	Distanzosteogenese	biotolerant
2. Al_2O_3-Keramik Kohlenstoff-Werkst.	Kontaktosteogenese	bioniert
3. Ca-Phosphat-Keramik Bioglas Hydroxylapatit-Keramik	Verbundosteogenese	bioaktiv

Diese grundsätzliche Systematik erlaubt die biologische Einordnung der jetzigen und auch aller zukünftigen Werkstoffe. Biotolerante Materialien heilen nach dem Muster der Distanzosteogenese, bioinerte nach dem Muster der Kontaktosteogenese und bioaktive Materialien nach dem Muster der Verbundosteogenese ein.

Die Hydroxylapatit-Keramik wurde als reiner Calcium-Phosphat-Werkstoff seit 1976 im eigenen Labor entwickelt und nach speziellen Formgebungsverfahren und thermischen Festkörperreaktionen (Sintern) aus mineralischem Hydroxylapatit-Pulver hergestellt. Hydroxylapatit-Keramik besteht ausschließlich aus Calcium und Phosphat und erhält seine Gestaltfestigkeit ohne störende Bindemittelzusätze allein durch das keramische Gefüge (Osborn und Weiss 1978).

Biologische Materialeigenschaften

Die Hydroxylapatit-Keramik wurde seit 1977 in über 200 enossalen Implantationen im Rattenfemur, Hundefemur und Hundeunterkiefer tierexperimentell geprüft.

Die Interaktion dieser Hydroxylapatit-Keramik mit dem vitalen Knochengewebe ist charakterisiert durch die primär und direkt auf der Keramikgrenzfläche einsetzende Osteogenese. Bereits am 4. Tag nach der Implantation treten auf der Keramik zeitgleich mit dem Originalknochen die ersten Ossifikationen auf – erkennbar an der durch die Tetracyclin-Markierung hervorgerufenen Gelbfluorescenz. Da die „osteotrope" Grenzfläche der Hydroxylapatit-Keramik analog der natürlichen Oberfläche als adäquate Matrix für die Differenzierung der Osteoblasten und für die Mineralisationsvorgänge funktioniert, wird bei der Insertion von Hydroxylapatit-Keramik der Spaltraum zwischen Implantat und Knochen durch Knochenneubildung von beiden Seiten geschlossen – wie das 7-Tages-Präparat vom Rattenfemur erkennen läßt.

Als Konsequenz ist 4 Wochen nach der Implantation bei der Hydroxylapatit-Keramik durch die bilaterale Osteogenese der periimplantäre Spaltraum vollständig überbrückt, während die einseitige, nur vom Defektrand voranschreitende Knochenneubildung zum CrCoMo-Implantat noch einen Abstand von 40 Mikrometer aufweist.

Im Reifestadium sind Hydroxylapatit-Keramik und neuentstandenes Knochengewebe morphologisch nicht mehr abgrenzbar. Das Rasterelektronen-Mikrofotogramm dokumentiert bei 2400facher Vergrößerung, daß die synthetische Mineralphase der Hydroxylapatit-

Keramik und die biologische Mineralphase des Knochens direkt ineinander übergehen (Osborn und Newesely 1980). Dieser, durch Verbundosteogenese entstandene biologische Materialverbund eröffnet unter dem Aspekt der Kraftschlüssigkeit von Implantat und Knochen aussichtsreiche Perspektiven. Zum Vergleich – am Titan realisiert der Knochen eine Kontaktosteogenese.

Als Zusammenfassung der Untersuchungsergebnisse kann die hier vorgestellte Hydroxylapatit-Keramik[1] als atoxisch, antigenetisch inaktiv, cancerogenetisch inaktiv, osteotrop und physiologisch integrierbar beschrieben werden (Osborn 1985).

Klinische Anwendung

Seit 1980 wurde Hydroxylapatit-Keramik in Form großporiger Blöcke, die ein interkonnektierendes Porengefüge nach Art der Architektur natürlicher Knochenspongiosa besitzen, und als Granulat bei insgesamt 80 Patienten – davon in 75 Fällen erfolgreich – zur Rekonstruktion knöcherner Läsionen klinisch eingesetzt. In der Kiefer- und Gesichtschirurgie wurden traumatogene und osteolytische Defekte oder durch Altersinvolution entstandene Knochenmangelzustände der Kiefer mit Hydroxylapatit-Keramik therapiert (Osborn und Pfeiffer 1984). In Orthopädie und Neurochirurgie wurde Hypdroxylapatit-Keramik zur Osteoplastik bei Verletzungen, nach Entfernung gutartiger Tumore oder bei Stabilisierungsoperationen der Wirbelsäule verwendet (Heise und Osborn 1984; Osborn et al. 1984).

Die histologische Auswertung humaner Knochenbiopsien aus keramo-ossären Regeneraten des Kieferknochens 13 Monate bis 28 Monate nach der Implantation von Hydroxylapatit-Keramik dokumentiert, daß Hydroxylapatit-Keramik in das menschliche Knochengewebe vollständig integriert wird. Der Umbau der Keramik geschieht dabei ohne Beteiligung von Makrophagen ausschließlich durch die Osteocyten, d. h. exakt nach dem Prinzip des physiologischen Remodelings.

Als traumatologisches Beispiel (Abb. 1) sei dieser Patient mit einer primär infizierten offenen Unterarmfraktur vorgestellt, bei dem die durch den Verlust zweier 5 cm langer Biegungskeile entstandenen Kontinuitätsdefekte durch eine Osteoplastik aus Hydroxylapatit-Keramik und autologer Spongiosa im Verhältnis 4:1 rekonstruiert wurde. Wegen der Verletzungen an den unteren Extremitäten mußte der versorgte Unterarm ab dem 5. Monat mit Gehstützen voll belastet werden. Bei der Plattenentfernung nach 13 Monaten zeigt sich ein kontinuierlicher knöcherner Durchbau von Radius und Ulna. Die Funktion des Unterarms ist bis auf eine mäßige Einschränkung der Pro- und Supination regelrecht.

Perspektive

Aufgrund der stetigen Zunahme der aseptischen Lockerungen nach Verankerung der Implantate mittels Methylmetacrylat – links das typische Spätbild – werden Endoprothesen in neuerer Zeit zementfrei eingesetzt. Folgerichtig treten dabei Prothesenmaterial und Knochengewebe in eine sofortige und direkte Wechselbeziehung. Damit werden aber – im Gegensatz zur zementierten Alloplastik – Struktur und Chemismus der Implantatgrenzfläche zu unmittelbar bestimmenden Faktoren der periimplantären Knochenheilung.

---

1 jetzt Osprovit, Feldmühle AG, 7310 Plochingen

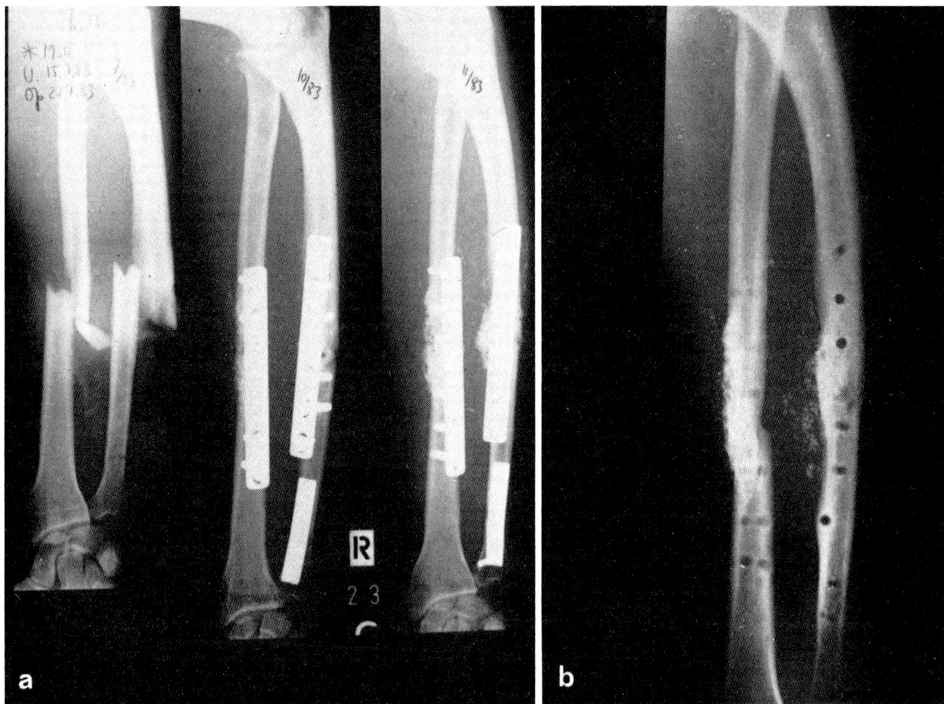

Abb. 1. **a** Status vor und nach Osteoplastik von Radius und Ulna mit Hydroxylapatitkeramik-Granulat und interner Fixation durch Plattenosteosynthese, **b** Status nach Entfernung des Osteosynthesematerials. Kontinuierlicher knöcherner Durchbau von Radius und Ulna. Kein Brückencallus

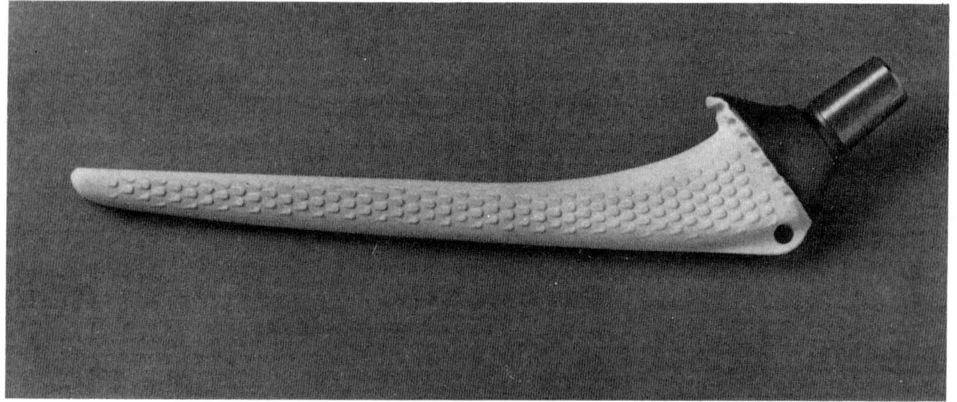

Abb. 2. Isotan-PM-Hüftendoprothese, enossaler Teil mit Hydroxylapatitkeramik beschichtet

Als potentielles Beschichtungsmaterial untersucht ließ die dichte Variante der Hydroxylapatit-Keramik innerhalb dreier Monate keine meßbare Degradation erkennen, zeigte aber dennoch alle oben beschriebenen Materialeigenschaften (Brückmann et al. 1983).

Aufschluß über die Festigkeit des Knochengewebes gibt in erster Linie sein Gehalt an Mineral. In dem um Hydroxalapatit-Keramik-Implantate neu entstandenen Knochen entwickelt sich der Mineralgehalt optimal, daß heißt exakt nach physiologischem Muster (Osborn 1985).

Diese günstigen Meßdaten motivierten uns, die technischen Probleme der Beschichtung metallischer Kernmaterialien mit reiner Hydroxylapatit-Keramik, das heißt ohne Haftvermittlung durch Drittsubstanzen, zu lösen. Als bisheriges Ergebnis sei diese Isotan-PM-Hüftendoprothese demonstriert, deren enossaler Teil zur Oberflächenoptimierung mit dichter Hydroxylapatit-Keramik beschichtet ist (Abb. 2).

Ich danke Herrn Prof. Dr. Dr. K. Donath für die Herstellung der histologischen Präparate.

Literatur

Brückmann H, Pösnecker KU, Schröder U, Vogel W, Osborn J-F (1983) PTSM: Proton Transmission Scanning Microprobe. Eine neue Methode zur Untersuchung der Hartgewebsdynamik nach Implantation von Hydroxylapatitkeramik. In: Pfeiffer G, Schwenzer N (Hrsg) Fortschritte der Kiefer- und Gesichts-Chirurgie, Bd. 28. Thieme, Stuttgart, S 45–47

Heise U, Osbron J-F (1984) Verwendungsmöglichkeiten von Hydroxylapatitkeramik in der Orthopädie – Erste klinische Ergebnisse 71. Kongreß der Dtsch. Gesellschaft für Traumatologie und Orthopädie, Nürnberg, 15.–17. 9. 1984

Osborn J-F (1979) Biowerkstoffe und ihre Anwendung bei Implantaten. SSO. 89:1138–1139

Osborn J-F (1985) Implantatwerkstoff Hydroxylapatitkeramik – Grundlagen und klinische Anwendung. Quintessenz-Verlag, Berlin

Osborn J-F (1984) Neue Konzepte der Osteoplastik durch die Einbeziehung von Hydroxylapatitkeramik in Kieferchirurgie, Orthopädie und Neurochirurgie. 22. Jtg. der Dtsch. Gesellschaft für Plastische und Wiederherstellungs-Chirurgie, Hamburg, 18.–20. 10. 1984

Osborn J-F, Newesely H (1980) Dynamic aspects of the implant-bone-interface. In: Heimke G (ed) Dental Implants. Hanser, München, S 11–23

Osborn J-F, Weiss T (1978) Hydroxylapatitkeramik – ein knochenähnlicher Biowerkstoff. SSO. 88:118–124

Eignung von Rippenspänen zur Defektüberbrückung großer Röhrenknochen (Tierexperimentelle Untersuchung)

L. Faupel, K. Kunze und A. Schulz

Unfallchirurgische Klinik am Zentrum für Chirurgie der Universität (Direktor: Prof. Dr. H. Ecke), Klinikstraße 29, D-6300 Gießen

Die zunehmende Unfallhäufigkeit mit schweren Extremitätenverletzungen sowie die Fortschritte der wiederherstellenden Gefäßchirurgie, vor allem an den unteren Extremitäten und der Einsatz des Fixateur externe machen es erforderlich, entstandene Knochendefekte zu überbrücken mit dem Ziel, eine belastungsfähige Gliedmaße wieder herzustellen.

Zur Überbrückung und Auffüllung von Knochendefekten stehen autologe und tiefgefrorene homologe Knochentransplantate zur Verfügung. Aus klinischer Erfahrung und experimentellen Untersuchungen wissen wir, daß das körpereigene autologe Transplantat die biologisch günstigste Form darstellt. Zur Überbrückung kurzer Corticalisdefekte hat sich der Corticospongiöse Beckenkammspan bewährt. Da seine Längenabmessung begrenzt ist, findet bei langstreckigen Defekten großer Röhrenknochen der Corticospongiöse Rippenspan zunehmend Verwendung.

Es interessierten uns die physiologischen Einheilungsphasen eines Rippenspanes. Hierzu haben wir eine tierexperimentelle Versuchsreihe an Hunden durchgeführt.

Um eine möglichst große Zahl an Parametern über den Einbau der Rippenspäne zu erhalten, haben wir 1. die *Tracer-Mikrospheres-Methode* zur quantitativen Durchblutungsmessung und 2. die *histologische* Untersuchung zur morphologischen Bestimmung herangezogen. Desweiteren überprüften wir die Durchblutung der Rippentransplantate mit der *Intravitalfärbung,* stellten die Knochenstrukturen durch *Mikroradiographie* dar, brachten den Knochenumbau mit der *monochromen Sequenzmarkierung* zur Darstellung und prüften den stabilisierenden Effekt der Rippentransplantate durch Biegeversuche.

Das Einheilen eines Transplantates stellt ein multifaktorielles Geschehen dar, bei dem die einzelnen verbindenden Faktoren in unterschiedlichem Grad hervortreten und beteiligt sein können. Die biologische Verfügbarkeit eines autologen Knochentransplantates hängt jedoch von keinem Faktor mehr ab als von seiner Fähigkeit, möglichst rasch und umfassend Kontakt mit dem *Gefäßsystem* des Transplantatlagers aufzunehmen. Um die Durchblutungsdynamik der Rippentransplantate kontinuierlich während der Transplantationszeit zu bestimmen, verwendeten wir die *Tracer-Mikrospheres-Methode,* die eine fortlaufende quantitative Durchblutungsbestimmung des verpflanzten Knochens ermöglicht.

Bei dieser Methode, die auf der Indikatorverdünnung beruht, embolisieren intrakardial injizierte, *radioaktiv* markierte Kunststoffpartikel von 9 μ Durchmesser in der capillaren Endstrombahn. Die Zahl der in einem Gewebe embolisierten Partikel ist direkt proportional der Größe der Durchblutung. Es kann also der jeweilige Stand der aktuellen Durchblutung des Transplantates bestimmt werden, wenn ein weiteres Nuklid (Mikrosphere) injiziert wird. So erhält man eine *polynuklide radioaktive Sequenzmarkierung* der Transplantatdurchblutung. 5% der radioaktiven Partikel passieren den Capillarfilter über Shunts und Anastomosen!

In der ersten Serie transplantierten wir bei 10 Schäferhundbastarden auf die Femurcorticalis corticospongiöse Rippen- und Beckenspäne, um deren Durchblutungsverhalten zu vergleichen.

Hefte zur Unfallheilkunde, Heft 174
Zusammengestellt von A. Pannike

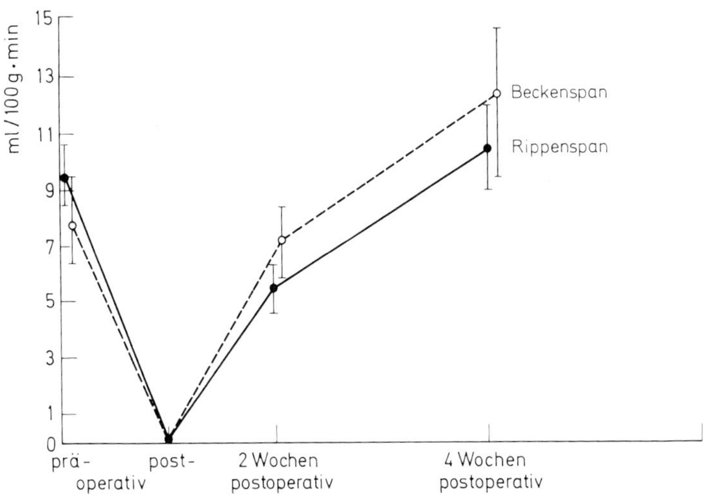

Abb. 1. Durchblutungsdynamik von Becken- und Rippen-Spänen. Tierexperimentelle Messung mit der „tracer-microspheres" Methode $\bar{x} \pm S_{\bar{x}}$

Wir fanden eine annähernd identische Durchblutungsdynamik der Rippen- und Beckenspäne. Nach 2 Wochen hat der Blutdurchfluß bereits wieder die Ausgangswerte erreicht, nach 4 Wochen liegen die Flow-Werte über den Ausgangswerten. Somit entspricht der Rippenspan bezüglich der Durchblutung dem klinisch favorisierten corticospongiösen Beckenspan.

In einer 2. Serie mit 12 Hundebastarden gingen wir der Frage nach, wie sich das Durchblutungsmuster transplantierter autologer Rippen über Corticalisdefekten langer Röhrenknochen verhält. Hierzu überbrücken wir mit einseitig decortizierten Rippenspänen von 12 cm Länge zwei je 2 x 1 cm große Corticalisdefekte des Femur. Die Fixation erfolge durch Kleinfragmentschrauben.

Die Durchblutungsmessung mit der Tracer-Mikrospheres-Methode ergab bei den langstreckigen Rippenspänen ein ähnliches Durchblutungsverhalten, wie bei den Vorversuchen, wenngleich der Ausgangswert der Rippen höher lag, als in der ersten Gruppe. Nach 12 Wochen reduziert sich die Durchblutung der Rippenspäne auf etwa 1/5 des Ausgangswertes.

Betrachtet man getrennt *die* Rippenanteile, die der Corticalis aufliegen und die über den Defekt hinwegziehen, so erwartet man wegen des unterschiedlichen Transplantatlagers eine höhere Durchblutung der corticalisständigen Rippenabschnitte, als bei den defektüberbrückenden Abschnitten.

Tatsächlich liegen jedoch die Durchblutungswerte beider Rippenabschnitte in etwa gleicher Größenordnung. Die gute Durchblutung der über den Defekt ziehenden Rippenabschnitte erklärt sich durch den raschen Anschluß von induziertem Faserknochen an das Transplantat.

Auf der Röntgenaufnahme erkennt man die knöcherne Verschweißung des Transplantates mit dem endostalen (induzierten) Faserknochen. Histologisch sind nach 4 und 6 Wochen eine Gesetzmäßigkeit der Einheilung der Rippen-Transplantate erkennbar.

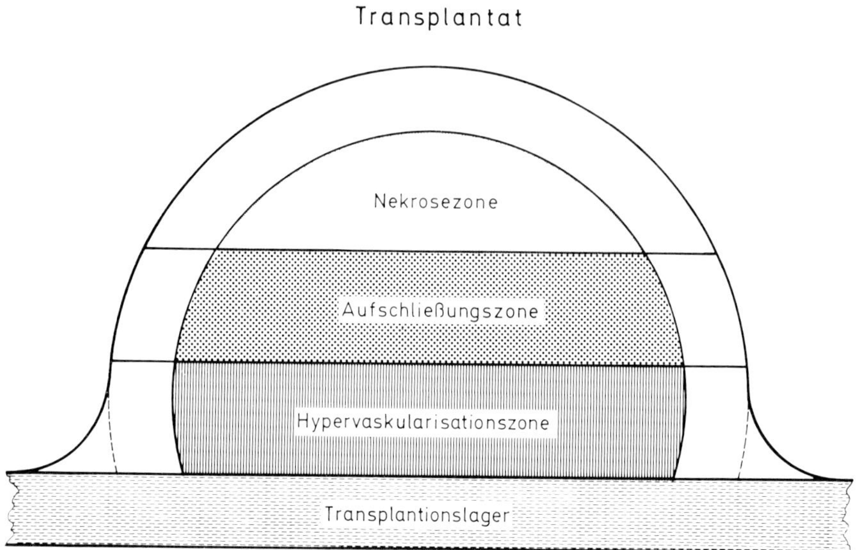

Abb. 2. Einheilungsphase eines Rippenspanes nach 4 Wochen

Es können drei Zonen unterschieden werden. Die dem Wirtslager direkt aufliegende Transplantatzone weist bereits fortgeschrittene Umbauvorgänge mit Knochenneubildung und einer Hypervascularität auf. Die mittlere Zone zeigt Aufschließungsvorgänge mit Capillarsprossung, Makrophagen und Fibroblasten. Die dem Wirtslager am weitesten entfernte Zone besteht aus nekrotischem, avitalem Transplantatknochen mit leeren Osteocytenhöhlen und fehlender Durchblutung.

Zieht man die Tetracyclinmarkierung heran, findet man in der lagernahen Hypervascularisationszone kräftigen Knochenanbau, der zur Peripherie hin nicht mehr nachweisbar ist. Somit erfolgt die Aufschließung des Knochentransplantates vom Transplantationslager her und schreitet zur Peripherie fort.

Der übertragene Knochen fällt während der Transplantationszeit der Nekrobiose und Resorption anheim. Wir fanden, daß der transplantierte Knochen nach 4 bzw. 6 Wochen avital ist und schrittweise durch Knochenneubildung ersetzt wird. Dieser Vorgang ist bei Rippenspänen in etwa 12 Wochen abgeschlossen.

Die rasch wieder ansteigende Durchblutung der Transplantate, wie wir sie mit der Tracer-Mikrospheres-Methode nach 2 und dann nach 4 Wochen gemessen haben, ist auf die Hypervascularität, vor allem der lagernahen Zone, erklärbar.

Der cortikospongiöse Beckenkammspan genießt nicht zuletzt wegen seiner ihm zugesprochenen Eigenstabilität in der Klinik den Vorrang vor anderen Spänen. Wir haben in zwei parallelen Biegeversuchen den stabilisierenden Effekt von Beckenspänen und Rippenspänen auf unterschiedlich große Corticalisdefekte am Hundefemur geprüft. Die Biegekurven zeigen, daß beide Spanarten keinen stabilisierenden Effekt auf den geschwächten Röhrenknochen ausüben. Limitierend erweist sich die Schraubenverankerung. Als klinische Konsequenz ergibt daraus die Forderung, immer mit einer Osteosynthese die Stabilität eines Knochendefektes zu sichern, wenn eine Knochentransplantation durchgeführt wurde.

Zusammenfassend können wir bei unseren Untersuchungen feststellen, daß sich der corticospongiöse Rippenspan seitens der Durchblutung und Einheilung als Transplantat eignet und dem Beckenspan gleichzusetzen ist. Die erfolgreiche, klinische Anwendung der Rippenspäne bestätigt die Untersuchungsergebnisse.

Literatur

1. Schmelzeisen H, Bodo Z (1979/80) Das autologe Rippenresektat zur Behandlung größerer Knochenzysten. Chir Praxis 26:653
2. Schweiberer L, Brenneisen R, Dambe T, Eitel F, Zwank L (1981) Derzeitiger Stand der auto-hetero- und homo plastischen Knochentransplantation. In: Cotta H, Martini AK (Hrsg) Implantate und Transplantate in der Plastischen und Wiederherstellungschirurgie. Springer, Berlin Heidelberg New York, S 115–127
3. Schmit-Neuerburg KP, Wilde Chr (1973) Defektüberbrückung am langen Röhrenknochen. In: Hefte Unfallheilkd, Heft 113. Springer, Berlin Heidelberg New York
4. Winkler B, Stämmler G, Scharper W, with technical assistance of Frank J, Langsdorf S (1982) Measurement of radioactive tracer micro-sphere blood flow with NaJ(Ti)- and Ge-well type detectors. Basic Res Cardiol 77:292–300

Reaktion der Knochenstruktur auf Röntgenkontrastmittel in Knochenzementen

J. Rudigier, R. Reck und G. Ritter

Abteilung für Unfallchirurgie der Chirurgischen Universitätsklinik (Direktor: Prof. Dr. G. Ritter), Langenbeckstraße 1, D-6500 Mainz

Problematik

Bei Reoperationen von gelockerten Hüftendoprothesen, die mit Hilfe kaltpolymerisierender Acrylatkunststoffe im Knochenlager verankert wurden, werden nicht selten große cystische Höhlenbildungen beobachtet, die im Femurschaftbereich die Knochencoritcalis bis zu ihrer Performation aufbrauchen können [5].

Derartige Veränderungen waren in unserem Krankengut ausgedehnter und häufiger nach der Verwendung bariumsulfathaltiger Knochenzemente anzutreffen.

Wenngleich mechanische Faktoren die wichtigste Rolle bei den Lockerungsvorgängen spielen dürfte, so stellt sich bei diesen Beobachtungen doch die Frage nach dem Einfluß, den Röntgenkontrastmittel, die den Zementen beigegeben wurden, auf das Knochenlager ausüben. Verwendet werden entweder $BaSO_4$, welches fein verteilt zwischen den Polymerperlen in der Zementmatrix angeordnet ist, oder ZrO_2 (z. B. bei Palacos), welches in größeren blumenkohlartigen Partikeln zwischen den Polymerperlen liegt [3].

Hefte zur Unfallheilkunde, Heft 174
Zusammengestellt von A. Pannike

Frühere eigene Untersuchungen, bei denen Kaninchen in eine Femurmarkhöhle kontrastmittelfreier CMW-bone cement und in die Gegenseite Zement vermischt mit der dreifach üblichen $BaSO_4$-Menge eingefüllt worden war [2], hatten Anhaltspunkte dafür ergeben, daß auf der kontrastmittelhaltigen Seite der primäre Implantationsschaden der Knochenrinde ausgeprägter und die Knochenstrukturen unruhiger waren, als auf der Seite mit kontrastmittelfreien Zementimplantaten.

Methode

Um diese von der subjektiven Erfahrung des Betrachters abhängigen histomorphologischen Beobachtungen zu objektivieren, wurde in weiteren Versuchsserien am gleichen Tiermodell mit Zement, die handelsübliche Mengen der Kontrastmittel $BaSO_4$ oder ZrO_2 enthielten, vergleichende histomorphometrische Bestimmungen der Knochenumbauzonen durchgeführt. Dies gelang am eindeutigsten mit Hilfe mikroradiographischer Querschnitte [1, 4] im diaphyseren und metaphyseren Bereich der Kaninchenfemura. Die unentkalkten in Epoxydharzen eingebetteten Knochenschnitte der zusätzlich in regelmäßigen Abständen nach der Zementimplantation mit Fluorchromfarbstoffen markierten Tiere wurde mit Hilfe eines Mikroradiographiegerätes Typ Faxitron 43805 der Firma Hewlett and Packard auf High-Resolution-Plates Typ Ia der Firma Kodak geröntgt. Die Umbauzonen werden bei dieser Methode wegen ihrer geringeren Mineralisierung dunkler und damit deutlicher abgrenzbar gegenüber der übrigen Knochenstruktur abgebildet [4], wie der Vergleich eines Mikroradiogrammes mit der fluorescenzmikroskopischen Betrachtung des gleichen Abschnittes zeigt. Mit Hilfe eines elektronischen Histomorphometrigerätes (Videoplan der Firma Kontron Meßgeräte GmbH) wurden auf den fertigen Mikroradiogrammen die Flächenanteile des dunklen und damit weniger mineralisierten Knochens in der Knochenrinde bestimmt und mit entsprechenden Mikroradiogrammen der Gegenseite, deren Markhöhle mit kontrastmittelfreiem Zement gefüllt war, verglichen.

Ergebnisse

Eine periostale Reaktion wurde gesondert erfaßt. Die Knochenumbauzonen waren in verschiedenen Bereichen der Knochenrinde nachweisbar. Sie waren am deutlichsten im unteren diaphyseren Bereich und betrafen in Frühstadien meist das mittlere, nach einigen Monaten eher das innere Rindendrittel (Abb. 1a). Im allgemeinen waren beim Kaninchen ganze Abschnitte homogen betroffen, seltener wurden Felder einzelner neugebildeter Osteone beobachtet (Abb. 1b). Bei längerer Zementimplantation fielen außerdem neu gebildete Knochenabschnitte in unmittelbar an die Zementblombe angrenzenden Knochenbezirken auf.

Im Seitenvergleich war bei nahezu allen Tieren der prozentualen Anteil der Knochenumbauzone an der Knochenrinde auf der Femurseite niedriger, in die kontrastmittelhaltiger Zement implantiert wurde. Dies traf sowohl für Palacos mit handelsüblichem ZrO_2-Zusatz im Vergleich zu kontrastmittelfreiem Palacos wie auch für CMW-bone cement mit und ohne Zusatz der handelsüblichen $BaSO_4$-Menge zu. Die Unterschiede waren bei Palacos mit ZrO_2 statistisch signifikant geringer als bei $BaSO_4$-haltigem CMW-bone cement (Abb. 2a, b). Das Ausmaß der Unterschiede und die Größe der Umbauzone variierte von Tier zu Tier. Sie

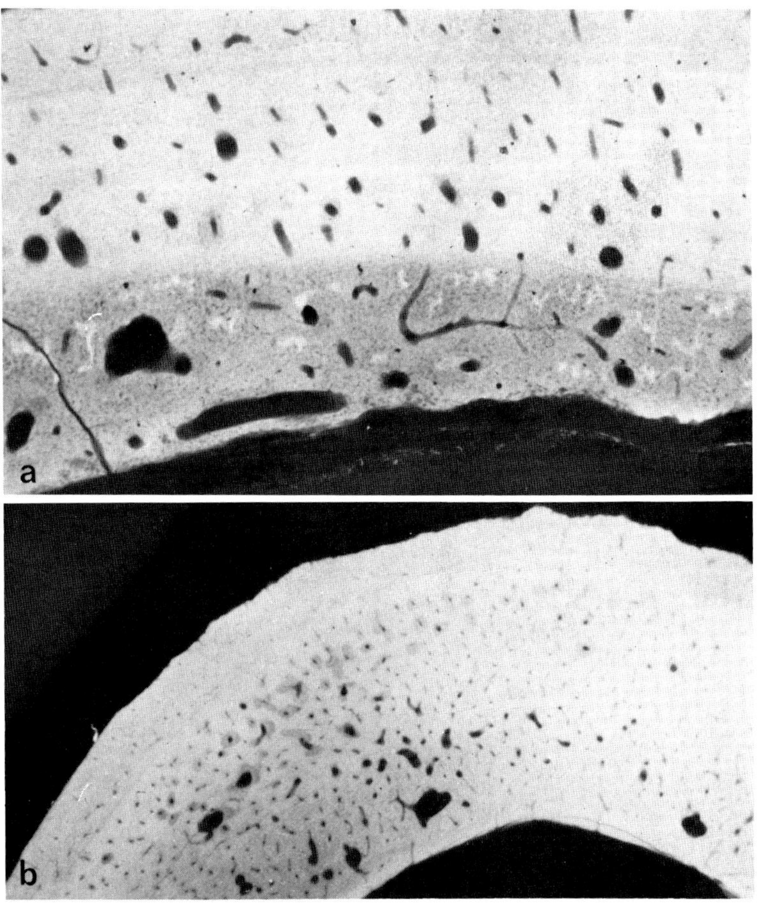

Abb. 1. **a** Mikroradiogramm der Knochenrinde 2 Monate nach Implantation von $BaSO_4$-haltigem CMW-bone cement: Das innere Rindendrittel besteht aus neu gebildetem Knochen (hier dunkler erscheindend). **b** Mikroradiogramm der Knochenrinde 7 Monate nach Implantation von kontrastmittelfreiem CMW-bone cement: Man erkennt einzelne Resorptionslakunen und Felder neu gebildeter Osteone am Übergang des mittleren zum äußeren Rindendrittel

konnten jedoch zu allen untersuchten Zeitpunkten nach der Implantation eindeutig nachgewiesen werden. Auch im direkten Vergleich in einer weiteren Versuchsserie, bei welcher die eine Femurmarkhöhle mit ZrO_2-haltigem Palacos und die Gegenseite mit $BaSO_4$-haltigem CMW-bone cement aufgefüllt war, zeigte sich, daß die bariumsulfathaltige Zementplombe von einer Knochenrinde mit niedrigereren Umbauraten umgeben war. Selbst 32 Monate nach der Implantation waren diese Unterschiede vorhanden. Dabei waren in bereits blasser gewordenen älteren Umbauzonen zusätzlich deutliche ausgeprägte jüngere Knochenneubildungen zu registrieren.

Außer diesen histomorphologischen Unterschieden konnten keine weiteren Strukturbesonderheiten der Wirkung eines dem Zement beigegebenen Kontrastmittels zugeordnet werden. Dies betrifft sowohl eine periostale Reaktion, die häufig fehlte, bei anderen Tieren

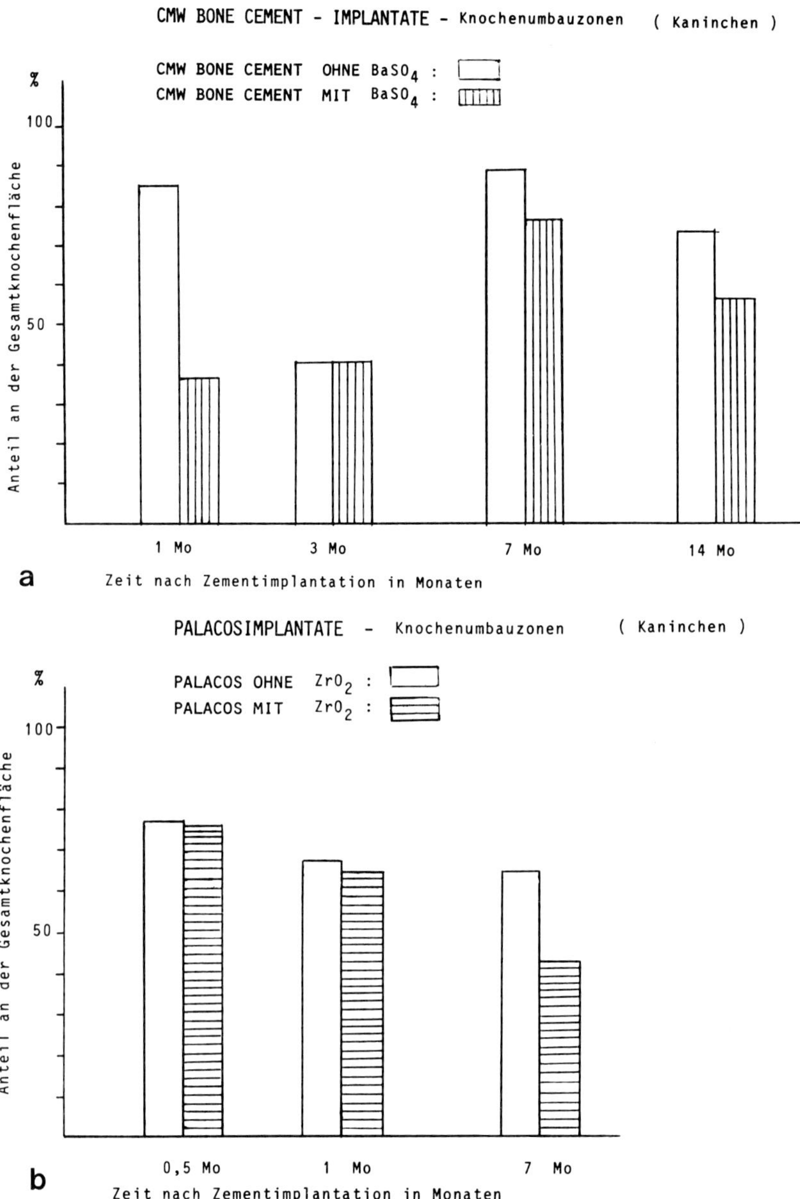

Abb. 2. Graphische Darstellung des prozentualen Anteils der Knochenumbauzonen (Kaninchen) an der Fläche des gesamten Rindenquerschnittes. **a** CMW-bone cement mit und ohne $BaSO_4$. **b** Palacos mit und ohne ZrO_2

mal auf der einen, mal auf der anderen Seite deutlich ausgeprägt war, als auch die Beobachtung eines teilweisen Unterganges der Knochenrinde mit Sequestrierung der inneren Grenzlamellen und einem Neuaufbau der Rinde über eine heftige periostale Knochenbildung. Auch diese eindrucksvollen Veränderungen traten unabhängig vom Kontrastmittelzusatz des Zementes und nur in Einzelfällen auf.

Als Kontrollspecies wurden weitere Untersuchungen an Beagle-Hunden durchgeführt. Diese hierbei gewonnenen Befunde waren grundsätzlich gleichartig wie bei den Kaninchen, lediglich die Auswertung war etwas erschwert, da die Knochenumbauzonen weniger homogen vorlagen, sondern vielfach aus einzelnen neugebildeten Osteonen bestanden.

Schlußfolgerung

Als Erklärung für die histomorphologischen Unterschiede kommt eine mögliche hemmende Wirkung der Kontrastmittel auf die Knochengewebsneubildung, insbesondere bei Verwendung von $BaSO_4$ in Frage. Eine zweite Erklärung könnte darin bestehen, daß der Primärschaden nach der Implantation bei $BaSO_4$-haltigen Implantaten nicht im gleichen Umfang durch neugebildeten Knochen repariert wurden, sondern daß größere abgebaute Rindenbezirke in sekundäre Markräume zwischen Knochenrinde und Zementimplantat umgewandelt wurden. Auch hier müßte eine gewebshemmende Wirkung des $BaSO_4$ angenommen werden.

Literatur

1. Jowsey J, Kelly PJ, Lawrence Riggs B, Bianco AJ, Scholz DA, Gershon-Cohen J (1965) Quantitative Microradiographic Studies of Normal and Osteoporotic Bone. J Bone Joint Surg 47A:785
2. Rudigier J, Draenert K, Grünert A, Ritter G, Krieg H (1976) Biologische Effekte von Bariumsulfat als Röntgenkontrastmittelbeimengung in Knochenzementen. Arch Orthop Unfallchir 86:279
3. Rudigier J, Richter IE (1977) Vergleichende Rasterelektronenmikroskopische Untersuchungen von Knochenzementen mit unterschiedlichen Kontrastmittelbeimengungen. Unfallchirurgie 3:233
4. Stürmer KM (1980) Mikroradiographie des Knochens, Technik, Aussagekraft und Planimetrie. In: Hefte Unfallheilkd, Heft 148. Springer, Berlin Heidelberg New York, S. 247
5. Willert HG, Puls P (1972) Die Reaktion des Knochens auf Knochenzement bei der Allo-Arthroplastik der Hüfte. Arch Orthop Unfallchir 72:33

Intracorticale Frühreaktionen nach Fraktur und Osteosynthese

G. Hörster

Berufsgenossenschaftliche Unfallklinik (Direktor: Prof. Dr. G. Hierholzer), Großbaumer Allee 250, D-4100 Duisburg 28

Unabhängig von der Art der Behandlung ist eine komplikationslose Frakturheilung mit der Reaktionsfähigkeit intracorticaler Zellstrukturen verbunden. Während bei konservativer Bruchbehandlung die Konsolidierung zunächst über endostale und periostale Callusbildung abläuft, wächst die Bedeutung der interfragmentären Knochenheilung mit zunehmender Stabilität und spielt damit nach Osteosynthesen die entscheidende Rolle. In der vorliegenden Arbeit soll über Frühreaktionen frakturnaher intracorticaler Haversscher Zellen berichtet werden.

Ergebnisse

Die vorliegenden Ergebnisse wurden am menschlichen Untersuchungsmaterial ermittelt. Es handelt sich um bioptisch gewonnenes Knochengewebe. Die Biopsien wurden anläßlich von Frührevisionen nach Osteosynthesen entnommen. Das Material wurde teils in entkalktem, teils in unentkaltem Zustand histologisch verarbeitet, größere Gewebsanteile wurden ergänzend mikroradiographisch beurteilt. Es konnten insgesamt Befunde bei 40 Patienten erhoben werden. In die Beurteilung gelangten nur Befunde, welche histologisch keine Beeinflußung durch eine bereits bestehende Knocheninfektion zeigten. Folgende Ergebnisse haben sich als besonders bedeutsam erwiesen.

1. Die osteoclastäre Resorptionstätigkeit begann bereits mit dem 5. Tag nach Trauma bzw. Osteosynthese; Osteoblasten wurden ab dem 11. Tag nachgewiesen.
2. In der ersten postoperativen Phase wurde der Knochenabbau durch ein- oder zweikernige Osteoclasten vorgenommen.
3. Die osteoclastäre Frühreaktion zeigte zwei Formen:
   a) radiäre Erweiterung bereits bestehender Osteone.
   b) Erweiterung von Primitivkanälen, welche nebeneinanderliegende Osteone verbanden.
4. In Gebieten mit Haversscher Aktivität waren unregelmäßige Osteocytendefekte erkennbar.

Diskussion

Bevor Knochenneubildung in Gang kommen kann, muß in der Regel Knochensubstanz abgebaut werden, so daß Osteoclasten gewöhnlich die erste Gewebsantwort auf einen bestimmten Reiz darstellen [10, 23]. Grundsätzlich können Osteoclasten mit ihrer Tätigkeit bereits wenige Stunden nach Einsetzen eines spezifischen Reizes beginnen [3, 24]. Für den intracorticalen Bereich ist eine 2–3wöchige Latenzzeit beschrieben [12, 16, 18, 19, 25, 26].

Entgegen den Literaturangaben konnten wir an unserem Untersuchungsgut feststellen, daß die intracorticale osteoclastäre Tätigkeit bereits am 5. Tage beginnt und nach 7–8

Hefte zur Unfallheilkunde, Heft 174
Zusammengestellt von A. Pannike

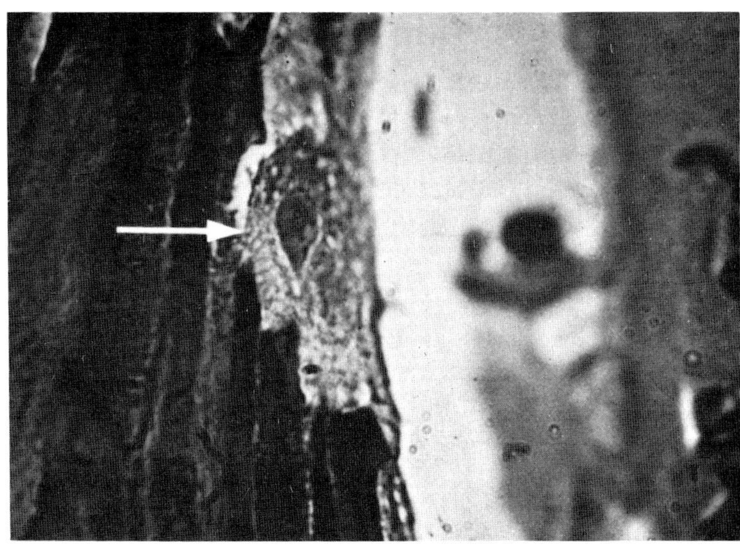

Abb. 1. Einkerniger Osteoclast in Resorptionslacune (10 Tage nach OP)

Tagen histologisch regelmäßig nachweisbar ist. Es handelt sich bei den in der Frühphase resorptiv tätigen Zellen um ein- oder zweikernige Osteoclasten. Derartige Abbauzellen sind in der Literatur beschrieben, es soll sich um eine osteoclastäre Funktionsform inaktiver Osteoblasten handeln, welche eine Sofortreaktion auf bestimmte Reize ermöglichen [29, 30, 32]. Unsere Untersuchungsbefunde würden eine solche Deutung eindeutig unterstreichen (Abb. 1).

Da die Frühresorption bereits wenige Tage nach Setzen des Reizes (Trauma bzw. Operation) beginnt, sind ursächlich am ehesten biologische Gründe anzunehmen. Prinzipiell kommen als auslösende Momente für die Umwandlung einer mesenchymalen Urzelle in einen Osteoclasten eine Vielzahl von Ursachen in Frage. Störungen der normalen Zirkulation scheinen dabei einen wesentlichen Reiz auf die Differenzierung von Osteoclasten auszuüben; in verschiedenen experimentellen Untersuchungen wurde auf dadurch bedingte Veränderungen der Sauerstoffspannung, auf lokale Acidose sowie örtlich erhöhten Druck durch Andrang von Gewebsflüssigkeiten als resorptionsauslösende Faktoren hingewiesen [5, 11, 22, 25]. Die belastungsinduzierte Resorption in besonders beanspruchten corticalen Gebieten spielt in der Frühphase wohl keine Rolle.

Da in den Abschnitten besonders starker resorptiver Tätigkeit der Haversschen Zellen gleichzeitig häufig Osteocytendefekte gesehen werden, ist denkbar, daß der gleiche Reiz neben der Osteoclastenbildung auch die Osteocytennekrose verursacht. Die oben angenommene Ursache einer intracorticalen Mikrozirkulationsstörung mit lokalen Veränderungen der Sauerstoffspannung wäre naheliegend. Dadurch daß die postcapillären Ernährungsmechanismen der Osteocyten auf Primitivhohlräume im Knochen beschränkt sind, besteht für die Osteocyten eine besonders ungünstige Versorgungslage, wodurch deren Vitalität schnell beeinträchtigt sein kann [27]. Demgegenüber ist anzunehmen, daß die in der Nähe der Capillaren liegenden Haversschen Zellen eine gleich große Störung zunächst überleben und entsprechend den experimentellen Untersuchungen zur Resorption angeregt werden.

Die Intercellularsubstanz hat als passiver Partner der Osteocyten zu gelten [17]. Durch die bestehende Wechselwirkung zwischen Knochengrundsubstanz und den umgebenden Zellen, welche durch einen unabhängig vom Blutfluß bestehenden extracellulären Perfusionsmechanismus ermöglicht wird, ist eine unmittelbare Einflußnahme auf die Grundsubstanz bei Störung der Physiologie der Knochenzelle zu erwarten [7, 9, 21]. Wenn auch einerseits Abbaubedürftigkeit des Knochengewebes nicht per sé zur Resorption führen muß, andererseits auch neues osteoides Gewebe abgebaut werden kann, so wäre doch ein direkter Einfluß einer primären Osteocytenschädigung auf die Abbaubedürftigkeit der Grundsubstanz naheliegend, wodurch dann eine resorptive Tätigkeit ausgelöst werden könnte [30, 32].

Eine Zellschädigung der Osteocyten wurde anhand des DPN-Diaphorasenachweises bereits wenige Stunden nach Unterbrechung der Blutzufuhr nachgewiesen [6]. Diese unmittelbare Osteocytenschädigung macht einen zeitlichen Zusammenhang zur lokalen Grundsubstanzveränderung und reaktiver resorptiver Tätigkeit der umgebenden Haversschen Zellen nach einigen Tagen möglich.

Veränderungen der Intercellularsubstanz sind nur schwer faßbar, so daß normalerweise in der morphologischen Routinediagnostik deduktiv aus dem Fehlen von Osteocyten auf eine Nekrose geschlossen werden muß [1]. Auch die Abbaureife infolge von Denaturierung wird nur indirekt durch die Anwesenheit von Osteoclasten dokumentiert [32]. Eine direkte Beurteilung der Vitalität des Knochengewebes ist in der Routinediagnostik bisher nicht möglich, so daß sich der Untersucher histologisch an Formveränderungen der geschädigten Osteocyten orientieren muß. Weiterhin wird der histologische Nachweis des Osteocytentodes erschwert, dadurch, daß Zellreste verschieden lange in den Lacunen verbleiben und sich auch weiterhin anfärben [1, 26, 31]. Insgesamt verbleiben die exakten Zusammenhänge zwischen primärer Osteocytennekrose, darauffolgender Schädigung der benachbarten lokalen Knochengrundsubstanz und resultierender Haversscher Resorption daher Spekulation.

Könnte der geschilderte Zusammenhang zwischen Mikrozirkulationsstörung und Osteocytennenkrose akzeptiert werden, so könnte man die physiologischerseits vorhandene wechselnd hohe Anzahl von osteocytenlosen Lacunen in der Corticalis – diese wurden bisher überwiegend auf Alter und mechanische Beanspruchung zurückgeführt – ebenfalls durch diese Vorgänge begründen [9, 15]. Auch bei den Umbauvorgängen im Plattenlager sind resorptive Vorgänge mit gleichzeitigen Osteocytendefekten die Regel; das später normalerweise zentrifugal fortschreitende Remodelling könnte auch als Ausdruck der sich erholenden Blutversorgung gesehen werden [3, 13, 28]. Gleichzeitig sind mechanische Einflüsse im Sinne einer Anpassung an verminderte Belastung experimentell nachgewiesen, welche zum überschießenden Knochenabbau im Plattenlager führen können; eine Überlagerung beider Resorptionsmechanismen ist anzunehmen [2, 18–20].

Die ersten resorptiven Aktivitäten durch die ein- bzw. zweikernigen Osteoclasten spielen sich im Bereich der Wände der Sekundärosteone ab. Hier werden histologisch und mikroradiographisch nachweisbare Ausbuchtungen geschaffen, welche zu einer radiären Aufweitung der Osteone führen. Diese resorptive Tätigkeit kann als osteongebunden bezeichnet werden. Das Ausmaß der pro Corticalisquerschnitt nachweisbaren Resorption wird jedoch wesentlich bestimmt von osteon-übergreifenden Vorgängen. Nach Aufnahme der resorptiven Tätigkeit „fallen" dabei die Zellen in bestehende Primitivverbindungen zwischen benachbarten Osteonen und führen zu deren Erweiterung. Mikroradiographisch und histologisch sind die Vorgänge eindeutig nachweisbar (Abb. 2). Durch die Aufweitung dieser Primitivkanäle, welche benachbarte Osteone verbinden, werden innerhalb weniger Tage breite Hohlräume

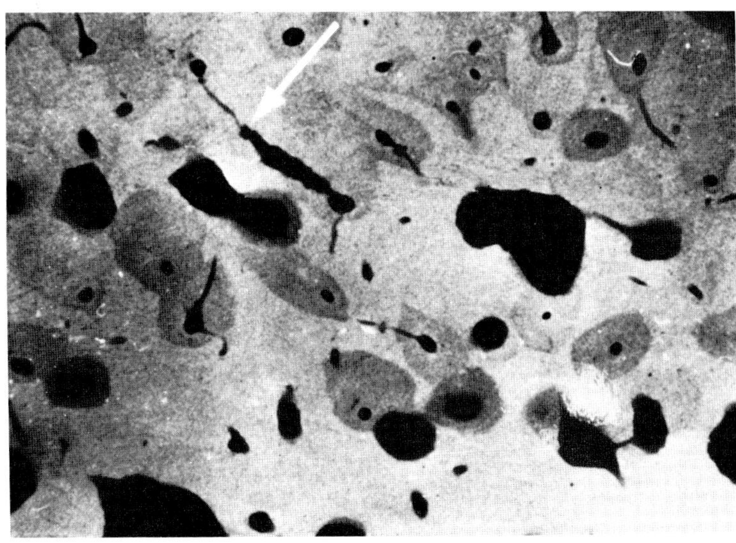

Abb. 2. Mikroradiographische Darstellung der osteonüberschreitenden Resorption

geschaffen, welche die ursprüngliche Osteonstruktur nicht mehr erkennen lassen. Zumindest in den ersten Wochen scheinen die osteonunabhängigen resorptiven Maßnahmen an derartigen Primitivkanäle gebunden zu sein. Ob prinzipell auch, wie beschrieben, Osteoclastenbohrkopfe mit nachfolgender Osteoblastentapete – völlig unabhängig von vorgegebenen Corticalishohlräumen – oberflächenparallele, in Richtung auf den Frakturspalt verlaufende Hohlräume bilden können, läßt sich am eigenen Krankengut nicht nachweisen. Es ist in verschiedenen Untersuchungen nachgewiesen, daß eine Verzapfung von anatomisch und stabil miteinander verbundenen Fragmenten durch Bohrkanäle zur primären Knochenheilung führt [25, 26]. Da an unserem Material osteonüberschreitende Resorptionsvorgänge nur in Verbindung mit Primitivkanälen gesehen wurden – solche aber oberflächenparallel über längere Strecken verlaufend nicht existieren – wäre die primäre Heilung nur in Verbindung mit bereits bestehenden Osteonen zu sehen, nicht aber in Verbindung mit der osteoclastären Bildung von vorhandenen Strukturen völlig unabhängiger Hohlräume. Es wäre dann die Festigkeit primär heilender Frakturen von der Zahl der pro Querschnitt zum Zeitpunkt der Fraktur vorhandenen Osteone und deren prozentualer späterer Aktivität abhängig. Gleichzeitig wäre eine Abhängigkeit vom Alter gegeben, da die gzahl der Sekundärosteone im Corticalisquerschnitt aufgrund der physiologischen intracorticalen Umbauvorgänge bis zum 40. Lebensjahr ansteigt.

Zusammenfassung

Es werden die frakturnahen intracorticalen Primärreaktionen beschrieben. Offensichtlich treten die ersten resorptiven Vorgänge in Verbindung mit Haversschen Zellen bereits früher auf als bisher bekannt. Die Erstreaktion besteht aus resorptiver Tätigkeit ein- oder zweikerniger Osteoclasten, welche ihre Tätigkeit bereits nach 5–7 Tagen beginnen. Die stärksten resorptiven Ausmaße werden erreicht, wenn die Osteoclasten sich in Primitivkanälen bewegen, welche zwei benachbarte Osteone verbinden. Es ist wahrscheinlich, daß Osteoclasten, welche die vorgegebene Struktur der Sekundärosteone verlassen, zunächst präformierte Hohlräume benutzen; die Osteoclastenbohrköpfe werden offensichtlich nicht blind durch die Intercellularsubstanz getrieben.

Literatur

1. Axhausen G, Bergmann E (1975) Die Ernährungsstörung am Knochen. In: Handbuch der speziellen pathol. Anatomie und Histologie, Bd 9, III. Springer, Berlin Heidelberg New York
2. Blietz R, Gsottschneider B (1973) Die experimentelle Erzeugung von ossären Reaktionen an Metallimplantaten. Arch Orthop Unfallchir 76:175
3. Bonucei E (1974) The organic-inorganic relationships in bone matrix undergoing osteoclastic resorption. Calcif Tissue Res 16:13
4. Branemark P-I (1959) Vital microscopy of bone marrow in rabbit Scand J Clin Lab Invest 16:37
5. Brookes M (1960) The vascular reaction of tubular bone to ischaemia in peripheral occlusive vascular disease. J Bone Joint Surg 423:1, 110
6. Brücke P, Kaufmann F, Vagacs H (1963) Eine neue Methode zur intraoperativen Vitalitätsbestimmung des Schenkelkopfes bei der medialen Schenkelhalsfraktur. Arch Orthop Unfallchir 57:354
7. Cohen J, Harris WH (1958) The three-dimensional anatomy of haversian system. J Bone Joint Surg 40A:419
8. Enlow DH (1962) Functions of the haversian system. Am J Anat 110:269
9. Frost M (1960) Micropetroses. J Bone Joint Surg 42A:1
10. Frost M (1966) The bone dynamics in osteoporosis and osteomalacia. ChC Thomas Publ, Springfield Ill
11. Gray DH, Katz JM, Speak K (1978) The effects of varying oxygen tensions upon bone resorption in vitro. J. Bone Joint Surg 60B:4, 575
12. Gunst MA, Suter C, Rahn BA (1979) Die Knochendurchblutung nach Plattenosteosynthese. Helv Chir Acta 46:171
13. Gunst MA (1980) Interference with bone blood supply through plating of intact bone. In: Current Concepts Internal Fixation of Fractures. Springer, Berlin Heidelberg New York
14. Ham AW (1952) Some histophysiological problems peculiar to calcified tissues. J Bone Joint Surg 34A:3, 701
15. Heller-Steinberg M (1951) Ground substance, bone salt and cellular activity in bone formation and destruction. Am J Anat 89:347
16. Klapp F (1981) Diaphysäre und metaphysäre Verletzungen im Wachstumsalter. In: Hefte Unfallheilkd, Heft 152. Springer, Berlin Heidelberg New York
17. Krompecher ST (1937) Die Knochenbildung. Fischer, Jena
18. Matter P, Brennwald J, Perren SM (1971) Biologische Reaktion des Knochens auf Osteosyntheseplatten. Clin Orthop 81:165
19. Matter P, Brennwald J, Perren SM (1975) The effect of static compression and tension on internal remodelling of cortical bone. Helv Chir Acta 12:1
20. Perren SM, Huggler A, Russenberger M, Straumann F, Müller ME, Allgöwer M (1969) A method of measuring the change in compression applied to living cortical bone. Acta Orthop Scand Suppl 125:5
21. Piekarski K, Munro M (1977) Transport mechanism operating between blood supply and osteocytes in ong bones. Nature Vol 269:80
22. Pommer G (1885) Osteomalazie und Rachitis. Vogel, Leipzig

23. Rasmussen H, Bordier P (1974) The physiological and cellular basis of metabolic bone disease. William & Wilkins, Baltimore
24. Rohr H, Bremer B (1967) Elektronenmikroskopische Untersuchungen über den Wirkungsmechanismus des Parathormons am Knochen. Virchows Arch (Path Anat) 342:50
25. Schenk R, Willenegger H (1964) Zur Histologie der primären Knochenheilung. Langenbecks Arch 308:440
26. Schenk R, Willenegger H (1977) Zur Histologie der primären Knochenheilung. Unfallheilkunde 80:155
27. Schenk R (1978) Histomorphologische und physiologische Grundlagen des Skelettwachstums. In: Weber BG (ed) Die Frakturenbehandlung bei Kindern und Jugendlichen. Springer, Berlin Heidelberg New York
28. Schenk R (1978) Histology of fracture repair and non-union. In: AO Bulletin
29. Schenk R, Ohla AJ (1980) Histomorphometrie. In: Handbuch der inneren Medizin VI/1 A. Springer, Berlin Heidelberg New York
30. Schmidt MR (1975) Atrophie und Hypertrophie des Knochens einschließlich der Osteosklerose. In: Handbuch der speziellen pathologischen Anatomie und Histologie, Bd IX, Teil III. Springer, Berlin Heidelberg New York
31. Stürmer KM, Schuchardt W (1980) Neue Aspekte der gedeckten Marknagelung und des Aufbohrens der Markhöhle im Tierexperiment. Unfallheilkunde 83:433
32. Vittalli HP (1970) Knochenerkrankungen. Sandoz-Monographien

Der Nachweis ischämischer Muskelnekrosen mittels TC-99m-MDP-Perfusionszintigrafie zur frühzeitigen Erkennung des Kompartmentsyndroms

J. Spitz, J. Gips, K. Tittel und F. Schauwecker

Institut für Nuklearmedizin, Städtisches Klinikum, Ludwig-Erhard-Straße 100, D-6200 Wiesbaden

Das Kompartmentsyndrom ist definiert als gewebsdruckabhängige Mikrozirkulationsstörung in einem Fascienraum und wurde bereits vor gut 100 Jahren von v. Volkmann erstmals beschrieben.

Prädilektionsstelle ist die Unterarm- und Unterschenkelmuskulatur, die in unterschiedlichen Logen durch Fascien und Membranen voneinander getrennt ist. Ohne auf die noch nicht vollständig geklärte Pathophysiologie im einzelnen einzugehen lassen sich die ablaufenden Vorgänge kurz wie folgt darstellen: In diesen unelastisch umschlossenen Räumen führen schon geringe Volumenzunahmen zu einer Erhöhung des Gewebedruckes. Dies wiederum führt zu einer Mikrozirkulationsstörung mit Hypoxie und konsekutiver, im Spätstadium irreversibler Nekrose der Muskulatur. Der Ausfall ganzer Muskelgruppen mit erheblichen Bewegungsstörungen ist die Folge.

Für den geübten Kliniker bereitet die Diagnose eines kompletten Kompartmentsyndroms – insbesondere wenn keine äußeren Verletzungen der Extremität vorliegen – keine Schwierigkeiten. Im Rahmen ausgedehnter Läsionen einer Extremität oder nach Anlegen

Hefte zur Unfallheilkunde, Heft 174
Zusammengestellt von A. Pannike

eines Gipsverbandes kann der Nachweis dieser Komplikation erheblich erschwert sein, da es bislang keine einfachen, objektivierbaren und reproduzierbaren, nicht invasive Untersuchungstechniken zur frühzeitigen Erkennung des Kompartimentsyndroms gibt.

Material und Methode

Wir entwickelten daher gemeinsam mit unserer unfallchirurgischen Klink eine nuklearmedizinische Untersuchungstechnik auf der Basis der externen Messung einer intravenös injizierten radioaktiven Substanz mit Hilfe einer Gammakamera und angeschlossenem Datenverarbeitungssystem.

In der vorliegenden Studie wurden 13 Patienten mit einer Verletzung der unteren Extremität, 6 Patienten mit klinischen Zeichen eines Kompartmentsyndroms sowie 12 Patienten ohne Verletzung als Vergleichskollektiv untersucht. Abhängig von der Lokalisation des Traumas an der verletzten Extremität wird der Patient so gelagert, daß der entsprechende Abschnitt der kontralateralen Extremität mit im Gesichtsfeld der Großfeldgammakamera liegt. Dabei kann der Patient in der Regel in seinem Bett verbleiben, sodaß auch etwaige Extensionen bei der Untersuchung nicht stören.

Nach bolusförmiger Injektion von 15–20 mCi Tc-99m-MDP werden 60 sec lang 4K-Speichermatritzen im Abstand von 1 sec im Rechner abgelegt. Gleichzeitig erfolt die Dokumentation von 8 Analogibildern im 10 Sekundenabstand auf einen Klarfilm.

Im sofort folgenden zweiten Untersuchungsabschnitt werden 30 Sekundenbilder in der 4K-Matrix für weitere 10 min gespeichert sowie ein analoges Kamerabild der venösen Gleichverteilungsphase angefertigt. 2 h später werden Einzelszintigramme der betroffenen Extremität zum Nachweis einer extraossären Speicherung sowie – wenn möglich – ein Ganzkörperskelettszintigramm als Übersichtsaufnahme in dorsaler Projektion erstellt.

Ergebnisse

In der Regel kommt es nach bolusförmiger intravenöser Injektion zu einem seitengleichen arteriellen Einstrom in die Extremitäten. Entsprechend dem Auflösungsvermögen moderner Gammakameras lassen sich größere Arterien voneinander abgrenzen. In traumatisierten Extremitäten und noch deutlicher in den Fällen eines Kompartmentsyndroms zeigt die betroffene Extremität eine wesentliche Steigerung der arteriellen Strömungsgeschwindigkeit, was zu einem frühzeitigeren Erscheinen der Aktivität im Kameragesichtsfeld führt.

Mit Hilfe der „Region of Interest (ROI)-Technik" lassen sich aus diesen Primärdaten in typischer Weise Histogramme ableiten. Aus den Histogrammen kann die arterielle Blutströmungsgeschwindigkeit in cm/sec sowie das Durchflußvolumen als Integral unter den Kurven berechnet werden.

Im Durchschnitt ist das Durchflußvolumen in einer traumatisierten Extremität um den Faktor 1,8, beim Kompartmentsyndrom um das 4,2fache und die arterielle Blutströmungsgeschwindigkeit in der traumatisierten Extremität um den Faktor 1,3 und in Extremitäten mit klinischem Kompartmentsyndrom um das 3,4fache erhöht. Die statische Signifikanz der ermittelten Unterschiede konnte durch den Wilcoxon-Rangtest abgesichert werden.

In den Fällen eines Kompartmentsyndroms zeigte sich zusätzlich auf den 2 h p.i. angefertigten Szintigrammen eine umschriebene Tc-99m-MDP-Anreicherung in der betroffenen

Muskulatur. Diese extraossäre Anreicherung des MDP-Präparates ist ein sicherer Hinweis für nekrotisches Muskelgewebe, wie analoge Untersuchungen nach Herzinfarkten zeigen.

Zusammenfassung

Die beschriebenen Untersuchungstechniken bieten somit erstmals die Möglichkeit, auf nicht invasivem Weg frühzeitig die Ausbildung eines Kompartimentsyndroms nachzuweisen, das Ausmaß einer bereits eingetretenen Muskelnekrose zu erkennen sowie in der Verlaufskontrolle die Effizienz der jeweiligen therapeutischen Maßnahmen zu belegen.

Kryo-Therapie zur Behandlung des drohenden Kompartment-Syndroms (KS)

V. Echtermeyer, E. Stark, M. Kuschnerow, E. Groth und P. Horst

Unfallchirurgische Klinik der Medizinischen Hochschule Hannover (Direktor: Prof. Dr. H. Tscherne), Konstanty-Gutschow-Straße 8, D-3000 Hannover 61

Die Weichteiltraumatisierung einer Extremität führt über Mikrozirkulationsstörungen im Muskel zu einem posttraumatischen oder postischämischen Ödem. Ziel der experimentellen Untersuchungen war die Überprüfung einer konservativen Behandlung mittels Kryo-Therapie, um die Entwicklung eines manifesten Kompartment-Syndroms zu verhindern.

Methodik

216 männliche Wistar-Ratten wurden in Ketanest-Rompun-Narkose traumatisiert. In Gruppe 1 wurde der rechte Hinterlauf durch eintauchen in 90 °C heißes Wasser von 10 sec Dauer einem thermischen Trauma unterworfen. In Gruppe 2 wurde im Bereich der Oberschenkelmuskulatur ein Tourniquet von 4 h angelegt. In Gruppe 3 erfolgte die direkte Kontusion der Musculus tibialis anterior-Loge für 30 min, wobei eine Druckspannung von 3 Pascal auf die Weichteile einwirkte.

Zur Ermittlung der Ödemkinetik wurde der zeitliche Verlauf der Radioaktivität von Brom-82 als Tracer des extracellulären Flüssigkeitsraumes im Seitenvergleich zur gesunden Extremität gemessen [4, 7]. Noch vor Erreichen der Ödemmaxima wurden unmittelbar nach dem thermischen Trauma und noch während der Kontusion und während des Tourniquet die traumatisierten Extremitäten für insgesamt 6 h einer Kryo-Therapie unterworfen. Die jeweils rechten Hinterläufe wurden mit 0 °C kaltem Eis zirkulär gekühlt.

Während der gesamten Versuchsdauer erfolgte die Registrierung des subfascialen Gewebsdruckes mit dem Perfocan-KS-System[1], wobei aufgrund der Compliance der Muskelfascie eine G-20-Kanüle verwendet werden mußte.

---

1 Perfocan-KS Druckmeß-Set, B. Braun Melsungen AG, 3508 Melsungen

Hefte zur Unfallheilkunde, Heft 174
Zusammengestellt von A. Pannike

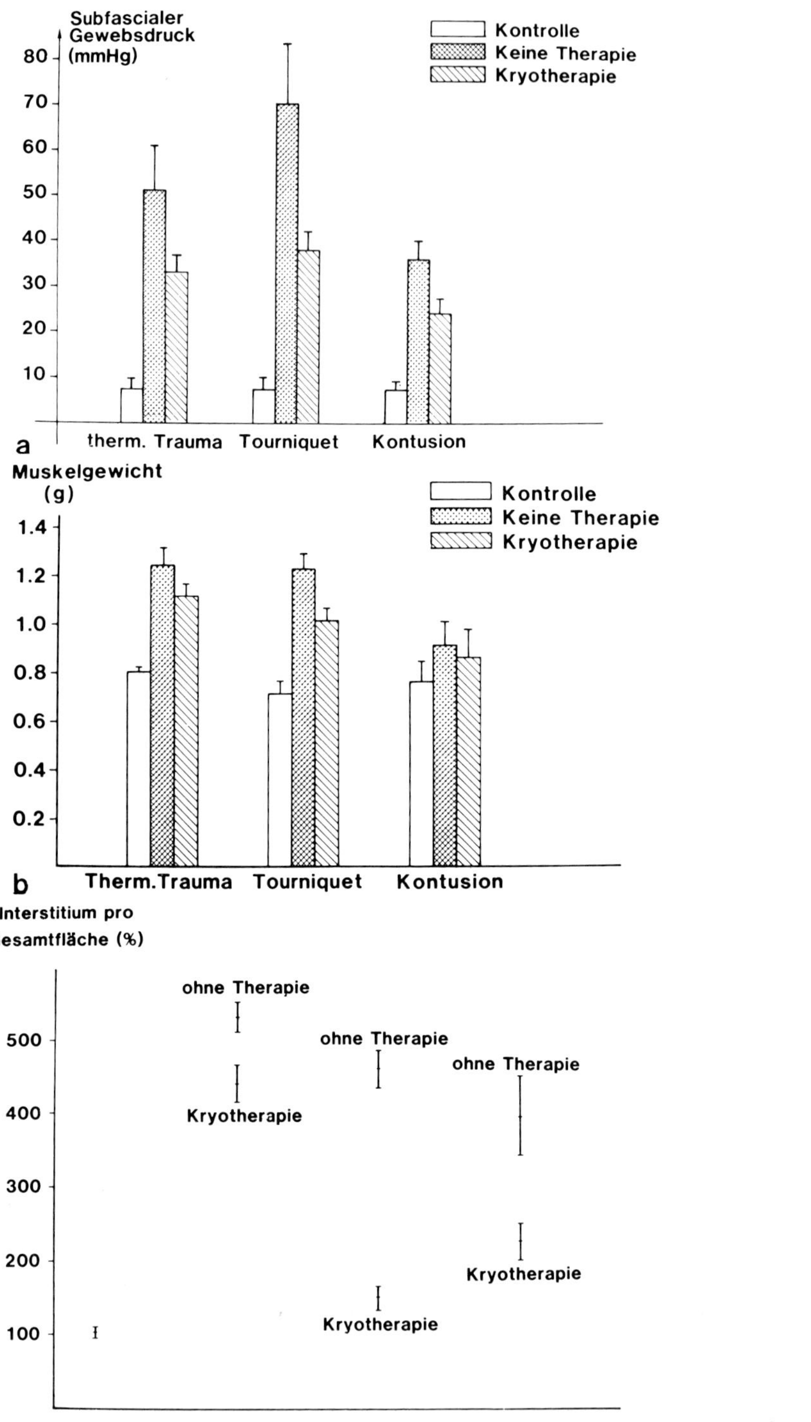
Subfascialer Gewebsdruck (mmHg)
80
70
60
50
40
30
20
10
Kontrolle
Keine Therapie
Kryotherapie
a
therm. Trauma
Tourniquet
Kontusion
Muskelgewicht (g)
1.4
1.2
1.0
0.8
0.6
0.4
0.2
Kontrolle
Keine Therapie
Kryotherapie
b
Therm.Trauma
Tourniquet
Kontusion
Interstitium pro Gesamtfläche (%)
500
400
300
200
100
ohne Therapie
Kryotherapie
ohne Therapie
ohne Therapie
Kryotherapie
Kryotherapie
c
Kontrollen
Therm. Trauma
Tourniquet
Kontusion

Abb. 1a–c

Unmittelbar nach Töten der Tiere wurden die Muskeln der Tibialis anterior-Loge der traumatisierten und der kontralateralen Extremität in toto präpariert, in ausgewogene Silberfolien verpackt und auf einer elektronischen Präzisionswaage (Sartorius-3719 MP) gewogen. Um Fixationsartefakte bei der Aufarbeitung der Präparate sicher auszuschließen [10], wurden Kryostat-Schnitte enzymhistochemisch zur Faserdifferenzierung untersucht [3].

Ergebnisse

In allen 3 Traumaformen kam es unbehandelt zu einem Anstieg des subfascialen Gewebsdruckes in den hochpathologischen Bereich. 6 h nach Traumaende lag der Gewebsdruck beim thermischen Trauma bei 51,13 ± 9,42 mmHg, beim Tourniquet-Trauma bei 70,1 ± 13,6 mmHg und nach direkter Kontusion bei 36,06 ± 4,03 mmHg. Der Gewebsdruck der kontralateralen Muskelloge lag in allen Versuchsgruppen unter 10 mmHg. Die Kryo-Therapie hatte in allen 3 Traumamodellen eine Reduzierung des subfascialen Druckanstiegs zur Folge. Nach thermischem Trauma lag der Gewebsdruck im Mittel bei 33,21 ± 3,43 mmHg und damit um 35% unter dem Gewebsdruck der unbehandelten Tiere (Abb. 1a). – In der Tourniquet-Gruppe führte die Kryo-Therapie zu einer Reduzierung des Gewebsdruckes, der im Mittel bei 38,1 + 3,87 mmHg lag. Er war damit um 45,65% weniger angestiegen als in der unbehandelten Gruppe (Abb. 1a). Nach Kontusionstrauma kam es unter Kryo-Therapie zu einem mittleren subfascialen Gewebsdruck von 24,34 ± 3,23 mmHg, damit zu einer Verringerung um 33,5% im Vergleich zur unbehandelten Gruppe (Abb. 1a).

In allen 3 Versuchsgruppen kam es unter Kryo-Therapie zu einer geringeren Gewichtszunahme der traumatisierten Muskulatur als bei den nicht behandelten Extremitäten. Wie aus Abb. 1b ersichtlich, ist der therapeutische Effekt beim Tourniquet-Trauma am größten.

Als Ausdruck des unter Kryo-Therapie weniger ausgeprägten Ödems fand sich morphometrisch ebenfalls eine geringere Abnahme der Faserquerschnittsflächen. Das Interstitium hatte unter Kryo-Therapie entsprechend weniger zugenommen als bei den unbehandelten Tieren (Abb. 1c). Die NADH-Reduktase-Reaktion ergab in allen 3 Traumamodellen eine weitgehend erhaltene Enzymaktivität unter Kryo-Therapie.

Diskussion

Die Anwendung von Kälte bei postoperativen oder posttraumatischen Schwellungszuständen zur Verminderung von Wundschmerz und Reduzierung entzündlicher Reaktionen ist als flankierendes Behandlungsprinzip in ihrer Effektivität seit langem bekannt [1, 2, 6, 8, 9]. Die lokal angewendete Kryo-Therapie führt zu einer Senkung des Sauerstoffverbrauches, zur Hemmung der Enzymdestruktion und Minderung der Lymphproduktion [8].

◀ **Abb. 1a–c.** Zusammenstellung von 3 Traumamodellen, die geeignet sind, ein manifestes KS hervorzurufen. Gegenüberstellung der Kontrolle, der unbehandelten und Kryo-therapierten Gruppen. **a** Subfascialer Gewebsdruck in der Tibialis anterior-Loge der Ratte. **b** Graphische Darstellung der gravimetrischen Ergebnisse. **c** Prozentualer Anteil des Interstitiums zur Gesamtfläche im Querschnitt des Musculus tibialis anterior der Ratte

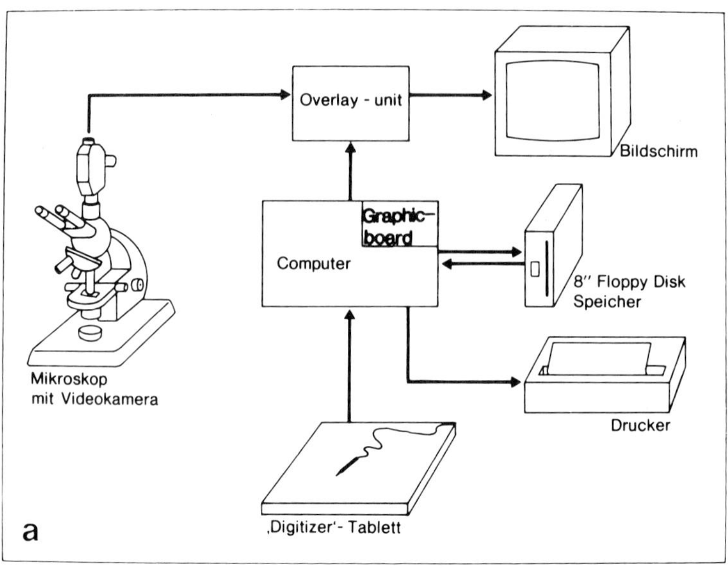

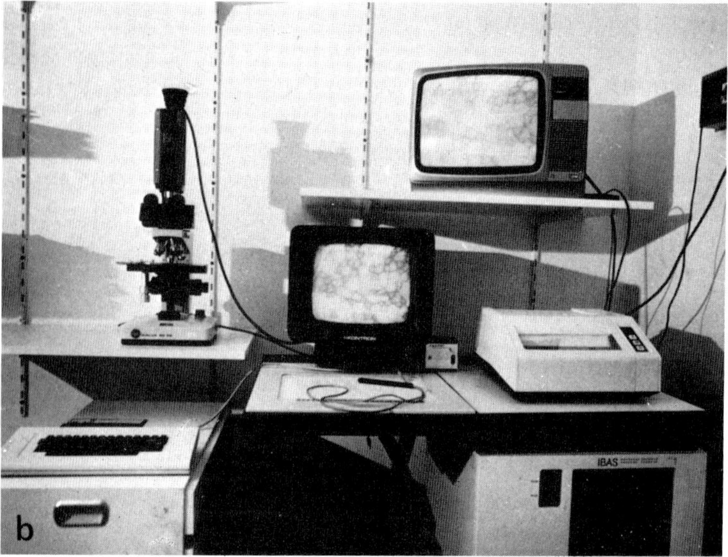

Abb. 2. Halbschematische Darstellung des morphometrischen Meßplatzes (**a**). Gesamtansicht des Meßplatzes (**b**)

Nach Untersuchungen von Matsen et al. [5] hat die Kälteanwendung keinen Einfluß auf die posttraumatische Schwellung. Die Befunde wurden an frakturierten und mittels Marknagel stabilisierten Unterschenkelknochen von Kaninchen durchgeführt. Die Ergebnisse stehen im Widerspruch zu der aus klinischen Studien bekannten Tatsachen, daß die Kältetherapie zu einer Minderung des posttraumatischen Ödems nach Weichteiltrauma führt [2] und konnten in den eigenen Experimenten auch nicht bestätigt werden. Die prophylaktische Anwendung nach Tourniquet-Trauma und Kontusions-Trauma und die therapeutische Anwendung nach thermischem Trauma führte in allen 3 Modellen zu einer Senkung des subfascialen Gewebsdruckes. Das Gewicht der excidierten Muskeln lag bei den behandelten Tieren ebenfalls niedriger als in der Gruppe der unbehandelten Tiere. Als Ausdruck des unter Kryo-Therapie weniger ausgeprägten Ödems fand sich morphometrisch (Abb. 2a, b) ebenfalls eine geringere Abnahme der Faserquerschnittsflächen. Das Interstitium hatte unter Kryo-Therapie entsprechend weniger zugenommen als bei den unbehandelten Tieren (Abb. 1c).

Experimentell konnte die klinische Erfahrung bestätigt werden, mit der Kryo-Therapie so früh wie möglich nach dem Trauma bzw. nach der Operation zu beginnen. Die eigenen Ergebnisse weisen darauf hin, daß die Entwicklung eines drohenden Kompartiment-Syndrom in ein manifestes Kompartiment-Syndrom durch die Kryo-Therapie verhindert werden kann, wenn die Kälteanwendung früh und lang genug durchgeführt wird.

Soweit die experimentellen Ergebnisse auf die Klinik übertragbar sind, könnten folgende Indikationen für die Anwendung der Kryo-Therapie in Frage kommen:

- gefäß-chirurgische Eingriffe mit längerer Ischämie ohne vorbestehende AVK;
- orthopädische Eingriffe an den Extremitäten in Blutsperre oder Blutleere;
- Extremitätenverletzungen mit erheblichem Weichteiltrauma;
- Verbrennungen.

Literatur

1. Beste KW, Strupper K (1983) Venenverschlußplethysmographische Parallelmessung der Haut- und Muskeldurchblutung vor und nach Kryotherapie. Z Phys Med Baln Med Klin 12:331–339
2. Conolly WB, Paltps N, Tooth RM (1972) Cold therapy – an improved method. Med J Anat 2:424–425
3. Dubowitz U, Pearse AGE (1960) Reciprocal relationship of phosphorylase and oxidative enzymes in skeletal muscle. Nature 185:701–702
4. Echtermeyer V, Haacker F, Pretschner DP, Stark E (1984) Untersuchungen zur Durchblutung, ödemkinetik und muskulären Degeneration nach thermischem Trauma und Tourniquet. In: Hefte Unfallheilkd, Heft 164. Springer, Berlin Heidelberg New York, S 98–101
5. Matsen FA, Questad K, Matsen AL (1975) The effect of local cooling on postfracture swelling. Clin Orthop 109:201–206
6. Mucha L, Zysno EA (1983) Klinische Verlaufsuntersuchungen zur Effizienz einer funktionellen Kombinationstherapie mit EV nach Mobilisation post-traumatischer Gelenkkontrakturen in Narkose. Z Phys Med Baln Med Klin 12:174–198
7. Pretschner DP (1982) Engymetry and personal computing in nuclear medicine. In: Lindberg DAB, Reichertz PL (eds) Lecture notes in medical informatics, vol 18. Springer, Berlin Heidelberg New York
8. Rube R, Gebauer C (1980) Kryotherapie – eine Alternative zur rein medikamentösen Behandlung bandscheibenoperierter Patienten. Z Phys Med 180:106–109
9. Schaubel HJ (1946) The local use of ice after orthopedic procedures. Am J Surg 72: 711–714
10. Schröder JM (1982) Pathologie der Muskulatur. In: Doerr W, Seifert G (Hrsg) Spezielle pathologische Anatomie, Bd 15. Springer, Berlin Heidelberg New York

Qualitative und quantitative Untersuchungen der cellulären Immunreaktion bei posttraumatischer Osteomyelitis

Ch. Josten und G. Muhr

Chirurgische Universitätsklinik „Bergmannsheil“ (Direktor: Professor Dr. med. G. Muhr) Hunscheidtstraße, D-4630 Bochum

Weder über Ursache noch über Entstehungsmechanismus einer chronisch posttraumatischen Osteomyelitis liegen sichere Erkenntnisse vor. Die Therapie besteht in lokaler Beseitigung des Infektes als auch in Antibioticagabe.

Einen wesentlichen Stellenwert nimmt jedoch auch der immunologische Gesamtstatus dieser Patienten ein.

Die vorliegende Untersuchung erfaßt die celluläre Abwehrlage eines Osteomyelitiskollektivs durch Messung der T-Lymphocyten, sowohl qualitativ als auch quantitativ.

Das Immunsystem gliedert sich grob in zwei Abwehrsysteme:

- das celluläre mit den T-Lymphocyten und
- das humorale mit den B-Lymphocyten.

Die B-Lymphocyten sind für die Produktion von Immunglobulin verantwortlich, während die wesentliche Aufgabe der T-Lymphocyten in der Induktion einer Immunantwort sowie der Modulation der Abwehrreaktion besteht.

Innerhalb der T-Lymphocyten werden zum Teil gegensätzliche Funktionen repräsentiert in Form verschiedener Subpopulationen, von denen die wichtigsten die Helferzellen und die Suppressorzellen sind. Die Suppressorzellen sind für die Gleichgewichtserhaltung des Immunsystems zuständig, indem sie eine überschießende Immunreaktion verhindern sollen [2].

Zur Bestimmung des Anteiles der T-Lymphocyten wurden zwei Testverfahren angewandt:

1. Der sogenannte Rosettentest zur quantiativen und
2. der intracutane Stempeltest zur qualitativen Messung.

Der Rosettentest bedingt aufgrund bestimmter Membranstrukturen eine spontane Anlagerung zwischen menschlichen T-Lymphocyten und heterologen Erythrocyten, in diesem Fall Schafserythrocyten (SRBC). Der Rosettentest ist aufgrund seiner vielseitigen Anwendbarkeit und Aussagefähigkeit als eine Standardmethode anzusehen [1, 4, 5, 12].

Das Verfahren gliedert sich in 3 Abschnitte:

1. Isolierung der Lymphozyten
2. Gewinnung der geeigneten Schafserythrocyten-Suspension
3. Herstellung eines Gemisches der beiden Zellsuspensionen sowie Inkubation und Auszählung.

Als Rosette wurde ein Lymphocyt mit mindestens 3 angelagerten Schafserythrocyten bezeichnet (Abb. 1).

Diese Untersuchungen wurden bei 40 Patienten mit chronisch posttraumatischer und hämatogener Osteomyelitis durchgeführt. Die Patienten waren zwischen 17 und 79 Jahre alt. Sid wurden im Mittel 4mal operiert.

Der durchschnittliche Abstand zwischen Unfallzeitpunkt und Untersuchung betrug 325 Tage.

Hefte zur Unfallheilkunde, Heft 174
Zusammengestellt von A. Pannike

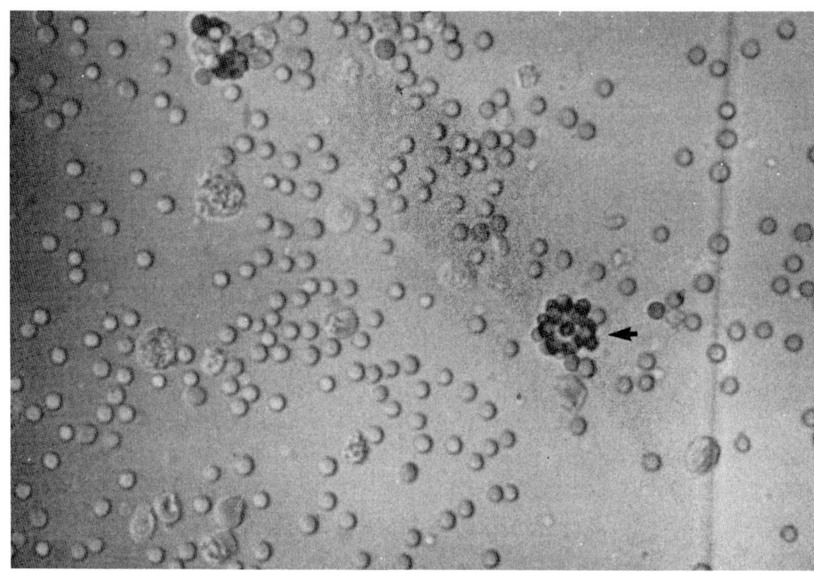

Abb. 1. → = Rosette

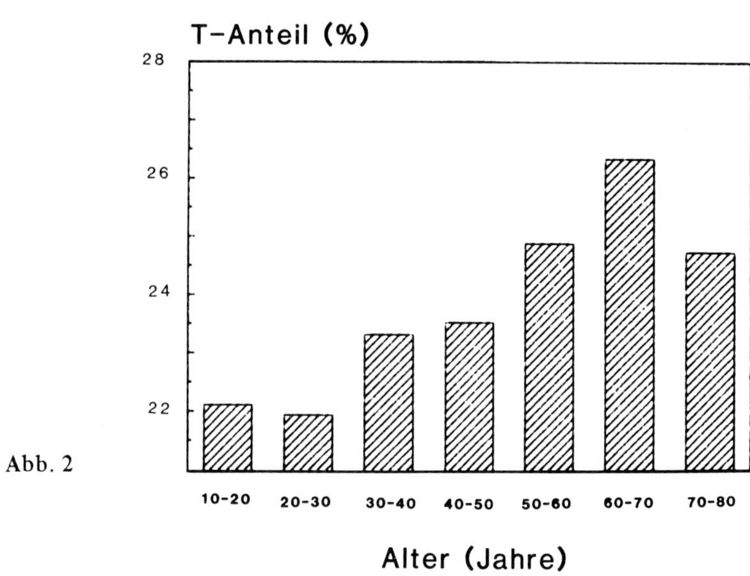

Abb. 2

Für die in-vitro-Bestimmung der T-Lymphocyten mittels Rosettentest ergab sich ein durchschnittlicher Anteil rosettenbildender, d. h. aktiver T-Lymphocyten von 23,26% gegenüber 34,81% im Normalkollektiv.

Desweiteren lagen die Durchschnittwerte aller Patienten über 40 Jahre deutlich über denen der unter 40jährigen mit einem Maximum zwischen 60 und 70 Jahren (Abb. 2).

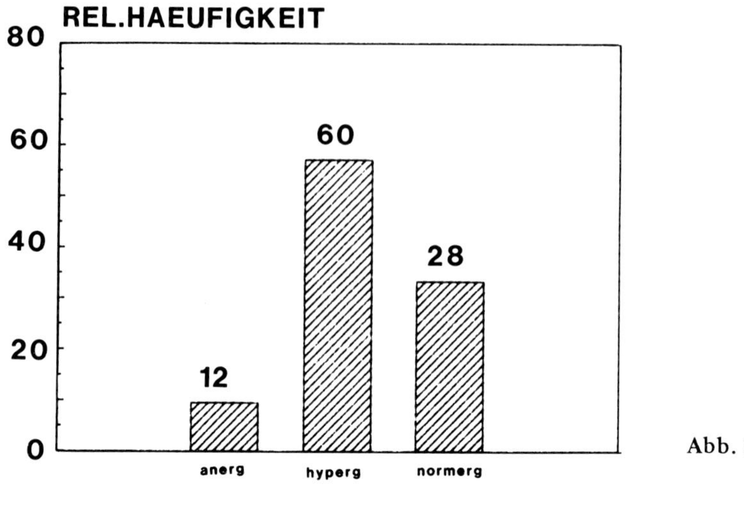

Abb. 3

Parallel dazu wurden die Patienten dem Intracutantest mit Recall-Antigenen als in-vivo-Test unterzogen. Hierbei kommt es durch intradermale Applikationen verschiedener Antigene zu einer lokalen Hautreaktion vom verzögerten Typ. Die sich entwickelnden Hautinduration ist auf die lokale Aktivität von T-Lymphocyten zurückzuführen. Die Reaktionen werden nach 48 h abgelesen.

Eine positive Reaktion besteht bei einem Erythem mit einem Indurationsdurchmesser von 2 mm.

Die Summe aller gemessener Indurationsdurchmesser in mm ergibt das Ergebnis, Score genannt.

Dieser Score gilt als Maß für die aktuelle Abwehrlage [11].

Es lassen sich 3 Gruppen von Patienten unterscheiden:

1. anergische Patienten,
2. hypergische Patienten,
3. normerge Patienten (gesunde Population).

Es ergab sich ein durchschnittlicher Score von 9,2 bei einer durchschnittlichen Zahl von 2,5 in dem untersuchten Patientengut. Das Normalkollektiv wies einen Durchschnittscore von 14,2 bei 3 reagierenden Antigenen auf.

Hiernach lagen 12% der Patienten im anergen, 60% im hypergen und 28% im normergen Bereich.

Insgesamt zeigten also 72% der Patienten ein geschädigtes celluläres Abwehrsystem (Abb. 3).

Setzt man die gemessenen Hautreaktionen unterteilt nach normerg, hyperg und anerg, mit den labormäßig gemessenen absoluten T-Lymphocytenzahlen in Beziehung, so fällt auf, daß anerge Patienten den höchsten T-Lymphocytenanteil aufwiesen, normerge den niedrigsten (Abb. 4).

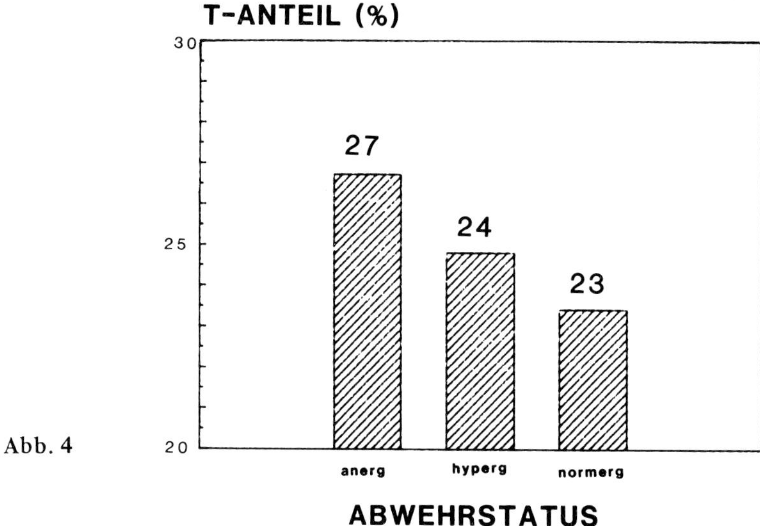

Abb. 4

Wie sind diese Befunde zu interpretieren?

Der deutlich niedrigere absolute T-Zellenanteil der Osteomyelitisgruppe muß als ein unter vielfältigen, sowohl endogen als auch exogenen Einflußfaktoren stehendes Ergebnis angesehen werden.

Bei den endogenen Faktoren stellt sich die Frage, ob nicht die T-Zelldepression zum Teil auf das Vorliegen einer primär schon reduzierten Immunitätslage zurückgeführt werden kann.

Als wichtigster exogener Einflußfaktor ist das Trauma zu nennen, auch in seiner Erscheinungsform als Operation [6, 7]. Es führt zu einer Reduktion der Gesamtabwehrlage, wobei das Ausmaß der Immununterdrückung von der Größe des Traumas abhängt. Weitere Ursachen der Abwehrschwächung können Mangelernährungen sein sowie der nicht einzuschätzende Einfluß anderer verabreichter Medikamente [3, 6, 8].

Neben einer absoluten Reduktion der T-Lymphocyten scheint auch eine Veränderung der T-Lymphocytenuntergruppen bei einer posttraumatischen Osteomyelitis vorzuliegen [9]. Dies läßt sich durch den scheinbaren Widerspruch zu einem niedrigen Score im Hauttest und einem relativ hohen T-Lymphocytenanteil erklären.

Hierfür scheinen die verschiedenen Subpopulationen der T-Lymphocyten verantwortlich zu sein, besonders die Helfer- und Suppressor-T-Zellen.

Wir vermuten, daß es aufgrund des Traumas und der folgenden Infektion zu einer asymmetrischen Supprimierung der T-Zellen-Subpopulationen kommt zugunsten der Suppressor-Zellen.

Es entsteht ein Zustand eines relativen Suppressorüberschußes. Während diese Zellen normalerweise ein Ausufern der Immunantwort verhindern sollen, führt ihr Übergewicht zur Schutz- und Reaktionslosigkeit des Organismus, und dies nicht nur auf cellulärer Ebene. Die unterschiedliche Abnahme der T-Zellensubpopulation mit relativem Übergewicht der Suppressorzellen kann zur Erklärung des anergen Zustandes herangezogen werden.

Die mit abnehmender Reaktionslage gestiegenen T-Zellenanteile wären somit auf ein zunehmendes Übergewicht von Suppressorzellen zurückzuführen.

Wie ist der erhöhte Anteil der T-Lymphocyten bei den älteren Patienten zu erklären?

Auch hier scheint ein Übergewicht der Suppressorzellen vorzuliegen, der aufgrund des schon geschwächten Abwehrzustandes des alten Menschen unter dem Einfluß des Traumas noch verstärkt wurde [11].

Zusammenfassend kann festgehalten werden:

Der Anteil der T-Lymphocyten an der Gesamtlymphocytenzahl im Osteomyelitiskollektiv liegt deutlich niedriger als im Normalkollektiv. Darüberhinaus ist die Hauttestreaktivität vom verzögerten Typ ebenfalls vermindert.

Die als hyp- bzw. anerg eingestuften Patienten wiesen einen relativ hohen T-Zellenanteil auf.

Dies zusammen erlaubt die Hypothese, daß dieser Zustand auf eine Dysregulatin innerhalb der T-Zellensubpopulation zurückgeführt werden kann in Form einer Stimulation der Suppressorzellen zu ungunsten der Helferzellen, verbunden mit einer allgemeinen Depression des Immunsystems.

Das relative Überwiegen der Suppressoraktivität führt zum Zustand der Anergie, die sich mit dem Hautstempel erfassen läßt.

Der Stempeltest zeigt gegenüber der in-vitro-Bestimmung von T-Lymphocyten den Vorteil, die celluläre Abwehrlage eines Patienten global zu erfassen. Es ist in der praktisch klinischen Anwendung schnell durchführbar und leicht ablesbar und bietet zudem die Möglichkeit einer einfachen Verlaufsbeobachtung.

Demgegenüber ermöglicht die in vitro-Bestimmung der T-Lymphocyten die exakte quantiative Erfassung und die genauere Lokalisation eines möglichen Defektes im Immunsystem.

Literatur

1. Bøyum A (1974) Separation of blood leukocytes, granulocytes and lymphocytes. Tissue Antigens 4:269–274
2. Cantor H, Boyse E (1977) Regulation of the immune response by T-cell sublcasses. In: Stutman O, Contemporary Topics in Immunobiology, vol 7, T-cells. Plenum Press, New York
3. Eickenberg HU, Hahn H, Opferkuch W (1982) The influence of Antibiotics on the Host-Parasite Relationship. Springer, Berlin Heidelberg New York
4. Friemel H (1984) Immunologische Arbeitsmethoden. Fischer, Stuttgart
5. Hebermann RB (1978) In vitro tests of cellular immunity in man. Invest Cell Pathol, vol 1:227–248
6. MacLean LD (1979) Host resistance in surgical patients. J Trauma, vol 19:297–304
7. MacLean LD, Meakins JL, Taguchi K et al (1975) Host resistance in sepsis and trauma. Ann Surg, vol 182:207–216
8. McIrvine AJ, Mannick JA (1983) Lymphocyte function in the critically ill surgical patient. Surg Clin North Am, vol 63:245–261
9. Munster AM (1976) Theories on activation of T-cell suppressor cells in trauma. Lancet, vol 1:1329

10. Seiler FR, Sedlacek HH, Kanzy EJ, Lang W (1972) Über die Brauchbarkeit immunologischer Nachweismethoden zur Differenzierung funktionell verschiedener Lymphozyten: Spontanrosetten, Komplementrezeptor-Rosetten und Immunglobulinrezeptoren. Behring Inst Mitt, vol 52:26–72
11. Superina R, Meakins JL (1984) Delayed hypersensitivity, anergy, and the surgical patient. J Surg Res, vol 37:151–174
12. Weir DM (1978) Application of immunological methods. In: Handbook of expermental immunology in three volumes, vol 3. Blackwell Scientific Publications, Oxford London Edinburgh Melbourne

Untersuchung zur Reißfestigkeit der Bandverbindungen des Acromio-Claviculargelenkes

E. Thies, G. Hohlbach, F. W. Schildberg und H. Wenk

Klinik für Chirurgie der Medizinischen Hochschule (Direktor: Prof. Dr. F. W. Schildberg), Ratzeburger Allee 160, D-2400 Lübeck

In zahlreichen Arbeiten die seit der Jahrhundertwende zu den konservativen und operativen Behandlungsmöglichkeiten der Schultereckgelenksprengung Stellung nehmen, finden sich Hinweise auf die Reißkraft der acromio-clavicularen und coraco-clavicularen Bandverbindungen. Diese wurde für das acromio-claviculare Band mit 40 kp, für das coraco-claviculare mit 80 kp angegeben.

Diese Angaben sind jedoch in der Literatur durch Untersuchungen nicht belegt [2–4]. Die Rückverfolgung der Literatur führt bis in das Jahr 1984, in dem sich Fessler im Rahmen einer Habilitationsschrift mit der Reißfestigkeit aller menschlicher Gelenke befaßt [1]. Die Reißkraft betrug bei Fesslers Versuchen 76–131 kp.

Die fehlenden Belege in der Literatur für die Reißfestigkeit und folgende Überlegungen zum Experiment Fesslers waren für uns der Anlaß, die Reißkraft der Bandverbindungen des Schultereckgelenkes erneut zu untersuchen.

1. Im Gegensatz zum natürlichen, dynamischen Verletzungsmechanismus lagen bei der Prüfung der Reißkraft durch Fessler statische Bedingungen vor.
2. Die Belastung erfolgte für das acromio-claviculare Band auf Zug und nicht auf Scherung.
3. Die Reißkräfte wurden für das acromio-claviculare und coraco-claviculare Band gemeinsam gemessen.

Unsere Untersuchung erstreckte sich auf 20 Schultereckgelenke, die an Leichen im Alter von 60–85 Jahren entnommen wurden. Die Prüfung der Reißkraft erfolgte mit einer Universal-Prüfmaschine. Die dynamische Reißgeschwindigkeit betrug 850 mm/min.

Die graphische Darstellung der Reißkraft in Abhängigkeit vom Weg erfolgte über einen Zwei-Koordinaten-Schreiber.

Bei der Präparation wurde das Acromion sowie der Processus coracoideus und der laterale Anteil der Clavicula mitsamt dem acromio-clavicularen Bandanteilen entnommen. Die Clavicula wurde anschließend so durchtrennt, daß die Reißkraft der coraco- und

Hefte zur Unfallheilkunde, Heft 174
Zusammengestellt von A. Pannike

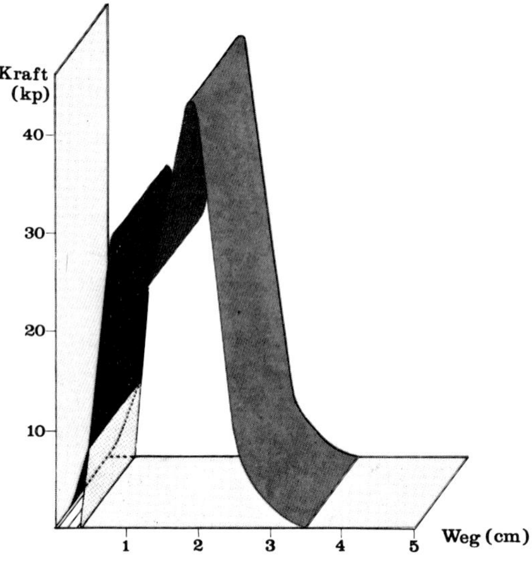

LIGAMENTUM CORACOCLAVICULARE

n = 20

			$\bar{x} \pm s_{\bar{x}}$
PARS CONOIDEA	REISSKRAFT	(kp)	31,74 ± 3,37
	DEHNUNG	(cm)	0,70 ± 0,19
PARS TRAPEZOIDEA	REISSKRAFT	(kp)	44,0 ± 3,42
	DEHNUNG	(cm)	0,86 ± 0,07

Abb. 1. Kraft-Weg-Beziehung des Ligamentum coraco-claviculare mit Angaben der durchschnittlichen Zerreißkraft $\bar{x} \pm s_{\bar{x}}$ des Ligamentum coraco-claviculare. Der schwarze Kurvenanteil gibt die Kraft-Weg-Beziehung der Pars conoidea, der graue den der Pars trapezoidea wieder

acromio-clavicularen Bandanteile isoliert untersucht werden konnten. Zur Montage der Bänder in den Klemmbacken der Prüfmaschine wurden die knöchernen Bandansätze mit einem Schrauben-Knochenzement-Verbund fixiert.

Die Kraft-Weg-Beziehung des coraco-clavicularen Bandes zeigt durch die zeitlich unterschiedliche Zerreißung der Pars conoidea und der Pars trapezoidea einen zweigipfeligen Verlauf. Der kleinere Gipfel kommt durch Zerreißung der Pars conoidea, der größere Gipfel durch Zerreißung der Pars trapezoidea zustande.

Die zeitliche Folge der Zerreißung der beiden Bandanteile war abhängig von der Stellung des Coracoids zur Clavicula. Bei Innenrotation der Processus coracoideus ist die Pars trapezoidea vorgespannt und reißt zuerst ein, während bei Außenrotation des Processus coracoideus die Pars trapezoidea entspannt ist, so daß zunächst die Pars conoidea reißt. Die durchschnittliche Reißkraft der Pars conoidea betrug 31 kp, die der Pars trapezoidea 44 kp. Die durchschnittliche Dehnung der Pars conoidea betrug 0,7 cm, die der Pars trapezoidea 0,8 cm. Unter Dehnung ist in der Versuchsanordnung die Strecke des Kraftanstieges bis zum Umkehrpunkt des Kraftmaximums definiert. An diesem Punkt war die Hauptmasse der Bänder bereits in allen Fällen interligamentär gerissen (Abb. 1).

Das acromio-claviculare Band wurde durch einen Schrauben-Knochenzement-Verbund am Acromion sowie an der Clavicula fixiert, so daß beim Auseinanderweichen der Klemmbacken das Gelenk auf Scherung beansprucht wurde. Die Reißkraft betrug 39 kp, die

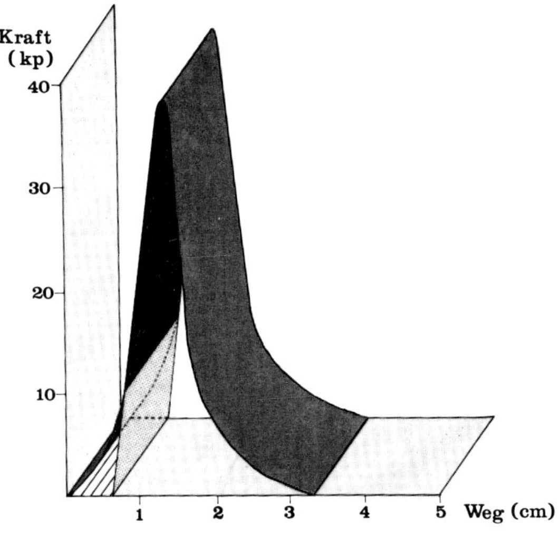

LIGAMENTUM ACROMIOCLAVICULARE

n = 20

		$\bar{x}$	$\pm s_{\bar{x}}$
REISSKRAFT	(kp)	39,1	$\pm$ 3,05
DEHNUNG	(cm)	0,68	$\pm$ 0,04

Abb. 2. Kraft-Weg-Beziehung des Ligamentum acromio-claviculare mit Angaben der durchschnittlichen Zerreißkraft $\bar{x} \pm s_{\bar{x}}$

durchschnittliche Dehnung 0,6 cm. Die Kurve der Kraft-Weg-Beziehung zeigt beim acromioclavicularen Band einen monophasischen Verlauf.

Der schraffierte extrapolierte Anteil der Spannungskurve entspricht der Anspannung umgebender, weniger straffer Strukturen sowie elastischer Fasern bis zum steilen Spannungsanstieg der kollagenen Bandfasern. Diese Strecke beträgt bei beiden Bändern nur wenige mm und erlaubt dem Bandapparat des Schultereckgelenkes große Belastungen bereits mit geringen Längenänderungen aufzufangen (Abb. 2).

Aus unserer Untersuchung lassen sich folgende Schlüsse ableiten:

1. Die Reißkraft für das acromio-claviculare und das coraco-claviculare Band liegt zwischen 31 und 44 kp. Die Reißkraft dieser beiden Bänder unterscheidet sich nicht wesentlich. Die größte Reißfestigkeit weist die Pars trapezoidea des Ligamentum coraco-claviculare auf.
2. Die dynamischen Reißkräfte für das coraco-claviculare Band sind geringer als die in der Literatur angegebenen statischen Reißkräfte.
3. Die Ursache für das zeitliche frühere Eintreten der Zerreißung der acromio-clavicularen Bandstruktur im Verletzungsfalle scheint nicht die angeblich geringere Reißkraft dieses Bandes zu sein, sondern ist Ausdruck einer zeitlich unterschiedlichen Anspannung der einzelnen Bänder im Verletzungsverlauf.

Literatur

Fessler J (1984) Festigkeit der menschlichen Gelenke. Habilitationsschrift, München, Ludwig-Maximilian-Universität

Sommer R (1928) Die traumatischen Verrenkungen der Gelenke. Neue Deutsche Chirurgie 41. Enke, Stuttgart

Thiel E (1937) Die Luxatio acromio-clavicularis. Dissertation zur Erlangung der medizinischen Doktorwürde der Medizinischen Fakultät der Universität Rostock

Watkins JT (1925) An operation for the relief of acromio-clavicular luxations. J Bone Joint Surg 7:790–792

II. Der alte, der behinderte und der kranke Mensch und seine Tüchtigkeit als Teilnehmer am Straßenverkehr

Der ältere Verkehrsteilnehmer – Ausgewählte epidemiologische Daten

B. Friedel

Bundesanstalt für Straßenverkehr, Brüderstraße 53, D-5060 Bergisch-Gladbach 1

Im folgenden werden ausgewählte epidemiologische Daten über den Anteil älterer Menschen an der Wohnbevölkerung, über Morbidität und Mortalität häufiger Krankheiten und über Unfall- und Verkehrsbeteiligung dargestellt.

Im zweiten Teil des Referates werden Prognosen über die Veränderung des Altersaufbaus der Bevölkerung bis zum Jahre 2000 sowie über die Verkehrsentwicklung mitgeteilt.

Fragen der Gerontologie und Geriatrie (z. B. Beeinträchtigung des Sehvermögens, Hirnleistungsstörungen) werden in anderen Beiträgen dieser Veranstaltung behandelt.

Teil 1

1. Entwicklung der Wohnbevölkerung

Die bisherige Entwicklung der Bevölkerung im Bundesgebiet wird im Bericht über die Bevölkerungsentwicklung in der Bundesrepublik Deutschland (Quelle Nr. 9 im Teil 2 des Referats) folgendermaßen zusammengefaßt:

In den vergangenen 100 Jahren hat sich die im heutigen Bundesgebiet lebende Bevölkerung verdreifacht: von 20,4 Mio im Jahre 1871 auf 35,6 Mio im Jahre 1910, auf 43,0 Mio im Jahre 1939 und schließlich auf über 62 Mio im Jahre 1974. Im Jahre 1982 betrug sie 61,6 Mio. Diese Bevölkerungszunahme war teils durch den Überschuß der Geburten über die Sterbefälle (Geburtenüberschüsse), teils durch den Überschuß der Zuzüge in das Bundesgebiet über die Fortzüge (Wanderungsgewinne) bedingt.

Besonders durch den Rückgang der Säuglingssterblichkeit, aber auch durch Rückgänge der Sterblichkeit in allen anderen Altersgruppen stieg die durchschnittliche Lebenserwartung eines Neugeborenen von rd. 35 Jahren gegen Ende des vergangenen Jahrhunderts auf fast 50 Jahre vor dem ersten Weltkrieg, 60 Jahre vor dem zweiten Weltkrieg und schließlich auf 69,9 Jahre für neugeborene Knaben und 76,6 Jahre für neugeborene Mädchen 1979/81.

Die Einwohnerzahl im Gebiet der heutigen Bundesrepublik nahm in den Jahren von 1939 trotz der Kriegsverluste zu. Hauptursache dieser Zunahme war die Aufnahme der Vertriebenen aus den Ostgebieten des Deutschen Reiches und den deutschen Siedlungsgebieten im Ausland, sowie später die Aufnahme von Deutschen aus der DDR und Berlin (Ost). Die Zahl der Zugewanderten aus der DDR betrug 1961 – rechnet man die erst nach der Flucht geborenen Kinder mit – 3,1 Mio oder 5,5% der Gesamtbevölkerung des Bundesgebietes. Zwischen 1961 und 1970 ergab sich ein weiterer Bevölkerungszuwachs um 4,5

Hefte zur Unfallheilkunde, Heft 174
Zusammengestellt von A. Pannike

Tabelle 1. Wohnbevölkerung 1980 nach dem Alter. Aus: [1]

1 000

Alter von ... bis unter ... Jahren¹)	Durchschnitt²)			Jahresende		
	insgesamt	männlich	weiblich	insgesamt	männlich	weiblich
unter 1	598,0	306,4	291,6	617,2	316,4	300,8
1 — 2	576,7	295,6	281,1	580,5	297,1	283,5
2 — 3	576,6	296,0	280,5	575,8	295,5	280,3
3 — 4	587,8	301,3	286,5	580,9	298,3	282,5
4 — 5	592,1	303,1	289,0	598,4	306,1	292,3
Zusammen	2 931,3	1 502,5	1 428,8	2 952,8	1 513,4	1 439,4
5 — 6	598,7	305,9	292,8	589,3	301,9	287,4
6 — 7	614,4	313,1	301,3	608,4	309,8	298,6
7 — 8	653,6	333,4	320,2	621,6	316,8	304,8
8 — 9	730,0	373,3	356,7	690,9	352,8	338,1
9 — 10	789,0	404,0	385,0	775,0	397,1	377,9
Zusammen	3 385,7	1 729,7	1 656,0	3 285,3	1 678,5	1 606,8
10 — 11	856,7	438,8	417,9	809,5	414,4	395,1
11 — 12	942,0	483,3	458,8	912,1	467,7	444,4
12 — 13	994,0	509,9	484,1	978,8	502,7	476,1
13 — 14	1 028,3	527,1	501,2	1 014,5	519,9	494,6
14 — 15	1 048,5	538,6	509,9	1 050,1	539,1	511,0
Zusammen	4 869,6	2 497,6	2 372,0	4 764,9	2 443,8	2 321,2
15 — 16	1 064,0	547,9	516,1	1 057,7	545,2	512,5
16 — 17	1 070,5	551,5	519,0	1 083,0	559,0	524,0
17 — 18	1 047,2	539,9	507,3	1 071,9	553,4	518,4
18 — 19	1 026,4	528,7	497,7	1 035,2	534,2	501,0
19 — 20	1 009,9	519,0	490,8	1 027,6	528,5	499,2
Zusammen	5 218,1	2 687,1	2 531,0	5 275,3	2 720,2	2 555,1
20 — 21	985,1	506,7	478,4	1 003,7	515,9	487,8
21 — 22	952,5	491,4	461,1	977,1	504,3	472,8
22 — 23	928,2	480,8	447,4	940,8	488,1	452,7
23 — 24	910,9	472,3	438,6	927,0	482,0	445,1
24 — 25	885,5	458,3	427,2	906,4	471,5	434,9
Zusammen	4 662,1	2 409,4	2 252,6	4 755,1	2 461,9	2 293,2
25 — 26	873,3	448,4	424,9	874,7	452,5	422,3
26 — 27	861,8	439,1	422,7	880,0	450,5	429,5
27 — 28	854,0	434,5	419,5	850,1	432,7	417,4
28 — 29	852,8	434,5	418,3	863,5	440,6	422,9
29 — 30	860,2	440,0	420,2	845,8	431,4	414,5
Zusammen	4 302,1	2 196,5	2 105,6	4 314,2	2 207,6	2 106,5
30 — 31	876,8	452,2	424,6	878,5	451,4	427,0
31 — 32	855,3	442,6	412,7	877,5	454,6	422,9
32 — 33	809,1	417,4	391,6	834,6	431,5	403,1
33 — 34	753,4	387,4	366,0	784,5	403,8	380,7
34 — 35	673,6	345,9	327,8	722,7	370,9	351,8
Zusammen	3 968,1	2 045,5	1 922,6	4 097,8	2 112,3	1 985,5
35 — 36	719,8	369,1	350,7	625,5	321,0	304,5
36 — 37	823,7	423,4	400,3	814,6	417,0	397,6
37 — 38	825,8	427,0	398,8	833,1	429,3	403,8
38 — 39	901,5	466,0	435,5	818,6	424,1	394,5
39 — 40	1 024,2	528,3	496,0	984,0	507,0	477,0
Zusammen	4 295,0	2 213,8	2 081,1	4 075,8	2 098,3	1 977,4
40 — 41	1 057,4	545,4	512,0	1 063,7	548,3	515,5
41 — 42	1 021,5	526,6	494,9	1 050,2	541,1	509,1
42 — 43	963,3	496,2	467,2	991,7	510,6	481,1
43 — 44	929,1	477,7	451,4	933,5	479,9	453,5
44 — 45	913,3	468,8	444,5	923,0	473,6	449,4
Zusammen	4 884,7	2 514,7	2 370,0	4 962,0	2 553,4	2 408,6
45 — 46	876,8	450,2	426,6	901,5	462,1	439,5
46 — 47	775,8	398,6	377,2	849,8	436,3	413,5
47 — 48	704,2	360,3	343,9	699,6	358,9	340,8
48 — 49	718,0	365,3	352,6	706,2	359,5	346,7
49 — 50	754,5	382,9	371,6	726,7	368,7	358,0
Zusammen	3 829,3	1 957,3	1 871,9	3 883,9	1 985,4	1 898,4
50 — 51	773,5	391,4	382,0	778,8	394,1	384,6
51 — 52	772,6	390,1	382,5	764,2	385,6	378,6
52 — 53	755,5	373,9	381,6	776,4	391,0	385,4
53 — 54	729,7	344,3	385,4	729,8	353,1	376,6
54 — 55	730,2	328,0	402,2	724,6	331,8	392,8
Zusammen	3 761,4	1 827,7	1 933,8	3 773,7	1 855,7	1 918,0
55 — 56	710,3	303,3	407,0	730,4	320,5	410,0
56 — 57	684,9	282,1	402,9	684,7	282,5	402,2
57 — 58	699,9	287,6	412,2	679,1	277,6	401,5
58 — 59	732,5	299,6	432,9	713,7	293,1	420,6
59 — 60	743,6	299,3	444,3	743,3	300,9	442,4
Zusammen	3 571,3	1 471,9	2 099,4	3 551,2	1 474,6	2 076,6
60 — 61	652,8	260,5	392,3	735,4	292,2	443,3
61 — 62	472,3	188,4	283,9	563,2	224,3	339,0
62 — 63	371,3	147,9	223,5	376,1	149,0	227,1
63 — 64	381,6	151,4	230,2	361,4	143,3	218,1
64 — 65	458,5	179,6	278,9	395,3	155,3	240,0
Zusammen	2 336,6	927,8	1 408,8	2 431,5	964,1	1 467,4
65 — 66	585,0	226,3	358,7	512,7	198,4	314,3
66 — 67	654,6	253,0	401,6	645,1	246,8	398,3
67 — 68	658,6	255,6	403,0	649,8	250,7	399,1
68 — 69	638,3	246,5	391,8	651,3	251,0	400,4
69 — 70	616,7	234,6	382,1	608,6	232,3	376,3
Zusammen	3 153,1	1 216,0	1 937,2	3 067,5	1 179,1	1 888,4
70 — 71	612,7	230,6	382,1	606,1	226,4	379,7
71 — 72	595,8	222,4	373,4	598,4	223,2	375,2
72 — 73	567,2	210,8	356,4	570,9	209,4	361,5
73 — 74	535,9	198,0	337,9	540,0	199,6	340,4
74 — 75	502,6	186,2	316,4	506,8	183,2	323,6
Zusammen	2 814,1	1 048,0	1 766,1	2 822,1	1 041,8	1 780,3
75 — 76	471,2	175,3	295,9	472,5	175,4	297,1
76 — 77	432,9	157,9	274,9	442,6	161,3	281,3
77 — 78	396,5	141,0	255,5	395,8	141,3	254,6
78 — 79	363,5	125,9	237,6	369,3	127,5	241,8
79 — 80	322,1	108,8	213,3	329,9	111,4	218,5
Zusammen	1 986,2	708,9	1 277,3	2 010,2	716,9	1 293,2
80 — 81	280,1	91,0	189,1	287,2	94,1	193,1
81 — 82	243,9	75,1	168,8	247,2	77,1	170,1
82 — 83	208,5	61,2	147,3	216,1	63,7	152,4
83 — 84	176,4	49,5	126,9	178,0	50,4	127,6
84 — 85	148,3	40,2	108,1	153,0	41,3	111,8
Zusammen	1 057,3	316,9	740,3	1 081,6	326,6	754,9
85 — 86	121,5	32,1	89,4	124,0	32,8	91,2
86 — 87	99,6	26,1	73,5	101,4	26,0	75,4
87 — 88	79,6	21,1	58,5	81,9	21,2	60,7
88 — 89	62,7	16,8	45,9	63,7	16,8	46,9
89 — 90	48,5	13,1	35,4	49,8	13,2	36,5
Zusammen	411,9	109,2	302,8	420,7	110,0	310,7
90 und mehr	128,5	36,6	91,9	132,5	37,4	95,1
Insgesamt	**61 566,3**	**29 417,1**	**32 149,2**	**61 657,9**	**29 481,0**	**32 176,9**
und zwar:						
unter 6	3 530,0	1 808,4	1 721,6	3 542,1	1 815,2	1 726,8
6 — 15	7 656,6	3 921,4	3 735,2	7 460,9	3 820,4	3 640,6
15 — 18	3 181,8	1 639,3	1 542,4	3 212,6	1 657,6	1 555,0
18 — 21	3 021,4	1 554,4	1 467,0	3 066,5	1 578,6	1 487,9
15 — 45	27 330,0	14 067,0	13 262,9	27 480,1	14 153,8	13 326,3
45 — 65	13 498,6	6 184,7	7 313,9	13 640,3	6 279,9	7 360,4
65 und mehr	9 551,1	3 435,6	6 115,6	9 534,5	3 411,7	6 122,8

¹) Für Jahresende: Altersjahr unter 1 = Geburtsjahr 1980; Altersjahr 1 bis unter 2 = Geburtsjahr 1979; Altersjahr 2 bis unter 3 = Geburtsjahr 1978 usw.

²) Siehe Vorbemerkung S. 48.

Mio oder 8%. Hieran war der Geburtenüberschuß mit 2,9 Mio stärker beteiligt als der Zuwanderungsüberschuß (1,6 Mio). Der Zuwanderungsüberschuß beruhte seit 1962 in erster Linie auf dem Zugang ausländischer Arbeitnehmer und ihrer Familienangehörigen.

Seit 1971 übersteigt für die deutsche Bevölkerung die Zahl der Sterbefälle die der Geburten. 1982 gab es rund 159000 mehr Sterbefälle Deutscher als Geburten. Bezieht man die ausländische Wohnbevölkerung des Bundesgebietes ein (bei dieser Überstieg die Zahl der Geburten die der Sterbefälle 1982 um rund 64500), so betrug 1982 der Überschuß der Sterbefälle über die Geburten fast 95000. Die Gesamtbevölkerung des Bundesgebietes (einschließlich Ausländer) erreichte 1974 mit 62 Mio. ein Maximum, ging dann um über 800000 Einwohner auf 61,3 Mio. Ende 1978 zurück.

Der Aufbau der Wohnbevölkerung nach dem Alter für 1980 ist aus der Tabelle 1 ersichtlich [1].

Von 61566300 Einwohnern waren demnach im Alter von

65–70 Jahren: 3153100, entsprechend 5,2% der Wohnbevölkerung
70–75 Jahren: 2814100, entsprechend 4,6% der Wohnbevölkerung
75–80 Jahren: 1986200, entsprechend 3,2% der Wohnbevölkerung
80–85 Jahren: 1057300, entsprechend 1,7% der Wohnbevölkerung
85–90 Jahren: 411900, entsprechend 0,7% der Wohnbevölkerung
90 u. mehr Jahren: 128500, entsprechend 0,2% der Wohnbevölkerung.

Der Altersaufbau ist ferner in der gewohnten Form in der Abb. 1 wiedergegeben.

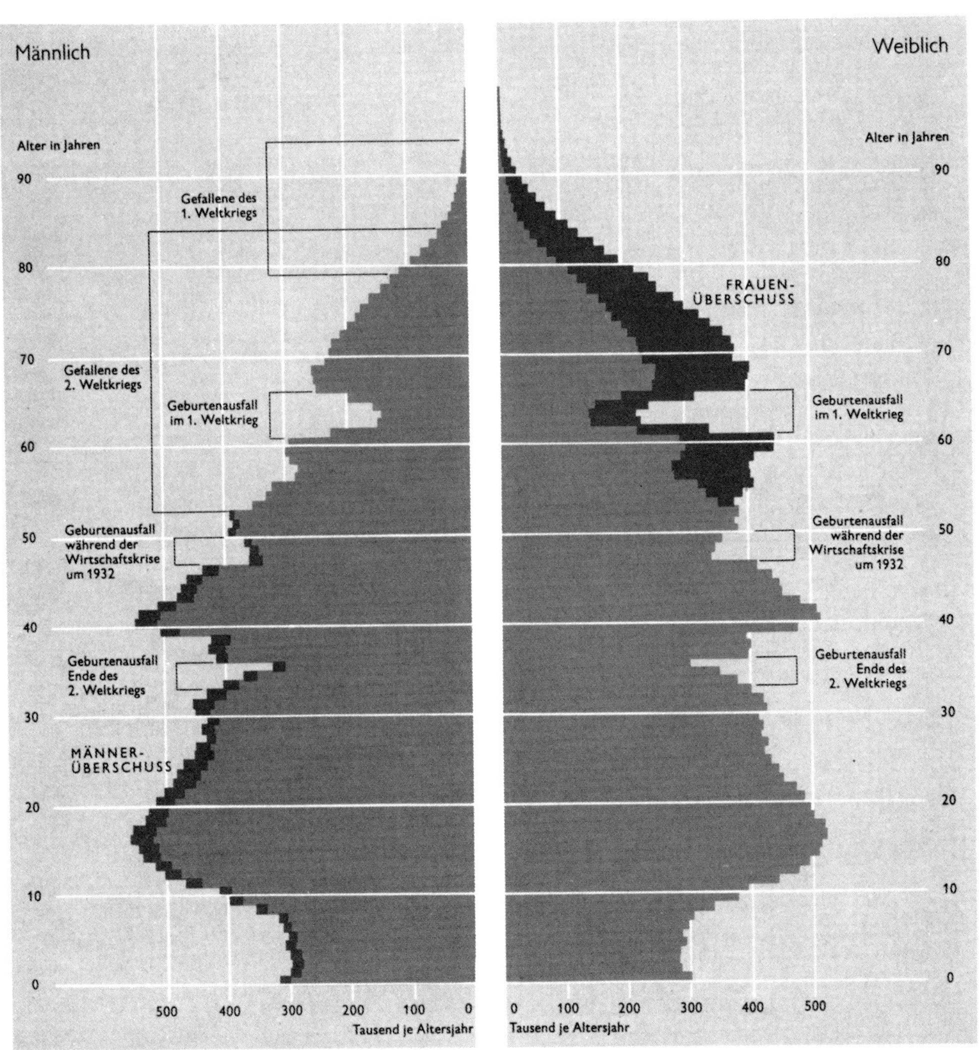

Abb. 1. Altersaufbau der Wohnbevölkerung am 31. 12. 1980. (Aus: Teil 1 [1])

Tabelle 2. Morbiditätsziffern 1980

für	männlich: 65 und mehr Jahre alt	weiblich: 65 und mehr Jahre alt
Krankheiten des Kreislaufsystems	1270	1456
Krankheiten des Skeletts, der Muskeln und des Bindegewebes	392	632
Bronchitis, Emphysem, Asthma	285	134
Diabetes mellitus	278	445

Für die prozentuale Veränderung gegenüber dem Jahre 1970 ergibt sich in der Altersgruppe der 60 bis 65 Jährigen eine Zunahme von 17,4% (bei den Männern 8,9%, bei den Frauen 22,8%). Im Alter über 65 Jahren beträgt die Zunahme insgesamt 1,1%, bei den Männern 1,4%, bei den Frauen 0,8%.

2. Morbidität und Mortalität ausgewählter Krankheiten

In der Tabelle 2 sind entsprechend den Angaben des Statistischen Jahrbuches für das Jahr 1980 [1] Morbiditätsziffern (kranke Personen je 10000 Einwohner) für ausgewählte Krankheiten aufgeführt.

Die Entwicklung der Mortalität für die Jahre 1979, 1980 und 1981 (bezogen auf den Altersaufbau der jeweiligen Jahre) zeigt die Tabelle 3.

Eine Altersgliederung dieser Zahlen liegt nicht vor. Bei den Kraftfahrzeugunfällen ergibt sich von 1979 an eine Reduktion der Mortalitätsrate von 21 auf 18. Die Krankheiten des Kreislaufsystems und die bösartigen Neubildungen weisen hingegen Ziffern von rd. 600 bzw. 240 auf. Die folgende Abb. 2 zeigt sog. standardisierte Sterblichkeitsziffern für 1980

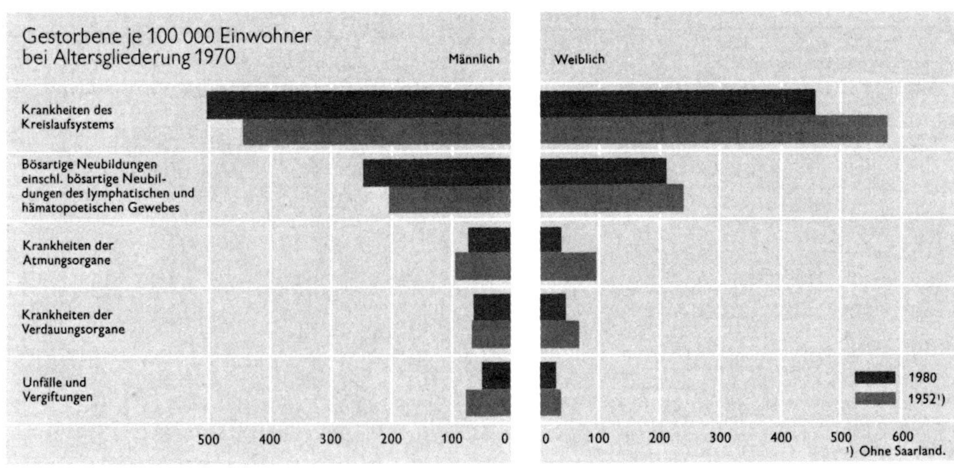

Abb. 2. Sterblichkeit nach ausgewählten Todesursachen. (Aus: Teil 1 [1])

Tabelle 3. Sterbefälle nach ausgewählten Todesursachen je 100000 Einwohner des jeweiligen Jahres (Allgemeine Sterbeziffern)

Todesursache	1979			1980			1981		
	insgesamt	männlich	weiblich	insgesamt	männlich	weiblich	insgesamt	männlich	weiblich
Tuberkulose	3,5	5,3	1,8	3,1	4,7	1,7	2,9	4,4	1,6
dar: der Atmungsorgane	2,5	4,0	1,1	2,2	3,4	1,1	2,1	3,3	1,0
Bösartige Neubildungen	238,4	248,7	228,9	239,9	250,6	230,2	242,7	252,8	233,4
darunter:									
der Verdauungsorgane und des Bauchfells	97,8	95,2	100,3	97,9	94,2	101,2	97,0	93,6	100,2
der Atmungs- und intrathorakalen Organe	43,0	75,8	13,0	44,1	77,2	13,7	44,2	77,0	14,1
Diabetes mellitus	23,4	16,6	29,6	22,2	15,7	28,2	20,7	14,4	26,5
Krankheiten des Kreislaufsystems	577,7	549,6	603,3	582,4	554,9	607,5	595,3	559,7	628,0
darunter:									
Ischämische Herzkrankheiten	203,8	240,0	170,8	209,8	245,5	177,2	214,1	248,1	183,0
Krankheiten des zerebrovaskularen Systems	167,5	137,5	194,9	165,8	136,5	192,5	168,9	135,8	199,4
Pneumonie	22,4	21,3	23,3	20,7	19,8	21,5	20,6	19,1	22,0
Grippe	1,4	1,1	1,7	0,8	0,6	0,9	1,1	0,8	1,4
Chronische Leberkrankheit und -zirrhose	27,5	38,2	17,8	26,6	37,0	17,1	26,9	37,2	17,4
Altersschwäche ohne Psychose	10,8	6,3	14,8	10,6	6,2	14,6	10,6	6,2	14,6
Unfälle	46,2	56,9	30,5	44,9	55,1	35,5	42,9	51,6	34,9
dar: Kraftfahrzeugunfälle	20,9	31,5	11,3	20,3	30,5	11,0	18,3	27,6	9,8
Selbstmord und Selbstbeschädigung	21,5	29,0	14,6	20,8	28,2	14,1	21,7	29,6	14,4
Übrige Todesursachen	x	x	x	x	x	x	x	x	x
Insgesamt	1160,0	1185,6	1136,6	1156,8	1179,8	1135,7	1170,8	1183,3	1159,4

Tabelle 4. Verkehrstote 1983 nach Verkehrsteilnahme und Alter (Tote insgesamt 11732)

Verkehrstote davon	Total	unter 55		55–65		65 und mehr		ohne Angabe	Total
Pkw-Insassen	3971 Führer	3337	84,0%	294	7,4%	338	8,5%	2	100%
6037	2066 Mitfahrer	1663	80,5%	157	7,6%	246	11,9%	–	100%
Fußgänger	654 außerorts	414	63,3%	63	9,6%	177	27,1%	–	100%
2489	1835 innerorts	625	34,1%	162	8,8%	1046	57,0%	2	100%
Radfahrer	501 außerorts	261	52,1%	62	12,4%	178	35,5%	–	100%
1068	567 innerorts	287	50,6%	51	9,0%	229	40,4%	–	100%

Tabelle 5. Wohnbevölkerung 1982 nach Alter und Geschlecht [3]

Geschlecht	Alter	Anzahl	%
männlich	unter 55	23557702	79,9
	55–65	2656030	9,0
	65 und mehr	3268192	11,1
	insgesamt	29481924	100
weiblich	unter 55	22411041	69,7
	55–65	3739915	11,6
	65 und mehr	6004741	18,6
	insgesamt	32155697	100
Insgesamt	unter 55	51724743	83,9
	55–65	6395945	10,4
	65 und mehr	9272933	15,0
	insgesamt	61637621	100

im Vergleich zu 1952 auf der Basis des Bevölkerungsaufbaues von 1970. Auch hier dominieren die Krankheiten des Kreislaufsystems und die bösartigen Neubildungen; sie haben bei den Männern in dem betrachteten Zeitraum noch zugenommen, bei den Frauen hingegen abgenommen. Unfälle und Vergiftungen als Todesursachen sind sehr viel seltener, sie haben seit 1952 abgenommen. Auch hier fehlt eine Einteilung nach dem Lebensalter [1].

Bei der Beurteilung dieser Zahlen ist zu berücksichtigen, daß das Alter beim Todeseintritt für die Opfer der Straßenverkehrsunfälle bedeutend niedriger liegt als das Alter der infolge Krankheit Gestorbenen. Der volkswirtschaftliche Verlust ist daher bei den Verkehrstoten besonders hoch.

3. Verkehrsunfälle 1982 und 1983

3.1. Amtliche Statistik

Die Unfallstatistik unterscheidet zwischen Unfallbeteiligten (d. h. Fahrzeugführer und Fußgänger) und den Verunglückten, bei denen verletzte und getötete Personen (einschl. Mitfahrer) gezählt werden. 5% aller Unfallbeteiligten und 6,4% aller Verunglückten waren 1982 65 Jahre oder älter [3].

1983 wurden 1692000 Unfälle registriert, davon 22% mit Personenschäden. Bei diesen Unfällen wurden 11732 Personen getötet, 145090 schwer- und 344120 leichtverletzt [2].

Generell wird die Schwere von Verkehrsunfällen (Verletzte und Getötete) beeinflußt von der Art der Verkehrsteilnahme, von der Kollisionsgeschwindigkeit und vom Lebensalter der Verunglückten. In den folgenden Tabellen sind entsprechende Merkmale aufgeführt. So zeigt die Tabelle 4 die Altersverteilung der Getöteten, differenziert nach Art der Verkehrsbeteiligung. Für die Pkw-Insassen (als Fahrer oder Beifahrer) beträgt der Anteil der über 65jährigen an allen getöteten Insassen 8,5 bzw. 11,9%. Bei den getöteten Fuß-

Tabelle 6. Schwerverletzte 1983 nach Verkehrsteilnahme und Alter (Schwerverletzte insgesamt 145 090)

Schwerverletzte davon	Total		unter 55		55–65		65 und mehr		ohne Angabe	Total
Pkw 68921	42494	Führer	38787	91,3%	2175	5,1%	1485	3,5%	47	100%
	26427	Mitfahrer	23146	87,6%	1628	6,2%	1653	6,3%	–	100%
Fußgänger 21398	1722	außerorts	1304	75,7%	131	7,6%	278	16,1%	9	100%
	19676	innerorts	13360	67,9%	1545	7,9%	4747	24,1%	24	100%
Radfahrer 18136	3450	außerorts	2643	76,6%	282	8,2%	522	15,1%	3	100%
	14686	innerorts	11559	78,7%	1266	8,6%	1849	12,6%	12	100%

Tabelle 7. Leichtverletzte 1983 nach Verkehrsteilnahme und Alter (Leichtverletzte insgesamt 344 120)

Leichtverletzte davon	Total		unter 55		55–65		65 und mehr		ohne Angabe	Total
194232	118511	Führer	107828	91,0%	6949	5,9%	3573	3,0%	161	100%
	75721	Mitfahrer	66079	87,3%	5256	6,9%	4386	5,8%	–	100%
Fußgänger 28202	1345	außerorts	1081	80,4%	101	7,5%	154	11,4%	9	100%
	26857	innerorts	20367	75,8%	1943	7,2%	4429	16,5%	118	100%
Radfahrer 43278	3928	außerorts	3338	85,0%	249	6,3%	332	8,5%	9	100%
	39350	innerorts	34278	87,1%	2516	6,4%	2439	6,2%	117	100%

gängern steigt dieser Anteil für die Unfälle außerorts auf 27%, innerorts auf über 55%. Mehr als die Hälfte der innerorts ums Leben kommenden Fußgänger sind somit 65 Jahre und älter. Für die innerorts getöteten Radfahrer gilt, daß ca. 40% von ihnen älter als 65 Jahre sind. Eine oftmals verwendete Bezugsgröße, um diese Zahlen zu bewerten, ist der Anteil der 65 Jahre und älteren an der Wohnbevölkerung. Dieser Anteil betrug 1982 (s. Tabelle 5 [3]) 15,3%. Aus der Tabelle 4 ist ebenfalls ersichtlich, daß über die Hälfte der getöteten Senioren als Fußgänger (meist innerorts) verunglückten, 23% als Pkw-Insassen und 18% als Radfahrer.

Für die Schwerverletzten sind die entsprechenden Zahlen in der Tabelle 6 wiedergegeben: der Anteil der älteren schwerverletzten Pkw-Insassen ist niedriger als bei den getöteten Pkw-Insassen; dies gilt auch für die schwerverletzten Fußgänger (höhere Letalität); 24% von ihnen sind bei Unfällen innerorts im Alter von 65 und mehr Jahren schwerverletzt. 12–15% der schwerverletzten Radfahrer sind in dem höheren Alter. Für die Leichtverletzten sind die Relationen in der Tabelle 7 dargestellt. Auch hier hat die Beteiligung am Verkehr als Fußgänger für die älteren die höchsten Anteilswerte.

Die Tabelle 8 zeigt die 1982 verunglückten Personen nach Alter und Art der Verkehrsbeteiligung, relativiert je 10^4 Einwohner [3].

Die Anzahl getöteter Personen nach Alter und Art der Verkehrsbeteiligung – ebenfalls bezogen auf die Einwohnerzahl – ist aus der Tabelle 9 ersichtlich (aus [3]).

Bei der Betrachtung beider Tabellen ergibt sich, daß Senioren zwar vergleichsweise selten verunglücken, doch ist für sie das Risiko, im Verkehr getötet zu werden, überdurchschnittlich hoch, einmal, weil sie relativ häufig als Fußgänger und Radfahrer verunglücken und weil ihre Letalität infolge ihres Alters vergleichsweise hoch ist. (S. Tabelle 10 (aus [3]).)

Diese letzte Tabelle mit der Bezugsgröße Unfallschwere als Anteil der Getöteten an den verunglückten Personen verdeutlicht noch einmal, daß die nicht geschützten Verkehrsteilnehmer d. h. die Fußgänger und Radfahrer eine hohe Unfallschwere aufweisen, daß diese Unfallschwere besonders zunimmt mit dem Alter und mit der Geschwindigkeit, hier grob charakterisiert durch das Merkmal des Unfallortes (innerorts, außerorts). Das Risiko, als Fußgänger oder als Radfahrer getötet zu werden, ist in keiner Altersgruppe so hoch wie für Senioren [3].

Neben dieser Momentaufnahme für die Jahre 1982 bzw. 1983 ist die zeitliche Entwicklung der Unfallzahlen von Interesse.

Bei der Betrachtung seit 1970 bis 1982 ergibt sich (Abb. 3), daß die Anzahl der Verunglückten im Alter von 65 Jahren und mehr um 19% gegenüber 1970 zurückgegangen ist. Die Differenzierung nach der Verkehrsbeteiligung zeigt die größte Reduzierung mit einem stetig abnehmenden Verlauf bei den als Fußgänger Verunglückten (um 33%, Abb. 4). Bei den als Fahrer oder Beifahrer eines Pkw Verunglückten beträgt die Reduktion etwa 7% (Abb. 5). Bei den älteren Radfahrern hat die Zahl der von 100000 Personen im Alter von 65 und mehr Jahren Verunglückten seit 1970 hingegen zugenommen (Abb. 6). Bei den Getöteten (Abb. 7) zeigt sich in dieser Kennziffer ebenfalls eine stetige Abnahme, gegenüber 1970 etwa um die Hälfte.

Bei dem Vergleich dieser Zahlen mit der Entwicklung der Verunglückten aller Altersgruppen zeigt sich eine parallele Entwicklung; dies gilt auch für die Verkehrstoten, für die verunglückten Fußgänger und Radfahrer. Bei den Pkw-Verunglückten liegen die Zahlen für die Altersgruppe der 65 Jahre und älteren deutlich über denen für alle Altersgruppen.

Tabelle 8. Verunglückte Personen nach Alter und Art der Verkehrsbeteiligung 1982 (je 10000 Einwohner)

Alter von ... bis unter ... Jahren	Fuß-gänger	Radfahrer	Mofa- und Moped-benutzer	Motorrad-/-roller		Pkw		Sonstige	Verun-glückte insgesamt
				Führer	Mitfahrer	Führer	Mitfahrer		
unter 6	15	3	0	–	0	0	11	0	30
6 bis 15	19	27	1	0	1	0	12	1	61
15 bis 30	8	24	52	61	16	2	35	2	200
18 bis 21	7	10	17	47	10	100	54	4	250
21 bis 25	6	8	5	28	4	71	32	5	158
25 bis 35	5	6	3	6	1	41	16	4	81
35 bis 45	5	6	3	2	0	31	12	3	62
45 bis 55	5	7	3	1	0	21	11	3	51
55 bis 65	6	6	2	0	0	13	10	2	40
65 und mehr	12	6	1	0	0	6	6	2	33
insgesamt	9	9	6	9	2	25	16	3	78

Tabelle 9. Getötete Personen nach Alter und Art der Verkehrsbeteiligung 1982 (je 1 000 000 Einwohner)

Alter von ... bis unter ... Jahren	Fuß-gänger	Radfahrer	Mofa- und Moped-benutzer	Motorrad-/-roller		Pkw		Sonstige	Getötete insgesamt
				Führer	Mitfahrer	Führer	Mitfahrer		
unter 6	39	4	–	–	–	–	20	1	65
6 bis 15	25	31	1	0	1	0	13	1	73
15 bis 18	14	19	55	82	24	4	80	3	282
18 bis 21	26	6	14	126	24	232	108	6	541
21 bis 25	21	7	5	87	7	162	68	9	365
25 bis 35	14	5	4	17	2	83	27	7	160
35 bis 45	24	8	4	5	1	69	20	7	136
45 bis 55	31	11	7	3	0	47	19	7	124
55 bis 65	39	19	7	1	–	41	18	6	131
65 und mehr	135	47	13	1	–	34	26	6	262
insgesamt	42	18	9	20	3	59	32	5	188

Tabelle 10. Anteil der Getöteten an den verunglückten Personen nach ausgewählten Altersklassen. Art der Verkehrsbeteiligung und Ortslage 1982 (%)

Alter von ... bis unter ... Jahren	Innerorts			Außerorts		
	Fuß-gänger	Rad-fahrer	Pkw-Insassen	Fuß-gänger	Rad-fahrer	Pkw-Insassen
6 bis 15	1,0	0,7	0,3	7	5	2
35 bis 45	3,2	0,8	0,7	19	4	4
65 und mehr	10,4	5,5	2,4	33	19	8

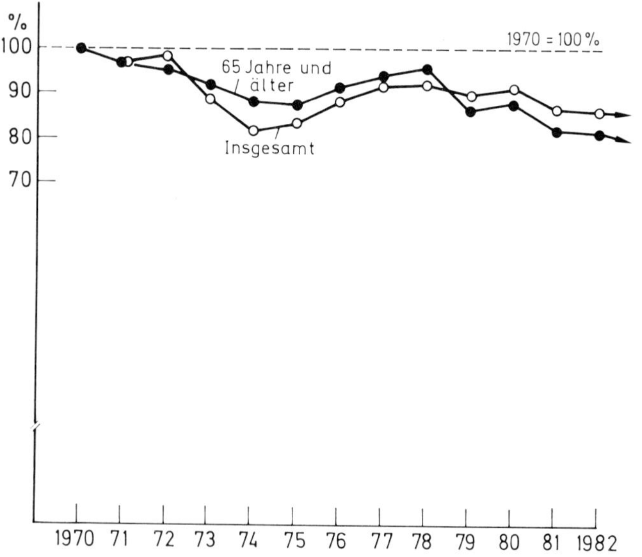

Abb. 3. Von 100000 Personen von 65 Jahren und mehr verunglückten insgesamt (bezogen auf 100% im Jahre 1970)

Allerdings schließen die betrachteten Zahlen nicht die bei den Verkehrsteilnehmern über 14 Jahre möglicherweise unterschiedlich entwickelte Verkehrsbeteiligung ein. So fehlen z. B. Angaben über den zeitlichen Verlauf der Radfahrerbenutzung (s. Abschnitt 3.2).

Die folgende Untergliederung (Tabelle 11) zeigt die Differenzierung nach dem Geschlecht für die Verkehrstoten des Jahres 1983.

Ältere Frauen sind 1,7mal häufiger betroffen als Männer im Alter von 65 Jahren und mehr. Allerdings ist (entsprechend Tabelle 5) die Zahl weiblicher Senioren etwa doppelt so hoch wie die der Männer gleichen Alters.

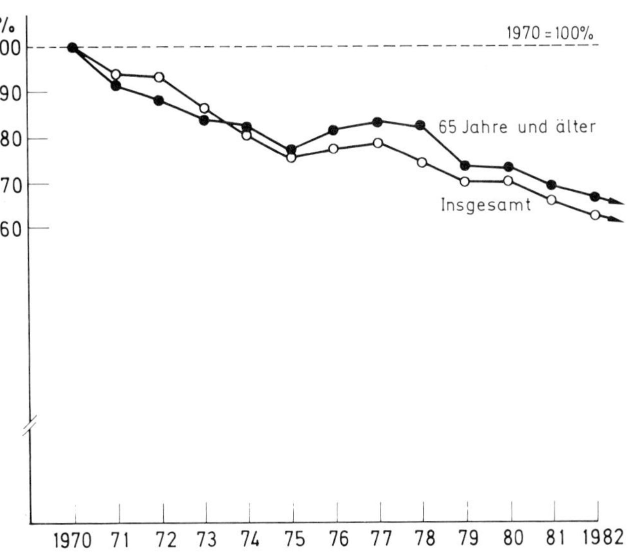

Abb. 4. Von 100000 Personen von 65 Jahren und mehr verunglückten als Fußgänger (bezogen auf 100% im Jahre 1970)

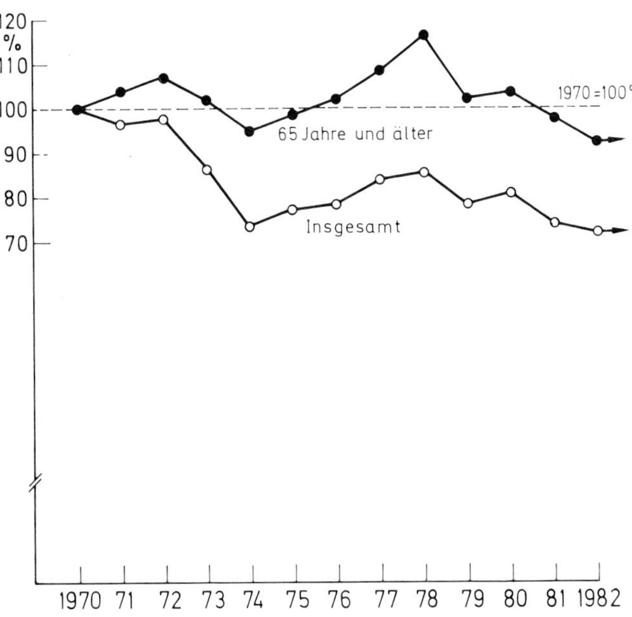

Abb. 5. Von 100000 Personen von 65 Jahren und mehr verunglückten im Pkw (bezogen auf 100% im Jahre 1970)

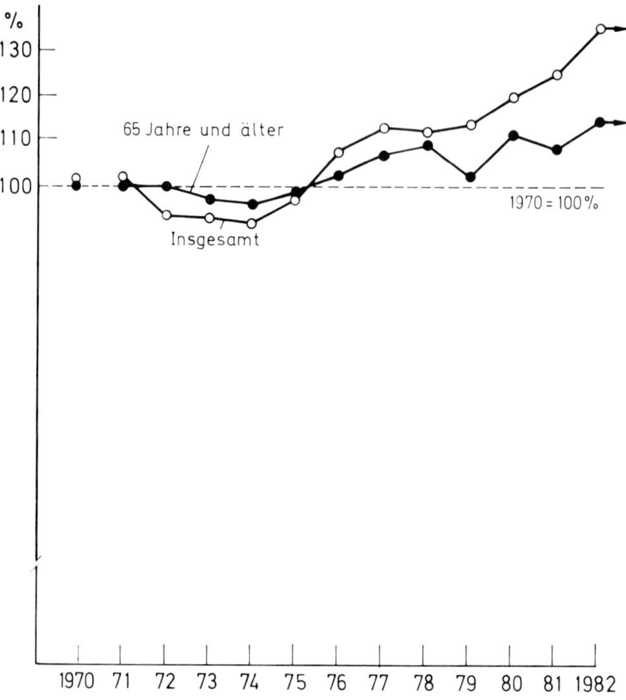

Abb. 6. Von 100000 Personen von 65 Jahren und mehr verunglückten als Radfahrer (bezogen auf 100% im Jahre 1970)

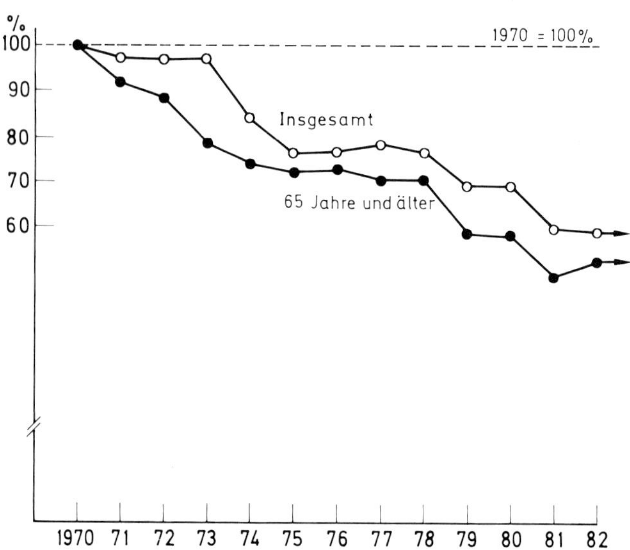

Abb. 7. Von 100000 Personen von 65 Jahren und mehr verunglückten tödlich (bezogen auf 100% im Jahre 1970)

Tabelle 11. Verkehrstote 1983 nach Alter, Geschlecht und Verkehrsbeteiligung (Tote insgesamt 11732)

Geschlecht	Art der Verkehrsbeteiligung		unter 55		55–65		65 und mehr		ohne Angabe	Total
männlich	Pkw	4369	3727	85,3%	277	6,3%	363	8,3%	2	100%
	Fahrrad	742	402	54,2%	65	8,8%	275	37,1%	–	100%
	Fußgänger	1343	732	54,5%	138	10,3%	473	35,3%	–	100%
weiblich	Pkw	1667	1272	76,3%	174	10,4%	221	13,3%	–	100%
	Fahrrad	326	146	44,8%	48	14,7%	132	40,5%	–	100%
	Fußgänger	1145	307	26,8%	86	7,5%	750	65,5%	2	100%

3.2 Verkehrsbeteiligung und Gefährdungsrisiko

Eine Beurteilung der Unfallzahlen muß – wie bereits erwähnt – Art und Häufigkeit der Verkehrsbeteiligung berücksichtigen, um die Gefährdung der älteren Menschen zu charakterisieren.

1977 ist eine Untersuchung zur Verkehrsbeteiligung älterer Menschen durchgeführt worden [6]. Die Art und Dauer sowie der Zweck der Verkehrsbeteiligung älterer Menschen ist besonders bestimmt von persönlichen und umweltbedingten Merkmalen. Der Beginn der Verkehrsteilnahme konzentriert sich auf den Vormittagszeitraum von 9 bis 12 Uhr. Die Fortbewegung zu Fuß ist auch im Winter die am häufigsten genannte Art der Verkehrsteilnahme. Heimweg, Einkauf und Spaziergang sind die am häufigsten genannten Zwecke einer Verkehrsbeteiligung.

Aufgrund einer schriftlich-postalischen Erhebung (Kontiv 76) wurden von Mitte 1975 bis Ende 1977 in 20000 Haushalten alle Personen mit einem Alter über 10 Jahren zu ihrer Verkehrsbeteiligung zu drei vorgegebenen Stichtagen befragt [7].

47 bis 60% aller Wege bzw. Fahrten legen die Älteren zu Fuß zurück.

Die erhobenen Daten erlauben das Gefährdungsrisiko abzuschätzen. Als Beurteilung wird die Unfallzeitrate gewählt, in die als Bezugsgröße die Dauer der Verkehrsbeteiligung eingeht. Diese Zeitrate weist für Fußgänger bei Männern und Frauen einen unterschiedlichen Verlauf in Abhängigkeit vom Alter auf. Bei den über 65jährigen Fußgängern steigt das Gefährdungsrisiko deutlich an. Es ist zwischen diesem Gefährdungsrisiko (bezogen auf die Verkehrsbeteiligungsdauer) und der Unfallbelastung je Einwohner kein Unterschied erkennbar (Abb. 8).

Die Unfallzeitraten für Fahrer und Mitfahrer auf Fahrrädern und Mofas sind aus der Tabelle 12 ersichtlich. Die über 65jährigen sind neben den 15- bis 18jährigen die gefährdetste Altersgruppe. Die Unfallzeitraten für Verkehrsbeteiligungen mit dem Fahrrad und Mofa liegen für die über 65jährigen etwa 5mal so hoch wie für die Verkehrsbeteiligung zu Fuß.

Bei der Betrachtung dieses Gefährdungsrisikos für Fahrer und Mitfahrer im Pkw zeigt sich keine starke Erhöhung mit zunehmendem Alter (s. Tabelle 13). Die folgenden 2 Tabellen zeigen diese Unfallzeitraten für Mitfahrer von Bussen und Straßenbahnen (Tabelle 14, 15).

3.3 Unfallfolgen

Aus Erhebungen am Unfallort, die die Bundesanstalt für Straßenwesen seit 1973 in Hannover finanziell unterstützt, stammen folgende Ergebnisse [4]:

3.3.1 Fußgänger. 313 Fußgängerunfälle konnten anhand dieser Daten ausgewertet werden. Die durchschnittliche Kollisionsgeschwindigkeit (s. Abb. 9) ist für die älteren Menschen am niedrigsten; für jeden Gesamtverletzungsschweregrad (OAIS) tritt bei den älteren die gleiche Schwere wie bei den anderen Altersgruppen bereits bei niedriger Kollisionsgeschwindigkeit auf. Die folgenden Abbildungen 10–13 zeigen die Verletzungshäufigkeit, die Verletzungsschwere und als Produkt von beiden den Traumatisierungsgrad für 4 verschiedene Altersgruppen: der Kopf der Älteren ist besonders häufig und schwer verletzt, als wei-

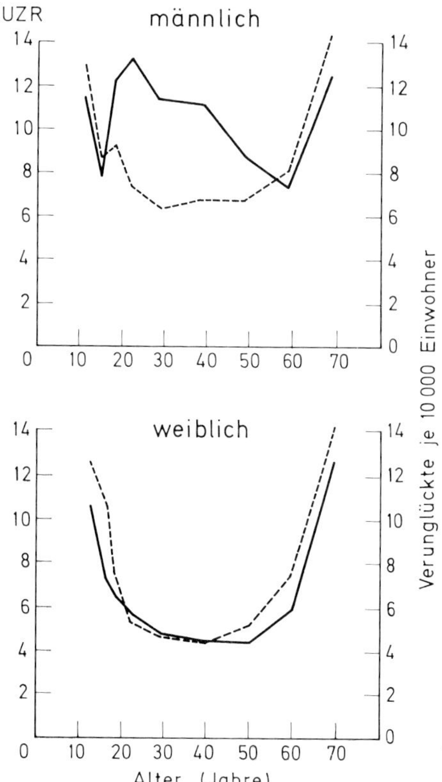

Abb. 8. Unfallzeitraten für Fußgänger sowie verunglückte Fußgänger je 10000 Einwohner nach Alter und Geschlecht. —— Unfallzeitrate; – – – Verunglückte je 10000 Einwohner

Tabelle 12. Unfallzeitraten für Fahrer und Mitfahrer auf Fahrrädern und Mofas, nach Alter im Jahre 1976

K Alter (Jahre)	$d^{d}_{K, FaM}$ (min)	EW_K Einwohner (31. 12. 1975) (in 1000)	$U^{a}_{K, FaM}$ 1976[a]	$UZR_{K, FaM}$ Unfallzeitrate
10 bis < 15	9,2	5128,4	13452	46,7
15 bis < 18	11,9	2816,8	14988	73,3
18 bis < 21	5,6	2600,4	3925	44,2
21 bis < 25	2,2	3369,6	2404	53,2
25 bis < 35	1,7	8257,8	5234	61,2
35 bis < 45	2,7	8998,0	6990	47,2
45 bis < 55	2,6	7573,9	5696	47,4
55 bis < 65	2,5	5939,5	4962	54,8
65 und älter	1,7	9004,8	5756	61,6

[a] Bei Straßenverkehrsunfällen getötete oder verletzte Fahrrad- und Mofafahrer im Jahr 1976

Quelle: Statistisches Bundesamt. Straßenverkehrsunfälle 1986, Fachserie 8, Reihe 3.3, Wiesbaden 1977

Tabelle 13. Unfallzeitraten für Fahrer und Mitfahrer im Pkw im Jahre 1976

K Alter (Jahre) Geschlecht		$d^d_{K,Pkw}$ (min)	EW_K Einwohner (31. 12. 1975) (in 1000)	$U^a_{K,Pkw}$ 1976[a]	$UZR_{K,Pkw}$ Unfallzeitrate
10 bis < 15	m	9,0	2627,9	2931	20,3
	w	9,6	2500,5	3460	23,6
15 bis < 18	m	8,4	1445,9	6031	81,4
	w	8,6	1370,9	7345	102,1
18 bis < 21	m	23,4	1330,3	34090	179,5
	w	23,4	1270,1	15784	87,1
21 bis < 25	m	49,3	1694,5	27892	54,7
	w	27,6	1675,1	13623	48,3
25 bis < 35	m	56,9	4274,1	38662	26,1
	w	29,2	3983,7	21806	30,7
35 bis < 45	m	51,9	4666,2	27725	18,8
	w	21,5	4331,8	16594	29,2
45 bis < 55	m	43,9	3497,7	15031	16,0
	w	17,4	4076,2	11348	26,2
55 bis < 65	m	33,4	2412,2	8483	17,3
	w	11,6	3527,0	7702	30,9
65 und älter	m	12,4	3358,7	5818	22,9
	w	4,8	5646,1	5923	35,8
Gesamt	m	35,9	25307,8	166663	30,1
	w	16,5	28381,2	103585	36,3

[a] Bei Straßenverkehrsunfällen getötete Mitfahrer von Bussen im Jahr 1976

Tabelle 14. Unfallzeitraten für Mitfahrer von Bussen nach Alter im Jahre 1976

K Alter (Jahre)	$d^d_{K, Bus}$ (min)	EW_K Einwohner (31. 12. 1975) (in 1000)	$U^a_{K, Bus}$ 1976[a]	$UZR_{K, Bus}$ Unfallzeitrate
10 bis < 15	8,6	5128,4	333	1,2
15 bis < 18	10,4	2816,8	137	0,8
18 bis < 21	7,3	2600,4	118	1,0
21 bis < 25	3,0	3369,6	139	2,3
25 bis < 35	2,2	8257,8	327	3,0
35 bis < 45	2,4	8998,0	422	3,2
45 bis < 55	2,8	7573,9	509	3,9
55 bis < 65	3,2	5939,5	589	5,1
65 und älter	3,2	9004,8	1093	6,2
Gesamt	3,8	53689,0	3667	2,9

[a] Bei Straßenverkehrsunfällen getötete Mitfahrer von Bussen im Jahr 1976

Quelle: Statistisches Bundesamt. Straßenverkehrsunfälle 1976, Fachserie 8, Reihe 3.3, Wiesbaden 1977

Tabelle 15. Unfallzeitraten für Mitfahrer von Straßenbahnen nach Alter im Jahre 1976

K Alter (Jahre)	$d^d_{K, Tram}$ (min)	EW_K Einwohner (31. 12. 1975) (in 1000)	$U^a_{K, Tram}$ 1976[a]	$UZR_{K, Tram}$ Unfallzeitrate
10 bis < 15	0,78	5128,4	15	0,6
15 bis < 18	1,89	2816,8	13	0,4
18 bis < 21	2,14	2600,4	22	0,6
21 bis < 25	1,33	3369,6	13	0,5
25 bis < 35	0,78	8257,8	59	1,5
35 bis < 45	0,69	8998,0	56	1,5
45 bis < 55	1,32	7573,9	82	1,3
55 bis < 65	0,95	5939,5	87	2,5
65 und älter	0,78	9004,8	155	3,6
Gesamt	1,02	53689,0	502	1,5

[a] Bei Straßenverkehrsunfällen getötete und verletzte Mitfahrer von Straßenbahnen im Jahr 1976

Quelle: Statistisches Bundesamt. Straßenverkehrsunfälle 1976, Fachserie 8, Reihe 3.3, Wiesbaden 1977

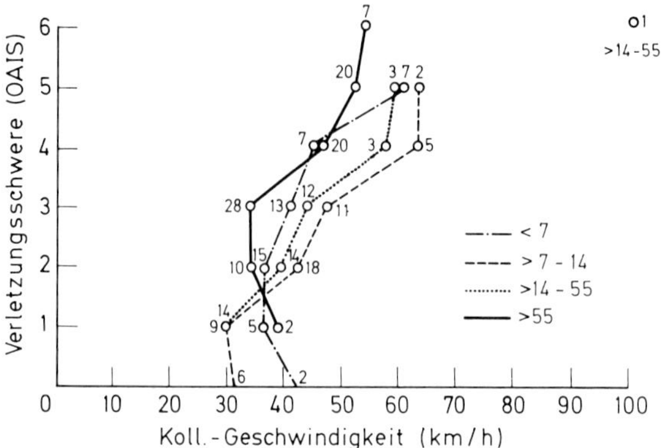

Abb. 9. Durchschnittliche Fahrzeugkollisionsgeschwindigkeit und Gesamtverletzungsschwere (OAIS) in den einzelnen Altersgruppen beim Fußgängerunfall. (Aus: Teil [4])

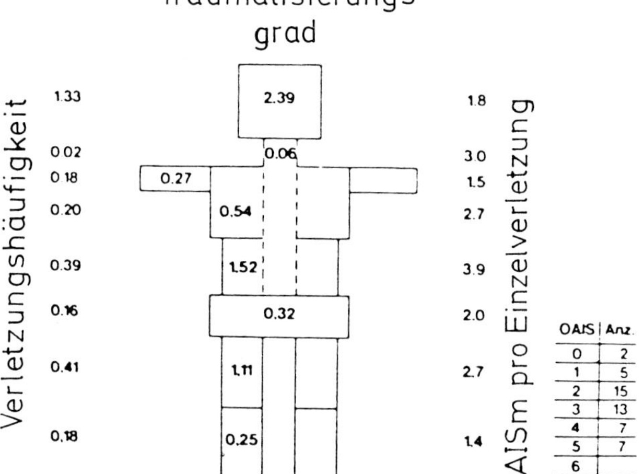

OAIS	Anz.
0	2
1	5
2	15
3	13
4	7
5	7
6	

Abb. 10. Verletzungssituation der Altersgruppe ⩽ 7 Jahre als Fußgänger; n = 49; Durchschnittsalter = 6 Jahre; Gesamttraumatisierungsgrad = 6,46. (Aus: [4])

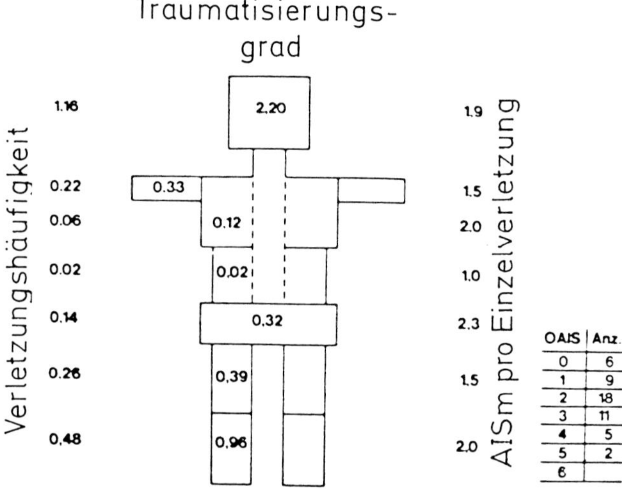

OAIS	Anz.
0	6
1	9
2	18
3	11
4	5
5	2
6	

Abb. 11

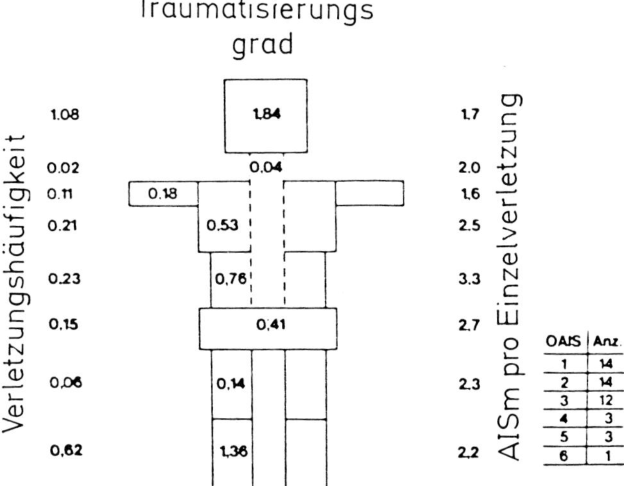

OAIS	Anz.
1	14
2	14
3	12
4	3
5	3
6	1

Abb. 12. Verletzungssituation der Altersgruppe > 14–55 Jahre als Fußgänger; n = 47; Durchschnittsalter = 32 Jahre; Gesamttraumatisierungsgrad = 5,26. (Aus: [4])

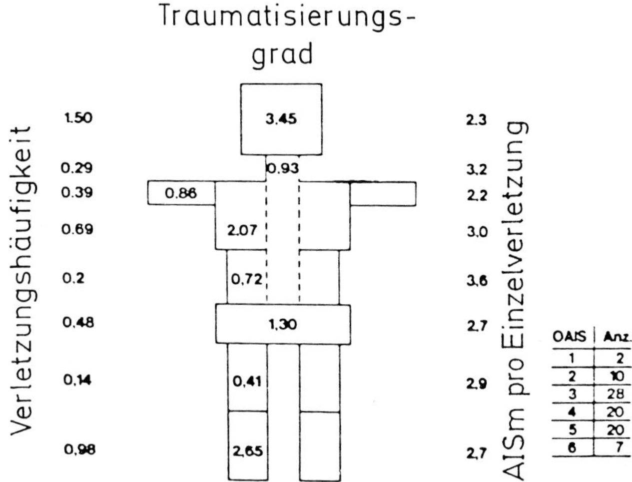

OAIS	Anz.
1	2
2	10
3	28
4	20
5	20
6	7

Abb. 13. Verletzungssituation der Altersgruppe > 55 Jahre als Fußgänger; n = 87; Durchschnittsalter = 73 Jahre; Gesamttraumatisierungsgrad = 12,39. (Aus: [4])

◀ **Abb. 11.** Verletzungssituation der Altersgruppe > 7–14 Jahre als Fußgänger; n = 51; Durchschnittsalter = 10 Jahre; Gesamttraumatisierungsgrad = 4,34 (Aus: [4])

Tabelle 16. Gesamtverletzungsschwere bei verunfallten Radfahrern

Alter	unverletzt	OAIS						Total
		1	2	3	4	5	6	
bis 15 Jahre	1	17	28	23	6	8	8	91
15–65 Jahre	–	17	32	18	4	7	8	86
über 65 Jahre	–	2	17	10	5	5	5	44

tere Schwerpunkte folgen Unterschenkel, Brustkorb und Becken. Hinzu kommen zahlreiche Wirbelsäulenverletzungen, die in den anderen Altersgruppen kaum beobachtet wurden.

3.3.2 Fahrradfahrer. Anhand der oben geschilderten Unfalldatensammlung wurden auch 255 Unfälle mit Beteiligung eines Fahrradfahrers näher analysiert [5]. Die aus dem Unfall resultierende Gesamtverletzungsschwere OAIS ist in der Tabelle 16 aufgeführt.

Der Anteil der Schwerverletzten ist bei den über 65jährigen deutlich höher als bei den Jüngeren.

Generell nimmt die Verletzungsschwere OAIS mit zunehmender Kollisionsgeschwindigkeit des Unfallpartners zu. Bei älteren Personen führen häufiger schon niedrige Geschwindigkeiten zu schwersten bzw. tödlichen Verletzungen. Radfahrer dieser Altersgruppe lagen im Gegensatz zu jüngeren Altersgruppen wesentlich länger im Krankenhaus. Aus der Abb. 14 ist ersichtlich, daß die älteren Verletzten mit Schweregrad OAIS 4 (im Mittel) 70 Tage

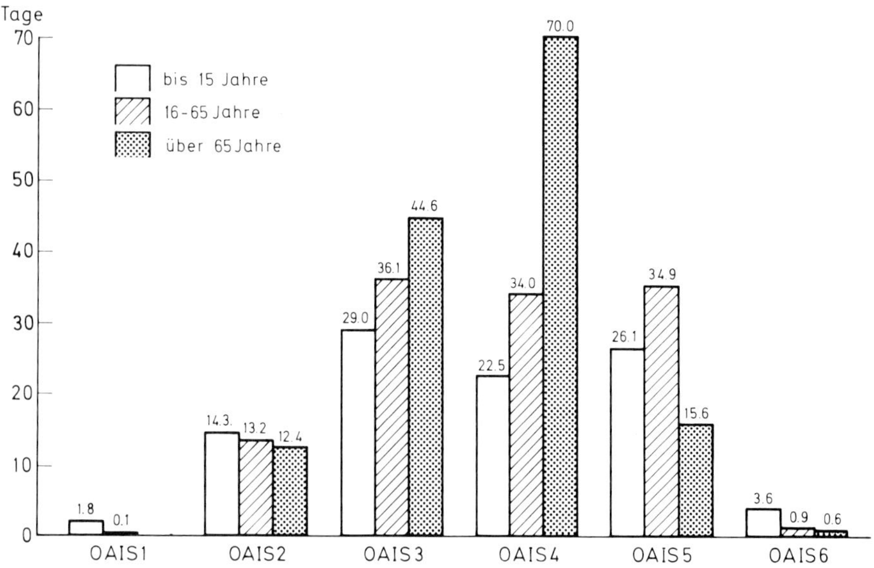

Abb. 14. Mittlere Dauer des Krankenhausaufenthalts verunfallter Radfahrer nach Verletzungsschweregrad und Alter

Tabelle 17. Pkw-Insassen nach Alter und Verletzungsschwere

Pkw-Insassen mit Gurt (n = 939)		Gesamt	Gesamtverletzungsschwere				
			unverletzt	OAIS 1–2	OAIS 3–4	OAIS 5–6	getötet
	Altersgruppe (Jahre)	(n)	← 100% →				%
Gesamt	bis 11	24	79,2	16,7	4,2	–	–
	12 bis 17	7	57,1	28,6	14,3	–	–
	18 bis 55	760	60,9	27,8	6,8	4,5	4,1
	56 bis 65	80	42,5	41,2	7,5	8,7	7,5
	über 65	68	48,5	33,8	8,8	8,8	10,3
Frontal	bis 11	4	100,0	–	–	–	–
Front-	12 bis 17	5	60,0	20,0	20,0	–	–
insasse[a]	18 bis 55	581	65,7	24,6	6,5	3,1	2,9
	56 bis 65	57	42,1	42,1	5,3	10,5	7,0
	über 65	48	54,2	33,3	8,3	4,2	6,2
Seitlich	bis 11	2	–	50,0	50,0	–	–
zuge-	12 bis 17	2	50,0	50,0	–	–	–
wandt	18 bis 55	107	47,7	31,8	10,3	10,3	9,3
	56 bis 65	18	33,3	44,4	16,7	5,6	11,1
	über 65	17	23,5	41,2	11,8	23,5	23,5
Seitlich	bis 11	1	100,0	–	–	–	–
abge-	12 bis 17	–	–	–	–	–	–
wandt	18 bis 55	72	41,7	47,2	4,2	6,9	5,6
	56 bis 65	5	80,0	20,0	–	–	–
	über 65	3	100,0	–	–	–	–

[a] n = 17 Fondinsassen blieben unberücksichtigt

stationär behandelt werden mußten, während die 16–65 Jahre alten nur 34 Tage behandelt wurden.

3.3.3 Pkw-Insassen. Anhand der genannten Erhebungen am Unfallort ist auch bei Frontal- und Seitenkollisionen die Beziehung von Alter und Verletzungsfolgen bei Pkw-Insassen untersucht worden. Diese vorläufige Auswertung berücksichtigt allerdings nicht im einzelnen die Unfallabläufe und die Unfallschwere. Die Tabelle 17 bringt die Differenzierung nach der Art der Kollision. Besonders deutlich ist der hohe Anteil Schwerverletzter bzw. getöteter Insassen beim seitlichen Fahrzeugaufprall (23,5%).

Aus der Analyse des Unfallgeschehens kann somit folgendes gesagt werden:

- mehr als die Hälfte aller innerorts getöteten Fußgänger sind 65 Jahre und älter;
- mehr als die Hälfte aller getöteten Senioren verunglücken als Fußgänger;
- etwa die Hälfte aller Wege legen die Älteren als Fußgänger zurück, dieser Anteil ist bei jüngeren Menschen deutlich niedriger;

- das Risiko, als Fußgänger zu verunglücken (ausgedrückt als Unfallzeitrate) steigt für die älteren Menschen stark an;
- das Risiko, als Fußgänger getötet zu werden, ist als Ausdruck erhöhter Letalität für die Senioren ca. 2,5mal höher als für alle Altersgruppen zusammen;
- auch das Risiko, als Fahrer/Mitfahrer auf Fahrrädern/Mofas zu verunglücken, ist für die Senioren höher als für alle Altersgruppen zusammen;
- ein so deutlich höheres Risiko findet sich bei den Senioren nicht, die als Fahrer/Mitfahrer im Pkw verunglücken;
- die zeitliche Entwicklung seit 1970 ergibt, daß die Zahl der älteren Verunglückten (bezogen auf 10^5 Personen der 65jährigen und älteren) rückläufig ist.

  Bei den Fußgängern beträgt die Reduktion ca. 33%. Allerdings steigt diese Zahl seit 1970 für die älteren Radfahrer um 14%. Die Berücksichtigung einer sich in 12 Jahren möglicherweise gewandelten Verkehrsbeteiligung ist nicht möglich, da entsprechende Daten fehlen.

Teil 2

1. Entwicklung der Wohnbevölkerung

Über die Bevölkerungsentwicklung wird u. a. auch in der Presse berichtet, z. B. im Zusammenhang mit der Verkürzung der Lebensarbeitszeit. Folgende Trends werden genannt (Zeit vom 5. 4. 1984):

- die Menschen werden älter, da die mittlere Lebenserwartung sich in 100 Jahren von 1880 an verdoppelt hat (1880 betrug sie 35 Jahre, 1910 47 Jahre, 1950 68,5 Jahre für Frauen und 64,6 Jahre für Männer und 1982 76,8 Jahre für Frauen bzw. 70,2 Jahre für Männer).
- die Kohorten der Älteren werden größer. Vor 100 Jahren waren nur 5% der Deutschen über 65 Jahre alt, heute sind es 15,3%.

  Vor 100 Jahren kamen auf einen 65jährigen 7 Kinder bzw. Jugendliche, heute ist das Verhältnis 1 : 1. Bald wird jeder Erwerbstätige einen mitfinanzieren, der in Rente gegangen ist und einen, der in der Ausbildung steht.

Für die voraussichtliche Entwicklung der deutschen Bevölkerung ergeben sich Zahlen der Tabelle 18.

Tabelle 18. Entwicklung der deutschen Bevölkerung (in 1000) nach [1]

im Alter	1986	1988	1990	1992	1994	1996	1998	2000
von 60–65	3229	3149	3233	3204	3041	3165	3466	3820
65 und mehr	8621	8702	8661	8669	8696	8730	8656	8659
Insgesamt	55729	55308	54893	54461	53988	53449	52833	52140

Tabelle 19. Anteil der über 65jährigen an der deutschen Bevölkerung nach [1] in Prozent

1986	1988	1990	1992	1994	1996	1998	2000
15,5	15,7	15,8	15,9	16,1	16,3	16,4	16,6

Tabelle 20. Entwicklung der ausländischen Bevölkerung (in 1000)

1986	1988	1990	1992	1994	1996	1998	2000
5223	5457	5747	6037	6303	6540	6774	7003

Tabelle 21. Entwicklung der Gesamtbevölkerung nach [9] in 1000 (Modell IC)

Bevölkerung (in 1000)	1990	2000	2010	2020	2030
	60640[a]	59143[a]	55481	50993	45741
davon 60 Jahre und mehr (in %)	20	22	24	27	33
Auf 100 20- bis unter 60jährige kommen 60jährige und ältere	34	39	42	49	67

[a] Zahlen identisch mit der Summe entsprechender Angaben in Tabelle 18 und 20

Der Abnahme der deutschen Bevölkerung von 55729 Millionen auf 52140 Millionen im Jahre 2000 steht eine relative Zunahme der älteren Bevölkerung im Alter von 65 und mehr gegenüber (Tabelle 19).

Für die ausländische Bevölkerung werden folgende Zahlen genannt (Tabelle 20). Diese Zahlen stammen aus einer Publikation des Statistischen Bundesamtes [1].

In der Drucksache 10/863 des Deutschen Bundestages ist ein Bericht über die Bevölkerungsentwicklung in der Bundesrepublik Deutschland publiziert. Der 1. Teil, der vom Bundeskabinett bereits 1980 gebilligt war, befaßte sich mit der Analyse und Modellrechnungen zur Bevölkerungsentwicklung. Der 2. Teil schildert die Auswirkungen auf die Bereiche Familie und Jugend, Wirtschaftsentwicklung und Arbeitsmarkt, Alterssicherung und Gesundheit, Bildungsbereich, Raumordnung, Infrastruktur, Agrarbereich und Umwelt. Grundlage dieses 2. Berichtsteiles ist ein Modell, das bei einem angenommenen gleichbleibend niedrigen Geburtenniveau und unveränderter hoher Lebenserwartung von einer Abnahme der deutschen Bevölkerung bis auf 38,28 Mio im Jahre 2030 ausgeht. Der ausländische Bevölkerungsanteil wird auf 7,0 Mio im Jahre 2000 geschätzt, wobei diese Prognose etwa zur Hälfte auf dem Geburtenüberschuß der hier lebenden Ausländer, zur anderen Hälfte auf einem Zuwanderungsüberschuß beruht (sog. Kombinationsmodell IC) [9].

Für die Gesamtbevölkerung und für die Veränderung der Zahl der über 60jährigen Personen bis zum Jahre 2030 werden die Zahlen der Tabelle 21 genannt.

Tabelle 22. Wohnbevölkerung insgesamt nach Alter und Geschlecht (1980–2000). (Aus: Teil 2 [2])

Bevölkerung mit Wanderungen 1980–2000

Bundesrepublik, Deutsche + Ausländer-Bevölkerung

	1980			1985			1990			2000		
ALTER	MAENNL.	WEIBL.	GESAMT	MAENNL.	WEIBL.	GESAMT	MAENNL.	WEIBL.	GESAMT	MAENNL.	WEIBL.	GESAMT
0	316.374	300.778	617.152	349.900	330.700	680.600	367.300	347.200	714.500	299.900	283.500	583.400
1- 4	1196.980	1138.646	2335.626	1315.600	1257.100	2572.700	1428.300	1351.100	2779.400	1298.600	1228.500	2527.100
5- 9	1678.484	1606.794	3285.278	1518.500	1472.900	2991.400	1672.400	1590.000	3262.400	1786.500	1688.200	3474.700
10-14	2443.782	2321.167	4764.949	1690.500	1650.600	3341.100	1530.300	1479.300	3009.600	1803.600	1700.200	3503.800
15-19	2720.244	2555.098	5275.342	2460.200	2361.300	4821.500	1705.500	1658.000	3363.500	1683.800	1593.000	3276.800
20-24	2461.886	2293.172	4755.058	2742.900	2614.100	5357.000	2494.200	2369.900	4864.100	1549.300	1477.300	3026.600
25-29	2207.612	2106.539	4314.151	2456.100	2335.900	4792.000	2745.900	2611.500	5357.400	1728.400	1655.200	3383.600
30-34	2112.303	1985.542	4097.845	2195.000	2119.700	4314.700	2433.900	2323.200	4757.100	2474.400	2356.300	4830.700
35-39	2098.318	1977.432	4075.750	2093.700	1996.300	4090.000	2167.900	2101.800	4269.700	2699.600	2586.900	5286.500
40-44	2553.442	2408.561	4962.003	2065.700	1979.400	4045.100	2047.800	1978.100	4025.900	2368.800	2292.100	4660.900
45-49	1985.440	1898.447	3883.887	2499.800	2398.700	4898.500	2004.200	1959.900	3964.100	2070.600	2061.500	4132.100
50-54	1855.709	1917.983	3773.692	1919.300	1876.800	3796.100	2404.300	2359.700	4764.000	1909.700	1921.800	3831.500
55-59	1474.603	2076.610	3551.213	1759.500	1877.600	3637.100	1813.900	1828.000	3641.900	1823.600	1875.900	3699.500
60-64	964.111	1467.357	2431.468	1358.700	2005.000	3363.700	1617.800	1805.600	3423.400	2093.500	2210.000	4303.500
65-69	1179.077	1888.381	3067.458	842.600	1382.700	2225.300	1186.500	1884.800	3071.300	1458.800	1651.700	3110.500
70-74	1041.760	1780.339	2822.099	936.500	1693.600	2630.100	670.600	1240.400	1911.000	1131.200	1527.000	2658.200
75-79	716.909	1293.245	2010.154	719.800	1458.300	2178.100	650.500	1392.100	2042.600	663.700	1403.800	2067.500
80-84	326.631	754.933	1081.564	403.800	893.200	1297.000	410.100	1014.000	1424.100	271.700	721.500	993.200
85 +	147.368	405.888	553.256	172.600	520.700	693.300	214.000	638.900	852.900	224.200	778.300	1002.500
GESAMT	29481.033	32176.912	61657.945	29500.700	32224.600	61725.300	29565.400	31933.500	61498.900	29339.900	31012.700	60352.600

prognos

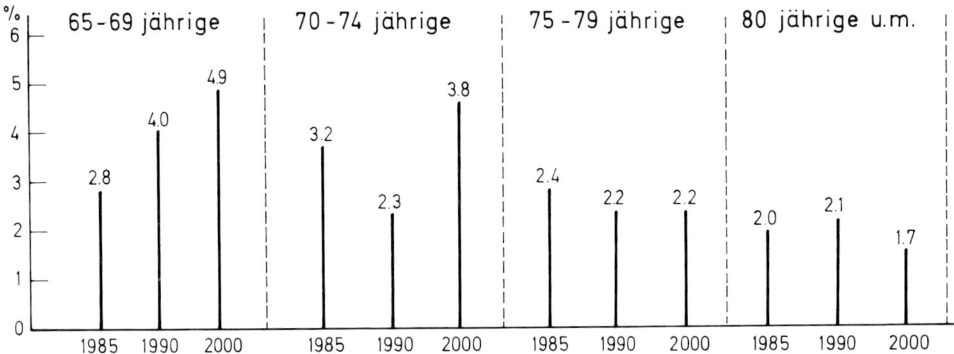

Abb. 15. Anteil verschiedener Altersklassen an der Wohnbevölkerung der Bundesrepublik Deutschland für 1985, 1990 und 2000 bei Männern (in %)

Die Prognos AG in Basel hat in einem umfangreichen Verkehrsreport prognostische Angaben u. a. auch für die Bevölkerungsentwicklung mitgeteilt [2]. Ausgehend von Angaben über die natürliche Bevölkerungsentwicklung (Saldo der Geburten und Sterbefälle) und Angaben über Wanderungsbewegungen (Fort- und Zuwanderungen der Deutschen und Ausländer) werden folgende Ergebnisse für die Wohnbevölkerung in der Bundesrepublik mitgeteilt (Tabelle 22).

Nach den Schätzungen von Prognos wird die Anzahl der Deutschen im Jahre 2000 um nahezu 2,5 Mio niedriger liegen als 1980; die leichten Zuwanderungsüberschüsse und die erwarteten steigenden Einbürgerungen werden dadurch stark überkompensiert, daß die Sterbefälle die Geburten auch in Zukunft übertreffen. Die vor allem kriegsbedingten Besonderheiten in dem Geschlechtsverhältnis werden allmählich verschwinden. Die Anzahl der Ausländer in der Bundesrepublik wird weiterhin kontinuierlich zunehmen. Der Ausländeranteil wird auf 9,5% geschätzt, wobei der Anteil der älteren Ausländer von 2,4% (1980) auf 6,6% (2000) deutlich zunehmen wird.

Zur Veranschaulichung dieser Zahlen diene folgende Abbildung für die männliche Bevölkerung (Abb. 15).

Bei den Männern fällt insbesondere die relative Zunahme in der Altersklasse der 65- bis 69jährigen und zwischen 1990 und 2000 in der Altersklasse der 70- bis 74jährigen auf. Bei den Frauen ergeben sich folgende Zahlen (Abb. 16).

Im Jahre 1983 ist von der Firma Shell eine Prognose über den Pkwbestand bis zum Jahre 2000 publiziert worden [3]. Für die Bevölkerungsentwicklung wird angenommen, daß die 1973 begonnene Abnahme der Wohnbevölkerung sich fortsetzt und die Zunahme der Ausländer sich verlangsamt. Die Shellprognose nennt folgende Zahlen (Tabelle 23).

Es wird deutlich, daß die Prognoswerte höher liegen als die Shellwerte. Eine Differenzierung nach dem Alter ist bei den Shellwerten nicht möglich. Weitere Angaben über die Wohnbevölkerung stammen vom ADAC [4] (Tabelle 24).

Diese Daten liegen noch unter denen der Shellprognose; eine Differenzierung nach dem Alter ist nicht publiziert.

Das Deutsche Institut für Wirtschaftsforschung (DIW) hat Ergebnisse einer Simulationsrechnung zur Bevölkerungsentwicklung bis zum Jahre 2030 publiziert [5].

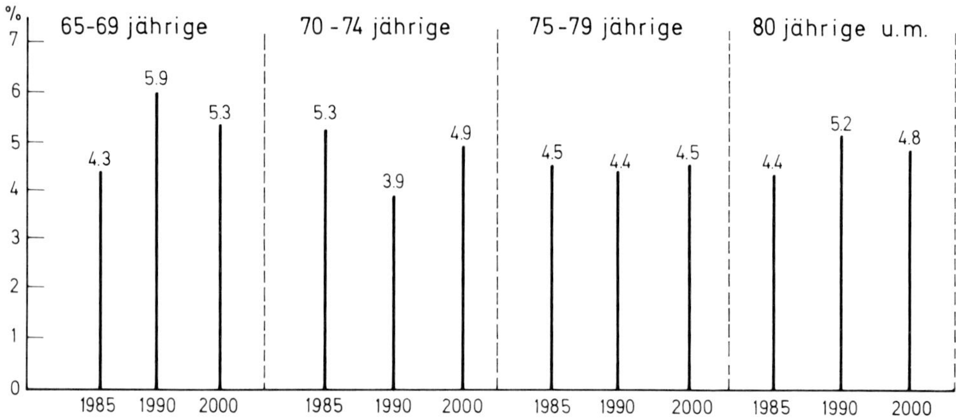

Abb. 16. Anteil verschiedener Altersklassen an der Wohnbevölkerung der Bundesrepublik Deutschland für 1985, 1990 und 2000 bei Frauen (in%)

Tabelle 23. Wohnbevölkerung nach [3]

	Shell [3]	im Vergleich: Prognos [2]
1985	60917000	61725300
1990	60064000	61498900
1995	59003000	–
1998	58140000	–
2000	57462000	60352600

Tabelle 24. Wohnbevölkerung nach [4] in Mill.

1985	59,6
1990	58,8
1995	57,8
2000	56,3

Auf Grund unterschiedlicher Annahmen über die Entwicklung der Geburtenziffern (z. B. altersspezifische Einflüsse), der Sterbeziffern und der Wanderungen über die Grenzen der Bundesrepublik ergeben sich mehrere Schätzungen der Bevölkerung. Es werden daher folgende Intervalle für die Bevölkerungsentwicklung angegeben (in Mill.) (Tabelle 25).

Bei einer Untergliederung nach Deutschen und Ausländern ergibt sich, daß die deutsche Bevölkerung auch bei optimistischen Annahmen auf mindestens 55,4 Mill. im Jahre 2000 bzw. auf 46,3 Mill. im Jahre 2030 sinken wird; dagegen wird bei den Ausländern mit einem Mindestbestand von 6,3 Mill. (Jahr 2000) bzw. 9,3 Mill. (Jahr 2030) gerechnet.

Tabelle 25. Intervalle der Bevölkerungsentwicklung nach [5]

	Untergrenze	Obergrenze
2000	59,1	62,4
2030	48,6	58,3

Tabelle 26. Anteil der über 65jährigen nach [5]

1985	1990	1995	2000	2010	2020	2030
14,5	15,2	15,8	16,4	19,8	20,5	24,0

Tabelle 27. Entwicklung der Gesamtbevölkerung nach [5] in 1000

1985	1990	1995	2000	2010	2020	2030
61161	61018	60911	60458	58191	55223	51622

Die Entwicklung der Altersstruktur ist für eine bestimmte Variante der obengenannten Annahmen veröffentlicht. Der Anteil der über 65jährigen wird danach folgendermaßen geschätzt (in %) (Tabelle 26).

Für die Gesamtbevölkerung werden in [5] die Angaben der Tabelle 27 gemacht.

Die Werte für die Gesamtbevölkerung im Jahre 2000 wurden von Prognos, DIW und dem Statistischen Bundesamt in gleicher Höhe geschätzt. Die Angaben für die Jahre 2010, 2020 und 2030 differieren zwischen DIW [5] und der Bundesdrucksache [9].

In Ergebnissen der Ärztestatistiken der Bundesärztekammer und der Kassenärztlichen Bundesvereinigung [7] wird auch über die Altersstruktur der Ärzte differenziert nach Gebietsbezeichnung berichtet. Für die Altersstruktur der Kassenärzte finden sich folgende Angaben:

Die Veränderung der Altersstruktur der Kassenärzte im Vergleich der Jahre 1961, 1971 und 1981 zeigt, daß in 1981 eine deutliche Verjüngung im Durchschnitt eingetreten ist.

Allerdings ist ein beachtlicher Altersgipfel bei 61 Jahren noch zu erkennen, der in den nächsten 4–5 Jahren zu einer weiterhin hohen Ausscheidequote führen wird. In der 2. Hälfte der 80er Jahre wird die Ausscheidequote deutlich rückläufig sein und schon allein deswegen der Nettozugang an Kassenärzten sich erhöhen (s. Abb. 17).

Eine Fortschreibung der Altersstruktur der Kassenärzte auf das Jahr 1991 zeigt ein weiteres deutliches Anwachsen des „Jugendberges“.

Der noch in 1981 deutlich ausgeprägte Altersgipfel ist völlig abgeschmolzen. In 1991 wird deshalb die Quote der ausscheidenden Kassenärzte gegenüber 1981 schätzungsweise um 2/3 tiefer liegen (s. Abb. 18).

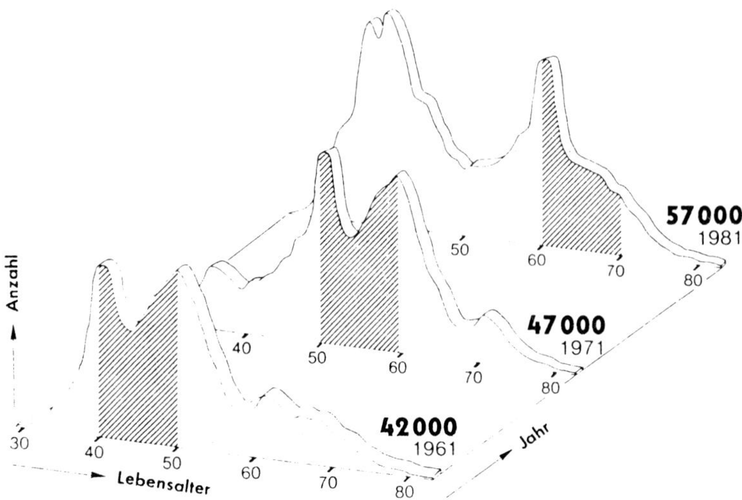

Abb. 17. Altersstruktur der Kassenärzte von 1961, 1971 und 1981. (Aus: Teil 2 [7])

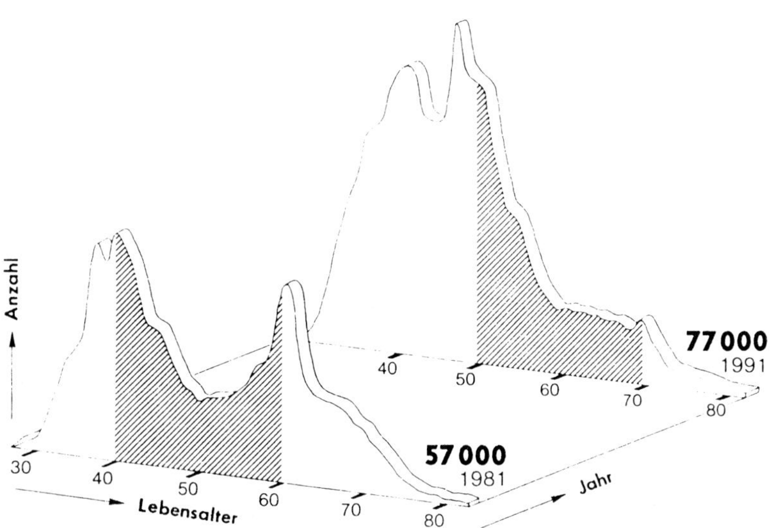

Abb. 18. Altersstruktur der Kassenärzte 1981 und 1991. (Aus: Teil 2 [7])

2. Führerscheinbestände

Auf der Basis einer KONTIV-Stichprobe 1975 und 1976 sind Zahl und Struktur der Führerscheininhaber in der Bundesrepublik ermittelt worden. Für 1976 ergeben sich folgende Prozente: Von Männern im Alter zwischen 65 und 74 Jahren besaßen nur 30% den Führerschein Klasse 3, bei den Frauen lediglich 7,1% [6].

Für die kommenden Jahrzehnte ist der Anteil der Führerscheinbesitzer unter den älteren Menschen der deutschen Wohnbevölkerung von Brühning [8] publiziert worden (s.

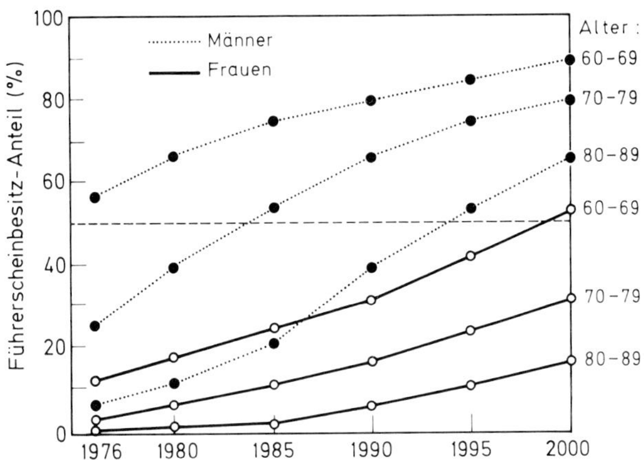

Abb. 19. Erwarteter Anteil der Führerscheinbesitzer unter den älteren Menschen (deutsche Wohnbevölkerung)

Abb. 19). Bis zum Jahre 2000 werden bei den Männern zwischen 60 und 69 Jahren über 80% den Führerschein besitzen (1976 betrug diese Zahl knapp 60%), bei den Männern zwischen 70 und 79 Jahren wird dieser Anteil von etwas über 20% auf knapp 80% steigen. Diese deutliche Zunahme ist auch bei den Frauen erkennbar, bei denen im Jahre 2000 etwa die Hälfte der 60–69jährigen den Führerschein besitzt.

In Zukunft also kann eine weit stärkere FE-Ausnutzung der älteren Menschen erwartet werden mit einer steigenden Fahrleistung. Eine Differenzierung der geschätzten Fahrleistungen nach dem Lebensalter ist allerdings nicht verfügbar. Die Anzahl der in der Bundesrepublik vorhandenen Personenkraftwagen je 1000 Einwohner steigt nach der Shell-Prognose [3] bis zum Jahre 2000 auf 495 bzw. 520. Dann würde auf jeden zweiten Einwohner ein Pkw kommen. Diese Verkehrsdichte wiesen die USA bereits 1977 auf.

Die Entwicklung des Pkw-Bestandes nach Prognos [2] zeigt die folgende Abb. 20. Auch hier werden für das Jahr 2000 520 Pkw je 1000 Einwohner geschätzt.

Schätzungen liegen ferner vor für das sog. personenbezogene Mobilitätsbudjet, d. h. für die Fahrten pro Person und Tag, für die zurückgelegten Kilometer und für die mittleren Fahrtweiten; diese Daten sind geschätzt für den motorisierten Personenverkehr wie für den nicht motorisierten Verkehr mit Rad/Mofa und zu Fuß. Diese Angaben sind allerdings nicht nach dem Lebensalter der Beteiligten differenziert.

Die prognostizierte Bevölkerungsentwicklung [9] kann sich auf den Personenverkehr je nach Veränderung der Fahrtenhäufigkeit, der Reiseweite und der Art der Verkehrsbeteiligung unterschiedlich auswirken. Im Jahre 1980 machte ein Einwohner der Bundesrepublik Deutschland pro Tag durchschnittlich 1,6 Fahrten mit Verkehrsmitteln (d. h. ohne Fuß- und Radwege). Es wird für die Bundesverkehrswegeplanung ein Anstieg der Mobilität im Jahre 2000 auf 1,8 Fahrten je Einwohner und Tag erwartet. Für die durchschnittliche Reiseweite wird eine Zunahme von ca. 15% erwartet.

Die Tabelle 28 weist im einzelnen aus, daß in der Altersgruppe unter 18 Jahren bei einem seit 1972 sinkenden Bevölkerungsanteil der Anteil an Verkehrsunfällen relativ stark anstieg. Hier zeigt sich, daß die Anzahl der Verkehrsunfälle von anderen Faktoren wie z. B. zunehmende Motorisierung stärker bestimmt worden ist als durch den Rückgang der

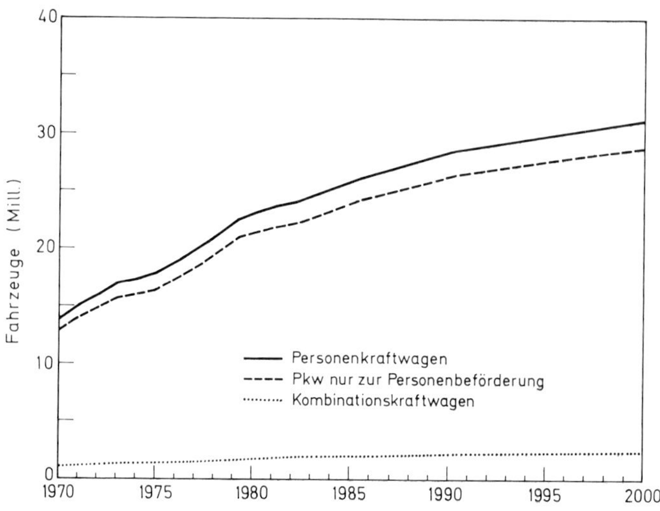

Abb. 20. Entwicklung des Pkw-Bestands für das Bundesgebiet (1970–2000)

Bevölkerung in dieser Altersgruppe. Bei 65 Jahre und älteren ergeben sich in der Kenngröße Unfallbeteiligte pro 10000 Personen die Zahlen der vorletzten Zeile. Der Bericht der Bundesrepublik [9] geht von der Annahme aus, daß sich bis zum Jahr 2000 die Unfallbeteiligung der Verkehrsteilnehmer in den einzelnen Altersgruppen nicht ändert. Lediglich Bevölkerungszahl und die sich verändernde Altersstruktur werden als variable Größen betrachtet. Die Zahl der Einwohner in den Altersgruppen mit besonders überdurchschnittlicher Unfallbeteiligung wird nach den Vorausschätzungen abnehmen, besonders die Zahlen der Einwohner in der Altersgruppe 18 bis unter 21 Jahre. Demgegenüber nimmt die Zahl der Einwohner in der Altersgruppe 55 bis unter 65 Jahre stark zu. Insgesamt rechnet der Bericht aufgrund der isolierten Betrachtung der Änderungen der Bevölkerungsstruktur mit einer abnehmenden Tendenz bei den Straßenverkehrsunfällen. Wie weit diese durch Änderung der relativen Unfallbeteiligung innerhalb der einzelnen Altersgruppen verstärkt oder abgeschwächt wird, ist gegenwärtig nicht abzusehen.

Zusammenfassung

1980 waren bei einer Wohnbevölkerung von rund 61,5 Millionen 9,5 Millionen 65 und mehr Jahre alt, dies entspricht einem Anteil von etwa 15%.

Für die im Straßenverkehr Getöteten ergeben sich folgende Anteile: für Pkw-Fahrer: 8,6%, Pkw-Beifahrer: 12,4%, Fußgänger innerorts: 55%, Radfahrer: 40%. Jeder zweite getötete Fußgänger ist 65 Jahre und älter. Bezogen auf jeweils 10000 Einwohner verunglücken die Senioren vergleichsweise selten (33 Personen im Alter von 65 Jahren und mehr im Vergleich etwa zu 200 Personen im Alter von 15 bis 18 Jahren). Das Risiko, im Verkehr getötet zu werden, ist allerdings überdurchschnittlich hoch. Die Senioren verunglücken relativ häufiger als Fußgänger (12 Personen pro 10000 Einwohner) und ihre Letalität ist infolge ihres Alters hoch. Von allen getöteten Senioren verunglückten mehr als die

Tabelle 28. An Straßenverkehrsunfällen mit Personenschäden beteiligte Verkehrsteilnehmer 1970 bis 1981. (Aus: Teil 2 [2])

Altersgruppe von ... bis unter ... Jahre		1970		1972		1974		1976		1978		1979		1980		1981	
		Personen absolut	Unfallbeteiligte je 10 000 Personen¹)	Personen absolut	Unfallbeteiligte je 10 000 Personen¹)	Personen absolut	Unfallbeteiligte je 10 000 Personen¹)	Personen absolut	Unfallbeteiligte je 10 000 Personen¹)	Personen absolut	Unfallbeteiligte je 10 000 Personen¹)	Personen absolut	Unfallbeteiligte je 10 000 Personen¹)	Personen absolut	Unfallbeteiligte je 10 000 Personen¹)	Personen absolut	Unfallbeteiligte je 10 000 Personen¹)
unter 18	V	75 182	45,7	78 789	47,6	76 059	46,6	94 970	60,3	99 407	66,1	98 261	66,9	98 204	68,3	91 129	65,0
	W	16 450 611		16 569 200		16 326 000		15 736 700		15 032 800		14 678 700		14 368 390		14 014 926	
18 bis 21	V	71 201	293,3	76 504	309,9	67 934	266,4	86 129	326,8	98 904	352,2	98 552	338,2	104 263	345,1	101 002	324,9
	W	2 427 861		2 468 400		2 550 300		2 635 500		2 808 500		3 914 400		3 021 358		3 108 629	
21 bis 25	V	96 453	332,5	99 190	296,0	79 232	229,9	81 344	241,3	89 635	259,1	87 845	247,4	93 580	254,5	91 860	241,0
	W	2 900 733		3 350 900		3 445 700		3 371 200		3 459 200		3 551 400		3 677 008		3 810 928	
25 bis 35	V	193 541	209,3	179 888	201,0	142 975	164,6	139 869	171,6	142 621	177,3	133 884	165,7	136 214	164,7	132 128	155,2
	W	9 247 218		8 948 100		8 686 900		8 149 700		8 043 500		8 079 900		8 270 187		8 510 980	
35 bis 45	V	112 349	143,0	115 580	139,8	107 155	123,3	118 052	129,8	127 056	136,5	120 269	128,8	118 874	129,5	110 001	123,2
	W	7 854 362		8 269 400		8 688 500		9 092 300		9 309 100		9 335 800		9 179 659		8 931 013	
45 bis 55	V	66 353	104,7	69 377	100,0	65 336	86,6	68 642	91,2	71 653	96,7	68 732	92,2	72 238	95,2	71 488	92,4
	W	6 338 485		6 937 800		7 542 800		7 528 900		7 406 000		7 453 300		7 590 726		7 739 524	
55 bis 65	V	53 583	72,0	46 454	69,1	39 233	65,0	40 536	68,1	41 280	70,0	38 625	66,1	38 880	65,8	38 460	62,9
	W	7 440 730		6 720 300		6 037 300		5 949 800		5 894 300		5 845 800		5 907 864		6 114 150	
65 und älter	V	30 993	38,8	32 111	38,2	32 507	37,0	34 509	38,1	38 495	41,1	35 942	37,8	37 031	38,8	34 849	36,9
	W	7 990 584		8 407 800		8 776 800		9 067 000		9 373 200		9 499 500		9 551 146		9 451 827	
insgesamt	V	721 215ᵃ)	118,9	719 940ᵃ)	116,7	630 246ᵃ)	101,6	682 869ᵃ)	111,0	731 277ᵃ)	119,2	706 207ᵃ)	115,1	725 778ᵃ)	117,9	695 816ᵃ)	112,8
	W	60 650 584		61 671 900		62 054 300		61 531 100		61 326 600		61 358 800		61 566 338		61 681 977	

V = Unfallbeteiligte W = Wohnbevölkerung

¹) Anzahl der Unfallbeteiligten auf 10 000 Personen der betreffenden Altersgruppe.

ᵃ) Einschl. der Unfallbeteiligten, die keiner Altersgruppe zugeordnet werden konnten.

Hälfte als Fußgänger, vor allem innerorts. Beim Vergleich aller im Verkehr Verunglückten mit der speziellen Gruppe der Senioren zeigt sich seit 1970 ein ähnlicher Verlauf für die verschiedenen Arten der Verkehrsteilnahme.

Die Unfallzeitrate relativiert die Zahl der Verunglückten auf die Dauer der Verkehrsteilnahme. Wie bei dem Bezug dieser Zahlen auf 10000 Einwohner zeigt sich für die Fußgänger ab 65 Jahre eine hohe Belastung. Dies gilt auch für Fahrer und Mitfahrer auf Fahrrädern und Mofas.

Bei den verunglückten älteren Fußgängern sind vor allem betroffen: Kopf, Unterschenkel, Brustkorb und Becken, bei Radfahrern ebenfalls der Kopf sowie untere und obere Extremitäten.

Im Jahre 2000 wird die Anzahl der Deutschen um nahezu 2,5 Mio niedriger liegen als 1980. Die Anzahl der Ausländer wird vermutlich weiterhin kontinuierlich zunehmen. Der Anteil der über 65jährigen wird von 15% auf rund 20% im Jahre 2020 ansteigen. Bis zum Jahre 2000 werden bei den Männern zwischen 60 und 69 Jahren über 80% den Führerschein der Klasse 3 besitzen; diese Zahl betrug 1976 knapp 60%. Daten über geschätzte Fahrleistungen, über sog. personenbezogene Mobilitätsbudgets liegen nach dem Lebensalter der Beteiligten getrennt nicht vor.

Der Bericht der Bundesregierung [9] geht von der Annahme aus, daß sich bis zum Jahre 2000 die Unfallbeteiligung der Verkehrsteilnehmer in den einzelnen Altersgruppen nicht ändert. Auf Grund einer isolierten Betrachtung der Änderung in der Bevölkerungsstruktur rechnet der Bericht mit einer abnehmenden Tendenz bei den Verkehrsunfällen insgesamt.

Vor diesem Hintergrund kommt der ärztlichen Beurteilung des älteren Menschen besondere Bedeutung auch aus verkehrsmedizinischer Sicht zu. Generell wird im Alter eine Verringerung der Anpassungsfähigkeit des Menschen an die Bedingungen der Umwelt beobachtet [10].

Diese Einschränkung des Adaptionsvermögens kann auf einer Verringerung der Perzeption beruhen, die bei einem geringeren Vigilanztonus die Aufmerksamkeits- und Konzentrationsleistung herabsetzt. Mögliche andere Mechanismen wären die Reduktion sensorischer Rezeption und die Selektion relevanter Informationen. Diese Einschränkung der Anpassungsfähigkeit kann zu Störungen der körperlichen und emotionalen Befindlichkeit sowie der kognitiven Leistungsfähigkeit führen. Über altersspezifische Hirnleistungsstörungen in ihrer Auswirkung auf das Unfallgeschehen im Straßenverkehr liegen allerdings kaum experimentelle Daten vor.

Literatur

Teil 1

1. Statistisches Jahrbuch 1982 für die Bundesrepublik Deutschland. Kohlhammer, August 1982
2. Straßenverkehrsunfälle 1982, Fachserie 8 Verkehr. Herausgeber: Statistisches Bundesamt Wiesbaden. Kohlhammer, September 1983
3. Unfallverhütungsbericht Straßenverkehr 1983. Drucksache 10/963 vom 7. 2. 1984
4. Otte D et al (1982) Erhebungen am Unfallort. Unfall- und Sicherheitsforschung Straßenverkehr. Heft 37, Köln
5. Otte D et al (1983) Analyse von Unfällen mit Beteiligung von Fahrradfahrern. Hannover, Dezember (unveröffentlicht)

6. Wittenberg R (1977) Straßenverkehrsbeteiligung älterer Menschen. Unfall- und Sicherheitsforschung Straßenverkehr. Heft 11, Köln
7. Schwerdtfeger W, Küffner B (1981) Analyse der Verkehrsteilnahme. Unfall- und Sicherheitsforschung Straßenverkehr. Heft 33, Köln

Teil 2

1. Bildung im Zahlenspiegel. Herausgeber: Stat. Bundesamt Wiesbaden. Kohlhammer, Stuttgart, Juli 1982
2. Prognos AG Basel: Verkehrsreport 1980. Basel, Januar 1983
3. Vertrauen führt zu neuer Gipfelfahrt. Shellprognose des Pkw-Bestandes bis zum Jahre 2000
4. Straßenverkehr 2000. Eine Studie des ADAC über die zukünftige Entwicklung des Straßenverkehrs und seiner sozioökonomischen Rahmenbedingungen, Mai 1979
5. Deutsches Institut für Wirtschaftsforschung (1981) Wochenbericht 24/81: Simulationsrechnung zur Bevölkerungsentwicklung der Bundesrepublik Deutschland für Deutsche und Ausländer bis zum Jahre 2030. Wochenbericht 24, 48. Jahrg, Berlin
6. Hautzinger H et al (1980) Zahl und Struktur der Führerscheininhaber in der Bundesrepublik Deutschland. BASt, Sept.
7. Volrad Deneke JF, Fiedler E (1983) Die ärztliche Versorgung in der Bundesrepublik Deutschland zum 31. 12. 1982. Deutscher Ärzteverlag GmbH Köln, Blaue Reihe 33
8. Brühning E, Harms H (1983) Unfallbeteiligung und Sehfähigkeitsminderung älterer Pkw-Fahrer. Z Verkehrssicherheit 29
9. Deutscher Bundestag. Drucksache 10/863 vom 5. 1. 1984: Bericht über die Bevölkerungsentwicklung in der Bundesrepublik Deutschland
10. Coper H (1984) Möglichkeiten und Grenzen bei der Behandlung alter Menschen mit Geriatrika. Arzt + Auto, Ausgabe 4

Verkehrsunfälle älterer Menschen mit tödlichem Ausgang

G. E. Voigt und A. Ottosson

Institut für gerichtliche Medizin der Universität Lund, Sölvegatan 25, S-22362 Lund

Bei den Bestrebungen, die Anzahl der Verkehrsunfälle zu vermindern und die Folgen eingetroffener Unfälle zu lindern, hat sich das allgemeine Interesse während der letzten Jahre auch den besonderen Verhältnissen des älteren Verkehrsteilnehmers zugewandt. In der Öffentlichkeit – zumindest in Schweden – ist geltend gemacht worden, daß der ältere Kraftfahrer eine besondere Gefahr darstelle. Deshalb wurde die Einziehung des Führerscheins älterer Personen vorgeschlagen und eine besondere Eignungsuntersuchung älterer Fahrer gefordert. Da in Schweden kürzlich die ärztliche Untersuchung von Führerscheinbewerbern generell abgeschafft worden ist, bedarf es schon einer einwandfreien Begründung, wenn man eine Sonderbehandlung des älteren Kraftfahrers einführen will.

Da sich mit zunehmendem Alter sowohl der Körper als auch die Psyche des Menschen verändern (Hartmann 1981), ist es natürlich naheliegend, daran zu denken, daß nicht nur

Hefte zur Unfallheilkunde, Heft 174
Zusammengestellt von A. Pannike

die Leistungsfähigkeit im Verkehr entsprechend nachläßt, sondern auch bei eingetretenen Unfällen eine größere Vulnerabilität älterer Personen zu schwereren Verletzungen und größeren Folgen der Verletzungen als bei jüngeren führt. Inwieweit jedoch der ältere Kraftfahrer – und darüberhinaus der ältere Mensch – wirklich zu einer besonderen Risikogruppe im Verkehr gehört, ist schwer zu sagen. Diese Frage dürfte sich durch eine eingehende Analyse relevanter Verkehrsunfälle abklären lassen. Die Durchführung derartiger Untersuchungen trifft jedoch auf Schwierigkeiten, da ein relevantes Untersuchungsmaterial nicht ohne weiteres zur Verfügung steht. So kommt nur ein Teil der Verkehrsunfälle, selbst solcher mit Personenverletzungen, zur Kenntnis der Behörden. In Schweden liegt z. B. für die Ärzteschaft nur eine Anmeldepflicht für Unfälle mit tödlichem Ausgang vor, nicht aber für andere Unfälle. Auch das ärztlich behandelte Unfallmaterial braucht für die Beantwortung der Fragestellung über die Bedeutung des Alters für die Unfälle und die Schwere der dabei entstandenen Verletzungen nicht relevant zu sein. Man muß nämlich damit rechnen, daß jüngere Menschen seltener wegen geringfügiger Verletzungen den Arzt aufsuchen als ältere.

Eine einzige homogene Unfallgruppe wird in den meisten Ländern sicher erfaßt: Unfälle mit tödlichem Ausgang. Wenn eine eingehende Untersuchung dieser Fälle durchgeführt wird, lassen sich manche Fragen im Rahmen der Verkehrssicherheitsforschung beantworten. Schweden nimmt gegenüber den meisten anderen Ländern bislang insofern eine Sonderstellung ein, da sämtliche Unfalltote an einem der 6 gerichtsärztlichen Institute des Landes obduziert werden. Es werden auch alle jene Fälle seziert, bei denen Fahrzeugbenutzer plötzlich und unerwartet im Verkehr verstorben sind, um klarzulegen, daß wirklich kein Unfall als Todesursache vorlag. Die polizeilichen Ermittlungen werden bei allen Unfällen mit tödlichem Ausgang mit größter Genauigkeit durchgeführt. Es werden stets photographische Aufnahmen vom Unfallort und -fahrzeug gemacht.

Im folgenden soll über Erfahrungen bei der Bearbeitung solcher Straßenverkehrsunfälle berichtet werden, bei denen Personen, älter als 65 Jahre, im Einzugsgebiet des Instituts für gerichtliche Medizin Lund (Südschweden mit einer Bevölkerung von 1,7 Millionen) getötet wurden.

1. Die Häufigkeit von Todesfällen bei älteren Verkehrsteilnehmern

Die Anzahl der älteren Verkehrstoten ist im Vergleich zu dem relativen Anteil der älteren Personen in der Bevölkerung auffallend hoch. – Während 16% der Bevölkerung Südschwedens über 65 Jahre alt ist, entsprach die Anzahl der älteren Verkehrsopfer etwa 27% sämtlicher Verkehrstoten. In den USA macht diese Altersgruppe 11% der Bevölkerung aus; 25% aller Verkehrsopfer gehören zu dieser Altersgruppe (Oreskovich et al. 1984). Eine Aufteilung der Fälle in die verschiedenen Altersgruppen zeigt, daß die Männer in sämtlichen Gruppen zahlenmäßig überwiegen und daß eine Häufung tödlicher Unfälle bei den 20jährigen und bei den älteren Personen zu beobachten ist. Dies stimmt etwa mit den Beobachtungen von McFarland et al. (1964) in den USA überein.

Von besonderem Interesse ist die Art der Unfälle, bei denen ältere Personen ums Leben gekommen sind (Abb. 1). Bei insgesamt 642 Verkehrsunfällen mit tödlichem Ausgang, die in den vergangenen 4 Jahren in Südschweden eintraten, waren von 257 Kraftwagenfahrern 37 über 65 Jahre alt, was 14% dieser Verkehrsteilnehmergruppe ausmacht. Dies entspricht dem Anteil dieser Altersgruppe in der Gesamtbevölkerung. Bei der Bewertung dieser Angabe muß jedoch beachtet werden, daß von den Älteren nur etwa 25% regelmäßig ein Fahr-

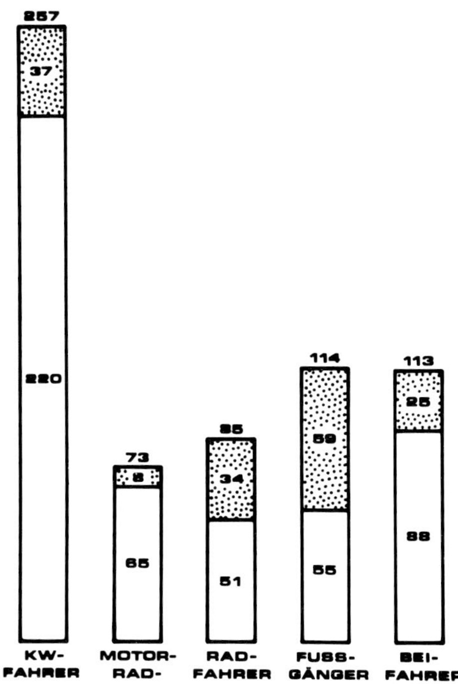

Abb. 1. Tödliche Verkehrsunfälle in Südschweden 1980–1983. Gepunktet: Personen, älter als 65 Jahre

zeug benutzen (Rundgren et al. 1984) während dies bei Jüngeren vermutlich häufiger der Fall ist. Der Anteil der getöteten älteren Beifahrer liegt mit 22% aller getöteten Beifahrer höher als der der älteren Fahrer. Dies deutet darauf hin, daß die herabgesetzte Resistenz älterer Personen gegenüber traumatischen Einwirkungen von größerer Bedeutung für den tödlichen Ausgang von Unfällen sein mag als z. B. ein zum Unfall führendes, altersbedingtes Fehlverhalten der älteren Fahrer im Verkehr. – Bereits Waller hat darauf hingewiesen, daß eine hohe Anzahl getöteter älterer Personen keinen Rückschluß auf die Anzahl der Verletzten zuläßt. Aus der Anzahl der getöteten älteren Fahrer läßt sich nicht herleiten, wie oft diese an Unfällen beteiligt sind.

Besonders auffallend ist der große Anteil der umgekommenen älteren Fußgänger, aber auch der Radfahrer in dieser Gruppe der Verkehrsteilnehmer.

2. Welche Verletzungen kommen vorzugsweise bei älteren Verkehrsopfern vor?

Unterschiede zwischen den bei jüngeren und älteren Personen auftretenden Unfallverletzungen können auf der unterschiedlichen Festigkeit der verschiedenen Gewebe, aber auch auf anderen altersbedingten Veränderungen beruhen. Natürlich führen Osteoporose oder degenerativ bedingte Exostosen zu Veränderungen der Festigkeit des Skelettes. Als Beispiel seien hierfür die Schenkelhalsfrakturen älterer Patienten oder die sehr leicht entstehenden Densfrakturen an rheumatisch veränderten 2. Halswirbeln genannt.

Als besonders augenfällig in unserem Material sind die Unterschiede der intracraniellen Verletzungen zwischen jüngeren und älteren Verunglückten. Während Abrisse zahlreicher oder sämtlicher Brückenvenen an der Mantelkante der Großhirnhemisphären und gleichzeitige unmittelbar zum Tode führende primäre Hirnstammverletzungen (mikroskopisch nachweisbare Blutungen im Hirnstamm) bei jungen Menschen als Folge einer Winkelbeschleunigung des Kopfes sehr häufig vorkommen, fehlen diese Verletzungen bei den älteren. Stattdessen finden sich bei diesen sog. gliding contusions, d. h. intracerebrale, hauptsächlich subcorticale Blutungen in der Nähe der Mantelkante. Der Unterschied liegt offenbar darin, daß mit zunehmendem Alter eine Bindegewebeproliferation um die Brückenvenen herum die Verbindung zwischen den weichen Hirnhäuten und der Durainnenseite mechanisch verstärkt. Dadurch werden die parasagittalen Brückenvenen gegenüber Zugbeanspruchungen besser geschützt.

Im übrigen ist es außerordentlich schwierig, bedeutende Unterschiede des Verletzungspanoramas jüngerer und älterer Unfallopfer im vorliegenden Material zu erkennen.

3. Ist ein besonderes Verhalten der älteren Verkehrsteilnehmer für das Zustandekommen der Unfälle verantwortlich?

3.1 Kraftwagen. Während der vergangenen 4 Jahre kamen 37 ältere Kraftwagenfahrer ums Leben. Obwohl das Untersuchungsgut nicht groß ist, läßt sich erkennen, daß die Älteren auffallend häufig die Vorfahrtsregeln nicht beachtet haben (41%), was zum Unfall geführt hat. In 7 Fällen hatten ältere Fahrer eine Stoppstelle überfahren. Das Nichtbeachten der Vorfahrtsregeln durch jüngere Fahrer führte dagegen bedeutend seltener zu Unfällen. Das Nichtbeachten von Verkehrsregeln durch Ältere ist bereits McFarland et al. (1964) aufgefallen. Man vermutet, daß ältere Personen ihre altersbedingte Langsamkeit durch ein solches Verhalten kompensieren wollen.

Keiner der älteren Fahrer im vorliegenden Material stand unter Einfluß von Alkohol, während bei 29% der jüngeren Fahrer eine Blutalkoholkonzentration von mehr als 0,5‰ festgestellt wurde. Wie frühere Untersuchungen gezeigt haben, sind viele derer, die sich der Trunkenheit an der Lenkung schuldig machen, Alkoholiker. Diese dürften nur selten älter als 65 Jahre alt werden, was eine Erklärung dafür sein könnte, weshalb ältere Fahrer nicht unter Einfluß von Alkohol gestanden haben.

3.2 Motorradfahrer. Zur Gruppe der Motorradfahrer wurden die Mopedfahrer gerechnet, von denen 6 älter als 65 Jahre alt waren. Besonderheiten der Unfallsituationen konnten bezüglich älterer Fahrer nicht nachgewiesen werden.

3.3 Radfahrer. Das Fahrrad ist in Schweden ein außerordentlich beliebtes Transportmittel und wird von sämtlichen Altersgruppen benutzt, auch von Älteren. In 11 Fällen war der Unfall die Folge davon, daß ältere Radfahrer die Vorfahrtsregeln nicht beachtet haben und in 8 Fällen wurde geltend gemacht, daß die Radfahrer das Gleichgewicht verloren hätten und gegen überholende Kraftfahrzeuge geschwankt seien. – Nur bei einem der 34 umgekommenen älteren Radfahrer konnte Alkohol im Blut nachgewiesen werden. Auffallend abweichendes Verhalten älterer Radfahrer im Verkehr konnte im übrigen nicht festgestellt werden.

3.4 Fußgänger. Bei der Analyse der Situation von Fußgängerunfällen mit tödlichem Ausgang fallen zwei Dinge auf. Sehr häufig wird von Kraftfahrzeugfahrern, die Fußgänger angefahren haben, geltend gemacht, daß der Verunglückte wegen dunkler Bekleidung nicht zu sehen gewesen sei. Es sind besonders ältere Personen, die dunkle, nicht reflektierende Kleidungsstücke tragen. Dunkle Bekleidung bei Fußgängern ist sicher ein größeres Verkehrssicherheitsproblem als man allgemein wahrhaben will.

Eine andere, wesentliche Ursache für tödliche Fußgängerunfälle liegt darin, daß ältere Fußgänger nicht selten (24 von 59), ohne sich umzusehen, sich plötzlich rasch auf die Fahrbahn begeben, dabei auch auf Fußgängerübergänge. Die Kraftfahrer haben in diesen Situationen meist keine Möglichkeit, einer Kollision auszuweichen.

4. Sind altersbedingte körperliche Veränderungen (Krankheiten) für den tödlichen Ausgang der Unfälle wesentlich oder hat der Standard der Klinik, in der der Verletzte bis zu seinem Tode versorgt wurde, einen wesentlichen Einfluß auf den tödlichen Ausgang?

Von sämtlichen, während der vergangenen 6 Jahre in unserem Bezirk eingetroffenen 1054 Verkehrsunfällen mit tödlichem Ausgang verstarben 675 Unfallopfer am Unfallort oder während des Transportes ins Krankenhaus. Die Todesursachen sind in solchen Fällen (Ottosson und Krantz 1984) in etwa 69% Schädel-Hirnverletzungen, in 14% Herzverletzungen, in 16% Rupturen der Aorta oder anderer großer Arterien und in 2% akuter pulmonaler Fettembolismus, flail chest, Lungenkontusionen usw. Tödliche Blutaspirationen, die ja sogar in den Schriften der Weltgesundheitsorganisation als Ursache von 15% aller Unfalltodesfälle angegeben werden, zeigten sich nur in 0,8% der Fälle eines unausgewählten Sektionsmaterials von Traumafällen (Ottosson [im Druck]).

Ein besonderer Typ von Todesfällen ist dem Kliniker kaum bekannt, weil der Tod des Verletzten vor dessen Ankunft im Krankenhaus eintritt. Es handelt sich dabei um Fälle von tödlichem, akutem, pulmonalem Fettembolismus. Dabei sieht man bei der Sektion makroskopisch im Blut in der rechten Herzhälfte Fettklumpen und die Lungenarterien sind bei der mikroskopischen Untersuchung massiv von Fett ausgefüllt.

Von den genannten 1054 Fällen wurden 379 lebend ins Krankenhaus eingeliefert. Aus Abb. 2 ergibt sich die Überlebenszeit dieser Fälle sowie der Anteil der älteren Unfallopfer.

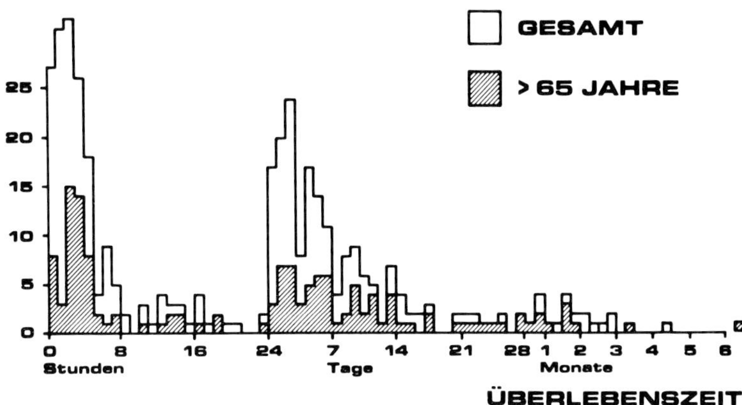

Abb. 2. Überlebenszeit und Anzahl der lebend ins Krankenhaus eingelieferten Unfallopfer

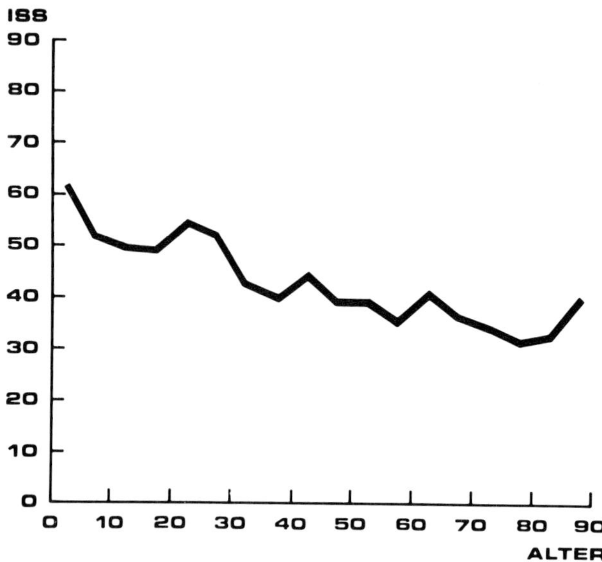

Abb. 3. 379 Unfälle, bei denen die Unfallopfer lebend in die Klinik kamen. ISS und Alter

Ein großer Teil dieser Fälle verstarb während der ersten Stunden nach der Einlieferung und ein weiterer großer Teil starb im Laufe der ersten Woche nach dem Unfall.

Um eine Auffassung über die Situation der älteren Unfallopfer gegenüber den jüngeren zu bekommen, wurden die Verletzungen der lebend ins Krankenhaus eingelieferten Verletzten nach ISS (Injury severity score) klassifiziert. Bekanntlich werden dabei die schwersten Verletzungen der verschiedenen Körperregionen nach einer besonderen Tabelle (Auflage 1980) in Schweregrad 1–6 eingeteilt. „6" bedeutet eine nicht überlebbare Verletzung und gibt ISS 75. Im übrigen ist ISS die Summe des Quadrates der Schweregrade für die Verletzungen in den drei am schwersten verletzten Körperregionen (Baker). Das Ergebnis einer solchen Berechnung ergibt sich aus Abb. 3. Jüngere Verletzte, die nicht sofort sterben, haben schwerere Verletzungen als ältere Verletzte, d. h. die Toleranz jüngerer gegenüber traumatischen Schädigungen ist größer als bei älteren Personen. Die weniger schwer verletzten älteren Personen überleben dann auch eine längere Zeit.

Betrachtet man die Art der hauptsächlichsten Verletzungen bei den lebend in die Klinik eingelieferten Patienten (38% davon über 65 Jahre alt), ergibt sich folgendes (Tabelle 1): Zahlenmäßig dominieren sowohl bei Jüngeren als auch bei Älteren die Kopfverletzungen. 31% aller Kopfverletzungen betreffen ältere Personen. Etwa das gleiche relative Verhältnis zwischen jüngeren und älteren Unfallopfern liegt auch bei Brust- und Bauchverletzungen vor. Dagegen fällt auf, daß eine größere Anzahl älterer Patienten (81%) mit Frakturen der Extremitäten, des Beckens und der Wirbelsäule verstirbt als jüngere Patienten mit gleichen Verletzungen. Als Todesursache wurde in diesen Fällen folgendes angegeben: Bronchopneumonie: 11; pulmonaler Fettembolismus: 16; Lungenembolie: 9; Myokardinfarkt: 2; Hirninfarkt: 2; Myokarditis: 1; retroperitoneale Blutung nach Beckenfrakturen: 2.

Dies bestätigt die klinische Erfahrung, daß ältere Verletzte leichter tödlichen Komplikationen ausgesetzt sind als jüngere. Dies stellt natürlich größere Anforderungen an die medizinische Behandlung und die Pflege der älteren Verletzten.

Tabelle 1. Hauptverletzungen bei klinisch behandelten Unfallopfern

	Anzahl	jünger als 65	älter als 65
Kopfverletzungen	250	173	77 (31%)
Thorakale Verletzungen	44	28	16 (36%)
Wirbelsäulen-, Becken- und Extremitätsverletzungen	43	8	35 (81%)
Abdominale Verletzungen	26	19	7 (27%)
Kombinationsverletzungen	16	6	10 (63%)
	379		145 (38%)

Wenn es sich um ältere Unfallverletzte handelt, muß man stets damit rechnen, daß krankhafte Veränderungen den klinischen Verlauf ungünstig beeinflussen. Bei der Stellungnahme zur Todesursache macht es mitunter Schwierigkeiten zu entscheiden, inwieweit krankhafte Organveränderungen einen Teil der Todesursache darstellen. Bei den 379 klinisch behandelten Verkehrsopfern wurde in 22 Fällen angenommen, daß Herzkrankheiten außer den Verletzungen für den Tod verantwortlich waren (8 frische Infarkte, 9 Infarktnarben im Myokard, 1 Fall mit einer diffusen Myokardfibrose, 4 Fälle mit hochgradiger stenosierender Coronarsklerose, 1 Fall mit einer Herzhypertrophie). Das durchschnittliche Alter dieser Patienten war 77,5 Jahre, während das Durchschnittsalter sämtlicher behandelter Patienten bei 48,1 Jahren lag. Es ist bekannt (Oreskovich et al. 1984), daß Myokardinfarkte leicht bei Verletzten mit fortgeschrittenen arteriosklerotischen Veränderungen der Coronararterien infolge des Schock-bedingten Blutdruckfalles entstehen können. – Im vorliegenden Material wurden bei weiteren 65 Patienten pathologische Herzveränderungen nachgewiesen, ohne daß diesen eine Bedeutung für den Todesfall beigemessen wurde.

Es fragt sich, ob man aus unserem Sektionsmaterial erkennen kann, ob der Standard der verschiedenen Krankenhäuser einen Einfluß auf das Behandlungsergebnis hat. In Schweden werden sämtliche Krankenhäuser in öffentlicher Regie betrieben; private, kirchliche oder andere Kliniken gibt es nicht, zumindest nicht in Südschweden. Es gibt 3 verschiedene Krankenhaustypen, nämlich Universitätskliniken, wo sämtliche Spezialitäten, auch Thorax- und Neurochirurgie vertreten sind, große Krankenhäuser (Landeskrankenhäuser), an denen außer Thorax- und Neurochirurgie alle anderen relevanten Spezialkliniken vorhanden sind und kleine Krankenhäuser, die jedoch auch Abteilungen für die wesentlichsten Spezialitäten haben. Ausgesprochene Unfallkrankenhäuser gibt es nicht.

Vergleicht man nun den mittleren ISS der in den verschiedenen Krankenhäusern behandelten Unfallopfer, zeigt sich, daß ein wesentlicher Unterschied des mittleren Schweregrades der in den verschiedenen Krankenhäusern verstorbenen Verletzten nicht vorgelegen hat (Universitätsklinik: 60 Patienten ISS 44,3; großes Krankenhaus: 189 Patienten ISS 42,3; kleines Krankenhaus: 120 Patienten ISS 41,4). In kleineren Krankenhäusern belasten somit Patienten mit weniger schweren Verletzungen die Todesstatistik nicht negativ.

5. Wie oft sind mutmaßlich tödliche Unfälle älterer Personen in Wirklichkeit plötzliche natürliche Todesfälle?

Es ist allgemein bekannt, daß plötzliche natürliche Todesfälle bei Verkehrsteilnehmern nicht ganz selten sind (Myerburg and Davis 1964; Herner et al. 1966). Von praktischem Interesse sind dabei nur Todesfälle von Führern von Fahrzeugen. Es ist jedoch, schwierig, hierüber sichere Angaben zu bekommen. Unter Berücksichtigung der schwedischen Bestimmungen über die Ausfertigung des Totenscheins und der praktischen Anwendung dieser Vorschriften, kann man davon ausgehen, daß sämtliche einschlägigen Fälle in Südschweden zur gerichtlichen Obduktion kommen. Während der vergangenen 4 Jahre waren es 53 Radfahrer und 52 Fahrer von Kraftfahrzeugen. Außer bei 2 Radfahrern lagen bei keinem dieser Verstorbenen Verletzungen vor, die eine Bedeutung für den Tod haben konnten. Es dominieren Herzkrankheiten, deren Existenz in 48 der 94 Fälle unbekannt war.

Die morphologische Diagnose eines frischen ischämischen Myokardschadens macht in solchen Fällen oft erhebliche Schwierigkeiten. An unserem Institut verwenden wir seit etwa 20 Jahren die PTAH-Färbung nach Mallory in einer etwas modifizierten Form (Voigt 1978) routinemäßig für die Diagnostik frischer Infarkte. Dabei zeigen sich als erste Veränderungen abwechselnd Verdichtungen und Auflockerungen der normalen Querstreifung der Muskelzellen. Es finden sich in solchen Fällen auch stets einige Muskelzellen, bei denen sich mit dieser Färbung leicht das Verschwinden der normalen Querstreifung und das Auftreten von breiten querverlaufenden Bändern (Coagulation) nachweisen läßt. Es sind auch andere Methoden zum leichteren Nachweis dieser Veränderungen vorgeschlagen worden, z. B. basisches Fuchsin (Lie 1971) oder in neuerer Zeit eine Chromotrop-Anilinblaufärbung (Zollinger). Bei beiden Methoden beruht ein positives Resultat auf Artefakten infolge ungenügender Entwässerung während des Färbeprozesses (basisches Fuchsin), bzw. bei der Einbettung des Organmaterials (Chromotrop-Anilinblau). Zuverlässige Resultate lassen sich mit diesen beiden Methoden nicht erzielen.

Basale Subarachnoidalblutungen, Hirnblutungen und Asthma bronchiale haben nur in einzelnen Fällen plötzliche Todesfälle im Verkehr hervorgerufen.

In sämtlichen hier referierten Fällen wurden die Fahrzeuge nur geringfügig beschädigt, meist hatte der Fahrer sein Fahrzeug auf der Straße zum Halten gebracht.

Radfahrer wären oft nach erheblichen Anstrengungen (Steigung) ihrer Herzkrankheit erlegen.

6. Gibt es Anzeichen dafür, daß Unfälle gehäuft von Krankheiten älterer Personen verursacht werden?

Es fragt sich, wie häufig „richtige" Unfälle als Folge von plötzlich auftretenden Krankheiten oder Krankheitssymptomen hervorgerufen werden. Deshalb wurde versucht, unser Unfallmaterial der vergangenen 4 Jahre genau durchzugehen. Nur in einem Teil der Fälle gelang es nach Befragen der Angehörigen Kontakt mit behandelnden Ärzten zu bekommen. Leider ließ sich bei dieser retrospektiven Untersuchung zumeist kein klares Bild über den klinisch nachgewiesenen Gesundheitszustand der bei den Unfällen Umgekommenen erhalten. In 4 Fällen ließen sich jedoch aus den Angaben von Zeugen herleiten, daß plötzlich aufgetretene Krankheitssymptome älterer Pkw-Fahrer für den Unfall verantwortlich waren.

Einer war infolge eines Asthmaanfalles gegen einen stillstehenden Lkw aufgefahren, in 3 Fällen lagen Herzkrankheiten vor, die auch bei der Sektion nachgewiesen werden konnten (ein frischer Infarkt, ein Fall mit Infarktnarbe und Stenose der Aortaklappen, ein Fall mit occludierender Coronarsklerose und Herzhypertrophie). In 2 der Fälle kamen die Fahrzeuge von der Fahrbahn ab und überschlugen sich, in einem Fall stieß das Fahrzeug mit einem entgegenkommenden Fahrzeug zusammen. Die Fahrer zogen sich in den 4 Fällen schwere Verletzungen zu.

Es trifft meist auf große Schwierigkeiten klarzulegen, inwieweit Unfälle, bei denen aktive Verkehrsteilnehmer tödliche Verletzungen erhalten, auf einem krankheitsbedingten Fehlverhalten der Verunglückten beruht haben. Aus dem Studium der Unfallsituationen läßt sich jedoch herleiten, daß ein solches Vorkommnis vermutlich sehr selten ist.

Zusammenfassung

Die Beobachtungen an unserem unausgewählten Material von sämtlichen tödlichen Verkehrsunfällen der vergangenen Jahre in einem Bezirk von 1,7 Millionen Einwohner bestätigt die früheren Auffassungen, daß der ältere, d. h. über 65 Jahre alte Mensch als Verkehrsteilnehmer eine Sonderstellung einnimmt. Diese wird davon geprägt, daß der ältere auf der einen Seite, wie es scheint, zumeist ein weit größeres Verantwortungsbewußtsein an den Tag legt als der jüngere Mensch, auf der anderen Seite aber im Verkehr mitunter ein auffallendes Fehlverhalten zeigen kann, wie es beim jüngeren Menschen nur selten zu sehen ist.

So kommt in unserem Material bei älteren Verkehrsteilnehmern kaum Trunkenheit vor.

Bezüglich des Verhaltens im Verkehr fällt auf, daß tödliche Unfälle älterer Fußgänger auffallend häufig dadurch verursacht werden, daß sich diese plötzlich und ohne sich umzusehen vom Gehsteig auf die Fahrbahn begeben, wo sie von Kraftfahrzeugen angefahren werden. Dies ist in unserem Material die Hauptursache für Unfälle, bei denen ältere Personen ums Leben kommen. Eine andere wesentliche Ursache für solche Unfälle liegt darin, daß hauptsächlich ältere Fußgänger dunkle, nicht reflektierende Oberbekleidung tragen. Sie sind damit bei Dunkelheit im Verkehr getarnt und laufen Gefahr, angefahren zu werden. Diese Feststellungen erscheinen banal, sollten aber doch in der Öffentlichkeit weit mehr Beachtung finden als dies jetzt der Fall ist.

Als Kraftfahrer oder Radfahrer beachten ältere Personen offenbar häufiger als jüngere Verkehrsteilnehmer nicht die Verkehrsregeln, besonders bezüglich der Vorfahrt, einschließlich der Stoppstellen. Krankheiten älterer Verkehrsteilnehmer sind nur selten als Unfallursache anzusehen. Plötzlicher natürlicher Tod von Verkehrsteilnehmern führt im allgemeinen nicht zu erheblichen Unfällen. Bei älteren Verletzten liegt stets das Risiko für lebensgefährdende Komplikationen vor.

Literatur

Baker S et al (1974) The injury severity score: A method for describing patients with multiple injuries and evaluating emergency care. J Trauma 14:187

Hartmann HP (1981) Alte Menschen als Kraftfahrer. Z Gerontologie 14:296–303

Herner B, Smedby B, Ysander L (1966) Sudden illnes as a cause of motor-vehicle accidents. Brit J Industr Med 23:37–41

Krantz P, Löwenhielm P (1980) Injury response in belted and unbelted car occupants related to the car crash energy in 458 accidents. Vth International IRCOBI conference proceedings, p 305–317

Krantz P (1979) Differences between single- and multiple-automobile fatal accidents. Accid Anal & Prev 11:225–236

Lie JT, Holley KE, Kampa WR, Titus JL (1971) New histochemical method for morphological diagnosis of early stages of myocardial ischaemia. Mayo Clin Proc 46:319

McFarland RA, Tune GS, Welford AT (1964) On the driving of automobiles by older people. J Gerontol 19:190–197

Myerburg RJ, Davis JH (1964) The medical ecology of public safety. 1. Sudden death due to coronary heart disease. Am Heart J 68:568–595

Oreskovich MR, Howard JD, Copass MK, Carviro CJ (1984) Geriatric trauma: Injury patterns and outcome. J Trauma 24:565–569

Ottosson A (in press) Aspiration and obstructed airways as the cause of death among 158 consecutive traffic fatalities. J Trauma

Ottosson A, Krantz P (1984) Traffic fatalityies in a system with decentralized trauma care. JAMA 251:2668–2671

Rundgren R, Ståhl Å and A (1984) Prevalence of car ownership and car driving among elderly in Sweden. J Traffic Med 12:8–11

Voigt GE (1978) The diagnostic of fresh ischemic lesions in forensic pathology. Acta Med Scand Suppl 204:126–128

Waller JA (1978) Injury in aged. New York State J Med 74:2200–2208

WHO (1968) Human factors in road accidents. Report on a symposium in Rome 1967 (Euro 0147), Copenhagen

Zollinger U (1983) Die Chromotrop-Anilinblau-Färbung zur besseren Darstellung frischer Herzmuskelfaserschädigungen. Z Rechtsmed 90:269–275

Der alte und der kranke Mensch und seine Tüchtigkeit als Teilnehmer am Straßenverkehr (Innere Medizin)

H. Hornbostel

Adolfstraße 77, D-2000 Hamburg 76

Prognosen in der Inneren Medizin zu betreiben, auch für die Frage, wie wird man alt, ist schwierig, fast unmöglich.

Entscheidet dabei der in der Jugend vorgegebene Rahmen?

Wird aus dem ruhigen, besonnenen Menschen im Alter der noch ruhigere, wortkarge „Alte", dessen seltene Worte als weise gedeutet werden.

Umgekehrt wird aus dem in Sinuskurven lebenden jungen Menschen, aus der „himmelhochjauchzenden, zu Tode betrübten" Persönlichkeit der geschwätzige, unkritische und belächelte Alte?

Verständlicherweise fragt auch der Internist: Wann ist man alt, auch er hat keine schlüssige Antwort:

Ist man so alt wie man sich fühlt (Volksmund)?

Gibt es das „gefährliche Alter"?

Hefte zur Unfallheilkunde, Heft 174
Zusammengestellt von A. Pannike

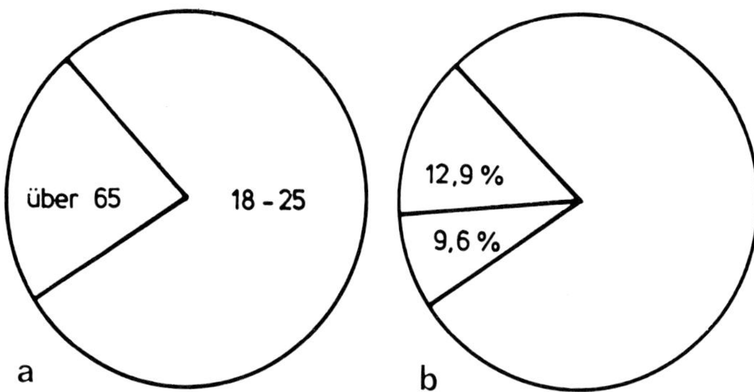

Abb. 1. a Das Verhältnis der getöteten Fahrer in den Altersgruppen über 65 Jahre und zwischen 18 und 25 Jahren. **b** Der Anteil dieser Altersgruppen an der Gesamtbevölkerung

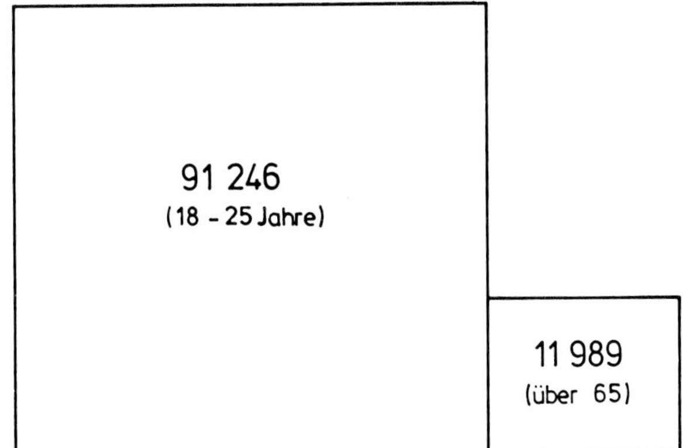

Abb. 2. Als Fahrer eines Kraftfahrzeuges Verletzte in den Altersgruppen über 65 Jahre und 18 bis 25 Jahre (1975)

Ist man aus Sozialgesetzgründen mit 65 Jahren alt, vielleicht bald mit 55 Jahren?

Der amerikanische Chefarzt kann bis 70 tätig sein, ist er dann erst alt?

„Ist der alt, der nicht mehr dazu- oder umlernen kann" (Cicero: Cato der Ältere über das Greisenalter, „de senectute").

„Solon wurde alt, indem er täglich etwas hinzulernte („Cicero").

In der gleichen antiken Gerontologie heißt es: „Das Gedächtnis nimmt ab, wenn man es nicht übt oder auch, wenn man von Natur aus etwas langsam ist".

Zur Bevölkerungsstruktur als Faktor unseres Themas bei der Betrachtung des Internisten „des alten und kranken Verkehrsteilnehmers":

Nach F. U. Lutz (1978) beträgt der Bevölkerungsanteil der über 60jährigen bei einer Gesamtbevölkerung von 62 Millionen etwa 20%, d. h. über 12 Millionen sind älter als 60 Jahre.

Der Anteil der getöteten Fahrer im Verkehr ist bei jugendlichen dreifach höher, die Zahl der Verletzten ist bei der jugendlichen Gruppe sogar etwa achtmal größer (Abb. 1, 2).

Umfang der Stabilität der Persönlichkeit, Kontrolle aggressiver und antisozialer Impulse haben sich bei der Beurteilung von Verkehrsfragen beim alten Menschen als wertvoll erwiesen.

Leistungsmängel werden z. T. durch Erfahrung außerdem kompensiert.

Nach einer Studie von Uta-Eva Seige (1977) mindert z. B. eine erfolgreiche Nachprüfung Verkehrsverstöße beim alten Menschen und spricht für seine Lernfähigkeit.

Alter allein ist damit kein Kriterium für Unfallhäufigkeit. Die Schwierigkeiten innere Krankheiten beim alten Menschen (aktive und passive Verkehrsteilnehmer) verantwortlich zu machen, liegen begründet:

1. In der nicht seltenen Multimorbidität älterer Menschen.
2. In der Flüchtigkeit von Stoffwechselparametern (Beispiele Blutzucker bei der Hypoglykämie, Ammoniakwert bei der Leberzirrhose mit portaler Hypertension).
3. In dem Fehlen prospektiver Studien über Krankheiten älterer Menschen, in Beziehung gesetzt zu Sektionsbefunden bei Verkehrsunfällen, unter Berücksichtigung innerer Erkrankungen.
4. Im häufigen Versagen einer „guten" Anamnese bei älteren Menschen, so daß die via regia der Anamnese versperrt ist.

   Dieses Bedauern gilt auch für die zeitgemäß so wichtige Medikamentenanamnese, einschließlich der Interaktionsfrage bei Medikamenten.

   Die Pharmaindustrie könnte durch Anfertigung bunter Schautafeln mit den am häufigsten gebrauchten Medikamenten die Fragen des Untersuchers erleichtern.

Solange größere prospektive Studien über unser Thema von internistischer Seite fehlen, ist man in weitem Umfang von Beachtungen im Einzelfall abhängig auf Vermutungen angewiesen. Dunkelziffern werden eine große Rolle spielen.

Das schließt nicht aus, daß man als Traumatologe den Einfluß innerer Erkrankungen kennt und in Betracht zieht (aktive und passive Verkehrsteilnehmer), neuere Kenntnisse bei häufigen Erkrankungen sollen dargestellt werden.

Der alte, kranke Mensch (als aktiver und passiver Verkehrsteilnehmer) hat einmal Krankheiten wie der junge Mensch auch, zum anderen spezifische des höheren Lebensalters:

1. Arteriosklerose. Sie läßt sich pathologisch-anatomisch in etwa 7% bei 60- bis 70jährigen in relevantem Ausmaß nachweisen. In vivo diese Diagnose zu objektivieren, kann im Einzelfall schwierig sein. Sie ist oft in der Behauptung ein Moasik aus Anamnese und nicht selten nur ein isolierter Befund an einem Organ.

Diese Diagnose ist bei älteren aktiven und passiven Teilnehmern vor allem zu bedenken.

2. Lebercirrhose. Die Häufigkeitsspitze für Lebercirrhose liegt im 6. bis 7. Dezenium.

In der Initialphase besteht ein episodischer Stupor (Tabelle 1) mit Fehlhandlungen, von Familie, Umgebung sowie Arzt häufig mißdeutet. Ammoniakbestimmungen im Blut und ein EEG können diagnostisch hilfreich sein.

Tabelle 1. Leberkoma

Stadium I:	Launenhafte Verstimmung mit Verwirrtheits- und Dämmerzuständen (Stupor)
Stadium II:	Delirante Erscheinungen mit Erregungszuständen und stark herabgesetzter Ansprechbarkeit und Reaktionsfähigkeit
Stadium III:	Tiefe Bewußtlosigkeit, evtl. mit konvulsiven Zuckungen

Tabelle 2. Indikationen zur antihypertensiven Therapie im Alter (Nach Krauf)

1. Bei hypertensiven Organkomplikationen
   Herzinsuffizienz, Linkshypertrophiezeichen, KHK
   Fundus hypertonicus
   kompensierte Niereninsuffizienz
2. Bei zusätzlichen Risikofaktoren
   Hyperlipidämie
   Diabetes mellitus
   Nikotinabusus
   Übergewicht

Fehlen Organkomplikationen und Risikofaktoren, kann die Grenze zur Behandlungsbedürftigkeit höher angesetzt werden

3. Bei bereits in jüngeren Jahren begonnener antihypertensiver Therapie

Hamster und Schomerus (1977) untersuchten 36 Patienten mit histologisch gesicherter Lebercirrhose und Zeichen einer portalen Hypertension. Bei etwa 80% ergab sich eine Fahrbeeinträchtigung. Es zeigten sich schwerwiegende Bedenken gegenüber einer Fahreignung.

3. *Terminale Niereninsuffizienz.* Der Kranke jedes Lebensalters mit einer terminalen Niereninsuffizienz ist unbehandelt und unüberwacht nicht fahrtüchtig.
   Es ist eigentlich wohltuend, daß in einem nephrologischen Gutachten von Renner (1981) die wichtige Monographie „Krankheit und Verkehr" (bearbeitet von Lewerenz und Friedel) ergänzt und die Fahrtüchtigkeit nicht nur von einem bestimmten Kreatininwert abhängig gemacht werden sollte.
4. *Die essentielle Hypertonie.* Sie ist bei uns die zweithäufigste Erkrankung. Man rechnet mit über 9 Millionen Hypertonikern in Westdeutschland.
   Die sogenannte Altershypertonie hat bei Frau und Mann eine unterschiedliche Prognose. Auch Therapieüberlegungen sind bei dieser Form sehr eigene. Eine unnötige Blutdrucksenkung birgt Gefahren, vor allem neurologischer Art, bei aktiven und passiven Verkehrsteilnehmern (Tabelle 2).
5. *Herzklappenprothesen.* In der Bundesrepublik Deutschland werden jährlich etwa 3400 Herzklappenprothesen eingesetzt bei wahrscheinlich noch steigender Zahl.
   Kalmar und Mitarbeiter (1979) stellten fest, daß solche Patientengruppen fahrtüchtig sind, sie konnten bei ihren 132 Patienten keine erhöhte Unfallrate nach Operation feststellen.
6. *Die Hypoglykämie.* Sie ist als sogenannte Spontanhypoglykämie in einer zivilisierten Bevölkerung verbreitet und wird mit 15% bei uns in Westdeutschland (F. Meythaler, 1955) veranschlagt.
   Die Symptomatologie hat interne und neurologische „Masken": Sie ist passager, wird anamnestisch fehlgedeutet, stellt eine eigene Krankheit dar oder trifft ein aus anderen Gründen vorgeschädigtes Hirn, z. B. das eines alten Menschen (Tabelle 3, 4).
   Die Abb. 3 zeigt die Folgen langdauernder Hypoglykämie am Hirn.
7. *Der Diabetes mellitus.* Die Prävalenz des Diabetes mellitus in Westdeutschland wird mit 2 bis 5% geschätzt. Beim Typ I des Diabetes mellitus erfahren nach den bekannten Un-

Tabelle 3. Mit Hypoglykämie verbundene Symptome

Hunger
Kopfschmerzen
Schwäche
Mangel an Initiative
Transpiration
Zittern
Gefühlslabilität
Negativismus
Erweiterte Pupillen
Verschwommene Sicht
Diplopie
Blässe der Nasengegend
Voller Puls
Unregelmäßige, flache Atmung
Besorgnis
Verwirrung
Bewußtlosigkeit mit und ohne Krämpfe

Tabelle 4

Neurologische Gesichtspunkte der Hypoglykämie

Epilepsie (Grand mal, petit mal)
Hemiplegie
Basilarisinsuffizienz
Carotininsuffizienz
Narkolepsie
Migräne
Hirntumor

Psychiatrische Gesichtspunkte der Hypoglykämie

Hysterie	Schizophrenie
Neurose	Demenz
Depression	„Cerebraler Gefäßprozeß"

tersuchungen von Gerritzen in Holland (1956) nur 0,05% am Steuer unter Insulin eine Hypoglykämie.

Herner und Mitarbeiter analysierten 1966 44255 Unfälle: 41 hatten am Steuer eine für den Unfall verantwortlich zu machende Krankheit, davon nur 3 einen Diabetes mellitus, mit vielleicht insulininduzierter Hypoglykämie.

Die unter Umständen schweren insulingesetzten Hypoglykämieschäden am Hirn sind diffus, können sich mit anderen hirnschädigenden Faktoren beim alten Menschen addieren.

Die Seltenheit der Hypoglykämie am Steuer hängt sicher mit der notwendigen, fast lebenslänglichen Vorsicht des meist geschulten Diabetikers zusammen.

Der Diabetiker vom Typ II, sogen. Altersdiabetiker, steht heute überwiegend unter der Therapie oraler Antidiabetika.

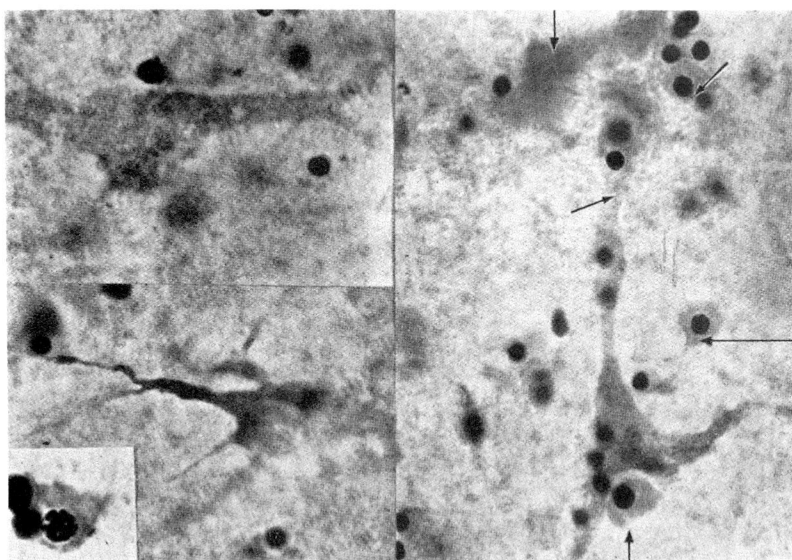

Abb. 3. Ganglienzellschäden, Substitution der Ganglienzellen durch progressiv veränderte Gliazellen, Zellschattenbildung, beginnende Karyorhexis und Inkrustation der Gliafortsätze mit sogenannter „Zellhosenbildung"

Medikation von Antidiabetika mit langer Halbwertzeit (Chlorpropamid) ist selten. Immerhin müssen lang hingezogene, unter Umständen relabierende Hypoglykämien bei beiden Verkehrsteilnehmern bedacht werden.

8. *Der Coronarverschluß*. Er ist am Steuer zahlenmäßig klinisch nicht bedeutsam. In Einzelfällen beobachtet man ihn: Im Augenblick des Ablaufes fährt man noch an die Straßenseite oder der Beifahrer greift nach dem Zündschlüssel.

Der Arzt vergißt oft, daß der Herzinfarkt unter dem Bild des Kollapses verlaufen kann, ist dann meistens tödlich. Das tödliche Ereignis läuft auf der Straße ab und führt zum Gerichtsmediziner.

Da wir als Vorsitzenden hier am Diskussionstisch einen hervorragenden Kenner dieses Gegenstandes haben: Herrn Professor Dr. G. Dotzauer, verzichte ich auf die Darstellung des Herzinfarktes im Verkehr und überlasse es der Diskussion diese Seite des kranken Verkehrsteilnehmers noch zu ergänzen.

Literatur

Cicero, Cato der Ältere, über das Greisenalter
Hrsgb. Ernst Reusner 1965, Reclam, Stuttgart

Gerritzen F (1956) Zuckerkrankheit und Verkehrsunfall. Zbl Verkehrs-Med 1/2:165

Herner B, Smedby B, Ysander L (1966) Brit J Industr Med 23:37

Hornbostel H (1969) Hypoglykämie als Ursache häufig fehlgedeuteter Bewußtseins- und Verhaltensstörungen. In: Fehldiagnosekrankheit. Schattdner, Stuttgart

Kalmar P, Darup J, Wisotzki G, Niedworok (1979) Untersuchungen über die Fahrtüchtigkeit von Kunstklappenträgern im motorisierten Straßenverkehr. In: Kongreßbericht 1979 der Deutschen Gesellschaft für Verkehrsmedizin

Lewrenz H, Friedel B (1979) Krankheit und Kraftverkehr. Herausgegeben vom Bundesminister für Verkehr, Bonn
Lutz FU (1978) Zur Bewertung altersbedingter Leistungseinbußen von Kraftfahrern. In: Kongreßbericht 1978 der Deutschen Gesellschaft für Verkehrsmedizin
Meythaler F (1966) Der hypoglykämische Symptomenkomplex. In: Klinik der Gegenwart. Urban & Schwarzenberg, München Berlin
Renner E: Gutachten vom 4. 2. 1981 an das Verwaltungsgericht Köln
Seige UE (1977) Die Wiederholung der Fahrprüfung als Mittel zur Beurteilung der weiteren Fahrtauglichkeit bei alten und kranken Lenkern. Z Verkehrssicherheit 4:156

Der alte, der behinderte und kranke Mensch aus der Sicht der Neurologie

H. W. Delank

Neurologische Universitätsklinik an den Berufsgenossenschaftlichen Krankenanstalten „Bergmannsheil", Hunscheidtgasse 1, D-4630 Bochum 1

Die physiologischen Altersveränderungen, denen der menschliche Organismus in unterschiedlicher Ausprägung unterliegt, zeigen sich auch und im besonderen am Nervensystem. Ein morphologisch eindrucksvoller Befund hierfür ist die Abnahme des Hirngewichtes, welche in der Größenordnung bis zu 10% liegen dürfte. Erfahrungsgemäß werden von diesen senilen Atrophien bestimmte Areale bevorzugt betroffen.

So zeigt sich an der Großhirnrinde der Altersabbau vornehmlich an den präzentralen Rindenfeldern, im unteren Inselbereich und in der Area striata. Ferner in der Purkinje-Zellschicht der Kleinhirnrinde, wechselhaft in den thalamischen und hypothalamischen Systemen der Stammganglienregion sowie auch an den langen Hinterstrangbahnen des Rückenmarks.

Entsprechend diesen morphologischen Gegebenheiten sind die neurologischen Phänomene des Alterns vordergründig als Minderung der motorischen, speziell der coordinativ-motorischen Leistungen anzutreffen; aber ebenfalls als Beeinträchtigungen der zentralen Verarbeitung sensorischer, insbesondere visueller und akustischer Informationen und schließlich als Einschränkungen der sensiblen, vor allem auch der propriozeptiven Wahrnehmungen. Mit einer Vielzahl klinischer und experimenteller Untersuchungsbefunde läßt sich dieser neurologische Leistungsschwund des alternden Menschen dokumentieren. Hierfür nur zwei kurze Beispiele:

Bereits 1955 konnte J. E. Birren in einer einfachen experimentellen Studie zeigen, daß ältere, über 60jährige Menschen der akustisch gegebenen Aufforderung zum Bewegen von Finger, Fuß oder Kiefer nur mit einer im Vergleich zu jüngeren Probanden um 20% geminderten Reaktionsgeschwindigkeit nachkommen. Und zwar ist diese Verzögerung der Reaktionszeit in stets gleicher Ausprägung bei der motorischen Antwort des Fußes, des Fingers wie auch des Kiefers aufzufinden, also unabhängig von der Länge des efferenten Weges, demzufolge offensichtlich auf eine verlängerte intracerebrale Reizverarbeitung zurückzuführen.

Hefte zur Unfallheilkunde, Heft 174
Zusammengestellt von A. Pannike

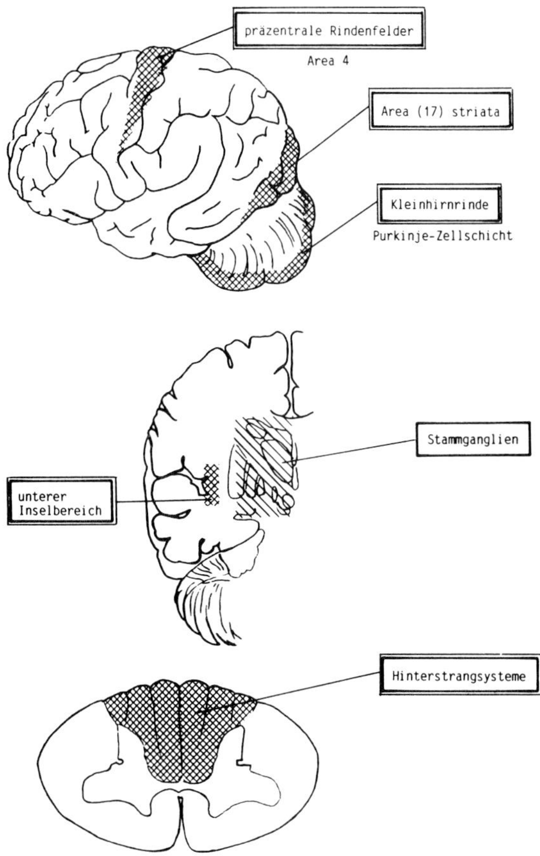

Abb. 1. Prädilektionsbereiche des ZNS-Alterungsprozesses

Als ein weiteres Beispiel aus jüngerer Zeit lassen sich exakte Latenzmessungen der visuell evozierten Potentiale anführen. So konnten G. Kordt und J. Haan kürzlich eindrucksvoll zeigen und bestätigen, daß die nach einem visuellen Reiz am Cortex abgreifbaren Antwortpotentiale in Altersgruppen jenseits des 60. Lebensjahres – auch bei gesunden Probanden – eine deutlich verlängerte Latenz aufweisen. In derselben Studie durchgeführte Untersuchungen mit visuellen Doppelreizen gaben fernerhin zu erkennen, daß die dabei zu messende relative Refraktärzeit bei Probanden über 60 Jahren ebenfalls deutlich größer ist. Auch diese Beobachtung dürfte ihre Erklärung in einem verzögerten Reaktionsvermögen intracerebraler Strukturen bei älteren Menschen finden.

Aus diesen wenigen Hinweisen auf die morphologischen und funktionellen Alterungsprozesse am Nervensystem lassen sich deren potentielle Auswirkungen auf die Verkehrstüchtigkeit alter Menschen wohl unschwer herleiten. Auch ohne Bestätigung durch größere Unfallhergangsanalysen – die m. W. nicht vorliegen und wohl auch nur schwer durchführbar wären – zeigen Einzelfälle immer wieder eindrucksvoll, wie gerade Verzögerungen des motorischen Reaktionsvermögens und ebenso Beeinträchtigungen sensorischer Wahrnehmungen bei älteren Menschen ganz wesentlich zur Unfallverursachung beitragen können. Die angeführten neurophysiologischen Beobachtungen mögen insbesondere deutlich gemacht haben, daß selbst bei noch weitgehend intakten Sinnesorganen im Alter immer

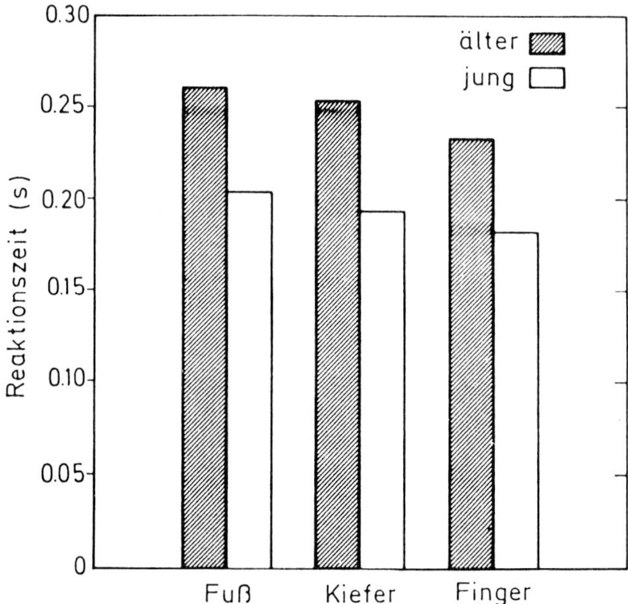

Abb. 2. Die Reaktionsgeschwindigkeit von Finger, Kiefer und Fuß auf ein einfaches akustisches Signal auf verschiedenen Altersstufen. Die Versuchspersonen waren männlich; 32 Personen waren zwischen 18 und 36, 32 Personen waren zwischen 61 und 91. (Nach Birren und Botwinick 1955)

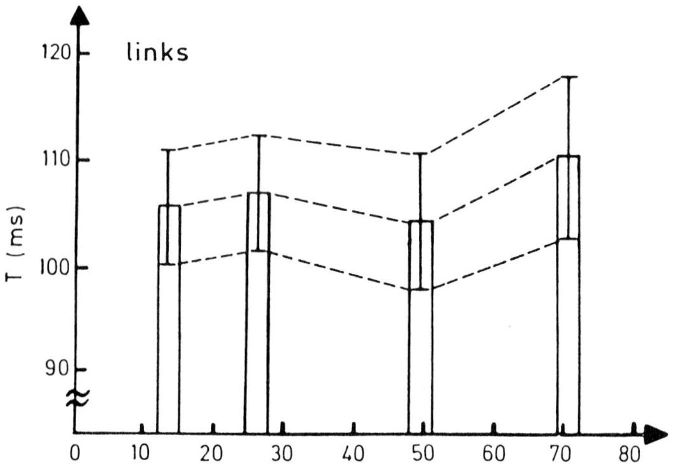

Abb. 3. Mittlere Latenzzeit für P_2 der VEP in verschiedenen Altersgruppen

auch mit einer verzögerten und erschwerten zentralen Wahrnehmungsverarbeitung gerechnet werden muß. Vor allem Sehen und Hören sind bekanntlich sehr komplexe cerebrale Leistungen. Die oft vorgebrachte Klage älterer Menschen: „Ich kann noch relativ gut hören, aber ich verstehe so schlecht" mag ein beredter Ausdruck des vielfach besonders verschlech-

Tabelle 1. Neurologische Erkrankungen mit besonderer Gefährdung für Verkehrsteilnehmer

1. Akute und chronische cerebrovasculäre Erkrankungen
2. Cerebro-metabolische Erkrankungen
   - hirnatrophische Prozesse
   - Morbus Parkinson
   - Encephalopathien bei Stoffwechselkrankheiten
3. Polyneuropathien

terten Sprachgehörs sein. Unter der Einwirkung von Hintergrundgeräuschen, z. B. starkem Straßenlärm können dann gerade dieses Sprachgehör und damit die sprachliche Kontaktmöglichkeit noch zusätzlich erheblich gemindert werden.

Wenn schon das physiologische Altern unseres Nervensystems in der skizzierten Weise die Verkehrstauglichkeit in einem sicherlich oft unterschätztem Ausmaß zu beeinflussen vermag, um so mehr müssen neurologische Alterserkrankungen eine solche Auswirkung erwarten lassen (Tabelle 1).

An erster Stelle wären hier die cerebro-vasculären Krankheitsbilder zu nennen mit einer Vielzahl akut oder chronisch auftretender Störungen; nicht minder aber eine Reihe von cerebrometabolischen Erkrankungen, unter denen die Parkinson-Krankheit besondere Erwähnung finden soll. Für diese Patienten resultiert eine Gefahrenträchtigkeit im Straßenverkehr nicht erst im fortgeschrittenen Krankheitsstadium aus einer schweren Muskelrigidität und Hypokinese. Vielmehr sind es gerade die feinen motorischen Startgeschwindigkeiten in der Frühphase dieser Erkrankung, welche das in vielen Verkehrssituationen oft dringend geforderte rasche motorische Reaktionsverhalten in gefährlicher Weise lähmen können. Man denke z. B. an den so unentschlossen wirkenden, in Wirklichkeit aber extrapyramidalgehemmten, älteren Fußgänger bei seinem zögernden Bemühen, eine belebte Straße zu überqueren. Solch' „zauderndes Fehlverhalten" eines Straßenpassanten am „Zebrastreifen" wird vor allem den eiligen Autofahrer gelegentlich irritieren und stören.

Des weiteren können auch Polyneuropathien, diabetischer oder vasculärer Genese, die bei älteren Menschen zu den häufigen neurologischen Erkrankungen zählen, zu nicht unerheblichen Beeinträchtigungen im Straßenverkehr führen. Auch dabei bedingen wiederum schon die Früh- und Feinsymptome ein meist wenig beachtetes Unfallrisiko. Jedem Autofahrer wird die Bedeutung einer fein empfindlichen Fußsohle für die Bedienung der Pedalen spätestens dann bewußt, wenn er einmal mit klobigen, dick besohlten Schuhen zu fahren gezwungen ist. Ebenso, ja noch gravierender dürfte sich die „taube Fußsohle" einer beginnenden sensiblen Polyneuropathie auswirken, schon lange bevor gröbere motorische oder ataktische Ausfälle sich manifestieren. Die ärztliche Beratung zur Fahrtüchtigkeit älterer Menschen sollte daher stets auch bedenken, daß ein gutes taktiles Feinempfinden der Fußsohlen beim Autofahren Voraussetzung für ein sicheres Fahrvermögen ist.

Manche neurologische Alterserkrankungen überkommen den Patienten plötzlich, d. h. anfallartig. Doch welche cerebralen Anfälle älterer Menschen stellen nun ein besonderes Unfallrisiko im Straßenverkehr dar (Tabelle 2)?

Überschätzt wird hier die Relevanz echter epileptischer Anfälle, die wohl nur extrem selten als Unfallursache anzutreffen sind. Vielmehr sind es die ganz wesentlich vasculär

Tabelle 2. Cerebrale Anfälle älterer Menschen als Unfallrisiko im Straßenverkehr

A) epileptische Anfälle

B) Nicht epileptische Anfälle
   1. Synkopale Anfälle (mit Bewußtseinsstörungen)
   2. transitorische cerebrale Herdattacken (ohne Bewußtseinsstörungen)
      - mit amaurotischer Symptomatik
      - mit hemiparetischer Symptomatik
      - mit monoparetischer Symptomatik
      - mit aphasischer Symptomatik

Tabelle 3. Psychische „Alterserscheinungen" als Unfallrisiko im Straßenverkehr

- Konzentrationsstörungen
- rasche Ermüdbarkeit
- mangelhafte emotionale Belastbarkeit
- verminderte Merkfähigkeit
- erschwertes (räumliches) Orientierungsvermögen

bedingten cerebralen Synkopen mit und ohne kurzfristige Bewußtseinsstörungen, die hier in Betracht gezogen werden müssen. Nur stichwortartig seien genannt die drop attacks, also kurze Sturzanfälle bei vertebro-basilärer Insuffizienz und die polysymptomatischen transitorischen Herdattacken, z. B. inform einer Amaurosis fugax oder flüchtiger motorischer oder aphasischer Ausfälle. Alle diese cerebralen Funktionsstörungen sind meist unvorhersehbar und daher besonders hochgradige Risikofaktoren bei älteren Verkehrsteilnehmern.

Eine Darstellung der unfallträchtigen cerebralen Behinderungen des alten Menschen bliebe unvollständig, fänden nicht wenigstens kurz auch die psychischen Veränderungen Erwähnung, zu denen die meisten Hirnerkrankungen insbesondere im Alter führen (Tabelle 3).

Als psychische Grundphänomene des Alters können die fortschreitende Minderung der Anpassungsfähigkeit sowie der Konzentrations- und Merkfähigkeit, aber auch eine mangelhafte emotionale Belastbarkeit und ein reduziertes Orientierungsvermögen angesehen werden. Dabei bestehen phänomenologisch nur graduelle und recht fließende Übergänge vom „normalen" zum „krankhaften". Gerade die psychopathologischen Initialbilder dieser hirnorganischen Leistungsminderung, die so oft weder vom alten Menschen selbst noch von seiner Umwelt ausreichend gesehen oder gar richtig gewertet werden, stellen eine latente Gefährdung im Straßenverkehr dar. Es dürfte aber wohl leicht vorstellbar sein, zu welch hoher Behinderung ein reduziertes Orientierungsvermögen im Großstadtverkehr führen kann oder wie sehr eine rasche Ermüdbarkeit und leichte Ablenkbarkeit, sei es durch Gespräche oder auch durch eigene Gedanken, die so dringend geforderte Aufmerksamkeit im Straßenverkehr beeinträchtigen. Neuropsychische Einbußen der genannten Art werden oft und lange durch eine große Verkehrsroutine, über die ältere Menschen nicht selten verfügen, kompensiert und damit für die Umwelt kaschiert. Sie treten aber dann um so deutlicher und überraschender hervor, wenn der ältere Verkehrsteilnehmer plötzlich in eine ihm unbekannte oder veränderte Verkehrssituation gerät. Allein schon eine über Nacht aufgestellte neue Verkehrsregelung auf der gewohnten, alltäglich benutzten Fahrstrecke kann bei ihm zu einer momentanen Ratlosigkeit und zu spontanen Fehlreaktionen führen – oder das unvermutete neue Verkehrsschild wird von ihm gar völlig übersehen und überfahren.

Noch gefährlicher können für den älteren Fahrer kritische, durch das Fehlverhalten anderer Verkehrsteilnehmer hervorgerufene Verkehrssituationen werden. Hier erweist sich dann besonders seine mangelhafte emotionale Belastbarkeit den Erfordernissen nicht gewachsen. Seine unter ruhigen Verkehrsbedingungen noch durchaus ausreichende Fahrtüchtigkeit kann dann plötzlich, allein schon durch eine emotionale „Reizbeantwortungsschwäche" bedingt, in unberechenbarer Weise völlig versagen.

Abschließend bleibt nochmals zu betonen, daß alle diese genannten psychischen Leistungseinbußen keineswegs Symptome fortgeschrittener Hirnerkrankungen sein müssen, sondern vielfach schon als Initialerscheinungen des Krankheitsgeschehens auftreten können.

Dieser skizzenhafte Überblick konnte und wollte nur ein Bild von der Vielgestaltigkeit vermitteln, mit der Störungen des Zentralorgans im Alter zu einer Gefährdung im Straßenverkehr führen können. Diese zu kennen und im Einzelfall frühzeitig zu erkennen, dürfte auch ein ärztlicher Beitrag zu besserer Unfallverhütung sein.

Literatur

Birren JE, Botwinick J (1955) Age difference in finger, jaw and foot reaction time to auditory stimuli. J Gerontol 10:429–432

Haan J et al (1982) Visuell evozierte Potentiale: Doppelreize bei Epileptikern und gesunden Probanden. EEG-EMG 13:179

Hoffmeister F, Müller C (1979) Brain Function in Old Age. Springer, Berlin Heidelberg New York

Kordt G (1984) Visuell evozierte Potentiale: Reizung durch Schachbrettmusterinversion und Doppelreize bei gesunden Probanden unter Einschluß von Familienuntersuchungen. Dissertation Ruhruniversität Bochum

Der alte, behinderte und kranke Mensch aus der Sicht der Ophthalmologie als Teilnehmer am Straßenverkehr

W. Straub

Universitäts-Augenklinik, Robert-Koch-Straße 4, D-3550 Marburg/Lahn

Das Auge bietet sich für Untersuchungen von Alterserscheinungen als besonders geeignetes Organ dar. Relativ rasch und schon in einem frühen Lebensabschnitt hat es seine definitive Größe und Leistungsfähigkeit erreicht. Somit weist es mit die ältesten Gewebsstrukturen im Organismus auf. Grundlegende klinische und experimentelle Beobachtungen lassen sich

Hefte zur Unfallheilkunde, Heft 174
Zusammengestellt von A. Pannike

am Auge relativ einfach anstellen, nicht zuletzt durch die einzigartige Möglichkeit einer biomikroskopischen Betrachtung des vorderen und hinteren Augenabschnitts unter natürlichen Bedingungen. Am Auge sind auch viele, leicht durchführbare subjektive Untersuchungen sensorischer Leistungen möglich und damit objektive Beobachtungen über organische und funktionelle Altersveränderungen unterschiedlicher Art (Sachsenweger 1971).

Relativ viele Augenerkrankungen zeigen mit zunehmendem Alter eine rasch ansteigende Frequenz. Deshalb befaßt sich ein nicht geringer Teil der Tätigkeit des Ophthalmologen mit Altersveränderungen. Gerade für den älteren Menschen hat die Funktion der Augen einen besonders hohen Stellenwert, muß es doch für eine Reihe anderer, allmählich abnehmender Fähigkeiten einspringen.

Somit ist es kein Wunder, daß die Ophthalmologie enge und weit zurückliegende Beziehungen zur Altersforschung aufzuweisen hat. Als erstes Fachgebiet der Medizin ist sie durch die Untersuchungen über die Akkommodation der Linse schon vor über 100 Jahren den gesetzmäßigen Abhängigkeiten zwischen Lebensalter, Gewebsstruktur und Organleistung nachgegangen und hat damit das wohl erste Beispiel einer exakten Gerontologie geboten (Sachsenweger 1971). In der Lesebrille fand die Augenheilkunde den für zahlreiche Menschen so hilfreichen Ausgleich eines typischen Alterssymptoms, in der Staroperation schon vor Jahrtausenden die heute eigentlich immer erfolgreiche Operation gegen eine häufige Alterserkrankung.

Interessant ist die Frage, ob mit zunehmendem Lebensalter die Unfallerwartung im Straßenverkehr zunimmt. Grundsätzlich muß man natürlich davon ausgehen, daß sämtliche Altersveränderungen am Auge die Verkehrssicherheit negativ beeinflussen. Wie Gramberg-Danielsen formulierte, kann zum Beispiel falsches Überholen, um nur einige Möglichkeiten herauszugreifen, Leichtsinn sein oder Sorge um das Leben eines Insassen, der zum Arzt muß. Es kann auf Unkenntnis der Verkehrsvorschriften beruhen oder darauf, daß eine nicht ausreichende Sehfunktion verhinderte, ein Verbotsschild zu erkennen. Weiterhin spielen technische Fehler der Straßenführung oder pseudokorrektes, aber einfühlbar enervierendes Verhalten des Vordermannes eine Rolle oder Beschleunigen des Überholten beim Überholvorgang usw.

Der Anteil von Augenfehlern unterschiedlicher Art nimmt mit steigendem Lebensalter zu. Nach eingehenden und sorgfältigen Untersuchungen an einem großen Krankengut weicht die Verteilung der Augenfehler bei Kraftfahrern kaum von der der Nichtkraftfahrer ab. Vielleicht ist sie sogar jenseits des 50. Lebensjahrs um ein geringes günstiger (Gramberg-Danielsen).

Mit zunehmendem Lebensalter kommt es zu einer physiologischen Sklerose des Linsenkerns. Damit einher geht eine stärkere Lichtstreuung der Linse. Dies hat eine erhöhte Blendungsempfindlichkeit des alten Kraftfahrers zur Folge. Hinzu kommt, daß im Alter eine Herabsetzung der Dunkeladaptationsschwelle entsteht, einmal auf dem Boden eines durchblutungsbedingten, verminderten Stoffwechsels der Netzhaut und zweitens, infolge der physiologischerweise engeren Pupille des alten Menschen. Er sieht also bei Dunkelheit schlechter als der Jüngere. Gleichzeitig ist die Readaptationszeit verlängert (Tiburtius 1967). Dies bedeutet praktisch, daß es nach der Blendung durch ein entgegenkommendes Fahrzeug beim älteren relativ lange dauert, bis wieder eine normale Anpassung erreicht ist. Bei vielen älteren Menschen findet man auch eine geringe konzentrische Einschränkung des Gesichtsfeldes. Wie von Hebenstreit (1984) feststellte, hat fast jeder 5. Berufskraftfahrer, der nachts in eine Kollision verwickelt war, eine stark reduzierte Dämmerungssehschärfe und jeder 4. eine erhöhte Blendungsempfindlichkeit.

Im Vordergrund des Interesses steht, daß die Sehschärfe mit zunehmendem Alter abfällt: Setzt man beim 20jährigen 100% an, so beträgt sie beim 40jährigen 90%, beim 60jährigen 74% und beim 80jährigen 47%. Dies sind Werte, die bei einer herabgesetzten Beleuchtung zusätzlich noch rasch absinken, so daß Richards (1967) meinte, ein 70jähriger sei grundsätzlich nicht mehr fahrtauglich!

Andererseits aber weisen praktisch alle Statistiken aus, daß im Alter sowohl absolut als auch prozentual die Unfallhäufigkeit wesentlich, zum Teil um ein vielfaches, geringer ist, als bei jungen Kraftfahrern. Daraus läßt sich zwanglos der Schluß ableiten, daß das schon physiologischerweise reduzierte Sehvermögen im Alter durch andere positive Fahreigenschaften wie Vorsicht, Aufmerksamkeit und Verantwortungsbewußtsein kompensiert wird. Jedenfalls ist – ganz allgemein gesprochen – das reduzierte Sehvermögen des älteren Menschen kein wesentlicher Faktor bei der Unfallfrequenz im Straßenverkehr.

Eine Reihe weiterer Punkte spielen in diesem Zusammenhang eine Rolle:

Zahlreiche Autofahrer, insbesondere auch ältere Menschen, benötigen eine Fernbrille, um optimal zu sehen. Wir wissen, daß die Gestaltung des Brillengestells und damit die Größe der Gläser gewissen modischen Schwankungen unterliegt. Durch eine enge Fassung der Brillengläser kann eine zusätzliche Einengung des Gesichtsfeldes zustande kommen, die unter Umständen, gerade bei Älteren, in kritischen Situationen fatal ist. Man sollte also grundsätzlich darauf achten, nicht zu kleine Brillen zu tragen.

Da mit zunehmendem Lebensalter die Akkommodation laufend nachläßt und jenseits des 60 Lebensjahrs praktisch aufgehoben ist, benötigt der ältere Mensch zum Sehen in der Nähe eine andere Korrektur als in der Ferne. Dies läßt sich durch Bifokal-, Trifokal- oder Gleitsichtgläser realisieren. Werden zum Beispiel Bifokalgläser benutzt, so entsteht an der Grenze zwischen Nahteil und Fernteil ein Bildsprung. Dieser fällt bei Verwendung von Gleitsichtgläsern weg, denn hier ist ein fließender Übergang zwischen Fern- und Nahteil vorhanden. Sowohl bei Bifokal- und Trifokalbrillen als auch bei Gleitsichtgläsern steht aber jeweils nur ein mehr oder weniger großer Teil des gesamten Brillenglases für die Fernsicht zur Verfügung. Trägt der alte Kraftfahrer jedoch nur seine Fernbrille, so gibt es Schwierigkeiten beim Sehen nahegelegener Objekte, etwa des Armaturenbretts.

Bei älteren Menschen finden sich zunehmend Linsentrübungen. Die Sehschärfe kann dadurch anfangs wenig beeinträchtigt sein. Es kommt sogar der scheinbar paradoxe Fall vor, daß nach zunächst kontinuierlicher Sehverschlechterung infolge einer Zunahme der Linsentrübung die Sehkraft vorübergehend wieder besser wird. Dies ist dann der Fall, wenn Trübungsspeichen eine stenopäische Lücke bilden.

Bei beginnender seniler Katarakt spielt auch die Umfeldhelligkeit eine wesentliche Rolle. Manche Patienten mit beginnendem grauen Star sehen in der Dunkelheit relativ besser, weil dann die Pupille weiter ist und, wie erwähnt, speichenförmige Trübungen einen stenopäischen Spalt bilden können. Bei anderen Patienten ist das Gegenteil der Fall: Hier nimmt die Sehkraft mit dem Engerwerden der Pupille zu, also bei Helligkeit. Beim alten Menschen mit beginnender Katarakt führt unter Umständen das Eintauchen in das Dunkel eines Tunnels oder das Wiederauftauchen in der Helligkeit am Ende desselben ebenso, wie die Blendung durch ein entgegenkommendes Fahrzeug sehr plötzlich zu gefährlichen, ja fatalen Situationen. Das Tragen getönter Gläser kann diese Gefahr noch verstärken.

Bei dieser Gelegenheit sei erwähnt, daß die einzig sinnvolle Therapie des grauen Stars die Entfernung der getrübten Linse ist. Die nachfolgende Korrektur erfolgt entweder durch eine Starbrille, durch Kontaktlinsen oder, seit einiger Zeit, die Implantation von Linsen aus Kunststoff in das Augeninnere. Zahlreiche ältere Kraftfahrer, welche auf Grund ihrer

Linsentrübungen nicht mehr imstande gewesen wären, ein Fahrzeug zu führen, sind dadurch wieder fahrtüchtig geworden.

Etwa 2% aller Erwachsenen über 40 Jahre leiden an einem Glaukom. Die meisten Glaukome können medikamentös erfolgreich behandelt werden. Eine bedeutende Rolle spielen hierbei die Parasympathicomimetica, wie Pilocarpin, Eserin oder Prostigmin. Diese Augentropfen müssen zur Regulierung des Augeninnendrucks jedoch mehrfach täglich eingeträufelt werden. Dabei entsteht eine Verengung der Pupille mit den geschilderten Konsequenzen. Zusätzlich jedoch kommt es häufig durch die parasympathicomimetische Wirkung auf dem Boden einer Kontraktion des Ciliarmuskels zu einer manchmal stundenlang anhaltenden Myopisierung des Auges. Solche Patienten sehen also mit ihrer an und für sich richtigen Brille nicht mehr scharf. Dieser Vorgang wiederholt sich mit jedem Einträufeln der Tropfen. Darüberhinaus führt das Glaukom zu Gesichtsfeldausfällen, welche selbstverständlich die Orientierung beeinträchtigen können. Es liegt auf der Hand, daß dadurch glaukomkranke Kraftfahrer erhöhten Gefahren ausgesetzt sind.

Infolge der gestiegenen Lebenserwartung der Bevölkerung beobachten wir eine dramatische Zunahme diabetischer Augenhintergrundveränderungen sowie arteriosklerotischer Durchblutungsstörungen des Fundus. Durch diese Erkrankungen, welche speziell auch die Stelle des schärfsten Sehens in der Netzhautmitte betreffen, wird das zentrale Sehvermögen herabgesetzt. Hinzu kommt, daß bei Diabetikern gelegentlich eine Myopisierung beobachtet wird, die manche Autoren dem Insulin anlasten. Vielen Patienten wird wie auch Harms u. Mitarb. (1984) betonten, ihre Sehherabsetzung lange nicht bewußt. Wir Augenärzte sind immer wieder überrascht, daß Autofahrer mit einer Sehschärfe von beispielsweise 30% am besseren Auge unverdrossen ihr Kraftfahrzeug führen mit dem Hinweis, sie hätten seit langem den Führerschein und es sei noch nie etwas passiert. Hier kommt dem Augenarzt eine wichtige Aufgabe, auch im Hinblick auf die Allgemeinheit, zu. Wenngleich die Gesichtsfeldaußengrenzen in solchen Fällen nur wenig tangiert sind, versuchen wir, solche Patienten davon zu überzeugen, nicht mehr als Kraftfahrer am Straßenverkehr aktiv teilzunehmen, um sich und andere nicht zu gefährden.

Schließlich kann es bei cerebralen Durchblutungsstörungen zu einem in der Regel kurzfristigen Ausfall des Sehvermögens im Sinn einer Amaurosis fugax kommen. Sicherlich ist dies eine nicht seltene Ursache für sonst unerklärliche Verkehrsunfälle.

Was bisher im Hinblick auf den kraftfahrenden alten Menschen gesagt wurde, gilt im Prinzip genauso auch für sonstige Verkehrsteilnehmer, einschließlich Fußgänger.

Als letztes sei auf eine Erscheinung hingewiesen, welche häufiger vorkommt als man glaubt. Wenn man danach fragt, erhält man oft eine positive Antwort: Bekanntlich erhalten viele ältere Menschen wegen einer Herzinsuffizienz Digitalispräparate als Langzeittherapie. Wird hier überdosiert, so sehen die Patienten blaue Flecken, das Reitersche Kornblumen-Phänomen. Ganz typisch ist, daß solche Patienten angeben, im Winter auf Schneeflächen Kornblumen wahrzunehmen.

Im Alter hat auf unserem Fachgebiet die Prophylaxe hauptsächlich die Abwendung von Altersschäden zum Ziel, etwa die Beseitigung von Krankheitszuständen die zum Entropium oder Ektropium führen oder die Beseitigung von vereiterten Tränensäcken zur Verhinderung eines Hornhautgeschwürs. Ich stimme aber mit Sachsenweger (1971) überein, der eine spezifische Prophylaxe der typischen Alterserkrankungen des Auges wie Katarakt oder Maculadegeneration im Resultat für fragwürdig hält.

Zusammenfassung

Die überwiegende Anzahl älterer Menschen sind Brillenträger. Hinweis auf Besonderheiten beim Tragen von Fernbrille, Bifokalbrille, Gleitsichtbrille und Sonnenbrille. Dann wird auf Altersveränderungen gewisser Strukturen des Augeninnern und damit verbundene Fragen eingegangen. Es folgt die Besprechung der Situation des alten Patienten mit Glaukom bzw. Katarakt under Berücksichtigung der Therapie dieser Erkrankungen und ihrer Folgen auf die visuellen Funktionen. Daran schließen sich die Besprechung der Situation des augenkranken Diabetikers an, ferner die Darstellung der Amaurosis fugax bei cerebralen Durchblutungsstörungen sowie die Nebenwirkungen am Auge bei bestimmten systemisch verabreichten Medikamenten.

Literatur

Gramberg-Danielsen B (1967) Sehen und Verkehr. Springer, Berlin Heidelberg New York
Gramberg-Danielsen B (1968) Klin Mbl Augenheilkd 153:861
Harms H, Kröner B, Dannheim R (1984) Klin Mbl Augenheilkd 185:77
Richards O (1966) Traffic Quart, p 1
Sachsenweger R (1971) Altern und Auge. Thieme, Leipzig
Tiburtius H (1967) Fortschr Prax Fortbild 18:411
Hebenstreit von B (1984) Klin Mbl Augenheilkd 185:86

Der alte, behinderte und kranke Mensch und seine Tüchtigkeit als Teilnehmer am Straßenverkehr aus Sicht der Chirurgie

D. Havemann

Abt. Unfallchirurgie der Universität, Hospitalstraße 40, D-2300 Kiel

Der Straßenverkehr fordert von allen Teilnehmern zur Erhaltung des Lebens und der Unversehrtheit des Körpers ein hohes Leistungsvermögen. Mit dem natürlichen Abbau der physischen und psychischen Kapazität auch des gesunden alten Menschen nimmt die Anpassungsfähigkeit an permanent wechselnde Verkehrssituationen ab und findet ihren Niederschlag in den Verkehrsunfallstatistiken, in denen der Anteil der alten verletzten Menschen ein großes Kontingent einnimmt.

Vergleiche der absoluten Unfallzahlen zwischen alten und jungen Verkehrsteilnehmern ohne Berücksichtigung relevanter Daten mögen zu der Schlußfolgerung verleiten, daß der jugendliche Kraftfahrer mehr und schwerere Unfälle verursacht als der alte. Gemessen an der Gesamtzahl der Unfälle ist die Beteiligung des alten Menschen jedoch unverhältnismäßig hoch (Lewerenz 1968).

Die Tüchtigkeit des alten Menschen im Verkehr drückt sich auch in den Schwierigkeiten beim Erwerb verkehrsspezifischer Kenntnisse aus. Die Zahl der Prüfungsversager bei der

Hefte zur Unfallheilkunde, Heft 174
Zusammengestellt von A. Pannike

Führerscheinprüfung beträgt in der 5. Lebensdekade ca. 32%, in der 6. Lebensdekade 37% gegenüber 14% bis zum 36. Lebensjahr (Müller 1958).

Meßzahl für die Fähigkeit, den Erfordernissen des Verkehrs Rechnung zu tragen, ist die Zahl der Getöteten und Verletzten. Der Unfalltod im Verkehr ist eine menschliche und materielle Tragödie. Die bloße Darstellung der Unfalltodesziffern der letzten Jahre zeigt, daß die Gesamtzahl der Toten abgenommen und 1983 in etwa das Niveau von 1953 erreicht hat. Diese Entwicklung spielte sich vor dem Hintergrund einer progredient ablaufenden Motorisierung ab, die in der Zeit von 1970 bis 1983 eine Steigerung des Kraftfahrzeugbestandes um 75% auf über 30 Millionen Kraftfahrzeuge brachte und dennoch ein allgemeiner Rückgang der tödlichen Unfälle um ca. 40% zu beobachten war (Praxenthaler und Wagner 1984).

Ganz zweifellos haben bei dieser Entwicklung die Verbesserung der aktiven und passiven Sicherheit an Kraftfahrzeugen, die letztlich kategorische Einführung und Verbreitung von Sicherheitsgurten, die Fortschritte und die Effizienz des Rettungswesens und der Intensivmedizin positiv mitgewirkt.

Auch die tödlichen Unfälle des alten Menschen jenseits des 65. Lebensjahres zeigen eine abfallende Tendenz seit 1978. Die gesonderte Altersgruppenbetrachtung der Unfallziffern in Abhängigkeit von der Verkehrsteilnahme zeigt, daß alte Menschen mit einem Anteil von etwa Zweidritteln als Fußgänger im Verkehr getötet werden. Zwischen 600 und 400 tödliche Unfälle Alter pro Jahr entstanden bei Nutzung eines Motorfahrzeuges bzw. eines Fahrrades. Der Grund für diese Verteilung ergibt sich aus dem für alte Menschen typischen Verhalten der Teilnahme am Verkehr: Fahrzeuge werden in der Regel nur unter günstigen Witterungs- und Tagesbedingungen verwendet, der überwiegende Teil der Fortbewegung erfolgt zu Fuß. Der hohe Anteil der im Verkehr verletzten Fußgänger wird allein aus dieser Tatsache verständlich.

Nach einer Pressemitteilung im Oktober 1984 sind 83000 Führerscheininhaber in der Bundesrepublik Deutschland über 80 Jahre alt. Die aus der lokalen Presse abgelichtete Abbildung des Unfalles eines 80 Jahre alten Pkw-Fahrers und die erlittene Verletzung sind nahezu spezifisch für die geriatrische Traumatologie.

Unter diesem Aspekt schien es nützlich, sich unter dem Hauptthema dieses Beitrages mit den Personenschäden bei Unfällen zu befassen, an denen alte Menschen beteiligt waren. Im Gegensatz zu den Unfalltodesfällen zeigt sich ein seit Jahren fortbestehender Anteil von 18000–19000 Personen über 65 Jahre alt als Lenker eines Motorfahrzeuges, während die Gruppe der Fußgänger in den letzten 8 Jahren fast konstante Verletztenkontingente von ca. 11000–13000 Personen aufwiesen, in denen das weibliche Geschlecht mit einem Anteil von 7000–8000 überwog. Männer erleiden Personenschäden seltener. Die Zahl liegt um 4000/Jahr nicht zuletzt deswegen, weil der Anteil der männlichen Gesamtbevölkerung in diesem Altersgruppenbereich geringer ist. Es ist festzustellen, daß das typische Bild des überlebenden Unfallverletzten aus dem Verkehr im Laufe eines Jahrzehntes sich kaum verändert hat (Havemann 1972).

Wird der Frage der Verkehrstüchtigkeit des behinderten alten Menschen im Verkehr nachgegangen, ergeben sich mannigfaltige Schwierigkeiten. Bis heute ist unklar, wie der Begriff „Verkehrsbehinderung“ umfassend und zutreffend zu definieren ist.

Wird allein, was weniger häufiger geschieht, die Mobilität – gemessen in Wegezahl/Tag – als Definitionskriterium gewählt, so bleibt unberücksichtigt, in welcher Weise diese erreicht wird. Es bleibt unklar, inwieweit physiologische oder pathologische Faktoren mitwirken, weil die Beweglichkeit im weitesten Sinn durch normalen Altersabbau an Kräften und Anpassung an geforderte Leistung absinken kann (Ribbeck 1982). Mit zunehmendem Alter kommt es, ohne daß krankhafte Veränderungen vorliegen, zu einer Abnahme der Wegeleistung.

Die Einstufung einer Behinderung über die Minderung der Erwerbsfähigkeit, wie sie bisher üblich ist, berücksichtigt nicht das individuelle Leistungsvermögen. In den Anhaltspunkten für die ärztliche Begutachtung Behinderter, die im Zusammenhang mit der Novellierung des Schwerbehindertengesetzes überarbeitet werden, heißt es: „Die MdE ist ein Maß für die Auswirkungen eines Mangels an funktioneller Intaktheit" und „die MdE stellt eine Regelwidrigkeit gegenüber dem für das Lebensalter typischen Zustand dar" – Alterserscheinungen für sich sind nicht zu berücksichtigen. Damit ist die MdE zur umfassenden Definition unbrauchbar.

Um den Sinn des Wortes „Verkehrsbehinderung" zu erfassen, hat nach umfangreichen soziologischen Ermittlungen Ribbeck (1982) vorgeschlagen, als Verkehrsbehinderte Menschen zu bezeichnen, denen die Benutzung öffentlicher Verkehrsmittel Schwierigkeiten bereitet.

Welchen Umfang erreichen Behinderungen gemessen an der Gesamtbevölkerung? 1979 waren von 5,4% der Bevölkerung Behinderungen gemeldet, d. h. bei 3,4 Millionen Deutschen (Ribbeck 1982). Überwiegend betroffen waren die unteren Extremitäten und die Wirbelsäule mit zusammen 34%, obere Extremitäten mit 7%. Eine hohe Dunkelziffer ist anzunehmen, da es keine zentrale und wertfreie Erfassung gibt.

Die anläßlich einer Untersuchung eines Kollektivs von Alterspatienten mit medialen Schenkelhalsfrakturen gefundenen Begleiterkrankungen sprechen eine deutliche Sprache: es bleibt unsicher, inwieweit derartige Begleiterkrankungen in den Begriff der Verkehrsbehinderung eingebracht werden. Zu den normalen Alterungserscheinungen gehört das Nachlassen der körperlichen Kräfte, die sowohl bei der Nutzung eines Kraftfahrzeuges als auch bei der Gehleistung und der Vermeidung von Gefahrensituationen eine wesentliche Rolle spielen und geschlechtsspezifische Unterschiede zeigen.

Normalerweise erreichen Frauen etwa Zweidrittel der männlichen Maximalkräfte. Im Alter von 20–25 Jahren hat der Mensch das physische Maximalleistungsvermögen erreicht. Erzeugbare Kräfte sind stark abhängig von der Kondition und vom Training. Der altersbedingte Kräfteabbau wird stark beschleunigt durch chronische Erkrankungen.

Wendet man sich der anthropologischen Seite des Themas zu, so ergeben sich am Beispiel der notwendigen Kraftentwicklungen für das Führen eines Kraftfahrzeuges bemerkenswerte Aspekte, die kritisch auch auf die Teilnahme das alten, kranken und behinderten Menschen am Verkehr Anwendung finden können.

Die Führung eines Kraftfahrzeuges ist abhängig von der Entwicklung von Körperkräften zur Auslösung von Regelmechanismen, d. h. von erzeugbarer Muskelkraft. Sie ist abhängig von individuellen Einflußfaktoren, von denen unter dieser Thematik besonders das Alter, das Geschlecht und die Körpersymmetrie interessieren.

Werden diese Einflußfaktoren auf die physische Leistung übertragen, kann ermessen werden, daß die erreichbaren Stellungskräfte der oberen Extremitäten bei einer Reichweite von 75% für Druck und Zug bei ca. 150 N und für die Drehung nach innen/außen bei 17 Nm nicht mehr erreicht werden, wenn davon auszugehen ist, daß nicht durch Servoelemente unterstützte Lenkelemente bei Pkw die Umfangskräfte von ca. 16 Nm nicht überschreiten sollen. Das heißt, daß unter Normalbedingungen erzielbare Kräfte bereits bei geringem Einfluß von Behinderungsfaktoren nicht mehr erreicht werden.

Wird die erforderliche Kraftentfaltung neben den altersimmanenten Minderungsfaktoren noch zusätzlich durch Unfallfolgen beeinträchtigt, so kann ohne Scharfsinn geschlossen werden, daß bereits einfache Verrichtungen am Kraftfahrzeug nicht mehr mit der besonders in Notfallsituationen erforderlichen Stärke vorgenommen werden können.

Am Beispiel einer in Fehlstellung geheilten Radiusfraktur mit Teilverlust der Umwendefähigkeit der Hand soll der Bezug klinischer Befunde zu den Erfordernissen des motorisierten Verkehrs hergestellt werden.

Ist jedoch außer einer Fehlheilung weiterer Funktionsverlust festzustellen, bei der gezeigten Sudeck-Dystrophie wird der Leistungsabfall der noch autofahrenden 71jährigen Patientin deutlich.

Auch bei der Bedienung von Regelelementen, die mit den unteren Extremitäten gesteuert werden müssen, ergeben sich ähnliche Zusammenhänge. Die Stellungskräfte, ausgedrückt in Tretkraft, erreichen normalerweise in Abhängigkeit von der Lage des Tretschwerpunktes maximal 1990–1800 N. Eine Verlagerung des Schwerpunktes durch Bewegungsbehinderungen des Hüft-, Knie- und oberen Sprunggelenkes kann eine Reduktion der erzielbaren Kräfte hervorgerufen und die Schnelligkeit des Umsetzens des rechten Fußes vom Fahrpedal auf das Bremspedal – normalerweise 0,2 s (Coermann und Kroemer 1968) – bewirken.

Für das Niedertreten von Brems- und Kupplungspedal wird bei steigender Kraft das Bein gestreckt, d. h. der Tretschwerpunkt verlagert sich nach oben, wobei eine entsprechende Beweglichkeit des Hüft- und Kniegelenkes vorausgesetzt werden muß. Die höchste Fußkraft soll in der Regel 98 N nicht überschreiten. Unter Notfallbedingungen ist jedoch von einem Vielfachen auszugehen.

An zwei Beispielen aus der Klinik soll gezeigt werden, daß ärztlicherseits Einschränkungen der Fahrleistungsfähigkeit bei der Beratung der Pat. berücksichtigt werden sollten. Der prothetische Hüftgelenkersatz mit durch Platte versorgter Femurschaftfraktur unterhalb des Prothesenstieles führte bei dem 73jährigen Patienten zu einer Refraktur mit Implantatbruch bei einer Notfallbremsung und der Zustand nach einer konservativ behandelten Acetabulumfraktur mit hochgradiger Bewegungseinschränkung wurde bei einem 67jährigen Kraftfahrer nach Ablauf eines von ihm verursachten Auffahrunfalles beobachtet.

Es ist ausführlicher auf das physische Leistungsvermögen alter Kraftfahrer eingegangen worden, weil die Gefährdung des alten Menschen und anderer Verkehrsteilnehmer durch das Kraftfahrzeug hoch ist, wie die statistischen Untersuchungen mit der Frage nach dem Hauptverursacher von Unfällen zeigen. Am meisten gefährdet ist aber der alte Mensch als Fußgänger.

Kennzeichen des Fußgängerunfalles des alten Menschen ist seine Häufigkeit und der hohe Schweregrad der Verletzung bei niedrigeren Kollisionsgeschwindigkeiten als bei jüngeren Verkehrsteilnehmern (Gotzen und Mitarb. 1980) und seine hohe Mortalität. Der Fußgänger ist schutzlos der Aggression durch das Automobil ausgesetzt. Alle Untersucher des Fußgängerunfalles bestätigen, daß die Verunglückten überwiegend den höheren Altersstufen angehören und in der Mehrzahl Frauen sind, die eine höhere Lebenserwartung und größere Rüstigkeit im Alter haben (Havemann 1972; Weinreich 1979). Die Überforderung der Alten wird hier gravierend, wenn neben der natürlichen Alterung Einschränkungen durch zusätzliche Behinderungen bestehen. Die Verkehrstechnik und das Verkehrsverhalten der Jüngeren haben „die Alten überholt“ (Weinreich 1979).

Die Tüchtigkeit des alten, behinderten und kranken Menschen wird gerade als Fußgänger aufgrund fehlender oder mißverstandener Kommunikation und mangelnder allgemeiner

Leistungsfähigkeit in umfassender und nicht selten deletärer Weise eingeschränkt. Es ist geboten, die altersspezifisch geminderte Verkehrsuntüchtigkeit zu erkennen und dem alten Menschen durch Rücksichtnahme auf seine Einschränkungen einen sichereren Platz im Verkehr zu geben.

Literatur

Brühning E, Harms H (1983) Unfallbeteiligung und Gehfähigkeitsminderung älterer Pkw-Fahrer. Z Verkehrssicherheit 29:19–28

Coermann R, Kroemer KHE (1968) Ergonomische Gesichtspunkte beim Entwurf von Kraftfahrzeugen. In: Wagner K, Wagner HJ (Hrsg) Handbuch der Verkehrsmedizin. Springer, Berlin Heidelberg New York, S 795–797

Gögler E (1968) Chirurgie und Verkehrsmedizin, Klinik, Mechanik und Biomechanik des Unfalls. In: Wagner K, Wagner HJ (Hrsg) Handbuch der Verkehrsmedizin. Springer, Berlin Heidelberg New York, S 506–508

Gotzen L, Flory PJ, Otte D (1980) Der Fußgängerunfall – Seine Verletzungssituation und Kollisionsmechanik. Unfallheilkunde 83:306–314

Havemann D (1972) Zur Epidemiologie des Straßenverkehrsunfalles. Thieme, Stuttgart

Hess H, Huberty R (1984) Orthopädie und Verkehrsmedizin. In: Wagner HJ (Hrsg) Verkehrsmedizin. Springer, Berlin Heidelberg New York Tokyo, S 278–283

Hoffmann H (1969) Untersuchungen zur Leistungsüberforderung im Straßenverkehr. Hefte Unfallheilkd, Heft 99. Springer, Berlin Heidelberg New York, S 180–183

Langhagel J (1980) Rehabilitation. In: Orthopädie in Praxis und Klinik, Bd 1: Allgemeine Orthopädie. Thieme, Stuttgart New York

Lewerenz H (1968) Der alternde Mensch im Straßenverkehr. In: Wagner K, Wagner HJ (Hrsg). Handbuch der Verkehrsmedizin. Springer, Berlin Heidelberg New York

Lewerenz H, Friedel B (1984) Ärztliche Begutachtung der Kraftfahreignung. In: Wagner HJ (Hrsg) Verkehrsmedizin unter Einbeziehung der Verkehrswissenschaften. Springer, Berlin Heidelberg New York Tokyo, S 87

Löhr RW (1976) Ergonomie. Vogel, Würzburg, S 278

Müller A (1961) Verkehrs- und Unfallbeteiligung von Kraftfahrern in ihrer Abhängigkeit vom Lebensalter. Technische Überwachung 2:302–304

Praxenthaler H, Wagner HJ (1984) Verkehrsmedizin in Gegenwart und Zukunft. In: Wagner HJ (Hrsg) Verkehrsmedizin. Springer, Berlin Heidelberg New York Tokyo, S 1–2

Ribbeck KF (1982) Probleme behinderter Verkehrsteilnehmer. Z Verkehrssicherheit 28: 100–106

Schmidt G, Barz J, Kallieris D, Mattern R, Schüler F (1980) Verkehrsmedizinische Aspekte der Belastbarkeitsgrenzen des menschlichen Organismus. Unfallheilkunde 83:284–287

Wagner HJ (Hrsg) Verkehrsmedizin. Unter Einbeziehung aller Verkehrswissenschaften. Springer, Berlin Heidelberg New York Tokyo

Wagner K, Wagner HJ (1968) Handbuch der Verkehrsmedizin. Springer, Berlin Heidelberg New York

Weinreich M (1979) Der Verkehrsunfall des Fußgängers. Hefte Unfallheilkunde, Heft 135. Springer, Berlin Heidelberg New York

Zollinger U (1982) Unfallursachen und Unfalltod im Alter. Z Unfallmed Berufskr 75:207–216

Der alte Mensch, Medikamente und Verkehrstauglichkeit – ein besonderes Problem?

W. Forth

Institut für Pharmakologie und Toxikologie, Nußbaumstraße 26, D-8000 München 2

Wenn der Pharmakologe zum Problem des alten Menschen im Straßenverkehr zu Wort kommt, dann wird von ihm eine Stellungnahme über Arzneimittel und Verkehrstauglichkeit erwartet. Für mein wissenschaftliches Verständnis bedarf dieses sehr publikumswirksame Thema einer sehr sorgfältig abgewogenen Stellungnahme. Es mag dem einen oder anderen trivial erscheinen, muß aber dennoch hier zunächst an den Anfang gestellt werden, daß nämlich Arzneimittel in erster Linie dazu dienen, die Gesundheit wiederherzustellen; das wirkt sich notgedrungenermaßen auch auf die Verkehrstauglichkeit positiv aus (zur Vertiefung der Problematik Arzneimittel und Verkehr vgl. [4]). Auch der alte Mensch macht hier zunächst keine Ausnahme. Es ist jedermann einsichtig, daß auch ein alter Diabetiker durch Insulin erst lebensfähig gehalten werden kann; bei weniger schwer Kranken ist die Verhinderung der Hypoglykämie oder, nach der Nahrungsaufnahme, einer hyperglykämischen Phase, allein mit Diät und zusätzlichen oralen Antidiabetika zu erzielen. Über die vielen anderen lebensbedrohlichen Krankheiten, die heute mit Hilfe von Pharmaka zwar nicht geheilt, ihrer Symptomatik nach aber in Grenzen gehalten werden können, möchte ich hier nicht näher eingehen. Es ist aber jedermann einsichtig, daß Epileptiker, Hypertoniker, Herzinsuffiziente, Rheumatiker, um nur einige zu nennen, mehr oder weniger unter einer Dauertherapie stehen, die ihnen die Beschwerden erträglich machen und sie vor allem, in vielen Fällen wenigstens, wenn keine dauernde Bettlägerigkeit eingetreten ist, in einer Gesellschaft integrationsfähig halten. Es ist erstaunlich, daß gerade kranke Menschen in diesem Zusammenhang hinsichtlich ihrer Verkehrstüchtigkeit gar nicht auffällig werden. Ich habe schon immer darauf hingewisen, daß ganz selten die Schlagzeilen unserer Zeitungen von kranken Menschen besetzt gehalten werden, die infolge ihrer Krankheit einen Verkehrsunfall verursacht haben. Die Kranken wissen ihre Leistungsfähigkeit und insbesondere ihre Einschränkung, vor allem infolge einer Therapie, sehr gut einzuschätzen. Es gibt auch keinen Hinweis darauf, daß ein alter Mensch hier eine Ausnahme macht. Im Gegenteil, wer das Verhalten alter Menschen am Steuer kennt, ihre kluge Einschätzung ihrer Leistungsfähigkeit, der sich die Fahrweise anpaßt, hat das auch nie erwartet.

Der wirklich kranke alte Mensch kann, wie übrigens auch bei jungen Menschen zu beobachten ist, vor allem in der Phase der Einstellung einer Therapie Probleme haben, die sich auch auf die Verkehrstauglichkeit auswirken können. Ich möchte hier aber etwas forsch formulieren, daß dies in erster Linie das Problem des behandelnden Arztes ist, der nämlich Kenntnis davon haben sollte, daß die Physiologie des alten Menschen sich grundsätzlich von derjenigen des jungen unterscheidet.

Das Plasmavolumen ist beim alten Menschen gegenüber dem jungen 20jährigen zwar nur um 8% verringert, das Gesamtkörperwasser je

Das Plasmavolumen ist beim alten Menschen gegenüber dem jungen 20jährigen zwar nur um 8% verringert, das Gesamtkörperwasser jedoch bereits um 17% und die Extracellulärflüssigkeit, wobei sich dieser Wert nur auf den 65jährigen im Vergleich zum 20jährigen bezieht, um 40%. Daraus erhellt dem Kundigen, daß der Lösungsraum für einen Arzneistoff

Hefte zur Unfallheilkunde, Heft 174
Zusammengestellt von A. Pannike

beim alten Menschen grundsätzlich anders ist als beim jungen. Der Anteil des Körperfetts ist, vornehmlich aufgrund der Verringerung der Muskelmasse, um 35% angestiegen [1, 7]. Es ist merkwürdig, daß keine Dosierungsrichtlinien für alte Menschen besonders ausgewiesen sind, obgleich dies für viele Pharmaka notwendig wäre. Der erfahrene Arzt dosiert dementsprechend auch beim alten Menschen vorsichtiger als er dies beim jugendlichen Patienten tut. Eine lesenswerte Anleitung zur Behandlung älterer Menschen mit Arzneimittel stammt von Judge und Claird [6]. Eine Übersicht über die Dosierung wichtiger Arzneimittel bei Niereninsuffizienz hat Höfler 1982 im DÄB verfaßt [5].

Es gibt noch einen weiteren Grund dafür. Beim alten Menschen wird nämlich grundsätzlich die Leistung der Nieren als Exkretionsorgan überschätzt. Die Filtrationsrate sinkt, bezogen auf Minute und die gleiche Körperoberfläche, von normalerweise 120 ml/min und 173 m^2 Oberfläche auf 65 ml ab (vgl. [2]). Auch von daher ist leicht die Gefahr der pharmakokinetisch bedingten Überdosierung von Arzneistoffen möglich. Übrigens ist auch die tubuläre Sekretionsrate beim alten Menschen verringert (vgl. [1]). Nun ist es keineswegs zumutbar und in der Praxis wohl auch überhaupt nicht durchführbar, jeden Patienten vor der Pharmakotherapie auf die Leistungsfähigkeit seiner Nieren hin zu überprüfen. Das ist auch bei sorgfältiger Dosierung der Arzneistoffe und vor allen Dingen der Beobachtung der Patienten vornehmlich in der Phase der Einstellung auch gar nicht notwendig. Es ist aber nötig, das in einigen Kliniken geübte Verfahren zu relativieren, aufgrund der Kreatinin-Ausscheidung einen Anhaltspunkt über die Funktionstüchtigkeit der Nieren zu erhalten. Wenn sie auffällig verringert ist, wird eine sorgfältigere Überprüfung der Leistungsfähigkeit der Nieren nachgeholt. Dies kann beim alten Menschen zu ganz erheblichen Fehleinschätzungen führen, insbesondere dann, wenn die Muskelmasse verhältnismäßig gering ist und/oder eine Bewegungseinschränkung besteht, die oft nicht einmal körperlich bedingt ist, sondern auf eine Antriebsarmut zurückzuführen ist. Auf diese Zusammenhänge haben uns schwedische Kollegen aus Anlaß der Fehleinschätzung der Nierenleistung vornehmlich bei alten Patienten anläßlich der Benoxaprofen-Zwischenfälle hingewiesen [8].

Eine andere Gruppe alter Menschen macht uns wahrscheinlich viel mehr zu schaffen als die der wirklich Kranken, nämlich die, die Arzneistoffe nur zur symptomatischen Beeinflussung der Befindlichkeit einnehmen, und dazu, allzu oft, von Ärzten auch noch ermuntert werden. Ich meine damit nicht den alten Menschen, der von seiner Arthrose schmerzgeplagt, nachts nur Schlaf finden kann, wenn er ein Schmerzmittel bekommt. Ich meine den übergroßen Anteil der alten Menschen beispielsweise am Konsum von Schlafmitteln, Tranquillantien und Psychopharmaka, die meiner Meinung nach zu großzügig eingesetzt werden. Die Schlaflosigkeit des alten Menschen ist sicherlich ein Problem. Die Einstellung zum Schlafverhalten ist allerdings auch eine Frage der Konvention. Der ununterbrochene Schlaf für 6–8 h in der Nacht muß keineswegs immer auch noch pharmakologisch erzwungen werden. Alte Menschen, die ihr Tagwerk auch nicht mehr nach dem 8-Stunden-Tag der Arbeit richten müssen, könnten hier sehr viel großzügiger sein. Nur, was soll man dann nachts tun, vor allem dann, wenn das Fernsehprogramm schon zu Ende ist und man nicht lesen kann oder nicht will? Es ist in der Tat guter Rat teuer, Schlaftabletten mögen im Einzelfall dann tatsächlich der einzige Ausweg sein, dann aber nur nach korrekter Aufklärung der möglichen Gefahren und vor allen Dingen der Patientenführung, zu der auch die Beobachtung gehört, d. h. das Kontakthalten, um mögliche Überdosierungen rechtzeitig zu erkennen. Ähnliches ließe sich für die Verabfolgung von Tranquillantien bei alten Menschen sagen. In allen unseren Pharmakologiebüchern wird über die Dämpfung polysynaptischer Reflexe durch diese Stoffe, die Herabsetzung der Spontanmotorik und die daraus resultierenden zentralen muskelrelaxierenden Wirkungen bis zur Ataxie berichtet (vgl. z. B. [3]). Erfahrene Ärzte wissen dann auch, daß die damit behandelten Menschen Schwierigkeiten haben, in Armen und Beinen die gewohnte Muskelkraft zu entwickeln, die Kupplung im Auto richtig zu treten, um nur ein Beispiel zu nennen. Derlei Ausfallerscheinungen machen sich natürlich auch beim Fußgänger bemerkbar. Anzufügen ist, daß diese Ausfälle vor allen Dingen wieder in der Phase der Gewöhnung an die Arzneitherapie auftreten können. Auch sie lassen sich durch intensive Patientenführung und Kontakthalten einigermaßen in Grenzen halten. Unter den Psychopharmaka sind Antidepressiva zu nennen; sie werden zur Aufhellung des Gemüts zuweilen verabreicht, weil die alten Menschen vereinsamen, Freunde und Kinder als Besucher ausbleiben.

Dies ist keineswegs immer nur auf die Verrohung der Jüngeren zurückzuführen. Zugegebenermaßen steht diese Bemerkung den Pharmakologen nicht an, es ist aber auch kein pharmakologisches Problem und dementsprechend nicht mit Pharmakotherapie zu beheben. Das, was man sich mit der chemischen Keule in diesem Zusammenhang gleichzeitig einhandelt, ist sehr oft, wiederum vor allem in der Phase der Gewöhnung, die zentral dämpfende und schlafmachende Wirkung dieser Stoffe.

Es ist in diesem Zusammenhang ganz generell zu überlegen, ob wir überhaupt über hinreichende Bemessungsgrundlagen verfügen, das Verhalten des alten Menschen in unserer Welt, seine Abweichungen von der Norm, vernünftig einzuordnen. Ich glaube, wir hätten Schwierigkeiten. Man kann aber diese meine Meinung genauso wenig belegen, wie die Leute, die behaupten, daß viele Verhaltensabweichungen älterer Menschen auf Pharmaka zurückzuführen sind. Ich würde mit Ihnen gerne jetzt auf eine der größeren Kreuzungen dieser Stadt gehen, um Ihnen zu zeigen, daß nicht nur der Bechterew-geplagte, gebückte alte Mensch seine Schwierigkeiten an der Ampel hat, und natürlich in der ihm zur Verfügung stehenden Zeit den Fahrweg nicht traversieren kann. Die immer wiederholte Beteuerung, daß die verbleibende Zeit auch nach dem Umschalten der Ampel auf Rot dazu ausreicht, den Fahrweg zu kreuzen, könnte leicht gerade für Behinderte widerlegt werden. Daß dies bei den Betroffenen Aggressionen hervorruft, ist für mich verständlich. Es gibt aber auch viele alte Menschen, die legen es geradezu darauf an, an der Stelle der größten Verkehrsdichte den Straßenverkehr direkt zu überqueren. Sie werden oft unter diesen Menschen frühere erfahrene Kraftfahrer finden. Worauf diese Aussteiger-Mentalität zurückzuführen ist, kann uns gegenwärtig niemand sagen; möglicherweise ist es eine Spielart dessen, was wir noch als normal hinnehmen müssen. Und wenn nicht, hilft es uns auch nicht sehr viel: bei den Kindern haben wir die Irrationalität des Verhaltens als naturgegeben akzeptiert, bei den Alten tun wir gut daran, uns auch darauf einzustellen.

Literatur

1. Coper H, Schulze G (1980) Pharmakotherapie im Alter. Urban & Schwarzenberg, München Wien Baltimore
2. Dost FH (1968) Grundlagen der Pharmakokinetik. Thieme, Stuttgart, S 324
3. Forth W, Henschler D, Rummel W (1983) Lehrbuch der Allgemeinen und Speziellen Pharmakologie und Toxikologie. BI-Wissenschaftsverlag, Mannheim
4. Forth W, Kleinsorge H, Spiegel R (1984) Arzneimittel, Krankheit und Verkehr. Perimed Fachbuch Verlags-GmbH, Erlangen
5. Höffler D (1982) Die Dosierung wichtiger Arzneimittel bei Niereninsuffizienz. DÄB 79, Heft 44:49–61

6. Judge TG, Caird FI (1982) Arzneibehandlung des älteren Kranken (Herausgegeben von: Arzneimittel-Informationsdienst e. V.). Pitman Books Ltd, London
7. Lamy PP, Vestal RE (1976) Drug Prescribing for the Elderly. Hosp Pract 11:111–118
8. Wibell L, Benson L (1982) Letter to the Editor. Brit Med J 285:July 10th, S 136

Der alte Mensch als Teilnehmer am Straßenverkehr Rechtliche Aspekte

K. Händel

Bergstraße 79, D-7890 Waldshut-Tiengen 1

Gefährdung alter Menschen als Fußgänger

Etwa 4% der Bevölkerung sind zwischen 60 und 65, fast 16% über 65 Jahre alt; bei den über 65jährigen liegt der Anteil der Frauen wesentlich über dem der Männer. Rund ein Fünftel der Bevölkerung ist also über 60 Jahre alt, und bis auf einen kleinen Teil, der das Haus nicht mehr verlassen kann, sind sie alle Verkehrsteilnehmer; denn Verkehrsteilnehmer ist ja nicht nur der Kraftfahrer, von dem zumeist die Rede ist, sondern auch der Fußgänger. Als Fußgänger aber ist der alte Mensch nicht so sehr aktiv Gefährdender, sondern vor allem passiv Gefährdeter. Die unverhältnismäßig große Zahl der im Straßenverkehr verletzten und getöteten alten Menschen zeigt dies mit bedrückender Deutlichkeit. Jeder zweite Fußgänger, der bei einem Verkehrsunfall ums Leben kam, war über 65 Jahre alt, bei den Radfahrern waren es dagegen 38%. Die Hauptursache für tödliche Fußgängerunfälle der über 65jährigen waren:

Überschreiten der Fahrbahn, ohne auf den Fahrzeugverkehr zu achten,
plötzliches Hervortreten hinter Sichthindernissen, z. B. hinter parkenden Fahrzeugen,
unbedachtes Überqueren der Fahrbahn in der Nähe von Kreuzungen, Einmündungen, Lichtsignalanlagen und Fußgängerüberwegen,
beeinträchtigte Verkehrstüchtigkeit (Alkoholeinfluß, körperliche oder geistige Mängel).

Das überschreiten der Fahrbahn ohne Beachtung des rollenden Verkehrs war in fast 60% der tödlichen Fußgängerunfälle alter Menschen die Hauptursache.

Diese erschreckenden Tatsachen zwingen dazu, über die Ursachen dieses Geschehens und die Möglichkeiten, ihnen wirksam zu begegnen, nachzudenken. Die alten Menschen, um die es hierbei geht, sind zum großen Teil nicht in, sondern neben der rapiden Entwicklung des modernen Verkehrs aufgewachsen. Abgesehen von körperlichen Beeinträchtigungen, dem Nachlassen des Seh-, Hör- und Reaktionsvermögens, stellt es für viele alte Menschen eine Überforderung dar, die Geschwindigkeit, mit der sich ein Fahrzeug nähert, richtig abzuschätzen und dementsprechend zu handeln. Sie nehmen zwar das sich nähernde Fahrzeug wahr, aber es fehlt ihnen das Gefühl dafür, wie wenig Zeit ein solches Fahrzeug braucht, um ihren Standort zu erreichen. Sie haben auch keine Vorstellung von Bremsweg und Bremszeit und glauben, das Fahrzeug könne nahezu auf der Stelle anhalten. Der Ver-

Hefte zur Unfallheilkunde, Heft 174
Zusammengestellt von A. Pannike

such, warnend und belehrend an diese Menschen heranzukommen, scheitert oft an ihrer altersbedingten Einstellung; entweder erfassen sie die Größe der Gefahr nicht oder sie meinen starrsinnig, sie würden sich schon richtig verhalten und bedürfen keiner Belehrung oder sie schieben die Verantwortung mit der Bemerkung beiseite, die Kraftfahrer sollten eben langsamer fahren, besser aufpassen und Rücksicht üben, dann werde schon nichts passieren. Überdies verkennen sie häufig die Verkehrslage und überschätzen die ihnen gebotenen Möglichkeiten, etwa in der Meinung, ihnen stünde ohne Rücksicht auf die Situation ein unbedingtes Vorrecht, z. B. auf dem Fußgängerüberweg, zu.

Nun heißt es zwar in § 2 StVZO, daß derjenige, der sich infolge körperlicher oder geistiger Mängel nicht sicher im Verkehr bewegen kann, am Verkehr nur teilnehmen darf, wenn in geeigneter Weise Vorsorge getroffen ist, daß er andere nicht gefährdet, wobei ihm selbst die Pflicht zur Vorsorge obliegt. Diese Bestimmung hat ersichtlich nur den Schutz anderer Verkehrsteilnehmer, nicht den des Betroffenen selbst im Auge. Es wäre absurd im Hinblick auf § 2 StVZO alten Menschen die Teilnahme als Fußgänger am öffentlichen Verkehr zu versagen. Die Verantwortung liegt vielmehr bei den anderen Verkehrsteilnehmern, von denen Gefahr für die alten Menschen ausgehen kann.

Die Pflicht zur Rücksichtnahme auf alte Menschen ergibt sich bereits aus der Grundregel des § 1 StVO, die von jedem Verkehrsteilnehmer ständige Vorsicht, gegenseitige Rücksichtnahme und ein solches Verhalten fordert, daß kein anderer geschädigt, gefährdet oder mehr als nach den Umständen unvermeidbar, behindert oder belästigt wird; für das Verhalten von Fahrzeugführern gegenüber Fußgängern an gekennzeichneten Fußgängerüberwegen wird dies in § 26 StVO noch ergänzt. In der Rechtsprechung sind die sich hieraus für den Fahrzeugführer ergebenen Pflichten ständig ausgebaut worden. Einer zusätzlichen Regelung hätte es deshalb kaum bedurft, aber der Verordnungsgeber hat es doch für notwendig gehalten, den allgemeinen Grundsatz noch zu spezialisieren. Seit dem 1. 8. 1980 gilt, daß Fahrzeugführer – also nicht nur Kraftfahrer, sondern z. B. auch Radfahrer – sich gegenüber Kindern, Hilfsbedürftigen und älteren Menschen, insbesondere durch Verminderung der Fahrgeschwindigkeit und durch Bremsbereitschaft, so zu verhalten haben, daß eine Gefährdung dieser Verkehrsteilnehmer ausgeschlossen ist. Damit wird von den Fahrzeugführern das äußerste an Sorgfalt verlangt, um eine Gefährdung älterer Menschen – nicht selten werden diese zudem hilfsbedürftig sein – zu vermeiden. Diese Vorschrift – übrigens die einzige im Straßenverkehrsrecht, die explizite auf die Tatsache des Alters Bezug nimmt – setzt allerdings voraus, daß der Fahrzeugführer die geschützten Personen als solche erkennt oder bei dem zu fordernden Maß an Sorgfalt hätte erkennen müssen. Eine Abgrenzung des „älteren Menschen“ kalendarisch nach Lebensjahren ist nicht möglich. Gemeint sind Personen, bei denen nach dem Anschein ihres Alters wegen damit gerechnet werden muß, daß sie den Anforderungen des Verkehrs nicht mehr voll gewachsen sind. Angesichts des Zwecks und der strengen Formulierung der Vorschrift wird vom Fahrer zu fordern sein, daß er bei der Abschätzung eher zu vorsichtig als zu großzügig ist, solange er nicht sicher sein kann, daß es sich um keinen besonders Schutzbedürftigen handelt. Eine Untersuchung der Bundesanstalt für Straßenwesen im Jahre 1982 hat einen ausgesprochen schlechten Kenntnisstand über die damals schon zwei Jahre alte Bestimmung ergeben, gleichzeitig aber wurde eine Reaktion in der Fahrweise bei bestimmten, klar erkennbaren Risikosituationen, etwa beim Auftreten älterer Menschen, von den Befragten für selbstverständlich gehalten. Mindestens bis dahin hatte also die neue Vorschrift offenbar keine Änderung im Bewußtsein der Fahrer herbeigeführt. Es ist, soweit der Schutz älterer Menschen in Betracht kommt, auch keine Rechtsprechung ersichtlich, die über das hinausgeht, was bis dahin schon aufgrund der Allgemeinregel des § 1 StVO vom Fahrer gefordert wurde.

Zwei Umstände, die nichts mit der auf Fahrbahnen eingehaltenen Geschwindigkeit zu tun haben, mögen noch erwähnt werden. Zusammen mit der Regelung des § 3 Abs. 2a StVO war bestimmt worden, daß Kinder bis zum vollendeten achten Lebensjahr mit Fahrrädern Gehwege benutzen müssen. Das ist im Interesse des Schutzes radfahrender Kinder zu begrüßen, aber es bringt neue Gefahren für alte Menschen mit sich, die nun auf dem Gehweg von Kindern, die ihrerseits das Verhalten gegenüber bejahrten Menschen noch nicht geübt haben, gefährdet werden können; das Tempo, das Kinder mit ihrem Fahrrad einhalten, ist oft nicht gering, und der Überraschungseffekt für alte Menschen ist groß, wenn der Radfahrer von hinten kommt. – Das andere Gefahrenmoment: in schmaleren Straßen glauben viele Kraftfahrer besonders klug zu handeln, wenn sie ganz oder teilweise auf dem Gehweg parken, um die Fahrbahn nicht noch mehr zu verengen. Ein solches Parken ist nur zulässig, wenn durch Beschilderung oder Markierung eine Ausnahmeregelung geschaffen ist. Fahrer, die so parken, ohne daß dies besonders gestattet ist, bedenken nicht, daß dadurch alte Fußgänger gezwungen werden, auf die Fahrbahn zu treten, um an dem Hindernis vorbeizukommen. Die Gefahren, die dadurch für verkehrsungewandte Menschen entstehen, liegen auf der Hand. Verbotswidriges Parken dieser Art sollte weder geübt noch geduldet werden.

Alte Menschen als Kraftfahrer

Dem deutschen Verkehrsrecht sind Altersgrenzen nach oben und obligatorische, periodische Untersuchungen alter Kraftfahrer fremd. Wer einmal eine Fahrerlaubnis erworben hat, behält sie bis an das Ende seiner Tage, solange nicht ein konkreter Anlaß besteht, die Fahrtauglichkeit zu bezweifeln. Bestätigt sich die Vermutung, die betroffene sei nicht mehr kraftfahrgeeignet, erfolgt die Entziehung der Fahrerlaubnis durch den Strafrichter, wenn die Voraussetzungen des § 69 StGB vorliegen; andernfalls kommt die Entziehung der Fahrerlaubnis nach § 4 StVG durch die Verwaltungsbehörde in Betracht. Da die Verwaltungsbehörde von sich aus kaum die Möglichkeit hat, von der Fahruntauglichkeit eines Kraftfahrers Kenntnis zu erlangen, ist sie auf die Mitwirkung anderer angewiesen. Das wird durch die Polizei geschehen, wenn sie im Zusammenhang mit einem Unfall oder einem sonstigen Ereignis Auffälligkeiten bei einem Kraftfahrer feststellt, die Zweifel an seiner Fahrtauglichkeit wecken. Dabei kommt es nicht darauf an, ob dem Betroffenen ein Verschulden an dem Ereignis zur Last zu legen ist. Zu einer entsprechenden Mitteilung an die Verkehrsbehörde sind auch Staatsanwalt und Strafrichter verpflichtet, wenn entsprechende Feststellungen in einem Strafverfahren getroffen werden; dabei wird oft übersehen, daß derartige Mitteilungen weder auf die Person des Beschuldigten noch auf Verkehrsdelikte beschränkt sind, sondern allein sachbezogen gewertet werden müssen. Nicht selten wird die Verwaltungsbehörde auch von Angehörigen des Betroffenen verständigt, wenn diese sich um ihn und die von ihm ausgehenden oder für ihn bestehenden Gefahren Sorge machen. Inwieweit auch ein Arzt mitteilungsberechtigt sein kann, wird noch zu erörten sein.

Altersgrenzen und obligatorische Untersuchung

Nicht wenige Kraftfahrer bleiben bis ins hohe Alter fahrtauglich, insbesondere wenn sie in der Lage sind, ihre Leistungsfähigkeit richtig einzuschätzen und nicht zu überbewerten, und wenn sie sich an etwaige individuelle Vorschriften halten. Dazu gehört auch, daß sie sich der Einbußen ihrer Leistungsfähigkeit bei Dämmerung und nachts bewußt sind. Alte Kraftfahrer haben kaum Veranlassung, beruflich zu fahren. Ihre nach Kilometern bemessene Fahrleistung wird gegen früher wesentlich eingeschränkt sein. Alte Kraftfahrer haben gegenüber den jüngeren noch anderes voraus: Routine, Erfahrung, Neigung zu defensiverem Fahrverhalten, fehlende Risikobereitschaft und Verantwortungsbewußtsein. Mit diesen Eigenschaften können sie einiges von dem kompensieren, was ihnen an Leistungsvermögen abgeht. Ich halte die Auffassung des VI. Verkehrswachtkongresses 1980 für richtig, der eine obligatorische medizinisch-psychologische Eignungsuntersuchung ab einem bestimmten Alter ablehnt, weil er hierin die Diskriminierung eines erheblichen Bevölkerungsteils erblickt. Vielfach bietet die aktive Teilnahme am motorisierten Straßenverkehr den Betroffenen die Möglichkeit, soziale Kontakte aufrecht zu erhalten. Im übrigen würde eine allgemeine Pflicht, sich einer altersabhängigen Untersuchung auf Verkehrstauglichkeit in regelmäßigen Abständen zu unterziehen, auf große praktische Schwierigkeiten stoßen. Soll die Untersuchung nicht nur eine formale Pflichtübung darstellen, muß sie gründlich und umfassend erfolgen; sie müßte zudem von verkehrsmedizinisch erfahrenen Ärzten und Psychologen durchgeführt werden. An der erforderlichen Zahl derartiger Untersuchungspersonen mangelt es jedoch. Dabei soll von den Kosten, die dem Betroffenen zur Last fielen, gar nicht gesprochen werden. Nach meinen vieljährigen Erfahrungen auf dem Gebiet des Verkehrsstrafrechts, der Unfallverhütung und der Verkehrserziehung reicht es aus, altersbedingt fahruntaugliche Personen individuell von der weiteren Teilnahme am Kraftverkehr auszuschließen, hierbei allerdings strenge Maßstäbe anzulegen und keineswegs zu großzügig zu sein.

Etwas anderes gilt hinsichtlich der Forderung, in angemessenen Zeitabständen die Vornahme eines Sehtestes zu fordern. Die untere Grenze hierfür müßte bereits unterhalb des Seniorenalters gezogen werden. Die Belastung der Betroffenen und der Augenärzte würde in tragbarem Rahmen bleiben; denn in dem in Betracht kommenden Alter muß ohnehin nahezu jeder mehr oder weniger oft den Augenarzt aufsuchen. Näheres hierzu bleibt dem Ophthalmologen überlassen.

Alte Menschen, die sich erstmals um eine Fahrerlaubnis bewerben, sollten sich allerdings stets einer medizinisch-psychologischen Untersuchung zu unterziehen haben; das ist durch landesrechtliche Bestimmungen auch teilweise geregelt. Eine solche Untersuchung halte ich vor allem deshalb für geboten, weil die Kompensationsmöglichkeiten des langjährigen Kraftfahrers – Routine, Erfahrung, eingeübte Automatismen – diesen Neulingen abgehen. Pathologische Alterungsprozesse stehen der Erteilung einer Fahrerlaubnis entgegen. Allzu große praktische Bedeutung hat diese Frage jedoch nicht, weil die Zahl der bejahrten Erstbewerber um eine Fahrerlaubnis gering ist.

Ärztliche Beratung des Patienten

Der Patient, aber auch die Öffentlichkeit erwarten, daß der Arzt seinen Patienten darüber berät und aufklärt, ob sein Gesundheitszustand vorübergehend oder auf Dauer dem Führen eines Kraftfahrzeuges (aber auch eines Fahrrades) entgegensteht; dazu gehört auch die Aufklärung über den Einfluß vom Arzt verordneter Medikamente auf die Fahrtauglichkeit. Dabei ist zu berücksichtigen, daß Medikamente nicht immer nur nachteilig auf die Fahrtauglichkeit wirken, sondern daß in bestimmten Fällen die Fahrtauglichkeit gerade erst durch Arzneimittel herbeigeführt oder erhalten wird; in diesen Fällen ist der Patient zu entsprechendem Medikamentengebrauch anzuhalten.

Gesetzliche Regelungen über die Beratungspflicht des Arztes gibt es nicht. Es ist daher auf berufsrechtliche und allgemein rechtliche Pflichten abzustellen. Vielfach wird der Arzt wissen, ob sein Patient ein Kraftfahrzeug führt; in Zweifelsfällen sollte er danach fragen.

Am einfachsten ist die Situation, wenn der Patient gezielt darum bittet, auf seine Fahrtauglichkeit untersucht und hierüber beraten zu werden. Eine Gefälligkeitsbeurteilung ist hier ausgeschlossen, auch wenn der Patient vielleicht im Stillen darauf hofft. Beim Patienten, der wegen einer akuten Krankheit behandelt wird, sollte es keine großen Probleme geben. Er wird, wenn auch vielleicht widerwillig, in der Regel dem Rat, für die Dauer der Erkrankung oder einer die Fahrtauglichkeit beeinträchtigenden Behandlung vom Führen eines Kraftfahrzeugs Abstand zu nehmen, folgen. Am schwierigsten ist es für den Arzt, einem ständigen Patienten klarzumachen, daß seine Fahrtauglichkeit aufgehört hat oder nur noch unter besonderen Voraussetzungen – Tragen einer Brille, Verzicht auf Fahrten bei Nacht und in der Dämmerung – fortbesteht. Der Patient, der sich noch rüstig fühlt, sträubt sich nicht selten dagegen, nun auch auf diesem Gebiet als alt und abgetakelt angesehen zu werden. Die Verantwortung des Arztes ist in diesen Fällen umso größer als die Frage nach der Fahrtüchtigkeit nicht vom Patienten gestellt wird, sondern vom Arzt – manchmal durch Hinweise der Angehörigen dazu gedrängt – ins Gespräch gebracht wird. Es liegt weder im Interesse der Verkehrssicherheit noch des Patienten selbst, zurückhaltend oder nachgiebig zu sein. Daß es eines geschickten Eingehens auf die Persönlichkeit des Patienten bedarf, so daß kein Allgemeinrezept gegeben werden kann, liegt auf der Hand, und es wird sicher auch einmal vorkommen, daß der Patient, dem ungefragt von seinem Hausarzt vom weiteren Führen eines Kraftfahrzeugs abgeraten wird, sich unwirsch von diesem Arzt abwendet und künftig einen anderen aufsucht, weil er den Rat als einen Eingriff in seine Persönlichkeitssphäre empfindet.

Nichtbeachtung ärztlicher Ratschläge

Ein erheblicher Teil der so beratenen Patienten wird die ihm gegebenen Ratschläge befolgen, wenn auch vielleicht darüber bekümmert, daß „es nu soweit ist". Probleme gibt es mit den Patienten, die offen erklären, sie seien nicht bereit, den Empfehlungen zu folgen, oder die, ohne zu widersprechen, dann doch unverändert ihr Fahrzeug führen. Die in jedem Fall dem Arzt anzuratende Maßnahme besteht darin, die dem Patienten gegebene Empfehlung in den Krankenpapieren zu dokumentieren. Der Bundesgerichtshof legt – wenn auch in anderem Zusammenhang – auf eine gründliche und zuverlässige Dokumentation größten Wert. Für den Arzt bedeutet eine ordnungsgemäße Dokumentation eine wertvolle Hilfe, wenn es um den Beweis geht, ob, wie und wann er den Patienten über die Beeinträchtigung seiner Fahrtauglichkeit aufgeklärt oder versucht hat, der Beeinträchtigung – z. B. durch Verordnung entsprechender Medikamente oder einer Brille – entgegenzuwirken.

Umstritten war lange Zeit, ob ein Arzt von sich aus die Verwaltungsbehörde über die Fahruntauglichkeit eines Patienten in Kenntnis setzen darf. Es gibt keine gesetzliche Bestimmung, durch welche die ärztliche Schweigepflicht durchbrochen und der Arzt verpflichtet wird, die krankheits- oder altersbedingte Fahruntauglichkeit eines Patienten der Verwaltungsbehörde zu melden. Trotz der grundsätzlichen Schweigepflicht ist der Arzt jedoch nach den Grundsätzen über die Abwägung wiederstreitender Pflichten oder Interessen berechtigt, die Verkehrsbehörde in Kenntnis zu setzen, wenn sein Patient ein Kraftfahrzeug führt, obwohl er wegen seiner Erkrankung oder seines altersbedingten Zustandes nicht mehr dazu fähig ist, ohne sich und andere zu gefährden. Der an sich nach § 203 Abs. 1 Nr. 1 StGB strafbare Bruch der Schweigepflicht ist dann durch Notstand (§ 34 StGB) gerechtfertigt. Voraussetzung ist jedoch, wie der Bundesgerichtshof in einem Urteil vom 8. Oktober 1968 ausführlich dargelegt hat, daß der Arzt vorher den Patienten auf seinen Gesundheitszustand und auf die Gefahren hingewiesen hat, die sich beim Führen eines Kraftfahrzeugs oder auch eines Fahrrades für den Patienten oder für Dritte ergeben, es sei denn, daß ein solches Zureden des Arztes wegen der Art der Erkrankung oder wegen der Uneinsichtigkeit des Patienten von vornherein zwecklos ist. In diesem Zusammenhang zeigt sich wieder, wie notwendig die gründliche Dokumentation in den Krankenblättern ist. Um es nochmals deutlich zu machen: der Arzt ist einerseits niemals zur Meldung an die Verkehrsbehörde verpflichtet, aber es kann ihm andererseits auch kein Vorwurf daraus gemacht werden, daß er sich im äußersten Fall bei der Interessenabwägung für den Vorrang der Verkehrssicherheit entscheidet und die Verkehrsbehörde unmittelbar oder über das Gesundheitsamt von seinen Bedenken gegen die Fahrtauglichkeit des Patienten informiert. Insoweit liegt die Verantwortung und Entscheidung allein beim Arzt. Welche Maßnahmen die Verkehrsbehörde ergreift – Aufforderung, ein fachärztliches Gutachten beizubringen, Einleitung eines Verfahrens auf Entziehung der Fahrerlaubnis –, bleibt dieser überlassen.

Ein milderes, wenn auch weniger wirksames Mittel besteht in geeigneten Fällen darin, die Angehörigen des Patienten zu verständigen und diese zu veranlassen, ihrerseits den Patienten vom Fahren abzuhalten. Das setzt entsprechende Kontakte zwischen Arzt und Patientenfamilie voraus, wie sie beim Hausarzt vielfach bestehen. An sich gilt die Schweigepflicht auch gegenüber den Angehörigen, aber die Erwägungen, die für die Meldung an die Verkehrsbehörde anzustellen sind, finden auch hier Anwendung. Der Arzt kann, wenn die Voraussetzungen des Notstandes vorliegen, befugtermaßen und ungestraft die Angehörigen informieren, die natürlich ihrerseits die Verkehrsbehörde verständigen können, wenn sie dies aus Sorge um den Betroffenen und um die Verkehrssicherheit für geboten halten. Daß die Angehörigen ins Bild gesetzt werden können, wenn der Patient damit einverstanden ist, bedarf zwar kaum der Erwähnung, aber es spielt eine Rolle, wenn der Patient die ärztliche Empfehlung zwar annimmt, man aber nicht sicher sein kann, ob er ihr auch immer entsprechen wird.

Verantwortung und Haftung des Arztes

Ist der Arzt seiner Pflicht, den Patienten über die Problematik seiner Fahrtauglichkeit aufzuklären, nachgekommen und hat er dies in einwandfreier Weise in den Krankenblättern dokumentiert, wird ihm weder zivilrechtlich noch strafrechtlich ein Vorwurf gemacht werden können, wenn der Patient die Ratschläge nicht befolgt und infolgedessen einen Unfall verursacht hat. Es ist nicht Aufgabe des Arztes, die Einhaltung der Ratschläge zu überwachen, wenn auch die Feststellung, daß der Patient ihnen zuwiderhandelt, Anlaß sein kann, die Empfehlungen in noch ernsterer Weise zu wiederholen oder gar in der erörterten Weise zu überlegen, ob nicht die Angehörigen oder die Verkehrsbehörde verständigt werden sollten, um Schlimmeres zu verhüten.

Ist nach der Persönlichkeit des Patienten von vornherein damit zu rechnen, daß er die Ratschläge nicht ernst nehmen werde, ist es ratsam, die Aufklärung und Warnung vom Patienten im Krankenblatt oder in einer gesonderten Erklärung unterzeichnen zu lassen. Mancher Patient mag dies als Mißtrauen empfinden oder sich brüskiert fühlen, aber für den Arzt stellt dies eine große Entlastung dar, und mancher Patient wird die ihm erteilten Empfehlungen doch ernster nehmen und zu ihrer Befolgung bereit sein, wenn er zur Bestätigung seine Unterschrift leisten soll.

Ob und inwieweit der Arzt zivil- und strafrechtlich dafür einstehen muß, wenn der Patient, der nicht über die Bedenken gegen seine Fahrtauglichkeit aufgeklärt worden ist oder dessen Aufklärung sich nicht beweisen läßt, einen Unfall verursacht, ist in der Rechtsprechung bisher kaum erörtert worden. Zumeist scheitert eine Inanspruchnahme des Arztes schon am Beweis des Kausalzusammenhanges. Eine Haftung kommt nur in Betracht, wenn die unterlassene oder unzureichende Aufklärung des Patienten ursächlich für den Unfall und damit für die Verletzung von Personen geworden ist. Hat der aufgeklärte Patient die Ratschläge nicht befolgt, kann daraus in der Regel dem Arzt kein Vorwurf gemacht werden. Ist dem Arzt bei aller gebührenden Sorgfalt nicht bekannt, daß der Patient ein Kraftfahrzeug führt oder ein Fahrrad benutzt, kann es ihm auch nicht zum Vorwurf gereichen, daß er eine entsprechende Aufklärung unterläßt. Allerdings wird er unter den heutigen Verhältnissen den Patienten hiernach zu fragen haben, sofern nicht völlig klar ist, daß der Patient sich nicht als Kraftfahrer oder Radfahrer im Verkehr bewegt.

Beruft sich der Patient in einem gegen ihn gerichteten Strafverfahren darauf, er habe an einem krankheits- oder altersbedingten Tauglichkeitsmangel gelitten, diesen aber nicht gekannt, weil er vom Arzt nicht entsprechend aufgeklärt worden sei, ist es möglich, daß das Gericht den Arzt hierüber als Zeugen befragen will. Dann geht es wieder um das ärztliche Schweigen. Ist der Patient bereit, den Arzt von seiner Schweigepflicht zu entbinden, steht dem Arzt das Zeugnisverweigerungsrecht nicht mehr zu; das wird vorwiegend dann in Frage kommen, wenn eine Aufklärung tatsächlich nicht erfolgt ist. Ob der Arzt in diesem Fall aus einem anderen Grund, nämlich weil er bei wahrheitsgemäßer Aussage Gefahr liefe, sich selbst strafgerechtlicher Verfolgung auszusetzen, hängt von der Lage des einzelnen Falles ab. Lehnt der Patient es ab, den Arzt als Zeugen von der Schweigepflicht zu entbinden, dann kann sich der Arzt grundsätzlich auf sein Zeugnisverweigerungsrecht berufen; zur Aussage gezwungen werden kann er auf keinen Fall. Er kann jedoch trotz seiner allgemeinen Schweigepflicht aussagen, wenn diese zur Wahrung berechtigter eigener Interessen notwendig ist. Das kann insbesondere dann in Betracht kommen, wenn der Patient als Angeklagter behauptet, nicht über seine Fahrtauglichkeitsbeeinträchtigung aufgeklärt worden zu sein. Trifft dies zu, wird der Arzt sein Schweigerecht ausüben. Hat er aber in Wahrheit den Patienten aufgeklärt, steht es ihm zur Wahrung seiner eigenen Rechte zu, trotz des entgegenstehenden Willens des Patienten auszusagen, um den durch die Behauptung des Patienten gegen ihn erhobenen Vorwurf, der unter Umständen zu straf- oder zivilrechtlichen Nachteilen für den Arzt führen kann, zu entkräften. Daß dies nur eine ultima ratio sein kann, liegt auf der Hand.

Was hier über die Verantwortlichkeit und Haftung des Arztes allgemein gesagt worden ist, gilt nicht minder für die Aufklärung des Patienten über die Beeinträchtigung der Verkehrstauglichkeit durch Medikamente.

Das alles klingt für den Arzt im ersten Augenblick wohl erschreckend. Aber seine Verantwortung liegt letztlich doch mehr im ethischen und moralischen Bereich als im rechtlichen. Um den Arzt auch rechtlich in Anspruch nehmen zu können, bedarf es des Nachweises der Ursächlichkeit seines Tuns oder Unterlassens für die eingetretenen Folgen, den Unfall und die darauf beruhenden Schäden, im Strafrecht zudem der Voraussehbarkeit, im Zivilrecht der Adäquanz seiner Beteiligung, von weiteren Voraussetzungen gar nicht zu reden. Daran liegt es denn wohl, daß nur sehr vereinzelt straf- oder zivilgerichtliche Verurteilungen von Ärzten bekanntgeworden sind, ober- und höchstrichterliche Rechtsprechung überhaupt fehlt. Immerhin besteht aber keine Gewähr, daß nicht eines Tages die Rechtsprechung diese Lücken erkennen und sie auszufüllen versuchen wird. Darauf sollte man es gar nicht erst ankommen lassen.

III. Der instabile Thorax

Definition der Thoraxwandinstabilität, ihre Pathophysiologie und Komplikationen

V. Vécsei

1. Chirurgische Abteilung des Wilhelminenspitals der Stadt Wien, Montleartstraße 37, A-1171 Wien

Definition

Über Thoraxwandinstabilität spricht man, wenn mehrere Rippen einer Brustkorbhälfte mehrfach, oder Rippen beider Brustkorbhälften in Serie frakturiert sind.

Während die international gebräuchlichen Synonyma flail chest, stove-in chest oder volet mobile zugleich die paradoxe Beweglichkeit des frakturierten Thoraxwandsegmentes wiedergeben, ist es im Deutschen nicht so. Folgerichtig könnten wir zwischen einer kompensierten und dekompensierten Thoraxwandinstabilität unterscheiden, je nachdem, ob denn zur klinischen und röntgenologischen Diagnose sich eine paradoxe Beweglichkeit des frakturierten Thoraxwandabschnittes hinzugesellt.

Sie könnten auch als Thoraxwandfrakturen mit paradoxer, oder ohne paradoxe Atmung bezeichnet werden, jedoch würde dies nicht so recht, wie die Bezeichnung kompensiert und dekompensiert die Möglichkeit des Überganges beim selben Krankheitsbild wiedergeben.

Selbstredend kann eine kompensierte Thoraxwandinstabilität auf Krankheitsdauer kompensiert bleiben, ebenso wie die dekompensierte von vornherein von einem paradoxen Atemtyp begleitet werden kann. Das wesentliche ist es festzustellen, daß infolge der vermehrten Atemarbeit aus einer kompensierten Thoraxwandinstabilität ohne paradoxe Atembeweglichkeit des Wandsegmentes eine dekompensierte entstehen kann.

Neben der Atemtypcharakterisierung deutet der Begriff Thoraxwandfraktur auch auf den Entstehungsmechanismus hin: Nämlich eine einseitige, umschriebene, direkte Gewalteinwirkung, die mit einer entsprechenden Geschwindigkeit erfolgt, im Sinne der Biegungsfraktur im Falle der mehrfachen, einseitigen Stückfrakturen (Impressionsfraktur), oder aber auf eine indirekte Gewalteinwirkung im Falle der beidseitigen Serienrippenfraktur.

Wir unterscheiden drei Formen der Thoraxwandinstabilität:
1. die anteriore,
2. die dorsale und
3. die laterale.

1 und 2 bringen eine beidseitige, 3 eine einseitige Beteiligung des Brustkorbes zum Ausdruck.

Neben dieser Seitenlokalisation, kommt besonders bei anterioren oder lateralen Thoraxwandinstabilitäten der Höhenlokalisation besondere Bedeutung im Sinne der Komplexität

Hefte zur Unfallheilkunde, Heft 174
Zusammengestellt von A. Pannike

der Begleitverletzungen zu: Beginnt das Fenster mit der 1. Rippe, oder gar auch unter Beteiligung der Clavicula bei den lateralen, bzw. tritt eine Sternumfraktur bei den anterioren Typen hinzu, so ist das lokale Verletzungsmuster in der Regel schwerer: Gefäßverletzung, Plexusverletzung, Lungenkontusion und Laceration, Pneumo- und Hämatothorax, Herzkontusion sind mögliche Begleitverletzungen.

Diese erwähnten Begleitverletzungen treten im Zusammenhang mit dorsalen Thoraxwandinstabilitäten selten auf, ebenso eine paradoxe Beweglichkeit, so daß diese Form der Thoraxwandfraktur für unsere Fragestellung im Weiteren ohne Bedeutung ist.

Die Charakterisierung der instabilen Thoraxwandfraktur ist nicht abgeschlossen, wenn man nicht erwähnt, daß ihre Häufigkeit bei rund 3% aller Rippenfrakturen liegt, daß 60 bis 80% dieser Verletzten Mehrfachverletzte sind, daß 60 bis 80% eine intrathorakale Verletzung, wie Lungenriß, Pneumothorax, Hämatothorax, intrapulmonales Hämatom, bzw. Lungenkontusion, etc. aufweisen und daß diesem Umstand entsprechend über eine Letalität von 20 bis 45% in der Literatur berichtet wird [2, 3, 5, 6].

Pathophysiologie

Um die pathophysiologische Wertigkeit der Thoraxwandfraktur beurteilen zu können, müssen wir uns auf die solitäre Verletzung zurückziehen und uns ernstlich fragen, ob denn diese Verletzung überhaupt mehr als die Summe der einzelnen Rippenfrakturen bedeutet, wurde doch immer wieder von unseren chirurgischen Vätern auf die Harmlosigkeit der Thoracoplastik hingewiesen, bzw. die Gefahr des von uns darzustellenden Krankheitsbildes nicht mit in der Thoraxwandverletzung, sondern ausschließlich in der Lungenkontusion gesucht [7].

Wir fragen uns daher:

1. Welche atemmechanische Veränderungen entstehen, wenn ein parasitäres Segment der Brustwand auftritt?
2. Läßt sich labormäßig nach isolierter „Thoraxwandfraktur“ (ohne Lungenparenchymbeteiligung) im Tierexperiment überhaupt etwas pathologisches nachweisen?
3. Korrelieren unsere experimentellen Erkenntnisse mit der Klinik?

Atemmechanische Untersuchung

Für den Gasaustausch im Zuge der Atmung sind zwei Komponenten verantwortlich zu machen:

1. Die aktiv zu erweiternde und sich passiv retrahierende Einheit Brustkorb und Zwerchfell (= Thorax) und
2. die den Thoraxbewegungen folgende Lunge.

Unter der willkürlichen Annahme, daß diese beiden Komponenten ähnliche mechanische Eigenschaften besitzen, kann ein einfaches „Thorax-Lungen-Modell“ aufgebaut werden, in dem der Thorax und die Lunge durch elastische Gummibälge ersetzt werden und zwischen ihnen ein artefizieller „Pleuraspalt” aufgebaut wird (Abb. 1).

Wird nun dieses Modell mit einer Starling-Pumpe „beatmet“ (Druck und Sog), können die Veränderungen der mechanischen Eigenschaften des Thorax auf die Lunge veranschaulicht werden, indem eine beliebig variable parasitäre Einheit zwischen Thorax und Lunge geschaltet wird. Erweitert man den „Pleuraraum“, einfachheitshalber nun nur rechts, so

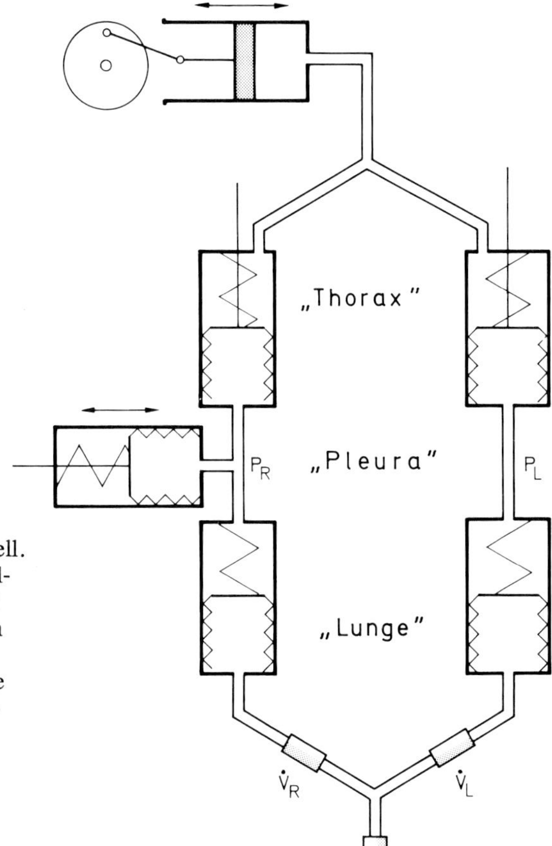

Abb. 1. Das mechanische Lungenmodell. Lunge und Thorax sind mit Gummibälgen ersetzt. Betrieben wird das Modell mit einer Starling-Pumpe. Rechts kann ein weiterer Balg, mittels dessen das elastische Verhalten der rechten Hälfte verändert werden kann, eingefügt werden. P = transpulmonaler Druck; $\dot{V}$ = Strömungsgeschwindigkeit. Mit dem Fleischkopf wurde zugleich das Volumen links und rechts getrennt registriert

kommt es zur „paradoxen Atmung", in dem Thorax und Lunge gegensinnige Bewegungen vollführen.

Folgende Parameter werden registriert:

1. Der transpulmonale Druck (P_R, P_L) im „Pleuraraum",
2. die Strömungsgeschwindigkeit in den „Hauptbronchien" ($\dot{V}_R$, $\dot{V}_L$),
3. das Atemvolumen (V_R, V_L).

Ergebnis

1. Der transpulmonale Druck (P_R),
2. die Strömungsgeschwindigkeit (Stromstärke) ($\dot{V}_R$) und
3. das Atemzugsvolumen (V_R) sinken, ohne Auswirkungen auf der Gegenseite (L) zu verursachen (Abb. 2).

Tierexperimentelle Untersuchung

An Bergziegen wurde durch zweifache extrapleurale Osteotomie in einem Abstand von 15 cm der Rippen 5–10 eine laterale Thoraxwandfraktur mit paradoxer Atmung erzeugt.

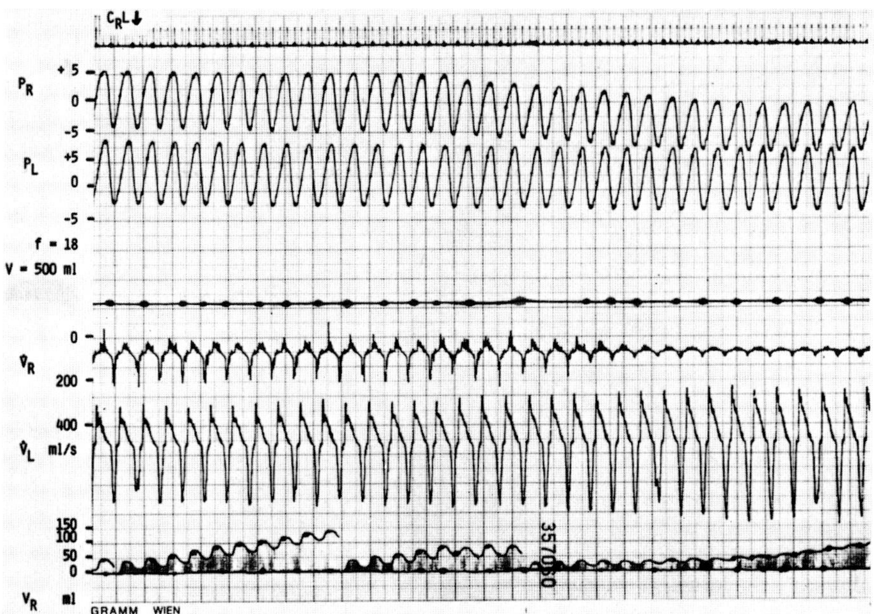

Abb. 2. Registrierungskurve. Bei der Zunahme der Elastizität rechts (*oberste Zeile*) ist eine Abnahme des transpulmonalen Druckes zu erkennen. Ebenso nehmen rechts die Strömungsgeschwindigkeit (V_R) wie das Atemzugvolumen (*unterste Zeile* V_R) sichtbar ab. Eine Veränderung gleicher Art links tritt nicht ein

Unter Registrierung der atemfunktions- und blutgasanalytischen Parametern kamen wir zu folgendem Resultat: Die Gesamt-Compliance, der transpulmonale Druck, das Atemvolumen, die $PACO_2$, der arterielle Sauerstoffpartialdruck, das Blut-pH sinken, die Atemfrequenz, die Totraumventilation, der $paCO_2$, der Atemwegswiderstand, das Shuntvolumen (Q_S/Q_T), die Atemarbeit steigen.

Die ventilatorische Funktion ist eingeschränkt, es kommt zur Acidose.

Klinische Beobachtung

N. A. 57a, weiblich (Prot. Nr. 3825/83) muß sich wegen eines fixierten Mammacarcinoms am 27. 9. 1983 einer anterolateralen Thoraxwandresektion unterziehen. Es resultiert ein Defekt der Thoraxwand links von 15 x 17 cm. Eine Lungenverletzung fand nicht statt. Der Defekt wird plastisch gedeckt (Prim. Dr. Bruck/Wien), ein Thoraxsaugdrain eingelegt und die Pat. postop. auf die Intensivstation zur Beatmung verlegt.[1]

In Abb. 3 habe ich lediglich die paO_2-Werte, die im Zusammenhang mit nur dreiminütigen Atempausen auftraten, aufgetragen. Es kam zu pO_2-Stürzen bis zu 45 Torr. Die Beat-

1 Für die Überlassung des Falles bedanke ich mich bei Frau Prim. Dr. Neubauer, Vorstand des Institutes für Anaesthesie und Intensivpflege, Wilhelminenspital der Stadt Wien

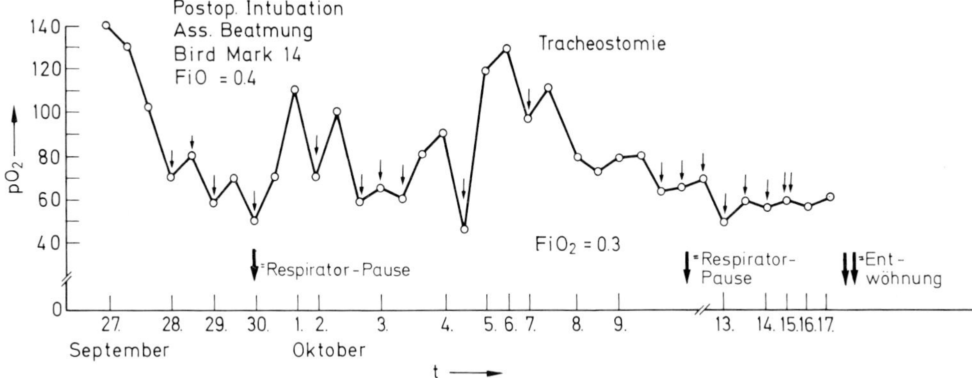

Abb. 3. N. A. 57a ♀ Prot. Nr. 3825/83. WiSpi Wien – Intensiv. Dg.: Thoraxwandresektion wegen Mamma-Ca li; 27. 9. 1983

Tabelle 1. Schweregrade des „instabilen" Thorax (Moore [4])

	Symptom	Behandlung
Leicht	Kann atmen Kann aushusten	Schmerzbekämpfung Physiotherapie
Mittelschwer	Kann atmen Kann nicht aushusten	Endotracheale Absaugung – ?
Schwer	Kann nicht atmen Kann nicht aushusten	?

mung mußte 16 Tage lang, von nur kurzen Pausen unterbrochen, fortgesetzt werden. Am 10. postop. Tag wurde eine Tracheostomie angelegt. Erinnert dies nicht in etwa an die klinischen Verlaufsformen der schweren Thoraxwandinstabilität?

Folgerungen für die Klinik

Die Thoraxwandfraktur mit paradoxer Atmung beeinträchtigt die Atemmechanik, führt zur Reduktion der aktiven Atemflächen und der Belüftungsvolumina. Auf Grund von Messungen an Patienten ist ein Anstieg des Atemwegswiderstandes (um das vierfache in den ersten zwei Tagen nach dem Unfall), der Atemarbeit (dreifach erhöht pro l/Atemvolumen), der Totraumventilation und Abnahme der Gesamt-Compliance (auf 1/4 des Normalen für 8 bis 10 Tage) festgestellt worden [6].

Die Vitalkapazität ist in den ersten Tagen auf 40% des Sollwertes reduziert [2].

Sekretverhaltung und Lungenkontusion (vorhanden in 45% aller Fälle mit Thoraxwandfraktur), posttraumatisches Schockgeschehen modifizieren das Bild entscheidend.

Die Antwort zu geben, wie das therapeutische Fragezeichen der dritten Zeile der Tabelle 1 zu ersetzen sein wird, ist den folgenden Beiträgen vorbehalten.

Literatur

1. Galle P (1972) Untersuchungen über die Atemstörungen beim Thoraxwandbruch mit paradoxer Beweglichkeit. Wien Klin Wochenschr 84:677
2. Glinz W (1978) Thoraxverletzungen. Springer, Berlin Heidelberg New York
3. Howell JF, Crawford ES, Jordan GL (1963) The Flail Chest. Am J Surg 106:628
4. Moore BP (1977) Einleitung in Williams WG, Smith RE Trauma of the Chest. Wright, Bristol
5. Rapport RL, Allen RB, Curry G (1955) The fractured rib is significant injury. Arch Surg 71:7
6. Sankaran S, Wilson RF (1970) Factors affecting prognosis in patients with flail chest. J Thor Cardiovasc Surg 60:402
7. Trinkle JK (1977) Flail Chest-Facts and Fantasies. In: Williams WG, Smith RE. Trauma of the Chest. Wright, Bristol
8. Vécsei V (1978) Zur Pathophysiologie des stumpfen Thoraxtraumas. Acta Austr Chir [Suppl] 24
9. Vécsei V (1982) Instabiler Thorax – chirurgische Therapie. In: Hefte Unfallheilkd Heft 158. Springer, Berlin Heidelberg New York, S 353

Therapie des instabilen Thorax – Indikation zur Beatmung und alternative Verfahren

U. Börner und G. Hempelmann

Abteilung für Anaesthesiologie und operative Intensivmedizin am Klinikum der Justus-Liebig-Universität Gießen (Leiter: Prof. Dr. med. G. Hempelmann), Klinikstraße 29, D-6300 Gießen

Das Leitsymptom eines thoraxverletzten Patienten besteht in den allermeisten Fällen in einer *Hypoxämie*, wobei ein Pneumothorax sicherlich die häufigste Ursache darstellen dürfte, gefolgt von der Lungenkontusion und dem instabilen Thorax (Abb. 1). Instabiler

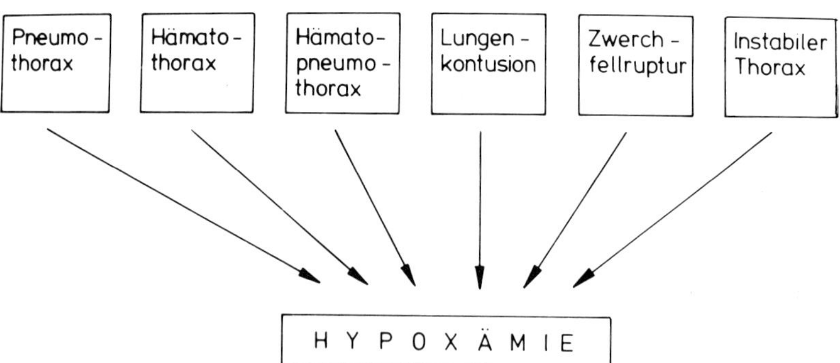

Abb. 1. Leitsymptom Hypoxämie

Hefte zur Unfallheilkunde, Heft 174
Zusammengestellt von A. Pannike

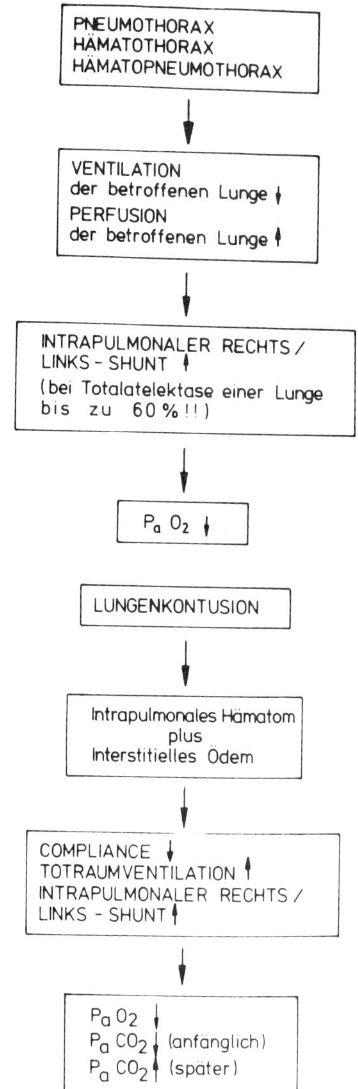

Abb. 2. Pathophysiologie der Hypoxämie beim Thoraxtrauma I

Thorax und Lungenkontusion treten vielfach zusammen auf. Hier sei der Hinweis angebracht, daß viel häufiger eine Lungenkontusion eine Beatmungsindikation darstellt als ein isolierter instabiler Thorax.

Die Bedeutung der pathophysiologischen Zusammenhänge für die Wahl der richtigen Therapie und letztlich für die Entscheidung, ob eine Beatmung durchgeführt werden muß oder nicht, soll im Folgenden noch einmal kurz erläutert werden. Wie die Abb. 2 zeigt, kommt es beim Pneumothorax, Hämatothorax oder Hämatopneumothorax zu einer so starken Steigerung des intrapulmonalen Rechts-Links-Shunts, daß eine lebensbedrohliche Hypoxie eintritt. Hier ist allerdings nicht die Beatmung die Therapie der Wahl, sondern die *Bülau-Drainage*, die in den meisten Fällen zu einer Entfaltung der kollabierten Lunge

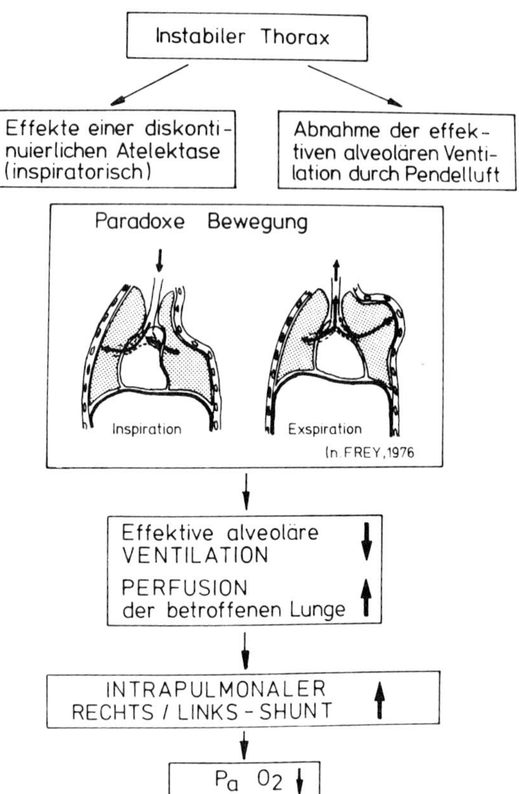

Abb. 3. Pathophysiologie der Hypoxämie beim Thoraxtrauma II

und damit zu einer Normalisierung des Ventilations-/Perfusionsverhältnisses führt. Bei einer *Lungenkontusion* jedoch geht es darum, ein evtl. eingetretenes interstitielles Ödem der Lunge zu beseitigen, die Folgen einer Compliance-Erniedrigung zu minimieren und Diffusionsstörungen entgegenzuwirken. In diesem Falle ist die Therapie durch *Beatmung* das Mittel der ersten Wahl.

Wenngleich die Bedeutung der Pendelluft, wie sie in Abb. 3 dargestellt ist, in ihrem pathophysiologischen Wert noch nicht eindeutig bestimmt ist, so bleibt doch festzuhalten, daß es bei größeren Kontinuitätsunterbrechungen der Thoraxwand zum Auftreten diskontinuierlicher Atelektasen, besonders in der Inspirationsphase kommt, und *Zonen regionaler Hypoventilation* in der Lunge auftreten. Die Folge ist meist eine Abnahme der effektiven alveolären Ventilation sowie eine Perfusionssteigerung der in der verletzten Thoraxhöhle sich befindenden Lunge. Hier kommt es also zu einer Erhöhung des intrapulmonalen Rechts-Links-Shunts mit einer Abnahme des arteriellen pO_2-Wertes.

Regionale Hypoventilation ist immer dann anzunehmen, wenn ein Patient bei Zimmerluft-Atmung deutlich hypoxisch wird, jedoch bei Atmung von reinem Sauerstoff bzw. unter reichlicher Zumischung von Sauerstoff zur Atemluft fast ideale arterielle Sauerstoffwerte zeigt. Es ist bekannt, daß minderbelüftete Areale der Lunge eine höhere Perfusion erfahren als normal belüftete Areale. Wenn nur, wie in Abb. 4 zu sehen, in solchen minderbelüfteten Arealen bei Zimmerluft-Atmung nur ein geringer Gasaustausch mit der Umge-

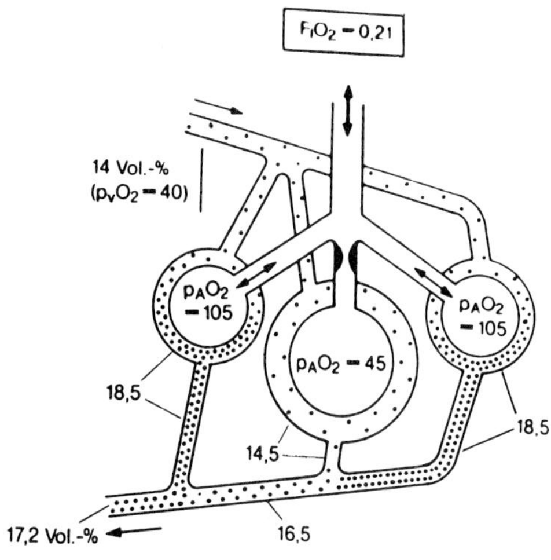

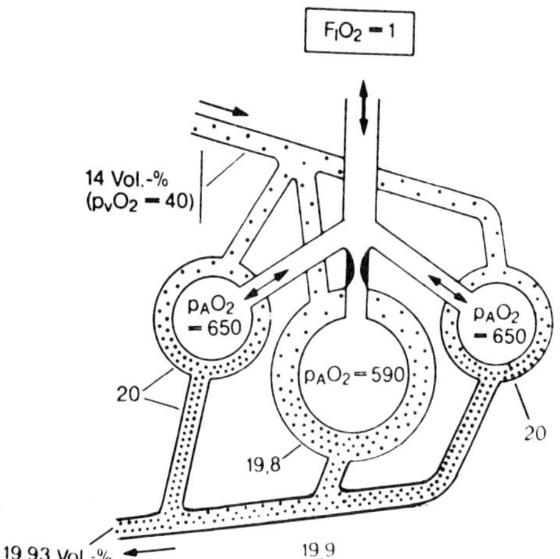

Abb. 4. Folgen regionaler Hypoventilation (Nach Wolff 1983). Der obere Teil der Abbildung zeigt die Verhältnisse bei Luftatmung, der untere Teil bei Atmung von reinem Sauerstoff (nähere Erläuterungen s. Text)

bungsluft besteht, führt dies nur zu einem alveolären Sauerstoffdruck, der unbedeutend über dem venösen pO_2 liegt. Da das in gut belüfteten Lungenarealen arterialisierte Blut auch nur einen der Zimmerluftatmung entsprechenden pO_2 von ca. 100 mmHg besitzt, führt eine reichliche Beimischung schlecht arterialisierten Blutes aus den minderbelüfteten Lungenanteilen zu einer deutlichen Abnahme des pO_2 im arteriellen Blut. Bei reiner Sauerstoffatmung, wie es im unteren Teil des Schemas dargestellt ist, gelangt immer noch genügend Sauerstoff in die minderbelüfteten Areale, sodaß die venöse Beimischung dann kaum mehr meßbar ist. Hierin unterscheidet sich die *regionale Hypoventilation* vom *interstitiellen Ödem* bzw. der *Schocklunge*, weil hier der mangelnden Oxygenierung eine allgemeine Diffusionsstörung zu Grunde liegt, die sich auch bei reiner Sauerstoffbeatmung deutlich in erniedrigten arteriellen pO_2-Werten niederschlägt.

Beim instabilen Thorax sind im Prinzip zwei Zustände möglich:

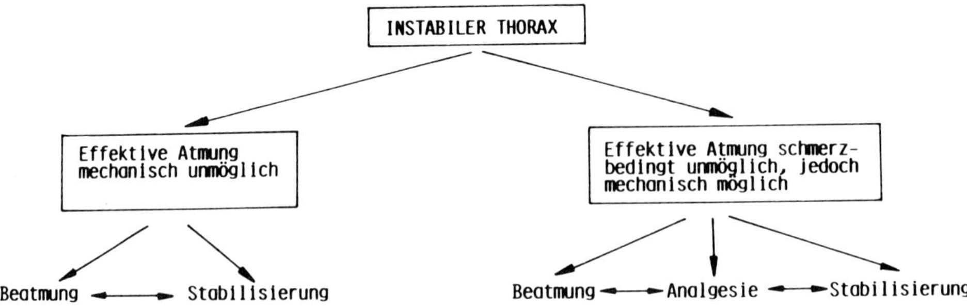

Abb. 5. Therapeutisches Vorgehen bei instabilem Thorax

Tabelle 1. Analgesie bei Verletzungen der Thoraxwand

Einfach	Schwieriger	Schwierig
Systemische Analgesie	Lokalanästhesie (costal, paravertebral)	Thorakale PDA
– Hypoventilation	– Toxizität des Lokalanästheticums	– „Aufsteigen" der PDA mit Ateminsuffizienz
– schlechte Expectoration	– viele Injektionen	– lokale Komplikationen am Rückenmark
– Immobilisation	– Pneumothoraxgefahr	

Zum einen kann die effektive Atmung mechanisch unmöglich sein; dies ist häufig der Fall bei einer ausgedehnten Rippenserienfraktur bzw. bei einem Abriß der Rippen an der Knorpel-Knochengrenze am Sternum.

Zum anderen kann eine theoretisch mögliche effektive Atmung durch stärkste Schmerzen verhindert werden.

Hieraus ergeben sich unterschiedliche therapeutische Konsequenzen. Ist eine effektive Atmung unmöglich, muß entweder beatmet werden oder eine Stabilisierung des knöchernen Thorax durchgeführt werden (Abb. 5). Natürlich ist auch bei der Stabilisierung eine prä-, intra- und postoperative Beatmungstherapie notwendig. Führt lediglich der Schmerz zu einer ineffektiven Atmung, steht uns neben der Beatmung und Stabilisierung noch die *ausreichende Analgesie* und damit die Ermöglichung einer effektiven schmerzlosen Atmung als therapeutische Maßnahme zur Verfügung.

Tabelle 1 gibt Auskunft über die möglichen Analgesieformen bei Verletzungen der Thoraxwand. Die *einfachste Form der Schmerzlinderung* ist durch *systemische Applikation* von stark wirkenden Analgetika zu erzielen; als weitere Möglichkeit wäre die intercostale oder paravertebrale Applikation von Lokalanaesthetika zu erwähnen, sowie schließlich die eleganteste Methode, die thorakale Periduralanaesthesie, auf die an anderer Stelle ausführlich eingegangen wurde.

Wann ist nun eine Indikation zur Beatmung absolut gegeben? Die in Tabelle 2 wiedergegebene Auflistung enthält einfache physiologische Meßgrößen und Einschätzungen, die

Tabelle 2. Indikation zur Bestimmung

– AF	> 30/min, >10/min
– AZV	< 7 ml/kg KG
– VK	< 12 ml/kg KG
– p_aCO_2	> 60 mmHg
– p_aO_2	< 55 mmHg (F_iO_2 0,21)
– p_aO_2	<250 mmHg (F_iO_2 1,0)
– angestrengter Patient	
– schlechte Tendenz	

Tabelle 3. Beatmungstechnik

1. Anfangs CR mit PEEP (F_iO_2 1,0, dann Reduktion)
2. SIMV, AR, CPAPB etc., wenn:
   - F_iO_2 <0,4
   - PEEP <5 cm H_2O
   - Patient kooperativ
   - Analgesie ausreichend
   - kein ARDS zu befürchten

eine Orientierungshilfe zum Einsatz der Beatmungstherapie darstellen. Bei einer Atemfrequenz von deutlich über 30/min sowie unter 10/min, bei einem Atemzugvolumen von weniger als 7 ml/kg KG, also grob geschätzt weniger als 500 ml Atemzugvolumen beim normalgewichtigen Patienten, sowie bei einer Vitalkapazität, die weniger als 12 ml/kg KG beträgt, ist eine Beatmung absolut indiziert. Bei den Blutgaswerten sind ein p_aCO_2 von über 60 mmHg sowie ein p_aO_2 bei Luftatmung unter 55 mmHg bzw. bei Sauerstoffatmung von unter 250 mmHg als Beatmungsindikation anzusehen. Darüberhinaus beatmen wir immer dann, wenn der Patient angestrengt wirkt, und eine Tendenz zur Verschlechterung der Gesamtsituation abzusehen ist.

Tabelle 3 gibt Auskunft über die Beatmungstechnik. Nach dem Entschluß zur Beatmung wird immer mit kontrollierter PEEP-Beatmung begonnen. Dabei fangen wir mit einem FIO_2 von 1,0 an zur Einschätzung der globalen Lungenfunktion und reduzieren dann die inspiratorische Sauerstoffkonzentration den vorliegenden Verhältnissen entsprechend. Hiernach wird man sich im wesentlichen nach der Blutgasanalyse richten. Es muß an dieser Stelle darauf hingewiesen werden, daß noch nicht mit Bülau-Drainagen versehene thoraxverletzte Patienten nach Beginn der kontrollierten Beatmung naturgemäß ein hohes Pneumothoraxrisiko besitzen. Daraus ergibt sich die Notwendigkeit der engmaschigen Überwachung, sowie die unter Umständen notfallmäßige Anlage einer Bülau-Drainage nach rein klinischen Kriterien. Beatmungsformen wie SIMV, assistierte Beatmung oder CPAP-Atmung wählen wir erst dann, wenn die inspiratorische Sauerstoffkonzentration bei etwa 40% liegt, ein PEEP von weniger als 5 cm H_2O erforderlich ist, der Patient bei Nachlassen der Sedierung kooperativ erscheint, die Analgesie ausreichend ist und mit großer Wahrscheinlichkeit kein ARDS zu befürchten ist.

Tabelle 4. Kriterien zur Entwöhnung von der Beatmung

– VK	> 10 ml/kg KG
– p_{insp}	<–20 cm H_2O
– AMV	= 10–15 l/min
– AF	< 25–30/min
– p_aO_2	> 60 mmHg (F_iO_2 = 0,21)
– p_aO_2	>300 mmHg (F_iO_2 = 1,0)
– p_aCO_2	< 50 mmHg
– V_D/V_T	< 15%

Die Entwöhnung vom Respirator (Tabelle 4) beginnen wir, wenn die Vitalkapazität 10 ml/kg KG übersteigt, der Patient einen inspiratorischen negativen Druck von wenigstens – 20 cm H_2O aufbringen kann und das Atemminutenvolumen im Bereich zwischen 10 und 15 l/min bei Frequenzen unter 25–30/min liegt. Zum Zeitpunkt der Entwöhnung sollte der arterielle pO_2 bei Luftatmung über 60 mmHg liegen, bei reiner Sauerstoffatmung über 300 mmHg. Der arterielle pCO_2-Wert sollte unter 50 mmHg liegen und die Totraumventilation sollte nicht mehr als 15% betragen.

Zum Abschluß noch einige Bemerkungen zum ARDS, oder auch zum Schocklungensyndrom, denn meist sind es ja nicht die Verletzungen der äußeren Thoraxwand, sondern die primären und sekundären Schädigungen der Lunge, die zur Beatmungstherapie zwingen. In den letzten Jahren hat man sich viel versprochen von der Hochfrequenz-Jet-Beatmung, man versprach sich von dieser Beatmungsform einen wichtigen Beitrag in der Therapie. Die Erwartungen all jener Arbeitsgruppen, die sich mit zum Teil selbst entwickelten Jet-Generatoren in der Therapie des ARDS beschäftigt haben, wurden nicht erfüllt.

Mittlerweile glauben wir sagen zu können, daß vor allen Dingen die Beatmung mit modernen, digital gesteuerten Respiratoren einer Hochfrequenz-Jet-Beatmung vorzuziehen ist. Jet-Beatmung hat als einzige Indikation die Behandlung von Patienten mit großen bronchopleuralen Fisteln. Nach Einführung hochmoderner digital gesteuerter Beatmungsmaschinen ist die Therapie der Schocklunge durch *Beatmung* unserer Einschätzung nach nicht weiter zu verbessern; weitere entscheidende prognoseverbessernde Maßnahmen bei der Behandlung des ARDS sind in der Elimination des pathologisch vermehrten interstitiellen Lungenwassers zu sehen.

Neben der notwendigen konsequenten kontrollierten Beatmung wenden wir daher heute frühzeitig immer dann, wenn die Flüssigkeitselimination allein mit Schleifendiuretika nicht zu bewerkstelligen ist, eine Eliminationsbehandlung an, und erreichen damit in vielen Fällen eine eindrucksvolle Verbesserung der pulmonalen Situation. Eine weitere, sich noch im experimentellen Stadium befindende Maßnahme kann die *Drainage* des Ductus thoracicus darstellen, bei der es gelingt, die unter Beatmung verringerte Drainageleistung der Lymphabflußbahnen der Lunge zu steigern.

Zusammenfassung

Einleitend wird eine kurze zusammenfassende Darstellung der Pathophysiologie des Thoraxtraumas gegeben; vor allen Dingen werden die Ausprägung und das Zustandekommen des

Leitsymptoms Hypoxämie dargestellt. Auf die besondere Bedeutung der regionalen Hypoventilation bei Patienten mit Thoraxverletzungen wird hingewiesen. Die Bedeutung einer effektiven Analgesie nach Thoraxtrauma wird unterstrichen. Es werden Kriterien für Beatmungsindikation, Beatmungstechnik und Entwöhnung von der Beatmung aufgestellt. Eine differenzierte Therapie des ARDS wird erläutert, wobei kritisch zur Hochfrequenz-Jet-Beatmung Stellung genommen wird, und die Wertigkeit der Flüssigkeitselimination aus dem Lungeninterstitium unterstrichen wird.

Der instabile Thorax – Operative Stabilisierung – Indikation und Zeitpunkt

J. Poigenfürst

Unfallkrankenhaus Lorenz Böhler in Wien (Direktor: Prim. Dr. J. Poigenfürst)
Donaueschingenstraße 13, A-1200 Wien

Einleitung

Im Dezember 1972 wurde eine 37 Jahre alte Frau nach einem Autozusammenstoß in schwer schockiertem Zustand in die I. Universitätsklinik für Unfallchirurgie in Wien eingeliefert. Es bestanden Serienrippenbrüche mit Hautemphysem und paradoxer Atmung. Aus dem Pleuradrain entleerte sich Blut im Schwall. An der dringlichen Indikation zur Thoracotomie war nicht zu zweifeln. Bei der Operation fand sich ein etwa 15 cm langer Riß im rechten Mittellappen, der genäht werden konnte. Anschließend an die Versorgung der Lungenwunde wurden 5 Rippen mit Drittelrohrplatten und Kleinfragmentschrauben stabilisiert. Die Patientin wurde nach der Operation extubiert, die Drains konnten 4 Tage später entfernt werden und 20 Tage nach dem Unfall wurde die Patientin in häusliche Behandlung entlassen (Abb. 1, 2). Seitdem sind an den beiden Universitätskliniken und in den beiden

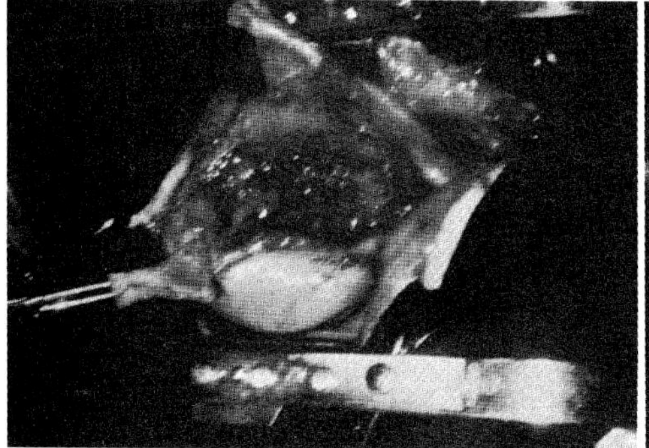

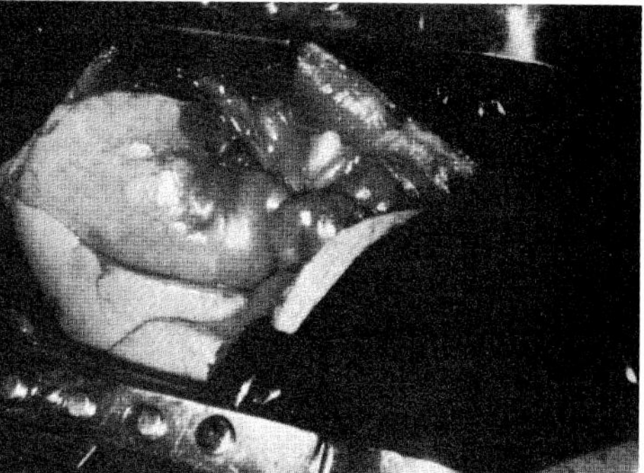

Abb. 1. Riß im rechten Mittellappen bei einer 37 Jahre alten Frau nach Autozusammenstoß und Zustand nach Naht des Risses

Hefte zur Unfallheilkunde, Heft 174
Zusammengestellt von A. Pannike

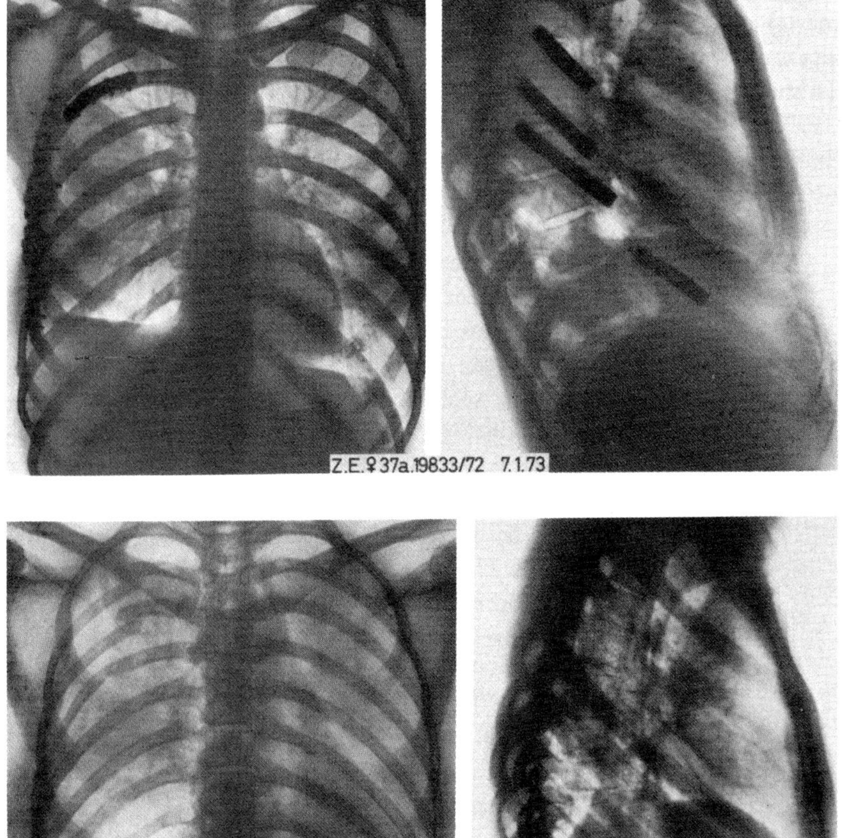

Abb. 2. Kontrollröntgen derselben Patientin 2 Wochen nach Naht eines Lungenrisses und Stabilisierung der Rippenbrüche mit Drittelrohrplatten sowie Kontrollröntgen 3 Monate nach dem Unfall nach Entfernung der Platten

Unfallkrankenhäusern Wiens etwa 30 rippenstabilisierende Operationen vorgenommen worden. Das bedeutet etwa 2–3 pro Jahr. Die kleine Zahl deutet schon darauf hin, wie zögernd die Indikation gestellt wird. Diese Zurückhaltung erscheint gerechtfertigt, weil die Anzeige zur operativen Brustwandstabilisierung im Vergleich zu anderen therapeutischen Verfahren, vor allem im Hinblick auf die Möglichkeiten der Periduralanästhesie, nur sehr individuell gestellt werden kann.

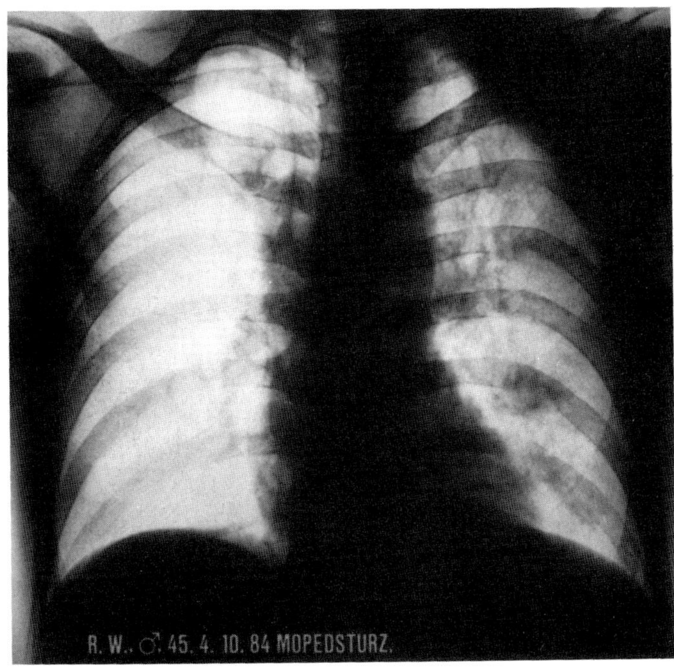

Abb. 3. Brustwandbruch links, cranial bei einem 45 Jahre alten Mann. Trotz paradoxer Atmung konnte die Verletzung durch Epiduralanästhesie ohne Intubation behandelt werden.

Fallbeispiele

Patient 1: Ein 45 Jahre alter Mann wurde nach einem Mopedsturz in ein örtliches Krankenhaus eingeliefert. Diagnose: Gehirnerschütterung, frontobasale Fraktur links, Bruch des linken Schlüsselbeines und Serienrippenbrüche links. Wegen Verschlechterung des Allgemeinzustandes wurde der Verletzte 24 h später verlegt. Von seiten der Blutgase und des Lungenröntgens ergab sich keine Operationsindikation. Setzen eines Epiduralkatheters in Höhe Th X/XI, Instillation von 25 ml Carbostesin 0,33%ig, dann Behandlung durch Bypass 4 ml/h Carbostesin 0,25%ig. Am nächsten Tag gute Blutgase bei Luftatmung und 13 Tage nach dem Unfall Entlassung in häusliche Behandlung. Systemische Analgetika wurden nur zweimal benötigt. Obwohl eine deutliche Brustkorbdeformität mit Einsinken des linken oberen Thoraxquadranten besteht, ergab die Lungenfunktionsprüfung 15 Tage nach dem Unfall normale Lungenvolumina bei normalen Blutgasen (Abb. 3, 4)

Patient 2: Ein 43 Jahre alter Mann wurde an seinen Kleidern von einem Förderband ergriffen und gegen einen Stempel gepreßt. Sofortige Einlieferung. Diagnose: Serienrippenbrüche beidseits und Brustbeinbruch. Der Verletzte hatte wenig Schmerzen, bevorzugte allerdings aufrechte Körperhaltung durch Herumgehen. Die zu erwartende paradoxe Atmung war kaum sichtbar. Grenzwertige Blutgase. Nach Setzen einer intercostalen Lokalanästhesie wurde die paradoxe Atembewegung wesentlich deutlicher. Aufgrund der Ver-

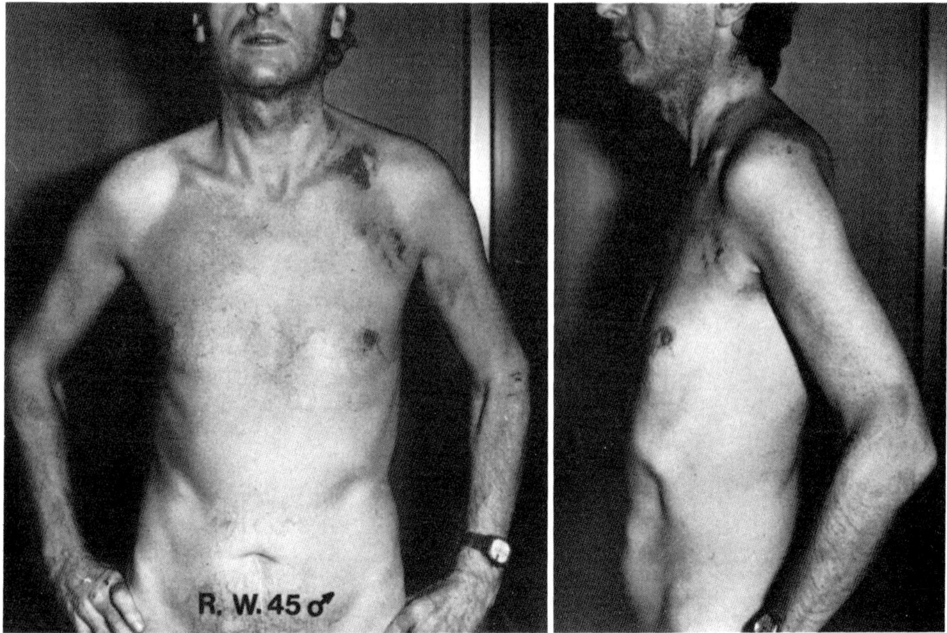

Abb. 4. Das Einsinken der linken oberen Thoraxpartie ist deutlich zu sehen. Lichtbild 15 Tage nach dem Unfall. Zu diesem Zeitpunkt bestanden normale Lungenvolumina und normale Blutgase

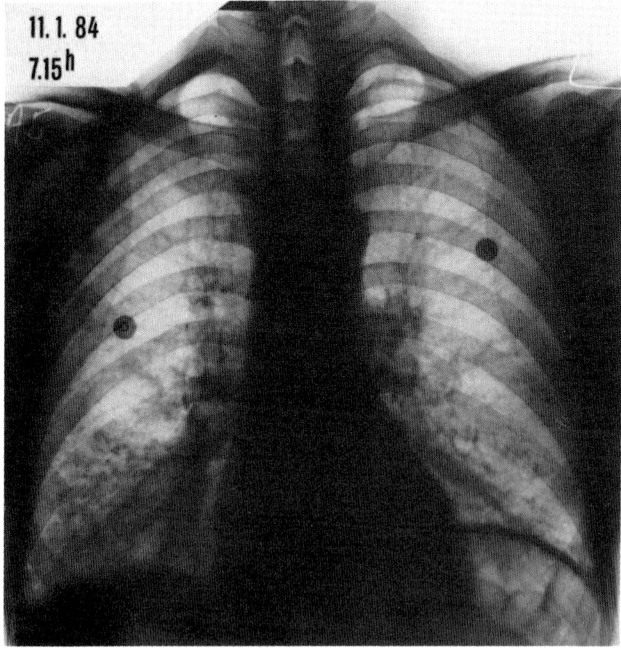

Abb. 5. Lungenröntgen eines 43 Jahre alten Mannes, 24 h nach einem Thoraxtrauma. Gleichzeitig Verschlechterung der Blutgase, deshalb Brustwandstabilisierung

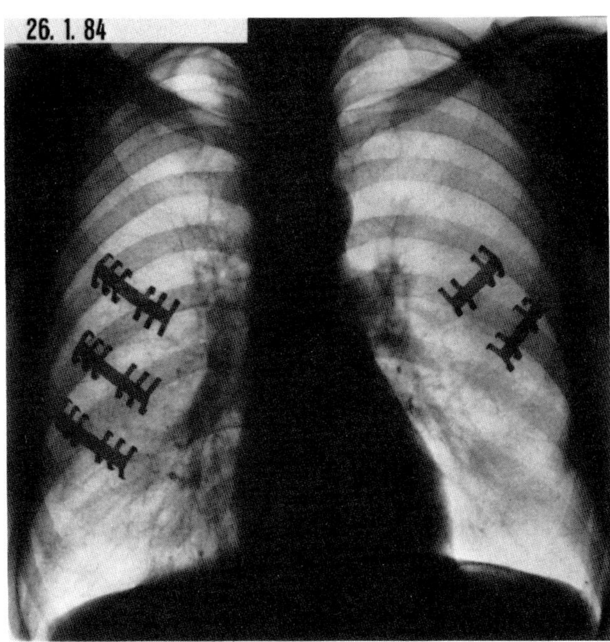

Abb. 6. Lungenkontrollbild desselben Patienten 15 Tage nach der Operation

schlechterung der Röntgenbilder nach 48 h und beginnender Verschlechterung der Blutgase wurden beidseits die Rippen mit Krallenplatten und das Sternum mit einer Lochplatte stabilisiert. Daraufhin rasche Erholung der Blutgaswerte und des Allgemeinzustandes. Der Verletzte war nach der Operation 2 Tage lang intubiert und konnte 20 Tage nach dem Unfall in häusliche Behandlung entlassen werden (Abb. 5, 6).

Patient 3: Eine 20 Jahre alte Frau erlitt durch einen Autounfall einen Riß des Mesenteriums und des Omentum majus und Serienrippenbrüche rechts mit Pneumothorax. Primärbehandlung durch Laparotomie und durch Versorgung der intraabdominellen Verletzungen und Pleuradrainage. Nach 3 Tagen zwang eine respiratorische Verschlechterung zur Intubation und Beatmung. Nach 4 Tagen Entwöhnungsversuch und da dieser nicht gelang, am nächsten Tag Rippenverplattung. 12 Tage nach der Operation Tracheostomie, nach weiteren 16 Tagen Tracheostomieverschluß und Entlassung in häusliche Behandlung nach insgesamt 39 Tagen.

Patient 4: Ein 49 Jahre alter Mann, erlitt durch Sturz von einem Gerüst folgende Verletzungen: Gehirnerschütterung, beidseitige Serienrippenbrüche mit beidseitigem Pneumothorax und Hautemphysem, Bruch des I. Lendenwirbels und Verrenkung des rechten Oberarmes mit Abbruch des Tuberculum majus. Zunächst Einlieferung in das örtliche Krankenhaus und nach 12 h Verlegung. Behandlung: Beidseitige Pleuradrainage, Intubation, Beatmung, Dämpfung. Nach 10 Tagen Entfernung der Drains of beiden Seiten. 4 Tage später Extubation, wonach eine deutliche parasternale Instabilität auffällt. Entlassung 31 Tage nach dem Unfall. Die Blutgase des Verletzten waren immer grenzwertig und der Bedarf an Analgetika

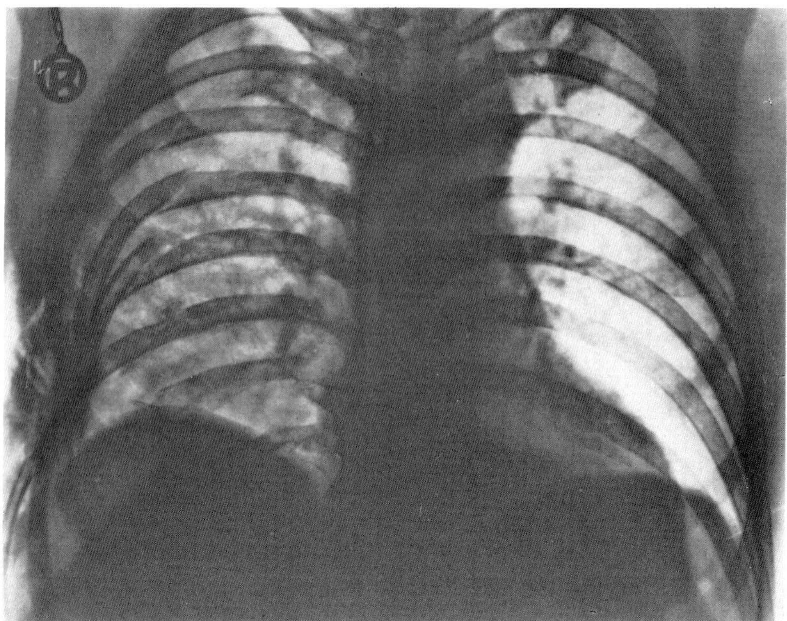

Abb. 7. Lungenröntgen eines 20 Jahre alten Mannes mit Serienrippenbrüchen links. Nach Anlegen eines Cingulums ergab sich eine Verschiebung der Fragmente, die fast eine Indikation zur Operation darstellt

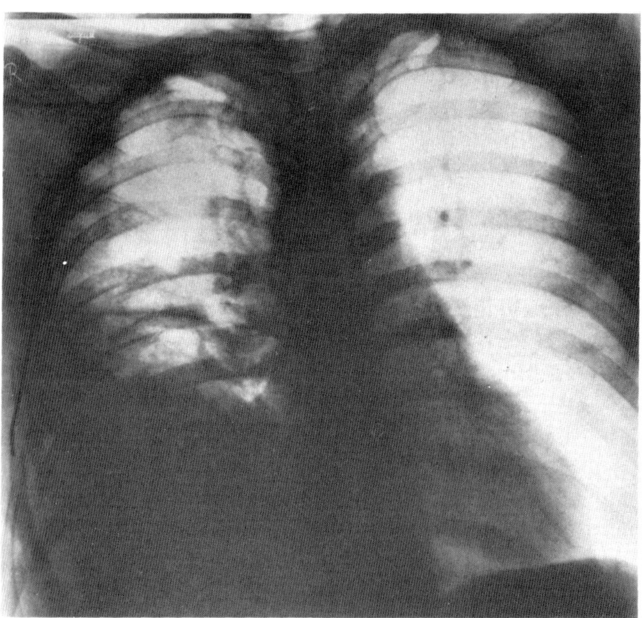

Abb. 8. Nach Abnahme des Cingulums ist die Verschiebung der Bruchstücke wieder verschwunden

war auffallend hoch. 2 1/2 Monate später bestand immer noch eine paradoxe Atembewegung durch Pseudarthrosen der Rippen, vor allem auch im knorpeligen Anteil links parasternal. Es wurde deshalb eine sekundäre Verplattung der Rippenbrüche durchgeführt.

Indikationen zur Rippenstabilisierung

Von seiten der Rippenfraktur ergeben sich allgemein gesprochen 5 mögliche Operationsindikationen:
- Rippenstückbrüche;
- Rippenserienbrüche, vor allem bei beidseitiger Verletzung;
- Brustwanddeformität;
- abnorme Beweglichkeit;
- verzögerte Bruchheilung.

Dem Röntgenbild der Rippen allein darf allerdings nicht zuviel Bedeutung beigemessen werden. Schon durch die Anwendung eines Cingulums oder durch die besondere Lagerung eines Verletzten, kann die Stellung der Fragmente verändert werden (Abb. 7, 8). Auch mit Rücksicht auf die nicht seltenen – aber im Röntgenbild unsichtbaren – parasternalen Knorpelfrakturen, sollte die Operationsindikation vorwiegend von der Funktion abhängig gemacht werden. Funktionelle Kriterien zur Rippenstabilisierung sind:
- Lungen oder Leberanspießung durch Rippenfragmente;
- starke Verschiebung der Fragmente mit Gefahr der Anspießung;
- Ausfall der auxiliären Atemmuskulatur durch zusätzliche Schlüsselbein- oder Darmbeinbrüche;
- Verminderung der Lungenvolumina;
- paradoxe Atembewegung;
- Verschlechterung der Blutgase vor Beatmung;
- Zunehmende Schwierigkeiten mit der Beatmung.

Zeitpunkt der Operation

Wenn wegen einer Organverletzung die Operationsindikation dringlich gegeben ist, sollte nicht zugewartet werden und die Rippenstabilisierung anschließend an die Organversorgung erfolgen. Wenn keine primäre Operationsindikation besteht, können Atemmechanik und Entwicklung der Blutgase unter Schmerzausschaltung beobachtet werden. Ohne ausreichende Schmerzausschaltung kann eine paradoxe Atembewegung durch die Schonatmung des Patienten so lange verschleiert werden, bis sich Atelektasen bilden und die Blutgase schlechter werden. In diesen Fällen stellt daher die intercostale oder epidurale Schmerzausschaltung eine Maßnahme im Rahmen der Primärversorgung dar. Wenn trotz dieser Maßnahme eine Verschlimmerung eintritt, sollte die Rippenstabilisierung spätestens am 2. oder 3. Tag durchgeführt werden. Wurde primär der Weg der inneren Stabilisierung des Thorax durch Beatmung eingeschlagen und konnte damit kein Erfolg erzielt werden, sollte die operative Stabilisierung nicht später als am 5. Tag durchgeführt werden, weil der Patient sonst trotzdem nicht früher entwöhnt werden kann, als dies ohne Operation der Fall gewesen wäre.

Zusammenfassung

Die Indikation zur Rippenverplattung hängt nicht vom Röntgenbild der Rippenfraktur, sondern von der Lunge und ihrer Funktion ab. Wenn man sich zur Operation entschlossen hat, sollte diese so rasch als möglich durchgeführt werden.

Es hat keinen Sinn, die Entscheidung zur Operation hinauszuzögern. Durch die frühe Operation kann die Entwicklung von Rippenpseudarthrosen verhindert werden.

Therapie des instabilen Thorax – peridurale Daueranalgesie

S. Piepenbrock

Abt. Anästhesiologie II, Medizinische Hochschule Hannover, Konstanty-Gutschow-Straße 8, D-3000 Hannover 61

Schwere Rippenserienbrüche ohne oder auch mit instabilem Thorax können operativ oder konservativ behandelt werden. Die operative Behandlung ist speziellen Fällen vorbehalten. Weitaus im Vordergrund steht heute die konservative Behandlung unter Spontanatmung oder Beatmung. Wann immer möglich, sollte die Spontanatmung erhalten bleiben.

Der Patient mit Rippenserienbrüchen und evtl. instabilem Thorax atmet schmerzbedingt flach und schont die verletzte Seite. Es kommt zu Atelektasenbildung und endobronchialer Sekretanhäufung, Tief- und Seufzeratmung oder gar Abhusten ist aufgrund von Schmerzen kaum möglich. Alveoläre Hypoventilation und Pneumonie sind die Folge. Von pathophysiologischer Bedeutung ist darüber hinaus sicherlich auch, daß extremer Schmerz über sympathico-adrenerge, druckerhöhende Mechanismen im pulmonalen Kreislauf und Verschiebungen im Wasserhaushalt traumatische Lungenveränderungen zusätzlich verstärken kann.

Da vor allem der Schmerz für die Atmungseinschränkung verantwortlich ist, kann nur unter der Voraussetzung einer adäquaten Analgesie eine erfolgversprechende konservative Therapie unter Spontanatmung durchgeführt werden.

Für die allgemeine oder *systemische Analgesie* (i.v., i.m.) kommen bei schweren Thoraxwandverletzungen nur Analgetika vom Opiattyp in Frage. Die systemische Anwendung von Opiaten hat allerdings den entscheidenden Nachteil, daß zwar die Schmerzen in Ruhe gedämpft werden, der Bewegungsschmerz während der Mobilisation oder gar beim Abhusten jedoch erhalten bleibt.

Erfolgversprechender sind Techniken der regionalen Schmerzausschaltung.

Die Regionalanästhesie mit Hilfe der *Intercostalblockade* ermöglicht eine suffiziente regionale Schmerzausschaltung. Nachteilig ist jedoch, daß neben möglichen toxischen Effekten durch das Lokalanästheticum noch die für den Patienten unangenehmen wiederholten Injektionen und die Gefahr des Pneumothorax hinzukommen.

Hefte zur Unfallheilkunde, Heft 174
Zusammengestellt von A. Pannike

Kontinuierliche thorakale Periduralanästhesie

Eine weitere Technik der regionalen Schmerzausschaltung ist die kontinuierliche thorakale Periduralanästhesie mit Bupivacain. Gibbons (1973) und vor allem Dittmann haben diese Methode mit günstigem Erfolg angewendet.

Voraussetzungen für die Anwendung der Regionalanästhesie und die Behandlung unter Spontanatmung sind ein wacher, kooperativer Patient, das Fehlen eines schweren Schädelhirntraumas, und daß das Trauma sich im wesentlichen auf den knöchernen Thorax beschränken sollte. Handelt es sich um ein Polytrauma oder gar um eine Schocksituation, oder liegt eine manifeste Gasaustauschstörung vor, wie z. B. nach Aspiration oder schwerer Lungenkontusion, so wird mit positiv endexspiratorischem Druck (PEEP) beatmet. Neben der sorgfältigen Auswahl der Patienten für eine Therapie unter Spontanatmung muß betont werden, daß es mit der Schmerzausschaltung allein nicht getan ist, sondern daß die dadurch erst ermöglichte intensive physikalische Therapie unbedingt hinzukommen muß.

Bei der thorakalen Periduralanästhesie sind jedoch einige *Nachteile* zu berücksichtigen. Der thorakale Zugang zum Periduralraum ist technisch durchaus nicht einfach und sehr viel schwieriger erlernbar als die Punktion im lumbalen Bereich. Außerdem wird in einem Bereich punktiert, hinter dem das Rückenmark liegt, welches verletzt werden kann. Eine versehentliche intravasale Injektion kann zur Intoxikation mit schweren cerebralen und cardiovasculären Reaktionen führen. Die versehentliche intrathekale Injektion, die auch nach mehreren Nachinjektionen einer Periduralanästhesie (PDA) wahrscheinlich infolge einer sekundären Duraperforation durch den Katheter erfolgen kann, verursacht unter Umständen eine hohe Spinalanästhesie. Durch die lokalanästhetikabedingte Sympathicolyse kann auch bei Nachinjektionen eine Hypotension ausgelöst werden. Weiterhin besteht die Gefahr, daß bei Höhersteigen des Blockes über Th5 hinaus durch eine Ausschaltung der Nn. accelerantes die Herzfrequenz verlangsamt und die Herzfunktion beeinträchtigt wird. Schließlich kann gerade auch bei häufigen Nachinjektionen eine motorische Blockade die Aktivierung des Patienten einschränken.

Peridurale Opiat-Analgesie

Diese Risiken und Einschränkungen der Periduralanästhesie lassen sich vermeiden, wenn man statt des Lokalanästheticums ein Opioid peridural appliziert, und wenn man darüber hinaus statt des thorakalen den lumbalen Zugangsweg wählt.

Grundsätzlich gelten für die peridurale Opiatanalgesie (POA) die gleichen Ausschlußkriterien wie für die Periduralanästhesie. Die Basis bildet, wie in anderen klinischen Situationen auch, der klinische Status, Vorerkrankungen werden ermittelt und Laborwerte einschließlich arterieller Blutgase und Gerinnung werden bestimmt. Die Punktion erfolgt in Höhe L2/L3 oder L3/L4. Günstige Substanzen für die peridurale Applikation sind Morphin oder auch Buprenorphin. Der frappierende Erfolg stellt sich für gewöhnlich nach einer Latenzzeit von 2 bis 20 min ein, der Patient kann durchatmen, die Atemfrequenz sinkt, und das angestrengte, evtl. cyanotische Aussehen bessert sich.

Jetzt ist die Voraussetzung geschaffen für die eigentliche, entscheidende Therapiemaßnahme: das Atemtraining.

Der wichtige *qualitative Unterschied zu den systemisch gegebenen Opiaten* besteht darin, daß nach periduraler Applikation auch der Bewegungsschmerz praktisch verschwunden ist. Die Aufhebung diffuser Schmerzen ist segmental und lang anhaltend. Im Gegensatz *zur Periduralanästhesie* bleibt die epikritische Sensibilität erhalten, die Funktion des Sympathicus ist nicht beeinträchtigt (wenn auch einige Symptome auf Störungen des autonomen Nervensystems hinweisen), es steht ein Antidot zur Verfügung und eine motorische Paralyse fehlt. Auch deshalb ist der Patient unter dieser Analgesieform voll mobilisierbar und kann umhergehen.

Die *Dosierung* für Morphin beträgt 3 bis 5 mg, aufgelöst in 15 bis 25 ml Glucose 5%, und für Buprenorphin 0,15 bis 0,3 mg, aufgelöst in 15 bis 25 ml NaCl 0,9%. Mit der Menge an Lösungsmitteln ist es möglich, je nach Größe des Patienten und Höhe der Rippenbrüche die Ausdehnung der Analgesie nach oben zu beeinflussen. Die Wirkungsdauer beider Substanzen unterliegt einer großen interindividuellen Streubreite (Bereich etwa 3 bis 30 h). Da die mittlere Wirkungsdauer etwa bei 10 bis 12 h liegt, kommt man in der Regel mit einem Applikationsintervall von 8 bis 12 h aus. Es ist aber darauf zu achten, den Zeitpunkt der erforderlichen Repetition nicht zu verpassen, da der Patient über eine oberflächliche Schonatmung zur Ruhigstellung der Thoraxwand Schmerzarmut anstrebt. Verlaufsmessungen der Vitalkapazität (> 15 ml/kg Körpergewicht) können hierbei hilfreich sein.

Die erst mit Hilfe einer ausreichenden Analgesie durchzuführende *Atemtherapie* beinhaltet unter anderem die Spontanatmung mit *PEEP-CPAP*, z. B. mit dem Baseler *PEEP*-Weaner. Die Atmung mit erhöhter Mittellage wird vom Patienten meist als durchaus angenehm empfunden und ohne weiteres 15 bis 30 min toleriert. Die Vitalkapazität und funktionelle Residualkapazität wird erhöht, und durch Eröffnen von Mikroatelektasen sinkt der intrapulmonale Rechts/Links-Shunt. Weiterhin gehören zur Atemtherapie auch Inhalationen, Drainage durch Lagerung, intermittierende positive Druckbeatmung (IPPV), Atemgymnastik, Mobilisierung incl. Umhergehen und evtl. auch die Hochfrequenz-Jet-Ventilation. Aus der Fülle der Möglichkeiten kann entsprechend der Belastbarkeit und der Mitarbeit des Patienten die für ihn passende ausgewählt werden. Eine begleitende Maßnahme ist unter Umständen auch die blindnasale oder fiberbronchoskopische tracheobronchiale Absaugung.

Von den *Nebenwirkungen* der periduralen Opiatanalgesie muß vor allen Dingen die potentielle Atemdepression hervorgehoben werden. Sie ist zwar selten, tritt aber typischerweise erst 6 bis 10 h nach der periduralen Opiatinjektion auf. Da Extremfälle bis zu 20 h nach Applikation beschrieben sind, ist eine adäquate Überwachung für mindestens 24 h angezeigt. Anzeichen für eine beginnende atemdepressive Wirkung sind Abnahme der Atemfrequenz, Miosis und evtl. Sedierung. Mit der i.v. Gabe des Opiatantagonisten Naloxon („Titration“ mit 0,2 mg i.v.) kann die Atemdepression behandelt werden, ohne daß die Analgesie erlischt.

Übelkeit oder Erbrechen sind opiattypische Nebenwirkungen, die mit Domperidon (Motilium) oder Dehydrobenzperidol günstig zu beeinflussen sind. Das früher häufiger beschriebene Hautjucken, ist seltener geworden, nachdem präservierungsmittelfreie Opiate gegeben werden. Von klinischer Bedeutung ist eine Harnverhaltung, die bei Frauen selten, bei Männern jedoch häufig sein kann (bis zu 50%). Diese Nebenwirkung ist jedoch auch bei der Periduralanästhesie zu beachten.

Im Vordergrund bei der *Beurteilung des Behandlungserfolges* steht die klinische Beurteilung, die sich vor allem auch am Wohlbefinden des Patienten und an der Mitarbeit des Patienten orientiert. Regelmäßige arterielle Blutgasanalysen, Röntgenthoraxkontrollen und evtl. atemdynamische Messungen sichern den Erfolg ab.

Die *Indikation* der periduralen Analgesiemethoden (PDA, POA) beschränkt sich nicht auf den spontan atmenden Patienten mit instabilem Thorax, sondern ist ebenso bei beatmeten und unter Umständen bewußtlosen Patienten gegeben. Die peridurale Opiatanalgesie oder auch die Periduralanästhesie sind nicht als Alternative, sondern als adjuvante Maßnahmen zur Beatmungstherapie zu betrachten. In Kombination mit der Beatmungstherapie sind die Methoden zur regionalen Schmerzbekämpfung von so großem Vorteil, daß sie, wann immer möglich, eingesetzt werden sollten. Schwer sedierbar beatmete Patienten sind für gewöhnlich mit der periduralen Opiatanalgesie (oder PDA) sehr viel einfacher zu führen. Außerdem kann dann in der Regel viel rascher mit der Entwöhnung vom Respirator begonnen und die Beatmungsdauer wesentlich verkürzt werden.

Der *Zeitpunkt* zur konsequenten periduralen Schmerztherapie sollte so früh wie möglich nach dem Unfallereignis gewählt werden. Selbstverständlich muß das Legen des Periduralkatheters medizinisch und technisch machbar sein.

Die peridurale Daueranalgesie ist demnach ein ganz wesentlicher Ansatz im Therapiekonzept beim instabilen Thorax.

Therapie des instabilen Thorax – Indikation und Zeitpunkt. Zur Diskussion aufgefordert

K. E. Rehm

Unfallchirurgische Klinik und Poliklinik der Justus-Liebig-Universität Gießen (Leitender Arzt Prof. Dr. H. Ecke), Klinikstraße 29, D-6300 Gießen

Da beim instabilen Thorax weiterhin verschiedene begründete Ansichten bestehen, muß es wohl verschiedene Blickwinkel geben, aus welchen die therapeutischen Konsequenzen abgeleitet werden.

Dem Unfallchirurgen wird der mechanische Aspekt am nächsten liegen, was aber nur einen Teil der Pathophysiologie ausmacht. Daß die Thoraxwandinstabilität, im Experiment isoliert betrachtet, ausreicht, schwerste Störungen der Lungenfunktion zu verursachen, hat Vecsei gezeigt.

Instabiler Thorax als Teilursache

Für die Klinik ist aber eine komplexere Betrachtungsweise sinnvoll, da die Thoraxwandinstabilität eine in Art und Umfang wechselnde Teilursache darstellt, deren Anteil an der gestörten Physiologie des Verletzten schwer abschätzbar ist (Abb. 1). Die Thoraxwandverletzung darf auf keinen Fall isoliert betrachtet werden. In der zur respiratorischen Insuffizienz führenden Pathophysiologie konkurriert sie in wechselndem Ausmaß mit der Parenchymläsion. Sie kann direkt oder über die Schmerzauslösung die Atemmechanik beeinflussen. Die Schmerzempfindung läßt sich durch die Epiduralanalgesie ausschalten, die

Hefte zur Unfallheilkunde, Heft 174
Zusammengestellt von A. Pannike

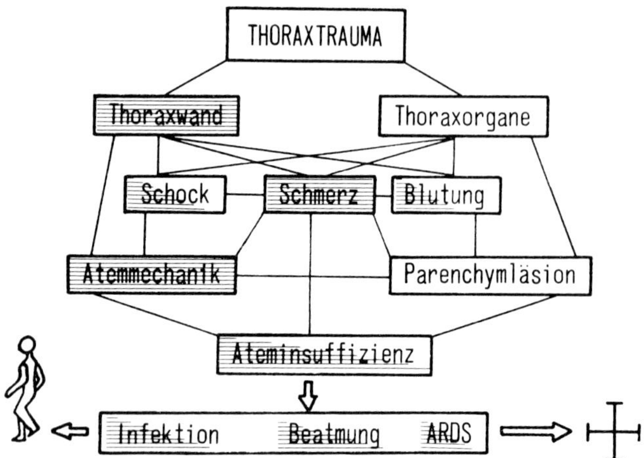

Abb. 1. Schematische Darstellung des Anteils der Thoraxwandinstabilität an den Pathomechanismen des Thoraxtraumas. Mit Querstreifen gekennzeichnet: Thoraxwandbeteiligung

Atemmechanik kann durch die innere pneumatische Schienung gebessert werden. Die chirurgische Thoraxwandstabilisierung stellt deshalb eine so reizvolle Alternative dar, weil die mechanischen Verhältnisse der Thoraxwand und die Schmerzauslösung gleichermaßen beeinflußt werden.

Da die Entstehung der respiratorischen Insuffizienz mit allen ihren möglichen Folgeerscheinungen ein multifakturelles Geschehen ist, kann aber keiner monomanen Therapie das Wort geredet werden.

Probleme der Thoraxwandstabilisierung

Vier Probleme verlangen bei der Thoraxwandstabilisierung nach einer Lösung: Die Biomechanik der Rippenfraktur und ihre Versorgung, in engem Zusammenhang damit die Operationstechnik der Thoraxwandstabilisierung, die Indikation zum aktiven Vorgehen überhaupt und schließlich die Frage des geeigneten Zeitpunktes dieser Maßnahme (Abb. 2).

1. Biomechanik

Die Vielgestaltigkeit der empfohlenen Implantate, nämlich handelsübliche Kleinfragmentmaterialien, speziell entwickelte Rippenplatten, Pericostalnähte, Drahtmontagen und vieles andere lassen vermuten, daß Hypothese und Empirie, nicht aber Grundlagenforschung und biomechanische Daten bei der Entwicklung Pate gestanden haben. Im Vergleich zu den Osteosynthesen am übrigen Skelett muß die Rippenosteosynthese besondere Anforderungen erfüllen: Sie stellt insofern einen Sonderfall der Osteosynthese dar, weil sofortige Belastungsstabilität gefragt ist. Wegen des ständigen Lastwechsels ist aber auch eine gewisse elastische Eigenschaft der montierten Osteosynthese erforderlich. Zudem kommt, daß die

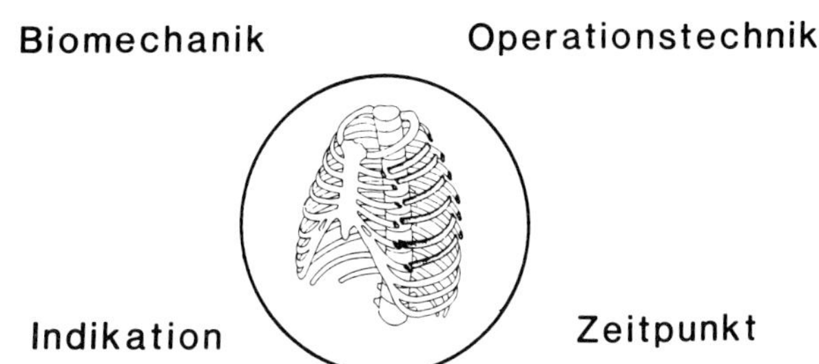

Abb. 2. Probleme der Thoraxwandstabilisierung

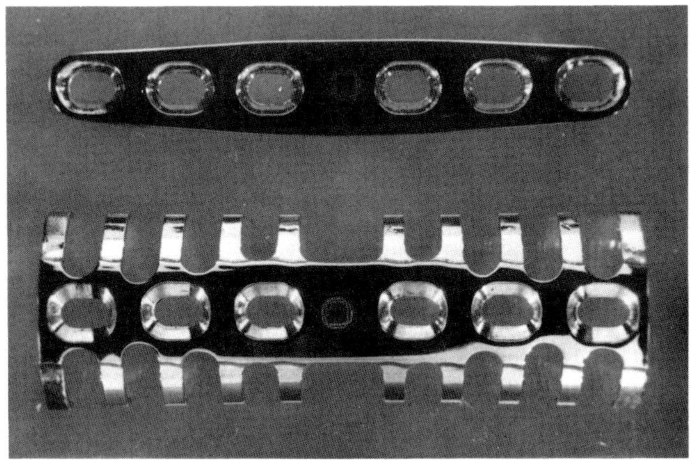

Abb. 3. Isoelastische Rippenplatten

Rippe kein homogenes Material ist, da Querschnittsform und Querschnittsaufbau soweit variieren, daß eine einheitliche Verankerung nicht für alle Lokalisationen angepaßt sein kann. Will man ein spezielles Implantat umgehen [8], so sind die Rekonstruktionsplatten aus dem Kleinfragmentinstrumentarium der AO ein noch annehmbarer Kompromiß. Unsere in Gießen entwickelten isoelastischen Rippenplatten (Abb. 3) sind nach Untersuchungen über das Bruchverhalten menschlicher Rippen [7] entwickelt worden und weisen als Hauptcharakteristikum eine abgestufte Steifigkeit zwischen den Verankerungspunkten auf, was gewisse elastische Eigenschaften und die gleichmäßige Belastung der Verankerungspunkte gewährleistet.

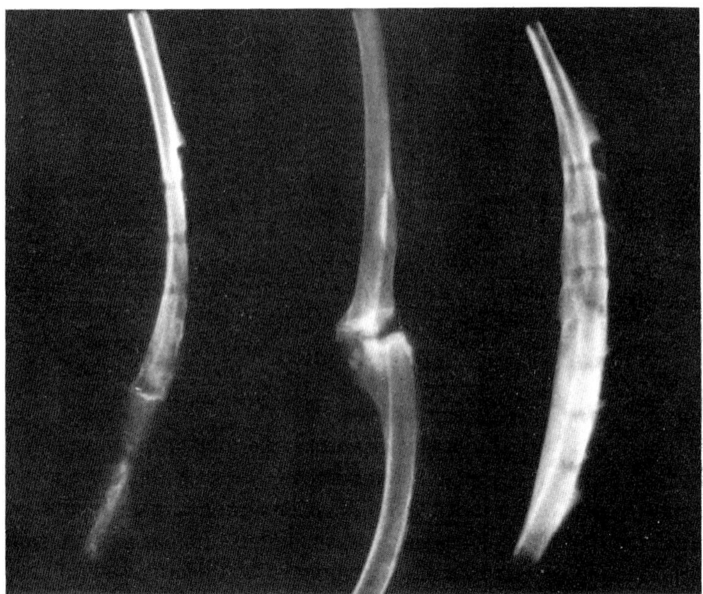

Abb. 4. Rippenpräparate vom Hund nach 3 Monaten. *Oben*: Rippenosteotomie, Montage mit Schraubplatte. *Mitte*: unversorgte Kontrollosteotomie, typisches Bild der konservativen Rippenbruchheilung mit hypertrophem kugeligem Callus, hier noch keine knöcherne Vereinigung. *Unten*: Osteotomie. Dicht neben der Knorpelknochengrenze asymmetrische Fixation mit Schrauben im knöchernen Anteil und mit Krallen am Rippenknorpel

2. Operationstechnik

Diese Verankerung ist auf 3 verschiedene Arten möglich: Das Standardimplantat ist die Schraubplatte, welche bevorzugt lateral und dorsal angewandt wird. Die Krallenplatte hat bei gleichen Lochabständen zwei Möglichkeiten der Fixation. Einerseits können sämtliche Krallen mit einer Spezialzange um die Rippe gebogen werden, was besonders bei Versagen der Schraubenverankerung hilfreich sein kann. In den ventralen Rippenanteilen besteht andererseits eine weitere Möglichkeit. Hier kann die Krallenplatte asymmetrisch fixiert werden, indem die Krallen den Rippenknorpel umgreifen und nach lateral hin eine Schraubenfixation nach Abknipsen der Krallen durchgeführt wird. Diese Implantate wurden tierexperimentell überprüft (Abb. 4) und sind in Gießen seit 2 Jahren im klinischen Einsatz.

Besteht keine Notwendigkeit zur Thoracotomie, so werden die Incisionen über den tastbaren Frakturen angelegt. Im Zusammenhang mit einer Thoracotomie sollten je 2 benachbarte Rippen auf jeder Seite durchgehend stabilisiert werden, was nur eine unwesentliche Erweiterung der Freilegung bedeutet. Die operationstechnische Seite erscheint uns damit hinreichend geklärt zu sein.

3. Indikation

Ein schwierigeres Problem ist die Indikation, da der klinische Zustand bei der Aufnahme oft noch täuscht, weil die Kompensationsmechanismen noch nicht erschöpft sind. Hilfreich ist die Einteilung des Schweregrades, sowohl nach dem Grad der Instabilität wie nach den Begleitverletzungen. Die von Vecsei zitierte Einteilung von Moore [4], welche eigentlich auf Lloyd zurückgeht [3], erscheint uns nicht ausreichend. Andere Einteilungsversuche wie ein Punktsystem [5] oder eine alleinige mechanische Typisierung [2] beziehen sich nur auf Einzelaspekte. Wir schlagen deshalb folgende Einteilung vor:

0 RSF ⩽ 3 Rippen
1 RSF ⩽ 6 Rippen
2 RSF + Stückbruch einseitig
3 RSF beidseits
4 RSF + Stückbruch beidseits
A ohne Pneumo-Hämatothorax
B Pneumo- oder Hämatothorax
C Lungenparenchymschaden
D offen Thoraxwandverletzung
E offen mit Parenchymverletzung
F Verletzung weiterer Thoraxorgane

Eine gute Indikation sehen viele Autoren zusammen mit Dor (1) darin, „auf dem Rückzug" einer ohnehin notwendigen Thoracotomie die Stabilisierungsmaßnahme durchzuführen. Das isolierte Thoraxtrauma und die von innen offene Thoraxverletzung, also eine Parenchymfistel, stellt ebenso eine gute Indikation wie die offene Thoraxwandverletzung dar. Eine fakultative Indikation kann beim hohen Alter des Verletzten, beim Polytrauma und bei der Thoraxwandinstabilität als Reanimationsfolge gelten. Keine Indikation wird bei der Rippenserienfraktur Schweregrad 0–1 gesehen und beim schweren beatmungspflichtigen Schädelhirntrauma. Kontraindikationen stellen die generalisierte Sepsis, eine manifeste pulmonale Infektion sowie eine metabolische Entgleisung dar.

4. Zeitpunkt

Keine entscheidende Besserung der insuffizienten Atmung erreichten wir bei unseren klinischen Fällen, wenn sekundär operiert wurde. Dies veranlaßt uns, die Indikation innerhalb der ersten 6 h zu stellen, bevor die Störungen des empflindlichen Lungenparenchyms bereits manifest sind.

Die Verkürzung der Beatmung und Hospitalisationsdauer und die Vermeidung von Beatmungsschäden ist das Ziel der operativen Thoraxwandstabilisierung. Bei sorgfältiger und kritischer Indikationsstellung kann damit besonders beim isolierten Thoraxtrauma wie beim alten Thoraxverletzten eine entscheidende Besserung des Thoraxverletzten erreicht werden. Diese Beobachtungen berechtigen auch zu der Überlegung, die Verletzungsfolgen des Polytraumatisierten durch eine entsprechende Maßnahme zu verringern, womit in entsprechend geeigneten Fällen eine Verkürzung der Intensivbehandlung erreicht werden kann. Die operative Thoraxwandstabilisierung gehört zum Repertoire in der Behandlung des schweren Thoraxtraumas. Sie stellt eine Teilmaßnahme neben den eingeführten Behandlungsmethoden wie Peep-Beatmung und Epiduralanalgesie dar. Sie muß als Ergänzung und nicht als Alternative zu diesen Verfahren gewertet werden.

Literatur

1. Dor V, Noiclerc M, Chauvin G, Menmet B, Kreitmann P, Leonardelli M, Amoros JF (1972) Les traumatismes graves du thorax. Place de l'ostéosynthèse dans leur traitment. Apropos de 100 cas. Nouv Presse Med 1, 8:519
2. Eschapasse H, Gaillard J (1973) Volets thoraciques principes de traitment. Ann Chir Thorac Cardiovasc 12
3. Lloyd JW, Crampton Smith A, O'Conner BT (1965) Classification of chest injuries as an aid to treatment. Brit Med J 1518
4. Moore BP (1975) Operative stabilization of nonpenetrating chest injuries. J Thorac Caridr Surg 70, 4:619
5. Sankharan S, Wilson RF (1970) Factors affecting prognosis in patients with flail chest. J Thorac Cardiovasc Surg 60:402
6. Siewert R, Braun U, Friehs G, Glinz W, Peter K, Schmidt-Neuerburg KP, Suter P, Wolff G (1981) Therapie der Rippenserienfrakturen. Langenbecks Arch Chir 354:157
7. Rehm KE, Bödecker RH, Bötsch H (1984) Die Rippenserienfrakturen aus biomechanischer Sicht. In: Hefte Unfallheilkd, Heft 164. Springer, Berlin Heidelberg New York Tokyo, S 54
8. Tscherne H (1983) Rippenosteosynthese. In: Das stumpfe Thoraxtrauma. Langenbecks Arch Chir 361:97

Der instabile Thorax: Indikation und Zeitpunkt: Begutachtung verbliebener Restschäden

W. T. Ulmer

Medizinische Universitätsklinik und Poliklinik der Berufsgenossenschaftlichen Krankenanstalten „Bergmannsheil Bochum" (Direktor: Professor Dr. W. T. Ulmer), Hunscheidtstraße 12, D-4630 Bochum

Die knöcherne Thoraxwand ist der Halteapparat der Lunge. Die Atmungsmuskulatur greift an diesen Halteapparat an. In einem abgestimmten Funktionsablauf zwischen Zwerchfell und Thoraxwandmuskulatur kommt es zur Thoraxerweiterung – Einatmung gegen den elastischen Zug der Lunge. Die Exspiration bleibt weitgehend passiv. Der exspiratorisch elastische Zug der Lunge bleibt am Ende einer normalen Exspiration wirksam.

Kommt es durch eine Sternumfraktur wie durch Rippenserienfrakturen zum „instabilen Thorax", so folgt die Thoraxwand an diesen Stellen nicht mehr den Atemexcursionen, ja es kann zum paradoxen Atmen zum Zwerchfellthoraxwandantagonismus kommen, wie wir dies auch bei obstruktiven Emphysemen kennen (Ulmer et al 1983).

Wird die knöcherne Thoraxwand wieder stabil, dann bleiben nur selten Funktionsstörungen zurück. Wir stimmen hier mit den Ergebnissen von Kummer et al (1976) ganz überein, der nach schweren Thoraxtraumen zurückbleibende Funktionsstörungen in etwa 10% der Probanden gefunden hat. Eventuell verbleibende Störungen hängen davon ab, ob

1. eine Lungenkontusion mit narbiger Ausheilung,
2. Pleuraverwachsungen (nach Hämatothorax),

Hefte zur Unfallheilkunde, Heft 174
Zusammengestellt von A. Pannike

3. eine eingeschränkte Beweglichkeit der Thoraxwand nach dislocierter Knochenheilung zurückbleiben.

Eine *verbleibende* Instabilität wie wir sie noch aus den Zeiten der großen Thoraxwandoperationen wegen Lungentuberkulose oder auch nach Kriegsverletzungen kennen, führt immer zu Funktionsstörungen, deren Art und Ausmaße sehr unterschiedlich sein können.

Immer ist zu fragen, ob eine Restriktion eingetreten ist, oder ob sich eine Atemwegsobstruktion mit einem überempfindlichen Bronchialsystem entwickelt.

Die Restriktion bei stabiler wie bei instabiler Thoraxwand führt zur Verkleinerung der Vitalkapazität und damit auch zu einer Verkleinerung der Totalkapazität. Auch die exspiratorische Reserveluft kann vermindert sein.

Diese Funktionseinschränkungen werden nur bei stärkerer körperlicher Belastung relevant und übersteigen kaum 30% bis (40%) EM.

Kommt es zu Pleuraverwachsungen mit Pleuraschwielen, was nur nach Pleuraverletzungen oder Lungenkontusionen der Fall sein kann, so kommt es auch zur *Restriktion der Lunge*. Neben den angeführten Restriktionszeichen ist dann die Lungencompliance vermindert.

Bei isolierten Lungenrestriktionen liegt das Ausmaß der Erwerbsminderung ebenfalls nicht höher als bei entsprechenden Restriktionen der Thoraxwand. Die Blutgaswerte sind nicht verändert oder der arterielle Sauerstoffdruck ist geringgradig durch die resultierenden Verteilungsstörungen erniedrigt.

Bei verbleibender Instabilität bei gestörter Atemmechanik durch Restriktion wie bei intrapulmonalen Verwachsungen, können sich eine chronische Bronchitis und schließlich auch eine chronisch obstruktive Bronchitis entwickeln.

Die gestörten Belüftungsverhältnisse wie der gestörte Reinigungsmechanismus subpleuraler Lungenbezirke sind die Ursache derartiger obstruktiver Bronchitiden. Mit Hilfe der Spirometrie läßt sich eine solche Trennung zwischen Atemwegsobstruktion und Restriktion dann nur noch bedingt erreichen. Typisch ist für die Atemwegsobstruktion, daß der 1-Sekunden-Wert in Prozent der Vitalkapazität deutlich erniedrigt ist <= 70%. Zuverlässiger läßt sich die Atemwegsobstruktion mit Hilfe der Ganzkörperplethysmographie erfassen.

Hierbei sind dann die Strömungswiderstände in den Atemwegen erhöht, entsprechend der Erhöhung der Strömungswiderstände steigt auch das intrathorakale Gasvolumen.

Das Ausmaß der Erwerbsminderung hängt dann vom Verhalten der Strömungswiderstände und vom Betroffensein der Blutgase ab. Die Blutgase können normal sein, über eine Partialinsuffizienz können die Blutgasveränderungen aber auch bis zur schweren Globalinsuffizienz = alveoläre Hyperventilation mit der Entwicklung eines chronischen Cor pulmonale reichen.

Da Atemwegsobstruktionen relativ häufig vorkommen und zu den häufigsten Frühinvaliditätsursachen der männlichen Bevölkerung zählen, werden von Patienten, bei deren verständlichem Kausalitätsbedürfnis, auch Jahre nach einem derartigen Thoraxtrauma, die Atembeschwerden auf dieses Ereignis zurückgeführt. Es ist deshalb richtig, nach dem Abheilen der direkten Unfallfolgen d. h., im allgemeinen 6–12 Wochen nach dem Trauma mit Hilfe einer vollständigen Lungenfunktionsuntersuchung, die ja keinerlei Belastung für den Patienten darstellt, den Status quo festzuhalten. Hiermit werden dann keine schon bestehenden Schäden übersehen und zum anderen wird eine gute Basis für die Beurteilung von Zusammenhängen mit später auftretenden Störungen geschaffen.

Zusammenfassung

Funktionsstörungen nach instabilem Thorax hängen ab, ob
1. die Instabilität persistiert,
2. sich eine Restriktion der Thoraxwand bzw. der Lunge entwickelt,
3. sich eine obstruktive Atemwegserkrankung meist als obstruktive Bronchitis bei schwerer, gestörter Atemmechanik entwickelt.

Insgesamt sind derartige Funktionsstörungen als Folge von Thoraxtraumen selten. Sie sind um so seltener, je sorgfältiger stabilisiert die Thoraxwand ausheilt. Restriktionen bedingen meist nur geringgradige Erwerbsminderungen. Entwickelt sich eine Atemwegsobstruktion, so können schwerwiegende Erwerbsminderungen resultieren. In jedem Fall sollte nach einem derartigen Trauma eine komplette Lungenfunktionsuntersuchung erfolgen.

Literatur

Kummer F, Stacher G, Vagács (1976) Respiratorische Funktion und klinischer Zustand von Patienten nach schweren Thoraxtraumen. Unfallheilkunde 79:365–368

Ulmer WT, Reichel G, Nolte D, Islam MS (1983) Die Lungenfunktion. Thieme, Stuttgart

IV. Knochendystrophie

Definition der Knochendystrophie aus der Sicht des Radiologen

R. Hülse

Radiologische Abteilung, Krankenhaus Ev. Stift St. Martin, Johannes-Müller-Straße 7, D-5400 Koblenz

Meinen Ausführungen liegen Beobachtungen an Patienten mit der in der Abteilung von Herrn Prof. Dr. Dürr gesicherten klinischen Diagnose einer Sudeckschen Knochendystrophie zugrunde.

In keinem Fall wurde die Diagnose allein aufgrund radiologisch faßbarer Veränderungen gestellt.

Die radiologischen Befunde gliedern sich in

1. röntgenmorphologische,
2. szintigraphische.

Zur Rönten-Diagnostik wie zur Knochenszintigraphie müssen Simultanaufnahmen des peripheren Skelettes gefordert werden; dadurch können technisch bedingte Seitendifferenzen, z. B. durch geringe Belichtungsunterschiede oder durch Foliendifferenzen ausgeschlossen werden.

Bei röntgenmorphologischen Verlaufskontrollen von Knochendystrophien ist es hinderlich, daß sich an den Extremitäten Dickenunterschiede durch Weichteilödeme oder durch Weichteilschwund gebildet haben, die auf die Röntgenfilm-Schwärzung Einfluß nehmen. Im allgemeinen dürften Vergleichsaufnahmen in einer Ebene ausreichen. Zur Erstdiagnose sollten je nach Trauma-Lokalisation Simultanaufnahmen der peripheren Prädilektionsstellen, d. h. beider Füße oder Hände einschließlich der benachbarten Gelenke gefertigt werden.

Methodisch bedingt können wir die Dystrophie-Folgeerscheinungen am Knochen erst nachweisen, wenn sie makroskopische Ausdehnung erlangt haben.

Die ersten röntgenmorphologischen Erscheinungen treten später auf als die frühen subjektiven und objektiven Symptome an den Weichteilen, soweit diese nicht durch Behandlungsmaßnahmen verschleiert sind.

Für den Zeitpunkt der ersten Röntgenbefunde sind außerdem von Bedeutung:

1. Die Dicke des betroffenen Gliedmaßenabschnittes,
2. die Dicke und Form des betroffenen Knochens.

Die Zeitdifferenz zwischen Auslösung des Sudecksyndroms und Auftreten von röntgenmorphologisch faßbaren Veränderungen wird als „Latenzzeit" bezeichnet; diese ist im Winter länger als im Sommer; bei Jugendlichen und Greisen kürzer als in der mittleren Altersgruppe.

Die Dauer der Latenzzeit wird in der Literatur unterschiedlich, zwischen 2 und 12 Wochen angegeben.

Hefte zur Unfallheilkunde, Heft 174
Zusammengestellt von A. Pannike

Das sogenannte typische Röntgenbild einer Sudeckschen Knochendystrophie ist durch folgende Befunde gekennzeichnet:

1. Abnahme der Schattendichte durch Verminderung der Hartsubstanz des Knochens.
2. Die Prädilektionsstellen, die die Frühveränderungen bevorzugen.
3. Die Ausbreitung des Prozesses in der betroffenen Gliedmaße.

Zum ersten Befund, der Osteoporose:
Die Ausbildung der Entkalkungszone steht in Abhängigkeit zur Ausbildung des ossären Gefäßnetzes; dieses verändert sich in den verschiedenen Lebensaltern.

In der Altersgruppe 15–40 Jahre erfolgt die Entkalkung vorwiegend bandförmig, metaphysär, besonders gut erkennbar im Bereich der Hand- und Sprunggelenke. Am Ellbogen und Knie kommen zusätzliche subchondrale Strukturaufhellungen zur Darstellung. Dieses Bild zeigt eine deutliche Entkalkung der Gelenkkörper des rechten Kniegelenkes und der Patella.

Im Hüftgelenk stellt sich am häufigsten der Femurkopf entkalkt dar, am zweithäufigsten Femurkopf und -hals.

Erosionen werden am Hüftgelenk im Rahmen des M. Sudeck nicht beschrieben (Dihlmann).

Wir sehen bei diesem Patienten eine starke Demineralisation des rechten Hüftkopfes und -halses. Die Grenzlamelle des Femurkopfes ist entkalkt.

Nach dem 40. Lebensjahr verödet das Gefäßsystem des Knochens; der Kontrast der bandförmigen Entkalkung nimmt im Vergleich zur Umgebung ab.

Zu Punkt 2, den Prädilektionsstellen bei Frühveränderungen des M. Sudeck:

Lieblingssitz der geschilderten Entkalkungszonen sind die distalen Epiphysennarben der Unterarm- und Unterschenkelknochen, die Epiphysennarben der Metacarpalia und -Tarsalia, der Sesambeine.

Das 3. röntgenmorphologische Kennzeichen ist die Ausbreitung der Knochenumbauvorgänge in der betroffenen Extremität:

Der collaterale Knochenumbau neigt meist dazu, aus dem Bereich des Grundprozesses nach peripher, bis zu den Endphalangen sich auszudehnen – erst später werden, wenn überhaupt, die zentralen Fragmentabschnitte bzw. Gelenke betroffen.

Mit der distal gerichteten Ausbreitung zeichnet sich im allgemeinen eine Intensitätsabnahme der Veränderungen zur Peripherie hin ab. Aber auch eine proximale Ausdehnung in einer Extremität, z. B. nach einem Trauma an den Fingern oder Zehen ist möglich.

Die szintigraphischen Befunde:
werden am günstigsten mit Hilfe der 3-Phasen-Knochenszintigraphie gewonnen. Wir verwenden dabei 99mTc-MDP und benötigen eine Gamma-Kamera.

Die erste Phase ist die sogenannte Perfusionsphase, in den ersten Minuten.

In der zweiten oder Zwischenphase, 15–25 min p.i., werden Aufnahmen beider unterer bzw. oberer Extremitäten angefertigt.

Die dritte Phase, die Spätphase, $2^1/_2$ h p.i., wird von den meisten Untersuchern als alleiniger Untersuchungszeitpunkt gewertet.

Als sogenannten typischen Sudeck-Befund erwarte ich eine vermehrte Perfusion und eine gesteigerte periarticuläre Anreicherung in den beiden ersten Phasen.

In der Spätphase, mit Darstellung beider unterer oder oberer Extremitäten, fällt eine verstärkte periarticuläre Radionuklidspeicherung in mehreren Gelenken der befallenen Extremitäten auf.

Eine alleinige, pathologisch vermehrte Speicherung im Hand- oder Sprunggelenk ist nicht als Hinweis auf ein Sudeck-Syndrom zu werten, sondern erst die pathologische Speicherung in mehreren Gelenken der befallenen Extremitäten.

Bei erfolgreicher Therapie normalisiert sich das Knochenszintigramm schneller als der Röntgenbefund.

Die Sensitivität der Röntgenaufnahme und der Knochenszintigraphie ist beim Sudeck-Syndrom etwa gleich; die Spezifität der Szintigraphie ist jedoch höher als die des Röntgens.

Verlaufsbeobachtungen des Sudeck-Syndroms anhand der Röntgenaufnahmen zeigen, daß die exakte Abgrenzung der Stadien nicht ohne weiteres möglich ist.

Röntgenmorphologisch können das akute Stadium (I) und das Stadium der Dystrophie (II) ad integrum sich zurückbilden. Es ist uns jedoch zumeist im Röntgenbild der fließende, langsame Übergang aus dem Stadium der Dystrophie zur Atrophie bekannt.

Dieses Stadium der Endatrophie (III) ist gekennzeichnet durch eine diffuse Osteoporose und eine Verdünnung der Compacta. Es ist zu einer zarten, weitmaschigen Strukturzeichnung mit Minderung der Knochenmasse gekommen.

Das Sudecksche Syndrom

E. Böhm

Institut für Pathologie der Krankenanstalten „Bergmannsheil"-Universitätsklinik –, Hunscheidtstraße 1, D-4630 Bochum

Lange bevor Sudeck auf dem 29. Kongreß der Deutschen Gesellschaft für Chirurgie in Berlin im Jahre 1900 erstmalig über das später nach ihm benannte Syndrom sprach, haben sich bereits Hunter (1766) und Charcot (1886) mit der schmerzhaften, posttraumatischen Extremitäten-Dystrophie beschäftigt.

Sudeck deutete seine Beobachtungen der „akuten, entzündlichen Knochenatrophie", bei denen es sich um Fälle mit spezifischer Arthritis handelte, als Folge einer durch entzündliche Reizung entstandene Ernährungsstörung – eine wie mir scheint –, moderne Erklärung. Nahezu gleichzeitig und unabhängig von Sudeck hat sich Kienböck (1901) mit den röntgenologischen Veränderungen beim „akuten Knochenschwund" beschäftigt, und er hat diese Art der Knochenatrophie von anderen Atrophieformen abgegrenzt.

Von der ausschließlich „osteologischen Betrachtungsweise" des Morbus Sudeck kam man durch die Untersuchung zahlreicher Autoren bald ab, so daß man heute vor dem Hintergrund von mehreren z. T. sehr ausführlichen Darstellungen des Krankheitsbildes das Sudecksche Syndrom als eine in Phasen verlaufende, lokale Antwort des Organismus auf einen exogenen Reiz definieren kann, bei dem dystrophische, klinisch, röntgenologisch und mikroskopisch faßbare Veränderungen in *allen* Geweben nachzuweisen sind. Ätiologisch

Hefte zur Unfallheilkunde, Heft 174
Zusammengestellt von A. Pannike

Tabelle 1. Einige Synonyma des Sudeck-Syndroms

- posttraumatische Sudecksche Knochenatrophie
- Gliedmaßen-Dystrophie
- Stauungsatrophie
- traumatisches, chronisches Ödem
- sympatische Reflexdystrophie
- Algodystrophie
- reflex-dystrophisches Ödem
- vegetativ-zirkulatorische Dystrophie
- neurotrophischer Rheumatismus

sind dabei unzweifelhaft endogene und psychische Faktoren von Bedeutung (Ascherl und Blümel 1981; Betzel 1956; Bierling und Reisch 1955; Blumensaat 1956; Franzen 1976; Hackethal 1958; Harff 1957; Herfarth 1924; Kienböck 1901; Pollack et al. 1980; Remé 1956, 1978; Rieder 1953; Sudeck 1900; Thorban 1977; Wagner 1960).

Vorauszuschicken ist, daß die Zahl der pathologisch-anatomischen Untersuchungen in der Literatur im Zusammenhang mit einem Sudeckschen Syndrom sehr spärlich sind und daß auch uns nur sehr wenige Gewebsproben dieser Erkrankung zur Untersuchung zur Verfügung standen. Das hat vor allem zwei Gründe: 1. hat die Zahl der Patienten mit einem Morbus Sudeck in den letzten Jahrzehnten sehr stark abgenommen (vgl. Tabelle 4) und 2. gilt es geradezu als Kontraindikation, wenn bei einem Verdacht auf einen Morbus Sudeck Gewebsproben entnommen werden, soll doch der ohnehin gestörte Heilablauf nicht durch zusätzliche Manipulationen noch weiter gefährdet werden (Aufdermauer 1979; Farkas und Nemes 1975; Jaffe 1939; Kirsch 1978; Plies 1974; Remé 1943; Rieder 1937, 1953; Schmidt 1975 (Reprint); Thorban 1977; Thurner 1984).

Syndrom

Um welches verwirrend-bunte Krankheitsbild es sich bei der Sudeckschen Atrophie handelt, zeigen die aufgeführten Synonyma dieser Erkrankung, die einer Zusammenstellung von 50 verschiedenen Begriffen von Ascherl und Blümel (1981) entstammen (Tabelle 1). Diese Synonyma spiegeln gut die unterschiedliche Anschauung zur Ätiologie und Pathogenese des Sudeckschen Syndroms wieder, zeigen sie doch, ob für den Autor die entzündliche, die traumatische, die neurologische oder durchblutungsstörungsbedingte Veränderung im Vordergrund steht.

Ätiologie

Faßt man die einzelnen ätiologischen Aspekte zu großen Gruppen zusammen, so ergeben sich drei wichtige Säulen: Die peripheren und die endogenen Ursachen sowie die psychischen Faktoren. Die unterschiedliche Bedeutung, die die einzelnen Autoren den verschiedenen ätiologischen Faktoren beimessen, kann hier nicht im einzelnen dargestellt werden, sie müssen jeweils im Original nachgelesen werden. In diesem Zusammenhang ist besonders auf die sehr umfassende Darstellung von Franzen (1976) hinzuweisen.

Beschäftigen wir uns zunächst mit den peripheren Ursachen: Sie sind nach der Meinung des überwiegenden Teils der heutigen Autoren bei der Entwicklung des Morbus Sudeck von besonderer Bedeutung (Ascherl und Blümel 1981; Betzel 1956; Blumensaat 1956; Franzen 1976; Pollack et al. 1980; Remé 1978; Schlosser 1973; Wagner 1960). An erster Stelle ist hier das Trauma zu nennen. Hier kann es im unmittelbaren Bereich der Fraktur, besonders aber auch peripher von ihr zu den dystrophischen Veränderungen in allen Geweben kommen, wie sie für das Sudecksche Syndrom charakteristisch sind. Dabei besteht nach Meinung verschiedener Autoren kein direkter Zusammenhang zwischen der Häufigkeit des Sudeckschen Syndroms und der Schwere des Traumas (Blumensaat 1956; Herfahrt 1924; Schneider 1937).

Wesentlich seltener treten Veränderungen im Knochen- und Weichteilgewebe im Sinne eines Sudeckschen Syndroms nach unspezifischen oder spezifischen Entzündungen auf. So beobachtete Wagner (1960) Patienten mit Sudeckschem Syndrom nach akuter, hämatogener, posttraumatischer Osteomyelitis. Auch im Gefolge einer primär-chronischen Polyarthritis bzw. akuten Polyarthritis wurde die Sudecksche Erkrankung diagnostiziert. Seltenere Ursachen sind ausgedehnte Knochenpanaritien, Gelenkempyeme, größere, infizierte Weichteilwunden mit Einbeziehung der Muskulatur, Phlegmonen oder Sehnenscheidenentzündungen. Schließlich ist in diesem Zusammenhang auch die Gliedmaßentuberkulose zu nennen (Ascherl und Blümel 1981; Franzen 1976; Harff 1957; Sudeck 1900; Wagner 1960).

Seit längerem sind ätiologisch für die Entstehung eines Sudeckschen Syndroms Nervenverletzungen bzw. -Entzündungen verantwortlich gemacht worden. Außer besonders seltenen Ursachen eines Morbus Sudeck nach Thallium-Polyneuritis, Polyneuritis nach Arsenüberempfindlichkeit und intraglutaealer Spritzenlähmung, über die Franzen (1976) zusammenfassend berichtet, sind nach Hackethal (1958) spondylogene Nervenirritationen bei degenerativen Wirbelsäulenerkrankungen eine wichtige Ursache für die Entstehung des Morbus Sudeck. Schließlich ist das Sudecksche Syndrom im Gefolge von Erkrankungen des zentralen Nervensystems beobachtet worden (zusammenfassende Literatur bei Franzen 1976).

Weiter werden als wichtige, exogene Faktoren bei der Entstehung der Sudeckschen Erkrankung Erfrierungen, Verbrennungen, Blitzschlag und Starkstromverletzungen genannt (Blumensaat 1956; Wagner 1960). Die Meinungen darüber, ob venöse oder arterielle Gefäßerkrankungen für die Entstehung eines Morbus Sudeck verantwortlich gemacht werden können, gehen auseinander, der Beweis ist oft schwierig (Blumensaat 1956; Wagner 1960). Selten wird auch eine Endangitis obliterans als auslösender Faktor diskutiert (Hillenbrandt und Schnepper 1962). Im Einzelfall ist es schwierig, die Bedeutung einer einzelnen ursächlichen Schädigung im Vergleich zu anderen abzumessen, da sich z. B. im Anschluß an eine Knochenfraktur mehrere lokale Faktoren, wie venöse Gefäßverletzungen, Verletzungen von Fasern des paravasalen Nervengeflechtes und Störungen der lokalen Durchblutung finden lassen, die auch einzeln ein Sudecksches Syndrom zur Folge haben können.

Je nach Autor, kommt den endogenen Ursachen eine unterschiedliche Bedeutung zu. Viele Verfasser weisen in diesem Zusammenhang auf das gehäufte Auftreten des Sudeckschen Syndroms bei Frauen in der Menopause hin, besonders gefährdet sind auch Patienten mit degenerativen Wirbelsäulenveränderungen (Betzel 1956; Blumensaat 1956; Wondrack 1981). Andere Faktoren, wie der Einfluß des Körperbaues, der Rassenzugehörigkeit,

Tabelle 2. Theorien zur Entstehung des Sudeck-Syndroms

neurogener Reflex	vasculär
Entzündung	biochemisch
neuro-vasculär	Inaktivität
neuro-humoral	mechanisch

der Umweltsituation, des Klimas und der Jahreszeiten scheiden nach Wagner (1960) als entscheidende Faktoren bei der Entstehung der Sudeckschen Erkrankung aus.

Fast ebenso schwierig ist es, den Wert psychischer Faktoren für die Entstehung des Sudeckschen Syndroms einzuschätzen. Der klinisch allgemeine Eindruck, daß ein bestimmter, z. T. besonders ängstlicher Patient nach einer Fraktur Sudeck-gefährdet sei (Blumensaat 1956), konnte mittlerweile durch psychologische Tests objektiviert werden (Pollack et al. 1980).

Pathogenese

Hinter den weiter oben aufgeführten Synonyma des Sudeckschen Syndroms stehen unterschiedliche, theoretische Denkvorstellungen (Tabelle 2). Der Versuch, die Entstehung des Morbus Sudeck mit einer einzigen dieser acht angegebenen, theoretischen Vorstellungen zu erklären, ist jedoch von vorn herein zum Scheitern verurteilt, da es sich beim Sudeckschen Syndrom nach der Meinung der Mehrzahl der Autoren um ein komplexes Geschehen handelt, bei dem auch heute noch vieles in Ätiologie und Pathogenese unklar ist. (Ascherl und Blümel 1981; Betzel 1956; Blumensaat 1956; Franzen 1976; Hackethal 1978; Kienböck 1901; Harff 1957; Kirsch 1978; Remé 1978; Sudeck 1900; Wagner 1960). Das Schema (Tabelle 3) stellt einen Versuch dar, unsere heutigen Kenntnisse über die grundsätzlichen Möglichkeiten zur Pathogenese der in Rede stehenden Erkrankung zusammenzufassen: Bei der Vielzahl der angegebenen und nicht angegebenen Lehrmeinungen zur Ätiologie und Pathogenese des Sudeckschen Syndroms stellt ein solches Schema jedoch nur ein grobes Raster dar. Ätiologie und Pathogenese greifen hier ineinander (Franzen 1976). So ist gleichzeitig die Möglichkeit der Einwirkung der peripheren und endogenen Ursachen sowie der psychischen Faktoren dargestellt. Geht man von der häufigsten, peripheren Ursache, dem Trauma aus, so kann es im Rahmen einer Verletzung zu einer unmittelbaren Mitbeteiligung der Gefäßnerven und damit zu einer arteriellen Konstriktion kommen. Ein wesentlich komplizierterer und im einzelnen z. T. nur theoretisch vorstellbarer Weg verläuft über eine Störung der peripheren, spinalen Reflexe, einen Einfluß des vegetativen Nervensystems, des Zwischenhirns, des Hypophysenvorderlappens, der Nebennierenrinde (zusammenfassende Literatur bei Franzen 1976). Von der allgemeinen Lehre der Entzündung wissen wir, daß auf eine solche arterielle Konstriktion eine venöse Dilatation mit nachfolgender Gewebshypoxie folgt. Ein weiterer Weg zur Gewebshypoxie ist venöser Natur: Es kommt über eine Acidose zu einer Vaso-Dilatation und zu einer passiven Hyperämie, die durch eine Stauungshyperämie, durch mechanische Kompression oder Thromben begünstigt wird. Diese Hyperämie steht wieder in Zusammenhang zu der beschriebenen Acidose in Form eines Circulus vitiosus. Die Hypoxie begünstigt die Entstehung des Knochen- und Weich-

Tabelle 3. Grundsätzliche Möglichkeiten zur Pathogenese des Sudeckschen Syndroms

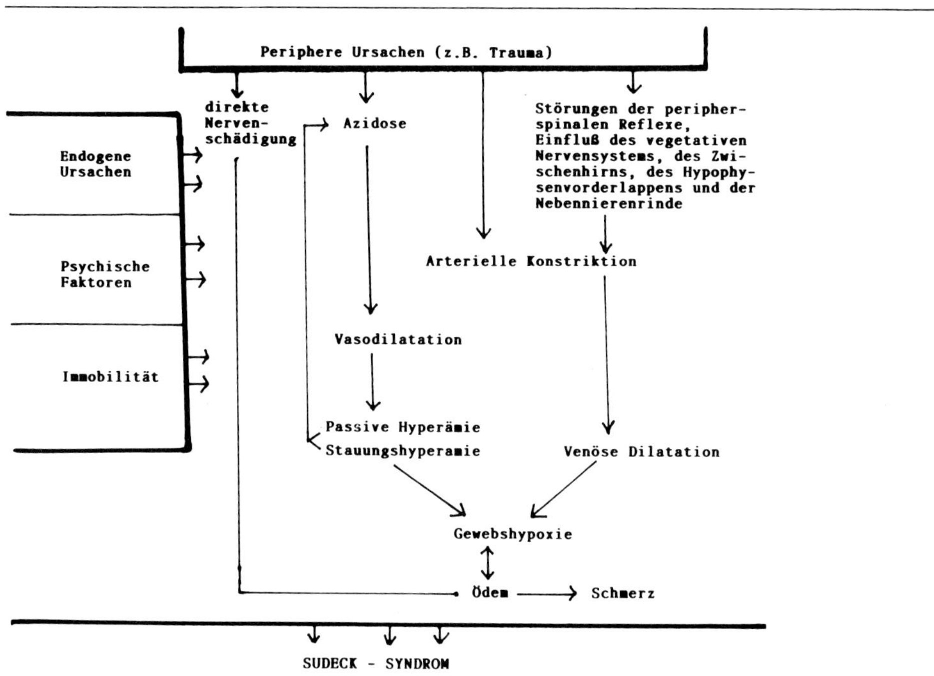

teilödems und ist ein wichtiger Faktor für die Ursache des für das Sudecksche Syndroms so überaus charakteristischen Schmerzes. Schließlich wird eine direkte Nervenschädigung als Ursache des besprochenen Ödems diskutiert (Thorban 1960). Die Möglichkeit der Wirkung des vegetativen Nervensystems auf die intra-ossären Blutgefäße und damit auf die Knochendurchblutung ist durch den Nachweis paravasaler Nervenfasern im Knochengewebe erbracht worden (Lit. bei Demmler 1976).

Stadieneinteilung

Nach Sudeck (1943) und Remé (1978) wird der zeitliche Ablauf des Sudeckschen Syndroms heute allgemein in drei Stadien eingeteilt:

Das erste Stadium – auch produktive Heilphase genannt – ist klinisch u. a. durch einen ausgeprägten Schmerz, eine Hautrötung und Überwärmung, ein Ödem des Weichteilgewebes und röntgenologisch durch eine beginnende Rarefizierung des spongiösen Knochengewebes gekennzeichnet. Auch morphologisch zeigt sich ein Ödem im Weichteilgewebe, so besonders in der Haut, der Muskulatur, der Wand der Blutgefäße und im Nervengewebe. Auf die Veränderungen am Knochengewebe soll weiter unten eingegangen werden. Zeitliche Angaben über den Verlauf der Stadien sind nur mit großer Zurückhaltung zu machen, der Übergang ist fließend. Der Beginn des ersten Stadiums liegt nach Angaben der Literatur zwischen der 1. und 8. Woche. Gerade das erste Stadium hat jedoch zu manchen Unklar-

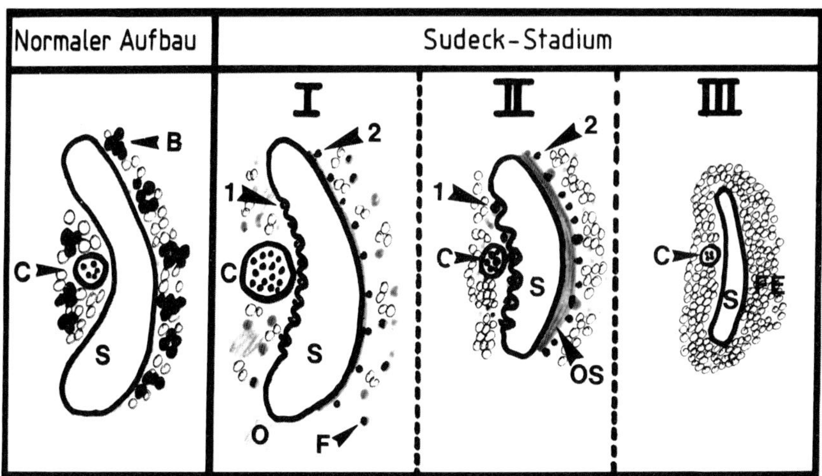

Abb. 1. Schematische Darstellung der Knochenumbauvorgänge während der drei Stadien des Sudeckschen Syndroms: Im Stadium 1 imponiert eine ausgeprägte Hyperämie in den Capillaren (*C*), ein deutliches Ödem sowie ausgeprägte Sprossungen von Fibroblasten (*F*). Am Knochengewebe (*S*) beginnt ein Knochenabbau durch Osteoclasten (*1*) sowie ein Knochenanbau durch Osteoblasten (*2*). Im 2. Stadium schreitet der Knochenabbau durch Osteoclasten (*1*) stärker fort, es findet sich ein deutlicher Knochenanbau durch Osteoblasten (*2*), und man erkennt reichlich, überwiegend nicht entkalktes, osteoides Knochengewebe (OS). Die Hyperämie in den Capillaren (*C*) tritt zurück. Das 3. Stadium ist durch überwiegend leeres Fettmark (FE), wenig blutgefüllte Capillaren (*C*) und sehr schmale Knochenbälkchen (*S*) gekennzeichnet

heiten im Zusammenhang mit dem Sudeckschen Syndrom geführt, da hier die Grenze zwischen physiologischen Heilvorgängen und einem „Abgleiten" in pathologische Zustände fließend ist.

Was die Abgrenzung zu physiologischen Vorgängen betrifft, so liegen die Verhältnisse im zweiten Stadium in sofern einfacher, als klinisch deutliche, von der Norm abweichende Befunde vorliegen: die äußere Haut wird blaß und grau, kalt, die Muskulatur ist verschmächtigt, der Spontanschmerz läßt langsam nach. Diese Veränderungen lassen sich auch morphologisch in Form einer zunehmenden Fibrosierung der äußeren Haut mit Verminderung der Hautanhangsgebilde und einer Fibrosierung der Muskulatur und der Wand der Arterien und Venen zeigen. Röntgenologisch steht jetzt eine diffuse, fleckige Entkalkung und deutliche Verdünnung der Corticalis im Vordergrund. Das zweite Stadium kann sich vom 2. bis zum 12. Monat nach dem exogenen Ereignis entwickeln.

Etwa nach einem Jahr kann die dystrophische in die atrophische Phase übergehen. Die äußere Haut ist atrophisch und cyanotisch. Die Gelenke sind versteift, Veränderungen, die sich auch morphologisch in Form einer weitgehenden Vernarbung der Haut, der Muskulatur, der Blutgefäße und der Gelenkkapsel nachweisen lassen. Röntgenologisch imponieren die Zeichen einer diffusen, gleichmäßigen Osteoporose.

Schematisch dargestellt spielt sich am Knochengewebe während der drei Stadien folgendes ab (Abb. 1): Ausgehend von dem normalen Knochengewebe – linke Bildhälfte – folgt im ersten Stadium eine ausgeprägte Hyperämie, ein Ödem des Knochenmarks mit Sprossungen von Fibroblasten, Angioblasten sowie einer lockeren, rundzelligen Infiltration. Im

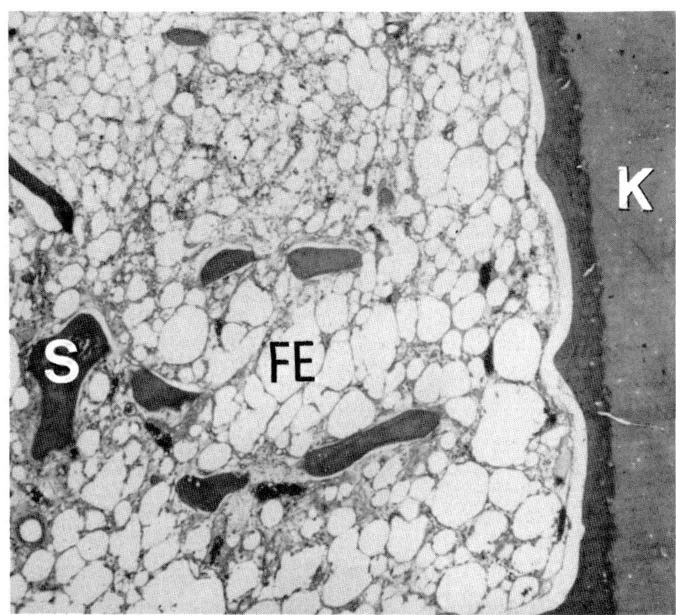

Abb. 2. Histologisches Bild des spongiösen Knochengewebes eines Sudeckschen Syndroms im 3. Stadium im Bereich des oberen Sprunggelenkes (Thalus) einer 59 Jahre alten Frau, drei Jahre nach Unterschenkelschaftfraktur. Stark verschmälerte Spongiosa (*S*) ist von nahezu leerem Fettmark (*FE*) umgeben. Im Randbereich Knorpelgewebe mit beginnender Demaskierung (*K*)

Knochengewebe beginnt ein Knochenab- und -Anbau. In der zweiten Phase treten die Hyperämie, das Ödem und die celluläre Verdichtung des Knochenmarks zurück. Der Abbau des Knochengewebes schreitet stärker voran, wobei die Osteoclasten polyphyletisch entstehen (Knese 1979), auch der Knochenaufbau nimmt zu, das osteoide Knochengewebe wird jedoch nicht genügend verkalkt. In der dritten Phase schließlich resultiert ein „mageres Knochenbälkchenwerk", das von einem fettgewebshaltigen Knochenmark mit wenig Ödem und nur wenigen Capillaren umgeben ist. Eine solche Endphase einer Sudeckschen Erkrankung zeigt die Abb. 3. Diese Form der Osteoporose ist kaum von anderen Formen des Knochenschwundes zu unterscheiden (Abb. 2).

Häufigkeit

Die Angaben über die Häufigkeit des Sudeckschen Syndroms schwanken sehr (Tabelle 4). Extremwerte stellen die Angaben von unter 1% und über 94% dar. Unter den wichtigsten Ursachen für die stark differierenden Angaben sind an erster Stelle unterschiedliche Kriterien für die Diagnose der Erkrankung zu nennen (Tabelle 5). Während die Mehrzahl der Autoren sich darauf versteht, einen Morbus Sudeck nur in der 2. und 3. Phase zu diagnostizieren und zahlenmäßig zu verwerten, hat z. B. Remé (1956) auch die erste Phase hier mit einbezogen, in der die Grenze zu den physiologischen Vorgängen schwer zu ziehen ist. Auch sollte nach Meinung der Autoren, die sich besonders intensiv mit dem Sudeckschen

Tabelle 4. Häufigkeit des Sudeckschen Syndroms

Gesamtzahl der Frakturen	Prozentualer Anteil des Sudeckschen Syndroms	Autor
1728	4%	Schneider (1937)
3170	18,5%	Bierling und Reisch (1955)
ohne Angabe	22%	Blumensaat (1956)
13123	0,21%	Betzel (1956)
606	94,7%	Rémé (1956)
606	12,76% (11,06% Dystrophie, 1,7% Atrophie)	Wagner (1960)
	1%	Geschätzte Häufigkeit nach Angaben großer Unfallkliniken 1984

Tabelle 5. Ursachen für die unterschiedliche Häufigkeit des Sudeck-Syndroms

1. Unterschiedliche Diagnosestellung
   - überwiegend klinische oder ausschließlich röntgenologische Diagnose
   - Einbeziehung oder Nichteinbeziehung des 1. Stadiums
2. zu kleine Fall-Zahlen
3. unterschiedliche Zusammensetzung des Beobachtungsgutes (Alter, Geschlecht, Art der primären Schädigung)
4. zeitlich unterschiedlich verlaufende Symptome
5. unterschiedliche Behandlung
6. Gründlichkeit der Untersuchung

Syndrom befaßt haben, diese Erkrankung nur diagnostiziert werden, wenn tatsächlich alle Gewebe, nicht nur der Knochen, von der Krankheit betroffen sind (Blumensaat 1956; Franzen 1976; Harff 1957).

In Übereinstimmung mit dem überwiegenden Teil der Autoren ergibt die prozentuale Zusammensetzung des Beobachtungsgutes von Bierling und Reisch (1955) ein gehäuftes Auftreten des Sudeckschen Syndroms an der unteren gegenüber der oberen Extremität, wobei jeweils der Schaft des Unterschenkels bzw. des Unterarmes am häufigsten betroffen sind. In unterschiedlicher Reihenfolge folgen dann Fuß und Oberschenkel bzw. Oberarm und Hand.

Differentialdiagnose

Nach Franzen (1976) ergeben sich differentialdiagnostische Probleme, besonders in der Frühphase des Morbus Sudeck. In späteren Stadien muß der Morbus Sudeck von Osteoporosen anderer Ursache (Inaktivität, endokrinologische Störungen) abgegrenzt werden. Differentialdiagnostisch kommt ebenfalls eine Gliedmaßentuberkulose in Frage. Auch müssen besonders gelenknahe Knochen- und Weichteiltumoren bzw. Tumormetastasen ausgeschlossen werden. Bei entsprechender Vorgeschichte müssen auch venöse Thrombosen, besonders der unteren Extremitäten, mit nachfolgendem Ödem von Ödemen eines Morbus Sudeck im Frühstadium abgegrenzt werden.

Zusammenfassend bleibt festzuhalten, daß in der Ätiologie und Pathogenese die Bedeutung der zahlreichen Faktoren im einzelnen und im Zusammenwirken mit den übrigen Faktoren häufig noch unklar ist, die Grenze zwischen Ätiologie und Pathogenese verwischt ist und die Sudecksche Erkrankung als Folge eines komplexen Zusammenspiels verschiedener Faktoren, deren Bedeutung jedoch im Einzelfall stark wechselt, anzusehen ist. Vor dem Hintergrund der zahlreichen „Variablen" wird es nur durch das intensive Zusammenarbeiten mehrerer medizinischer Fachdisziplinen und während einer langen Zeit gelingen, der Willkür und der Unberechenbarkeit (Betzel 1956) der Erkrankung weiter auf die Spur zu kommen.

Literatur

Ascherl R, Blümel G (1981) Zum Krankheitsbild der Sudeckschen Dystrophie. Fortschr Med 99:712–720

Aufdermauer M (1979) Bewegungsapparat. In: Büchner F, Grundmann E (Hrsg) Spez. Pathologie, 6. Aufl. Urban & Schwarzenberg, München Wien Baltimore, S 568–628

Betzel F (1956) Das Sudecksche Syndrom. Medizinische 13:449–459

Bierling G, Reisch D (1955) Über das Sudecksche Syndrom nach Frakturen. Fortschr Röntgenstr 82:1–14

Blumensaat C (1956) Der heutige Stand der Lehre vom Sudeck-Syndrom. Hefte Unfallheilkunde, Heft 51. Beihefte Monatsschrift Unfallheilkunde Versicherungsmed. Springer, Berlin Göttingen Heidelberg

Charcot (1873) (Zit. n. Betzel F (1956)

Demmler K (1976) Das Gefäßsystem des Knochenmarks. Bücherei des Orthopäden, Bd 15. Beiheft zur Zeitschrift für Orthopädie. Enke, Stuttgart

Farkas TA, Nemes GA (1975) Beitrag zur Morphologie des Sudeck-Syndroms. Z Orthop 113:421–424

Franzen D (1976) Die akute Sudeck-Kienböcksche Knochenatrophie. In: Diethelm L et al (Hrsg) Hdb Med Radiologie, Bd V, Teil 1. Springer, Berlin Heidelberg New York, S 537–718

Hackethal KH (1958) Das Sudecksche Syndrom. Hütling, Heidelberg

Harff J (1957) Vegetative Entgleisung. In: Hohmann G, Hackenbroch M, Lindemann K (Hrsg) Hdb Orthopädie, Bd I. Thieme, Stuttgart, S 765–783

Harfarth H (1924) Beitrag zur Frage der Sudeckschen Knochenatrophie. Beitr Klin Chir 132:165–190

Hillenbrand HJ, Schnepper E (1962) Zur Frage der Knochenatrophie bei der Endangitis obliterans. Fortschr Röntgenstr 97:372–379

Hunter (1766) (Zit. n. Ascherl A, Blümel G 1981)

Jaffe HL (1939) Bone rarefaction after trauma to large regions without fracture. Radiology (Syracus) 33:305–311

Kienböck R (1901) Über akute Knochenatrophie bei Entzündungsprozessen an den Extremitäten (fälschlich sogenannte Inaktivitätsatrophie der Knochen) und ihre Diagnose nach dem Röntgenbilde. Wien Med Wochenschr 51:1345, 1389, 1462, 1508, 1591

Kirsch K (1978) Das Sudeck-Syndrom als Fernstörung. Z Orthop 116:199–203

Knese KH (1979) Stützgewebe und Skelettsystem. In: Hdb. mikrosk. Anatomie des Menschen, Begr. v. v. Möllendorf, fortgef. v. Bargmann. Springer, Berlin Heidelberg New-York

Plies G (1974) Bewegungsapparat. In: Doerr W (Hrsg) Organpathologie, Bd III, Bewegungsapparat, Nervensystem, Haut, Sinnesorgane. Thieme, Stuttgart, S 8/1–8/181

Pollack HJ et al (1980) M. Sudeck und Psyche. Beitr Orthop Traumatol 27:463–468

Remé H (1943) Experimentelle Studien über den Knochenumbau aus verschiedenen Ursachen. Dtsch Z Chir 257:115–188

Remé H (1956) Das Sudeck-Syndrom. Langenbeck's Arch u Dtsch Z Chir 284:32–39

Remé H (1978) Sudeck-Syndrom. Med Klin 73:1527–1533

Rieder W (1937) Die akute Knochenatrophie. Dtsch Z Chir 248:269–331

Rieder W (1953) Verhütung und Therapie des Sudeckschen Syndroms. Hefte Unfallheilkunde (Beiheft) 44:100–106

Schlosser D (1973) Sudecksche Dystrophie nach Verletzungen des distalen Radiusendes und der Handwurzel. Langenbeck's Arch Chir 334:203–209

Schmidt MB (1975) Atrophie und Hypertrophie des Knochens, einschließlich der Osteosklerose. In: Lubarsch O, Henkel F (Hrsg) Hdb. spez. path. Anatomie u. Histologie, Bd IX, 3. Teil Knochen und Gelenke. Springer, Berlin Heidelberg New York (Reprint), S 1–86

Schneider E (1937) Über die Disposition zur akuten Knochenatrophie. Zbl Chir 64:1333–1337

Sudeck P (1900) Über die akute, entzündliche Knochenatrophie. Arch Klin Chir 62:147–156

Sudeck P (1943) Heilentzündung – Dystrophie – Atrophie. Fortschr Röntgenstr 68:1–15

Thorban W (1977) Das Sudecksche Syndrom. In: Sturm A, Birkmayer W (Hrsg) Klinische Pathologie des vegetativen Nervensystems, Bd 2. Fischer, Stuttgart New York, S 1186–1206

Thurner J (1984) Traumatische Gelenkerkrankungen. In: Doerr W, Seifert G (Hrsg) Spez. path. Anat, Bd 18/I. Springer, Berlin Heidelberg New York Tokyo, S 549–621

Wagner W (1960) Das Sudeck-Syndrom. Maudrich, Wien

Wondrak E (1981) Zur Problematik der Sudeckschen Dystrophie am Handgelenk. Zbl Chir 106:641–648

Knochendystrophie aus der Sicht des Klinikers

W. Dürr

Unfallchirurgische Abteilung, Berufsgenossenschaftliche Sonderstation für Schwerverletzte im Krankenhaus Evgl. Stift St. Martin, D-5400 Koblenz

Der Chirurg wird mit unterschiedlichen Zustandsbildern konfrontiert. Hierfür einige Beispiele:

1. Bei einer 50jährigen Patientin, ist eine durch häuslichen Unfall entstandene Radiusfraktur an typischer Stelle nach anfänglicher Reposition und Ruhigstellung auf Unterarmschiene jetzt im zirkulären Unterarmgipsverband immobilisiert. Die in leichter Beuge stehenden Finger sind stark geschwollen, und schmerzen schon bei geringen Bewegungen. Die Frau klagt über ständige starke Schmerzen im ganzen weiteren Frakturbereich.

Hefte zur Unfallheilkunde, Heft 174
Zusammengestellt von A. Pannike

2. Ein 48jähriger selbständiger Mietwagenfahrer stellt sich auf Veranlassung des vorbehandelnden Chirurgen erstmals vor, nachdem vor acht Wochen eine dislocierte distale Radiusstückfraktur in subaxillärer Leitungsanästhesie reponiert, mit Kirschner-Drähten gespickt und für fünf Wochen in einer Unterarmgipsschiene ruhiggestellt worden war. Er trägt jetzt eine Oberarmgipsschiene, klagt über starke Schmerzen in den schlecht beweglichen, geschwollenen Fingern, (Diapositive) kann die Finger nicht zur Faust schließen und ist in der Unterarmwendung behindert. Er sieht seine berufliche Existenz bedroht.

3. Ein 42jähriger Bauarbeiter erlitt vor einigen Monaten eine Distorsion im Fußbereich und wurde andernorts mit Heparin-Salbenumschlägen behandelt (Diapositive). Er kommt stark hinkend, klagt über Belastungsschmerzen, der Fuß ist geschwollen, im Vergleich zur Gegenseite leicht livide verfärbt. Er kann so nicht arbeiten, vorallem nicht auf unebenem Gelände.

Diese Kasuistik ließe sich beliebig erweitern und nuancieren.

Was ist zu tun?

Im ersten Gespräch muß eine Analyse der klinisch relevanten potentiellen Ursachen versucht werden:

Gibt es, z. B. im erstgeschilderten Fall, fortwirkende Ursachen des auffallenden Schmerzzustandes? Ist der Gips zu eng, drückt er, stellt er nicht genügend ruhig? Erfolgte die Erstbehandlung in vollständiger Analgesie, mußte nachreponiert werden, geschah dies evtl. ohne ausreichende Anästhesie?

Daraus ergeben sich einerseits evtl. unmittelbare Konsequenzen für die Lokalbehandlung, andererseits ist diese Analyse erforderlich, um kritisch aufzuklären, ob der auffallende Verlauf behandlungsabhängig erklärbar ist oder bei dem Pat. evtl. eine besondere Bereitschaft zu einer aus dem Geleise des sozusagen Physiologischen laufenden Reaktion besteht, worauf die Behandlung abzustellen ist.

Die Frage, ob ein ungewöhnlicher Verlauf vorliegt oder aber unter Berücksichtigung aller Verletzungsumstände ein noch zeit- und situationsgerechter Ablauf eingeschätzt werden muß, kann schwierig zu beantworten sein. In den geschilderten Fallbeispielen ist die Antwort leicht. Denkt man aber an eine schwere Vorfußkontusion mit Hautnekrosen und dislocierten Fußwurzelbrüchen, also an eine ausgesprochen schwere lokale Weichteilschädigung durch das Initialtrauma, so kann man sehr wohl die Auffassung vertreten, daß die monatelange Dystrophie keinen im eigentlichen Sinne pathologischen Vorgang darstellt. Oder denken Sie an den Begriff der Frakturkrankheit, der auch im Grenzbereich zwischen physiologischen und pathologischen Reaktionsverläufen anzusiedeln ist. Daraus wird deutlich, warum die Häufigkeitsangaben über die Sudecksche Dystrophie so sehr schwanken.

Die weite Auslegung und Anwendung der Diagnose „Sudeck“ ist im klinischen Alltag ohnehin nachteilig. Die Bezeichnung „Sudeck“ wirkt plakativ und weckt beim heutigen Stand der Patientenaufklärung besondere, oft halbwahre Vorstellungen. Die Diagnose „Sudeck“, einmal vom Arzt ausgesprochen, läßt die Prognose in einem düsteren Licht erscheinen, was die Ängste der oft psycholabilen Patienten verstärkt und die Behandlungsführung sehr erschwert. Bei der Verfolgung haftungsrechtlicher Ansprüche – ohnehin schon immer ein psychologisches Hemmnis in der Behandlung – wirkt der Begriff „Sudeck“ als Hinweis auf eine besonders schwere Verletzung und damit als Hebel für die juristische Durchsetzung erhöhter Ansprüche.

Es erscheint deshalb klug, im klinischen Sprachgebrauch eher auf den unbestimmteren Begriff Dystrophie oder Knochendystrophie auszuweichen, obwohl und weil die primäre Symptomatik von den Weichteilen ausgeht, in den Weichteilen abläuft und primär am Knochen nicht erfaßbar ist.

Man könnte sagen:
Knochendystrophie ist nicht gleich Sudeck
Sudeck ist auch Knochendystrophie.

Wir werden uns also von der Röntgendiagnostik für unsere Entscheidungen keine entscheidenden Hinweise erwarten können.

Der Patient ist in erster Linie auffällig wegen Schmerzen und dann wegen der Funktionsbehinderung (Dia). Deshalb ist die Schmerzbeeinflussung das entscheidende therapeutische Ziel unter steter Berücksichtigung der gestörten Funktion.

Da wir die engen Beziehungen zwischen Schmerzempfindlichkeit und Persönlichkeitsstruktur kennen, wird das Kennenlernen des Patienten und seine Führung durch den Arzt bei diesem schmerzgeprägten Erkrankungsbild zu einem Angelpunkt der Behandlung. Jeder einzelne Patient reagiert anders auf die verordneten Therapien. Deshalb muß eine rasche Rückkoppelung zwischen Arzt, Patient und Krankengymnastin möglich sein. Ruhigstellung heißt nicht nichts tun. Vielerlei Behandlungsmöglichkeiten sind auch im Stadium I, erst recht im Stadium II gegeben. Es sind mehrere Therapien mit Erholungspausen über den Tag verteilt einsetzbar. Deshalb ist es zweckmäßig, die Behandlung auf stationärer Basis durchzuführen. Wenn man die monatelangen Verläufe, die langdauernden Zeiten an Arbeitsunfähigkeit und auch die Probleme der Defektheilung (Dia) kennt, dann ist auch zu Zeiten hoher Krankenhaustagesätze und schlechter Kassenlage die stationäre Behandlung allemal vertretbar.

Wie auch immer wir den augenblicklichen Zustand des Patienten interpretieren, ob als Sudeckdystrophie im engeren Sinne, gleich welchen Stadiums oder als unspezifische Dystrophie nach schwerer Gewalteinwirkung, entscheidend ist nur, die Grundprinzipien der Therapie in abgewogener Dosierung anzuwenden:

Schmerzausschaltung – medikamentös oder physikalisch – und Krankengymnastik zur abgestuften Funktionserhaltung bzw. -Verbesserung sind die tragenden Säulen.

Dabei sollte der behandelnde Arzt selbstkritisch prüfen, ob die ihm zur Verfügung stehenden Möglichkeiten – nicht nur seine eigenen Kenntnisse – ausreichen, um eine so differenziert einzusetzende Behandlung durchzuführen, praktisch:

Stehen ihm Krankengymnastinnen zur Seite und nicht nur eine Bäder- und Massageabteilung? Sieht er ergo-therapeutische Behandlungsmöglichkeiten? Kann er sicherstellen, daß eine effiziente Schmerztherapie auch über Tag und Nacht wirksam wird?

Häufig genug muß die Behandlung mit einem Defektzustand beendet werden. Begrenztes Ziel bleibt es dann, Arbeitsfähigkeit unter den veränderten Funktionsbedingungen zu erreichen, wobei im berufsgenossenschaftlichen Heilverfahren die Möglichkeiten der Berufshilfe und der Arbeitserprobung genutzt werden sollten.

Therapie der Knochendystrophie

R. Willvonseder

Ludwig-Boltzmann-Institut für Altersforschung (Leiter: Prof. Dr. K. Fellinger) und Medizinische Abteilung des Krankenhauses der Barmherzigen Brüder Wien (Vorstand: Prof. Dr. R. Willvonseder), Große Mohrengasse 9, A-1020 Wien

Da die Ätiologie der Knochendystrophie nach wie vor ungeklärt ist, kann die Behandlung des Zustandsbildes nicht kausal sein. Alle therapeutischen Maßnahmen wurden daher empirisch gefunden. Eine Differenzierung verschiedener Formen der Knochendystrophie ist für die Therapie nicht relevant und wird hier nicht berücksichtigt. Jede Therapie setzt eine Sicherung der Diagnose voraus. Die Diagnose richtet sich in erster Linie nach den klinischen Erscheinungen und in zweiter Linie nach den radiologischen Veränderungen. Die wichtigste differential-diagnostische Abgrenzung gegen andere entzündliche Knochenerkrankungen wie Tbc und Lues erfolgt auf Grund der fehlenden Eiweißverschiebungen bei der Sudeckschen Dystrophie und der folglich stets fehlenden Blutkörperchensenkungsbeschleunigung.

Vor jedem therapeutischen Vorgehen stehen die prophylaktischen Maßnahmen:

- Schonendes Vorgehen bei Versorgung von Unfällen im Hand- und Fußbereich;
- Vermeidung von Nervenkompressionen durch Hämatome oder Gipsverband;
- Vermeidung von Zirkulationsstörungen durch schnürende Verbände;
- Unterlassung mehrmals wiederholter Repositionsversuche;
- Frakturversorgung mit stabilen Osteosynthesen;
- Vermeidung lokaler Massagen nach Unfällen und Operationen der Extremitäten.

Die Therapie richtet sich nach dem Stadium der Erkrankung und gliedert sich in Maßnahmen zur:

A) Schmerzausschaltung;
B) Unterdrückung der Entzündungsvorgänge;
C) Hemmung des gesteigerten Knochenabbaues;
D) Verbesserung der lokalen Durchblutung;
E) Physikalische Maßnahmen;
F) Adjuvante Therapien.

A) Schmerzausschaltung. Erstmaßnahmen bei einem Frühstadium der Knochendystrophie ist die Ruhigstellung in Fraktionsstellung durch Gipsschale oder Schiene bis zum Abklingen der akuten Phase [1, 2].

Wie im folgenden noch darzustellen sein wird, hat der Einsatz von Calcitonin in dem 1. Stadium große Fortschritte bei der Behandlung der Erkrankung gebracht. Als Neurotransmitter hebt dieses Hormon die Schmerzschwelle an. Daraus resultiert eine gute analgetische Wirkung, die vielleicht die Überlegenheit dieses Hormones gegenüber anderen Pharmaka, die auf eine Hemmung der Osteoclasie abzielen, erklärt [3].

Vorwiegend im amerikanischen Raum wird zur Schmerzlinderung die transcutane neuroelektrische Stimulation als Adjuvans empfohlen [4].

Hefte zur Unfallheilkunde, Heft 174
Zusammengestellt von A. Pannike

B) Unterdrückung der Entzündungsvorgänge. Steroide stellen ein Basistherapeutikum des Sudeck-Syndroms Stadium I und beginnenden Stadium II dar, da sie den Entzündungsvorgang hemmen und auch zu einem geringen Maß einen gesteigerten Knochenabbau hemmen [5]. In gleicher Weise haben sich nicht-steroidale Antiphlogistica wegen des entzündungshemmenden und analgetischen Effektes bewährt. Vor allem französische Autoren sprechen allerdings den Steroiden und nicht-steroidalen Antiphlogistica in neueren Behandlungsschemata der sudeckschen Dystrophie jegliche Berechtigung ab [6].

C) Hemmung des gesteigerten Knochenabbaues. Das Mittel der Wahl bei der medikamentösen Therapie der Knochendystrophie ist das Calcitonin. Dieses Polypeptidhormon hemmt einen gesteigerten Knochenabbau, wie er ja insbesondere im Initialstadium der Erkrankung gefunden wird. Nur in diesem Stadium ist Calcitonin wirksam [7]. Innerhalb weniger Tage kann sich die klinische Symptomatik bessern. In der Knochenszintigraphie normalisiert sich der gesteigerte Einbau des verwendeten Radiopharmakons. Die Parameter des Calcium- und Phosphatstoffwechsels zeigen mit Ausnahme des leichten Abfalls des Harncalciums und der Harnhydroxyprolinausscheidung keine wesentlichen Änderungen [8]. Seit der Erstbeschreibung eines Therapieerfolges von Calcitonin durch Eisinger [9] haben viele Studien die Wirksamkeit dieses Hormons in der Frühphase des Sudeck-Syndroms gezeigt. Erst in letzter Zeit konnte eine Doppelblindstudie die Richtigkeit dieser Annahme beweisen [10]. Ist in der Initialphase nach Calcitoningabe die Schmerzsymptomatik nicht innerhalb von 3 Wochen abgeklungen, so ist die Diagnose der Algodystrophie in Zweifel zu ziehen. Eine intranasale Applikation der Substanz wird vielleicht in Zukunft die Anwendung von Calcitonin erleichtern.

Erfahrungen mit Diphosphonaten sind spärlich [2] aber hoffnungsvoll. Von Vorteil wäre bei dieser Medikation der orale Applikationsweg.

D) Verbesserung der lokalen Durchblutung. Seriensympathicusblockaden oder Sympathektomie dämpfen den Sympathicus und öffnen arteriovenöse Anastomosen und erscheinen bei therapierefraktären Patienten im Stadium II oder III das Mittel der Wahl [11]. Lankford und Thomson konnten bei 93% von 140 Patienten auch noch nach 5 bis $5^1/_2$ Monate nach dem Trauma mit Seriensympathicusblockaden oder Sympathektomie einen ausgezeichneten Therapieerfolg erzielen [12]. Erst kürzlich wurde dieses Vorgehen auch bei Patienten mit Algodystrophie nach Aortenbifurcationsprothetik empfohlen [13]. Bei Algodystrophie nach einem gefäßrekonstruktiven Eingriff wurde allerdings auch die Effektivität einer früheinsetzenden Calcitonintherapie beschrieben [14].

Die Gabe von Beta-Receptorenblockern hat bei Versagen wiederholter Sympathicusblockaden zu einem völligen Verschwinden der klinischen Symptomatik und auch der röntgenologisch faßbaren Osteodystrophie geführt [15, 16].

Calcitonin besitzt auch einen gefäßaktiven Effekt und wurde aus diesem Grund bei der Behandlung peripherer Gefäßkrankheiten eingesetzt [17]. Dieser Umstand sollte als weiteres Argument für den Einsatz von Calcitonin bei der Behandlung der Knochendystrophie gelten.

E) Physikalische Maßnahmen. Übungsbehandlungen sollen erst beginnen wenn Schmerzfreiheit erzielt ist. Dabei sollen isometrische Übungen im Gipsverband, danach aktive und nach Ausheilung der Fraktur passive krankengymnastische Übungen bis zur Schmerzgrenze und Ergotherapie angewendet werden. Bei Erkrankungen der unteren Gliedmaßen em-

Tabelle 1. Therapie der Knochendystrophie

	Medikamentös	Physikalisch	andere
Stadium I	100IE SCT oder 0,5 mg HCT s.c. 1. Woche tgl., 2., 3. Woche 3 x wöchentl. (Diphosphonate)	Ruhigstellung	Anxiolytica
Stadium II, III	Betareceptoren-Blocker (40 mg Propanolol 4stündl.) Sympathicusblockade (Sympathektomie)	krankengymnastische Übungen Ergotherapie	operative Korrektur von Kontakturen

pfiehlt sich eine Belastung bis zur Schmerzschwelle um die Knochenmineralisation aufrecht zu erhalten. Am Fuß haben sich flexible Sohleneinlagen bewährt. Bei Gelenkskontrakturen ist die operative Korrektur zu überlegen. Konventionelle Massage ist zu vermeiden, Reflexzonenmassege hingegen angezeigt [2, 5, 18].

F) Adjuvante Maßnahmen. Wegen der erhöhten Krankheitsdisposition vegetativ stigmatisierter Patienten hat sich die zusätzliche Gabe von Anxiolytika bewährt. Barbiturathaltige Sedativa sollten jedoch vermieden werden, da das Sudeck-Syndrom auch durch Barbiturate induziert werden kann.

Zusammenfassend ist vor allen therapeutischen Möglichkeiten auf die Wichtigkeit prophylaktischer Maßnahmen zur Vermeidung der Knochendystrophie hinzuweisen. Die Therapie richtet sich nach den Krankheitsstadien und soll so früh wie möglich einsetzen. Wir empfehlen im Stadium I den Einsatz von Calcitonin. Zur Unterstützung analgetischer Maßnahmen Ruhigstellung der betroffenen Extremität und zusätzlich bei entsprechender Indikation Anxiolyticagabe. Diese Therapie ist bis zur Schmerzfreiheit durchzuführen. Wird diese nicht erreicht so ist im Stadium II die Gabe von Beta-Blockern angezeigt. Bei fehlendem Ansprechen dieser Therapie sind Seriensympaticusblockaden bzw. Sympathektomie in Erwägung zu ziehen. Aktive und später auch passive krankengymnastische Übungen sind erst nach erzielter Schmerzfreiheit indiziert und können durch ergotherapeutische Maßnahmen ergänzt werden. An eine eventuelle operative Korrektur von Kontrakturen muß in einem Spätstadium der Erkrankung gedacht werden.

Literatur

1. Breitenfelder J (1979) Zur Therapie des Sudeck-Syndroms. Therapiewoche 29:6578
2. Münzenberg KJ (1983) Therapie des Sudeck-Syndroms. DMW 108:155
3. Pecile A, Guidobono F, Neti C, Sibilia V, Zamboni A (1984) Calcitonin in the central nervous system and analgesia. In: Pecile A, Ricerca scientifica ed educazione permanente, Università di Milano. Suppl. 34 „Calcitonin 1984 – Chemistry, Physiology, Pharmacology and Clinical Aspects", p 68

4. Greenfield L (1984) Complications in surgery and trauma. Lippincott Company, Philadelphia
5. Pitzen P, Rössler H (1984) Kurzgefaßtes Lehrbuch der Orthopädie. Urban & Schwarzenberg, München
6. Ginsberg F, Vandenabeele G, Delcourt E (1978) Le traitment de l'algoneurodystrophie par la thyreo calcitonine. Méd et Hyg (Genève) 36:2630
7. Münzenberg KJ (1978) Therapie des Sudeck-Syndroms mit Calcitonin. DMW 103:26
8. Nuti R, Vattimo A, Turchetti V, Martini G, Righi GA (1983) Behandlung des Sudeck-Syndroms mit Human Calcitonin. DMW 108:1281
9. Eisinger J, Acquavia PC, D'omezon Y, Recordier AM (1974) Traitement des algodystrophies par la calcitonine. Premiers rèsultats. Lyon Méditerranée Méd 10:30
10. Doury P, Massias X, Meunier P, Séguy G, Caulin F (1984) Calcitonin in the treatment of algodystrophy. An update. In: Pecile A, Ricerca scientifica ed educazione permanente, Università di Milano. Suppl. 34 „Calcitonin 1984 – Chemistry, Physiology, Pharmacology and Clinical Aspects", p 118
11. Gossling HR, Pillsbury StL (1984) Complications of fracture management. Lippincott Company, Philadelphia
12. Lankford L, Thomson J (1977) Reflex sympathetic dystrophy, upper and lower extremity: diagnosia and treatment. American Academy of Orthopaedic Surgeons Instructional Course Lectures, vol XX. C V Mosby, St Louis, p 163
13. Churcher MD (1984) Algodystrophy after aortic bifurcation surgery. Lancet II:131
14. Priollet P, Fichelle JM, Vayssairat M, Cormier JM, Housset E (1984) Algodystrophy after vascular surgery. Lancet II:923
15. Simson G (1974) Propanolol for causalgia and Sudeck atrophy. JAMA 227:327
16. Churcher M (1983) Propanolol in posttraumatic neuralgia. Pain 16:309
17. Staehelin A (1977) Zur Behandlungsmöglichkeit der arteriellen Durchblutungsstörungen mit Calcitonin. Schweizer Med Wochenschr 107:1865
18. Gobelet C (1984) Algoneurodystrophie. Sandorama I:28

Begutachtung von Folge- und Spätzuständen

H. Erdmann

Mozartweg 3A, D-6100 Darmstadt

Rentenbegutachtung ist im Kern Funktionsbegutachtung. Diese wichtige Kardinalregel hat auch für diejenigen Berentungsfälle ihre volle Geltung, bei denen ein Gliedmaßenschaden eingetreten ist und sich aus dem Primärschaden eine Sudecksche Dystrophie entwickelt hat. In der Begutachtung kommt es darauf an, was die betroffene Gliedmaße am Ende der Heilperiode wieder zu leisten vermag. Daraus folgt: Die Begutachtung von Sudeckfällen ist primär kein Röntgenthema. Das Ergebnis der körperlichen, also nicht-röntgenologischen Untersuchung muß im Hinblick auf die Bewertung der Funktion den Ausschlag geben; denn die Bildauskunft von Röntgenbildern ist nun mal vorzugsweise morphologisch, sie ist nur sehr beschränkt für funktionelle Aussagen heranziehbar. Beispielsweise stehen sich im Ablauf der Heilperiode zwei Dinge gegenüber: Auf der einen Seite die Rückgewinnung der Leistungsfähigkeit in der betroffenen Gliedmaße, auf der anderen Seite die Wiederherstellung des normalen Spongiosaschattenmusters im Röntgenbild. Die beiden verlaufen nicht unbedingt parallel und sie verlaufen vor allem meistens nicht synchron. In derartigen Fällen muß das Ergebnis der körperlichen Untersuchung „von Hand" den Ausschlag geben. Wer also etwa mit der wiederholten, auf Stichproben fußenden Begutachtung befaßt ist und nun darauf wartet, daß die röntgenologische Schattengebung den Vorzustand wieder erreicht, ehe er sich entschließt, die längst fällige Reduktion der MdE vorzunehmen, der befindet sich auf dem Holzweg. Wer sich allzusehr an das Morphologische hält, der gelangt in funktioneller Hinsicht, hier also bei der Staffelung der unfallbedingten MdE, sehr leicht zu einem nicht-zutreffenden Ergebnis. Darin sehe ich den Nachteil einer gutachterlichen Verfahrensweise, die sich überwiegend an das Röntgenbildmaterial hält.

Die dem gegenüberstehenden offensichtlichen Vorteile des Röntgenabbildungsverfahrens sollen darüber keineswegs vergessen werden; z. B. gibt uns die sorgfältige Überprüfung der Röntgenverlaufsserie Möglichkeiten an die Hand, etwas über die Tendenz der Heilvorgänge zu erfahren: Verhält sich die Dystrophie in ihrer Ausprägung zunehmend? Oder bleibt sie auf dem selben Stand? Oder ist sie sogar in Rückbildung begriffen? Solche Bildauskünfte sind sicherlich oft recht hilfreich, aber gerade der letztgenannte Erfahrungssatz führt logischerweise zu bestimmten Folgerungen:

1. Daß sich die BG mit der Herausgabe des Gutachtensauftrages an einen Chirurgen wendet, der in die Behandlung bisher nicht eingeschaltet war, ist legitim. Aber die Grundbedingung, daß dabei die gesamte Röntgenverlaufsserie mit vorgelegt werden muß, ist eine Conditio sine qua non.
2. Wer den Standpunkt einnimmt, daß das Ergebnis der körperlichen Untersuchung grundsätzlich den Ausschlag zu geben habe, der muß in der schriftlichen Notierung seiner Untersuchungsergebnisse allerdings auch konsequent sein. Der Meßbogen für obere Gliedmaßen, gegebenenfalls der spezielle Hand-Bogen oder der Meßbogen für untere Gliedmaßen muß unbedingt benützt bzw. vollständig ausgefüllt sein. Was soll uns, wenn dies nicht geschieht, das Lippenbekenntnis nützen, der körperlichen Untersuchung komme die höhere Wertigkeit zu?

Es besteht eine eigentümliche Diskrepanz zwischen dem oft geringfügig erscheinenden Schweregrad des Verletzungsanfangsbefundes und dem in seiner Tragweite recht eindrucksvollen Mißergebnis der Heilperiode. Haben wir hier das Recht, etwa eine Parallelität zu verlangen? Beim Sudeck haben wir dies nicht. Die Dystrophie ist ja für sich keine Verletzungsform, sondern sie ist eine nachträgliche Komplikation, die sich im Rahmen der Heilperiode abspielt. Bei einem Menschen, der nun einmal zum Sudeck veranlagt ist, entstehen Sudeck-Perioden schließlich auch gelegentlich im Gefolge von Distorsionen, die sich prima vista als harmlose Verletzungsformen ansehen. In der gesetzlichen Unfallversicherung ist zu berücksichtigen: Jeder ist so versichert, wie er sich zum Zeitpunkt des Unfalles befunden hat. Der Einzelne ist gegebenfalls auch unter Einschluß seiner konstitutionell bedingten Sudeckneigung versichert und man sollte aus der theoretisch unterstellten Mitwirkung endogener Faktoren keinen gutachterlichen Streitpunkt machen. Wenn der ursächliche Zusammenhang zwischen dem primären Verletzungstatbestand und der Sudeckmanifestigkeit im Einzelfall erweisbar ist, und sei es auch unter Einschluß eines angemessenen Intervalles von 2 bis 4 Monaten, dann gehört der Sudeck mit zum inzwischen eingetretenen Heilerfolg und dann muß er als solcher auch in die Liste der Unfallfolgen mit aufgenommen werden. In strittigen Fällen ist oft etwas ganz anderes im Streit: Die Frage nämlich, ob das angeschuldigte Arbeitsergebnis überhaupt ein Unfallereignis war. Hier aber gilt: Ohne Unfallereignis gibt es auch keine Unfallverletzung.

V. Das schwere Handtrauma: Verrenkungen und Kombinationsverletzungen der Handwurzel (Unfallmechanismus, Indikation und Therapie)

Anatomie der Knochen und des Bandapparates des Handgelenkes und ihre Beziehung zu Verletzungen

D. Buck-Gramcko

Abt. für Handchirurgie und Plastische Chirurgie, Berufsgenossenschaftliches Unfallkrankenhaus Hamburg, Bergedorfer Straße 10, D-2000 Hamburg 80

Obwohl in den vergangenen einhundert Jahren vor allem von seiten deutscher Anatomen bemerkenswerte Beiträge zur Anatomie und Mechanik des Handgelenkes geleistet worden sind – es soll nur an die ausführlichen Arbeiten von R. Fick (1904, 1910, 1911) erinnert werden –, beginnt die eigentliche Beschäftigung mit der dynamischen Funktion des Handgelenkes erst mit den Gedanken von Lambrinudi, die 1943 nach seinem frühen Tod von seinen Mitarbeitern Gilford und Bolton publiziert wurden. Die im deutschen Sprachraum erschienenen Arbeiten von von Baeyer (1921) und K. Fischer (1927) beschäftigten sich zwar auch mit dem Problem einer Gelenkkette oder Gliederkette, stellten aber mehr das Problem der über mehrere Gelenke hinwegziehenden Muskeln in den Vordergrund und betrafen überwiegend die unteren Extremitäten. Wenn auch die Arbeit von Gilford, Bolton und Lambrinudi in einer wenig verbreiteten Zeitschrift erschienen war (Guy's Hospital Reports), so wurden sie doch spätestens durch die mehr Verbreitung findende Hunterian Lecture von Fisk (publiziert 1970) bekannt. In Lambrinudis Konzept der dynamischen Funktion des Handgelenkes wird herausgestellt, daß das Kahnbein mit seinen Bandverbindungen wie eine Brücke die Knochen des Handgelenkes die beiden Gelenke (Radiocarpal- und Intercarpalgelenk) überbrückt und stabilisiert (Abb. 1). Diese Bandverbindungen sind locker genug, um die normalen Bewegungen im Handgelenk zu erlauben, verhindern aber den „Crumpling"-Effekt (Gilford und Mitarb. 1943), der die Gelenkkette ohne die stabilisierende Wirkung des Kahnbeines beim Einwirken komprimierender Kräfte ziehharmonika-artig deformiert (Abb. 1). Wird nun diese stabilisierende Wirkung des Kahnbeines durchbrochen – sei es durch eine instabile Kahnbeinfraktur oder durch Zerreißung der Bandverbindungen –, so kommt es zu einer solchen Ziehharmonika-Deformität mit entsprechendem Verlust der Stabilität des Handgelenkes. Klinisch sprechen wir in einem derartigen Fall von einer dorsalen Instabilität des Handgelenkes (s. weiter unten).

Die Stabilität des Handgelenkes hängt ab von der Form der Knochen und ihrer Gelenkflächen, den Gelenkkapseln und insbesondere dem Bandapparat sowie den über das Handgelenk hinwegziehenden Sehnen. Der Bandapparat wurde in vergangenen Jahrzehnten in seiner klinischen Bedeutung stark vernachlässigt. Ihm wurde erst in den letzten zehn Jahren mehr Beachtung geschenkt. Der Bandapparat ist auf der palmaren Seite wesentlich kräftiger als auf der dorsalen ausgebildet. Die einzelnen, für sich jeweils sehr zart ausgebildeten Bandstrukturen haben ihre klinische Bedeutung vor allem im Zusammenwirken in einzel-

Hefte zur Unfallheilkunde, Heft 174
Zusammengestellt von A. Pannike

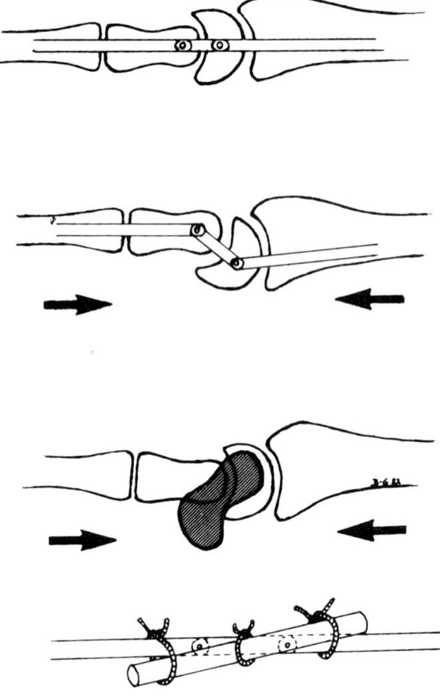

Abb. 1. Die Gelenkkette aus Radius, Mondbein, Kopfbein und 3. Mittelhandknochen befindet sich im Ruhezustand im Gleichgewicht (*oben*); sie wird durch komprimierende Kräfte ziehharmonikaartig verformt (*Mitte*); diese Deformierung wird durch den stabilisierenden Effekt des Kahnbeines unmöglich gemacht, welches ähnlich wie ein Balken fixiert durch seinen Bandapparat die beiden Gelenkspalten überbrückt (modifiziert nach Gilford und Mitarb 1943). Die Abb. 1 bis 6 wurden mit freundlicher Genehmigung des Hippokrates Verlages aus „Handchirurgie-Mikrochirurgie-Plastische Chirurgie“ 17 (1985) entnommen

nen Gruppen. Hierüber sind in den letzten Jahren einige bedeutende Arbeiten erschienen, insbesondere von Lewis und Mitarb. (1970), Mayfield und Mitarb. (1976), Taleisnik (1976) und Kuhlmann (1979, 1982). Wir selbst haben einige anatomische Präparationen an Handgelenken unternommen und fanden im wesentlichen diese Angaben bestätigt (s. auch Buck-Gramcko 1982).

Neben dem Bandapparat spielt auch die Form der am Handgelenk beteiligten Knochen und ihrer Gelenkflächen für die Mechanik des Handgelenkes eine wesentliche Rolle. Dabei handelt es sich nicht nur um die Neigung der distalen Radiusgelenkfläche mit ihrem abfallenden Winkel nach ulnar und palmar (Abb. 2), sondern auch um die Form der Handwurzelknochen. Geführt durch den Bandapparat, erlauben die Gelenkflächen dieser Knochen unter normalen Bedingungen, d. h. nicht durch Verletzung herbeigeführte abnorme Konditionen, ganz bestimmte Bewegungen unter dem Einfluß der am Handgelenk angreifenden Muskeln. Mit diesen sehr interessanten anatomischen Details, die ich in diesem Rahmen nur andeuten kann, haben sich für den radialen Teil des Handgelenkes besonders Landsmeer (1968) mit seinem Schüler Kauer (1980, Kauer und Landsmeer 1981) beschäftigt. In letzter Zeit sind auch die ulnaren Handwurzelknochen in dieser Hinsicht mehr untersucht worden (Lichtman 1981; Weber 1984). Aus diesen Arbeiten geht hervor, daß die Bewegungen des Handgelenkes nicht nur im Radiocarpal- und Intercarpalgelenk erfolgen, sondern daß bei diesen „groben“ Bewegungen auch zusätzliche Bewegungen im Sinne von Kippung und Neigung sowie Drehung einzelner Handwurzelknochen erfolgen. Bezüglich der Einzelheiten muß auf die angegebene Literatur verwiesen werden.

Betrachtet man jetzt die bisher erwähnten strukturen – Bandapparat und Knochen – in ihrem funktionellen Zusammenwirken, so wird erst der Wert der einzelnen anatomischen Strukturen in ihrer wirklichen Bedeutung erkannt. Es ist vor allem die durch die

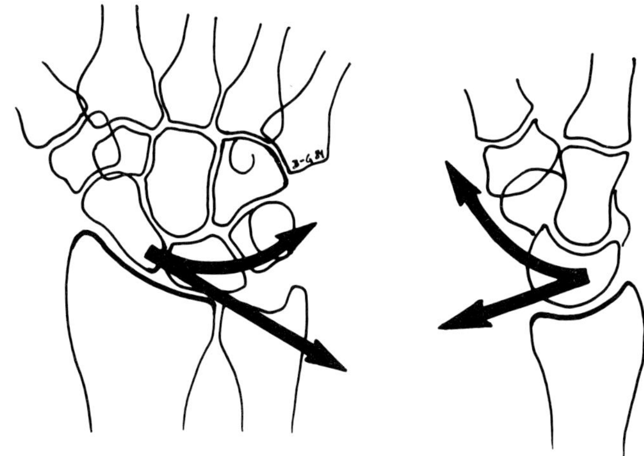

Abb. 2. Die Neigung der distalen Radiusgelenkfläche führt zu einer Verschiebungstendenz der Handwurzel nach ulnar und palmar

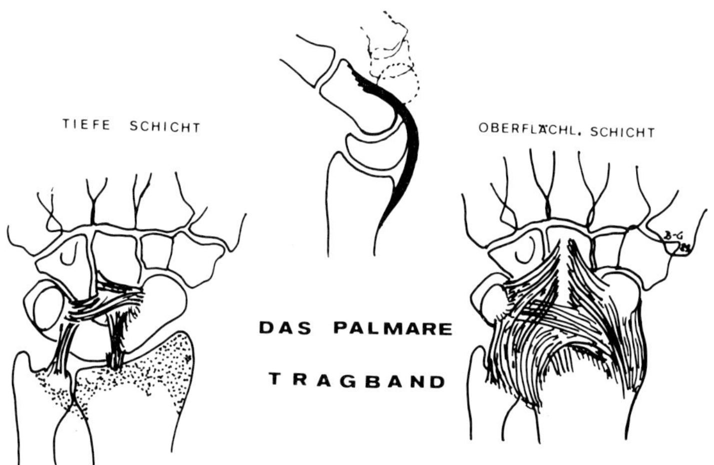

Abb. 3. Das palmare Tragband in seiner tiefen und oberflächlichen Schicht

Neigung der distalen Radiusgelenkfläche nach palmar und nach ulnar bedingte Verschiebungstendenz der gesamten Handwurzel (Abb. 2), die durch den palmar besonders stark ausgeprägten Bandapparat abgefangen werden muß. Kuhlmann (1979, 1982), der das Konzept der Handgelenkdynamik in dieser Form entwickelt hat, hat die Gesamtheit der Bandstrukturen an der palmaren Handgelenkseite als das *palmare Tragband* bezeichnet, welches aus einer tiefen und einer oberflächlichen Schicht besteht (Abb. 3). Es erstreckt sich von den distalen Anteilen von Elle und Speiche zur proximalen und darüber hinaus zur distalen Handwurzelreihe und stabilisiert das Handgelenk gegen die nach palmar gerichtete Verschiebungstendenz der Handwurzel. Es ist insbesondere bei Streckung gespannt. Die radioulnare Neigung der distalen Speichengelenkfläche wird durch ein halbringförmiges

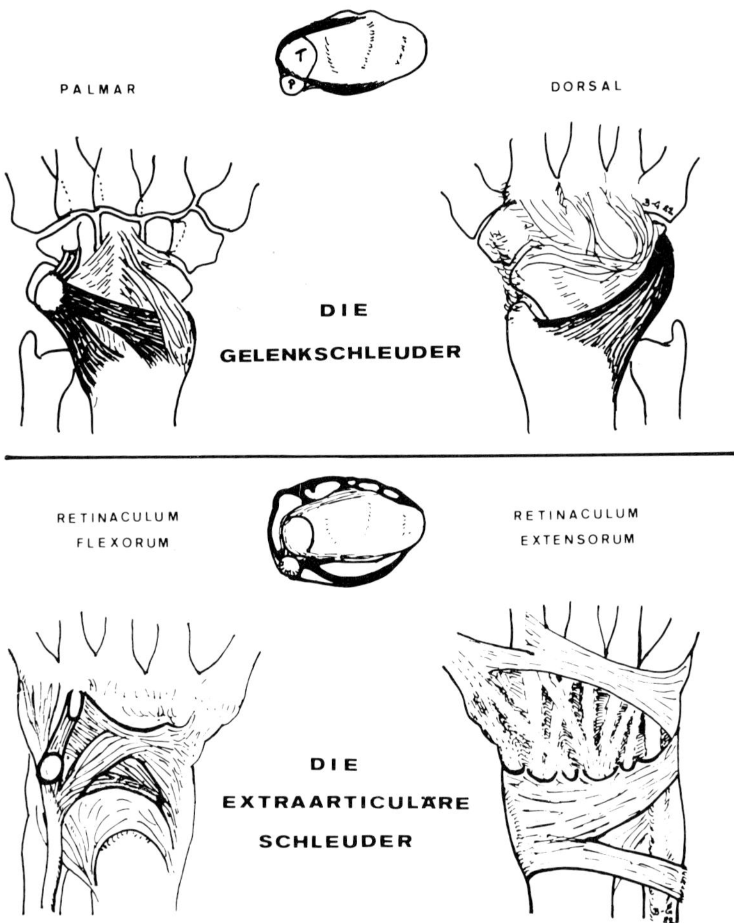

Abb. 4. Die Gelenkschleuder (*oben*) und die extraarticuläre Schleuder (*unten*) nach Kuhlmann

Ligamentsystem aufgefangen, zu welchem auch Teile des palmaren Tragbandes gehören und welches von Kuhlmann aufgrund seiner Anordnung als *Gelenkschleuder* bezeichnet wurde (Abb. 4 oben). Seine palmaren und dorsalen Bandzüge verlaufen schräggerichtet vom distalen Radius zum Triquetrum, welches wie der Stein in einer Schleuder liegt. Neben seiner Funktion in der Beschränkung der nach ulnar gerichteten Verschiebungstendenz der Handwurzel beteiligt sich dieser Bandkomplex auch an den Bewegungen der Handwurzelknochen untereinander und gegenüber dem Radius bei den seitlichen und rotierenden Bewegungen im Handgelenk. Palmares Tragband und Gelenkschleuder sind in ihren Funktionen voneinander abhängig, da eine Entspannung der Schleuder bei Erschlaffung des palmaren Tragbandes, wie es durch Handgelenkbeugung zustande kommt, eintritt und umgekehrt.

Ein äußerer Ring von Ligamenten verstärkt die Wirkung der Gelenkschleuder. Dieser wird aus den Retinacula flexorum und extensorum gebildet, welche von der Radialseite der Speiche dorsal und palmar um das ganze Handgelenk herumziehen und sich am Pisiforme treffen. Dieser äußere Ligament-Ring wurde von Kuhlmann als *extraarticuläre Schleuder* bezeichnet (Abb. 4 unten). Das Retinaculum extensorum verläuft leicht divergierend in zwei Faserzügen, von denen der distale besonders enge Verbindungen zur Sehne des M. flexor carpi ulnaris hat. Diese wichtigen Beziehungen der Endsehne des M. flexor carpi ulnaris, die auch auf dessen radialer Seite zum Retinaculum flexorum bestehen, wurden bereits von Frohse und Fränkel (1908) herausgestellt. Das Retinaculum flexorum ist ebenfalls aus verschiedenen Faserzügen zusammgegesetzt, die sowohl quergerichtet als auch längsgerichtet sowie schräg in bezug auf die Längsachse des Unterarmes und der Hand verlaufen. Vor allem die quer- und schräggerichteten palmaren Faserzüge treffen sich mit den erwähnten dorsalen am Pisiforme und verstärken somit die Gelenkschleuder, deren Züge auf das Triquetrum gerichtet sind, wie es auch schon Fahrer (1980) erkannt wurde. Die extraarticuläre Schleuder wirkt ebenso wie die Gelenkschleuder den nach ulnar und palmar gerichteten, durch die Neigung der Radiusgelenkfläche verursachten Kräften entgegen, kontrolliert aber durch die in sie einbezogenen Sehnen (M. extensor et flexor carpi ulnares) auch die Rotationsbewegungen im Handgelenk.

Diese Rotationsbewegungen müssen von der aktiven Pro- und Supination des Unterarmes, die durch bestimmte Muskeln bewirkt werden, abgegrenzt werden. Es handelt sich vielmehr um eine passive, d. h. von außen angreifende Bewegung im Sinne einer Innen- und Außendrehung der Handwurzel gegenüber der Unterarmachse, die bis zu 40 Grad betragen kann. Diese drehende Bewegung wird durch ein Antitorsionssystem (Kuhlmann 1982) gebremst und unter Kontrolle gehalten. Dies erfolgt hauptsächlich durch die vom dorsoulnaren Bereich des Radius entspringenden und zum Pisiforme ziehenden Faserzüge des Retinaculum extensorum und die Sehne des M. extensor carpi ulnaris. Das Retinaculum wird durch Beugung und radiale Abwinklung im Handgelenk durch die dabei erfolgende Verschiebung von Triquetrum und Pisiforme gespannt und läßt sich dadurch nur geringe Drehbewegungen der Handwurzel zu. Die durch passive Ulnarduktion und Streckung eintretende Entspannung des Retinaculum extensorum erlaubt dagegen derartige Rotationsbewegungen der Handwurzel, welche jedoch durch Anspannung des kräftigen M. extensor carpi ulnaris verhindert werden können.

Beziehungen zu bestimmten Verletzungen

Ein gesundes Handgelenk stellt sich radiologisch in Neutralstellung so dar, daß Radius, Mondbein, Kopfbein und 3. Mittelhandknochen in einer Achse liegen. Der Winkel, der aus den Längsachsen durch das Mondbein und das Kahnbein (jeweils durch die Mittelpunkte der Gelenkflächen) gebildet wird, wird als *scapholunärer Winkel* bezeichnet. Er reicht normalerweise bei den verschiedenen Individuen von 30 Grad bis 70 Grad und beträgt im Mittel 46 Grad (Abb. 5 oben). Besteht dagegen eine Störung des Gleichgewichtes der aktiven und passiven auf das Handelenk einwirkenden Kräfte, so vergrößert oder verkleinert sich, je nach der Kippung des Mondbeines, der scapholunäre Winkel. Dieser Zustand wird als *Instabilität* des Handgelenkes bezeichnet. In diesem Zustand werden auch zwei weitere Winkel meßbar, die im Normalzustand Null betragen und daher nicht in Erscheinung treten. Es handelt sich um den *capitolunären Winkel*, der aus den Längsachsen des Kopfbeines und des Mondbeines gebildet wird, sowie um den *radiolunären Winkel* zwischen den Längs-

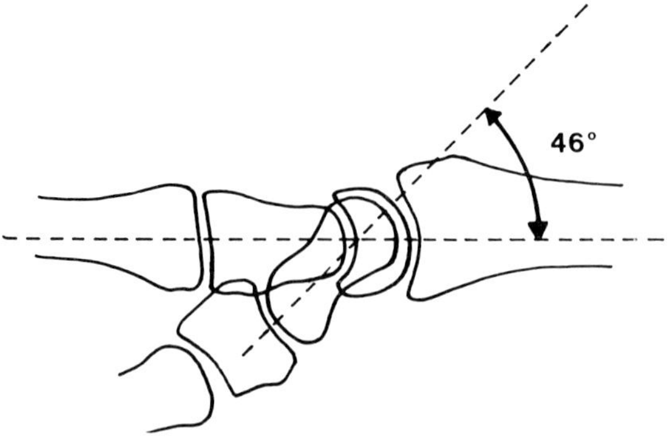

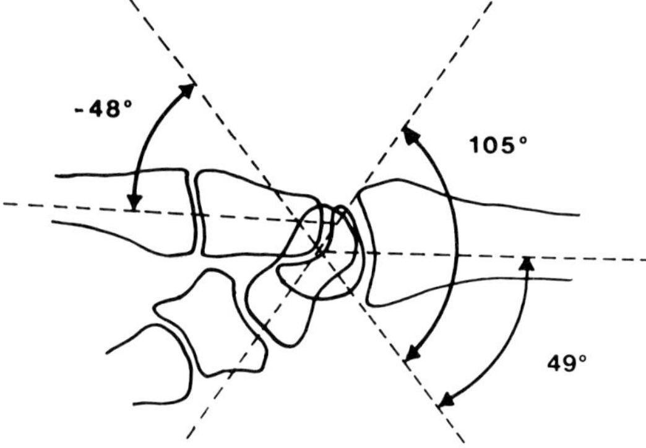

Abb. 5. Gesundes Handgelenk (*oben*) mit normalem scapholunärem Winkel und dorsale Instabilität des Handgelenkes mit pathologischen Winkeln (*unten*)

achsen des Radius und des Lunatums. Beide Winkel werden erst in pathologischen Zuständen positiv oder negativ. Die Winkel werden als positiv bezeichnet, wenn der distal gelegene Knochen in der Gelenkkette (Mondbein gegenüber der Speiche oder Kopfbein gegenüber dem Mondbein) gestreckt, d. h. in dorsaler Abknickung steht, während der umgekehrte Zustand einer Abwinklung zur palmaren Seite als negativ bezeichnet wird (Abb. 5 unten).

Die am häufigsten vorkommende Form der Instabilität ist die *dorsale Instabilität* (Abb. 5 unten). Weniger häufig ist die palmare Instabilität, bei der das Mondbein zur Beugeseite hin gekippt steht und dadurch der skapholunäre Winkel unter 30 Grad beträgt. Der capitolunäre Winkel ist positiv, der radiolunäre Winkel negativ. Beide Formen der Instabilität kommen bei Gefügestörungen der Handwurzel, bei angeborener oder posttraumatischer Bänderschlaffheit, bei Polyarthritis des Handgelenkes und bei gewissen posttraumatischen Veränderungen vor. Die letztgenannten Ursachen sind vor allem darauf zurückzuführen, daß bei der Erstversorgung häufig nur die Frakturen und Luxationen eingerichtet wurden, aber die Bandverletzungen unberücksichtigt blieben.

Bei der Bestimmung der erwähnten Winkel zur Feststellung des Vorliegens einer Instabilität ist sehr darauf zu achten, daß die radiologische Untersuchung in der Neutralstellung des Handgelenkes erfolgt und nicht wie zum Beispiel bei der Kahnbeinserie in mittlerer Streckstellung. Nur in der Neutralstellung können die Winkel korrekt gemessen und gegebenenfalls mit der unverletzten Stelle verglichen werden.

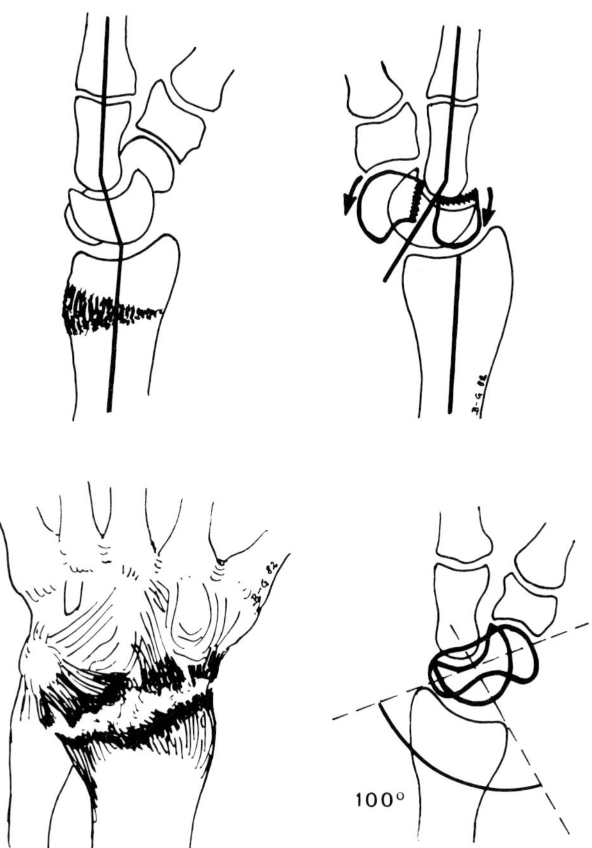

Abb. 6. Knöcherne (*oben*) und ligamentäre (*unten*) Ursachen dorsaler Instabilität des Handgelenkes

Eine carpale Instabilität, die wir als Störung des Gleichgewichtes der aktiven und passiven auf das Handgelenk einwirkenden Kräfte definieren, kann knöchern oder ligamentär bedingte Ursachen haben (Abb. 6). Unter den knöchern bedingten Ursachen ist in erster Linie die distale Radiusfraktur zu nennen, die häufig in einer dorsalen Achsenabknickung zur Ausheilung kommt. Hierdurch wird die vorher zur palmaren Seite geneigte distale Radiusgelenkfläche umgekehrt. Die Handwurzel tendiert unter gleichzeitiger Kippung des Mondbeines zum Abrutschen nach dorsal. Die relativ schwachen dorsalen Bänder können diesen Kräften nicht widerstehen und dehnen sich, wodurch dann eine typische dorsale Instabilität zustande kommt (Abb. 6 oben links). Ähnliches entsteht bei einer instabilen Kahnbeinfraktur: das proximale Fragment richtet sich unter dem Einfluß der an ihm ansetzenden Bänder und der Neigung der Radiusgelenkfläche auf, während das distale Fragment unter dem Einfluß der Längskräfte der über das Handgelenk hinwegziehenden Muskeln und Sehnen die umgekehrte Bewegung macht (Abb. 6 oben rechts).

Die ligamentär bedingten Ursachen carpaler Instabilitäten sind sehr viel komplexer und insbesondere bei schwerer Handgelenkverletzungen klinisch nur schwer mit Zerreißungen des einen oder anderen Ligamentanteiles in Verbindung zu bringen. Experimentelle Banddurchtrennungen (Kuhlmann 1982) haben aber gezeigt, daß Durchtrennung bestimmter Bandanteile genau zu definierende Verschiebungen oder Kippungen der angrenzenden

Knochen zuläßt. Die Ruptur oder experimentelle Durchtrennung der palmaren, vom distalen Radius zur Handwurzel ziehenden Bandanteile, wie sie in Abb. 6 unten dargestellt ist, führt zur Aufhebung der Wirkung des palmaren Tragbandes und teilweise auch der Gelenkschleuder, so daß es durch dorsale Kippung des Mondbeines und Drehung des Kahnbeines nach palmar zu einer dorsalen Instabilität mit stark vergrößertem skapholunärem Winkel kommt.

Bei vielen, vor allem schweren Verletzungen des Handgelenkes sind sowohl knöcherne als auch ligamentäre Strukturen gleichzeitig verletzt. Dies trifft nicht nur auf Handgelenkverrenkungsbrüche, wie zum Beispiel den de Quervainschen Verrenkungsbruch (transscaphoidale-perilunäre Luxationsfraktur) zu, sondern kann auch bei scheinbar geringfügigen Verletzungen wie dem Abriß des Processus styloideus radii der Fall sein. Für den Kliniker ist es wichtig, daran zu denken, daß der Unfallmechanismus nicht nur die im Röntgenbild erkennbare knöcherne Verletzung hervorruft, sondern daß auch darüber hinaus Bandverletzungen vorliegen können. Diese sind dann durch gehaltene Aufnahmen zu diagnostizieren, um entsprechende korrekte Behandlungsmaßnahmen einleiten zu können. Auch nach der geschlossenen Einrenkung von Luxationen oder Luxationsfrakturen des Handgelenkes sind oft gehaltene Aufnahmen notwendig, um einen Anhalt über die erreichte Stabilität zu bekommen. Liegen instabile Verhältnisse vor, d. h. daß es leicht zu einer erneuten Verrenkung kommt, ist eine operative Darstellung des Verletzungsbereiches mit Naht der Bänder und eventueller zusätzlicher Osteosynthese erforderlich. Ohne eine derartige sorgfältige Diagnostik wird die Ruhigstellung für Bandverletzungen häufig zu kurz sein, so daß eine carpale Instabilität zurückbleibt. Auch nach Beendigung der Ruhigstellung im Gipsverband sind gelegentlich weitere diagnostische Maßnahmen wie gehaltene Röntgenaufnahmen erforderlich, da in manchen Fällen eine der wichtigsten Formen der carpalen Instabilität die scapholunäre Dissoziation primär nocht nicht immer erkennbar ist und die typische Verbreiterung des Spaltes zwischen Mondbein und Kahnbein erst später eintritt. Auf diese wichtige, aber noch vielfach unbekannte Verletzungsform soll in einer gesonderten Arbeit hingewiesen werden.

Literatur

v. Baeyer H (1921) Zur Frage der mehrgelenkigen Muskeln. Anatomischer Anzeiger 54: 289–301

Buck-Gramcko D (1982) Instabilität des Handgelenkes. In: Nigst H (Hrsg) Frakturen, Luxationen und Dissoziationen der Carpalknochen. Bibliothek für Handchirurgie. Hippokrates, Stuttgart, S 175–183

Buck-Gramcko D (1985) Carpale Instabilitäten. Handchirurgie 17 (im Druck)

Fahrer M (1980) Le carpe. Notions générales. In: Tubiana R (ed) Traité de chirurgie de la main, vol I. Masson, Paris, S 166–171

Fick R (1904, 1910, 1911) Handbuch der Anatomie und Mechanik der Gelenke unter Berücksichtigung der bewegenden Muskeln. In 3 Teilen. Fischer, Jena

Fischer K (1927) Zur geführten Wirkung der mehrgelenkigen Muskeln. Z Anat Entwickl Gesch 83:752–770

Fisk GR (1970) Carpal instability and the fractured scaphoid. Hunterian Lecture, 7. Mai 1968. Ann Royal Coll Surg Engl 46:63–76

Frohse F, Fränkel M (1908) Die Muskeln des menschlichen Armes. In: von Bardeleben K (Hrsg) Handbuch der Anatomie des Menschen, 2. Band, 2. Abt., 2. Teil. Fischer, Jena

Gilford WW, Bolton RH, Lambrinudi C (1943) The mechanism of the wrist joint with special reference to fractures of the scaphoid. Guy's Hosp Reports 92:52–59
Kauer JMG (1980) Functional anatomy of the wrist. Clin Orthop 149:9–20
Kauer JMG, Landsmeer JMF (1981) Functional anatomy of the wrist. In: Tubiana R (ed) The hand, vol I. Saunders Co, Philadelphia London Toronto
Kuhlmann JN (1979) Les méchanismes de l'articulation du poignet. Ann Chir 33:711–719
Kuhlmann JN (1982) Experimentelle Untersuchungen zur Stabilität und Instabilität des Carpus. In: Nigst H (Hrsg) Frakturen, Luxationen und Dissoziationen der Carpalknochen. Bibliothek für Handchirurgie. Hoppokrates, Stuttgart S 185–201
Landsmeer JMF (1968) Les cohérences spatiales et l'équilibre spatial dans la région carpienne. Acta Anat 70, Suppl 54
Lewis OJ, Hamshere RJ, Bucknill TM (1970) The anatomy of the wrist joint. J Anat 106: 539–552
Lichtman DM, Schneider JR, Swafford AR, Mach GR (1981) Ulnar midcarpal instability – clinical and laboratory analysis. J Hand Surg 6:515–523
Mayfield JK, Johnson RP, Kilcoyne RF (1976) The ligaments of the human wrist and their functional significance. Anat Rec 186:417–428
Taleisnik J (1976) The ligaments of the wrist. J Hand Surg 1:110–118
Weber EW (1984) Concepts governing the rotational shift of the intercalated segment of the carpus. Orthop Clin N Amer 15:193–207

Verrenkungen und Verrenkungsbrüche des Kahnbeins

H. J. Oestern

Unfallchirurgische Klinik der Medizinischen Hochschule Hannover, Konstanty-Gutschow-Straße 8, D-3000 Hannover 61

Die Besonderheit aller Luxationen, Subluxationen und Luxationsfrakturen des Kahnbeins besteht darin, daß es sich hierbei um seltene Verletzungen handelt.

Das Ziel der Arbeit besteht deshalb darin, die Ätiologie, die Diagnostik und die Therapie der scapholunären Subluxation, der Luxation des Scaphoids und der De Quervainschen Luxationsfraktur näher zu besprechen.

1. Scapholunäre Subluxation

Die scapholunäre Subluxation ist auch unter dem Namen scapholunäre Dissoziation oder Rotationssubluxation des Kahnbeins bekannt. Ätiologisch führen in der Regel nur massive Gewalteinwirkungen wie etwa Quetschtraumen oder erhebliche Stürze zu dieser Verletzung.

Pathogenese

Experimentell konnten wir an Leichenhänden zeigen, daß die alleinige Ruptur des Ligamentum interosseum zwischen Kahn- und Mondbein noch nicht eine radiologisch erkenn-

Hefte zur Unfallheilkunde, Heft 174
Zusammengestellt von A. Pannike

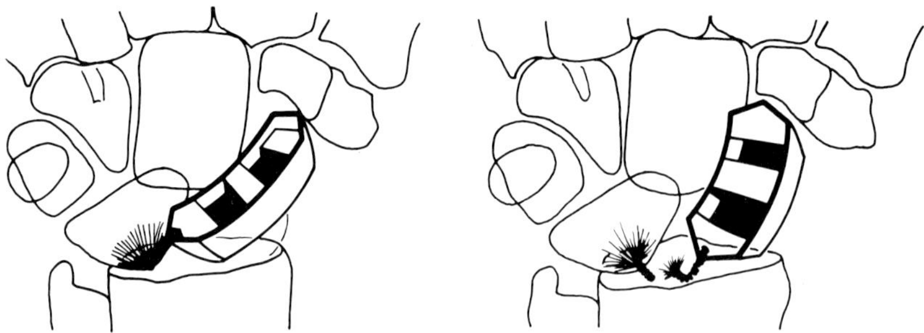

Abb. 1. Normale Lage und Rotationssubluxation des Kahnbeins (Modifiziert nach Mettler) [4])

Tabelle 1. Pathogenese der sekundären scapholunären Subluxation

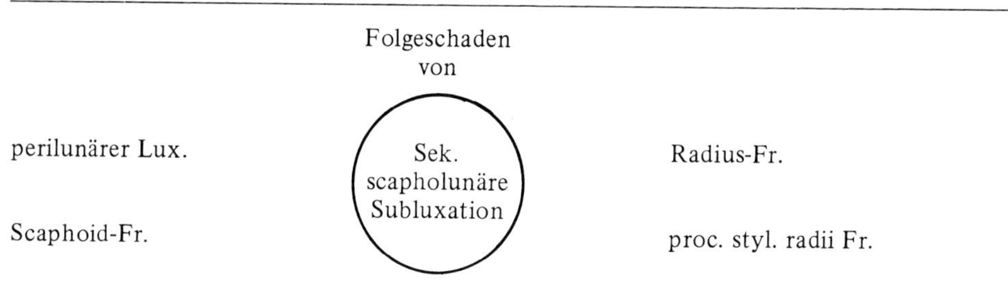

bare Diastase beider Knochen zu erzeugen vermag. Zur scapholunären Subluxation führt erst die Durchtrennung der proximalen Ligamenta intercarpea dorsalia und palmarea im Bereich des Scaphoids insbesondere des Ligamentum radio-scaphoideum. Es kommt dann zur charakteristischen Drehung des Kahnbeins um eine quere Achse (Abb. 1).

Als sekundäre scapholunäre Subluxationen bezeichnet man jene Fehlstellungen, welche nach nicht idealen Repositionen perilunärer Luxationen, Radiusfrakturen, Bandkapselschädigungen sowie Radiusstyloideinbrüchen aber auch nach Scaphoidfrakturen und Pseudarthrosen zu finden sind (Tabelle 1).

Die klinische *Symptomatik* imponiert mit schmerzhafter Schwellung, Funktionseinbuße und Kraftminderung. Der Palpationsschmerz liegt vorwiegend radial und radio-dorsal. Das subluxationsbedingte Schnappen, welches wir jedoch vorwiegend bei dem larvierten oder habituellen Typus finden, kann radial akustisch oder palpatorisch objektiviert werden (Tabelle 2).

Diagnostisch ist die röntgenologische Abklärung von entscheidender Bedeutung. Im wesentlichen sind es die folgenden Befunde, die bei der scapholunären Subluxation erhoben werden können (Abb. 1, 2).

1. Die Erweiterung des Zwischenraumes von Scaphoid und Lunatum im ap-Strahlengang. Dies kommt gewöhnlich besser zur Darstellung, wenn die Hand in voller Supination oder in Radialdeviation gehalten wird. Ein scapholunärer Zwischenraum, welcher größer ist als 2 mm, gilt als diagnostisch sehr verdächtig für eine scapholunäre Dissozia-

Tabelle 2. Symptomatik der scapholunären Subluxation

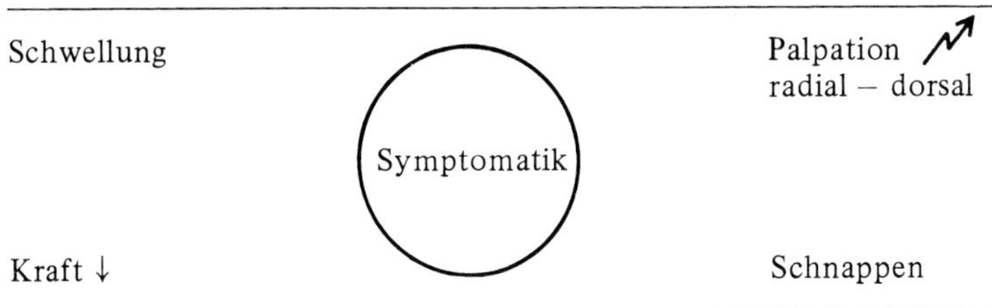

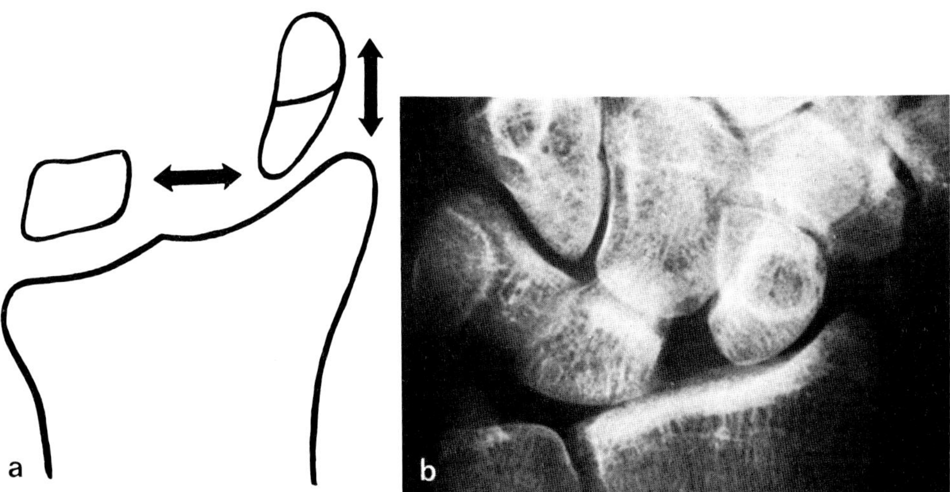

Abb. 2. Röntgenologische Zeichen der scapholunären Subluxation

tion [2]. Besonders wichtig sind jedoch Röntgenvergleichsaufnahmen beider Handgelenke, da besonders im jugendlichen Alter noch vergrößerte Distanzen zwischen Lunatum und Scaphoid physiologisch sind.

2. Eine Verkleinerung des Scaphoids aufgrund der Rotation ist auf der ap-Aufnahme diagnostisch hinweisend für eine scapholunäre Dissoziation.
3. Ein corticaler Ringschatten im ap-Bild stellt die axiale Projektion des abnorm orientierten Scaphoids dar [1, 3].
4. Im lateralen Strahlengang findet sich eine vermehrte Kippung des Kahnbeins nach palmar, während das Mondbein im Sinne der Extension abgewinkelt ist. Radiolunärer und scapholunärer Winkel sind vergrößert (Abb. 3).
5. Des weiteren finden wir das sog. Taleisnik V-Zeichen [6]. Beim normalen Handgelenk bilden die volaren Ränder des Scaphoids und des Radius ein C. Wenn das Scaphoid subluxiert ist, bilden die volaren Begrenzungen des Scaphoids und des Radius einen Winkel in der Form eines V (Abb. 4).

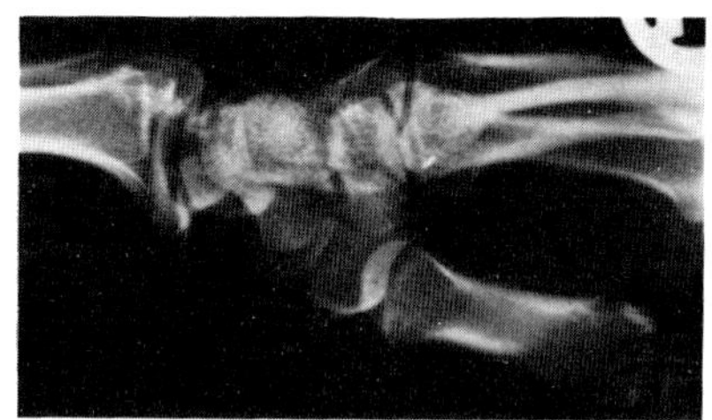

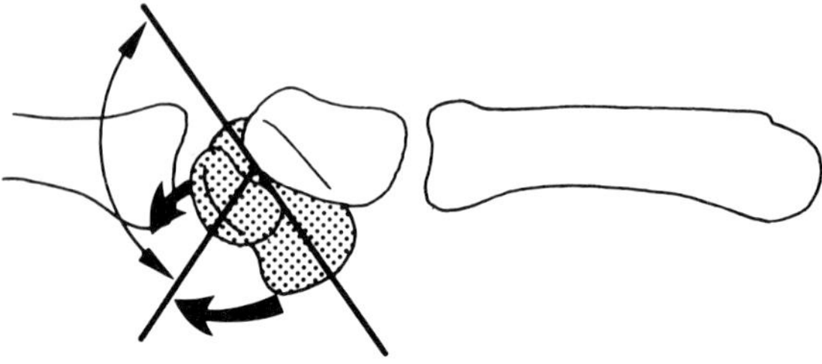

Abb. 3. Scapholunäre Subluxation im lateralen Strahlengang: Vermehrte Kippung des Kahnbeins nach palmar. Abwinkelung des Mondbeines im Sinne der Extension. Radiolunärer und scapholunärer Winkel sind vergrößert

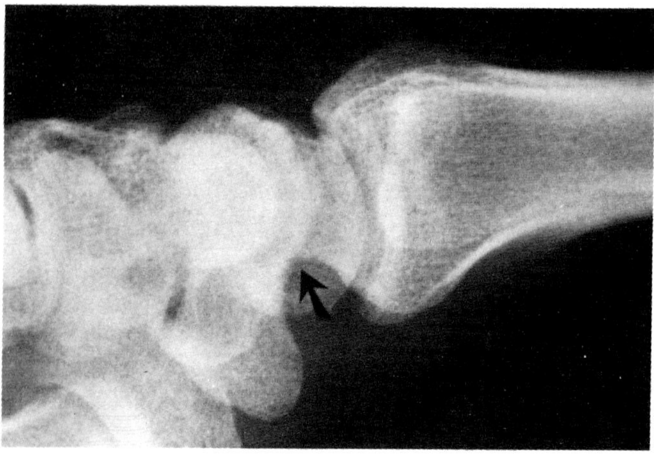

Abb. 4. *Taleisnik V-Zeichen*: Bei der scapholunären Subluxation bilden die volaren Begrenzungen des Scaphoids und des Radius einen Winkel in der Form eines V

Therapie

Die Behandlung der scapholunären Subluxation ist im allgemeinen operativ. Dabei stellt die primäre Diagnose eher die Seltenheit dar. Als Zugangsweg wird der dorsale Zugang empfohlen, weil vorwiegend die proximalen dorsalen Bandverbindungen betroffen sind. 2 weitere Gründe sprechen für den dorsalen Zugang:

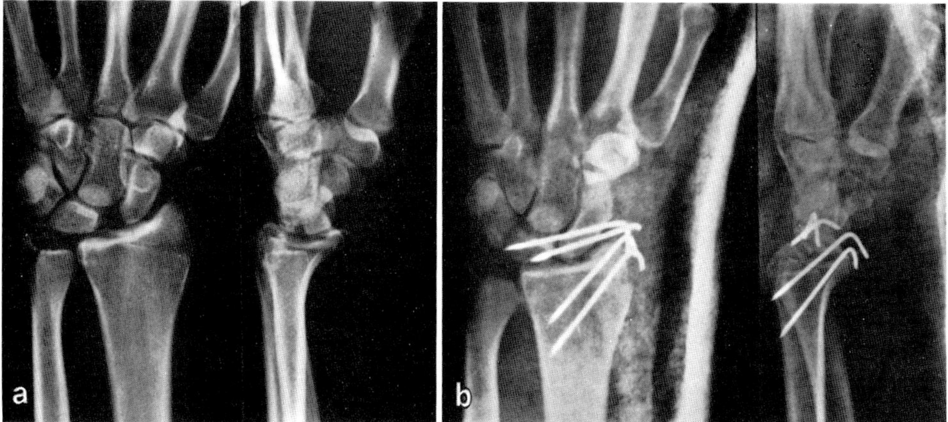

Abb. 5a, b. Scapholunäre Subluxation (*a*), Reposition, Naht der Bänder, Sicherung des Repositionsergebnisses durch 2 Kirschner-Drähte und Gipsverband (*b*)

1. kann die adäquate Einrichtung des Kahnbeins von einem volaren Zugang schwierig sein und
2. ist bei einer vergrößerten Operation gewöhnlich der Zwischenraum zwischen Lunatum und Scaphoid mit Granulationsgewebe gefüllt. Die Entfernung dieses Interpositionsgewebes zur anatomischen Reposition des Scaphoids gestaltet sich von einem dorsalen Zugang wesentlich leichter.

Bei den frischen Verletzungen können die zerrissenen Handwurzelbänder genäht werden, wobei die Reposition mit 2 Kirschner-Drähten durch das Scaphoid und Lunatum gesichert und anschließend im Gipsverband ruhiggestellt wird [2] (Abb. 5a, b).

Bei einer veralteten scapholunären Subluxation ist eine Bandnaht nicht mehr möglich. Deshalb wird der Bandapparat zwischen Kahnbein und Mondbein durch ein freies Transplantat zum Beispiel aus der Sehne des Musculus palmaris longus rekonstruiert. Dazu wird von einem beuge- und streckseitigen Hautschnitt aus das Handgelenk zwischen Mond- und Kahnbein dargestellt, durch beide Knochen je ein senkrecht verlaufender Bohrkanal gelegt und dadurch die Sehne des M. palmaris longus gezogen und dorsal miteinander und den Bandresten vernäht. Auch hierbei erfolgt wiederum die Fixation des Mondbeines.

2. **Scaphoidale Luxation** (Abb. 6)

Die isolierten kompletten Verrenkungen des Kahnbeins können wir nach Nigst und Buck-Gramcko [5] unterteilen in

1. palmare Luxationen,
2. radiale Luxationen:
   a) nach dorso-radial
   b) nach radiopalmar
   c) reine Luxationen und
3. dorsale Luxationen.

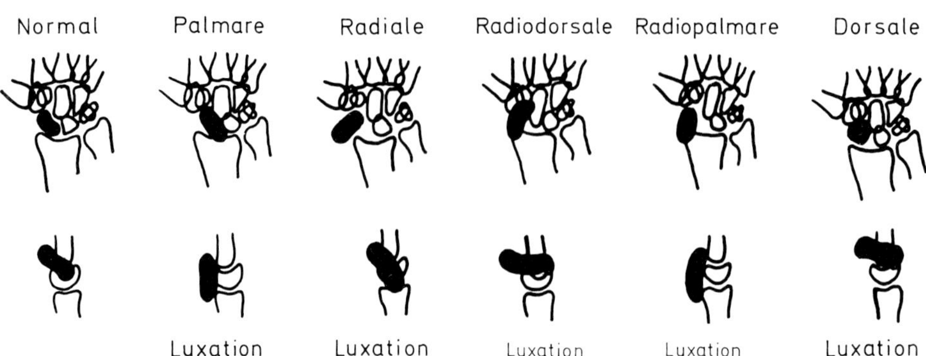

Abb. 6. Einteilung der scaphoidalen Luxation nach Nigst und Buck-Gramcko [5]

Tabelle 3. Symptomatik der Scaphoidluxation

Tumor	Symptomatik	Lücke Tabatiere
	Bewegungs ↗	

Ätiologie

Die Luxationsrichtung wird vom Verletzungsmechanismus bestimmt. So entsteht die palmare Luxation des Scaphoids durch Sturz auf die ausgestreckte, dorsalflektierte Hand, während die dorsalen Luxationen durch Sturz auf die gebeugte und radial abduzierte Hand hervorgerufen werden.

Symptomatisch findet sich ein Tumor (das luxierte Naviculare), eine Lücke in der Tabatiere sowie ein erheblicher Bewegungsschmerz. Röntgenologisch finden sich die für die einzelnen Luxationen charakteristischen Bilder (Tabelle 3).

Therapie

Grundsätzlich muß zunächst geschlossen reponiert werden. Ist eine geschlossene Reposition jedoch nicht möglich oder besteht eine rezidivierende Luxation, so muß offen reponiert werden. In jedem Fall sollte eine Bandnaht durchgeführt und interponierte Bandanteile oder kleine Knochenabsprengungen ausgeräumt werden. Der Gipsverband verbleibt für 6 Wochen.

Bei veralteten Verrenkungen ist lediglich eine Ligamentrekonstruktion möglich. Dazu eignet sich am besten die M. palmaris longus Sehne oder ein abgespaltener Teil der Sehne des M. flexor carpi radialis brevis. Dabei wird wiederum die Sehne durch Bohrlöcher der Knochen hindurchgeführt und anschließend mit sich selbst vernäht.

Tabelle 4. Osteosynthesemethoden des Scaphoids bei der De Quervainschen Luxationsfraktur

1. Spickdrahtosteosynthese
2. Offene Verschraubung
3. Perkutane Verschraubung
4. Plattenosteosynthese (Ender)

3. Transnaviculäre perilunäre Dislokation (De Quervainsche Luxationsfraktur)

Hinsichtlich des Verletzungsmechanismus ist der Patient selten in der Lage genaue Angaben zu machen. Es ergibt sich jedoch in einem hohen Prozentsatz als Ursache eine forcierte Hyperextension.

Pathogenese

Die distale carpale Reihe wird mit den Metacarpalia extrem dorsal flektiert, das Verbindungsglied zwischen den Carpalreihen, das Kahnbein, muß an diesem Punkt entweder frakturieren oder seine Verbindungen zum Radius und Lunatum erhalten. Häufiger frakturiert die Radiuslippe das Kahnbein, das proximale Fragment behält seine Beziehung zum Radius und Lunatum und das distale Fragment wandert nach dorsal und proximal mit dem Capitatum und der übrigen Handwurzel.

Diagnose

Entscheidend ist zweifellos das ap-Röntgenbild, welches die Kahnbeinfraktur und die proximale Wanderung des Capitatum zeigt. Auf dem lateralen Röntgenbild sieht man die retrolunare Position des Capitatum. Das Lunatum behält seine Beziehung zum Radius. Bei früher Diagnose sieht man gewöhnlich eine Schwellung auf dem Handrücken, das verrenkte Capitatum.

Therapie

Wie bei jeder Luxationsfraktur muß die sofortige Reposition durchgeführt werden. Während die Luxation immer verhältnismäßig leicht zu beheben ist, können die Scaphoidfragmente häufig nicht exakt reponiert werden. Zum anderen ist bekannt, daß bei den dislocierten Frakturen des Scaphoids die Heilungszeit verlängert und die Gefahr einer Pseudarthrosebildung entsprechend erhöht ist. Deshalb ergibt sich die Indikation zur Osteosynthese bei dieser Luxationsfraktur. An Osteosyntheseverfahren steht uns neben der Spickdrahtosteosynthese und der Enderplatte, mit der wir keine Erfahrung haben, vor allen Dingen die Schraubenosteosynthese zur Verfügung (Tabelle 4).

Eigenes Krankengut

Im eigenen Patientengut von 6 De Quervainschen Luxationsfrakturen der letzten 7 Jahre wurde in allen Fällen eine Schraubenosteosynthese durchgeführt. Alle Kahnbeinfrakturen waren innerhalb von 3 Monaten durchbaut. 3 Patienten wiesen zusätzliche Begleitverletzungen an der gleichseitigen Hand auf. Das Bewegungsausmaß bei der Nachuntersuchung zeigte bei 2 Patienten eine seitengleiche Beweglichkeit, bei 2 Patienten war die Beweglichkeit um 1/3 und bei 2 weiteren um die Hälfte im Vergleich zur Gegenseite eingeschränkt.

Schlußfolgerungen

1. Der Diagnostik und vor allem dem „Darandenken“ kommt bei den Luxationen und Luxationsfrakturen des Kahnbeins eine besondere Bedeutung zu.
   Gehaltene Aufnahmen können entsprechende Hinweise auf eine Instabilität im Sinne einer scapholunären Dissoziation geben.
2. Die Rekonstruktion der verletzten Bänder durch Bandnaht und Bandplastik ist anzustreben.
3. Bei der transcaphoidalen perilunären Luxationsfraktur ist die Schraubenosteosynthese das Verfahren der Wahl zur Stabilisierung des Scaphoids.

Literatur

1. Bjelland JC, Bush JC (1977) Secondary rotational subluxation of the carpal navicular. Ariz Med 34:267–268
2. Buck-Gramcko D (1982) Instabilität des Handgelenkes. In: Nigst H (Hrsg) Frakturen, Luxationen und Dissoziationen der Karpalknochen. Hippokrates, Stuttgart, S 175–183
3. Crittenden JJ, Jones DM, Santarelli AG (1970) Bilateral rotational dislocation of the carpal navicular. Radiology 94:629–630
4. Mettler MO (1982) Die Scaphoid- und scapholunären Subluxationen. In: Nigst H (Hrsg) Frakturen, Luxationen und Dissoziationen der Karpalknochen. Hippokrates, Stuttgart, S 211–217
5. Nigst H, Buck-Gramcko D (1975) Luxationen und Subluxationen des Kahnbeines. Handchirurgie 7:81–90
6. Taleisnik J (1978) Wrist: anatomy, function and injury. In: American Academy of Orthopaedic Surgeons Instructional Course Lectures No 27. Mosby, St. Louis

Mondbeinverrenkungen und perilunäre Verrenkungen

E. H. Kuner und W. Schlickewei

Abteilung Unfallchirurgie, Chirurgische Universitätsklinik, Hugstetterstraße 55,
D-7800 Freiburg

Zu dieser Themenstellung gehören drei Verletzungsformen des Os lunatum:
- perilunäre Luxation (3–4%),
- de Quervain'sche Luxationsfraktur,
- Lunatum-Luxation.

Der Anamnese nach entstehen diese Verletzungen scheinbar durch den gleichen Unfallmechanismus, nämlich den Sturz auf die ausgestreckte Hand, wie ihn auch Patienten mit Radiusfraktur in loco typico angeben. Hinweise für eine differenziertere Betrachtungsweise der Luxation von Handwurzelknochen liegen vor [6, 12]. Für bestimmte Formen werden anatomische Besonderheiten angenommen (Kraske 1927). Neuere Arbeiten (Mayfield 1980) gehen davon aus, daß das Verrenkungsmuster eine Dorsalextension mit Ulnarabduktion und gleichzeitige Supinationsstellung der Hand erfordert, um in IV Stadien ablaufen zu können. Das Stadium I entspricht einer perilunären Bandinstabilität aufgrund einer Sprengung der Bandverbindung zwischen Lunatum und Scaphoid (Naviculare) mit Subluxationsstellung.

Stadium II entspricht bereits der vollständigen Dislokation dieser ossären Elemente unter Einbeziehung des Os Capitatum und Subluxationsstellung zwischen Lunatum und Triquetrum. Im Stadium III wird die Luxation hier vervollständigt möglicherweise sogar durch ligamentäre Fraktur am Triquetrum und im Stadium IV liegt das bekannte Bild der perilunären Luxation vor mit schwerer Zerreißung der palmaren Bandverbindungen. Diese Untersuchungen wurden an der Leichenhand gemacht (Abb. 1, 2).

Für die häufigste Kombination der perilunären Verrenkung mit anderen Handwurzelknochen kommt das Scapoid als Nachbarknochen infrage – die de Quervainsche Luxationsfraktur (transscaphoideo-perilunäre Luxation).

Auch hier bestehen über den Verletzungsmechanismus keine einheitlichen Vorstellungen. Während Kleinschmidt (1965) die Ansicht vertritt, es sei neben der Dorsalextension

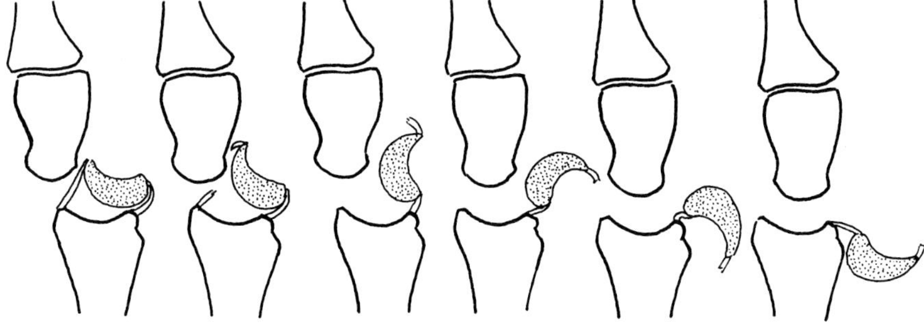

Abb. 1a–f. Die verschiedenen Phasen der perilunären Luxation. Bis zur totalen Enucleation (*f*) (Nach Perschl 1949)

Hefte zur Unfallheilkunde, Heft 174
Zusammengestellt von A. Pannike

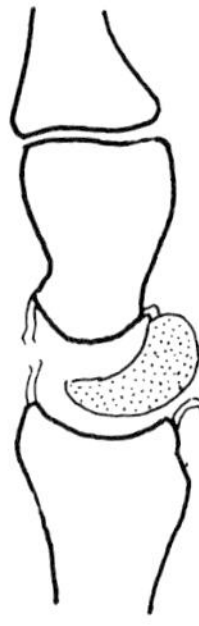

Abb. 2. Die isolierte, reine Lunatumluxation nach volar. Nota bene: Unterschiedliche Bandbeteiligung und Fehlen der perilunären Luxation (Nach Perschl 1949)

zusätzlich die Radialabduktion erforderlich, vertritt Nigst (1974) die Meinung, daß bei maximaler Streckung im Handgelenk das Lunatum gegen den proximalen Pol des Scaphoids gepreßt werden wobei die übrigen Carpalknochen nach dorsal abgedrängt würden. Das Scaphoid frakturiert in seiner Taille und sein proximales Fragment verbleibt mit dem Lunatum in Verbindung. Das distale Fragment geht zusammen mit Capitatum und den übrigen Handwurzelknochen in dorsale Luxationsstellung.

Offensichtlich sind für das Zustandekommen der verschiedenen Verrenkungsformen nur graduelle Stellungsunterschiede im Handgelenk zusammen mit der Festigkeit der Kapselbandverbindungen im Zusammenwirken mit dem Zustand der Muskelaktivität im Augenblick des Sturzes verantwortlich.

Während bei den bisher beschriebenen Formen das Os lunatum selbst nicht luxiert, ist dies der Fall bei der extrem seltenen Verrenkung des Lunatum nach palmar (Schnek 1935b). Auch hier spielt die Überstreckung der Hand eine Rolle und es wird angenommen, daß ein ähnlicher Phasenablauf wie bei perilunärer Luxation stattfindet, wobei das Os lunatum *sekundär* nach Ruptur der dorsalen Bandverbindungen zum Radius und Capitatum (und Scaphoid) und nach Ruptur auch der palmaren Bandverbindungen (Lig. lunatocapitatum) unter Drehung nach palmar luxiert.

Über den pathomechanischen Ablauf dieser Verenkungen und Verrenkungsbrüche wurde bereits zu Beginn unseres Jahrhunderts heftig diskutiert. De Quervain, der 1902 als Oberarzt des Spitals in Chaux-de Fonds, die nach ihm benannte „transnaviculo-perilunäre Luxationsfraktur“ anhand einer doppelseitigen Verletzung in der Monatsschrift für „Unfallheilkunde und Invalidenwesen“ beschrieb, macht vorallem in diesem Zusammenhang die Nomenklaturschwierigkeiten deutlich, wenn er schreibt: *„Wir haben in Vorstehendem, wie es gewöhnlich geschieht, von volarer Luxation und Subluxation des Mondbeins gesprochen und verstehen damit die Verletzung, bei der das Mondbein entweder auf der Dorsalseite von seinen Verbindungen mit Radius und Capitatum abgelöst und nach unten geschlagen ist, oder vollständig aus seinen Verbindungen herausgedrückt ist. Es ist bei diesen Verlagerungen entweder um 90° gedreht und sieht also mit der Konkavität volarwärts, oder es hat sich um 180° gedreht, die Konkavität dem Vorderarm zuwendend. Der Kopf des Capitatum liegt stets dorsalwärts, so daß die Verletzung eigentlich eher als dorsale Luxation des Capitatum, oder als unvollständige dorsale Luxation im Intercarpalgelenk zu bezeichnen wäre, wie auch Eigenbrodt bemerkt. Da aber das Capitatum in den bis jetzt mitgeteilten Fällen im Wesentlichen seine normale Stellung beigehalten hat, oder wenigstens nachträglich wieder eingenommen hat, und da in Bezug auf das Endresultat der Verletzung wenigstens das Mondbein der aus seiner Lage gewichene Knochen ist, so können wir, ohne einen* *erheblichen Fehler zu begehen, die Benennung „Mondbeinverrenkung" beibehalten. Wir betonen aber dabei, daß, wie wir es unten auseinandersetzen werden, die Stellung des Capitatum wahrscheinlich in der Regel eine sekundäre Stellung ist."*

Kienböck hat danach 1910 in einer ausgezeichneten anatomischen Arbeit nachgewiesen, daß die Bezeichnung „Mondbeinverrenkung" für diese Verletzung falsch ist und daß aufgrund der Entstehung richtig von der „perilunären Verrenkung" der Hand nach dorsal, also von einer „luxatio perilunaris dorsalis manus" gesprochen werden muß.

Es ist zu fragen, wo heute eigentlich das Problem dieser zur Diskussion stehenden Verletzungsformen gesehen wird. Aufgrund eigener Erfahrung und Literaturangaben liegt es weniger in der Behandlung der frischen Verrenkung, als vielmehr darin, daß diese folgenschweren Verletzungen gar nicht so selten einfach übersehen werden (Koch/Sellentin 1969), oder der klinische und röntgenologische Befund in die unzutreffende Diagnose „Handgelenksdistorsion" eingeordnet werden. Erst daraus entwickelt sich die eigentliche Problematik der Behandlung der veralteten Luxation. Darunter ist eine teilweise oder vollständig persistierende Dislokation eines gelenkbildenden Teiles zu verstehen. Was aber heißt nun „veraltete Luxation". Von Lorenz Böhler stammt der Satz, daß Verrenkungen am Tage vor Sonnenuntergang und in der Nacht vor Sonnenaufgang beseitigt werden müssen. Nicht nur, daß jede Luxation die älter als 24 h ist, die Therapie erschwert, sondern es können irreversible Schäden entstehen, die durch eine mehr oder weniger schwere Zirkulationsstörung hervorgerufen werden. Da bei den Lunatumverrenkungsformen auch der N. medianus geschädigt werden kann, ergibt sich ein besonders dringliches Behandlungsgebot. Jahna (1964) hat anhand einer Nachuntersuchung von 47 de Quervainschen Verrenkungsbrüchen nachgewiesen, daß Irreponibilität und Komplikationen ansteigen, je später die Verletzung zur korrekten Behandlung kommt. Epping (1977) führt für das Nichterkennen von Verrenkungen und Verrenkungsfrakturen folgende Ursachen an:

- Indolenz des Patienten,
- Vorliegen weiterer schwerer Verletzungen (Polytrauma),
- Unvollständige Anamnese,
- nicht ausreichende Untersuchungstechnik,
- unvollständige Röntgenuntersuchung,
- mangelnde Erfahrung in Anatomie und Traumatologie der Hand,
- fehlende oder unvollständige Nachkontrolle.

Die Diagnose der Lunatum- oder perilunären Luxation bzw. eines de Quervainschen Verrenkungsbruches wird klinisch und röntgenologisch gestellt und kann eigentlich nicht übersehen werden, wenn man daran denkt [3, 6, 9, 13, 19]. Die Anamnese und die klinischen Symptome sind nicht gerade charakteristisch. Im Vordergrund stehen Spontan- und Druckschmerz im Bereich des Handgelenkes sowie eine Schwellung vorallem auch auf der Beugeseite. Die Beweglichkeit ist stark schmerzhaft eingeschränkt und eine Funktionseinbuße besteht auch an den Fingern. Typischer ist allerdings eine Sensibilitätsstörung im Medianus-Ausbreitungsgebiet als Ausdruck einer Druckschädigung im Carpaltunnel . Der RÖNTGEN-Diagnostik kommt zentrale Bedeutung zu. Zunächst werden Röntgenstandard-Aufnahmen a.p. und seitlich angefertigt. Im Falle der perilunären Luxation wird sich das Lunatum im a.p. Bild *dreieckförmig* darstellen und nicht in seiner normalen Trapezform. Im Seitenbild steht es palmar der Handwurzelreihe und seine *Excavation ist leer.* In diesem Zusammenhang sei darauf hingewiesen, daß es unterschiedliche Dislokationsgrade auch im Sinne einer Verdrehung gibt, ja das Lunatum kann sogar in die Weichteile des Unterarmes verlagert sein (Lehmann 1935). Aus einer solchen Verlagerung kann die rich-

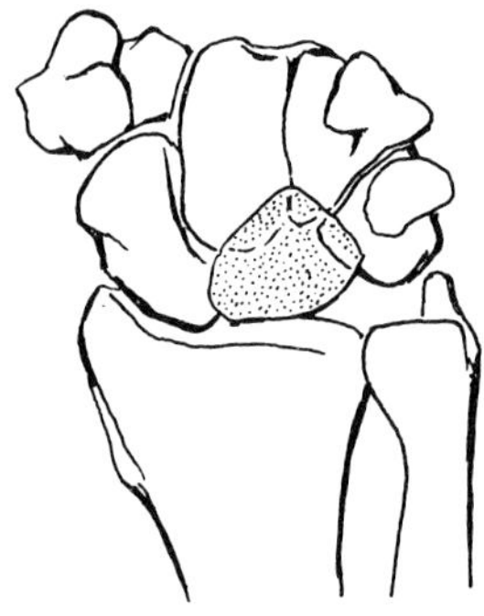

Abb. 3. a.p.-Röntgenbild des Handgelenkes bei perilunärer Luxation. Normale Trapezform des Os lunatum fehlt. Stattdessen ist es in der „Dreieckform" abgebildet. Konturüberlagerung!

Tabelle 1. Röntgenzeichen der perilunären Luxation

1. seitlich:	Os lunatum steht palmar der Handwurzelreihe und seine Excavation ist leer
2. a.p.:	Os lunatum stellt sich nicht in normaler Trapezform dar, sondern als „Dreieck". Außerdem Konturüberlagerung durch Os capitatum

tige Bezeichnung „Lunatumluxation" resultieren. Hier dürften wohl sonst keine weiteren Interpretationsschwierigkeiten auftreten im Gegensatz zur perilunären Luxation der Phasen 1 und 2. Bestehen Interpretationsschwierigkeiten, so soll man sich nicht scheuen, Röntgenbilder der unverletzten Seite anzufertigen oder mit Hilfe des Bildwandlers eine Klärung herbeizuführen. Auch gehaltene Aufnahmen kommen im Einzelfall einmal infrage, allerdings ist hierzu Anästhesie erforderlich (Abb. 3; Tabelle 1).

Obwohl das Os lunatum in der Regel über zwei dorsale und palmare Arterien versorgt wird, jedoch auch Variationen vorkommen (Lee 1963), ist davon auszugehen, daß bei den schweren Verenkungen lokale Durchblutungsstörungen auftreten, so daß allein aus diesem Grund die möglichst notfallmäßige Reposition gefordert werden muß. Hinzukommt, wie erwähnt, die mögliche Druckschädigung des N. medianus.

Die Therapie der frischen Luxationsformen um das Os lunatum ist im ersten Schritt konservativ und erfolgt in Allgemeinnarkose unter Relaxation oder in Plexusanästhesie. Die lokale Infiltrationsanästhesie scheidet aus. Für das eigentliche Repositionsmanöver wird Ruhe und Zeit gefordert. Sehr bewährt hat sich die Extension im „Mädchenfänger" wobei die von Mayfield und Mitarb. (1980) geforderte Ulnardeviation dadurch erreicht wird, daß sich der Zug auf den Daumen und die beiden ersten Langfinger konzentriert. Man beginnt mit einer Belastung des Systems von 5 kg und steigert diese innerhalb von 10 min auf 10–12 kg. Durch den Längszug wird der Handgelenkraum für das Mondbein soweit frei, daß durch leicht kreisende Bewegungen und palmaren Druck auf das Lunatum bei gleichzeitiger Radialabduktion, Flexion und Nachlassen der Extension regelrechte anatomische Verhältnisse geschaffen werden. In seltenen Fällen von scheinbarer Irreponibilität wird auch das gedeckte Einführen eines Kirschner-Drahtes (Müller 1938) oder ähnliches empfohlen, um durch Hebelwirkung die Verkantung zu beseitigen (Tabelle 2; Abb. 4).

Entscheidend für den weiteren Verlauf ist das unmittelbar nach der Reposition angefertigte Röntgenbild, das wir empfehlen in 4 Ebenen im Sinne des „Naviculare Quartetts" anzufertigen. Dabei ist exakt zu analysieren, ob die Verrenkung vollständig beseitigt ist

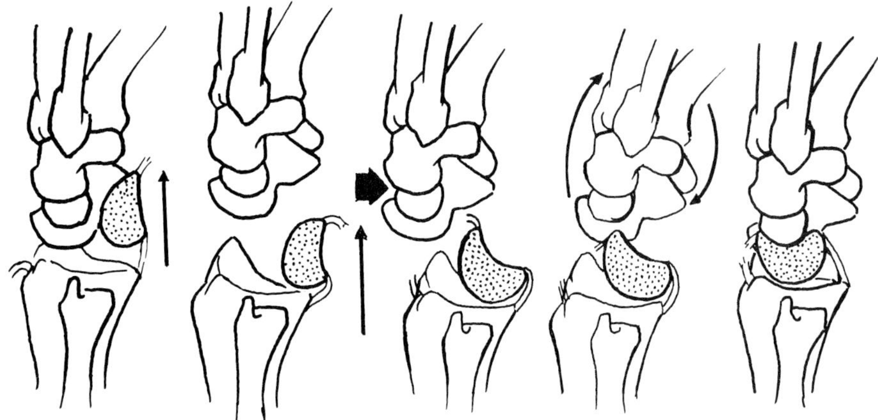

Abb. 4a–e. Repositionstechnik bei perilunären Luxationen (Nach U. Ritter 1953)

Tabelle 2. Repositionsmanöver bei perilunärer Luxation

- Allgemeinnarkose oder Plexusanästhesie
- Längsextension/Ulnarabduktion mittels „Mädchenfänger" (bis 10 kg für 15 min)
- dorsaler Druck peripher/volarer zentral (Radius)
- Pronation-Radialabduktion-Flexion unter Nachlassen der Extension

- Immobilisation und *sofortige* Röntgenkontrolle
- *Neurologie kontrollierten!*

und zum anderen, ob nicht doch auch eine Navicularefraktur (de Quervainsche Luxationsfraktur) zusätzlich besteht. In diesem Falle ist die anatomische Reposition mit engem Fragmentkontakt zu fordern, weil sonst in hohem Maße mit dem Ausbleiben der knöchernen Heilung gerechnet werden muß. Jahna (1965) gibt eine Pseudarthrosenrate von etwa 50% in diesen Fällen an. Der Grund wird darin gesehen, daß infolge einer Interposition der notwendige direkte knöcherne Kontakt fehlt oder aber die Reposition zu spät erfolgte (Russe 1958).

In diesen Fällen besteht für uns die Indikation zur operativen Behandlung entweder primär in gleicher Sitzung oder sekundär nach Abschwellung der Weichteile. Beim Querbruch des Scaphoid und genügend großem proximalen Fragment hat sich die Kompressionsverschraubung bestens bewährt. Im Falle einer möglichen reinen konservativen Behandlung wird im Oberarm-Schwurhandgipsverband zunächst für 6 Wochen und dann im Unterarm-Schwurhandgipsverband für weitere 6 Wochen immobilisiert. Bei der stabilen Verschraubung ist der einfache Unterarmgipsverband für 4–6 Wochen ausreichend, da die Bandverbindung zwischen Lunatum und proximalem Scaphoidfragment ja intakt sein müssen.

Für den Fall, daß sich eine perilunäre Luxation zwar reponieren, aber nach Entfernung der Extension nicht halten läßt, hat sich die temporäre gedeckte Bohrdrahtfixation mit zusätzlichem Gipsverband bestens bewährt. Dabei wird der Bohrdraht von der Radialseite des Radius transarticulär in die periphere Handwurzelreihe eingebracht, am besten in das Os capitatum. Gelegentlich ist ein zweiter Bohrdraht durch Scaphoid und Lunatum notwendig. Die Bohrdrähte können nach 4 bis 6 Wochen wieder entfernt werden.

Eine Komplikation der perilunären Luxation bzw. der de Quervainschen Luxationsfraktur ist die primäre bzw. sekundäre Medianuslähmung. Sie wird in etwa einem Viertel der Fälle beobachtet (Jahna 1965). Es ist deshalb zu fordern, daß routinemäßig eine neurologische Überprüfung und Dokumentation stattfindet. Die wichtigste Maßnahme in der Behandlung der Medianuslähmung ist die unverzügliche Reposition der Luxation bzw. Luxationsfraktur. Die Prognose ist dann gut. Bei Spätfällen, oder wenn keine Rückbildungstendenz zu erkennen ist, sollte die Entlastung und Neurolyse versucht werden.

Daß es sich bei de Quervainschen Luxationsfraktur, aber auch bei perilunärer Luxation um schwere Verletzungsformen handelt, zeigt die Tatsache, daß etwa 1/5 der Patienten eine Dauerrente zwischen 20 und 30% beziehen [3].

Abschließend ist noch auf die Fälle einzugehen, bei denen die Verletzung – aus welchen Gründen auch immer – übersehen wurde. Wann soll nun von einer veralteten perilunären Luxation oder einer veralteten de Quervainschen Luxationsfraktur gesprochen werden? Wir meinen, daß der Begriff „veraltet" so festgelegt werden sollte, daß er den Raummangel bzw. die Raumveränderung des ursprünglichen Lunatum-Areals zum Ausdruck bringen muß, wodurch die Unmöglichkeit der geschlossenen Reposition feststeht. Dies gründet sich auf pathophysiologische Vorgänge, die unmittelbar nach Verletzung ablaufen und schon nach wenigen Tagen soweit fortgeschritten sind, daß sie den Lunatumraum im Gefüge der proximalen Handwurzelreihe soweit verkleinern, daß dessen Platz verloren gegangen ist.

Während innerhalb der ersten bis zweiten Woche durchaus die Möglichkeit zur geschlossenen Reposition besteht, bleibt später meist nur noch die operative Einrichtung. Dabei ist ganz besonders darauf zu achten, daß das in der Regel noch intakte Ligamentum radiolunatum volare seine Stabilität nicht verliert [6]. Veraltete, irreponible Luxationen können durch Lunatumexstirpation und Interpositionsplastiken behandelt werden, deren Ergebnisse nicht immer überzeugen können, vorallem, wenn die Stabilität der übrigen Carpalknochen nicht gewährleistet ist (Koch et al. 1969). Infrage kommt aber auch der prothetische Ersatz des Lunatum in Form der Silastik-Swanson-Prothese oder bei zu kleinem Raum der Silikonguß in der von Wilhelm et al. 1979 angegebenen Methode (Strässle et al. 1983). Beim prothetischen Ersatz ist die Luxationstendenz in der Frühphase keine Seltenheit. Der gleichzeitige alloplastische Ersatz von Scaphoid und Lunatum z. B. bei der veralteten perilunären Luxationsfraktur de Quervain hat sich uns nicht bewährt (Kuner 1976).

Während der alloplastische Ersatz von Os lunatum von manchen Autoren bei bestimmter Indikation befürwortet wird (8, 21, 22), bevorzugen andere vor allem die Lunatum-Exstirpation [1].

Zusammenfassung

Während die reine Lunatum-Luxation selten ist, wird die perilunäre Luxation bzw. die spezielle Form der de Quervainschen Luxationsfraktur häufiger beobachtet. Nicht gerade selten werden diese Verletzungen übersehen, obwohl Klinik und Röntgen eindeutige Hinweise geben. Die Behandlung der frischen Luxation ist konservativ und bietet in der Regel keine Schwierigkeiten. Sollte jedoch Reluxationstendenz bestehen, wird die gedeckte transarticuläre Bohrdrahtspickung empfohlen. Bei de Quervainscher Luxationsfraktur ist darüber hinaus vor allem auf die exakte Reposition des Scaphoids zu achten, da sonst mit Heilungsstörungen gerechnet werden muß. Die Kompressionsverschraubung hat bei allen Fragmentdiastasen oder -stufen eine gute Indikation.

„Veraltete" perilunäre Luxationen bzw. deren spezielle Sonderformen werden schon nach wenigen Tagen mit diesem Prädikat belegt werden müssen. In Frühfällen kann die konservative Therapie versucht werden; sonst aber kommt nur die operative Reposition infrage in Verbindung mit der Spickdrahtosteosynthese. Liegen bereits Veränderungen am Os lunatum vor, können alloplastischer Lunatumersatz und andere Verfahren zum Zuge kommen. Die besten Ergebnisse werden jedoch dann erreicht, wenn die Diagnose sofort gestellt wird und die Reposition notfallmäßig erfolgt.

Literatur

1. Ecke H (1976) Therapie der veralteten Lunatumluxation. Schriftenreihe: Unfallmedizinische Tagungen d. Landesverbände der gewerbl. Berufsgenossenschaften, Heft 27: 295
2. Epping W (1977) Veraltete Verrenkungen und Verrenkungsbrüche der Hand. Akt Probl Chir, Bd 6:86
3. Jahna H (1965) Erfahrungen und Nachuntersuchungsergebnisse von 47 De Quervainschen Verrenkungsbrüchen. Arch Orthop Unfallchir 57:51
4. Kienböck R (1910) Über traumatische Malazie des Mondbeines und ihre Folgezustände: Entartungsformen und Kompressionsfrakturen. Fortschr Röntgenstr 16:77
5. Kleinschmidt W (1965) Frakturen, Luxationen und Bandverletzungen im Bereich der Handwurzel und Hand. In: Schautz R (Hrsg) Traumatologie in der chir. Praxis. Springer, Berlin Heidelberg New York
6. Koch W, Sellentin W (1969) Die übersehene perilunäre Luxation. Chirurg 40:132
7. Kraske H (1927) Luxation des Os naviculare manus. Arch Orthop Unfallchir 25:531
8. Kuner EH (1976) Zum prothetischen Ersatz von Handwurzelknochen. – Schriftenreihe: Unfallmed. Tagg. Landesverb. gewerbl. Berufsgenossenschaften, Heft 27:289
9. Kuner EH, Schlickewei W (1981) Luxationen im Handwurzelbereich. Chirurg 52:301
10. Lee MLH (1963) The intraosseous pattern of the lunate bone and its relation to avascular necrosis. Acta Orthop Scand 33:43
11. Lehmann (1935) Verrenkung des Mondbeines. Zentralbl Chir 62:1132
12. Mayfield JK, Johnson RP, Kilcoyne RK (1980) Carpal dislocations: Pathomechanics and progressive perilunare instability. J Hand Surg 5:226
13. Nigst H (1974) Frische Frakturen, Luxationen und Luxationsfrakturen der Karpalknochen. Z Unfallmed Berufskr 67:35
14. Nigst H (1982) Kombinationsverletzungen: de Quervainsche, transskaphoidale, perilunäre Luxationsfraktur. Bibl Hanchirurgie, Hippokrates
15. de Quervain F (1902) Beitrag zur Kenntnis der kombinierten Frakturen und Luxationen der Handwurzelknochen. Monatsschr Unfallheilkd Invalidenwesen IX:65
16. Perschl A (1949) Behandlung und Behandlungsergebnisse perilunärer dorsaler Verrenkungen und der Verrenkungen des Mondbeines nach volar. In: Egebnisse der Chirurgie und Orthopädie. Springer, Berlin Göttingen Heidelberg
17. Ritter U (1953) Technik der unblutigen Einrenkung von Mondbeinluxationen. Zentralbl Chir 78:1254
18. Russe O (1958) Tagungsbericht Ges. Orthop. Österreichs, Bad Gastein
19. Scharizer E (1983) Verrenkungen im Handwurzelbereich. In: Frische Verletzungen und Rekonstruktionen – Sekundäre Eingriffe – Begutachtung. Thieme, Stuttgart
20. Schnek F (1935) Die konservative Behandlung der Totalluxation des Os lunatum. Bruns' Beitr klin Chir 161:129
21. Strässle H, Nigst H, Buck-Gramcko D, Wilhelm A (1983) Interpositionsplastiken im Bereich der proximalen Handwurzelreihe (Lunatum- und Skaphoid-Ersatz/Teilersatz). Handchirurgie 15:177
22. Wilhelm A, Vossmann H, Wilhelm P (1979) Die Behandlung der Sattelgelenks- und Karpalarthrosen durch Silikon-Plomben. Handchirurgie 11:15

Radiocarpale, intercarpale und carpometacarpale Verrenkungen und Verrenkungsbrüche

H. R. Siebert und A. Pannike

Unfallchirurgische Universitätsklinik, Theodor-Stern-Kai 7, D-6000 Frankfurt 70

Wunschgemäß beschränkt sich der folgende Beitrag im Rahmen der traumatischen Instabilitäten am Handgelenk auf die Problematik der radiocarpalen, intercarpalen und carpometacarpalen Verrenkungen und Verrenkungsbrüche.

Direkte Gewalteinwirkungen auf die Hand führen je nach Ausmaß der Gewalteinwirkung, der momentanen Stellung der Hand zum Unterarm sowie anderer Faktoren zu Verletzungen des Kapsel-Band-Apparates und/oder Brüchen, die eine Instabilität des Handgelenkes zur Folge haben. Die unterschiedliche Neigung der distalen Radiusgelenkfläche (Nonnenmacher 1978) sowie die unterschiedliche Stärke des palmaren und dorsalen Kapsel-Band-Apparates sind individuelle Faktoren, die das Zustandekommen dieser Verrenkungen begünstigen (Mayfield 1980). Bei direkter Gewalteinwirkung auf das Handgelenk, z. B. bei Explosionsverletzungen, Überrolltrauma oder im Rahmen einer Mehrfachverletzung nach Hochrasanztrauma, muß an das Vorliegen einer der seltenen Verrenkungen oder Verrenkungsbrüche am Handgelenk gedacht werden.

Extreme Schwellung, abnorme Stellung der Hand zum Unterarm sowie die Röntgendiagnostik mit ihren verschiedenen Einstellungen der Hand ermöglichen die exakte Erkennung dieser Verletzungen.

Luxatio radio-carpea: Diese Verrenkung geht selten ohne eine knöcherne Verletzung einher. In den meisten Fällen liegen ein Kantenabriß der dorsalen Lippe der distalen Radiusgelenkfläche, ein Abriß des Processus styloideus radii oder ulnae – im Sinne einer knöchernen ligamentären Ausrißfraktur – vor. Häufigste Form ist die dorsale Verrenkung bzw. der dorsale Verrenkungsbruch. Von Destot (1904) sowie Weiß (1970) wird eine dorso-radiale Luxationsfraktur mit Sprengung des distalen Radio-Ulnar-Gelenkes beschrieben. Die dorsale Luxation – Luxationsfraktur – ist häufiger als die palmare. In Form eines Überdehnungsschadens oder einer Kompression treten bei diesen Verletzungen häufig Schädigungen des Nervus medianus auf. In frischen Fällen wird die gedeckte Reposition durch Zug und Gegenzug in der Regel zu einer exakten Einstellung führen. Die Retention wird jedoch im allgemeinen nur durch eine Kirschner-Draht-Transfixation sicher gewährleistet. In Fällen mit Abrißfragmenten, die ein Repositionshindernis darstellen können, muß selbstverständlich die offene Einrichtung von dorsal gegebenenfalls auch von palmar durchgeführt werden. Eine möglichst exakte anatomische Reposition der Abscherfragmente durch Kirschner-Drähte oder Zugschrauben ist anzustreben, um die daran haftenden Bänder zu verankern. Wie bei allen übrigen Verrenkungen und Verrenkungsbrüchen sollte nach geschlossener Einrichtung die Stabilität bzw. Instabilität des Gelenkes überprüft werden, um gegebenenfalls eine offene Einrichtung mit zusätzlicher Bandnaht und Transfixation mit Kirschner-Drähten vornehmen zu können. Wir führen die Dekompression des Nervus medianus im Carpaltunnel obligatorisch bei diesen Verletzungen durch. Wichtig ist außerdem, daß die anatomische Reposition durch eine Röntgenkontrolle innerhalb der ersten Tage kontrolliert wird, damit geringe Subluxationen nicht übersehen und dauerhafte Instabilitäten vermieden werden können.

Hefte zur Unfallheilkunde, Heft 174
Zusammengestellt von A. Pannike

Luxatio intercarpea: Die Verrenkung zwischen der proximalen und der distalen Handwurzelreihe ist äußerst selten.

Es finden sich nur wenige Fallbeschreibungen von offenen oder geschlossenen dorsalen und palmaren Verrenkungen (Weiß, Pfeiffer 1970). Die radiale intercarpale Luxationsfraktur geht mit einem Bruch des Kahnbeines einher (Böhler 1930). Bei frischen Verletzungen kann durch Zug und Gegenzug die geschlossene Einrichtung erfolgen. Die Retention des Repositionsergebnisses sollte durch Kirschner-Draht-Transfixation vorgenommen werden. Eine Ruhigstellung im Gipsverband über sechs Wochen ist erforderlich.

Luxatio carpo-metacarpea: Häufiger dagegen finden sich die isolierten oder kombinierten Luxationen und Verrenkungsbrüche der Articulatio carpo-metacarpea. Diese Gelenke sind unterschiedlich geformte Sattelgelenke und lassen aufgrund ihrer knöchernen Formgebung und Bandverankerung unterschiedliche Bewegungsgrade zu. Während das zweite und dritte Carpo-Metacarpalgelenk keine Bewegung ermöglicht, findet sich zur Ulnarseite hin im vierten und fünften Gelenk eine zunehmende Beweglichkeit. Dorsal wird die Basis des zweiten, dritten und vierten Metacarpus von zwei Bändern, die von den jeweilig korrespondierenden Handwurzelknochen entspringen, stabilisiert. Der Bedeutung des dritten Metacarpus als Zentralstrahl folgend, wird dieses Gelenk palmar noch durch einen dritten Bandzügel fixiert. Verletzungen am ersten, dritten und fünften Carpometacarpalgelenk müssen besondere Beachtung finden, da Fehlstellungen in diesen Gelenken zu einer erheblichen funktionellen Beeinträchtigung der Hand führen. Guelgönnen (1970) fand eine gleich große Häufigkeit der Luxationen und der Luxationsfrakturen des ersten gegenüber der übrigen Gelenke. In der Zusammenstellung von Waugh (1948) findet sich dagegen eine Häufung der Luxationen und Luxationsfrakturen des zweiten bis fünften Gelenkes. Die Verrenkungen treten häufiger als dorsale, seltener als palmare und ganz selten als divergierende Verrenkungen auf. Isolierte Verrenkungen des vierten, fünften und ersten Strahls fanden sich in unserem Patientengut häufiger als kombinierte Verrenkungen. Bei dorsalen Verrenkungen kommt es zu einer Zerreißung des stark ausgebildeten palmaren Bandapparates. Insbesondere am ersten Carpometacarpalgelenk kommt es zu einer Zerreißung des volaren Ligamentes. Bei Instabilität im Daumensattelgelenk kann je nach Ausmaß der degenerativen Gelenkveränderungen durch Bandplastiken nach Eaton (1976) oder Cho (1970) durch Verlagerung von Sehnen nach volar eine volare Zügelung der Basis des Metacarpale I erzielt werden. Bei Vorliegen einer Arthrose mit erheblichen degenerativen Veränderungen muß die Arthrodese des Daumensattelgelenkes oder die Resektionsarthroplastik in Erwägung gezogen werden. Bei frischen Verrenkungen wird durch Zug und Gegenzug eine exakte Reposition gedeckt erzielt. Die transkutane Kirschner-Draht-Transfixation ist zu empfehlen, da es häufig im Gipsverband zu einer Redislokation kommt. Der Bennettschen Fraktur ist der Verrenkungsbruch am fünften Strahl auch in seiner funktionellen Bedeutung gleichzusetzen. Häufig werden diese Verletzungen übersehen. Nur im exakt seitlichen Röntgenbild fällt die Verschiebung des Metacarpus nach dorsal auf. Die offene Reposition und Fixation mittels Kirschner-Draht und Drahtzuggurtung ist hier häufiger notwendig und empfehlenswert, da bei diesen Verletzungen häufig Weichteilinterpositionen vorliegen oder auch die Insertion der Sehne des Extensor oder des Flexor carpi ulnaris abgerissen ist. Bei den seltenen volaren Verrenkungen des vierten und fünften Strahles kann eine Verletzung des tiefen Astes des Nervus ulnaris auftreten (Gore 1971). Eine Überprüfung der motorischen Funktion des Nervus ulnaris nach diesen Verletzungen ist deshalb unerläßlich.

Tabelle 1. Komplikationen nach Verrenkung und Verrenkungsbrüchen im Handgelenkbereich

Nervenschaden (früh – spät – schleichend)
Redislokation
Ischämische Kontraktur
Dystrophie
Laxität – Gefügedissoziation
Posttraumatische Arthrosis deformans
Aseptische Knochennekrose

Die Problematik der Verrenkung und Verrenkungsbrüche im radiocarpalen, intercarpalen und carpo-metarcarpalen Gelenk besteht darin, daß diese Verletzungen so selten sind, so daß das exakte Ausmaß oft nicht frühzeitig erkannt und die Behandlung erst verspätet einsetzt. Die geschlossene Reposition sollte immer zuerst versucht werden, bei Nichtgelingen schließt sich die offene Einrichtung an. Dabei werden abgerissene Bänder und Sehnen refixiert und Zusatzverletzungen der Nerven erkannt und versorgt. Zu den wesentlichsten Komplikationen (Tabelle 1) zählen Instabilitäten in unterschiedlichem Ausmaß mit schmerzhafter Bewegungseinschränkung und schmerzhaftem Grobgriff sowie posttraumatisch degenerative Gelenkveränderungen. Aseptische Knochennekrosen einzelner Carpalknochen stellen seltene Komplikationen dieser Verletzungen dar.

In der klinischen Diskussion wird ähnlich wie bei den Schienbeinkopfbrüchen, meist zuwenig beachtet, daß nicht nur bei den einwandfrei nachweisbaren Gelenkdislokationen, sondern bei entsprechendem Verletzungsmuster auch bei geringer oder nicht mehr auffälliger Verschiebung an eine instabile, für die konservative Behandlung nicht geeignete Verletzung des Handgelenkes und der Speichenbasis gedacht werden muß. In Analogie zu der Behandlung von Gelenkverletzungen der belasteten Extremität sollte auch bei den Verletzungen des Handgelenkes das Ausmaß der Gelenkdislokation und der Bandverletzungen frühzeitig kontrolliert und gegebenenfalls durch operative offene Verfahren korrigiert werden.

Literatur

1. Böhler L (1930) Verrenkungen der Handgelenke. Acta Chir Scand 67:154–177
2. Cho KO (1970) Translocation of the abductor pollicis longus tendon. J Bone Joint Surg 52A:1166–1170
3. Destot E (1926) Injuries of the wrist. Hoeber Inc, New York
4. Eaton RG (1976) Joint injuries and their sequelae. Clin Plast Surg 3:85–98
5. Gore DR (1971) Carpometacarpal dislocation producing compression of the deep branch of the ulnar nerve. J Bone Joint Surg 53A:1387–1390
6. Guelgönnen A et al (1970) Luxationen im Carpometacarpalgelenk. Arch Orthop Unfallchir 68:117–126
7. Mayfield JK (1980) Mechanism of carpal injuries. Clin Orthop 149–150
8. Nonnenmacher JR et al (1978) Instabilite du carpe apres cal vicieux du poignet chez l'aducte. Ann Chir 32:561–564

9. Pfeiffer KM (1978) Perilunäre, transscaphoidale, transkapitale, transstyloidale Handgelenksluxationsfraktur. Handchirurgie 10:39–40
10. Waugh RL et al (1948) Carpometacarpal dislocations. J Bone Joint Surg 30A:397–404
11. Weiß Ch et al (1970) Irre ducible radiocarpal dislocation. J Bone Joint Surg 52A: 562–564

„Begutachtung der Spätschäden an Handgelenk und Handwurzel"

B. Friedrich

Zentralkrankenhaus St.-Jürgen-Straße, Unfallchirurgische Klinik, St.-Jürgen-Straße, D-2800 Bremen 1

Wie im klinischen Alltag ist es auch heute: Nach der ausgiebigen Beschäftigung mit den interessanten Fragen der akuten Traumatologie erwarten den ermüdeten Chirurgen am Ende auch noch die trockenen Probleme der Begutachtung!

Die Tatsache aber, daß die Hand mit ihren Gelenken als natürliches Arbeitswerkzeug und als Kontaktorgan zur Umwelt im Vergleich mit allen anderen Körperregionen am häufigsten Verletzungen erleidet, erklärt auch zwanglos ihre Wichtigkeit für die Begutachtung der Verletzungsfolgen.

Immerhin bezogen nach einer „Sonderstatistik erstmalig entschädigter Unfälle" des Hauptverbandes der gewerblichen Berufsgenossenschaften im Jahre 1979 knapp 2500 Unfallverletzte mit distalen Radiusfrakturen eine erstmalige Rente, 840 Verletzte nach einer Kahnbein- und 14 Verletzte nach einer Mondbeinverletzung eine erstmalige Entschädigung. Hand- und Handwurzelverletzungen gemeinsam mußten 1979 in 8391 Fällen erstmalig entschädigt werden.

Diese Zahlen sprechen für sich und machen nicht nur die volkswirtschaftliche Bedeutung der Begutachtung von Verletzungsfolgen deutlich, sondern sicher ebenso sehr die Bedeutung, die der Begutachtung selbst im Rahmen unserer medizinischen Betreuung der Unfallverletzten zukommt.

Nach der Behandlungsphase der Verletzung und meist nach der Wiederaufnahme der Arbeit hat der Versicherte Anspruch auf eine Entschädigung oder Rente, wenn der Schadensfall versichert war.

Der Gutachtenauftrag erfolgt von der Verwaltung der entsprechenden gesetzlichen oder privaten Versicherung oder von einem Gericht an Ärzte, deren Kenntnisse im entsprechenden Fachgebiet natürlich Voraussetzung ist.

Die Einschätzung der MdE durch Verletzungsfolgen im Bereich des Handgelenks und der Handwurzel richtet sich, wie bei allen anderen Verletzungen, nach den verbliebenen Möglichkeiten, auf dem allgemeinen Arbeitsmarkt tätig zu werden. Damit ist hier bereits der deutliche Hinweis eingeschlossen, daß stets die Behinderung der Funktion zu bewerten ist und nicht etwa ein oder mehrere besondere pathologische Untersuchungsbefunde, wie z. B. das Röntgenbild; wissen wir doch sehr genau, wie manche typische Radiusfraktur trotz erheblicher Fehlstellung mit voller Gebrauchsfähigkeit der Hand ausgeheilt ist!

Hefte zur Unfallheilkunde, Heft 174
Zusammengestellt von A. Pannike

Die Begutachtung von Verletzungsfolgen an der Hand und ihren Gelenken kann sehr einfach sein, wenn etwa glatte Gliedverluste oder feste Versteifungen zu beurteilen sind. Hier helfen die verschiedenen bewährten Rententabellen, etwa im bekannten Buch über die Unfallbegutachtung von Günther-Hymmen oder auch in der neueren Literatur der Handchirurgie. Es fehlen allerdings häufig noch Beurteilungshinweise für Sensibilitätsverluste etwa in den Fingern, so daß der Gutachter auf seine Erfahrung im Umgang mit Spätschäden angewiesen ist und auf diese Weise oft unterschiedliche Einschätzungen gerade nach Kombinationsverletzungen resultieren. Bei allen Bewegungseinschränkungen, aber besonders bei Sensibilitätsverlusten im Bereich der Hand kommt es bei der Beurteilung darauf an, wie weit die *Funktion der Hand* dadurch gestört ist und nicht auf die bloße Tatsache z. B. einer Versteifung allein.

Hierher gehören auch die immer wieder angestellten Überlegungen, in der Beurteilung von Spätschäden den Unterschied zwischen Haupthand und Hilfshand fortfallen zu lassen; erinnert sei an die Vorschläge von Kröse und Zrubecky, die eine unterschiedliche Einschätzung der MdE nach Verletzungen der Haupthand oder der Hilfshand ablehnen, also die Forderung rechts = links aufstellen mit der prinzipiellen Begründung: „Die Hände sind ein paariges Organ, dessen Leistungsfähigkeit von der Funktion beider Hände zu gleichen Teilen abhängig ist".

Solche grundlegenden Änderungen in den Begutachtungsrichtlinien haben sich bisher nicht durchsetzen können, obwohl – wie ich meine – gar nicht einzusehen ist, warum nicht Funktionsverluste der Hilfshand in der Höhe der MdE für die Haupthand eingeschätzt werden sollten! Immerhin haben sich die Forderungen der Handchirurgie aber beim Verlust des Daumens soweit durchgesetzt, daß er heute allgemein nach dem Prinzip links = rechts mit einer MdE von 20% auch an der Hilfshand eingeschätzt wird.

Als Obergrenze der MdE bei Handschäden wird heute der Verlust der Haupthand im Dauersatz mit 60%, der Verlust der Hilfshand mit 50% bewertet. In der *vorläufigen* Rentenfestsetzung liegen die Sätze im allgemeinen um je 10% höher. Die Rentensätze bei den verschiedenen Funktionsverlusten von Teilen der Hand liegen dann entsprechend ihrem Schweregrad darunter.

So wird die Versteifung des Handgelenkes in günstiger und damit funktionsgerechter Stellung einheitlich mit einer MdE von 30% eingeschätzt. Ein wesentlich höherer Wert ergibt sich aber, wenn eine Beugefehlstellung der Hand besteht, da durch den Ausfall des Vorspannungseffektes die Muskelkraft der Fingerbeuger erheblich geschwächt und durch die Einengung der Hohlhandöffnung die Geschicklichkeit der Hand stark reduziert ist. Dagegen zeigt die in stärkerer Streckstellung fixierte Hand eine nahezu voll erhaltene Greifkraft bei recht guter Geschicklichkeit, und auch notwendige größere Kompensationsbewegungen im Schulter- und Ellenbogengelenk können besser erfolgen. Diese funktionellen Gesichtspunkte sollten ausreichende Berücksichtigung finden, in der Einschätzung der Überstreckstellung bis zu 40% und bei stärkerer Beugestellung bis zu 50%.

Die Frage nach der Bewertung posttraumatischer Arthrosen im Handgelenks- und Handwurzelbereich wurde bereits angesprochen mit dem Hinweis auf die Wichtigkeit der durch sie möglicherweise eingeschränkten *Funktion* der betroffenen Gelenke. Eng verknüpft mit dieser Frage ist die Beurteilung von *Schmerzen*, die vom Untersuchten angegeben werden und – weil immer subjektiv – zu den objektiven Kriterien kaum zu zählen sind.

Im Recht der sozialen Unfallversicherung beschränkt sich der Ersatz für Spätschäden auf die Minderung der Erwerbsfähigkeit – eine Entschädigung für eine „Körperverletzung" selbst oder für irgend eine andere Störung des körperlichen Wohlbefindens wird nicht gewährt! Das gilt ganz besonders auch für Schmerzen, soweit sie nicht einen nachteiligen Einfluß auf die Erwerbsfähigkeit haben. Nicht der Schmerz selbst, sondern allenfalls seine Auswirkung auf die Erwerbsfähigkeit des vom Schmerz Betroffenen kann also zur Entschädigung gelangen. Grundsätzlich ist aber davon auszugehen, daß in den Richtlinien für die MdE-Sätze die üblicherweise vorhandenen Schmerzen bereits mit eingeschlossen sind. So ist die prozentuale Einschätzung der MdE durch Schmerzen aller Art naturgemäß außerordentlich schwierig. Nur dort, wo nach Sitz und Ausmaß pathologischer Veränderungen unter Berücksichtigung individueller Faktoren eine über das übliche Maß hinausgehende Schmerzhaftigkeit – mit Auswirkung auf die Erwerbsfähigkeit – wahrscheinlich ist, kann eine andere, höhere Bewertung angezeigt sein.

Die Vielzahl möglicher Funktionsbehinderungen im Bereich der Handgelenke läßt eine tabellarische Aufstellung mit Bewertungsvorschlägen kaum zu wie etwa beim Gliedverlust. Es müssen deshalb sorgfältig alle erreichbaren Kriterien zusammengestellt werden, damit sich daraus das Moasik des Gesamtbildes ergeben kann.

Im Gutachten sollen äußere Formen, Narben, Schwellungen, Blutversorgung, Gebrauchsspuren der Hand und Sensibilität beschrieben werden; auch die Greifformen (Spitz-, Schlüssel-, Grob- und Hakengriff) sollten aufgeführt werden. Haas empfiehlt, die gesamte Handfunktion in die Hauptteile Feingriff und Grobgriff zu zerlegen, wobei der Feingriff von Daumen und Zeigefinger, der Grobgriff von den anderen 3 Fingern ausgeführt wird. Ist ein Fein- oder Grobgriff nicht möglich, so liegt die MdE jeweils in Höhe der Hälfte der MdE des vollständigen Handverlustes. Das entspricht in den Rententabellen dem Verlust von Daumen und Zeigefinger bzw. von Mittel-, Ring- und Kleinfinger. Völliger Funktionsausfall kann im Einzelfall dem Gliedverlust gleichgesetzt werden.

Die Beurteilung von Sensibilitätsverlusten ist stets auf die Angaben, also die Mitarbeit des Untersuchten angewiesen. Damit ist nicht auszuschließen, daß der Untersuchte den Untersucher täuscht. Zuverlässige Hinweise auf fehlende Sensibilität liefern trophische Störungen, unbemerkt gebliebene Verletzungen, fehlende Gebrauchsspuren, glatte, dünne Fingerbeerenhaut. Die objektiven Meßmethoden, wie z. B. der Ninhydrintest, sind nur bei negativem Ausfall beweisend.

Je mehr Meßdaten zur Verfügung stehen, desto klarer ist die Dokumentation und umso leichter wird der Vergleich mit Untersuchungsbefunden eines anderen Zeitpunktes sein, um etwaige Änderungsmerkmale aufzuspüren. Zur Objektivierung bestimmter Befunde erinnerte Probst an die Möglichkeit der fotografischen Dokumentation, die überall möglich ist und oft auf einen Blick Klarheit schaffen kann.

So schwierig die Beurteilung subjektiver Kriterien oft auch sein mag, so kompliziert sind gelegentlich auch das Erkennen und Beurteilen der objektiven Untersuchungsbefunde, wie etwa des Röntgenbildes.

Hierher gehören die vielfältigen Möglichkeiten der Verrenkungen im Handwurzelbereich, die oft auch der Erfahrene nur mit Hilfe von Aufnahmen der gesunden Gegenseite oder von Spezialeinstellungen klären kann.

Hierher gehört z. B. die Pseudarthrose des Kahnbeines, bei der es sich in der überwiegenden Mehrzahl der Fälle um die Folgen eines nicht erkannten Kahnbeinbruches, also um Unfallfolgen, handelt. Hier wird abzugrenzen sein gegen Spontanfrakturen nach Cystenbildung oder auch nach mechanischer Dauerbeanspruchung vor allem beim wachsenden Skelett. Angeborene Spaltbildungen sind von frischen Kahnbeinbrüchen oder Falschgelenkbildungen zu unterscheiden.

Hierher gehört auch die Lunatum-Malacie und -Nekrose, die als Folge knöcherner Verletzungen, durchblutungsbedingter Erkrankungen oder einer entschädigungspflichtigen Berufskrankheit auftreten können. Stets sind die Entstehungsursachen aufzuklären, bevor etwa zu einer Zusammenhangsfrage Stellung genommen werden kann.

Die Begutachtung der Verletzungsfolgen im *Bereich der Handwurzelknochen* richtet sich also ebenfalls stets nach dem Bilde des *funktionellen Ausfalles*, der vor allem entscheidend ist. Spätschäden am Kahnbein und am Mondbein werden je nach Funktionseinbuße mit 20–30%, die schmerzhafte Bewegungs- und Gebrauchseinschränkung des Handgelenkes und der Hand infolge einer posttraumatischen Arthrose sogar entsprechend höher einzuschätzen sein. Noch höhere Dauerrenten müssen eventuell gewährt werden, wenn nach einer *Sudeckschen Dystrophie* langdauernde Durchblutungsstörungen und schmerzhafte Teilversteifung im Handbereich verblieben sind.

Nicht zuletzt sei hingewiesen auf die Schwierigkeiten in der Beurteilung der distalen Ellen-Speichen-Verbindung, deren posttraumatische Probleme ganz gewiß nicht selten Schwierigkeiten in der Therapie und auch in der Begutachtung bereiten. Fällt das teilweise Fehlen der Ulnar- und Radialabduktion im Handgelenk nach Gewöhnung kaum mehr ins Gewicht, solange die Pro- und Supination der Hand erhalten sind, so ist für die *Aufhebung der Umwendbewegung allein* bereits eine MdE von etwa 15% anzusetzen.

Von den anfangs erwähnten 8391 Verletzten, die 1979 wegen Verletzungsfolgen der Hand und der Handwurzel eine erstmalige Rente erhielten, hatten nur 742, das sind nur 8,8%, *keine* funktionellen Folgen nach ihrer Verletzung. Das beinhaltet einerseits Aufforderung und Ansporn für uns, in der Behandlungsphase nach dem Unfall noch bessere Ergebnisse zu erzielen, andererseits aber auch die Aufgabe für uns als ärztliche Gutachter, die Spätschäden so exakt wie möglich zu beurteilen, damit die Versicherungen in die Lage versetzt werden, ihren Versicherten die ihnen zustehende Entschädigung zu gewähren.

Zusammenfassung der Aussprache zum Hauptthema V

Einleitend wurde versucht, die Darstellung und Diskussion der (wesentlichen) Handwurzelverletzungen und ihrer Folgen durch Hinweis auf neuere biomechanische Aspekte und eine zunehmend funktionelle Betrachtungsweise des Kapsel-Band-Apparates von Handgelenk und Handwurzel vorzubereiten (Buck-Gramcko).

Als Verständnishilfe für Ursache und Entstehungsweise der „traumatischen Instabilität der Handwurzel/des Handgelenkes“ wie auch als Orientierungshilfe für Erkennung und Einordnung der Einzelverletzungen galt die besondere Aufmerksamkeit der Gelenkkette Speiche-Mondbein-Kopfbein und der besonderen Bedeutung, welche dem (unversehrten) Kahnbein für die Stabilität dieser Gliederkette und das Zusammenspiel der beiden Handwurzelreihen beizumessen ist.

Weitere Einsichten in die besondere Pathophysiologie der Handwurzel mit daraus folgender Verbesserung der Behandlungsmöglichkeiten für die (akute und chronische) traumatische Instabilität der Handwurzel scheinen nur dann denkbar, wenn die im internationalen Schrifttum vorliegenden Ergebnisse (Kauer, Kuhlmann, Mayfield, Taleisnik) einem weiteren Kreis bekannt werden und die differenzierte Struktur des volaren Kapsel-Band-Apparates und seine funktionelle Bedeutung künftig mehr Beachtung finden als bisher.

VI. Freie Vorträge aus der Unfallchirurgie – Versicherungsmedizin –

Aspekte zur Gurtbenutzung – Einbeziehung des Verletzungsbildes in die Unfallgutachtenpraxis

D. Otte[1] und E. G. Suren[2]

[1] Verkehrsunfallforschung, Medizinische Hochschule Hannover, Konstanty-Gutschow-Straße 8, D-3000 Hannover 61

[2] Medizinische Hochschule Hannover, Unfallchirurgische Klinik (Prof. Dr. H. Tscherne), Konstanty-Gutschow-Straße 8, D-3000 Hannover 61

Es gibt kaum eine Sicherheitsmaßnahme im Kraftfahrzeug mit derartig verletzungsmindernder Wirksamkeit wie der Sicherheitsgurt. So können bei gleicher Unfallschwere mit Gurtbenutzung deutlich weniger Verletzungen und geringere Verletzungsschweregrade konstatiert werden. Da der Gurt nicht von allen Insassen gleichermaßen akzeptiert wurde (Gurttragequoten innerorts ca. 45%) hat der Gesetzgeber im Jahr 1984 das Nichtanlegen mit Bußgeld belegt. Zusätzlich wird dem Autofahrer ein Mitverschulden angelastet, wenn nachweislich die Verletzungen bei angelegtem Sicherheitsgurt nicht aufgetreten wären. Versicherungsgesellschaften kürzen finanzielle Ansprüche von Unfallbeteiligten bis zu 50%. Ansprüche sind dann oftmals nur im Rahmen eines langdauernden Zivilrechtsstreites möglich, wodurch ein zunehmender Bedarf an Gutachten mit folgenden Fragestellungen festzustellen ist:

1. Wurde der Sicherheitsgurt getragen?
2. Wenn nicht, welche Verletzungen hätte der Sicherheitsgurt verhindert?

Der exakte Nachweis einer Gurtbenutzung ist schwierig, selbst für die Polizei unmittelbar am Unfallort. Auf Angaben von Beteiligten ist kein Verlaß.

Wie läßt sich retrospektiv der Nachweis einer Gurtbenutzung erbringen:

1. Durch Untersuchung des Sicherheitsgurtsystems, z. B. mikroskopischer Nachweis der Dehnung bzw. Mikrozerreißung oder Gurtband eindeutig gerissen, außerdem Nachweis einer sog. Gurtmarke auf dem Gurtband als Ausdruck der Reibungshitze an den Umlenkpunkten.
2. Durch gurtspezifische Verletzungsmuster u. a. Weichteilunterblutungen als sog. Gurtprellmarken, intraoperativ oder autoptisch durch intraabdominelle schnürfurchenartige Verletzungen besonders bei adipösen Patienten (vor Fehlinterpretation bei der Bewertung sog. „gurttypischer“ Verletzungen sei an dieser Stelle bereits gewarnt!)
3. Durch medizinisch/technische Unfallrekonstruktion aus dem Akteninhalt, wobei die Fahrzeug- und Insassenkinematik mit dem erlittenen Verletzungsmuster korrelieren muß. muß.

Unfallanalysen belegen, daß mit und ohne Sicherheitsgurt ähnliche Verletzungen und Verletzungsmuster auftreten können. So erlitten 43,2% der nicht angeschnallten PKW-Frontin-

Hefte zur Unfallheilkunde, Heft 174
Zusammengestellt von A. Pannike

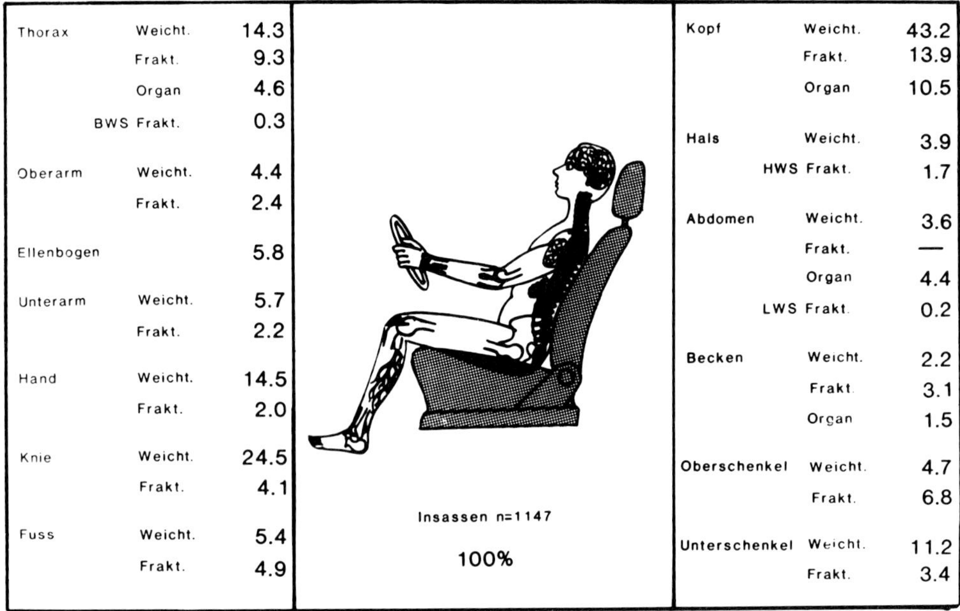

Abb. 1. Verletzungen der Körperregionen bei Pkw-Frontinsassen ohne Gurt

sassen, die im Rahmen des von uns durchgeführten Forschungsprojektes „Erhebungen am Unfallort" [1] dokumentiert wurden, Weichteilverletzungen am Kopf (Abb. 1). 13,9% erlitten Frakturen und 10,5% Schädelhirnverletzungen. 24,5% erlitten durch den Armaturenbrettanprall Knieverletzungen. Mit Sicherheitsgurt traten dagegen zwar deutlich weniger Verletzungen auf (Abb. 2), doch bietet die allgemein-statistische und isolierte Betrachtung des Verletzungsbefundes keine Möglichkeit der Beantwortung der Frage nach einer Sicherheitsgurtbenutzung bei bekanntem Verletzungsmuster.

So erlitten auch noch 19% der durch Sicherheitsgurt geschützten Frontinsassen Weichteilverletzungen am Knie. Erst mit Kenntnis u. a. der Deformationsstruktur am Fahrzeug, der Stoßsituation des Fahrzeuges, der theoretischen Bewegungsabläufe der Insassen und einer biomechanischen Wertung der erlittenen Verletzungen kann deren Zuordnung erfolgen und darauf aufbauend die Frage der Sicherheitsgurtbenutzung bzw. Minderung der Verletzungsfolgen in der Regel sicher beurteilt werden.

Hierbei muß der medizinische Sachverständige auf den Erkenntnissen des technischen Sachverständigen aufbauen bzw. müssen beide gemeinsam die biomechanische Wertung durchführen. Am besten eignen sich aus diesem Grunde interdisziplinäre Gutachten, bei denen Traumatologen und Techniker zusammenarbeiten, die auch über Kenntnisse der Biomechanik und der wissenschaftlichen Unfallanalysen verfügen. Folgendes Beispiel verdeutlicht das methodische Vorgehen:

Ein Beifahrer erlitt bei einem Frontalanprall des Fahrzeuges (Abb. 3) folgende Verletzungen:

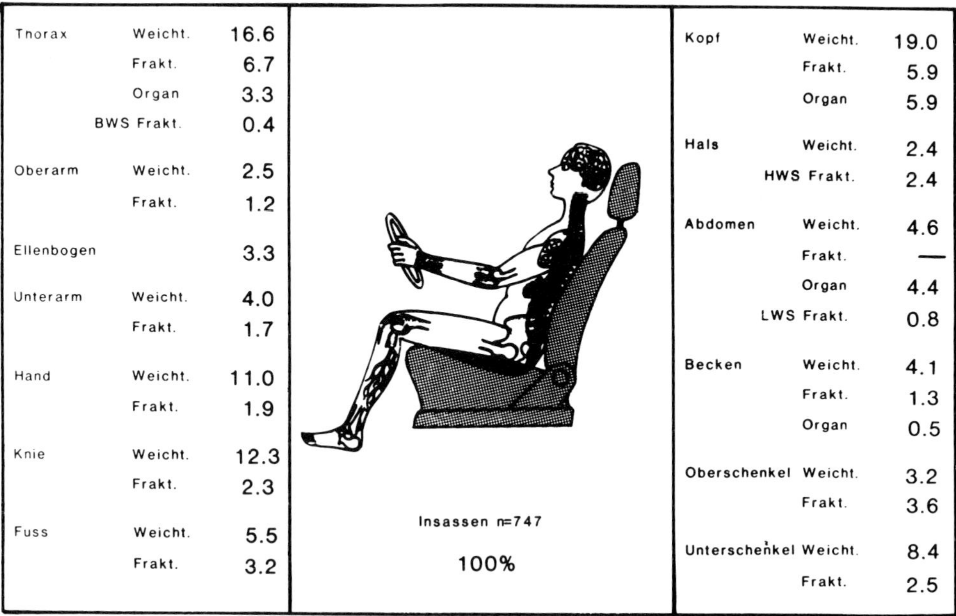

Abb. 2. Verletzungen der Körperregionen bei Pkw-Frontinsassen mit Gurt

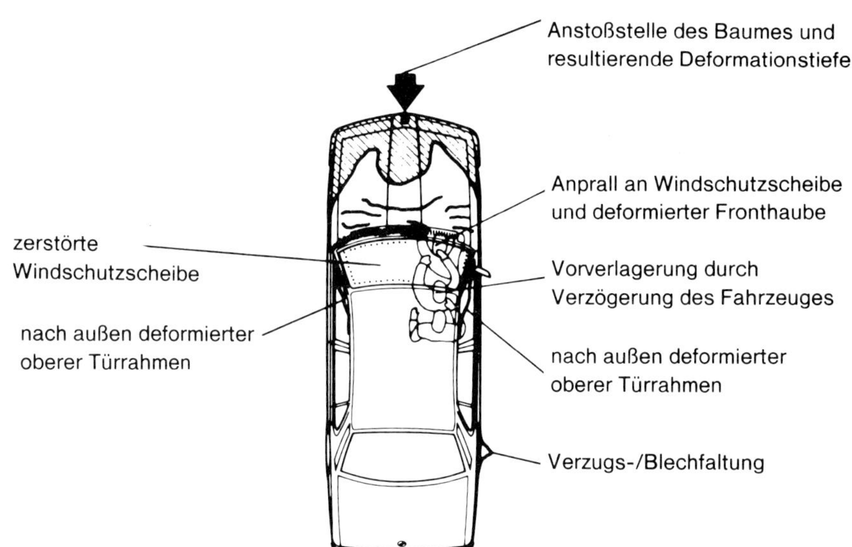

Abb. 3. Deformation eines PKW und Insassenbewegung durch Kollision mit einem Baum

- Schwere Weichteilverletzungen des Gesichtes mit Augenverletzung,
- schweres Schädel-Hirn-Trauma,
- Nasenwurzeltrümmerfraktur,
- Orbitabodenfraktur links,
- Oberkieferfraktur links,
- sagittale Sprengung des Oberkiefers,
- Unterkieferfraktur links,
- Zahnhalsfraktur,
- HWS-Schleudertrauma,
- distale Radiusfraktur links mit radio-ulnarer Sprengung,
- bimalleoläre Sprunggelenkfraktur links.

Die Bewertung der festgestellten Verletzungen erfolgt in Verbindung mit der Kinematik des Fahrzeuges und der ermittelten theoretischen Insassenbewegung:

Bei einer Kollision wird das Fahrzeug in seiner ursprünglichen Bewegungsbahn plötzlich verzögert. Die Insassen sitzen lose auf dem Sitz. Infolge der Massenträgheit bewegen sie sich durch die Verzögerung in der ursprünglichen Bewegungsbahn weiter. Ein nicht sicherheitsgurtgeschützter Fahrer prallt zunächst mit den Knien am Armaturenbrett, sodann mit dem Abdomen und Thorax am Lenkrad sowie mit dem Kopf an der Windschutzscheibe an. Bei einem sicherheitsgurtgeschützten Insassen liegt das Gurtband am Thorax und Becken an, so daß eine Auslenkung erheblich reduziert ist. Beeinflußt wird diese jedoch von der Elastizität des Gurtbandes, dem Ansprechpunkt des Gurtsystems und der Art der Kleidung (dünn- oder dickauftragend). Allerdings können die relativ frei beweglichen Arme, Beine und der Kopf noch umfangreiche Bewegungen insbesondere rotatorische vollziehen, die zu einem Anprall der unteren Extremitäten am Armaturenbrett, der Arme zusätzlich an den Frontstrukturen und des Kopfes, insbesondere bei Fahrern am Lenkradkranz führen. Der Anprall der Extremitäten und des Kopfes wird u. a. durch die Sitzstellung beeinflußt. Zwischen einem gurtgeschützten und einem nicht gurtgeschützten Körper kann somit grundsätzlich eine unterschiedliche Kinematik konstatiert werden, die im vorliegenden Fall zu dem Ergebnis führte, daß der *Beifahrer nicht durch Sicherheitsgurt* geschützt war. Dies deshalb nicht, da bei dem hier vorliegenden reinen Frontalanprall der Insasse ausschließlich in Fahrzeuglängsachse verzögert wurde und infolge der Vorverlagerung des Körpers der Kopf im Bereich der Windschutzscheibe anprallte (s. Abb. 3), das gehärtete Scheibenglas durchbrach und im weiteren gegen das sich unmittelbar vor der Windschutzscheibe verformte Fronthaubenblech prallte.

Ein sicherheitsgurtgeschützter Insasse dagegen hätte mit dem Kopf die Windschutzscheibe bzw. den Fronthaubenbereich nicht erreichen können, das gesamte Verletzungsmuster wäre anderer Art. Die Verletzungen des Unterarms und Sprunggelenkes sowie das HWS-Schleudertrauma können sachverständigerseits auch bei Benutzung eines Sicherheitsgurtes nicht ausgeschlossen werden.

Diese gemeinsame medizinisch/technische Unfallrekonstruktion erwies sich auch bei der wissenschaftlichen Unfallanalyse als positiv, z. B. zum Nachweis des sog. Submarining-Effektes. Dieser Untertaucheffekt bei zu losem Beckengurt wurde bisher nur aufgrund der erlittenen intraabdominellen Verletzungen vermutet. Unsere Erkenntnisse zeigten dagegen, daß ähnliche Verletzungsbilder auch durch Anprall im Lenkrad- und Armaturenbrettbereich hervorgerufen werden – mit und ohne Gurtbenutzung! Bei getragenem Gurt kann z. B. eine intraabdominelle Verletzung bei Intrusion der Fahrgastzelle mit entsprechendem Lenkradanprall auftreten, ohne daß ein „Submarining-Effekt" vorliegt. Nachgewiesene echte Submarining-Verletzungen sind selten. Sie finden sich lediglich bei 1,6% aller gurtgeschützten verletzten Personen bei Frontalanprall des Fahrzeuges. In anderen Fällen mit ähnlichem Verletzungsmuster konnte als Ursache die hohe Intrusion der Fahrgastzelle konstatiert werden. Die echte Submarining-Verletzung läßt sich charakterisieren: Prellmarken des Beckengurtes auf oder knapp oberhalb beider Beckenkämme seitlich, wobei die Beckengurtprellmarke in der vorderen Mittellinienregion des Abdomens deutlich höher liegt. Die Prellmarke am Thorax erscheint am Untergrund scharf begrenzt, während sie am Oberrand unscharf begrenzt ausläuft, in der Regel ist sie breiter als die Originalbreite des Gurtes.

Die Erfahrungen mit der gemeinsamen traumatolotisch/technischen Unfallbegutachtung zeigen, daß mit diesem Verfahren neben der Sicherheitsgurtproblematik auch Fragen zur Sitzposition und bei Zweiradfahrern der Schutzhelmbenutzung relativ sicher beantwortbar sind. Sie bieten insbesondere dann noch Lösungsmöglichkeiten, wenn isolierte fachspezifische Begutachtungen versagen. Auch von dem im Jahr 1984 stattfindenden Deutschen Verkehrsgerichtstag wurde eine verstärkte Forderung nach derartigen Gutachten erhoben [2].

Literatur

1. Otte D, Kühnel A, Suren EG, Weber H, Gotzen L, Schockenhoff G, Vu Han V (1982) Erhebungen am Unfallort. Unfall- und Sicherheitsforschung Straßenverkehr, Heft 37; Bundesanstalt für Straßenwesen, Köln
2. Appel H, Wanderer U, Otte D, Suren EG (1984) Folgerungen aus einer Systembetrachtung der Unfallanalyse. 22. Deutscher Verkehrsgerichtstag, Goslar, S. 67–84

Schädelhirntrauma – Myositis ossificans
Ist die Annahme eines kausalen Zusammenhanges berechtigt?

A. – M. Feller[1], F. W. Thielmann[1] und B. Kurtz[2]

[1] Chirurgische Klinik und Poliklinik der Universität, (Prof. Dr. L. Koslowski), Calwer Straße 7, D-7400 Tübingen

[2] Med. Strahleninstitut der Universität, (Prof. Dr. W. Frommhold), Calwer Straße 7, D-7400 Tübingen

Das Auftreten von Weichteilverkalkungen und übermäßiger Callusbildung nach Frakturen in Kombination mit Schädelhirnverletzungen oder peripheren neurologischen Verletzungen ist in der Literatur eine vieldiskutierte Aussage.

Die Häufigkeitsangaben schwanken dabei von unter 1% bis zu 45% der untersuchten Patienten. Wegen dieser divergierenden Zahlen ist zunächst zu untersuchen, welche Begriffe von den einzelnen Autoren als vermeintlich einheitliches Krankheitsbild zusammengefaßt werden. So beschreiben in diesem Zusammenhang Heuwinkel et al. (1978) den „Callus

Hefte zur Unfallheilkunde, Heft 174
Zusammengestellt von A. Pannike

luxurians" und die Paraosteoarthropathie (PAO) als gleiches Krankheitsbild. Unter dem Begriff der Myositis ossificans wird ein weiterer Teil der Weichteilverknöcherungen oder Verkalkungen von Mahmud et al. (1978) subsumiert. Finney stellt bereits 1910 150 Fälle sog. posttraumatischer heterotoper Knochenbidlungen nach Schädelhirnverletzungen und Paraplegien zusammen.

Die im klinischen Alltag immer wieder gebrauchte Aussage einer überschießenden Callusbildung und einer Neigung zu Weichteilverkalkung beziehungsweise Verknöcherung veranlaßte uns, bei unserem Krankengut aus den Jahren 1966–1981 eine retrospektive Untersuchung zur Klärung der Häufigkeit solcher Veränderungen durchzuführen.

In diesem Zeitraum wurden an der Chirurgischen Universitätsklinik in Tübingen 413 Patienten mit Schädelhirntraumen des Schweregrades III und IV mit gleichzeitigen Extremitätenverletzungen und Frakturen der langen Röhrenknochen behandelt. 309 Patienten überlebten die ersten 2 Wochen nach dem Trauma. Bei diesen Patienten erfolgte eine Durchsicht der Krankenblattunterlagen, der Abschlußberichte der nachbehandelnden Krankenhäuser und der Röntgenbilder. Soweit eine auswärtige Weiterbehandlung erfolgte, wurde der zuständige Kollege nach dem Auftreten von Weichteilverknöcherungen, Verkalkungen oder dem Auftreten einer überschießenden Callusbildung befragt. Zusätzlich wurden bei den Patienten mit überschießender Callusbildung die Schädelcomputertomographien hinsichtlich der Art und Lokalisation der intracraniellen Verletzungsfolgen ausgewertet.

In unserem Krankengut fand sich kein Patient mit einer Weichteilverknöcherung oder Verkalkung, lediglich bei 5 Patienten war eine überschießende Callusbildung festzustellen.

Diese Ergebnisse stehen in deutlichem Widerspruch zu den Angaben von Mahmud et al. (1978); Knoch et al. (1973) und Herold et al. (1970). Nach diesen Autoren wäre eine Anzahl von 4–6 Patienten zu erwarten gewesen zumal wir die gleichen Kriterien bei der Nachuntersuchung angewendet haben.

Damit erscheint nach unserer Ansicht ein kausaler Zusammenhang zwischen Schädelhirntrauma und Weichteilverknöcherungen bzw. Verkalkungen nicht gegeben zu sein. Bei der geringen Zahl der Patienten mit überschießender Callusbildung ist nach unserer Meinung nicht einmal die Annahme eines begünstigenden Einflusses auf die Frakturheilung berechtigt.

Statt der Postulierung eines Zusammenhanges mit einem gleichzeitig stattgehabten Schädelhirntrauma halten wir eine genaue Beschreibung des Kranheitsbildes und die Suche nach näherliegenden Ursachen für angebrachter. Die Paraosteoarthropathie (PAO) ist ein Begriff, der seine Verwendung bei Paraplegikern zurecht findet. Die Myositis ossificans ist ein eigenständiges Krankheitsbild, dessen Heranziehung auch durch den Zusatz traumatisch nicht gerechtfertigt scheint.

Der Begriff einer posttraumatischen heterotopen Verknöcherung erscheint uns besser geeignet. Unter ihm kann die Vielzahl der berichteten Fälle in der Literatur eingeordnet werden. So sind heterotope Verknöcherungen nach Luxationen des Ellenbogens und der Hüfte, nach Rupturen der Quadricepsmuskulatur, nach stumpfen Muskeltraumen, nach wiederholten Mikrotraumen (z. B. als Reiterknochen), nach Hämatomen, bei Verbrennungspatienten und bei Tetanuspatienten beschrieben (Connor 1983). Hier können bei einem in der Regel polytraumatisierten Patienten eine Fülle von Ursachen aus dem angeführten Spektrum in Frage kommen.

Auch die neueren Erklärungsversuche, die einer sog. induziblen Knochenvorläuferzelle eine entscheidende Rolle bei der Genese dieser heterotopen Verknöcherungen zuschreiben, schließen eine kausale Genese durch das Schädelhirntrauma aus. Es gibt Fälle von Induktionsmechanismen, die die Aktivierung der induziblen Knochenvorläuferzelle und die Entstehung heterotoper Verknöcherungen eher nahelegen.

Aufgrund unserer Nachuntersuchungsergebnisse, der Durchsicht der Literatur und bei einer korrekten Anwendung des Begriffes Myositis ossificans ist nach unserer Meinung ein Zusammenhang zwischen Schädelhirntrauma und Myositis ossificans nicht gegeben.

Literatur

1. Connor JM (1983) Soft tissue ossification. Springer, Berlin Heidelberg New York
2. Heuwinkel et al (1978) Unfallheilkunde 81:577–584
3. Mahmud et al (1978) Langenbecks Arch Chir 346:265–271

Begutachtung: Lunatumfraktur – Lunatumnekrose – Lunatum partitum

B. Kaletsch

Unfallchirurgische Klinik der Justus Liebig-Universität, Klinikstraße 29, D-6300 Gießen

Lunatumfrakturen sind selten. Die Aussage Schneks: „Immerhin ist die Verletzung so häufig, daß sie fraglos zu den typischen Handwurzelverletzungen gezählt werden darf." blieb nicht unwidersprochen. Grashey, zitiert bei Lang: „Endlich konnten wir eine einwandfreie Mondbeinfraktur beobachten und verfolgen." Bezogen auf die Verletzungen der Handwurzel wird die Häufigkeit der Lunatumfraktur mit etwa 1% angegeben.

Experimentelle Untersuchungen zur Frage einer traumatischen Genese der Lunatumnekrose kamen zu unterschiedlichen Ergebnissen. Die Versuche von Lang zeigten, daß durchaus Strukturänderungen des Os lunatum bis zum Zerfall in mehrere Teile auftreten können, ohne daß diese Veränderungen in ihrem Ausmaß radiologisch nachweisbar waren. Diethelm und Winkler konnten ebenso wie Koebke keine Lunatumfraktur reproduzieren. Die Radiusfraktur mit Gelenkbeteiligung stand im Vordergrund. Allgemein wird auf die Schwierigkeit der Diagnostik von Lunatumfrakturen und -absprengungen hingewiesen. Die topographisch-anatomischen Verhältnisse müssen bekannt sein, die radiologischen Befunde in Abhängigkeit von den Positionen der Hand sind zu vergegenwärtigen. Es muß daraufhingewiesen werden, daß bei unklaren Befunden im Bereich der Handwurzel öfter von der Untersuchung unter Durchleutung Gebrauch gemacht werden sollte.

Bei der Differentialdiagnose der Frakturen des Os lunatum sind Varietäten zu berücksichtigen. Diese sind durch Pfitzner nach seinen Untersuchungen an anatomischen Präparaten zusammenfassend dargestellt worden. Der radiologische Nachweis dagegen steht noch aus. Epilunatum und Hypolunatum sind jedenfalls nachgewiesen worden. Zweifelsfrei gibt es auch eine zweigeteilte Anlage des Os lunatum. Ich konnte kürzlich über eine solchen Fall berichten (Abb. 1, 2). Bis jetzt ist aber noch kein Lunatum partitum beim Erwachsenen bei sonst normalen Verhältnissen an der Handwurzel nachgewiesen worden. Eine Ausnahme in

Hefte zur Unfallheilkunde, Heft 174
Zusammengestellt von A. Pannike

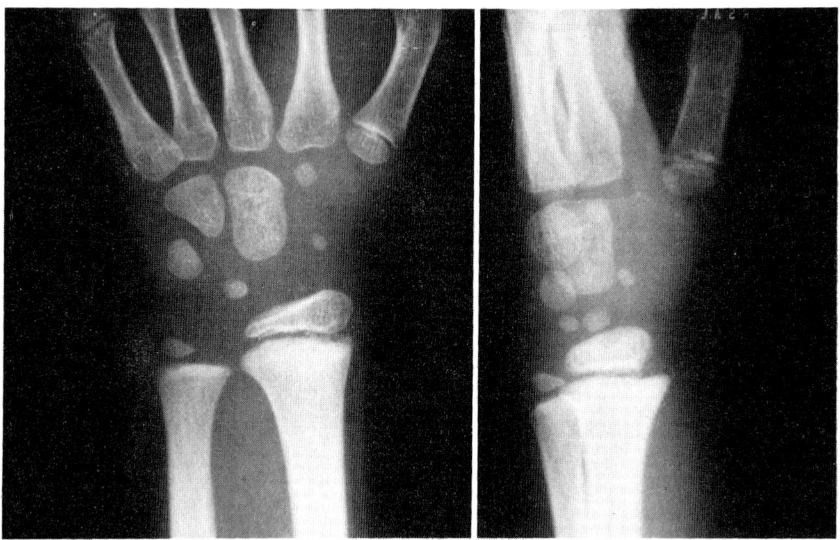

Abb. 1. Linke Hand eines 9jährigen Jungen mit geteilter Kernanlage des Os lunatum

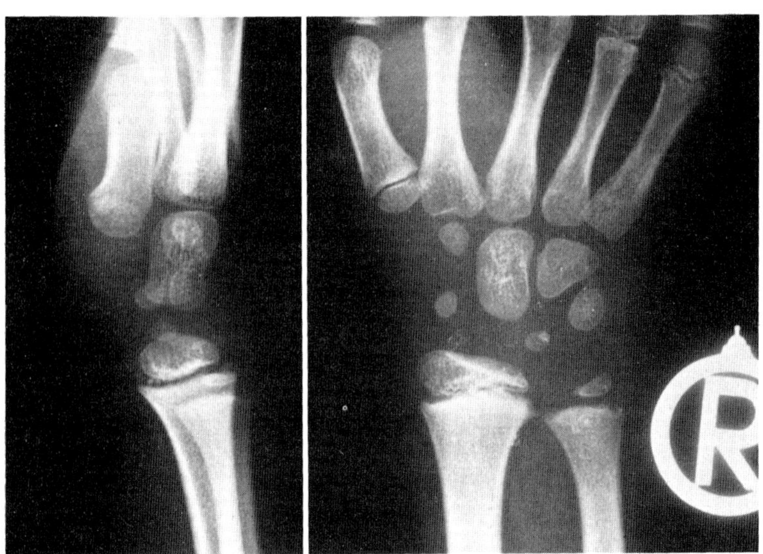

Abb. 2. Rechte Hand des Jungen: normale Verhältnisse

jedem Fall stellt die Patientin Ruckensteiners dar. Interessant ist der Befund, daß bei einer zweigeteilten Anlage die beiden Knochenkerne im dorso-palmaren Strahlengang immer übereinander projiziert sind, beim Vergleich mit der Gegenseite nur eine Verdichtung auffällt und die Variante erst im radio-ulnaren Strahlengang deutlich zur Darstellung kommt. Zusammenhänge mit der Gefäßversorgung müssen angenommen werden. Hieraus ergeben sich insofern Hinweise für die Begutachtung, als sagittale Spaltbildungen ihre Ursache kaum in einem Lunatum partitum bzw. einer ehemaligen zweigeteilten Anlage haben können.

Die Lunatumnekrose ist seit der Arbeit Kienböcks Gegenstand der Diskussion. Razemon „Trauma und anatomische Prädisposition sind die einzigen pathogenetischen Faktoren." Daß Lunatumfrakturen in eine Lunatumnekrose übergehen können, steht außer Zweifel; daß sie bei rechtzeitiger Erkennung und Therapie folgenlos ausheilen, ist ebenso erwiesen. Sie entsteht gehäuft bei der Minusvariante der Ulna, und die perilunäre Luxation führt je nach Schweregrad in 5–20% zur Nekrose. Die chronische Mikrotraumatisierung stellt einen weiteren pathogenetischen Faktor dar. Zweifellos spielt die individuelle Gefäßversorgung eine Rolle. Die diesbezüglichen Untersuchungen sind widersprüchlich. Fehlen einer palmaren Versorgung wird ebenso beschrieben wie die regelmäßige Ernährung durch dorsale und palmare Gefäße einschließlich unterschiedlicher Anastomosierungstypen innerhalb des Knochens. Entsprechend der histologischen Einordnung zu den aseptischen Nekrosen ist letztlich die Gefäßversorgung die entscheidende Komponente. Innere oder äußere Störung der Durchblutung verursacht die Erkrankung. Interessant ist die Mitteilung von Koob, der über zwei Fälle berichtet, bei denen das Os lunatum völlig aus dem Verbund herausgelöst war, wieder eingesetzt wurde und dennoch keine Nekrose auftrat, so daß hier wohl Diffusion eine Rolle gespielt hat. Die Stadieneinteilung nach Decoulx scheint sich allgemein durchgesetzt zu haben. Gutachterlich sind also folgende Probleme zu lösen:

1. Lunatumfraktur. Unfallanamnese, genaue, subtile radiologische Diagnostik und eventuell Verlaufsbeobachtung, an die Möglichkeit einer entstehenden Nekrose denken, Berücksichtigung von Varietäten.

2. Lunatumnekrose. Arbeitsanamnese, radiologische Diagnostik und Verlaufsbeobachtung, Berücksichtigung der Tatsache, daß auch Bagatelltraumen zu einer Nekrose führen können; Berücksichtigung auch der Tatsache, daß Preßluftarbeiter nicht häufiger als anders Tätige an einer Lunatumnekrose erkranken.

3. Lunatum partitum. Epilunatum und Hypolunatum von traumatischen Absprengungen abgrenzen. An eine zweigeteilte Anlage denken.

Schwierigkeiten in der Begutachtung entstehen durch oberflächliche Erstbefundung, sowohl klinisch als auch radiologisch, ungenaue Anamnese hinsichtlich Beschwerdebild, Tätigkeit und Unfallhergang. Schließlich kann die verspätete Unfallaufnahme eine Begutachtung äußerst erschweren.

Radiocarpale und intercarpale Instabilitäten nach Verletzungen. Diagnose, Therapie, Prophylaxe und Begutachtung

M. Wannske und A. Berger

Klinik für Hand-, Plastische- und Wiederherstellungschirurgie der Medizinischen Hochschule Hannover im Krankenhaus Oststadt (Direktor: Prof. Dr. A. Berger), Podbielskistraße 380, D-3000 Hannover 51

Trotz eines recht komplexen Aufbaues sind Handgelenk und Handwurzel als Gelenk eine funktionelle Einheit. Und so vielgestaltig die Anatomie ist, so umfangreich ist auch das Spektrum der Bewegungen und Leistungen:

Bei der Übertragung von der Hand auf den Arm und umgekehrt ist Zartes ebenso möglich wie extreme Haltearbeit, Scher- und Biegebelastungen können genauso schadlos durchgeführt werden wie Präzision und Verläßlichkeit gegeben sind.

Dieser Vielseitigkeit der Funktionen steht die überraschende Tatsache gegenüber, daß Verletzungen hier relativ selten auftreten. Doch werden wir in der täglichen Praxis immer wieder mit Patienten konfrontiert, die lange Zeit über anhaltende Beschwerden klagen, deren Ursache wir nicht finden. Wir haben Mühe, die Zeichen schon so früh zu lesen, daß sie rechtzeitig gedeutet werden und eine gezielte Therapie Spätschäden verhindert (Dietrich 1976).

Funktionelle Anatomie

Zum Verständnis der Verletzungsmechanismen und der pathologischen Veränderungen sei kurz auf die Anatomie eingegangen.

Die alte Unterscheidung dieser Gegend in ein Radiocarpal-Gelenk, eine proximale und eine distale carpale Reihe reicht nicht mehr aus. Vielmehr haben wir es mit einem Komplex zu tun, dessen funktionelle Ordnung neben anderen im deutschen Sprachraum vor allem von Buck-Gramcko gedeutet und interpretiert wurde (Buck-Gramcko 1982; Kaplan 1965; Mayfield 1976; Taleisnik 1976).

Im Zentrum der Kraftübertragung und der Bewegungen steht als funktionelle Einheit das scapholunäre Tandem. Es begrenzt die Freiheitsgrade der Bewegungen, verhindert das Ausweichen der distalen Handwurzelreihe und garantiert den notwendigen Abstand zwischen Radius und Capitatum.

Diesem scapholunären Tandem steht die Schleuder gegenüber. Sie wird aus kräftigen Bandzügeln gebildet, die palmar und dorsal von den ulnaren Anteilen des Radius zum Triquetrum ziehen mit ligamentären Verbindungen zum Scaphoid, Lunatum und Capitatum. Dabei besteht diese Schleuder dorsal aus einem inneren und einem äußeren Anteil, der äußere Anteil wird im wesentlichen gebildet durch das Ligamentum carpi dorsale.

Durch diese beiden Einheiten, also das Tandem und die Schleuder, ist der Drehpunkt aller Bewegungen im Hals des Capitatum gegeben und stabilisiert.

Hinzu kommt noch das palmare Tragband, eine ligamentäre palmare Platte zur Stabilisierung.

Hefte zur Unfallheilkunde, Heft 174
Zusammengestellt von A. Pannike

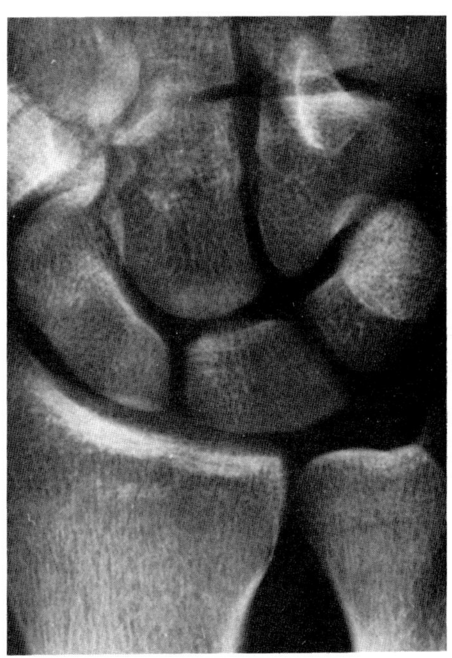

Abb. 1. Knöcherner Bandausriß am Lunatum

Verletzungen

Besondere diagnostische Schwierigkeiten bereiten die indirekten Verletzungen. Häufig liegen sie lange zurück und exakte Angaben zum Hergang fehlen. Vielfache Untersuchungen bleiben bei normal erscheinenden Röntgenbildern ohne Ergebnis. Kleinere knöcherne Bandausrisse müssen lange gesucht werden und sind oft erst auf Schichtaufnahmen erkennbar (Abb. 1).

Diese Verletzungen sind in der Regel durch gewaltsame Hyperextension oder Hyperflexion, verbunden mit Supination oder Pronation entstanden. Das Ergebnis sind unter anderem Bandzerreissungen der Schleuder, des palmaren Tragbandes oder der scapholunären Verbindungen.

Durch die genannten Bandverletzungen entsteht eine Instabilität mit Auseinanderweichung der Carpalia oder/und deren Verschiebung gegeneinander mit entsprechender Subluxation in bestimmten Bewegungen. Ohne Streß kann dabei das Bild völlig unauffällig sein. Und das ist das eigentliche Problem der Diagnose (Abb. 2).

Das Röntgenbild zeigt die normale Konfiguration der Carpalia. Während aber bei gesunden Verhältnissen das Scaphoid bei Radialduktion durch mäßiges Abkippen nach palmar von dem Lunatum als einem Bestandteil des Tandem gebremst wird, kippt es bei scapholunärer Dissoziation erheblich weiter ab und gerät so in eine Rotations- Subluxationsstellung (Abb. 3).

Hinzu kommt eine erhebliche Verbreiterung des Spaltes zwischen beiden und damit eine Gefügestörung, die zwangsläufig zu den geklagten Beschwerden führen muß (Abb. 4).

Besonders deutlich wird dieser Mechanismus bei der perilunären Verrenkung, bei der es zu einer weitgehenden Zerstörung des Halteapparates kommt. Bei verspäteter Versorgung

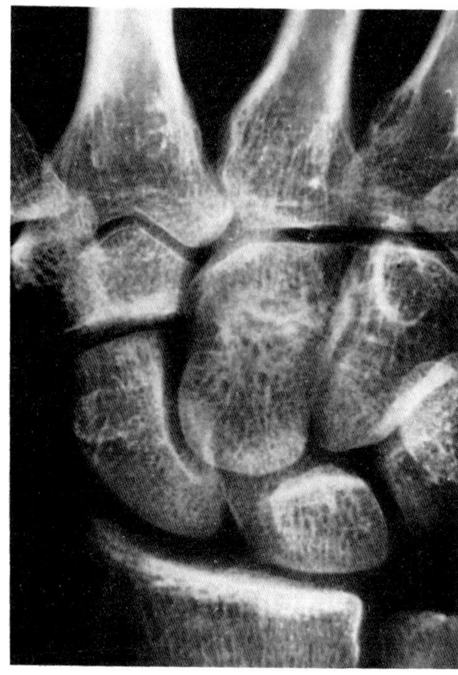

Abb. 2. Trotz ausgeprägter scapholunärer Dissoziation nahezu unauffälliges Röntgenbild

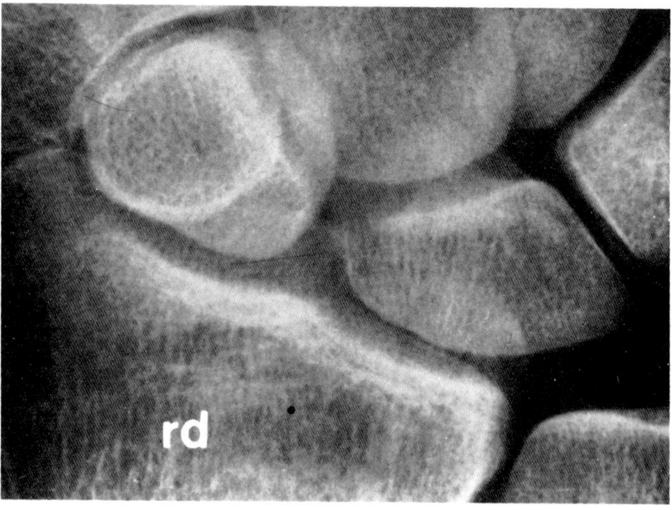

Abb. 3. Rotations-subluxation des Scaphoid bei Radialduktion der Hand mit Verkürzung und ringförmiger Darstellung, derselbe Patient wie Abb. 1

ist eine direkte Naht des Kapselbandapparates nicht mehr möglich, das Ergebnis sind Instabilitäten.

Eine andere Instabilität besteht zwischen Radius und Carpus. Die ausgedehnte Zerreissung der Schleuder dorsal oder palmar und des palmaren Tragbandes läßt eine Subluxation

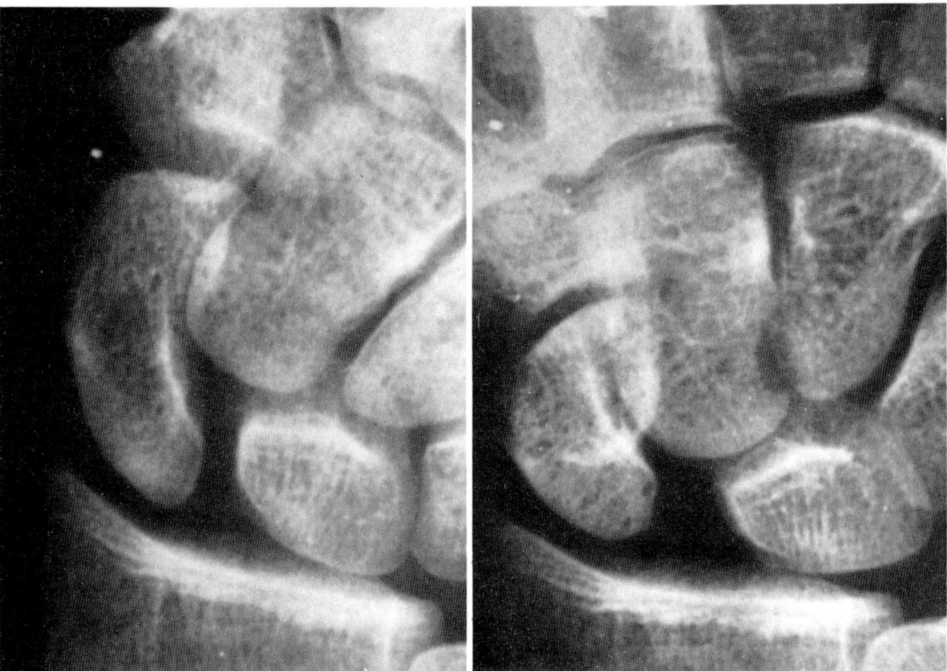

Abb. 4. Verdeutlichung der Dissoziation bei gehaltenen Aufnahmen, derselbe Patient wie Abb. 1

mit vermehrtem Kippen des Lunatum und eine palmare oder dorsale Schublade der Hand gegenüber dem Unterarm zu (Abb. 5). Auch hier werden vom Patienten Belastungsschmerzen angegeben.

Diagnostik

Da die normalen Röntgenbilder oft leer sind oder bestenfalls dezente Hinweise bieten, haben wir versucht, durch gehaltene Aufnahme den vorhandenen Schaden zu dokumentieren (Abb. 1, 4).

Hier haben sich Aufnahmen unter Bildwandlerkontrolle mit exakter Einstellung des scapholunären Spaltes und deren Beobachtung in Radial- und Ulnardeviation bewährt. Die Bildserie zeigt dabei zwei Phänomene:

Zum einen verbreitert sich der Spalt enorm, ein Übersehen des Schadens ist dann nicht mehr möglich.

Zum anderen finden wir aber bei dezent ausgebildeten Erscheinungen eine Verschiebung des distalen Randes von Scaphoid und Lunatum so gegeneinander, daß Stufen entstehen. Diese belegen die abnorme Beweglichkeit bei noch nicht ausgeprägter Diastase (Abb. 6).

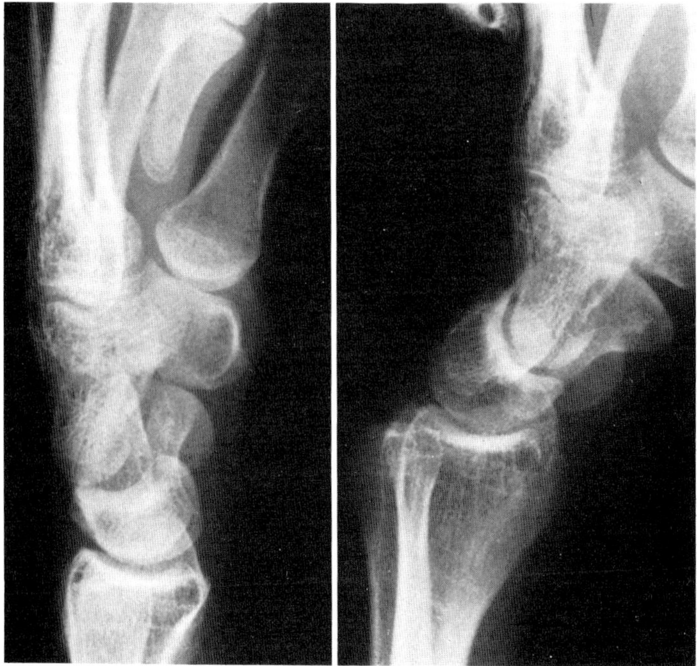

Abb. 5. Vordere und hintere Schublade bei radiocarpaler Instabilität

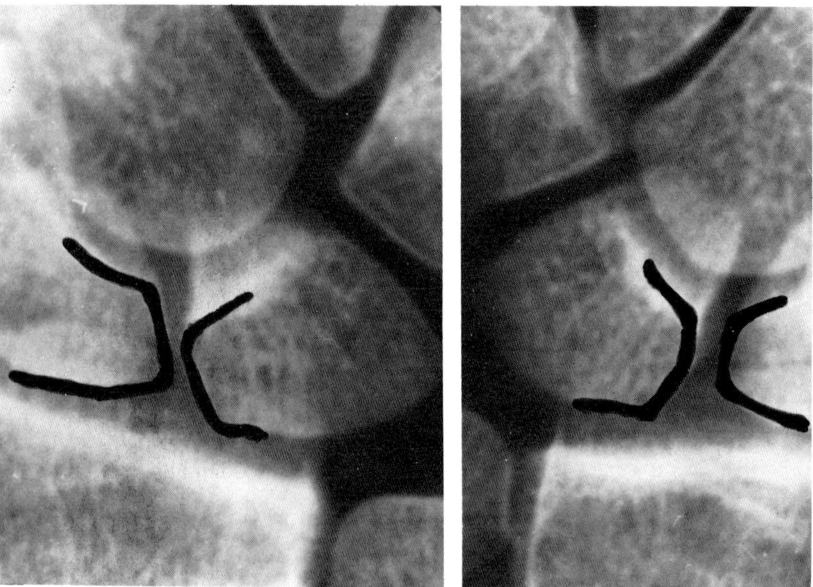

Abb. 6. Stufenförmige Verschiebung der distalen Kanten von Scaphoid und Lunatum in Radial- und Ulnarduktion der Hand bei geringer Instabilität und nicht stark ausgeprägter Dissoziation

Ein anderes Zeichen ist der von Buck-Gramcko (1982) angegebene Winkel des Scaphoid gegenüber dem Lunatum, der bei der Dissoziation über 60 ° hinaus wesentlich erweitert ist (s. dort).

Therapie

Wenn die Diagnose gestellt ist, bietet sich für die Therapie der Versuch einer Bandrekonstruktion an. Hierzu eignen sich durchgezogene Sehnen wie die des Palmaris longus und deren Vernähen mit dem Bandansatz am Radius. Zum anderen können nur das palmare Tragband und/oder die Schleuder verstärkt werden, ohne daß der Bandersatz durch Scaphoid oder Lunatum gezogen wird. Dorsal bietet sich das Ligamentum carpi dorsale an, von dem Anteile des 4. Streckerfaches am Ursprung mit dem inneren Anteil der Schleuder vernäht werden können. Nachteil dieser Fixation ist der Verlust an Beweglichkeit im Sinne einer Tenodese, doch muß dieser Nachteil gegen den Gewinn an Stabilität und Schmerzfreiheit abgewogen werden.

Das weitere Problem ist die Belastbarkeit, die natürlich nach einer Bandplastik nicht mit der eines unverletzten Gelenkes verglichen werden kann.

Begutachtung

Diese sollte zunächst von der Glaubwürdigkeit der geklagten Beschwerden ausgehen. Diese Beschwerden stimmen mit den erhobenen klinischen und radiologischen Befunden überein. Die Wertigkeit der Veränderungen ist denen einer Kahnbeinpseudarthrose etwa gleichzusetzen.

Die geannten Verletzungen sind selten. Der beschriebene Bandapparat ist enorm stabil. Verletzungen betreffen daher meist den Ort geringeren Widerstandes in der Umgebung, wie etwa das Kahnbein oder gar den distalen Radius. Dennoch gibt es die genannten Veränderungen. Wir sollten uns nur davor hüten, sie zu verkennen und damit dem Patienten mangelnde Glaubwürdigkeit seiner Beschwerden vorzuwerfen.

Literatur

Buck-Gramcko D (1982) Instabilität des Handgelenkes. In: Nigst H. (Hrsg) Frakturen, Luxationen und Dissoziationen der Karpalknochen. Hippokrates, Stuttgart, S. 175–183

Dietrich FE (1976) Behandlung von posttraumatischen Schmerzzuständen am Handgelenk. Bericht Unfallmed Tagg 27:87

Kaplan EB (1965) Functional and surgical anatomy of the hand, 2nd ed. Lippictoo, Philadelphia Montreal

Mayfield JK, Johnson RP, Kolcoyne RF (1976) The ligaments of the human wrist and their functional significance. Anat Rec 186:416–428

Taleisnik J (1976) The ligaments of the wrist. J Hand Surg 1:110–118

Volz RG, Lieb M, Benjamen J (1980) Biomechanics of the wrist. Clin Orthop 149:112–117

Ergebnisse nach operativer Versorgung von Achillessehnenrupturen

G. Spitzer und K. Schöpf

Unfallchirurgische Abteilung, Kreiskrankenhaus, D-6340 Bad Hersfeld

Die erste Beschreibung einer Achillessehnenruptur stammt von Pare aus dem Jahr 1575.

Petit beschreibt 1722 weitere Fälle und 1781 berichtet Monro über eine Selbstbeobachtung.

1929 stellte Quénu alle bis dahin veröffentlichten Fälle zusammen und kommt auf eine Zahl von 67.

Bis zum Jahre 1951 kann Toygar über weitere 86 Fälle berichten.

Im Laufe der 50iger und 60iger Jahre wird ein sprunghafter Anstieg der Achillessehnenrupturen durch die Beteiligung breiter Bevölkerungsschichten am aktiven Sport beobachtet.

1962 schätzt Thompson 400 Fälle, schon zehn Jahre später konnten 6000 Fälle aus der Literatur zusammengestellt werden. Heute muß sich jeder Chirurg um diese Verletzung kümmern.

Überwiegend wird die Ansicht vertreten, daß eine gesunde Achillessehne niemals reißen kann.

Führende Unfallchirurgen, wie J. Böhler, Bürkle de La Camp und Schönbauer, schließen sich dieser Meinung an.

Histologisch finden sich daher auch bei jungen Menschen degenerative Veränderungen.

Meier, Barfred und Wilhelm haben jedoch inzwischen experimentell bewiesen, daß auch eine gesunde Achillessehne reißen kann, obwohl sie eine Belastung von 400 kg und mehr aushalten kann, wie Könn und Stucke in Versuchen nachwiesen.

Es steht wohl heute fest, daß der größere Teil der subcutanen Achillessehnenrupturen auf degenerative Veränderungen zurückzuführen ist, im Einzelfall jedoch – je nach Unfallmechanismus – kann auch eine gesunde Achillessehne reißen, worauf Probst schon 1970 in Hannover hinwies.

Die *Diagnostik* einer frischen subcutanen Achillessehnenruptur ist einfach, wenn man daran denkt.

Alte übersehene Rupturen muß jeder Chirurg hin und wieder versorgen.

Das charakteristische Trauma, der „hörbare“ Knall und die typischen Beschwerden des Patienten führen bei der weiteren Diagnostik in die richtige Richtung.

Die deutliche Delle in der Rißstelle; die Unmöglichkeit des Einbeinzehenballenstandes; die kraftlose Plantarbeugung des Fußes und das Fehlen des Achillessehnenreflexes liefern die Diagnose.

Ob eine zusätzliche Röntgenuntersuchung notwendig ist, wird nicht einheitlich beantwortet.

Das Kagersche Dreieck und der Toygarsche Winkel sollen charakteristische Hinweise liefern.

Hilfreich ist sicher die zusätzliche Röntgenuntersuchung bei den nicht seltenen knöchernen Begleitverletzungen.

Die *Behandlung der Achillessehnenrupturen* erfolgt operativ.

Eine Notoperation in der Nacht ist nicht notwendig. Als Zeitpunkt der Operation haben sich die ersten 24 h durchgesetzt.

Hefte zur Unfallheilkunde, Heft 174
Zusammengestellt von A. Pannike

3 Wochen abzuwarten, um besere örtliche Verhältnisse zu erreichen, ist einheitlich wieder verlassen worden.

Operationsmethoden bei der frischen und veralteten Achillessehnenruptur sind zahlreich.

Schönbauer hat 1964 bereits über 15 verschiedene Operationsverfahren berichtet.

Die wichtigsten heute noch angewandten Operationsmethoden sollen kurz skizziert werden.

1. Primäre Naht mit Durchflechtung oder Überdeckung mit Plantarissehne nach Böhler und Strehli.
2. Achillessehnendrahtnahtmethode mit Ausziehdraht nach dem Bunnellschen Prinzip nach Schönbauer.
3. Naht und Umhülsung der Rißstelle durch das Herunterklappens eines Sehnenspiegels aus dem Gastrocnemius, die sogenante Umkipp-Plastik nach Schneider.
4. Griffelschachteldeckelplastik nach Lange.
5. Die autologe Corium-Cutis-Plastik nach Willenegger wobei die autologe Cutis von Willenegger mehr als Nahtmaterial, denn als Deckmaterial benutzt wird.
6. Die direkte Naht, wobei als Nahtmaterial Seide; Catgut; Stahldraht und Dexon verwandt werden.
7. Die Peroneus-brevis-Plastik nach Hepp und Blauth.
8. Die primäre Naht kombiniert mit Fibrinkleber nach Vollmar.
9. Die fibringeklebte Ruptur ohne Naht nach Rupp.

Zusammenfassend lassen sich die zahlreichen Operationsverfahren auf folgende Methoden zurückführen:

1. Die primäre Naht.
2. Überbrückungsplastiken.
3. Verfahren mit autologen Sehnen.
4. Verfahren mit autologen Transplantaten.
5. Homologe Transplantate.
6. Klebung mit Fibrinkleber.

Die *Nachbehandlung* der operierten subcutanen Achillessehnenrupturen wird nicht mehr kontrovers diskutiert.

Nach der Operation wird ein Unterschenkelgips in leichter Spitzfußstellung für 4 Wochen angelegt.

Danach wird die Spitzfußstellung korrigiert und für weitere 4 Wochen ein Gips belassen.

Nach 8 Wochen wird der Gips entfernt und mit Bewegungsübungen begonnen.

Nach 12 Wochen wird voll belastet und die Behandlung ist in der Regel abgeschlossen.

Lediglich über die Länge der Ruhigstellung werden noch unterschiedliche Angaben gemacht.

Die Zeiten schwanken zwischen 8 Wochen (Willenegger; Möseneder), 6 Wochen (Witt) und 2 Wochen (Mallo).

Nun zu unseren Ergebnissen:

Wir versorgen die Achillessehnenrupturen mit der primären Naht und Umkipp-Plastik.

In der unfallchirurigschen Klinik der Universität Gießen und in dem akademischen Lehrkrankenhaus Bad Hersfeld wurden in den Jahren 1978–1983 63 Patienten mit der Umkipp-Plastik operativ versorgt, davon konnten 45 Patienten (71%) nachuntersucht werden.

Die Zeitdauer zwischen Unfall und Operation lag im Durchschnitt bei 2,6 Tagen.

Die durchschnittliche stationäre Behandlung aller Patienten dauerte 13 Tage.

Das Durchschnittsalter betrug 42 Jahre, der älteste Patient war 70 Jahre, der jüngste 20 Jahre.

39 Männern (86%) standen nur 6 Frauen (13%) gegenüber.

Mit 62% überwog die linke Seite als Sprungbein gegenüber der rechten Seite mit 38%.

20% unserer Patienten hatten Vorschäden wie Frakturen, Zerrungen und Bandverletzungen vor ihrer Achillessehnenruptur.

Bis auf eine Ausnahme waren in unserem Patientenkollektiv nur indirekte Traumen zu beobachten.

Mit 87% der Fälle standen Sportunfälle an erster Stelle, gefolgt von Sturz mit 9%.

Bei den Sportverletzungen sahen wir folgende Rangfolge:

1. Fußball	18%
2. Handball	18%
3. Tennis und Badminton	13%
4. Volleyball und Basketball	11%
5. Leichtathletik	9%
6. Gymnastik	4%.

Der Skilauf spielte bei uns im flachen Hessen mit 2% eine unwichtige Rolle.

Erfreulich ist es, darüber zu berichten, daß 67% unserer operierten Patienten ihren alten Sport wieder aufnahmen, ein geringer Teil die Sportart änderte (28%) und nur 7 Patienten keinen Sport mehr treiben.

Um zu einem Ergebnis nach der Ausheilung der Achillessehnenruptur zu kommen, haben wir 45 Patienten 1–6 Jahre nach dem Unfall nachuntersuchen können.

65% gaben subjektiv Restbeschwerden, wie Taubheitsgefühl in der Narbe, Schmerzen, Wetterfühligkeit, Brennen und Jucken an.

35% waren beschwerdefrei.

Die operierte Seite war bei allen Patienten im Durchschnitt um 0,83 cm verplumpt.

Der Einbeinzehenballenstand war bei 95% der Patienten wieder normal möglich, nur 2 Patienten konnten diesen Test nicht durchführen.

In 87% unserer Fälle kam es zu einer primären Wundheilung, während in 13% eine Sekundärheilung behandelt werden mußte.

In allen Fällen wurde eine histologische Untersuchung durchgeführt mit dem Ergebnis, daß in 50% eine degenerative Veränderung gefunden wurde.

In den anderen 50% konnte diese nicht nachgewiesen werden.

Bei allen Patienten wurden alle Gelenke der unteren Extremitäten nach der Neutral-0-Methode gemessen und die gesunde Seite mit der operierten Seite verglichen.

Bei allen nachuntersuchten Patienten konnten freie und normale Bewegungsausmaße der operierten Seite, vor allem auch im oberen und unteren Sprunggelenk gefunden werden.

Bei der Überprüfung der Umfangmaße der unteren Extremitäten nach dem Meßblatt der Berufsgenossenschaft fanden wir folgende Ergebnisse:

Im Bereich des Oberschenkels und des Kniegelenkes werden keine Seitendifferenzen gefunden.

15 cm unterhalb des inneren Kniegelenksspaltes – also Mitte Unterschenkel – fanden wir eine Muskelverminderung von durchschnittlich 1,1 cm beim operierten Patienten.

Im Bereich der Achillessehne sahen wir – wie oben schon erwähnt – eine Verplumpung von durchschnittlich 0,8 cm.

Die durchschnittliche Drucklast wurde mit einem Meßgerät (nach Arndt) überprüft und ergab für die gesunde Seite 64,2 kg und für die operierte Seite 50,4 kg, also eine Differenz von 13,7 kg zu Ungunsten der operierten Seite.

Zusammenfassend läßt sich feststellen, daß wir bei den 45 nachuntersuchten Patienten, die nach einer subcutanen Achillessehnenruptur mit der Umkipp-Plastik versorgt wurden, gute und zufriedenstellende Ergebnisse gefunden haben.

Minderung der Erwerbsfähigkeit nach traumatisch bedingtem Milzverlust?

K. Henneking, G. Seith und S. Heinrich

Zentrum für Chirurgie der Justus Liebig-Universität, Klinikstraße 29, D-3000 Gießen

Schon 1578 stellt Balonius die Frage: Estne igitur splen tam necessarius – ist die Milz denn (lebens)notwendig? Jahrhunderte lang galt die Milz als nutzloses Organ, deren Anwesenheit oder Fehlen ohne jede Bedeutung sei. Erst mit Beginn des 20. Jahrhunderts wiesen Morris und Bullock auf die Bedeutung der Milz für die Infektabwehr hin. Gleichzeitig wurden Veränderungen des Blutbildes nach Splenektomie erkannt. Noch in der Auflage von 1979 des Lehrbuches „Spezielle Chirurigie für die Praxis“ stellt H. W. Schreiber fest, „das einheitliche Behandlungsziel der chirurigschen Eingriffe an der Milz ist heute die Splenektomie“.

Heute gilt als gesichert, daß nach Splenektomie u. a. eine gehäufte Infektanfälligkeit besteht. Es häufen sich auch Berichte über lebensbedrohliche Sepsisfälle, für die Diamond 1969 den Begriff der overwhelming postsplenectomie infection (OPSI)-Syndrom prägte.

Anhand einer retrospektiven Studie haben wir die Folgen nach traumatisch bedingter Splenektomie untersucht. Im Zeitraum von 1975 bis 1982 wurden an der chirurgischen Universitätsklinik Gießen 501 stumpfe Bauchtraumen operativ versorgt, 199 Patienten mußten splenektomiert werden. Bei 74% der Milzrupturen handelte es sich um die Folgen eines Verkehrsunfalles, gefolgt von Sport- und Arbeitsunfällen. Nur bei 52 Patienten lag eine isolierte Milzruptur vor.

147 Patienten hatten Mehrfachverletzungen, die in 25% innerhalb von 3 Wochen nach dem Trauma zum Tode führten (Tabelle 1).

Bei 17 Kindern mit dem Durchschnittsalter von 11 Jahren wurde eine Reimplantation von Milzgewebe durchgeführt. 98 der splenektomierten Patienten konnten 4 bis 79 Monate nach der Operation nachuntersucht werden.

Der Nachweis von Howell-Jolly-Körpern gilt als Zeichen für das Fehlen funktionstüchtigen Milzgewebes nach Splenektomie. Eine Ausnahme bilden nur solche Fälle, bei denen es durch die Ruptur der Milz zu einer Versprengung von Gewebe kommt. Dieses als Splenose bezeichnete Phänomen wird in der Literatur in 30 bis 60% von traumatischen Milzrupturen

Hefte zur Unfallheilkunde, Heft 174
Zusammengestellt von A. Pannike

Tabelle 1. Begleitverletzungen bei traumatischer Milzruptur (n = 199)

Leberruptur	45	= 22,5%
Pankreaskontusion/Ruptur	7/33	= 3,5/16,5%
Nierenkontusion/Ruptur	12/21	= 6,0/10,5%
Magen, Darm, Mesenterium	35	= 17,5%
Lunge	35	= 22,5%
Rippenserienfraktur	34	= 17,0%
Kopf	47	= 23,5%
Beckenfraktur	37	= 18,5%
Extremitätenfrakturen	75	= 37,5%
Wirbelsäule	16	= 8,0%
Sonstige	20	= 10,0%

beschrieben. Bei der Nachuntersuchung konnten wir bei 21 Patienten, entsprechend 25%, keine Jolly-Körper nachweisen, so daß eine Splenose vermutet werden muß.

Die häufig nach der Splenektomie entstehende Thrombocytose, die wahrscheinlich durch Wegfall des Speicherorganes zustande kommt, normalisiert sich in der Regel inerhalb weniger Wochen. Bei der Nachuntersuchung betrug die Thrombocytenzahl im Mittel 330000/μl. Eine Abhängigkeit der Thrombocytenzahl vom Zeitpunkt der Nachuntersuchung wurde nicht gefunden. Über 25% der Patienten hatten jedoch eine Thrombocytose von 400000 bis 700000, wovon unter 20jährige mit 73% den höchsten Anteil hatten.

Nach Splenektomien wird häufig in der Literatur eine Verminderung der Immunglobulin-M-Konzentration beschrieben, da die Milz als wesentlicher Bildungsort für Antikörper vom IgM-Typ entfällt. Die Bestimmung der Immunglobuline IgG und IgA soll eine kompensatorische Erhöhung zeigen. In unserem Krankengut von 84 splenektomierten Patienten, ausgenommen wurden die reimplantierten Patienten, ließ sich im Vergleich mit einem Kollektiv von 26 gesunden Personen keine IgM-Erniedrigung erkennen. Auch für das Immunglobulin IgG fanden sich keine Unterschiede. Für das splenektomierte Kollektiv ergab sich eine statistisch signifikante Erhöhung des Immunglobulin A ($p < 0.01$).

Wir haben unsere Patienten in Altersklassen bis 20 Jahre, von 20 bis 40 Jahre und über 40 Jahre zusätzlich eingeteilt. Die Bildung von Altersklassen scheint uns für eine genaue Betrachtung der Immunglobulinspiegel nach Splenektomie unbedingt notwendig, da sowohl in einem gesunden Kollektiv wie auch in einem Kollektiv splenektomierter Patienten ältere Patienten in allen Immunglobulinklassen signifikant höhere Werte erkennen lassen. Weiterhin ist die Geschlechtsabhängigkeit des Immunglobulin M zu beachten. Auch hier konnten wir in Übereinstimmung mit der Literatur für Frauen einen signifikant höheren Wert finden.

Die bekannte Leukocytose und Lymphocytose konnten wir bei unserer Nachuntersuchung bestätigen. Die Leukocytenzahl betrug im Mittel 9560/μl, die Lymphocytenzahl 3700 pro Mikroliter.

Anhand eines Fragebogens wurden die Patienten bei der Nachuntersuchung nach dem Auftreten postoperativer Beschwerden und Veränderungen des Allgemeinbefindens befragt. Immerhin 28 Patienten berichteten über eine Leistungsminderung sowie 26 Patienten über eine erhöhte Infektanfälligkeit (Tabelle 2). Bei der statistischen Auswertung dieser Angaben fanden sich keine Unterschiede bei Patienten mit isolierter Milzruptur (n = 28) gegenüber solchen, die neben der Milzruptur Begleitverletzungen hatten. Die bei der Nachuntersuchung angegebene erhöhte postoperative Infektanfälligkeit konnte in der Altersgruppe bis 20

Tabelle 2. Störungen im Allgemeinbefinden nach Splenektomie bei 98 Patienten (Mehrfachnennungen möglich)

Leistungsminderung	28 Patienten
Erhöhte Infektanfälligkeit	26 Patienten
Verdauungsstörungen	26 Patienten
Gehäuftes Schwitzen	15 Patienten
Schlafstörungen	10 Patienten
Alkoholintoleranz	8 Patienten
Sodbrennen	4 Patienten

Tabelle 3. Gutachterliche Empfehlungen zur MdE nach Splenektomie (Trauma) bei verschiedenen Autoren

Autor	Jahr	MdE
Henschen	1928	10% auf Dauer
Baumecker	1934	nach 9 Monaten 25%, nach 2 Jahren 0%
Schulten	1962	30% auf Dauer
Störmer	1962	20% auf Dauer
Fischer	1968	10–15%
Schulten	1968	20–15%
Stich	1970	nach 2 Jahren 0%
Begemann und Rastetter	1971	bis 1 Jahr 50%, dann 20%
Fritze und Rehn	1972	20%, nach 2 Jahren 0%
Trüb	1973	10% für die Dauer von einem Jahr
Blaszczyk und Mitarb.	1976	20%, nur wenn IgG erniedrigt
Marx	1977	20% für die Dauer von 2 Jahren, dann 0%
Ernst	1981	ab 6 Monaten 20–30%, ab 2. Jahr 10–20%

Jahre durch statistisch signifikante Unterschiede im Differentialblutbild unterstrichen werden.

Eine Postsplenektomiesepsis konnten wir in unserem Krankengut nicht nachweisen. Bei diesem auch als OPSI-Syndrom bezeichneten Krankheitsbild handelt es sich um eine foudroyant verlaufende, meist durch Pneumokokken ausgelöste Sepsis, die in bis zu 70% letal verläuft.

Eine häufig gestellte Frage ist die prozentuale Einschätzung der Minderung der Erwerbsfähigkeit nach Splenektomie. Die Tabelle 3 zeigt verschiedene gutachterliche Empfehlungen zur Minderung der Erwerbsfähigkeit bei verschiedenen Autoren. Während in den 30er Jahren amerikanische und deutsche Lebensversicherungsgesellschaften sich teilweise weigerten, splenektomierte Patienten zu versichern oder nur zu erschwerten Bedingungen Verträge abschlossen, werden heute milzlose Personen zu Standardbedingungen ohne jeden Vorbehalt versichert.

Nach neueren Untersuchungen ist die Milz an einer Vielzahl von immunologischen Vorgängen beteiligt. Erwähnt sei nur das Zusammenspiel von Komplementfaktoren, Immunglobulinen und Makrophagen für die Infektabwehr. Aus diesen Gründen sollte man heute bemüht sein, milzerhaltende Operationsverfahren anch traumatischer Ruptur des Organs anzuwenden. Die Techniken reichen von der einfachen Coagulation, Infrarotcoagulation, Fibrinklebung bis zur Segmentresektion. Bei nicht zu erhaltendem Organ bietet sich die autologe Reimplantation an.

Neben den Störungen im Allgemeinbefinden nach Splenektomie, die auch unsere Untersuchung zeigen, dürfen Spätschäden, wie sie z. a. Robinette und Fraumeni aufgezeigt haben, nicht übersehen werden, die in einer retrospektiven Untersuchung an 740 Personen statistisch sichern konnten, daß Splenektomierte häufiger an Pneumonien verstarben als im Vergleichskollektiv.

Wir sind der Meinung, daß die bisherigen Erkenntnisse über die Funktionsausfälle, die der Milzverlust hinterläßt, noch nicht übersehen werden können. Ohne Zweifel erscheint die Mehrzahl der Patienten den Verlust des Organs ohne besondere Schwierigkeiten zu überwinden. Es darf aber nicht vergessen werden, daß für asplenische Personen ein lebenslanges Risiko, an einer schweren Pneumonie oder fulminanten Sepsis zu erkranken, besteht. Zur Begutachtung eines Splenektomierten sollten mindestens die von uns aufgezeigten Parameter bestimmt, aber auch individuell auftretende Beschwerden berücksichtigt werden. Unseres Erachtens erscheint in der Regel eine Dauerrente von 10% für angemessen.

Analyse von Todesfällen nach Hüftalloarthroplastik bei medialer Schenkelhalsfraktur

M. Augeneder, G. Ittner und R. Schedl

II. Universitätsklinik für Unfallchirurgie, Spitalgasse 23, A-1090 Wien

Die perioperativen Probleme der Hüftprothetik in der Unfallchirurgie decken sich weitgehend mit den Schwierigkeiten, denen sich die Alterschirurgie im allgemeinen gegenübersieht. Vorerkrankungen wie Diabetes mellitus, cardiopulmonale Erkrankungen des alten Menschen, grenzwertige Nierenfunktion und die oft kritische cerebrale Situation erfordern eine sorgfältige präoperative Vorbereitung. Nur so kann das Risiko des Eingriffs möglichst gering gehalten werden. Da andererseits eine zu lange Liegezeit vor der Operation ihre Gefahren wie Thromboembolie, Pneumonie oder Decubitus in sich birgt, wird die Wahl des Operationszeitpunktes wohl sehr oft eine individuelle Kompromisslösung darstellen müssen. Bei Todesfällen nach solchen Eingriffen erhebt sich die Frage, inwieweit Begleiterkrankungen, chirurgische technische Probleme oder postoperative Komplikationen dafür ursächlich sind.

An der II. Universitätsklinik für Unfallchirurgie in Wien wurden im Zeitraum von 1978 bis 1982 insgesamt 388 Patienten mit hüftnahen Oberschenkelfrakturen endoprothetisch versorgt. Es dominiert dabei das weibliche Geschlecht mit 337 Patienten gegenüber 51 Männern. 221mal wurde das gesamte Hüftgelenk, 167mal nur der Oberschenkelkopf ersetzt. 49 Patienten (44 Frauen und 5 Männer) kamen noch während des stationären Aufenthaltes ad exitum. 9 davon hatten die Implantation einer Totalendoprothese nach Müller, 40 Patienten den Ersatz des Oberschenkelkopfes durch eine Prothese vom Typ Allo-Pro hinter sich

Hefte zur Unfallheilkunde, Heft 174
Zusammengestellt von A. Pannike

Tabelle 1. Todesfälle nach Hüftalloarthroplastik (1978–1982)

Gesamtzahl der operierten Patienten Durchschnittsalter = 75 A	388 (337 ♀, 51 ♂)
Gesamtzahl der verstorbenen Patienten Durchschnittsalter = 83 A	49 (44 ♀, 5 ♂)
Tep	221 († 9)
Allo-Pro	167 († 40)

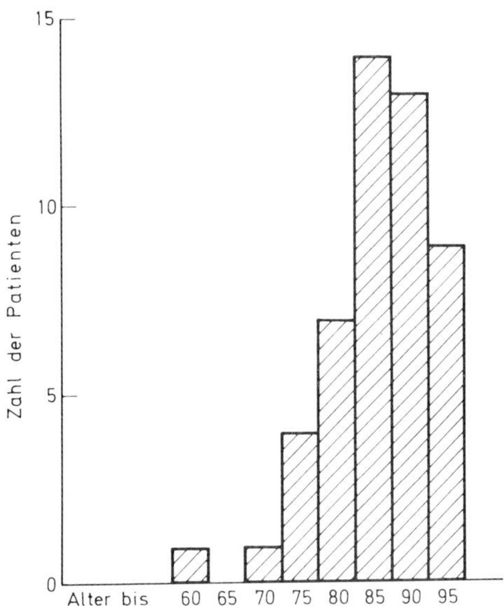

Abb. 1. Todesfälle nach Hüftalloarthroplastik (1978–1982); n = 49. Altersverteilung

(Tabelle 1). Das Alter der Verstorbenen lag zwischen 60 und 94 Jahren im Durchschnitt bei 83 Jahren. Im Vergleich dazu lag das Durchschnittsalter des Gesamtkollektivs der operierten Fälle bei 75 Jahren (Abb. 1).

Zwei Drittel der Patienten gelangten am Unfalltag zur Aufnahme, beim Rest war die Fraktur teilweise zunächst unerkannt geblieben. Unfallursache war ausschließlich Sturz im Niveau. Betrachtet man die Zeitspanne von der Einlieferung bis zur Operation, so zeigt sich, daß alle Eingriffe innerhalb von 14 Tagen, der überwiegende Teil während der ersten Woche mit deutlicher Bevorzugung des 4. Tages durchgeführt wurden (Abb. 2). Die präoperative internistische Untersuchung ergab in nahezu allen Fällen Hinweise auf kardiale Vorschäden, die Hälfte der Patienten litt an Hypertonie, ein Drittel an Diabetes mellitus. 21 Patienten wiesen cerebrale Erkrankungen wie Parkinsonismus, Hemiparese nach Apoplexie, senile Demenz oder hochgradige Arteriosklerose auf. Kachexie und Adipositas hielten sich als Risikofaktoren zahlenmäßig die Waage. 9 Patienten erschienen wegen Varicen bzw. postthrombotischem Symptomenkomplex, 6 wegen renaler Erkrankungen gefährdet. An Neoplasmen waren 1 Melanom und ein Bronchuscarcinom bereits zu Lebzeiten bekannt, ein Pankreas carcinom wurde bei der Obduktion verifiziert (Tabelle 2).

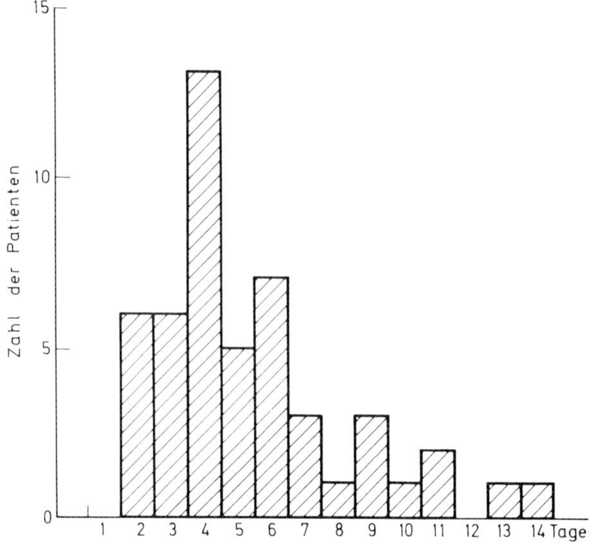

Abb. 2. Todesfälle: nach Hüftalloarthroplastik (1978–1982); n = 49. Zeitspanne Einlieferung – Operation

Tabelle 2. Todesfälle nach Hüftalloarthroplastik (1978–1982); n = 49)

Interne Vorerkrankungen	
Cardial	48
Hypertonie	24
Diabetes	15
Pulmonal	20
Renal	6
Cerebral	21
Neoplasmen	2
Kachexie	11
Adipositas	10
Varicen	9

Die medikamentöse Therapie bestand vorwiegend in kardialer Stützung mit Digitalispräparaten, entsprechender Infusionstherapie sowie Antibioticagabe. Alle Verletzten erhielten eine Thromboseprophylaxe. Diese wurde in der Mehrzahl der Fälle mit subcutanen low-dose Heparininjektionen durchgeführt.

Als postoperative Komplikationen traten bei 50% der Patienten cardiorespiratorische Insuffizienzzeichen auf, in 6 Fällen kam es zur renalen Insuffizienz. Verwirrtheitszustände und fehlende Mobilisation gehören zu den spezifischen Problemen der Alterschirurgie. 2mal wurden Wadenvenenthrombosen klinisch diagnostiziert, ein Subileus und eine Oberschenkelfraktur ergänzen diese Liste (Tabelle 3).

Wundheilungsstörungen wurden in insgesamt 9 Fällen beobachtet. Sekundäreingriffe, wie Hämatomausräumung und Wundrevision wegen Infekt erwiesen sich in 7 Fällen als notwendig, bei einem Patienten waren drei Revisionseingriffe erforderlich. Der Verlauf war bei

Tabelle 3. Todesfälle nach Hüftalloarthroplastik (1978–1982); n = 49)

Postoperative komplikationen – Allgemein (55)	
Cardiorespiratorische Insuffizienz	25
Niereninsuffizienz	6
Verwirrtheitszustände	10
Fehlende Mobilisation	10
Andere	2
	55

Tabelle 4. Todesfälle nach Hüftalloarthroplastik (1978–1982); n = 49)

Postoperative Komplikationen – Chirurgisch (9) Sekundäreingriffe	
Hämatomausräumung	2x
Wundrevision wegen Infekt	5x
Implantattausch	2x
	9

Tabelle 5. Todesfälle nach Hüftalloarthroplastik (1978–1982)

Gesamt	Diagnose	Lt. Obduktion	Klinisch
16	Cardiale dekompensation	4	12
16	Pulmonalembolie	12	4
6	Fettembolie	6	0
5	Pneumonie	4	1
5	Nierenversagen	0	5
1	Paralytischer Ileus	1	0
49		27	22

2 Patienten im 9. Dezennium durch Komplikationen, die zum Implantattausch zwangen, belastet (Tabelle 4).

Bei den im Seziersaal objektivierten Todesursachen rangieren pulmonale Komplikationen an erster Stelle. Trotz routinemäßiger Anticoagulantientherapie führt hier die Pulmonalembolie vor der sogenannten Fettembolie der Lungen und der Pneumonie. Es ist anzunehmen, daß sich hinter der klinisch vermuteten Todesursache „cardiale Dekompensation" noch etliche Emboliefälle verbergen (Tabelle 5).

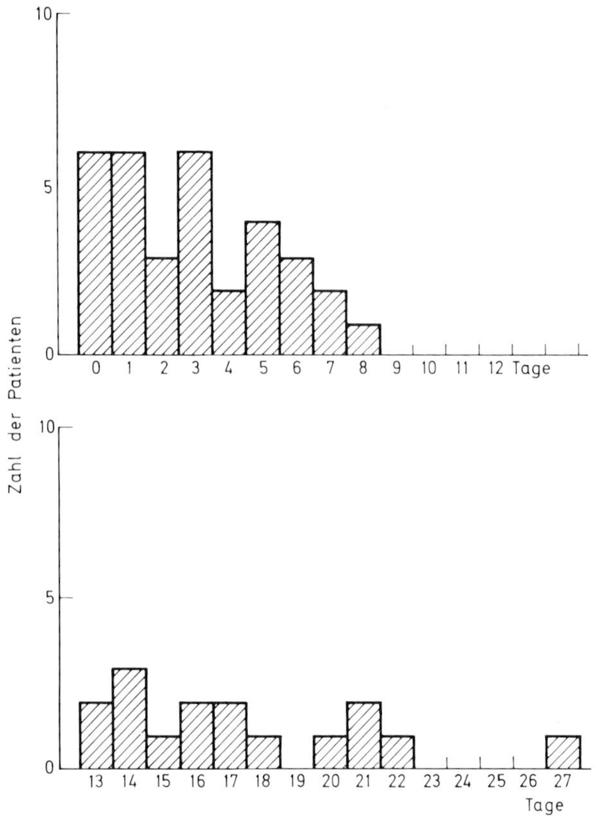

Abb. 3. Postoperative Überlebenzeit (nach Ersteingriff); n = 49

Die postoperative Überlebenszeit reichte von einigen Stunden bis 27 Tage nach dem Eingriff, ein exitus in tabula kam nicht vor.

Ca. zwei Drittel der Patienten verstarben innerhalb der ersten 8 Tage, der Rest zwischen dem 13. und 27. Postoperativen Tag (Abb. 3). In puncto Todesursache ergeben sich zwischen diesen beiden Gruppen keine wesentlichen Unterschiede. Auffällig war lediglich, daß von den 6 unmittelbar postoperativ verstorbenen Patienten 5 Diabetiker waren.

Über die Berechtigung, Patienten mit hüftnahen Frakturen auch in weit forgeschrittenem Lebensalter einer operativen Behandlung zu unterziehen, bestehen nach zahlreichen Untersuchungen wohl heutzutage keine Zweifel mehr. Die vorliegenden Ergebnisse führen uns allerdings die Notwendigkeit vor Augen, nach alloarthroplastischen Eingriffen am Hüftgelenk der Gefahr thromboembolischer bzw. cardiopulmonaler Komplikationen besondere Aufmerksamkeit zu widmen. Die Rolle einer intensiven heilgymnastischen Betreuung, die selbstverständlich auch die Atemgymnastik mit einschließen sollte, kommt hier besondere Bedeutung zu.

Literatur

1. Dahl E (1980) Mortality and life expectancy after hip fractures. Acta Orthop Scand 51: 163–170
2. Polterauer P, Kohn P, Thien M, Vormittag E, Zekert FS (1978) Die tödliche Lungenembolie in der Traumatologie, Unfallheilkunde 81:469–474
3. Rehn J (1979) Der alte Mensch in der Chirurgie. Springer, Berlin Heidelberg New York
4. Schöning P, Schulitz KP, Pfluger TS (1980) Statistical analysis of perioperative and postoperative mortality of patients with prosthetic replacement of the hip joint. Arch Orthop Traumatd Surg 97:21–26
5. Spängler H, Zekert F (1968) Zur Beurteilung der Operabilität von Patienten höheren Alters in der Unfallchirurgie. Wien Med. Wochenschr. 118:215

Gibt es einen unbegrenzten Anspruch auf die BK 2102 (sogenannter Bergmannsmeniscus)?

H. Schilling

Unfallchirurgische Klinik des St.-Marien-Hospitals (Chefarzt Dr. H. Schilling), D-4670 Lünen

Die Berufskrankheit 2102 beinhaltet, daß nach einer regelmäßigen, kniestrapazierenden Tätigkeit im Untertagebau über 3 Jahre hinaus bei bestehenden klinischen oder klinischen und feingeweblichen Kriterien diese Berufskrankheit anerkannt werden kann.

Aus energiepolitischen, gesundheitlichen und familiären Gründen kehren Bergleute ab oder werden auf andere Betriebspunkte verlegt und erleiden Jahre später Beschwerden im Sinne einer Meniscopathie.

Gutachtliche Schwierigkeiten waren immer dann gegeben, wenn das zeitliche Intervall einige Jahre ausmachte.

Es war dann zu entscheiden, ob die Meniscopathie im altersgemäßen Verschleiß oder in der früheren Tätigkeit begründet war.

Das Erkennen einer veränderten Belastbarkeit ist meist nicht zu schwierig. Das Einordnen in die Berufskrankheit, damit in die frühere Tätigkeit und den Spätzustand umso schwieriger.

Der zeitliche Zusammenhang ist von einem Komplex von arbeitsüblichen und individuellen Fakten abhängig.

Das gesteckte gutachtliche Ziel ist, eine aussagefähige analytische Bewertung zu machen, wie es die rechtliche Ausfüllung dieser Berufskrankheit ermöglicht.

Im Vorfeld sind Kenntnisse des Bergbaus nötig, Kenntnisse der berufsspezifischen und der allgemeinen Vorgeschichte in Verbindung mit objektiven klinischen, röntgenologischen, operativen und feingeweblichen Daten.

Atteste mit Schlagwörtern wie Arthropathie, Meniscopathie, Belastungssyndrom usw., sind ohne nachvollziehbare Befunde verwirrend, sie sind nicht hilfreich und auch schädlich.

Die wesentliche Organisationshilfe im gutachtlichen Ablauf ist eine vollständige Akte.

Hefte zur Unfallheilkunde, Heft 174
Zusammengestellt von A. Pannike

Eingehende histo-pathologische Arbeiten ermöglichen jetzt, nachvollziehbare Vergleiche anzustellen zwischen entfernten Meniscen beim Bergmann und gleichaltrigen Individuen. Es wurden berufsspezifische primäre degenerative Veränderungen in Qualität und Altersabhängigkeit erarbeitet.

Wie bei allen chirurgischen Berufskrankheiten fußt die gutachtliche Entscheidung auf eine komplexe Urteilsfindung.

In den letzten Jahren hat sich der Zeitfaktor von 5 Jahren nach Aufgabe dieser berufsspezifischen Tätigkeit durchgesetzt, wo eine solche Berufskrankheit bei erfüllten Kriterien anerkannt werden kann.

Voraussetzung ist jedoch, daß keine anderen wesentlichen Schadensmomente, wie Unfall, Arthrosen, Rheuma und dergleichen dazugekommen sind.

Bleibt ein Bergmann untertage an Betriebspunkten eingesetzt, dann läßt sich der Beweis des sogenannten ersten Anscheins einbringen.

Nach 5–10 Jahren jedoch sind die Anforderungen höher einzusetzen. Es müssen subjektive und insbesondere objektive Fakten nachgewiesen werden, d. h., die Kausalkette muß geschlossen bleiben.

Die entscheidende Voraussetzung für die Anerkennung dieser Berufskrankheit sehe ich mit zunehmendem zeitlichen Abstand in der feingeweblichen Qualität eines entfernten Meniscus.

Dieser Meniscus muß wesentlich über den histologischen Werten liegen, die sonst bei einem gleichaltrigen Individuum anzutreffen sind.

Auch kann der Beweis des ersten Anscheins nur bei geschlossener Kausalkette eingebracht werden.

Das letzte und kritische Limit ist die 10-Jahres-Grenze. Waren bisher keine pathologischen Merkmale nachweisbar, dann sind Meniscusschäden nicht mehr der früheren beruflichen Tätigkeit anzulasten.

Der Meniscusverschleiß ist dann in seinen schicksalsmäßigen Ablauf eingegangen.

Jeder Gutachter muß das Risikoprofil und die individuelle Breite einer Berufskrankheit kennen.

Vor dem Trugschluß kann nie genug gewarnt werden:

Bergmann = bergmännliche Tätigkeit
= BK 2102
= Rente.

Das wäre zu schematisch, zu monokausal und berücksichtigt nicht die multifaktoriellen Abläufe und das Risikoprofil des Kniegelenkes.

Mit dem Überspringen der Anerkennungsschwelle kann es sich ein Gutachter leicht machen. Die Ablehnungsschwelle jedoch dagegen ist umso schwieriger.

Wesentlich erscheint mir, daß vorgetragene Beschwerden, transitorische degenerative Attacken des Meniscus nicht nur subjektiv vom Antragsteller empfunden und vorgetragen werden, sie müssen vielmehr auch objektiv nachvollziehbar sein.

Die Mithilfe eines sachverständigen Pathologen ist unerläßlich, um die Komplexität bei der Begutachtung gleichsam auf zwei Beine zu stellen.

Solche Begutachtungen erfordern eine analytische Zerlegung von Einzelfakten.

Diese müssen transparent dargestellt werden, um dieses gutachtlich schwere Handwerk in eine korrekte Auslegung der Berufskrankheit einfließen zu lassen, wobei jedoch auch soziale und auch menschliche Dimensionen die Interpretationen nicht beeinflussen sollten.

Literatur

1. Andresen R, Schramm W (1975) Meniskusschäden als Berufskrankheit Münch Med Wochenschr 117:973
2. Könn G, Oellig WP (1980) Zur Morphologie und Beurteilung der Veränderungen an den Kniegelenkmenisken. Pathologe 1:206
3. Laarmann A (1972) Berufskrankheiten nach mechanischen Einwirkungen. Enke, Stuttgart
4. Schilling H (1977) Gibt es eine Kausalität zwischen dem „Bergmannsmeniscus" und der Chondropathie der Kniescheibe. In: Hefte Unfallheilkde, Heft 129. Springer, Berlin Heidelberg New York, S 324

Psychische, soziale und somatische Rehabilitation nach Polytrauma. Spätergebnisse von 272 Patienten

H. Dittmer und F. Bauer

Chirurgische Klinik und Poliklinik der Universität München, Klinikum Großhadern (Direktor: Prof. Dr. G. Heberer), Marchioninistraße 15, D-8000 München 70

Über Spätergebnisse nach Polytrauma ist unseres Wissens bisher lediglich eine Erhebung über 80 Patienten von Glinz aus dem Jahre 1975 veröffentlicht worden. Hier wurden in 82% gute Ergebnisse gefunden; allerdings waren Schädelhirnverletzte nicht berücksichtigt worden. Wir haben im Rahmen einer größer angelegten Nachuntersuchung allen in unserer Klinik behandelten und überlebenden Polytraumapatienten der Jahre 1978 bis 1981 Fragebögen zugesandt und die meisten auch direkt interviewt. Die Untersuchungen wurden 1983 und 1984 durchgeführt, wobei die Patienten von 1981 als letzte untersucht wurden. Der Unfall lag also zum Zeitpunkt der Untersuchung 3–7 Jahre zurück. Der verwendete Fragebogen ist bereits in anderen Bereichen der psycho-sozialen Begleitforschung, z. B. bei Rheumapatienten mehrfach benutzt worden. Er erfaßt die Bereiche Schmerzen in verschiedenen Qualitäten, vegetative Beschwerden, allgemeines Befinden, Angst, körperliche Fähigkeiten, soziale Situation, Veränderungen dieser, außerdem wurde nach Bezugspersonen und Verständnis für die Folgen der Erkrankung gefragt, sowie nach schwerwiegenden Veränderungen und Problemen in allen Lebensbereichen durch die Erkrankung.

Von den insgesamt 294 Patienten antworteten 249, 21 waren inzwischen verstorben, 2 waren Apalliker, damit betrug die Rücklaufquote 92%.

Das Durchschnittsalter der Befragten zum Zeitpunkt des Unfalls betrug 29 Jahre, was deutlich unter dem Durchschnittsalter des Gesamtkollektivs aller Verunglückten von 33,3 Jahren liegt. Dieses Ergebnis spiegelt die höhere Sterblichkeit älterer Polytraumatisierter wieder. Die Altersverteilung zeigt eine besondere Häufung der Unfälle zwischen dem 15. und dem 25. Lebensjahr (Abb. 1).

Hefte zur Unfallheilkunde, Heft 174
Zusammengestellt von A. Pannike

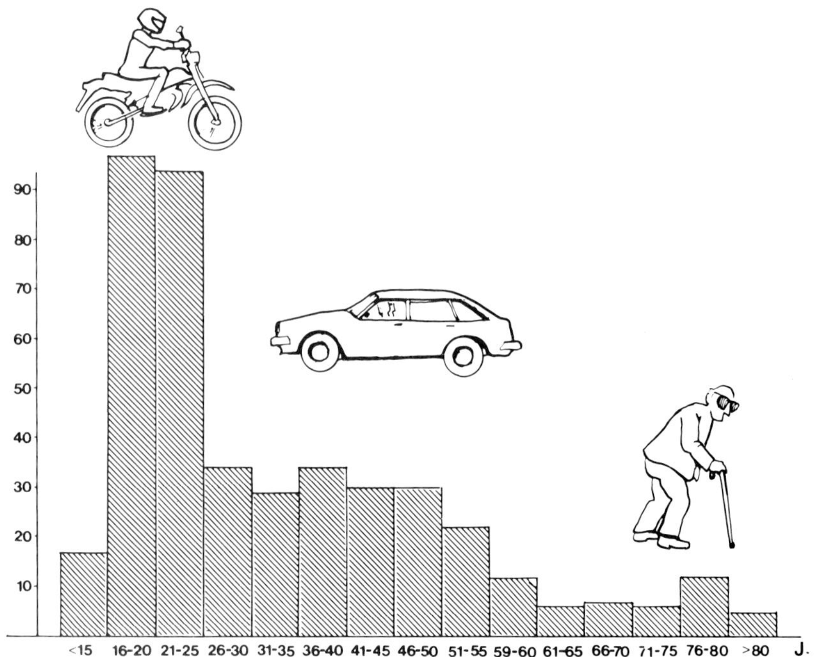

Abb. 1. Altersverteilung von 294 Polytraumatisierten. Es handelt sich um die im Klinikum Großhadern in München behandelten Polytraumatisierten der Jahre 1978 bis 1981, die das Klinikum lebend verlassen haben

Tabelle 1. Angaben der Befragten über Schmerzen. Zusammenfassung von 13 verschiedenen Schmerzqualitäten aus der revidierten mehrdimensionalen Schmerzskala MSS. 2. Vegetative Beschwerden (Beschwerdeliste nach Zerssen). 3. Angst nach der State-Trait-Angstskala

Ergebnisse nach Polytrauma (n = 249)				
Schmerzen				
keine	gering	mittel	ziemlich stark	sehr stark
41%	12%	20%	20%	6%
Vegetative Beschwerden				
Normal	fragl. abnorm.	sicher abnorm.		
60%	15%	23%		
Angst				
keine	gering	rel. stark	sehr stark	
1%	56%	35%	7%	

Tabelle 2. Angaben der Befragten über ihre körperlichen Fähigkeiten (physical abilities battery, pab) und zur sozialen Situation

Ergebnisse nach Polytrauma (n = 249)			
Körperliche Fähigkeiten			
Einfache Verrichtungen	eingeschränkt	11%	
Mittelschwere Belastung	eingeschränkt	55%	
Schwere Arbeit	eingeschränkt	57%	
Soziale Situation			
Berufstätig	arbeitslos	Rentner	Ausbildung
46%	11%	21%	10%

Tabelle 3. Auswahl der Antworten der Befragten zu der Frage: In welchem Bereich haben sich durch Ihre Erkrankungen für Sie schwerwiegende Veränderungen ergeben und in welchem Bereich haben sich für Sie Probleme ergeben?

Ergebnisse nach Polytrauma (n = 249)			
Schwerwiegende Veränderungen		*Probleme*	
Keine	36%	keine	20%
Arbeitsplatz-/Berufswechsel	30%	Beruf	48%
Arbeitslosigkeit	14%	Freizeit	51%
Einkommensred. > 20%	22%	finanzielle	25%
Ehescheidung	7%	Kontakt	23%
Pflegebedürftigkeit	6%	Partnerschaft	15%

Ergebnisse

Über mittelstarke bis starke Schmerzen klagten 46% der Befragten.

Vegetative Beschwerden, z. B. Kloßgefühl, Zittern, Schwitzen, Herzklopfen, Unruhe, Schlaflosigkeit etc. wurden von 23% in einem sicher pathologischen Ausmaß angegeben (Tabelle 1). Auch die Angabe von starken Angstgefühlen bei 42% der Befragten liegt signifikant über der des Normalkollektivs.

In der Durchführung selbst einfacher Verrichtungen wie selbst aus dem Bett aufstehen, allein essen und im Zimmer umhergehen waren 11% der Patienten behindert. Bei mittelschweren Verrichtungen also z. B. Treppensteigen, Hausarbeit waren es 55 und bei schweren Arbeiten 57% der Patienten, die sich nach dem Unfall beeinträchtigt fühlten (Tabelle 2).

46% unserer Patienten waren zum Zeitpunkt der Untersuchung berufstätig, 11% waren arbeitslos. Diese Zahl unterscheidet sich nicht wesentlich vom Bundesdurchschnitt. 21% waren berentet, davon allerdings 4% aus Altersgründen, 10% befanden sich noch in der Ausbildung, die restlichen waren nicht berufstätig (Tabelle 2).

Tabelle 3 zeigt eine Auswahl der Antworten auf die Frage nach schwerwiegenden Veränderungen im Leben, die der Unfall verursacht hatte: Nur 36% der Befragten gaben an, keine solche Veränderungen erlebt zu haben. Bei 30% war ein Arbeitsplatz oder Berufswechsel erfolgt. 14% waren zumindest vorübergehend arbeitslos und 22% hatten einen Einkommensverlust von mehr als 20% hinnehmen müssen. Bei 7% war im Gefolge des Unfalles die Ehe geschieden worden, 6% wurden dauernd pflegebedürftig.

Ähnlich sind die Antworten auf die Frage in welchem Bereich nach dem Unfall besonders Probleme aufgetreten seien: Keine größeren Probleme hatten nur 20% angegeben.

Probleme im Berufsleben hatten 48% und in der Freizeitgestaltung 51%, letzteres bezieht sich vermutlich vorwiegend auf die Sportfähigkeit. Finanzielle Probleme gaben rund 1/4 an, in der Ausübung von sozialen Kontakten immerhin 23% und in der Partnerschaft und Sex 15%.

Glinz hatte in seiner Erhebung gefunden, daß besonders die Patienten mit schweren Bekkenverletzungen schlechte Ergebnisse aufwiesen. Wir konnten für unser Untersuchungsgut diesen Befund nicht reproduzieren, insbesondere bei den vegetativen Beschwerden, bei den körperlichen Fähigkeiten und auch im sozialen Bereich schnitten diese Patienten besser ab als das Gesamtkollektiv. Lediglich bei der Frage nach Schmerzen waren hier weniger Patienten schmerzfrei als der Durchschnitt. Auch die Patienten mit schwerem Schädelhirntrauma schnitten erfreulich gut ab. Sie hatten unterdurchschnittlich häufig Schmerzen, lagen mit den körperlichen Fähigkeiten im Normbereich, allerdings gaben sie häufiger Angst an als der Durchschnitt (49% gegenüber 38% im Gesamtkollektiv). Auch war 1/4 der Schädelhirnverletzungen berufs- oder erwerbsunfähig und ein weiteres Viertel zu einem Berufswechsel gezwungen worden.

Die Patienten mit Zustand nach Suicid wiesen insgesamt überdurchschnittlich schlechte Ergebnisse auf.

Wenn wir diese Ergebnisse zusammenfassen, so können wir feststellen, daß 3–7 Jahre nach Polytrauma ca. die Hälfte unserer Patienten physisch und psychisch im sozialen Bereich gut rehabilitiert ist. Ein Viertel hat zwar Einschränkungen und Beschwerden hinnehmen müssen, ist aber im großen und ganzen zufrieden und hat den sozialen Status halten können. Ein weiteres Viertel schließlich zeigte schlechte Ergebnisse, sei es durch körperlich und psychische Behinderungen und hatte auch deutliche Störungen im sozialen Bereich.

Literatur

1. Glinz W, Affentranger T (1975) The fate of patients with severe multiple injuries. In: Bulletin de la Société Internationale de Chirurgie 6, p 545–548
2. Dittmer H, Faist E, Lauterjung KL, Heberer G (1983) Die Behandlung des Polytraumatisierten in einem Klinikum. Chirurg 54:260–267

Die scapholunäre Dissoziation – ihre Diagnostik und operative Behandlung

D. Buck-Gramcko und B.-D. Partecke

Abt. für Handchirurgie und Plastische Chirurgie, Berufsgenossenschaftliches Unfallkrankenhaus, Bergedorfer Straße 10, D-2050 Hamburg 80

Nach der modernen Auffassung über die Stabilität des Handgelenkes wird das Kahnbein als der stabilisierende Anteil zwischen den drei Gliedern der Gelenkkette des Handgelenkes (Radius, Mondbein, Kopfbein mit 3. Mittelhandknochen) angesehen. Diese stabilisierende Funktion des Kahnbeines kann sowohl durch eine Fraktur des Scaphoids als auch durch Rupturen der das Kahnbein mit den umgebenden Knochen verbindenden Bandanteile verlorengehen. Es kommt dann zur sogenannten dorsalen Instabilität des Handgelenkes (Fisk 1970; Linscheid 1972), die besonders typisch in Form der scapholunären Dissoziation manifestiert ist.

Definition

Bei der scapholunären Dissoziation, deren erste Beschreibung auf Destot (1923) zurückgeht, handelt es sich um eine Fehlstellung von Kahnbein und Mondbein, die aufgrund von Bandzerreißungen oder abnormer Bänderschlaffheit zustande kommt. Die Subluxation des Kahnbeines ist dabei sehr viel auffälliger, so daß sich in der Literatur meistens Bezeichnungen wie Kahnbeinluxation oder -subluxation oder "rotatory subluxation" finden (Literatur s. bei Nigst und Buck-Gramcko 1975). In der Literatur etwa der letzten zehn Jahre wird im Titel dagegen weniger das Kahnbein hervorgehoben, als mehr zusammenhängend von posttraumatischer carpaler Instabilität geschrieben wird (Literatur bei Buck-Gramcko 1982).

Eine scapholunäre Dissoziation kann zumindest in den ersten Lebensjahrzehnten symptomlos aufgrund einer abnormen Bänderschlaffheit bestehen und wird in solchen Fällen nur zufällig entdeckt. Die häufigere Form ist jedoch die traumatische bzw. posttraumatische, zu der es durch Zerreißungen der Ligamente zwischen Radius, Kahnbein, Mondbein und Kopfbein sowohl auf der palmaren als auch auf der dorsalen Seite und zusätzlich der interossären Ligamente zwischen Kahnbein und Mondbein kommt. Durch diese Bandrupturen verliert das Kahnbein seinen Halt und kann durch Drehung um eine quere Achse eine Subluxationsstellung einnehmen, bei der der proximale Kahnbeinpol sich nach dorsal verschiebt. Das ganze Kahnbein gerät aus seiner vorher aufrechten Position in eine mehr liegende Stellung. Das Mondbein zeigt eine Kippung im Sinne der Streckung. Die typischen radiologischen Merkmale sind (Abb. 1):

- Verbreiterung des Gelenkspaltes zwischen Scaphoid und Lunatum unterschiedlichen Grades;
- Höhenverlust des Scaphoids;
- Ringschatten im distalen Kahnbein durch orthograde Darstellung der Köpfchen-Corticalis;
- Übergang des Mondbeins aus der Trapez- in eine Dreieckform durch die im seitlichen Bild erkennbare dorsale Kippung;
- scapholunärer Winkel größer als 70 Grad.

Hefte zur Unfallheilkunde, Heft 174
Zusammengestellt von A. Pannike

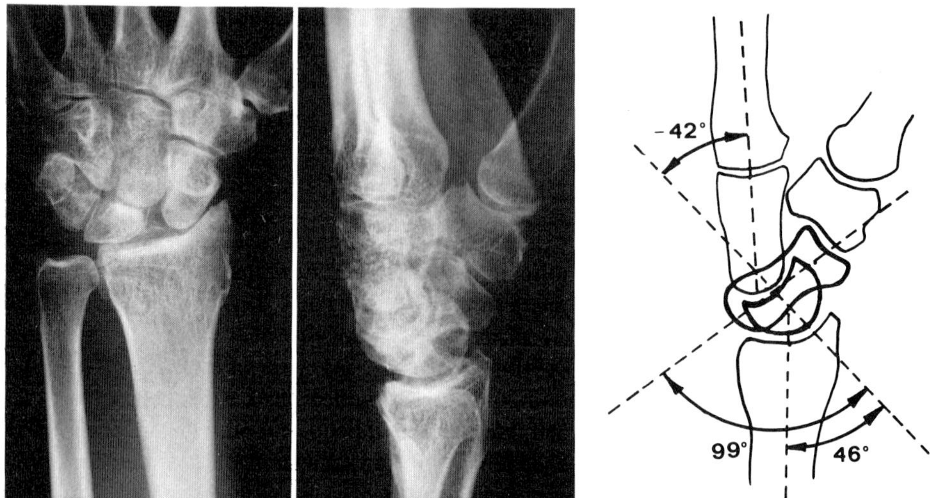

Abb. 1. Scapholunäre Dissoziation nach in Fehlstellung verheilter Radiusfraktur mit Bandschädigung. Man erkennt die typischen radiologischen Zeichen (s. Text) und die pathologischen Winkel: scapholunärer Winkel 99 Grad, radiolunärer Winkel 46 Grad, capitolunärer Winkel −42 Grad

Alle diese Veränderungen lassen sich korrekt nur erkennen, wenn das Handgelenk in Neutralstellung dargestellt wird. Dieses gilt besonders für die Messung der Winkel im seitlichen Röntgenbild, während sich die Diastase zwischen Scaphoid und Lunatum bei radialer oder ulnarer Abwinklung oder auch beim kräftigen Faustschluß verstärken kann. Die Kenntnis dieser Möglichkeit ist wichtig, da die scapholunäre Dissoziation gelegentlich nur intermittierend vorkommt, wie bei einer habituellen Luxation. Der Verletzte spürt bei bestimmten Bewegungen und Kraftanstrengungen einen meist schmerzhaften Klick im Handgelenk und kann dann unter Umständen den nach dorsal verrenkten proximalen Kahnbeinpol unter der Haut tasten. Durch bestimmte andere Bewegungen läßt sich diese Stellung dann wieder in die normale Position zurückbringen und wird dann bei einer Röntgenaufnahme nicht erkannt.

Vorkommen

Neben der angeborenen Form durch Bänderschlaffheit kommt die scapholunäre Dissoziation sofort nach einer Verletzung des Handgelenkes (meist im Sinne eines Überstreck-Traumas) oder posttraumatisch nach Verrenkungen des Kahnbeines oder des Mondbeines oder auch perilunären Verrenkungen oder Verrenkungsbrüchen vor, bei denen die knöcherne Fehlstellung ausreichend reponiert, nicht aber die Bandverletzung erkannt wurde und deswegen unbehandelt blieb. Auch nach distalen Radiusfrakturen kann als Spätfolge eine scapholunäre Dissoziation zustande kommen, wenn die Radiusfraktur in einer dorsalen Fehlstellung, wie in Abb. 1 dargestellt, heilt und wahrscheinlich primär schon Bandschädigungen entstanden sind. Diese machen sich aber erst Wochen oder Monate nach der Abnahme des Gipsverbandes bemerkbar, wenn der geschädigte Bandapparat weiter überdehnt wird.

Dieses erfolgt durch die jetzt gegenüber der Norm umgekehrte Neigung der distalen Radiusgelenkfläche, so daß das Mondbein keinen ausreichenden dorsalen Halt mehr findet. Durch seine Kippung wird der Bandapparat weiter überdehnt, so daß auch das Kahnbein in die dorsale Subluxation treten kann.

Klinik

Bei einer scapholunären Dissoziation bestehen eine bleibende Schwellung besonders im radialen Teil des Handgelenkes, eine schmerzhafte Bewegungseinschränkung meist in allen Richtungen des Handgelenkes, Spontan- und Druckschmerzen über der radialen Seite und dem mittleren Anteil des Handgelenkes meist von dorsal und eine Kraftlosigkeit der Hand. Nicht so selten bestehen auch gleichzeitig Symptome eines Carpaltunnelsyndroms. Bei intermittierender Dissoziation ist der Übergang aus der Normalstellung in die Subluxationsstellung durch ein meist schmerzhaftes, hör- und tastbares Geräusch festzustellen, welches durch den ruckartigen Übergang des Kahnbeines in seine dorsale Subluxationsstellung zustande kommt.

Diagnostik

Bei Verdacht auf scapholunäre Dissoziation sind zunächst Aufnahmen des Handgelenkes in zwei Ebenen oder besser noch im Sinne der Kahnbeinserie anzufertigen, jedoch nicht mit gestrecktem Handgelenk, sondern in Neutralstellung. Dieses gilt besonders für die seitliche Aufnahme, damit festgestellt werden kann, ob scapholunärer, capitolunärer oder radiolunärer Winkel pathologisch bzw. meßbar sind. Läßt sich auf diesen Aufnahmen keine eindeutige Fehlstellung erkennen, sind Aufnahmen in radialer und/oder ulnarer Abduktion, eine ap-Aufnahme mit kräftig geballer Faust oder auch gehaltene Aufnahmen durchzuführen. Gehaltene Aufnahmen sind insbesondere bei schwereren Handgelenkverletzungen erforderlich, wenn eine Verrenkung oder ein Verrenkungsbruch geschlossen reponiert werden konnte und jetzt festgestellt werden muß, ob zusätzlich eine Instabilität durch Bandzerreißung vorliegt. Wird eine derartige Instabilität gefunden, ist ein operatives Vorgehen mit Naht der zerrissenen Bänder indiziert.

Behandlung

Die Behandlung der traumatischen scapholunären Dissoziation sollte in jedem Fall eine operative sein, gleichgültig, ob es sich um einen frischen Verletzungsbefund oder einen Folgezustand nach zurückliegender Verletzung handelt. In adäquater Anästhesie und pneumatischer Oberarmblutleere erfolgt der Zugang zunächst von der palmaren Seite von einer S-förmig geschwungenen Incision aus. Die Beugesehnen und der N. medianus werden nach ulnar beiseite gehalten und ein Kapsellappen gehoben, sofern nicht bereits die Kapsel zerrissen ist. Bei einer frischen Verletzung lassen sich die Bänder fast immer in ausreichender Weise nähen. Gelegentlich ist auch ein zusätzlicher dorsaler Zugang nötig, um auch an den hier liegenden Ligamenten eine Naht durchzuführen, wenn durch die Wiederherstellung des palmaren Bandapparates noch keine ausreichende Stabilität erzielt werden konnte. Unter

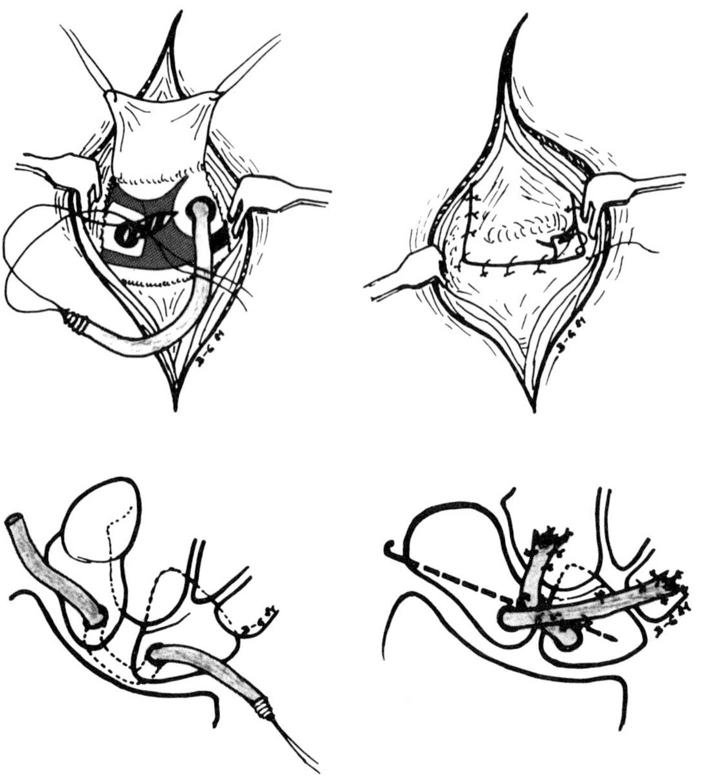

Abb. 2. Schematische Darstellung der Ligamentrekonstruktion durch freies Sehnentransplantat. Vorgehen auf der palmaren (*oben*) und der dorsalen (*unten*) Handgelenkseite (Mit freundlicher Genehmigung des Hippokrates Verlages aus „Handchirurgie-Mikrochirurgie-Plastische Chirurgie“ 17 (1985) entnommen)

sechswöchiger postoperativer Ruhigstellung heilen die Bänder fast immer befriedigend aus. Zusätzliche Kirschner-Draht-Fixationen sind nur bei gleichzeitigen Frakturen oder besonders starker Instabilität erforderlich. Für die Ruhigstellung bevorzugen wir in den ersten drei oder vier Wochen einen Oberarmgipsverband, um die Unterarmdrehbewegungen auszuschalten, die sich vom Radius über den Bandapparat auf die Handwurzel übertragen.

In den meisten Fällen sehen wir die scapholunäre Dissoziation jedoch als veraltete Verletzung, so daß hier infolge der inzwischen eingetretenen narbigen Schrumpfung eine Naht der rupturierten Bänder nicht mehr möglich ist. In einem solchen Fall führen wir eine Rekonstruktion des Bandapparates durch ein freies Sehnentransplantat aus. Es hat sich gezeigt, daß die Bandrekonstruktion zwischen Scaphoid und Lunatum ausreicht, um stabile Verhältnisse auch gegenüber dem Radius herzustellen. Ein Fixieren des Sehnentransplantates auch am distalen Radius könnte leicht zu einer Bewegungseinschränkung durch diese „Tenodese“ führen – zumindest, wenn das Ligament nicht direkt in die Gelenkfläche hineinführt im Sinne der Rekonstruktion des radioscapholunären Ligamentes. Dieses technisch schwierige Verfahren wird zum Beispiel von den Orthopäden der Mayo-Klinik durchgeführt (Palmer und Mitarb. 1978).

Bei der Ligamentrekonstruktion eröffnen wir das Handgelenk sowohl von der palmaren als auch von der dorsalen Seite durch S-förmig geschwungene Incisionen. Palmar wird nach Möglichkeit ein breiter Kapsellappen abpräpariert, der nach erfolgter Bandrekonstruktion wieder sorgfältig vernäht wird, um den darübergleitenden Beugesehnen eine gute Unterlage zu geben (Abb. 2 oben). Nach der von dorsal vorgenommenen Reposition des Kahnbeines, die im allgemeinen keine Schwierigkeiten bereitet, wird mit einem Spiralbohrer ein senkrecht von dorsal nach palmar gehender Kanal sowohl durch den proximalen Kahnbeinpol als auch durch den angrenzenden Teil des Mondbeines gebohrt. Das Sehnentransplantat – vorzugsweise die Sehne des M. palmaris longus, aber auch ein abgespaltener Anteil der Sehne des M. flexor carpi radialis oder extensor carpi radialis brevis – wird von dorsal nach palmar und durch den anderen Knochen von palmar nach dorsal hindurchgezogen. Nach exakter Reposition beider Knochen wird die Fixation mit einem 1,0 oder 1,2 mm starken Kirschnerdraht vorgenommen und sodann die Enden des Sehnentransplantates auf die Reste des Bandapparates der umgebenden Handwurzelanteile genäht (Abb. 2 unten). Auch nach dieser Bandrekonstruktion halten wir eine sechswöchige Ruhigstellung im Gipsverband für erforderlich, wobei wir jedoch auf den Oberarmgipsverband verzichten und lediglich eine gut modellierte, dreiviertel umfassende dorsale Unterarmgipsschiene anlegen. Der Kirschnerdraht kann bei Beendigung der Immobilisierung ebenfalls entfernt werden; auf ihn sollte jedoch niemals verzichtet werden, da durch die Bandrekonstruktion alleine zunächst eine Reluxation nicht sicher verhindert werden kann.

Eine andere Behandlungsmethode der scapholunären Dissoziation, bei der nicht der Bandapparat wiederhergestellt, sondern das reponierte Kahnbein durch Bindung an seine beiden distalen Nachbarknochen reponiert gehalten wird, ist die intercarpale Arthrodese zwischen Scaphoid, Trapezium und Trapezoid. Dieses Verfahren geht auf Watson und Hempton (1980) zurück und ist auch von Kleinmann und Mitarb. (1982) positiv beurteilt worden, wenn es auch zu einer gewissen Einschränkung der Handgelenkbeweglichkeit führt.

Ergebnisse

Die Resultate nach primärer Bandnaht sind in unseren zahlenmäßig allerdings nur geringen Fällen recht günstig, sofern nicht erhebliche Begleitverletzungen durch Verrenkungsbrüche der Handwurzel vorgelegen haben. Nach sekundärer Bandwiederherstellung sind die Ergebnisse klinisch und subjektiv von seiten des Patienten aus in den allermeisten Fällen ebenfalls sehr befriedigend, während radiologisch in fast der Hälfte der Fälle keine völlig normalen Gelenkverhältnisse wiederhergestellt werden konnten. Das Fortbestehen eines etwas weiteren Abstandes zwischen Kahnbein und Mondbein und ein leicht pathologischer scapholunärer Winkel (70 bis 90 Grad) machen zumindest in den ersten Jahren nach der Operation subjektiv nur relativ geringe Beschwerden. Als Spätfolge werden sich sekundär arthrotische Veränderungen aber nicht ausschließen lassen. Andererseits überblicken wir auch Patienten mit exzellenten Zehn-Jahres-Ergebnissen mit völliger Wiederherstellung der normalen anatomischen Verhältnisse, Rückkehr einer normalen Beweglichkeit und normaler Kraft.

Grundsätzlich sollte gefordert werden, daß durch eine exakte Diagnostik eine derartige Bandruptur möglichst primär oder doch frühzeitig erkannt und dementsprechend operativ behandelt wird, um ungünstige Spätfolgen zu vermeiden.

Literatur

Buck-Gramcko D (1982) Instabilität des Handgelenkes. In: Nigst H (Hrsg) Frakturen, Luxationen und Dissoziationen der Karpalknochen. Bibliothek für Handchirurgie. Hippokrates, Stuttgart S 175–183

Destoi E (1923) Traumatismes du poignet et rayons X. Masson Editeurs, Paris

Fisk GR (1978) Carpal instability and the fractured scaphoid. Hunterian Lecture, 7. Mai 1968. Ann Royal Coll Surg Engl 46 : 63–76

Kleinman WB, Steichen JB, Strickland JW (1982) Management of chronic rotary subluxation of the scaphoid by scapho-trapezio-trapezoid arthrodesis. J Hand Surg 7 : 125–136

Linscheid RL, Dobyns JH, Beabout JW, Bryan RS (1972) Traumatic instability of the wrist. Diagnosis, classifications, and pathomechanics. J Bone Joint Surg 54A : 1612–1632

Nigst H, Buck-Gramcko D (1975) Luxationen und Subluxationen des Kahnbeines. Handchirurgie 7 : 81–90

Palmer AK, Dobyns JH, Linscheid RL (1978) Management of posttraumatic instability of the wrist secondary to ligament ruptures. J Hand Surg 3 : 507–532

Watson HK, Hempton RF (1980) Limited wrist arthrodeses. Part I: The triscaphoid joint. J Hand Surg 5 : 320–327

Wichtige röntgenologische Kriterien bei frischen Carpalknochenluxationen

U. Heitemeyer und E. Ludolph

Berufsgenossenschaftliche Unfallklinik Duisburg-Buchholz
(Direktor: Professor Dr. G. Hierholzer), Großenbaumer Allee 250, D-4100 Duisburg 28

Es ist allgemein übliche Praxis, bei der chirurgischen Erstversorgung von Verletzungen im Bereich des Handgelenkes nahezu immer Röntgenaufnahmen in zwei Ebenen anzufertigen. Die Befürchtung, auch bei Bagatelltraumen schwerwiegendere Verletzungen übersehen zu können, steht dabei sicherlich im Vordergrund. Handwurzelknochenluxationen sind seltene Verletzungen, oft treten sie als Zusatzverletzungen auf und werden nicht zuletzt wegen der komplizierten Röntgenanatomie des Carpus immer wieder übersehen.

Die Erkennung einer Handwurzelknochenluxation steht und fällt mit der sicheren Beurteilung des Unfallröntgenbildes – ggf. im Seitenvergleich –, denn die klinische Symptomatik allein garantiert keine umfassende Diagnose.

Bewährt hat sich die Beachtung der physiologischen röntgenanatomischen Beziehungen der Handwurzelknochen zueinander: In der ap-Aufnahme erscheinen die Konturen des Mondbeines trapezförmig. Der intercarpale Spalt zwischen Mondbein und Kahnbein soll so groß wie der zwischen den übrigen Carpalknochen sein und 2 mm nicht überschreiten. In der seitlichen Aufnahme, der wohl wichtigeren, müssen die Längsachsen des 3. Mittelhandknochens, des Os capitatum, Os lunatum und der distalen Radiusgelenkfläche auf einer gemeinsamen Linie liegen. Die durch die Mittelpunkte des proximalen und distalen Pols des Kahnbeines gelegte Achse bildet mit der senkrecht durch das Lunatum gelegten Achse den sogenannten lunato-skaphoidalen Winkel, der im Mittel 45 Grad (30 bis 60 Grad) beträgt.

Hefte zur Unfallheilkunde, Heft 174
Zusammengestellt von A. Pannike

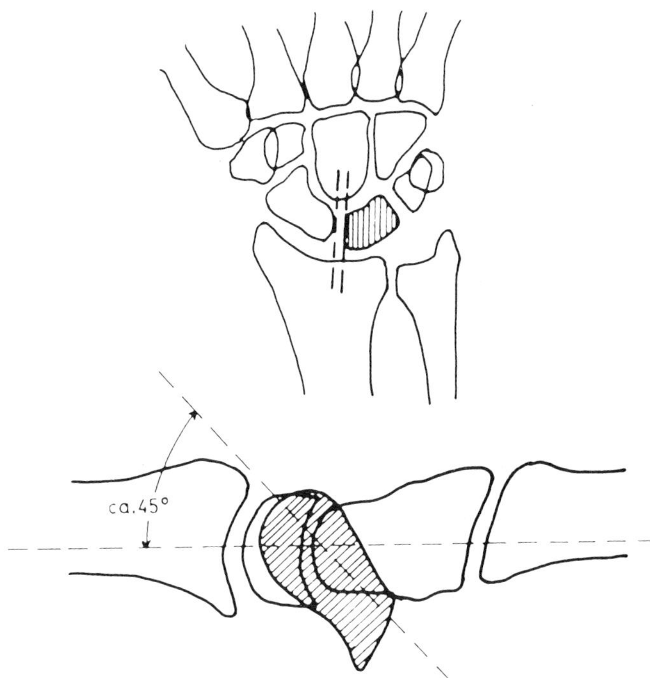

Abb. 1

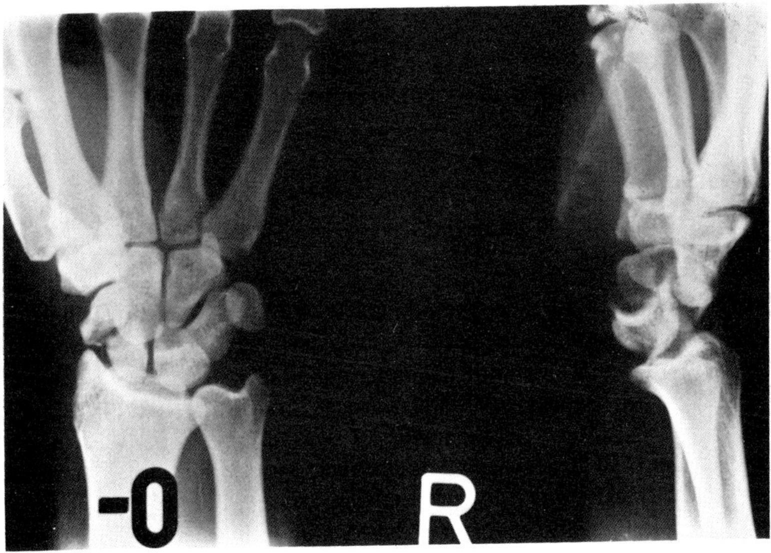

Abb. 2. Der Patient wurde uns einen Tag nach dem Unfallereignis mit der Diagnose „Kahnbeinfraktur" zugewiesen. Neben der Kahnbeinfraktur fällt die Dreieckform, also Aufhebung der normalen trapezförmigen Röntgenabbildung des Mondbeines sowie die gestörte Relation der Intervarpalspalten auf. Die seitliche Aufnahme zeigt die Parallelverschiebung der senkrecht gelegten Achsen durch Mondbein einerseits und Capitatum – 3. Mittelhandknochen – andererseits. Die schwerwiegende zweite Komponente der de Quervainschen Luxationsfraktur wurde primär nicht erkannt

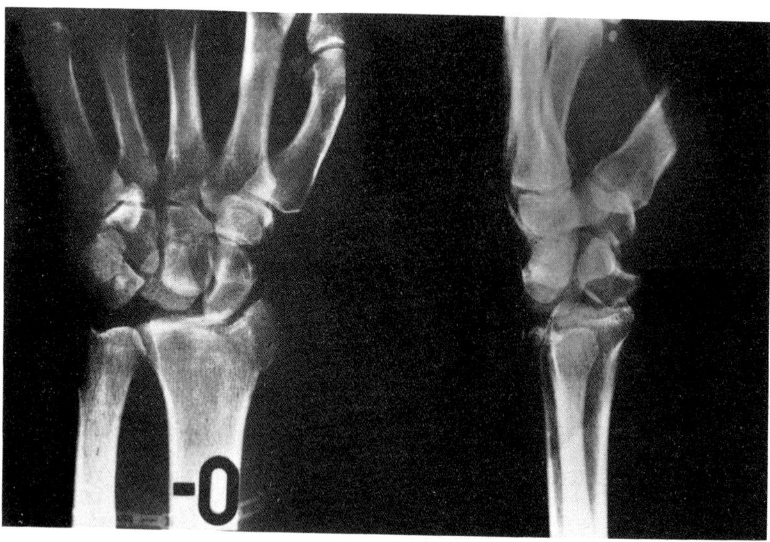

Abb. 3. Der Patient wurde uns vier Tage nach Unfallereignis zur operativen Therapie der distalen Radiusgelenkfraktur zugewiesen. Die primäre Therapie erfolgte durch Anlegen einer dorsalen Gipsschiene. Die Unfallaufnahme wie auch die Kontrollaufnahmen nach Gipsanlage zeigen die röntgenologischen Kriterien einer perilunären Luxation: Dreiecksfom, leere Exkavation des Mondbeines, diskongruente Längsachsen des Mond- und Kahnbeines

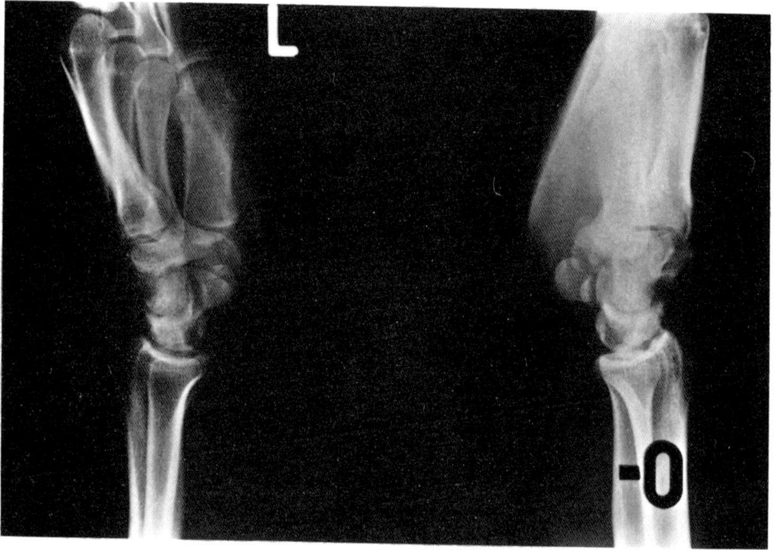

Abb. 4. Der Patient wurde wegen anhaltender Schmerzen drei Wochen nach Diagnosestellung „Distorsion des rechten Handgelenkes" in unserer Poliklinik vorgestellt. Auf der ap-Aufnahme fällt eine „Unruhe" im Bereich der intercarpalen Gelenkspalten des kleinen Vieleckbeines auf. In der seitlichen Aufnahme ist die sehr seltene Dislokation des kleinen Vieleckbeines – insbesondere im röntgenologischen Seitenvergleich – gut zu sehen

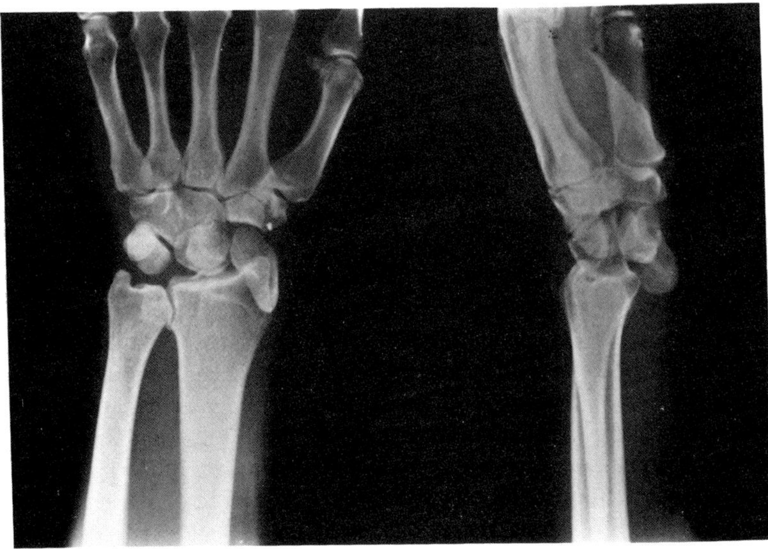

Abb. 5. Die nächste Abb zeigt ein äußerst seltenes Kombinationstrauma der Handwurzel: Eine isolierte Verrenkung des Kahnbeines nach volar-proximal und eine Mondbeinluxation nach volar. Ferner liegt eine unverschobene Capitatumfraktur vor. Der röntgenologische Befund ist eindrücklich, insbesondere auch die erhebliche Verkürzung des Carpus in der Längsachse. Diese erhebliche Verletzung wurde notfallmäßig in Plexusanästhesie problemlos durch Längszug im Mädchenfänger reponiert

Anhand einiger klinischer Beispiele möchte ich die Problematik veranschaulichen.

Und darin liegt die Bedeutung der primären Diagnostik und notfallmäßigen Reposition von Handwurzelknochenluxationen. Primär erkannte Luxationen lassen sich meistens mühelos reponieren und heilen in der Regel folgenlos aus. Im Gegensatz dazu treten erhebliche therapeutische Schwierigkeiten auf bei verspätet zur Behandlung kommenden Luxationen. Oft wird ein aufwendiges operatives Verfahren notwendig, das klinische Endresultat kann vielfach nicht befriedigen, meistens verbleibt eine wirtschaftlich meßbare Minderung der Erwerbsfähigkeit.

Begleitverletzungen der peripheren Nerven bei schweren Verrenkungen und Verrenkungsbrüchen der Handwurzel

Chr. Voigt und P. Reill

Berufsgenossenschaftliche Unfallklinik, Handchirurgische Abteilung, Rosenauer Weg 95, D-7400 Tübingen

Bei Berichten über Luxationen der Handwurzelknochen werden immer wieder Nervenläsionen erwähnt. Bei kleinen Fallzahlen wird oft auf eine Arbeit von Jahna über die transnaviculo-perilunären Luxationsfrakturen aus dem Jahre 1965 verwiesen, dabei wurden in einem 1/4 von 47 Verletzungsfällen Nervenverletzungen registriert. Kovac und andere berichteten über 53 veraltete Mondbeinverrenkungen, dabei waren 2mal Medianusverletzungen vorhanden. Dagegen erwähnen Frobenius und Spier bei 10 veralteten Luxationen und Luxationsfrakturen der Handwurzel 7 Medianusstörungen, die sich nach Therapie der Luxation bzw. Luxationsfraktur rasch zurückbildeten. Voorhoeve berichtete, daß bei 16 veralteten Lunatumluxationen mehr als die Hälfte durch die neurologische Symptomatik des Nervus medianus zur Diagnosestellung kamen. Machan wertete die Literatur über 234 perilunäre Luxationen von 1915 an aus, er fand Medianusirritationen in 16% der Fälle.

Wie kommt es zu Nervenschäden?
Eine Irritation der Nerven ist natürlich durch direkten Druck an Knochen oder Knochenteilen bei Luxationen oder Frakturen möglich. Nach Lanz kann nach einem schweren Knochen- oder Weichteiltrauma das Paratenon durch Blutung oder posttraumatisches Ödem anschwellen, es kommt zu einem Mißverhältnis zwischen Raumangebot und dem Platzbedarf der im Carpalkanal hindurchziehenden Strukturen mit Kompressionsschaden des empfindlichsten hindurchziehenden Gebildes, des Nervus medianus.

Eigenes Krankengut (Tabelle 1)

Von 1973 bis Ende 1983 wurden in der BG-Infallklinik Tübingen 47 Patienten mit Luxationen der Handwurzelknochen behandelt, deren Verletzung am Aufnahmetag nicht länger als 1 Monat zurücklag. In 14 Fällen bestand eine perilunäre Luxation, in 26 Fällen eine transnaviculo-perilunäre Luxationsfraktur und in 7 Fällen eine schwere Handquetschung mit Luxation im Handwurzelbereich.

Tabelle 1. 1973 bis Ende 1983

47 Patienten mit Luxationen oder Luxationsfrakturen im Handwurzelbereich:
14 perilunäre Luxationen
26 transnaviculo-perilunäre Luxationsfrakturen
7 schwere Handquetschungen mit Luxationen im Handwurzelbereich

Hefte zur Unfallheilkunde, Heft 174
Zusammengestellt von A. Pannike

Tabelle 2. Zugewiesen innerhalb von 24 h nach Verletzung

7 von 14 perilunären Luxationen
21 von 26 transnaviculo-perilunären Luxationsfrakturen
6 von 7 schweren Handquetschungen

Tabelle 3. Nervenbeteiligung: 42,6%

Gesamtfälle Luxationen Handwurzel	47
davon mit Nervenbeteiligung	20
N. medianus	16
N. ulnaris	1
N. medianus und N. ulnaris	3

Tabelle 4. Nervenbeteiligung

– perilunäre Luxationen	
Gesamtfälle	14
Mit Nervenbeteiligung	6
– transnaviculo-perilunäre Luxationsfrakturen	
Gesamtfälle	26
mit Nervenbeteiligung	9
– Handquetschungen	
Gesamtfälle	7
mit Nervenbeteiligung	5

Frisch – das heißt innerhalb von 24 h nach Verletzung – wurden uns 7 der 14 perilunären Luxationen zugewiesen, 21 der 26 transnaviculo-perilunären Luxationsfrakturen und 6 der 7 schweren Handquetschungen (Tabelle 2).

Alle Quetschungen waren offene Verletzungen, die übrigen waren geschlossen.

Nervenbeteiligung (Tabelle 3)

In 20 der 47 Fälle (42,6%) kam es zu Nervenverletzungen. 16mal war der Nervus medianus, 1mal der Nervus ulnaris und 3mal der Nervus medianus und ulnaris betroffen.

Bei den 14 perilunären Luxationen wurde 5mal der Nervus medianus und 1mal der Nervus ulnaris lädiert. Bei den transnaviculo-perilunären Luxationsfrakturen wurde in 9 der 26 Fälle der Nervus medianus und nie der Nervus ulnaris betroffen. Die schweren Handquetschungen hatten in 5 der 7 Fälle eine Nervenverletzung zur Folge, 2mal war der Nervus medianus allein, 3mal der Nervus medianus und Nervus ulnaris lädiert (Tabelle 4).

Tabelle 5. Behandlung

	geschl. Repos.	offene Repos.	Osteosynthese Ki-Drähte
14 perilunäre Luxationen	1	7	7
26 transn.-perilun. Lux.-Frakt.	4	22	15
7 schwere Handquetschungen		7	7

Behandlung (Tabelle 5)

Alle 7 schweren offenen Handquetschungen wurden offen reponiert und das Ergebnis mit Schraubenosteosynthese oder Kirschnerdrahtfixation gehalten. Dabei wurden regelmäßig die Nerven dargestellt. Bei den 14 perilunären Luxationen reponierten wir 1mal geschlossen, bei diesem Fall bestand die durch vermutlich direktes Trauma entstandene Ulnarisschädigung. Danach erfolgte eine Ruhigstellung im Unterarmgips für gewöhnlich 4 Wochen.

Bei den 26 transnaviculo-perilunären Luxationsfrakturen wurde 4mal geschlossen reponiert, 22mal offen. Unter diesen 22 Fällen befanden sich die 9 Medianusläsionen bei dieser Verletzungsart. Regelmäßig wurde der Carpaltunnel in ganzer Länge gespalten und der Nervus medianus dargestellt. In 15 dieser 22 Fälle wurde dann die Reposition des Os naviculare durch Schraubenosteosynthese oder die Stellung des Os lunatum durch Kirschnerdrähte erhalten. Danach wurde in der Regel für 12 Wochen ruhiggestellt im Navicularegips.

Verlauf der Nervenschäden

Bei perilunären Luxationen und transnaviculo-perilunären Luxationsfrakturen war es in 11 der 15 Fälle mit Nervenläsionen in einem Zeitraum bis zu 18 Monaten zur Remission gekommen. 2 Fälle wurden vor Remission jeweils nach 4 Monaten aus der Beobachtung verloren.

Bei den schweren Quetschungen kam es in 3 Fällen zur Remission der Nervenschäden, in 1 Fall war nach 4 Jahren, im anderen nach 2 Jahren noch eine starke Schädigung der Nervi mediani ed ulnari vorhanden.

Zusammenfassend ist zu bemerken, daß bei Luxationen im Handwurzelbereich an Nervenschäden unbedingt zu denken ist. Adäquate Therapie ist die Reposition, gelingt diese nicht geschlossen, so hüte man sich vor vehementen Versuchen, die selbst die Gefahr der Nervenschädigung innehaben.

Im Zweifel wird offen reponiert, der Carpaltunnel in ganzer Länge gespalten und der Nervus medianus dargestellt.

Treten nach geschlossenen Repositionen zunehmende Zeichen von Nervenschäden auf, ist in gleicher Weise zu verfahren.

Bei diesem Vorgehen ist die Prognose von Nervenverletzungen bei Handwurzelluxationen gut.

Literatur

1. Frobenius H, Spier W (1983) Therapie veralteter Luxationen und Luxationsfrakturen der Handwurzel und deren Ergebnisse. Unfallchirurgie 9:23–30
2. Jahna H (1965) Erfahrungen und Nachuntersuchungsergebnisse von 47 de Quervainschen Verrenkungsbrüchen. Arch Orthop Unfallchir 57:51ff
3. Kovać M et al (1980) Therapieverfahren bei veralteten Mondbeinverrenkungen. In: Hefte Unfallheilkde, Heft 148. Springer Berlin Heidelberg New York, S 748–750
4. Lanz U, Wolter J (1975) Das akute Karpaltunnelsyndrom. Chirurg 46:32–35
5. Machan FG (1979) Die perilunäre Luxation der Hand und ihre Begleitverletzung. Zbl Chir 104:161–70
6. Pannike A (1980) Brüche, Verletzungen und Verrenkungsbrüche der übrigen Handwurzelknochen. Therapie und Ergebnisse. In: Hefte Unfallheilkde, Heft 148. Springer Berlin Heidelberg New York, S 146–159
7. Voorhoeve A (1971) Über Behandlung und Nachuntersuchungsergebnisse veralteter Mondbeinverrenkungen. Arch Orthop Unfallchir 71:1ff

Spätfolgen nach Thoraxtraumen

P. Hild und M. Kuborn

Chirurgische Universitätsklinik, Klinikstraße, D-6300 Gießen

Thoraxverletzungen steigen mit der Anzahl der Polytraumata im Gesamtkrankengut von Chirurgischen Kliniken immer mehr an. Infolge eines intensivierten Rettungsdienstes erreicht die Mehrzahl dieser Patienten lebend die Klinik. Ohne nun im einzelnen auf Diagnostik und Versorgung dieses Patientenklientels einzugehen, interessierte uns in diesem Zusammenhang, welche Spätschäden nach schweren Thoraxverletzungen verbleiben.

Von 1968 bis 1977 wurden an der Chirurgischen Universitätsklinik Gießen 669 Patienten wegen stumpfer oder perforierender Thoraxverletzungen behandelt. In der überwiegenden Anzahl handelte es sich bei den stumpfen Thoraxtraumen um knöcherne Verletzungen der Thoraxwand in Form von Rippen- bzw. Rippenserienfrakturen. Isolierte Verletzungen von Pleura bzw. Lunge ohne knöcherne Verletzungen waren eher selten (Tabelle 1).

Die Verletzungsursache bei stumpfen Thoraxtraumen war bei 3/4 aller Verletzten ein Verkehrsunfall, gefolgt von Unfällen im Haus, bei der Arbeit bzw. beim Sport.

Dagegen waren perforierende Thoraxtraumata meist Folgen einer tätlichen Auseinandersetzung in Form von Schuß- und Messerstichverletzungen. Begleitverletzungen lagen in 8 Fällen vor und betrafen überwiegend die intrathorakalen Organe.

Stumpfe Thoraxtraumen waren in 359 Fällen mit einem Schädelhirntrauma und 125mal mit einem stumpfen Bauchtrauma kombiniert. Im weiteren fanden sich 91mal Frakturen der oberen und 114mal Frakturen der unteren Extremitäten neben 70 Becken-, 78 Scapula- bzw. Claviculafrakturen und 71 Frakturen der Wirbelsäule (Tabelle 2).

Während des stationären Aufenthaltes wurden bei 284 Verletzten weitere Komplikationen von Seiten der Pleura und Brustwand diagnostiziert, die sich neben eingangs angeführ-

Hefte zur Unfallheilkunde, Heft 174
Zusammengestellt von A. Pannike

Tabelle 1. Stumpfe Thoraxverletzungen

	Gesamt	Verstorben
– Rippenserienfraktur	336	77
– Rippenfraktur	220	12
– Sternumfraktur	31	2
– Zwerchfellruptur	23	5
– Pneumothorax	21	0
– Hämatopneumothorax	9	
– Hämatothorax	8	
– Thoraxkontusion	8	12
– Hautemphysem (ohne Fraktur)	2	
Perforierende Thoraxverletzungen	15	2

Tabelle 2. Begleitverletzungen bei stumpfen Thoraxtraumen

Schädel-Hirn-Trauma	359
stumpfes Bauchtrauma	125
Frakturen der oberen Extremität	91
Frakturen der unteren Extremität	114
Beckenfrakturen	70
Scapula- und Claviculafraktur	78
Wirbelsäulenfraktur	51

Tabelle 3. Komplikationen während der stationären Behandlung

Pneumothorax	54
Hämatopneumothorax	46
Hämatothorax	67
Serothorax	52
Hautemphysem (Spannungspneumothorax)	58
instabiler Thorax	7

ten überwiegend knöchernen Verletzungen in Form eines Pneumo-, Hämato- oder Hämatopneumothorax zeigten. Ein Spannungspneumothorax lag in 58 Fällen vor, ein instabiler Thorax bei 7 Patienten (Tabelle 3).

Als Folge dieser schweren Verletzungen traten zudem Komplikationen von Seiten der Lunge während der stationären Behandlung bei 95 Verletzten auf, die sich 69mal als Kontusions- und 15mal als Bronchopneumonie darstellten. 9 Patienten erlitten eine Lungenembolie, bei 2 lagen isolierte Veränderungen im Sinne einer Schocklunge vor (Tabelle 4).

Von allen 669 Patienten verstarben 110, allein aus der Gruppe der polytraumatisierten 103 (30%) Verletzte. Um nun das Patientengut, bei dem am ehesten bleibende Schäden nach Thoraxverletzungen zu erwarten waren, einzugrenzen, wurden folgende Kriterien für die Nachuntersuchung und Patientenselektion zugrunde gelegt:

Tabelle 4. Lungenkomplikationen während der stationären Behandlung

Kontusionspneumonie	69
Bronchopneumonie	15
Lungenembolie	9
Schocklunge	2

Tabelle 5. Patientenselektion und Nachuntersuchung

Gesamtkollektiv	Gesamt	Verstorben
nur Thoraxverletzte	329	7 (2%)
Polytraumatisierte	340	103 (30%)
überlebende polytraumatisierte Patienten im Einzugsbereich der Klinik		
– Nachuntersuchung	59 (43%)	
– Mitarbeit verweigert	34 (25%)	
– unbekannt verzogen	29 (22%)	
– verstorben	14 (10%)	

Tabelle 6. Subjektive Einschätzung der Leistungsfähigkeit

voll leistungsfähig	35
Atemnot bei	
– schwerer Belastung	9
– mittlerer Belastung	10
– leichter Belastung	5

- Als Kollektiv wurde die Gruppe der überlebenden polytraumatisierten Patienten gewählt, da aufgrund der langwierigen Behandlung und Schwere der Verletzungen am ehesten bleibende Schäden zu erwarten waren,
- das Trauma mußte mindestens 5 Jahre zurückliegen und
- die Patienten im Einzugsbereich der Klinik wohnen.

Von 237 polytraumatisierten Verletzten kamen daher 136 für eine Nachuntersuchung in Frage. 59 Patienten (= 43%) waren hierzu bereit, 34 Patienten verweigerten die Mitarbeit, 14 waren zwischenzeitlich verstorben und 29 unbekannt verzogen (Tabelle 5).

Die Nachuntersuchung bestand aus Lungenfunktionsprüfung, Röntgenaufnahme des Thorax in 2 Ebenen und einer klinischen Nachuntersuchung mit subjektiver Einschränkung der Leistungsfähigkeit. 3/5 der Patienten waren voll leistungsfähig. Atemnot bei schwerer Belastung trat bei 9, bei mittlerer Belastung bei 10 und leichter Belastung bei 5 Patienten auf, wobei sich die überwiegende Anzahl dieser Probanden im täglichen Leben nicht beeinträchtigt fühlte (Tabelle 6).

Tabelle 7. Ergebnis der Lungenfunktionsprüfung

Obstruktion (isolierte Veränderungen von FEV und RV)	
– normal	6
– leicht	45
– mittel	6
– schwer	2
Restriktion (isolierte Veränderung der VK und MVV)	
– normal	44
– leicht	15
– mittel	–
– schwer	–

Tabelle 8. Röntgenologische Auswertung der Thoraxaufnahmen

Pleuraschwielen (gering)	22
Schwarte	11
Schwarte mit Zwerchfellraffung	3
Zwerchfellhochstand	2
Thoraxdeformierung	16
keine Residuen	5
	59

Bei der Lungenfunktionsprüfung wurden die Vitalkapazität, das forcierte Exspirationsvolumen, Atemgrenzwert, Residualvolumen und Totalkapazität erfaßt. Das Ergebnis dieser Lungenfunktionsprüfung zeigte nur bei 6 Probanden keine obstruktiven Veränderungen. Bei 45 bestanden eine leichte, bei 6 eine mittlere und bei 2 eine schwere Obstruktion.

Die erwartete Restriktion als Folge des Thoraxtrauma war nur bei 15 Patienten in Form von leichten Veränderungen nachzuweisen (Tabelle 7).

Röntgenologisch konnten nur bei 5 Patienten keine Folgen der Thoraxverletzung nachgewiesen werden. Überwiegend fanden sich Pleuraschwielen oder -schwarten, teils mit Zwerchfellraffung bzw. Zwerchfellhochstand. In 16 Fällen bestand eine ausgeprägte Thoraxdeformierung (Tabelle 8).

Thoraxdeformierungen mit Schwartenbildungen würden zuerst an eine Partialinsuffizienz in Form einer Restriktion denken lassen, die sicherlich beim frisch thoraxverletzten Patienten vorliegt. Im weiteren Verlauf scheinen sich durch Kompensation die restriktiven Veränderungen zurückzuentwickeln. Die nachgewiesenen obstruktiven Veränderungen sind als Folge der intrathorakalen Narbenbildung, verbunden mit Erhöhung des Druckes im kleinen Kreislauf und Ausbildung eines chronischen Cor pulmonale interpretierbar.

Insgesamt besteht eine deutliche Diskrepanz zwischen den röntgenologisch imponierenden ausgeprägten Residuen der erlittenen Thoraxverletzungen einerseits und den Ergebnissen der Lungenfunktionsprüfung mit relativ geringgradigen Veränderungen sowie der subjektiven Einschätzung der Leistungsfähigkeit andererseits.

Bei gutachterlicher Stellungnahme und Bewertung von Unfallfolgen sollte dies berücksichtigt werden. Als zusätzliche diagnostische Maßnahme kann in Zweifelsfällen die Bestimmung der Compliance weiteren Aufschluß über eine eventuell bestehende Funktionseinschränkung geben.

Literatur

Bartel M, Krüger C, Krüger A, Sellentin W (1977) Spätschäden nach Rippenserienfrakturen. Inn Med 32:397

Ebert M, von Windheim K (1977) Spätschäden nach Thoraxverletzungen und ihre Behandlungsmöglichkeiten. Prax Pneumol 31:229

Fischer H (1978) Brustwandverletzungen. Hippokrates 49:349

Novak J (1964) Zur Spätprognose von Thoraxverletzungen. Zbl Chir 89:1087

Sommerwerck D (1977) Begutachtung von verbleibenden Schäden nach Thoraxverletzungen. Prax Pneumol 31:239

von Windheim K (1972) Dauerschäden nach Pleuralerkrankungen. Prax Pneumol 26:509

Katheter – Periduralanalgesie in der Behandlung von Patienten mit Rippenserienfrakturen u. instabilem Thorax

F. Dörr[1] und K. Westermann[2]

1 Zentrale Anästhesie-Abteilung der Städt. Krankenanstalten Hannover, Krankenhaus Nordstadt (Chefarzt Dr. med. P. Uter), Haltenhoffstraße 41, D-3000 Hannover 1

2 Klinik für Unfall- und Wiederherstellungschirurgie am Krankenhaus Nordstadt, Haltenhoffstraße 41, D-3000 Hannover 1

In die Therapie der Rippenserienfraktur haben Mitte der 70er Jahre Dittmann und Wolff [1] das Konzept der funktionellen Behandlung durch Physiotherapie unter Schmerzausschaltung durch thorakale Epiduralanalgesie eingeführt. Dieses Verfahren vermeidet die bekannten Nachteile der Langzeitintubation, setzt jedoch einen bewußtseinsklaren, kooperationsfähigen und -willigen Patienten voraus. Kontraindikationen ergeben sich bei bewußtlosen Patienten, bei mangelhafter Kooperation, nach Aspiration oder ausgedehnter Lungenkontusion, im Schock, sowie dann, wenn eine dringliche operative Intervention mit Narkose ohnehin erforderlich ist.

Hüsch und Zenz empfehlen die lumbale Katheter-Periduralanalgesie mit Opiaten [2].

Schmerzfreiheit ist nämlich die Voraussetzung für die Anwendung eines differenzierten atemtherapeutischen Programms, bestehend aus:

Mobilisation,
krankengymnastischen Behandlungsverfahren,
Beatmungsinhalationstherapie mit Sekretolytica und Bronchodilatantien,
CPAP-Atmung über Maske bzw. Mundstück am PEEP-Veaner.

Hefte zur Unfallheilkunde, Heft 174
Zusammengestellt von A. Pannike

Richtschnur für die Qualität der Analgesie ist das Vermögen des Patienten, abzuhusten. Gelingt dies nicht, so ist die Analgesie nicht mehr ausreichend. Der Patient verfällt in Schonatmung und vermeidet schmerzhafte Manöver.

Auf der operativen Intensivstation unseres Krankenhauses wurden in den Jahren 1980 bis 1984 insgesamt 139 Patienten mit stumpfem Thoraxtrauma und Rippenserienfraktur behandelt.

Bei 93 Patienten lag eine Mehrhöhlenverletzung (Thoraxtrauma mit Schädelhirntrauma bzw. Bauchtrauma oder Beckentrauma) vor, 46 Patienten wiesen ein isoliertes Thoraxtrauma, allenfalls begleitet von leichteren Extremitätenverletzungen bzw. kurzdauernder Bewußtlosigkeit i. S. einer Commotio cerebri auf. Von diesen wurden 30 Patienten mit einem PD-Katheter versorgt. 10 Patienten mußten anfangs aus verschiedenen Gründen über mehrere Tage beatmet werden, 20 Patienten konnten funktionell mit Epiduralanalgesie und Physiotherapie behandelt werden.

Die untersuchten 20 Patienten wiesen nach röntgenologischen Kriterien im Durchschnitt 5,1 frakturierte Rippen auf. 4 Patienten zeigten beidseitige Rippenfrakturen, 4 Patienten hatten paradoxe Atemexkursionen, 3 boten röntgenologische Zeichen einer Lungenkontusion.

Das mittlere Patientenalter lag bei 55 Jahren mit den Extremwerten zwischen 19 und 90 Jahren, die Geschlechterverteilung war 15:5 zugunsten der Männer.

Elfmal kam ein thorakaler, neunmal ein lumbaler PD-Katheter zur Anwendung, wobei wir die Technik des thorakalen PD-Katheters seit Anfang 1983 anwenden, besonders dort, wo hohe Rippenfrakturen vorliegen. Die mittlere Liegedauer der Periduralkatheter betrug 5,7 Tage, die Extremwerte 1 Tag und 11 Tage.

Epidural kamen als Analgetica zur Anwendung:

Bupivacain ohne Adrenalin, 0,25 bis 0,5%ig

Morphin (2 bis 6 mg pro Einzeldosis)

Buprenorphin (0,15 bis 0,3 mg pro Einzeldosis)

Zusätzlich erhielten 7 Patienten sporadisch kleine Analgetika von Typ Aspirin bzw. Voltaren.

Ergebnisse

Die behandelten Patienten konnten durchschnittlich nach 6,5 Tagen die Intensivstation verlassen. 19 Patienten konnten definitiv aus dem Krankenhaus entlassen werden, eine Patientin (90 Jahre) verstarb an ihrer schweren dekompensierten Herzinsuffizienz. Hier hatten wir von vornherein von einer Respiratortherapie abgesehen.

In einem Fall bestand röntgenologisch der Verdacht einer Unterlappenpneumonie, einmal mußte eine Atelektase bronchoskopisch eröffnet werden.

Eine sekundäre Intubation und Beatmung wurde in 3 Fällen erforderlich: Einmal wegen eines distraneurinabhängigen Delirs (über 36 h), im zweiten Fall wegen einer durch Leukocytenantikörper bedingten Transfusionsreaktion mit Schock (14 h).

Ein schwerer Zwischenfall ereignete sich bei einem 49jährigen Patienten mit Fraktur der 6. bis 10. Rippe links sowie der 5. Rippe rechts:

20 min nach Injektion von 10 ml Bupivacain 0,25% über den thorakalen PD-Katheter, einer Dosis, die der Patient bereits wenige Stunden zuvor ohne jegliche Kreislaufreaktion toleriert hatte, trat eine Hypotension mit Kreislaufstillstand ein. Durch sofortige

Gabe von Suprarenin, Notfallintubation und anschließende Beatmung konnte die gefährliche Situation folgenlos beherrscht werden.

Eine Ausbreitung der Anästhesie bis zum Thorakalsegment III ließ sich nachweisen, eine versehentliche Spinalanästhesie konnte ausgeschlossen werden. Herzstillstände bei Ausbreitung einer Periduralanalgesie oberhalb des 4. Thorakalsegments sind beschrieben und sollen auf einer Blockade der Nervi accelerantes beruhen.

Wie der beschriebene Zwischenfall zeigt, bedarf eine thorakale Periduralanalgesie, insbesondere mit Leitungsanästhetica, strengster Überwachung von Blutdruck und Puls und sollte unseres Erachtens nur auf einer Intensivstation durchgeführt werden.

Trotz dieses ernsten Zwischenfalles hat sich insgesamt das Verfahren der periduralen Analgesierung bei Rippenserienfrakturen unter Beachtung der Indikationen und Kontraindikationen bewährt und stellt, besonders für geriatrische Patienten, eine schonende, wenig invasive Alternative zur Respirationstherapie dar. Das abschließende Beispiel einer 88jährigen Patientin mit Fraktur der 2. bis 8. Rippe rechts nach häuslichem Sturz soll dies verdeutlichen. Die Patientin kam mit starker Luftnot zur Aufnahme, wurde umgehend mit einem thorakalen PD-Katheter versorgt, der ihr erhebliche Erleichterung verschaffte. Trotz der beträchtlichen frakturbedingten Thoraxdeformierung konnte die Patientin auf unserer Station in guter Verfassung ihren 89. Geburtstag feiern und wenige Tage danach mit altersentsprechend zufriedenstellenden Blutgaswerten und ohne Auftreten von Sekundärkomplikationen auf die Allgemeinstation verlegt werden.

Literatur

1. Dittmann M, Keller R, Wolff G (1978) A rationale for epidural analgesia in the treatment of multiple ribfractures. Int Care Med 4 : 193–197
2. Hüsch M, Zenz M (1981) Peridurale Morphin-Analgesie bei Rippenserienbrüchen. In: Zenz M (Hrsg) Peridurale Opiat-Analgesie. Fischer, Stuttgart New York

Spätergebnisse nach Arthrodesen im unteren Sprunggelenk

H. G. Hermichen, A. Hanck und S. Weller

BG-Unfallklinik, Nordringstraße 95, D-7400 Tübingen

Wird einem Patienten eine Arthrodese am Fuß vorgeschlagen, ist normalerweise die erste Frage: „Wird mein Fuß auch nicht steif?“. Häufig stößt man bei Patienten wie auch bei Kollegen, die mit Indikationen, Technik und Durchführung einer Arthrodese nicht vertraut sind, auf großen Widerstand gegenüber der vorgeschlagenen Operation und muß gerade hier versuchen, durch sachgerechte Aufklärung, Verständnis und Einwilligung des Kranken für diesen sinnvollen beschwerdelindernden Eingriff zu erreichen.

Anhand eines Kollektivs von 102 Patienten haben wir Indikation, Technik und Spätergebnisse der subtalaren Arthrodesen zusammengestellt. Obwohl viele, vor allem ausländi-

Hefte zur Unfallheilkunde, Heft 174
Zusammengestellt von A. Pannike

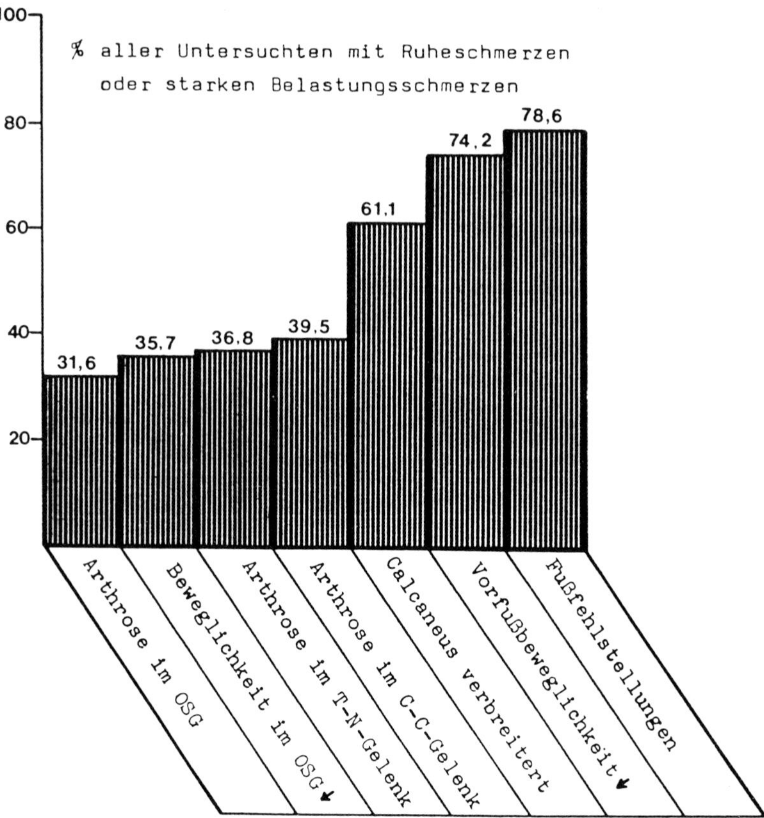

Abb. 1. Arthrodese des unteren Sprunggelenkes. Zusammenhang zwischen stärkeren Beschwerden und unbefriedigenden Untersuchungsbefunden (Mehrfachnennungen möglich)

sche Arbeitnehmer nicht mehr zu erreichen waren, konnten doch immerhin 63 Patienten klinisch und röntgenologisch nachuntersucht werden. Beim Gesamt-Kollektiv handelte es sich um 94 Männer und 8 Frauen bei einem Durchschnittsalter von 40,4 Jahren.

Die Indikation zur Arthrodese des unteren Sprunggelenkes bildeten vor allem posttraumatische Arthrosen nach Fersenbeinfrakturen der Gruppen V bis VIII nach Böhler. Kombinationsverletzungen der Fußwurzel bzw. des oberen Sprunggelenkes traten hiergegen in den Hintergrund. Immerhin 9 Patienten entwickelten nach vorhergegangener schwerer Verletzung im oberen Sprunggelenk ohne primäre Mitverletzung der subtalaren Strukturen eine Anschlußarthrose im unteren Sprunggelenk (Abb. 1).

Im Mittel betrug das Intervall zwischen Unfall und Arthrodese 3,14 Jahre. Der Nachuntersuchungszeitraum selbst lag bei 3 bis 13 Jahren nach der Operation, im Mittel 8 Jahre postoperativ.

63 Patienten wurden nachuntersucht und vorher mittels einer Fragebogen-Aktion gebeten, ihre subjektiven Eindrücke zu schildern. 59 dieser Fragebögen waren verwertbar, die anderen mußten wegen widersprechender Antworten unberücksichtigt bleiben. Bewußt eingeschränkt haben wir auch das Kollektiv der 63 nachuntersuchten Patienten. Die 9 Patienten mit ursprünglichen Verletzungen im oberen Sprunggelenk und nachfolgender Arthro-

dese im unteren Sprunggelenk wurden nicht mit berücksichtigt, weil der objektive Befund der Nachuntersuchung durch die Erstverletzung überlagert war. Es blieben demnach 54 klinisch und röntgenologisch nachuntersuchte Patienten nach Talus- und Fersenbeinbrüchen.

Die Komplikationshäufigkeit im Gesamt-Kollektiv wurde nach den vorliegenden Krankenblättern bestimmt.

Naturgemäß kann eine gelenkversteifende Operation nicht dieselben Ergebnisse zeitigen, wie beispielsweise Korrekturosteotomien ohne eigentliche Gelenkbeteiligung. Dennoch äußerten sich immerhin 44 Patienten positiv gegenüber 15 nicht zufriedenen Patienten. Interessant scheint uns der Hinweis, daß die 9 selbständig tätigen Patienten des Kollektivs sämtlich sehr zufrieden mit dem Operationsergebnis waren. Hier wird bereits die Schwierigkeit bei der Indikationsstellung deutlich: Der Schmerz als Hauptargument für die Arthrodese wird eben subjektiv und individuell sehr unterschiedlich erlebt und ist nur in gewissen Grenzen (Rö.-Bild, Muskelminderung und Fußfehlstellung) objektivierbar.

Bezüglich der Nachuntersuchungsergebnisse muß auch erwähnt werden, daß bei 5 nicht zufriedenen Patienten eine schwere Fußfehlstellung im Sinne eines schweren Plattfußes mit Valgusrückfuß im subtalaren Gelenk verblieben war und damit sicher für die persistierende Schmerzsymptomatik verantwortlich war.

Eine Anschlußarthrose entwickelte sich bei 17 Patienten im oberen Sprunggelenk sowie bei 28 Patienten im praetalaren Bereich. Diese Veränderungen waren klinisch jedoch von untergeordneter Bedeutung.

46 der 54 nachuntersuchten Patienten trugen passgerechte orthopädische Schuhe. Ein Berufswechsel war bei 33 unserer Patienten erforderlich. Die durchschnittliche MdE lag bei 20%, wobei teilweise einige Patienten ursprünglich mehrfach verletzt waren und entsprechend multiple Unfallfolgen aufwiesen.

Fußfehlstellungen geringerer Art auch nach der Arthrodese fanden sich bei 42 Patienten. Diese Fußfehlstellungen korrelieren sicher mit einer Anschlußarthrose der Fußwurzelgelenke. Daraus sollte gefolgert werden, daß bei Durchführung der Arthrodese peinlich genau die präoperativ sichtbare Fußfehlstellung analysiert und entsprechend korrigiert werden sollte.

Unsere Technik der Arthrodese des unteren Sprunggelenkes sei kurz skizziert: Lateraler Zugang zum talo-calcanearen Gelenk, Resektion der arthrotischen Gelenkflächen mit dem Meißel, Interposition von autologer bzw. homologer Spongiosa unter Berücksichtigung einer eventuell notwendigen Korrektur durch keilförmige Spongiosatransplantate. Fixierung der Arthrodese durch zwei Zugschrauben, die wir in letzter Zeit von plantar durch eine kleine gesonderte Incision einbringen. Hierdurch kann das oft lästige Auftragen der Schrauben im Talo-navicular-Gelenk sowie eine Irritation mit Bewegungseinschränkung im oberen Sprunggelenk vermieden werden. Die Nagelosteosynthese haben wir wegen der damit verbundenen Komplikationen wie Talussprengung und Dislokation verlassen. Nach Möglichkeit versteifen wir lediglich das Gelenk zwischen talus und Calcaneus. Gelegentlich kann es notwendig werden, auch das Talo-navicular-Gelenk bzw. das Gelenk zwischen Talus und Cuboid mit zu versteifen.

Dies richtet sich nach der präoperativen Symptomatik wie auch dem klinischen und röntgenologischen Bild.

Bei genauer Analyse der Krankenblätter vor der Operation fällt auf, daß viele Patienten immer wieder nach Ausheilung der Ursprungsverletzung krankgeschrieben werden mußten. Die dann übliche Versorgung mit orthopädischen Schuhen wegen subtalarer Arthrose gleichsam als Vorstufe zur Arthrodese brachte eigentlich nicht die gewünschte Beschwerdelinderung. Der in unserem Kollektiv angegebene Zeitraum von mehr als 3 Jahren von Verletzung bis zur Arthrodese hat sich in den letzten 2 Jahren auch wegen dieser Beobachtung bei uns auf ca. 8 Monate verkürzt. Langzeitergebnisse nach diesen Früh-Arthrodesen liegen noch nicht vor. Es erscheint jedoch sinnvoll, vor dem Auftreten sekundärer Anschlußarthrosen die Operation durchzuführen – die Patienten sind im übrigen auch besser zu motivieren.

Bei korrekter Indikationsstellung, Operationstechnik und konservativer Nachbehandlung ist die Arthrodese des unteren Sprunggelenkes eine wirksame Behandlungsmethode. Nicht ein steifer sondern ein belastbarer weitgehend schmerzfreier Fuß mit genügend Kompensationsmechanismen ist das wünschenswerte Ziel und oft erreichbare Ergebnis.

Die Behandlung distaler Unterschenkelfrakturen mit dem Spreiznagel nach Maatz

U. Winter[1], R. Spier[2] und J. Wiehmann[1]

[1] Berufsgenossenschaftliche Unfallklinik, Ludwig-Guttmann-Straße 13, D-6700 Ludwigshafen/Rhein
[2] Kreiskrankenhaus Mosbach, Unfallchirurgische Abteilung, D-6950 Mosbach

Die bekannt dürftige Weichteildeckung des distalen Unterschenkels ist ein schlechtes Polster für extramedulläre Osteosyntheseverfahren, sprich Verplattung nach Arbeitsgemeinschaft für Osteosynthese. Sie bereiten oft Schwierigkeiten beim Wundschluß. Wundheilungsstörungen sind leider die nicht seltene Folge.

Die dazu nötige zusätzliche iatrogene Deperiostierung der Fragmentenden bringt im Falle eines Infektes häufig eine ausgedehnte Sequestrierung.

Wir glauben, daß dies auch der Grund war, dem Fixateur externe zu seiner Verbreitung zu verhelfen und was letztendlich das Therapiependel zu der konservativen Behandlungsmaßnahme zurückschlagen ließ.

Der drohende Infekt nach extramedullärer Osteosynthese, insbesondere am distalen Unterschenkel, bewog letztendlich Arens dieses Verfahren an unserer Klinik bei Frakturen ohne Gelenkbeteiligung nur in Ausnahmefällen zuzulassen.

Noch vor einigen Jahren schienen wir damit zeitweilig nicht auf dem Stand der modernen Knochenbruchbehandlung, indem wir nicht auf der Welle mitschwammen und sogar die von Küntscher selbst gezogenen Grenzen der Marknagelung überschritten.

Doch die Zeiten ändern sich.

Die trichterförmig nach distal sich erweiternde Markhöhle des Schienbeines und der Variantenreichtum der Bruchformen prädestinieren nicht alle Frakturen zu idealen Nagelfällen, auch nicht nach Aufbohrung.

Um trotzdem einem frakturfernen, weichteilschonenden Vorgehen treu zu bleiben, zwar in Kenntnis des von Klemm und Schellmann weiter entwickelten Verriegelungs-Nagels, benutzen wir stattdessen an unserer Klinik den Spreiznagel nach Maatz, dessen Prinzip bereits vor 40 Jahren erstmals publiziert wurde.

Hefte zur Unfallheilkunde, Heft 174
Zusammengestellt von A. Pannike

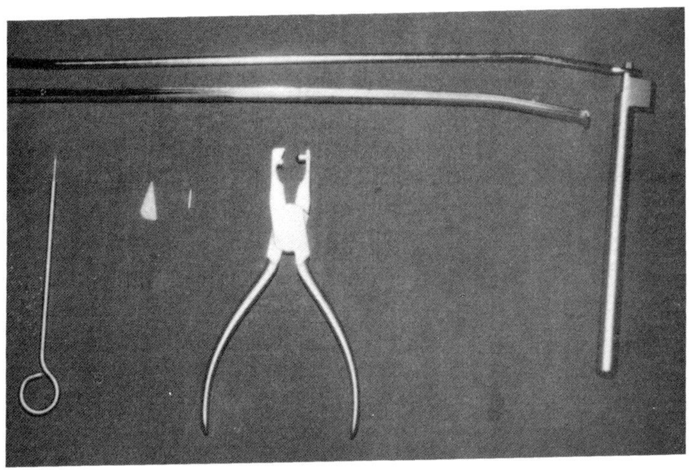

Abb. 1. Sparsames Instrumentarium für den Spreiznagel nach Maatz

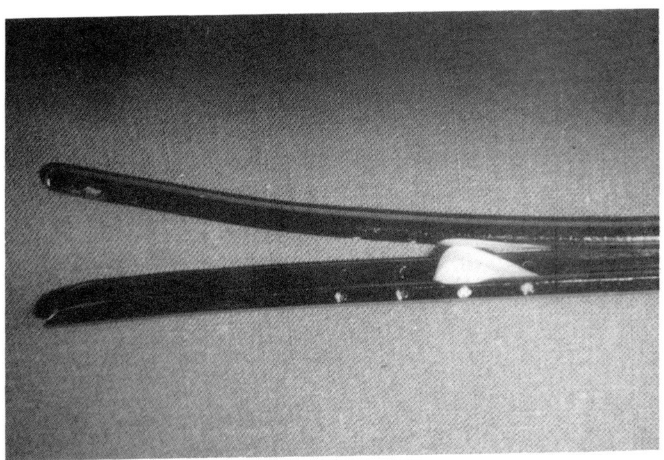

Abb. 2. Die Spreizung wird bewirkt und gesichert durch einen Polyäthylen-Keil, der präoperativ in der gewünschten Spreizhöhe an den u-förmigen Außennagel montiert wird

Der Spreiznagel nach Maatz besteht eigentlich aus einem Nagelpaar, das getrennt eingeschlagen im proximalen und mittleren Abschnitt der Tibia gebündelt zu liegen kommt und im distalen Teil divergiert (Abb. 1, 2).

Es wird zunächst der Außennagel mit fixiertem Keil über die Bruchstelle hinweg in das distale Fragment nach exakter Reposition vorgetrieben.

Anschließend wird der drehrunde, s-förmige Innennagel zunächst über die engste Stelle der Markhöhle hinweg bis in die Höhe der schiefen Ebene eingeschlagen. Unter gleichzeitiger, zügiger Drehung um 180 Grad, wird er sodann über die schiefe Ebene des Keils so vorgetrieben, daß er die hintere Corticalis erreicht, an der er nach distal gleitet (Abb. 3, 4).

Abschließend erfolgt die Rotationssicherung für den Innennagel mittels Verriegelungs-Schraube in dem Schienbeinkopf.

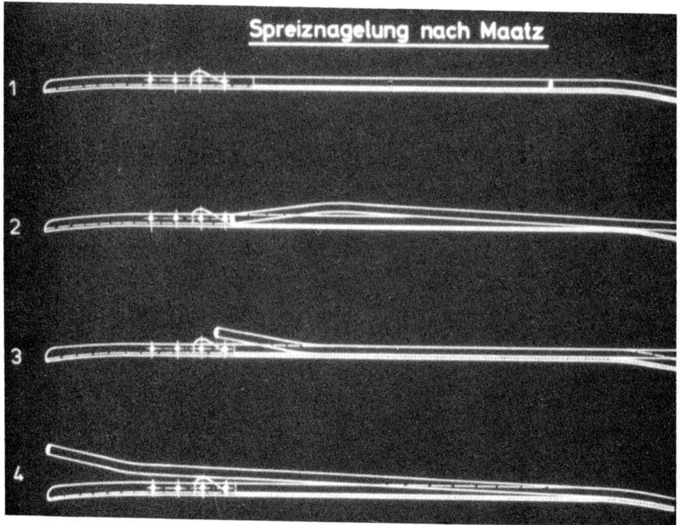

Abb. 3. Das Vortreiben des drehrunden Innennagels ist schematisch in einzelnen Schritten 1 bis 4 wiedergegeben

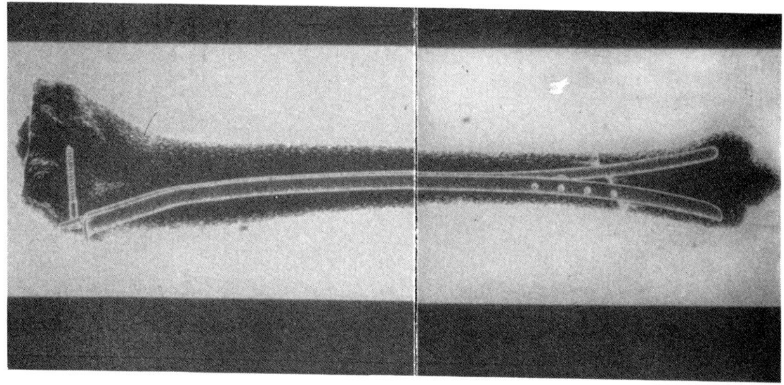

Abb. 4. Endgültiger Sitz und Verankerung des Spreiznagel sowohl distal als auch proximal durch Spongiosa-Schraube

Der Vollständigkeit halber sei erwähnt, daß wir diese Operation, wie übrigens auch alle anderen Nagelungen am Unterschenkel bei gebeugtem Knie und hängendem Unterschenkel, d. h. nicht auf dem Extensionstisch, durchführen.

Wir haben den Maatz-Nagel in bisher 85 Fällen eingesetzt, wobei 79 nachuntersucht wurden und bei allen haben wir unser Behandlungsziel erreicht (Tabelle 1, 2).

In der Regel bestand postoperative Übungsstabilität. Nur bei Trümmerbrüchen und Frakturen mit großem Biegungskeil oder ausgedehnten Weichteilläsionen war eine zusätzliche Gipsfixierung bei 24 Patienten für 3 Wochen notwendig.

12mal handelte es sich um offene Frakturen, davon waren 3 zweitgradig offen.

Tabelle 1. Distale Unterschenkelfrakturen mit Maatz-Nagel versorgt (1978–1984)

insgesamt	n = 85
nachuntersucht	n = 79
offene Frakturen	n = 12 = 15 %
zusätzlich Gips	n = 24 = 30 %
Komplikationen	n = 5 = 6,3%

BG-Unfallklinik Ludwigshafen/Rhein

Tabelle 2. Komplikationen nach Maatz-Nagelung

Kompartment	n = 1 = 1,3%
Osteomyelitis	n = 2 = 2,6%
Pseudarthrose	n = 1 = 1,3%
Nagelbruch	n = 1 = 1,3%
Fehlstellungen	n = 8 = 10,1%

BG-Unfallklinik Ludwigshafen/Rhein

Wir sahen ein einziges Mal ein Kompartment-Syndrom. Bei 2 Patienten kam es zu einer Osteomyelitis, wobei beide primär eine offene Fraktur hatten.

Bei einem Patienten ist nach Belastung der Nagel vorzeitig gebrochen und wurde nach Aufweitung der Markhöhle durch einen Küntscher-Marknagel ersetzt.

Fehlstellungen hatten wir 8mal zu verzeichnen, im Sinne einer Valgusstellung bzw. einer Rekurvation und einer Verkürzung, bedingt durch eine große Trümmerzone.

Eine Pseudarthrose wurde durch Aufweitung der Markhöhle und Küntscher-Marknagelung behoben.

Die Dauer der unbelasteten Mobilisation betrug im Schnitt 6 Wochen, minimal 3, maximal 8 Wochen (Abb. 5, 6, 7).

Abschließend ist zusammenfassend festzustellen: Die knappe Weichteildecke des distalen Unterschenkels macht extramedulläre Osteosynthesen problematisch. Nach der Literatur sind sie von einer hohen Infektrate begleitet. Konservative Verfahren erleben daher eine Renaissance.

Der Spreiznagel nach Maatz bietet durch seine Eigenart einen ausreichenden Stabilitätsgewinn, mit den für uns unschätzbaren Vorteilen.

- Durch gedecktes, bruchfernes Vorgehen, keine zusätzliche Traumatisierung der Weichteile, ohne jegliche Periostierung.
- Eine mittlere Operationsdauer von 35 min, bei einer durchschnittlichen Durchleuchtungszeit von 3 bis 4 min, bei sparsamem Instrumentarium.

Eine Methode, die möglicherweise verdient hat, bei dem Hauptthema über die Behandlung der Unterschenkelfrakturen am Samstag wenigstens in der Diskussion einen kleinen Beitrag zu liefern.

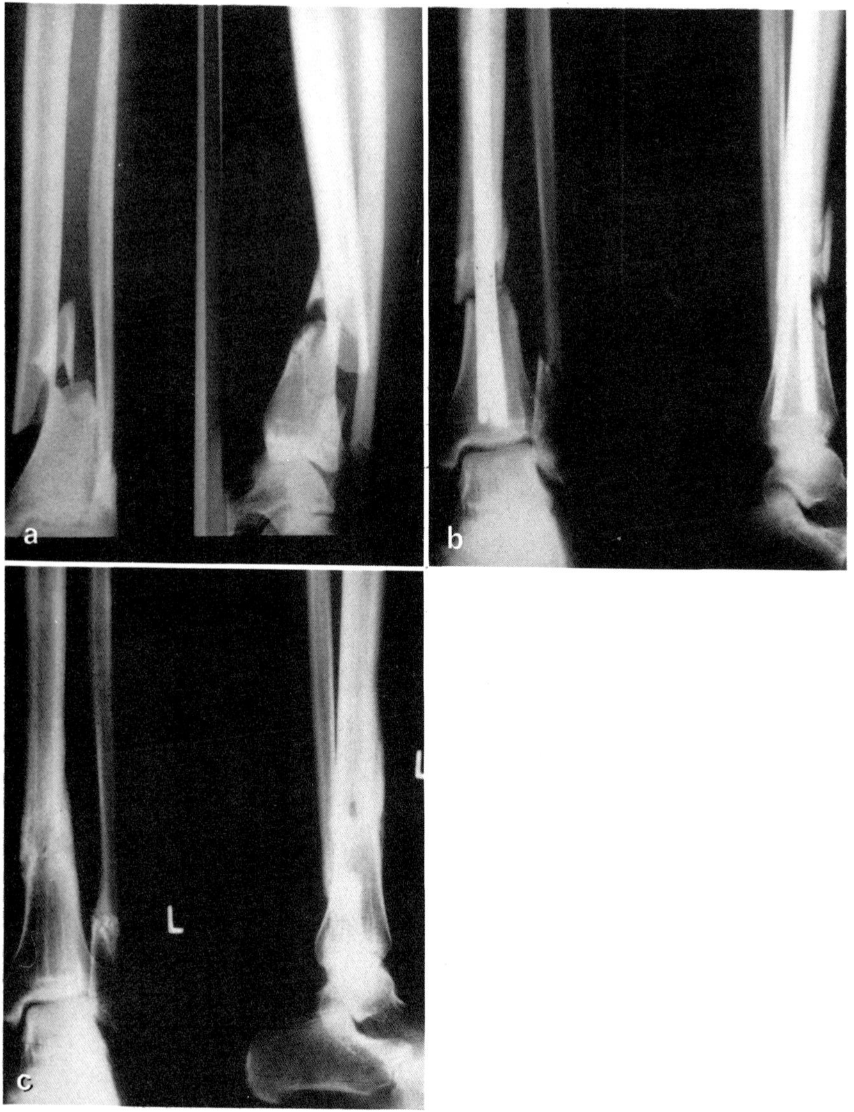

Abb. 5a–c. G. P. 20jähriger Patient mit distalem Schrägbruch mit kleinem Biegungskeil nach Maatz-Nagel versorgt und dem Heilungsergebnis 2 Jahre postoperativ

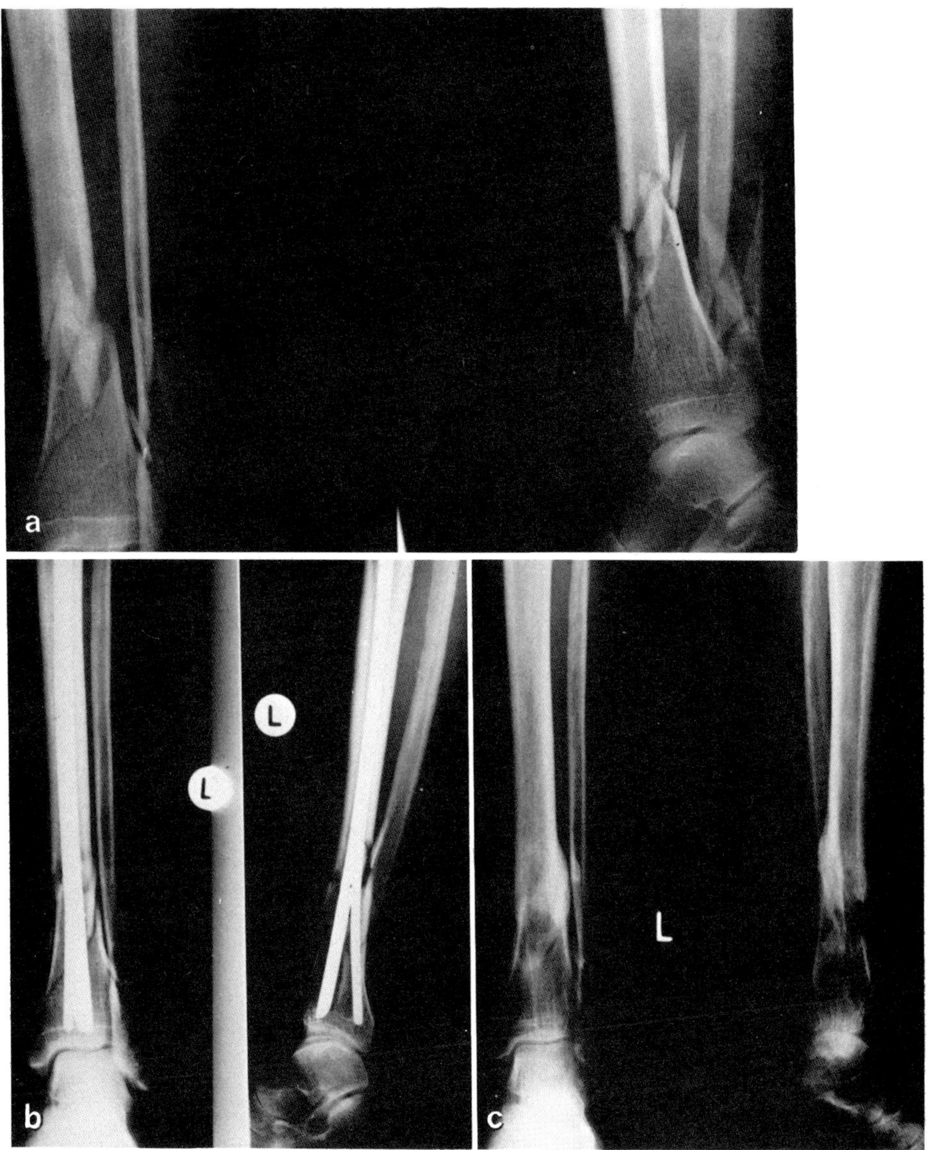

Abb. 6a–c. Z. A. 50jährige Patientin nach distalem Unterschenkeltrümmerbruch mit Spreiznagel versorgt. Zustand nach 3 Monaten bei voller Belastung. 8 Monate nach Nagelentfernung und gute Beweglichkeit im oberen Sprunggelenk

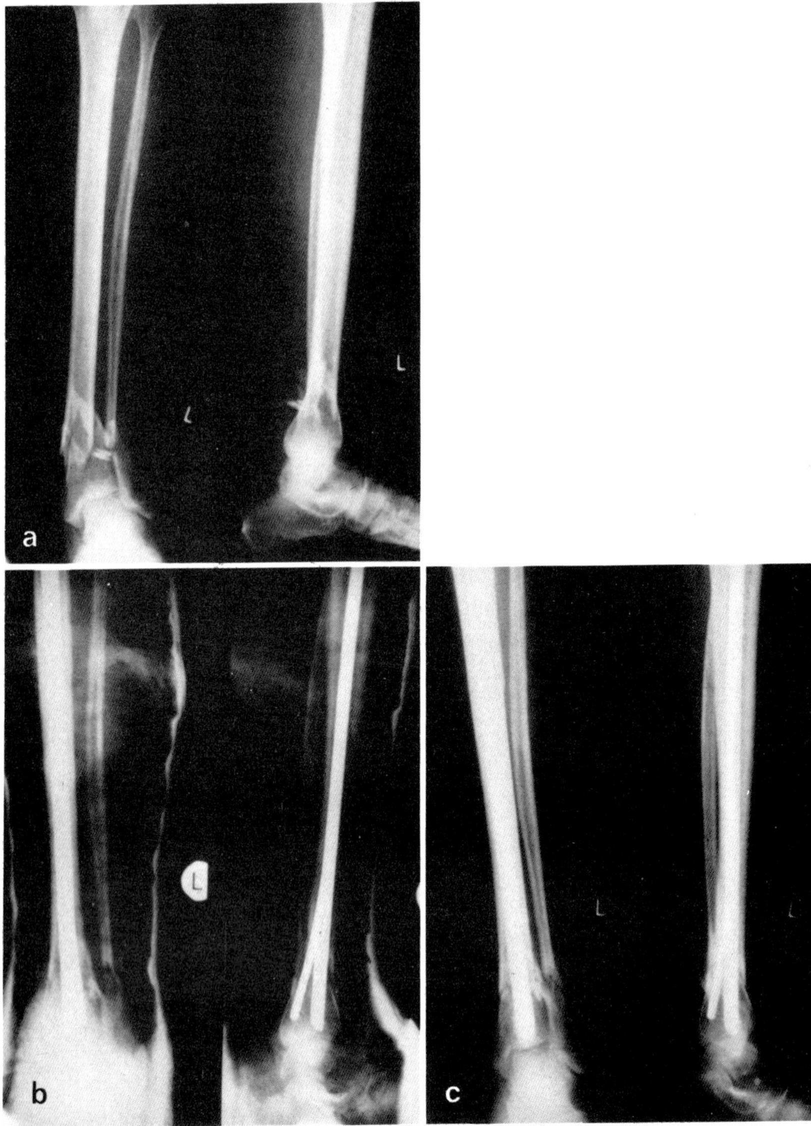

Abb. 7a–c. G. H. 43jährige Patientin mit extrem distaler Tibiafraktur. 4 Tage nach Operation zusätzlich mit Gipsschiene für 3 Wochen ruhiggestellt. 2 Monate nach Operation volle Belastung und beginnende knöcherne Durchbauung

Spätversorgung von Schußverletzungen der Extremitäten und Weichteile

H.-R. Ottlitz, R. Tiedtke und R. Rahmanzadeh

Abt. für Unfall- und Wiederherstellungschirurgie am Klinikum Steglitz der Freien Universität Berlin, Hindenburgdamm 30, D-1000 Berlin 45

In den Jahren 1981–1984 wurden an der Abteilung für Unfall- und wiederherstellende Chirurgie des Klinikum Steglitz Berlin 39 Patienten hauptsächlich aus Ländern des nahen mittleren Ostens behandelt. Die ersten Bilder zeigen zwei Patienten mit Zustand nach Schußverletzungen aus dem Iran, wobei auf den einen 18jährigen Patienten später noch näher eingegangen werden soll. Von den behandelten Patienten ist das Verteilungsmuster der Verletzungen im folgenden dargestellt (Abb. 1):

Es handelt sich um 18 kombinierte Verletzungen der unteren Extremitäten mit denen der oberen Extremitäten. 2mal wurden isolierte Verletzungen der oberen Extremitäten behandelt. 3mal Verletzungen des Gesichtes und der oberen Extremitäten. 16mal isolierte Verletzungen der Weichteile und des Knochens an den unteren Extremitäten. Präoperativ waren bei 98% aller Patienten Knochen- und Weichteilinfektionen aufgetreten, kombiniert mit Instabilität und Pseudarthrosen. Dazu ein Beispiel eines 20jährigen Patienten 1982 mit Schußverletzung beider unteren Extremitäten. Unterschenkelamputation links. Am linken Bein wurde eine Knieprothese eingesetzt, die gleichzeitig bestehende Pseudarthrose des Unterschenkels wurde nicht berücksichtigt. Deswegen kam es zu einem Infekt. Die Operation wurde in Europa durchgeführt (Abb. 2).

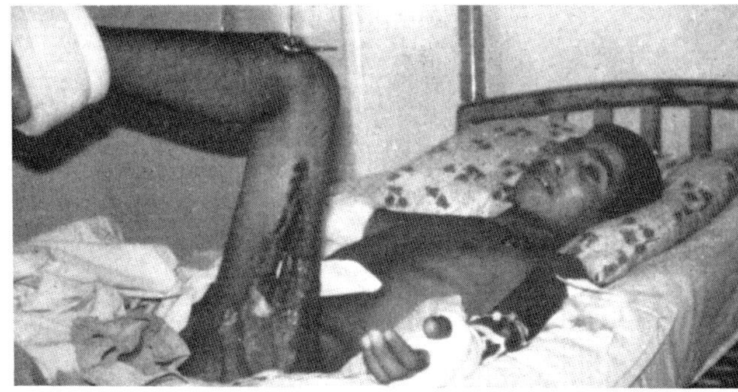

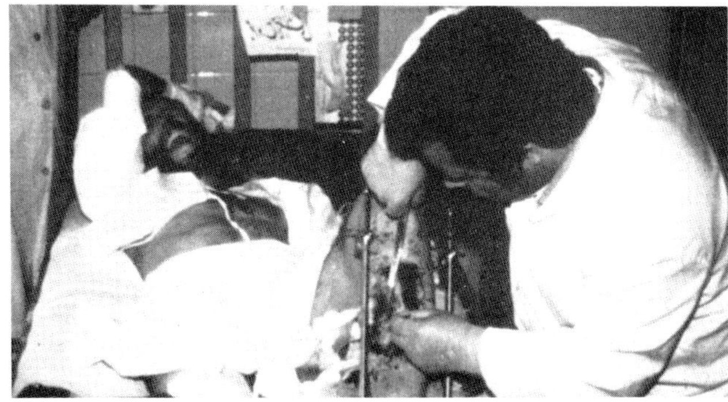

Abb. 1

Hefte zur Unfallheilkunde, Heft 174
Zusammengestellt von A. Pannike

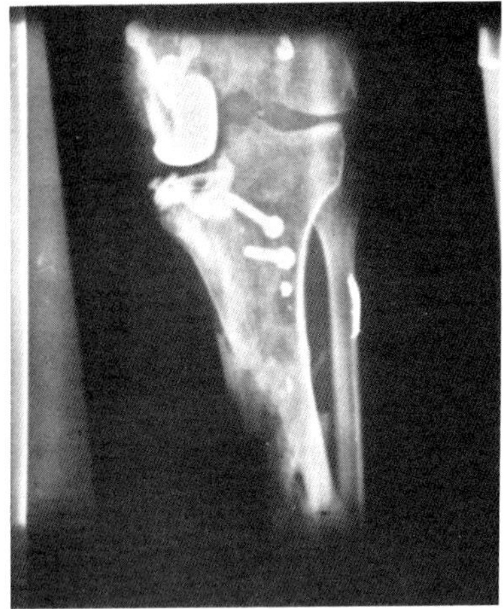
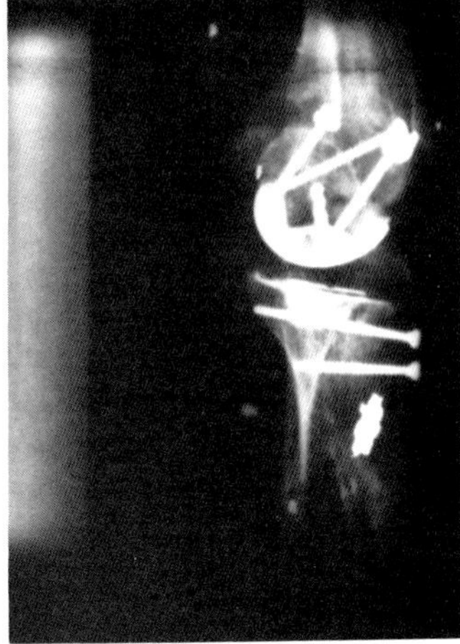

Abb. 2

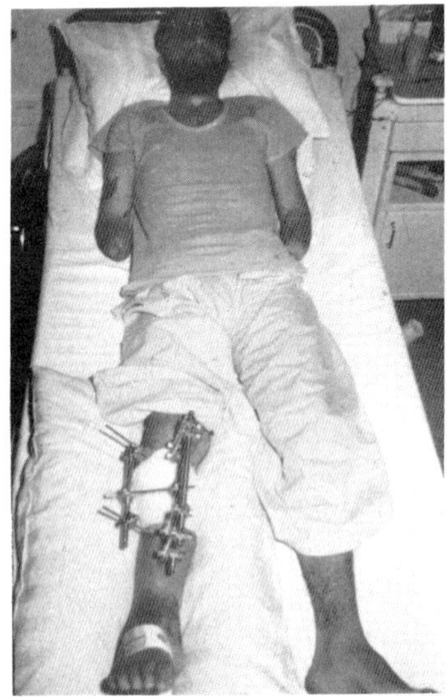

Abb. 3

Das therapeutische Vorgehen unterscheidet sich nicht von dem bei chronischer Ostitis bzw. Osteomyelitis und bedarf im allgemeinen zweiter Sitzungen. Im einzelnen verwenden wir dabei hauptsächlich in der ersten Sitzung den Fixateur externe an und in der zweiten Sitzung wird sehr häufig eine temporäre Verkürzung durchgeführt. Desgleichen wenden wir häufig die dorsale Platte in der zweiten Sitzung an.

Dazu ein Beispiel an einem 22jährigen Mann, der 1982 ebenfalls eine Kriegsverletzung erlitten hatte und dabei beide Unterarme verlor. An beiden Augen perforierende Augenverletzung (Abb. 3). Am rechten Unterschenkel Pseudarthrose, die zur Zeit mit einem Fixateur externe und entsprechenden aufbauenden Maßnahmen am Knochen behandelt wird. Die nächsten Bilder zeigen einen 18jährigen Patienten, der 1982 eine Granatsplitterverletzung beider Unterschenkel sich zuzog. Die Erstversorgung erfolgte im Heimatland mit kon-

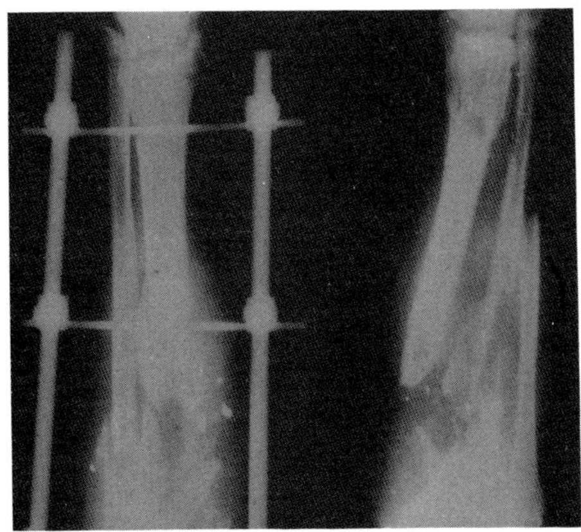

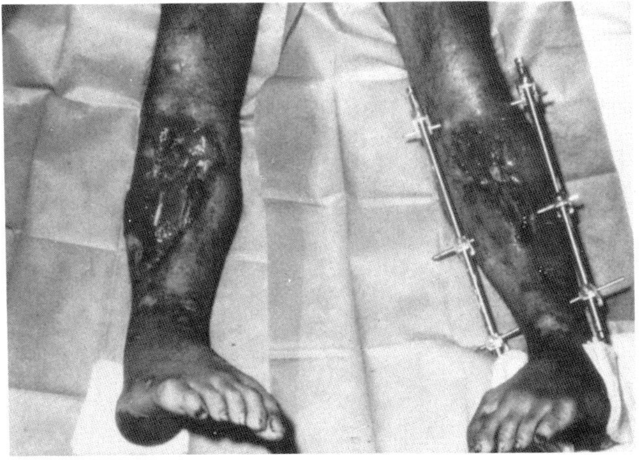

Abb. 4

servativen Maßnahmen am rechten Unterschenkel. Links Fixateur externe. Bei der Übernahme 1983 war der Patient in einem schlechten Allgemeinzustand. Rechts wurde dem Patienten eine Unterschenkelamputation vorgeschlagen. Dieses lehnte er aber kategorisch ab. Im weiteren Verlauf typisches Vorgehen wie bei einer chronischen Osteitis mit Fixateur externe und Erhalt der Extremität. Mehrfach wurden Spongiosaplastiken durchgeführt. Dazu wurde der Patient an beiden Extremitäten verkürzt. Nach einem halben Jahr war eine intensive Mobilisierung des Patienten möglich. Inzwischen sind die beiden Defektschußbrüche ausgeheilt und der Patient ist in sein Heimatland zurückgekehrt (Abb. 4–6).

Als nächstes der Fall eines inzwischen 18jährigen Patienten, der im Frühjahr 1982 eine Kriegsverletzung hatte. Nach Amputation des rechten Armes Nagelung des Schußbruches am rechten Oberschenkel mit nachfolgendem Infekt und Sequestrierung. Der Nagel war zu lang und wurde vom Knie im Heimatland zurückgeschlagen. Im Sommer 1982 Entfernung des Nagels und Extension in Europa. Übernahme des Patienten Ende Juni 1983 in unsere Abteilung. Danach Versuch der Verplattung. Erneuter Infekt, Umsteigen auf Fixateur externe, temporäre Verkürzung, Spongiosaplastik, der Fall ist zur Zeit noch nicht abgeschlossen. Eine weitere Spongiosaplastik ist geplant.

Zum Schluß noch ein Patient, der sich ebenfalls 1982 eine schwere Schußverletzung des linken Hüftgelenkes zuzog. Dabei wurde das Acetabulum und der Hüftkopf zerstört. Im Be-

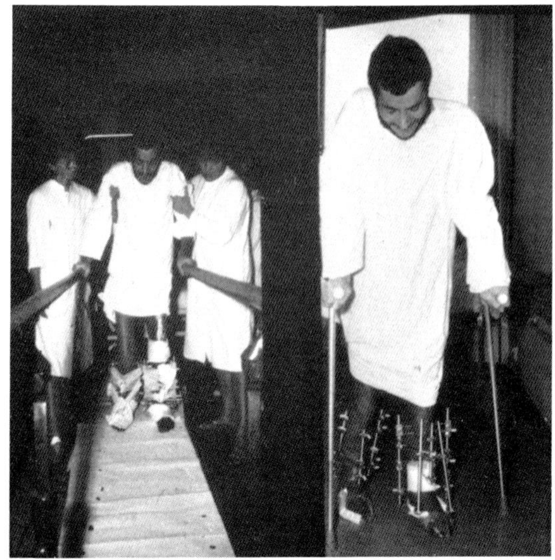

Abb. 5

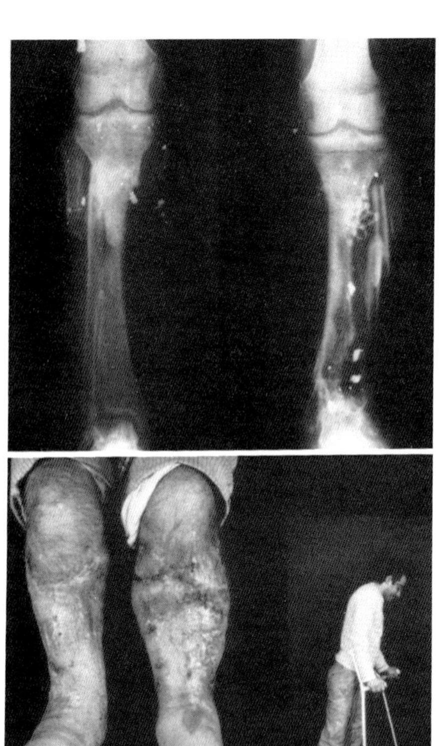

Abb. 6

reich des Schenkelhalses bestand eine Pseudarthrose. In diesem Ausnahmefall entschlossen wir uns auf Drängen des Patienten zum Einsetzen einer TEP. Der letzte Infektionsschub war ein halbes Jahr vorher aufgetreten. Der Patient überstand den Eingriff tadellos und studiert jetzt in Italien. Dieses Vorgehen sollte aber nur in Ausnahmefällen durchgeführt werden.

Zusammenfassend kann man sagen, daß alle Patienten Jugendliche oder jugendliche Erwachsene waren. Bei einem Patienten bestand eine gute Heilungstendenz der Weichteile und des Knochens. Eine prothetische Versorgung war immer gut möglich. Auch Mehrfacheingriffe wurden von den Patienten aufgrund der Jugend gut toleriert. Bei 5 Patienten kam es postoperativ zu Infektionen, die aber allesamt beherrscht werden konnten. Die Patienten hatten vor dem Eingriff aber bereits alle eine Infektion gehabt.

Hämostaseologische Untersuchungen bei unfallchirurgischen Patienten

W. Heller, G. Fuhrer, B. Domres und D. Veihelmann

Eberhard-Karls-Universität, Chirurgische Klinik, Calwer Straße 7, D-7400 Tübingen

Gerinnungsstörungen stellen in der Traumatologie und Abdominalchirurgie immer noch ein ernstes Problem dar. Zwar konnte durch Verbesserung der Thromboseprophylaxe eine deutliche Senkung der Thromboserate erzielt werden, dennoch gehen neue Untersuchungen von jährlich 8000 bis 10000 Todesfälle infolge Lungenembolie in der Bundesrepublik Deutschland aus [1]. In der vorliegenden Studie wurden deshalb verschiedene gerinnungsphysiologische Parameter bei unfallchirurgischen Patienten untersucht. Neben Antithrombin III wurde der perioperative Verlauf anderer Plasmainhibitoren verfolgt, das Präkallikrein-Kallikrein-System war ebenfalls Gegenstand der Untersuchung.

Die Patienten wurden nach dem erwarteten Eingriff in vier Gruppen aufgeteilt. In der ersten Gruppe faßten wir Patienten zusammen, die in unsere Unfallchirurgische Abteilung zur Metallentfernung nach Osteosynthese an der unteren Extremität kamen. Die zweite Gruppe bildeten Patienten mit Ruptur der Ligamenta fubulotalaria. Patienten mit Frakturen der langen Röhrenknochen stellten das Krankengut der Gruppe 3 dar, zusätzliche vorbestehende Allgemeinerkrankungen waren das Kriterium zur Aufnahme der Patienten von Gruppe vier.

Material und Methoden

Bei allen Patienten wurde Präkallikrein bestimmt, ein Polypeptid, das eine zentrale Rolle in der Kontaktphasenaktivierung spielt. Die Messung erfolgte mittels chromogenem Substrat nach der Methode von Gallimore et al. [2]. Weiterhin untersuchten wir die Kallikrein-like activity, die im wesentlichen α_2-Makroglobulin-Kallikrein-Komplexe aufgreift. Kallikrein ist

Hefte zur Unfallheilkunde, Heft 174
Zusammengestellt von A. Pannike

ein Enzym, das in der Lage ist, den Faktor XII zu aktivieren und Kinin aus dem Kininogen freizusetzen.

Ebenfalls mittels chromogenem Substrat ermittelten wir die Kallikreininhibition; in diesem Test wird im wesentlichen der C_1-Inhibitor bestimmt, ein Inhibitor des Faktors XII, F XI, Kallikrein und der ersten Komplementkomponente [3].

Der Verlauf von Antithrombin III wurde immunologisch und mit Hilfe eines chromogenen Substrates verfolgt.

Weitere Inhibitoren, wie der polyvalente Proteinnaseninhibitor, α_2-Makroglobulin und der wichtigste Inhibitor von Plasmin, α_2-Antiplasmin, wurden ebenfalls in unser Untersuchungsprogramm aufgenommen. Die Blutabnahmen erfolgten präoperativ, während der Operation und am postoperativen Tag.

Resultate

Präkallikrein fällt in allen Gruppen intraoperativ leicht ab, postoperativ kommt es zu einem Anstieg auf den Ausgangswert. Der Kallikreininhibitor zeigt ebenfalls einen intraoperativen Abfall der Plasmaspiegel. Auch hier ist im Mittel ein postoperativer Anstieg auf den Ausgangswert zu verzeichnen. Auffällig ist der leicht verringerte Spiegel dieses Inhibitors in Gruppe 4 bereits präoperativ. Die Antithrombin-III-Konzentrationen fallen wie erwartet in Gruppe 1 von Gruppe 2 nur geringfügig ab. In Gruppe 3 ist ein intraoperativer Verbrauch ersichtlich. Zwar ist die intraoperative Reduktion der Inhibitorkonzentration im Mittel in Gruppe 4 minimal, doch auch hier sind – deutlicher als beim C_1-Inhibitor – bereits zu Beginn der Untersuchung verringerte Plasmaspiegel im Vergleich zu den übrigen Patienten meßbar (Abb. 1). Bei der Messung der Antithrombin-III-Spiegel mittels chromogenem Substrat sehen wir in Gruppe 1 eine Verringerung der Spiegel zum Zeitpunkt der intraoperativen Messung, der Abfall in Gruppe 2 ist geringer, was auf einen geringeren Verbrauch schließen läßt. Gruppe 3 zeigt bei immunologischer Bestimmung einen Abfall. Auch hier werden die unter der Norm liegenden AT-III-Spiegel in der vierten Gruppe ersichtlich (Abb. 2). Der Verlauf des Plasmininhibitors zeigt innerhalb der Gruppen keinerlei Unterschiede. Ein intraoperativer Verbrauch findet nicht statt.

In einem Fallbeispiel soll der perioperative Verlauf oben genannter Parameter bei einer Patientin, die wegen einer medialen Schenkelhalsfraktur in unsere Klinik aufgenommen wurde, gezeigt werden. Die Patientin wurde der Gruppe 4 zugeordnet, da ein Diabetes mellitus bei ihr bekannt war.

Die Kallikrein-like activity steigt am ersten postoperativen Tag an, danach zeigt sich ein Abfall am zweiten postoperativen Tag. Die Bestimmung der amidolytischen Aktivität weist am achten postoperativen Tag einen erneuten Anstieg auf 10 U/l auf. Der Kallikrein-Inhibitor wird intraoperativ geringfügig reduziert, der postoperative Verlauf bestätigt den Charakter eines Akute-Phase-Proteins. α_1-Antitrypsin, der wichtigste Inhibitor der Leukocytenelastase, weist intraoperativ einen Abfall auf. Die Plasmaspiegel im postoperativen Zeitraum belegen die Akute-Phase-Reaktion dieses Proteins. Antithrombin III fällt von einem Ausgangswert von 75% intraoperativ kontinuierlich ab, am ersten postoperativen Tag wurde die niedrigste Aktivität von 50% gemessen. Am achten Tag wurden die Ausgangsspiegel wieder

Abb. 2. AT-III-Plasmaspiegel bei unfallchirurgischen Eingriffen (Erläuterung s. Text) ▶

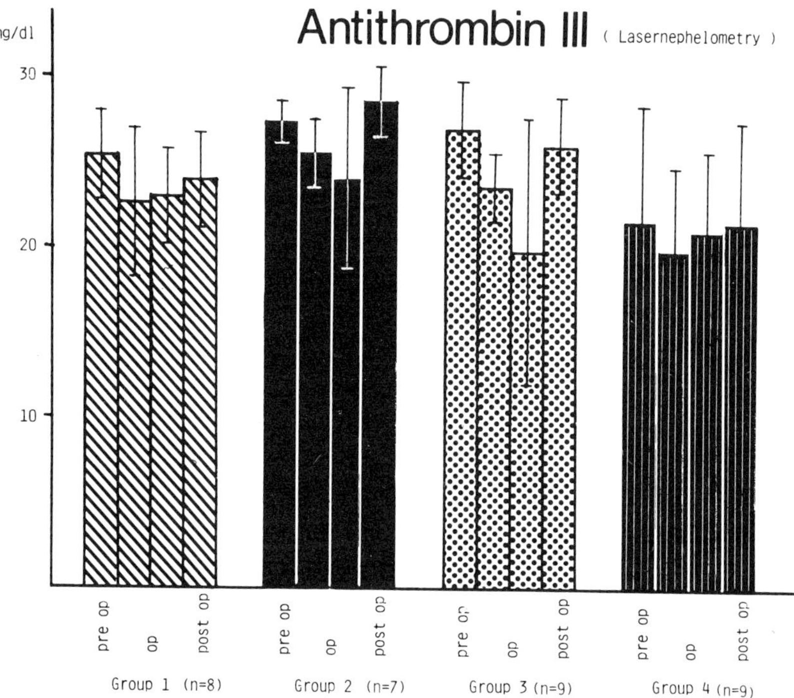

Abb. 1. AT-III-Konzentrationen bei verschiedenen unfallchirurgischen Operationen (Prä-, intra- und postoperativer Verlauf)

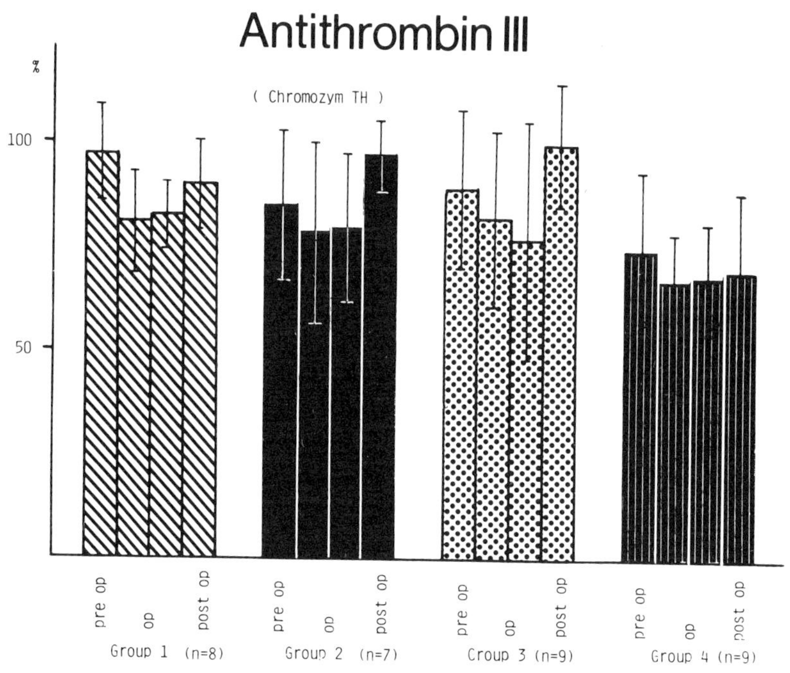

Abb. 2

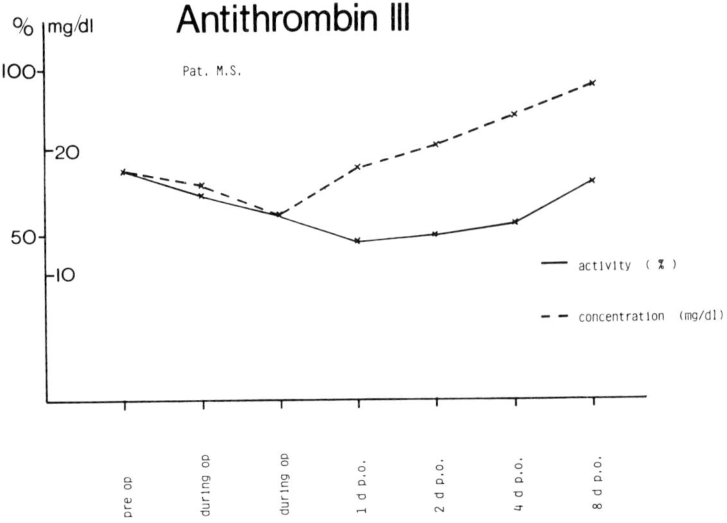

Abb. 3. Perioperativer Verlauf von AT-III-Spiegeln bei einer Diabetikerin nach einer medialen Schenkelhalsfraktur mit Hüfttotalendoprothesenoperation

erreicht, sie liegen jedoch immer noch unter der Norm (Abb. 3). Die Plasminogenspiegel weisen nur geringfügige Veränderungen auf, die α_2-Antiplasminaktivität bleibt ebenfalls nahezu konstant. Die hier vorgestellte Patientin verstarb am 10. postoperativen Tag an den Folgen einer Lungenembolie.

Die nächste Falldarstellung beschreibt den achttätigen Verlauf von Präkallikrein, Kallikrein-like-activity, Faktor XII, Kallikreininhibition, Antithrombin III und Antiplasmin bei einem polytraumatisierten Patienten. Präkallikrein liegt unter der Norm, eine Aktivierung kann jedoch durch den Vergleich mit den Kallikrein-like-activity-Spiegeln und den Faktor-XII-Aktivitäten ausgeschlossen werden. Die reduzierten Spiegel sind Ausdruck einer reduzierten Syntheseleistung der Leber. Wie bereits angedeutet sehen wir keinerlei Erhöhung der Kallikreinspiegel, die Faktor-XII-Konzentrationen sind anfangs erniedrigt, was für einen Verbrauch spricht, nach wenigen Tagen kehren die Spiegel zur Norm zurück. Der Kallikrein-Inhibitor weist zu Beginn der Untersuchung stark erhöhte Spiegel auf. Danach kommt es zur Normalisierung. Ein Verbrauch vom 3. bis zum 8. Tag kann ausgeschlossen werden. Die Antithrombin-III-Konzentrationen liegen bereits zu Beginn in der Norm. Es zeigen sich keinerlei Veränderungen im Beobachtungszeitraum. Auch α_2-Antiplasmin verläuft nahezu konstant. Dieser Patient wurde am 9. Tag auf die Normalstation verlegt. Im nächsten Fallbeispiel wird ebenfalls der perioperative Verlauf gerinnungsphysiologischer Parameter dargestellt. Präkallikrein liegt auch hier unter der Norm. Am vierten Tag kommt es jedoch zu einem signifikanten Abfall, der Anstieg am nächsten Tag ist Ausdruck einer verstärkten Syntheseleistung durch die Leber. Die Kallikrein-like-activity liegt am ersten Tag in der Norm, beginnt am vierten Tag anzusteigen und erreicht am sechsten Tag hochpathologische Werte. Die Faktor-XII-Konzentrationen liegen zu Beginn bei 80%, durch Verabreichung von FFP werden Normwerte erreicht. Der Abfall am sechsten Tag korreliert gut mit dem Anstieg der Kallikrein-like-activity. Der Kallikrein-Inhibitor liegt anfangs unter der Norm, das Akute-Phase-Protein steigt im weiteren Untersuchungszeitraum auf 240% an.

Am sechsten Tag erfolgt ein hochsignifikanter Abfall. Auch hier ist der Zusammenhang zum Anstieg der Kallikrein-like-activity offensichtlich. Die AT-III-Aktivität reicht jedoch nicht für die Normalisierung dieses Inhibitors. Antiplasmin verändert sich nur geringfügig. Der Patient verstarb in der Nacht an den Folgen einer intrakraniellen Blutung.

Zusammenfassung und Diskussion

In der vorliegenden Studie wurden die Daten einer Patientin gezeigt, die nach einer Frakturierung des medialen Schenkelhalses in unsere Klinik kam und bei der eine Hüfttotalendoprothesen-Op. durchgeführt wurde. Zudem war bei ihr Diabetes mellitus bekannt. Im gesamten Untersuchungszeitraum lagen die AT-III-Spiegel unter der Norm, ein Zusammenhang zur Todesursache ist offensichtlich. Es wäre daher zu fordern, daß gerade bei Patienten, die bereits präoperativ eine Hyperkoagulobilität aufweisen, wie dies bei den meisten Diabetikern der Fall ist, eine ständige Beobachtung der AT-III-Spiegel erfolgt, gegebenenfalls eine Substitutionstherapie eingeleitet wird.

Weiterhin wurde der Verlauf gerinnungsphysiologisch wichtiger Parameter polytraumatisierten Patienten vorgestellt, der im Untersuchungszeitraum eine Aktivierung des Kallikreinsystems zeigte. Da Kallikrein ein potenter Aktivator des F XII darstellt, ist eine Aktivierung des Gerinnungssystems im vorliegenden Fall wahrscheinlich (der Abfall des F XII belegt diese These). Ob ein Zusammenhang zur intrakraniellen Blutung herzustellen ist, ist anhand der Daten nicht zu entscheiden. Nach der anfänglichen Hypercoagulobilität mit Verbrauch der Inhibitoren könnte es zur Hypokoabilität gekommen sein.

Die vorliegenden Daten belegen erneut die Forderung gerade bei polytraumatisierten Patienten auch das Präkallikrein-Kallikrein-System, neben den AT-III-Konzentrationen zu verfolgen. Kierulf et al. [6] konnte in seiner Untersuchung einen Zusammenhang zwischen den Präkallikreinwerten und der Prognose zeigen.

Bei einer Aktivierung des Kallikrein-Kinin-Systems besteht die Möglichkeit durch die Gabe von C_1-Inhibitor die Kaskade viel früher zu stoppen als dies bei Verabreichung von AT III der Fall ist.

Literatur

1. Schulte HD Ein lebensbedrohliches Ereignis an das man denken muß: Massive Lungenembolie, Notfallmedizin 4/84:509–521
2. Friberger P et al (1979) Determination of prekallikrein in plasma by means of a chromogenic tripeptide substrate for plasma kallikrein. In: Fujii S, Moriya H, Suzuki T (eds) Kinins II. Biochemistry, pathophysiology and clinical aspects. Plenum Publishing Corp, p 67
3. Gallimore MJ et al (1982) Simple chromogenic substrate assays for determining prekallikrein, kallikrein-inhibition and kallikrein like activity in human plasma. Thromb Res 25:293–298
4. Lowe GD et al Blood Viscosity in young male diabetics with and without retinopathy. Diabetologia 18:359
5. Mayne E et al Platelet plasma fibrinogen and factor VIII levels diabetics. Diabetologia 6: 436
6. Kierulf P et al (1982) Chromogenic peptide substrate assays in patients with multiple trauma. Acta Chir Scand, Suppl 509

Diagnostik und Verlauf der schweren Lungenkontusion beim Polytraumatisierten

M. L. Nerlich, H.-J. Oestern, J. A. Sturm und C. J. Kant

Unfallchirurgische Klinik, Medizinische Hochschule Hannover, Konstanty-Gutschow-Straße 8, D-3000 Hannover 61

Die schwere Lungenkontusion ist eine häufig vital limitierende Verletzung beim Polytraumatisierten. Die exakte Diagnostik ist schwierig, aber von größter prognostischer und therapeutischer Bedeutung. Die Einwirkung von großer Energie auf den Thorax führt zu einer Gewebezerstörung mit resultierendem Hämatom, zu einem alveolären Hochdrucködem durch begleitende Vasoconstriction und zu einem interstitiellen Permeabilitätsödem durch die Freisetzung von inflammatorisch wirksamen Mediatoren.

Besondere Bedeutung kommt der Lungenkontusion beim mehrfachverletzten Patienten zu. Im eigenen Krankengut wiesen von 495 polytraumatisierten Patienten 43% ein Thoraxtrauma mit Lungenkontusion, 16% ein Thoraxtrauma ohne Lungenkontusion wie z. B. Rippenbrüche auf, 41% der Patienten waren von Verletzungen des Thorax verschont. Die hohe Frequenz des Thoraxtraumas beim polytraumatisierten Patienten verlangt daher die gezielte Untersuchung jedes Schwerverletzten auf das Vorliegen einer möglichen Lungenkontusion.

Diagnostisches Vorgehen

Für die Initialdiagnostik der Lungenkontusion kommen im wesentlichen 3 Methoden infrage:
1. Das Thoraxröntgenbild;
2. Die Blutgasanalyse;
3. Die Bestimmung der Lungenkompliance.

Der Thoraxröntgenbefund ist bislang die einzige Methode, eine Lungenkontusion mit größtmöglicher Sicherheit nachzuweisen und auszuschließen.

Nur durch den Röntgenbefund lassen sich Lungenkontusion von Lungenödem, Aspiration, Pneumonie oder Atelektasenbildung differenzieren. Die Thoraxröntgenaufnahme, die zudem auch mit geringem Aufwand am liegenden Patienten effektiv durchgeführt werden kann, ist daher die qualitativ wertvollste Untersuchung. Allerdings ist die Beurteilung der Ausdehnung des kontusionierten Bezirkes häufig schwierig. Darüber hinaus gehen physiologische Parameter zur Beurteilung der Lungenfunktion nicht immer mit dem radiologischen Befund übereinstimmend einher.

Der wichtigste Parameter zur Bestimmung der Lungenfunktion ist der Sauerstoffpartialdruck im arteriellen Blut. Eine Einschränkung der Oxigenierung des arteriellen Blutes muß immer auf ein pulmonales Problem zurückgeführt werden. Die Art der Lungenschädigung läßt sich durch die Blutgasanalyse nicht feststellen, dafür um so präziser das Ausmaß.

Die Dehnbarkeit der Lunge ist bei Vorliegen einer Kontusion deutlich eingeschränkt. Diese Größe, die in vereinfachter Form als Beatmungsdruck eines intubierten, beatmeten

Hefte zur Unfallheilkunde, Heft 174
Zusammengestellt von A. Pannike

Patienten feststellbar ist, eignet sich besonders zur raschen orientierenden Untersuchung auf Vorliegen von pulmonalen Problemen. Bei Vorliegen von hohen Beatmungsdrucken muß zunächst immer ein Pneumothorax ausgeschlossen werden.

Weitere diagnostische Methoden zur Abklärung einer Lungenkontusion können im Einzelfall wertvolle zusätzliche Informationen liefern, ihr Aufwand ist jedoch nur bei entsprechender Auswertung und wissenschaftlicher Interpretation gerechtfertigt. Hierzu zählen:

1. Die Messung des Pulmonalarteriendruckes;
2. Die Messung des extravaskulären Lungenwassers;
3. Die Messung der Albuminextravasation.

Das erweiterte hämodynamische Monitoring mittels Swan-Ganz-Katheter und Thermodilution Herz-Minuten-Volumenmessung ist eine etablierte und weitverbreitete Methode in der Intensivmedizin. Die Steuerung der Volumenbehandlung macht gerade beim Problempatienten den Einsatz des Swan-Ganz-Katheters notwendig. Der charakteristische Befund bei der schweren Lungenkontusion ist die pathologische Steigerung des Pulmonalarteriendruckes, häufig mit einer Reduktion des Herz-Minuten-Volumens verknüpft, was auf einer Erhöhung des pulmonalvasculären Widerstandes beruht. Diese Erhöhung des pulmonalvasculären Widerstandes bedingt häufig die Entwicklung eines alveolären Hochdrucködems. Die Messung des Pulmonalarteriendruckes ist daher zur hämodynamischen Steuerung bei der notwendigen Schocktherapie des polytraumatisierten Patienten eine große Hilfe.

Die direkte Quantifizierung des pathomorphologisch im Vordergrund stehenden Korrelats der Lungenkontusion, dem Lungenödem ist durch die Messung des extravasculären Lungenwassers möglich. Das extravasculäre Lungenwasser ist bei der Kontusionslunge initial häufig sehr hoch, ein progredienter Abfall entspricht einer günstigen Prognose. Diese Methode ist am Intensivbett verwendbar, sie ist jedoch deutlich aufwendiger als die zuvorgenannten Methoden. Ihr Aussagewert ist entsprechend auch höher.

Als neue Methode zur Erfassung des Permeabilitätsschadens in der Lunge hat sich die Messung der Albuminextravasation gezeigt. Die Nachteile dieser Methode, die aufwendige teure Apparatur sowie das Verfahren selbst, die Verwendung von radioaktiv-markiertem (Technetium 99m Albumin) Tracer schränkt die Anwendbarkeit dieser Methode deutlich ein. Andererseits ist ihre Sensitibität im Erfassen von frühzeitigen Veränderungen unerreicht. Diese Methode ist zur Zeit im Erprobungsstadium, ihre Validität muß durch vergleichende Studien noch belegt werden. Der Einsatz der Albuminextravasation ist derzeit auf wenige Zentren zur rein wissenschaftlichen Verwendung beschränkt. Ihre potentiellen Möglichkeiten der frühzeitigen exakt lokalisierbaren quantitativen Erfassung und qualitativen Differenzierung von Ödemformen lassen diese Methode für die Zukunft interessant erscheinen.

Durch gezielten abgestuften Einsatz der oben genannten diagnostischen Verfahren sollte es möglich sein, das Ausmaß einer Lungenkontusion richtig zu bewerten, um daraus die entsprechenden therapeutischen Konsequenzen zu ziehen.

Die im Verlauf nach Polytrauma höhere Sepsisrate von 40% bei Patienten mit schwerem Thoraxtrauma gegenüber 24% bei Patienten ohne Thoraxtrauma führt zu einer höheren Letalität nach Thoraxtrauma von 34% gegenüber 29% bei Patienten ohne Thoraxtrauma. Es muß daher der schwerwiegenden Komplikation, der Sepsis, entsprechend therapeutisch Rechnung getragen werden, indem sämtliche Faktoren, die den Permeabilitätsschaden in der Lunge noch verstärken, verhindert werden. Das heißt, daß gerade Patienten mit Lungenkontusion eine angepaßte Schocktherapie erhalten und daß mögliche Sepsisherde chirurgisch prophylaktisch behandelt werden.

Als Schlußfolgerung ergibt sich, daß ein wesentlicher Faktor der Pathophysiologie der Lungenkontusion die Steigerung der Permeabilität der Lungencapillaren darstellt. Dieser Permeabilitätsschaden ist exakt nur mit sehr aufwendigen Methoden wie der Messung des extravasculären Lungenwassers und der Albuminextravasation möglich. Umso wichtiger ist es daher, schon bei den ersten Zeichen für eine Lungenkontusion eine frühzeitige Beatmung zu beginnen. Dadurch sollten sich die ansonsten häufig letalen Auswirkungen der schweren Lungenkontusion beim Polytrauma reduzieren lassen.

Die Diagnostik entzündlicher Knochen- und Weichteilerkrankungen mit Hilfe der 111-In-Leukocyten-Szintigraphie

H. P. Kaps[1] und P. Georgi[2]

[1] Orthopädische Universitätsklinik (Direktor: Prof. Dr. H. Cotta), Schlierbacher Landstraße 200a, D-6900 Heidelberg

[2] Nuklearmedizinisches Institut der Universitäts-Strahlenklinik, D-6900 Heidelberg

Komplikationen in Form von Weichteilinfektionen und Osteomyelitiden nach orthopädisch- und traumatologisch-chirurgischen Operationen sind unverändert gefürchtet, da sie u. U. zur lebenslangen Behinderung für den Patienten führen. Da, wenn überhaupt, die Frühbehandlung der Osteomyelitis eine Chance zur Ausheilung bietet, ist es naheliegend, diagnostische Verfahren zu entwickeln, die eine schnelle Erkennung des Entzündungsgeschehens zulassen.

Trotz moderner Röntgentechnik und konventioneller nuclearmedizinischer Verfahren wie der 99m-Tc-Skelettszintigraphie, ist insbesondere die Frühdiagnostik der Osteomyelitis problembehaftet, da röntgenologisch erst nach 2–3 Wochen Veränderungen nachweisbar werden, zum anderen die Skelettszintigraphie zwar eine hohe Sensibilität, jedoch vergleichsweise nur eine geringe Spezifität aufweist, d. h. entzündliche Prozesse nicht von neoplastischen oder degenerativen unterschieden werden können.

In Heidelberg haben wir ein Verfahren zur Leukocytenmarkierung entwickelt, mit dem akut entzündliche Prozesse szintigraphisch von chronisch entzündlichen Prozessen und auch nicht-entzündlichen Prozessen unterschieden werden können.

Methodik

Zur Markierung der Leukocyten werden den Patienten 40 ml venöses Blut entommen. Um die Leukocyten selektiv markieren zu können, müssen vorher in mehreren zellschonenden Schritten Erythrocyten, Retikulocyten und Thrombocyten abgetrennt werden. Die selektierten und anschließend mit 111-In-markierten Leukocyten werden in patienteneigenem Plasma resuspendiert und anschließend reinjiziert. Wichtig für die Markierung ist, daß das 111-Indium die Zellmembran der Leukocyten nur dann durchdringt, wenn ein Komplex

Hefte zur Unfallheilkunde, Heft 174
Zusammengestellt von A. Pannike

Tabelle 1. Ergebnisse der 111-In-Leukocyten- und 99m-Tc-MDP-Knochenszintigraphie

Diagnose		Pat.-zahl	Positive Befunde	
			111-In-Leuko	99m-Tc-MDP
Osteomyelitis	akut	98	84	97
	chronisch	80	5	77
Weichteilinfekt	akut	28	24	23
	chronisch	11	2	10
Infekte gesamt	akut	126	108	120
	chronisch	91	7	87
nichtbakterielle Erkrankungen		135	23	112
		n = 352		

des Indiums, in unserem Fall mit Acetylaceton, oder Oxyn oder auch Tropolon vorliegt (Sinn und Silvester 1979). 24 oder auch 48 h nach der Injektion der markierten Leukocyten wird das Leukocytenszintigramm mit einer Gamma-Kamera angefertigt. Zur Beurteilung des Knochenstoffwechsels wird bei Verdacht auf entzündliche Prozesse am Tage der Leukocytenreinjektion eine Knochenszintigraphie mit 99m-Tc-Methylendiphosphat (MDP) durchgeführt. Aufgrund ihrer hohen Strahlensensibilität sterben die markierten Lymphocyten innerhalb weniger Stunden ab. Entsprechend kommt 24–48 h nach Re-Injektion lediglich die durch die markierten Granulocyten verursachte Nuklidanreicherung szintigraphisch zur Darstellung. Demnach ist zu erwarten, daß alle akuten Entzündungsprozesse, die mit einer starken Granulocytenanreicherung einhergehen, einen positiven Befund liefern, während die chronischen Prozesse mit überwiegend lymphoplasmacellulärer Reaktion szintigraphisch negativ bleiben.

Ergebnisse

Im Jahre 1979 bis Anfang 1984 wurden bei 352 Patienten mit Verdacht auf eine Osteomyelitis oder einen Weichteilinfekt Leukocytenszintigramme durchgeführt. Der Altersmedian lag bei 48 Jahren (2–85 Jahre). Es handelte sich um 200 männliche und 152 weibliche Patienten.

Die Tabelle 1 bietet eine Übersicht über die Ergebnisse bei 178 Knochen- und 39 Weichteilinfekten sowie 135 nicht-bakteriell entzündlichen Prozessen. Von insgesamt 214 negativen Leukocytenszintigrammen mußten 18 als falsch negativ und von 138 positiven Leukocytenszintigrammen 30 als falsch positiv eingestuft werden. Dies entspricht einer Spezifität, d. h. Fähigkeit der Methode, akut entzündliche Prozesse auszuschließen, von 86%, sowie einer Sensitivität, d. h. Fähigkeit, akut entzündliche Prozesse zu erkennen, von 87%, und damit insgesamt einer Treffsicherheit von 86%.

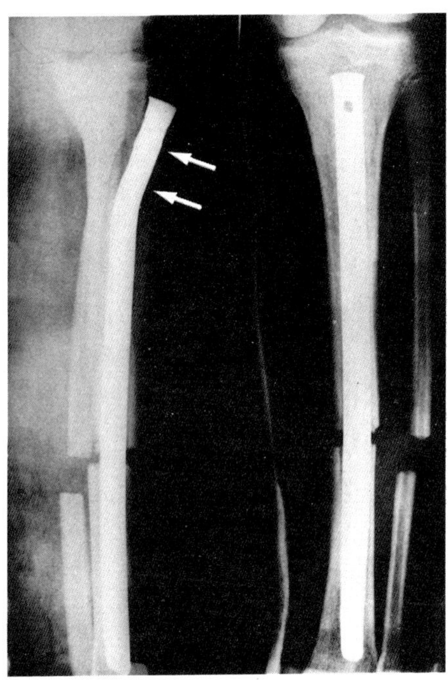

Abb. 1. Rö-A. li. Unterschenkel in 2 Ebenen nach marknagelstabilisierter Verkürzungsosteotomie und postoperative Markraumphlegmone: Röntgenologisch nur dezente Infektzeichen in Form von Osteolysen um die Nageleinschlagstelle (*Doppelfeil*)

Klinische Beispiele

1. Hämatogene Osteomyelitis: Anamnestisch trat seit 1 Woche bei einem 12jährigen Jungen eine zunehmende Schwellung am rechten proximalen Schienbein unterhalb des Kniegelenkes auf mit deutlicher Überwärmung; Fieberschübe bis 40 °C, die BKS war mit 95/140 mm n. W. stark beschleunigt, eine Leukocytose bestand nicht. Röntgenologisch zeigte sich die proximale rechte Tibia unauffällig, insbesondere waren keine Osteolysen und auch keine Periostreaktion nachzuweisen. Die Knochen- als auch Leukocytenszintigraphie ergab eine deutliche vermehrte Nukleid-Anreicherung in der proximalen Tibiametaphyse. Unter hochdosierter Antibiotica-Therapie und Ruhigstellung heilte die Osteomyelitis vollständig aus.

2. Exogene Osteomyelitiden: Problematisch ist bei postoperativen Infekten, daß mittels der Knochenszintigraphie nicht zwischen entzündlichen und posttraumatischen Umbauvorgängen unterschieden werden kann. Eine Differenzierung ist hier wiederum durch die Leukocytenszintigraphie möglich. Abbildung 1 zeigt die Röntgenaufnahme des linken Unterschenkels bei einem 39jährigen Patienten 9 Wochen nach mit Marknagel stabilisierter Verkürzungsosteotomie und Verdacht auf Spätinfekt. Röntgenologisch zeigen sich nur geringe Lysezeichen im Bereich der Nageleintrittsstelle an der proximalen Tibia (Pfeile), die Dehiscenz im Bereich der Osteotomie ist operationsbedingt. Das Leukocytenszintigramm (Abb. 2) speichert vermehrt sowohl im Bereich der Osteotomie als auch im Bereich der proximalen und distalen Tibiametaphyse, d. h. in den Bereichen, in de-

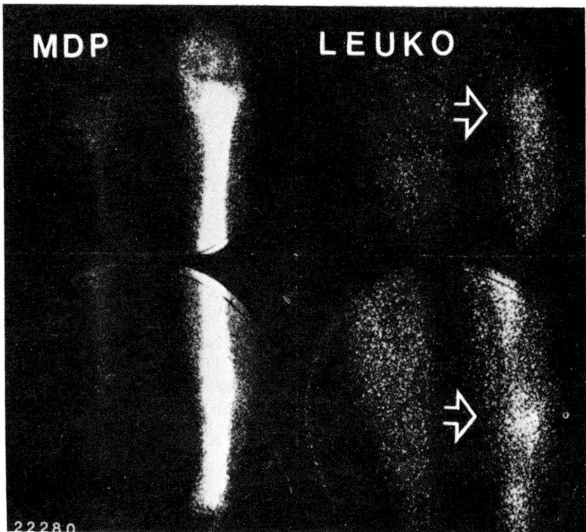

Abb. 2. Knochen- und leukocytenszintigraphischer Befund zu Abb. 1: Im Knochenszintigramm massive Speicherung im gesamten Verlauf der Tibia (*Bilder links*), rechts im Leukocytenszintigramm vermehrte Speicheraktivität sowohl im Bereich der Osteotomie (*unterer Pfeil*) als auch in der proximalen Tibiametaphyse (*oberer Pfeil*)

nen noch Markraumsubstanz vorhanden ist. Das Knochenszintigramm in der gleichen Abbildung zeigt eine durchgehende massive Speicherung.
Die operative Revision einschließlich Marknagelentfernung ergab eine ausgedehnte Markhöhlenphlegmone.

3. *Reaktivierte chronische Osteomyelitis.* In diesen Fällen persistiert häufig aufgrund der chronischen Umbauvorgänge im Knochen eine erhöhte Nuklid-Anreicherung bei der Knochenszintigraphie, so daß evtl. Schwankungen der Entzündungsaktivität nur schwierig zu beurteilen sind. Auch hier ist die Leukocytenszintigraphie in der Lage, Hinweise für die Aktivität des Prozesses zu geben. Bei einem 68jährigen Mann mit chronischer Osteomyelitis am rechten Unterschenkel und ossärer Ankylose des Kniegelenkes nach Verletzung im 2. Weltkrieg war der Patient jahrzehntelang beschwerdefrei. 6 Wochen vor Durchführung der Leukocytenszintigraphie kam es erstmals wieder zur Ausbildung von massiven lokalen Entzündungszeichen im proximalen Tibiabereich. Röntgenologisch zeigten sich einschließlich eines Sequesters die typischen Veränderungen für eine chronische Osteomyelitis. Das Knochenszintigramm wies eine vermehrte Nuklid-Anreicherung in der gesamten Tibiametaphyse auf. Das Leukocytenszintigramm speicherte ebenfalls vermehrt in diesem Areal, zeigte jedoch im Bereich des röntgenologisch sichtbaren Sequesters einen Speicherdefekt. Unter hochdosierter Antibiotica-Behandlung (der Patient wollte sich nicht operieren lassen) konnte die aktivierte Osteomyelitis wieder in einen chronisch blanden Verlauf überführt werden.

4. *Weichteilinfekte.* Eine Unterscheidung zwischen Osteomyelitis und Weichteilinfekt ist insofern möglich, als bei der unauffälligen Leukocytenszintigraphie die Markräume als leicht speichernd dargestellt werden. Bei vermehrter Nuklid-Anreicherung im Rahmen von Weichteilinfekten fehlt der anatomische Bezug zu den ossären Strukturen. Mit Hilfe der Leukocytenszintigraphie ist man somit auch durchaus in der Lage zu unterscheiden, ob z. B. im Rahmen einer chronischen Osteomyelitis ein Wiederaufflackern der Entzün-

dung durch einen paraossären Weichteilabszeß oder aber durch Reaktivierung der Osteomyelitis selbst bedingt ist.

Diskussion

Wie eingangs erwähnt, zeigt die Leukocytenszintigraphie jedoch auch falsch negative und falsch positive Befunde. Die falsch negativen Befunde traten vor allen Dingen bei akut entzündlichen Prozessen an der Wirbelsäule auf (Kaps et al. 1983). Eine Erklärung für die fehlende Markierbarkeit von akuten Spondylolisthetiden mittels der markierten Granulocyten steht noch aus. Falsch positive Befunde trafen wir gehäuft bei Alloarthroplastiken an den unteren Extremitäten an, wenn es um die Differenzierung septischer/aseptischer Prothesenlockerung ging. Einige Fälle ließen sich durch Ausbildung massiver aggressiver Granulome mit histologisch nachgewiesenen erheblichen Granulocytenanreicherungen erklären, andere Fälle boten wiederum histologisch keine Erklärung für die Mehrspeicherung im Leukocytenszintigramm.

Falsch positive Befunde sahen wir auch bei der Hälfte von Patienten mit Arthritiden im Rahmen eines akuten rheumatischen Schubes. Auch hier konnte in einigen Fällen histologisch eine vermehrte Granulocyteninvasion im Bereich der entzündlich veränderten Gelenkkapsel nachgewiesen werden ohne Vorhandensein einer bakteriellen Infektion.

Falsch positive Befunde bei Tumoren (4 von 17 Fällen) sind evtl. durch eine ausgeprägte Tumorrandreaktion mit massiver Anreicherung von Lymphocyten zu erklären. In diesen Fällen scheint doch ein Teil der markierten Lymphocyten zum Zeitpunkt der Untersuchung noch vital, so daß es zu einer vermehrten Nuklid-Anreicherung in den Tumorrandgebieten kommen kann.

Unter Berücksichtigung der Problematik bei der Diagnostik von entzündlichen Vorgängen an der Wirbelsäule als auch bei der Differentialdiagnostik septische/aseptische Lockerung von Alloarthroplastiken und der Berücksichtigung möglicher falsch positiver Befunde bei Erkrankung des rheumatischen Formenkreises und auch im Rahmen von Tumorrandreaktionen ist die Leukocytenszintigraphie ein bereicherndes Verfahren bei der Diagnostik akut bakteriell entzündlicher Prozesse.

Das ebenfalls zur Darstellung von Entzündungsherden verwendbare Gallium 67 zeigt gegenüber der 111-In-Leukocytenszintigraphie schlechtere Abbildungseigenschaften, zum anderen hat Gallium 67 osteotrope Eigenschaften, so daß vor allen Dingen bei der Diagnostik von ossären Prozessen Interpretationsschwierigkeiten auftreten können. Auch nach Sfakianakis (1981) eignet sich die 111-In-Leukocytenszintigraphie besser zum Nachweis akut entzündlicher Prozesse, während mittels der Ga67-Szintigraphie chronisch entzündliche Prozesse besser zur Darstellung kommen.

Literatur

Kaps HP, Georgi P, Becker W (1983) Die Leukocytenszintigraphie in der Differentialdiagnose der Wirbelsäulenerkrankungen. Z Orthop 121:501

Sfakianakis GN et al (1981) A Prospective Comperative Study of the Sensibility and Specifity of In-111-Leucocyte- and Gallium 67-Scintigraphy. J Nucl Med 22:56

Sinn H, Silvester DJ (1979) Simplified cell labelling with Indium 111-Acetyl-Acetone. Br J Radiol 52:758–759

Operative Behandlung der großen Humeruskopfimpressionsfraktur bei der übersehenen hinteren Schulterluxation

J. Ahlers, G. Ritter, H. Weigand und H.-J. Walde

Abteilung für Unfallchirurgie der Chirurgischen Univ.-Klinik, Langenbeckstraße 1, D-6500 Mainz 1

Die Erstbeschreibung einer nicht reponierten Schulterluxation erfolgte 1839 durch Sir Astley Cooper in Guy's Hospital Report. Die Luxation wurde nicht beseitigt, die spätere Obduktion zeigte eine tiefe Resorption im ventro-medialen Humeruskopf. Damit wurde erstmals eine „reversed-Hill-Sachs-Läsion" beschrieben. Die Häufigkeit hinterer Schulterluxationen lag bei fünf großen Untersuchungsreihen bei 2,17% aller Schulterluxationen. In 60% der Fälle wird die Diagnose nach Hill erst ca. 6 Monate nach dem Unfall gestellt. Die häufigste und leider auch am schwierigsten zu diagnostizierende Form ist die subacromiale hintere Schulterluxation (Abb. 1, 2). Die Gelenkfläche des Humeruskopfes wird in gleicher Höhe nach dorsal versetzt. Die anatomische Furche zwischen vorderer Oberarmgelenkfläche und Tuberculum minus gerät an den hinteren Pfannenrand, das Tuberculum minus steht in der Gelenkfläche. Der dorsale Pfannenrand erzeugt aber häufig bereits bei der Luxation eine V-förmige Impression am Oberarmkopf. Bei verbleibender Luxation resultiert durch den weiterbestehenden Druck auf den Oberarmkopf eine zunehmende Vergrößerung des antero-medialen Defektes. Die Röntgenaufnahme im a.p.-Strahlengang täuscht durch die tiefe Impression des Kopfes einen scheinbaren Gelenkspalt vor, weshalb die Luxation bei der einfachen a.p.-Röntgeneinstellung häufig primär übersehen wird. Die glenoidal-tangentiale Röntgeneinstellung zeigt dagegen eindeutig, daß der Kopf nach dorsal versetzt ist. Immer ist eine axiale Röntgeneinstellung erforderlich, um eine Beurteilung über Größe und Ausmaß des Kopfdefektes zu erhalten, wobei der Defekt umso größer sein wird, je länger

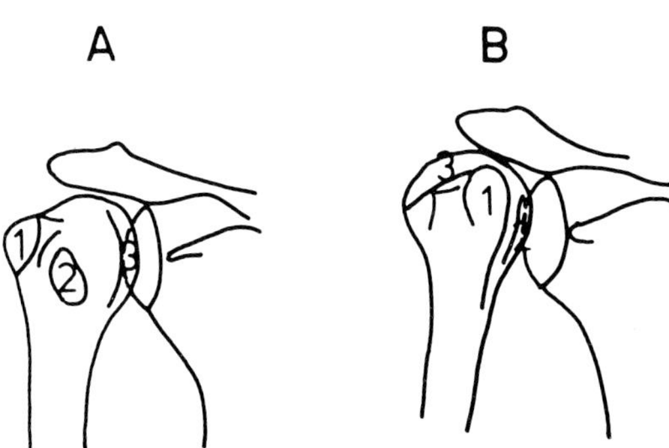

Abb. 1. *A:* Normale Stellung des Humeruskopfes zur Gelenkpfanne. *B:* Bei der hinteren Schulterluxation wird die anatomische Furche zwischen vorderer Oberarmgelenkfläche und Tuberculum minus gegen den hinteren Pfannenrand gepreßt und imprimiert

Hefte zur Unfallheilkunde, Heft 174
Zusammengestellt von A. Pannike

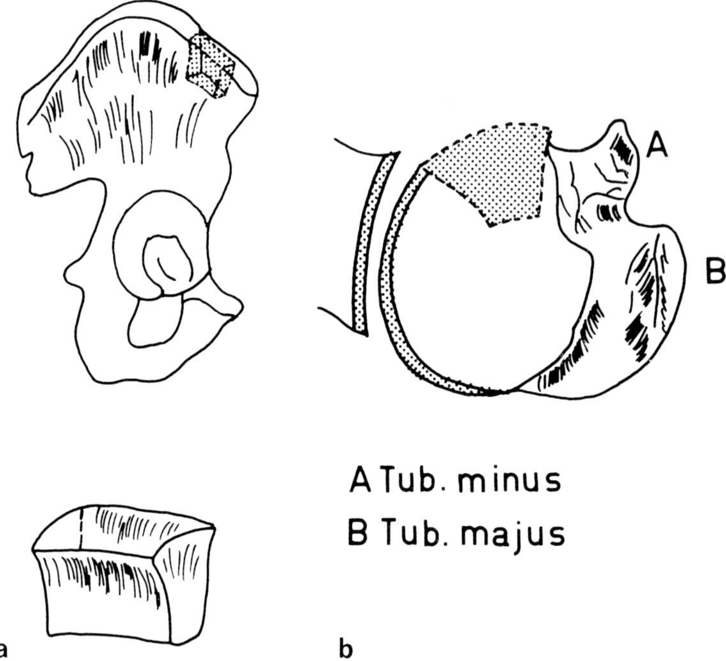

Abb. 2. a Entnahme eines cortico-spongiösen Beckenkammspanes. Ggf. können bei größeren Defekten zwei Späne entnommen werden. Formen des Spanes zur endgültigen Implantation. **b** Einbolzen des Spanes in den Oberarmkopf. Endgültiges Anpassen des Spanes an die Kontur des Humeruskopfes

die Luxation bestanden hat. Die Kenntnis über das Ausmaß des entstandenen Defektes ist für das weitere Vorgehen von entscheidender Bedeutung.

In der Literatur wird über verschiedene Operationsverfahren berichtet:

Wachsmuth empfiehlt bei weitgehender Kopfzerstörung eine Arthrodese, Witt wegen der Gefahr einer Kopfnekrose die Kopfresektion, de Palma bei schlechter Schulterfunktion und schwerer Gelenkverletzung eine Gelenkversteifung. McLaughlin versetzt die Sehne des M. subscapularis in den entstandenen Kopfdefekt, Neer das Tuberculum minus einschließlich der Sehne. Weber rät zu einer Umstellungsosteotomie mit Innendrehung des Humerusschaftes und Raffung der Subscapularissehne. Kopfläsionen über 40% der Gelenkfläche lassen sich in der Regel nicht mehr aufbauen und erfordern die Entfernung und die Implantation einer Prothese bzw. Arthrodese. Wir haben bei sechs Patienten folgendes Vorgehen eingeschlagen. Beispielhaft sei dieser Fall demonstriert:

46 Jahre alte Patientin, die durch das Verschweigen eines Krampfanfalles die Diagnosestellung um ca. 8 Wochen teilweise selbst verzögert hat. Typisches klinisches Bild mit Abflachung der vorderen verletzten rechten Schulterregion – im Seitenvergleich zur linken unverletzten Seite – mit Verdickung der hinteren Schulterpartie. Die Röntgenaufnahme im a.p.-Strahlengang zeigt die hintere Schulterluxation, die axiale Röntgenaufnahme die Ausdehnung des antero-medialen Kopfdefektes durch Einstauchung des Kopfes durch den hinteren Pfannenrand. Intraoperativ tiefe V-förmige Impression. Nach Anheben der imprimierten Corticalis und Spongiosa verblieb ein großer Defekt von ca. 3,5 cm Länge, 1,5 cm Tiefe

und 1,5 cm Basisbreite. In der Tiefe nekrotisches Knochengewebe. Der Defekt betrug ca. 30% der Gelenkfläche. Entnahme eines ausreichend großen Beckenkammspanes, entsprechende Formung des Spanes und anschließendes Einbolzen des Spanes in den Defekt. Die verbliebene Restinkongruenz wurde beseitigt, so daß der Span bündig mit der Knorpeloberfläche des Humeruskopfes abschließt. Sicherung durch zwei Spongiosaschrauben. Hier das Funktionsbild nach Einheilung des Spanes und das entsprechende Röntgenbild.

Das beschriebene Vorgehen hat nach unserer Meinung folgende Vorteile:

1. Die Ansätze der an der Schulter angreifenden Muskeln bleiben unverändert erhalten.
2. Die Zugrichtung der Muskulatur und Bänder wird nicht verändert.
3. Der Span hat als autologes Gewebe eine relativ gute Einheilungschance, es kam in allen Fällen zu einem zeitgerechten Einheilen des implantierten Knochenspanes.
4. Das funktionelle Endergebnis der so behandelten Patienten ist als gut anzusehen, so daß der knöcherne Wiederaufbau des Oberarmkopfes durch einen autologen cortico-spongiösen Beckenkammspan aufgrund unserer eigenen bisherigen Erfahrungen empfohlen werden kann.

Literatur

1. Ellerbroek N (1908) Beobachtungen über Schulterluxationen nach hinten nebst einer Übersicht über alle vom 1. Januar 1890 bis 1. Januar 1907 in der Göttinger Chirurgischen Klinik beobachteten Luxationen. Dtsch Z Chir 92:453
2. Hill NA, McLaughlin HL (1963) Locked posterior dislocation simulating a "frozen shoulder". J Trauma 3:225
3. McLaughlin HL (1949) Posterior dislocation of the shoulder. J Bone Joint Surg 31A:172
4. Rockwood CA, Green DP (1975) Fractures, vol 1. Lippincott, Philadelphia Toronto
5. Rowe CR (1956) Prognosis in dislocation of the shoulder. J Bone Joint Surg 38A:957
6. Weber BG (1969) Operativ treatment for recurrent dislocation of the shoulder. Injury 1:107
7. Wilson JC, McKeever FM (1949) Traumatic posterior dislocation of the humerus. J Bone Joint Surg 31A:160
8. Witt AN (1969) Die Operation der habituellen Schulterluxation beim alten Menschen. Arch Orthop Unfallchir 67:163
9. Wood JP (1941) Posterior dislocation of the head of the humerus and the diagnostic value of lateral and vertical views. US Navy Med Bull 39:532

CT-Diagnostik bei Wirbelsäulenfrakturen

W. Crone-Münzebrock, H. H. Jend, M. Heller und H. Schöttle

Radiologische Universitätsklinik, Martinistraße 52, D-2000 Hamburg 20

Erste Ergebnisse und Erfahrungen mit der Computertomographie (CT) beim spinalen Trauma, wurden ab 1978 publiziert. Die Überlegenheit der Computertomographie bei frischen Wirbelsäulenfrakturen gegenüber der konventionellen Röntgendiagnostik ist an Hand der

Hefte zur Unfallheilkunde, Heft 174
Zusammengestellt von A. Pannike

Tabelle 1. Computertomographisch nachgewiesene Knochenläsionen (Mehrfachnennungen möglich)

Auf den Wirbelkörper beschränkte Fraktur	n = 21
Fraktur des Wirbelkörpers und des Bogens	n = 22
Fraktur des Wirbelkörpers, Bogens und Querfortsatzes	n = 6
Fraktur des Wirbelkörpers und des Querfortsatzes	n = 8
Auf den Wirbelbogen begrenzte Fraktur	n = 14
Auf den Querfortsatz begrenzte Fraktur	n = 5
Mehr als 1 Wirbelkörper frakturiert	n = 19
Luxationsfrakturen	n = 8
Knöcherne Fragmente im Spinalraum	n = 20
Spinale Blutung	n = 5
Bandscheibenprotrusion	n = 5
Paravertebrale Hämatome	n = 8

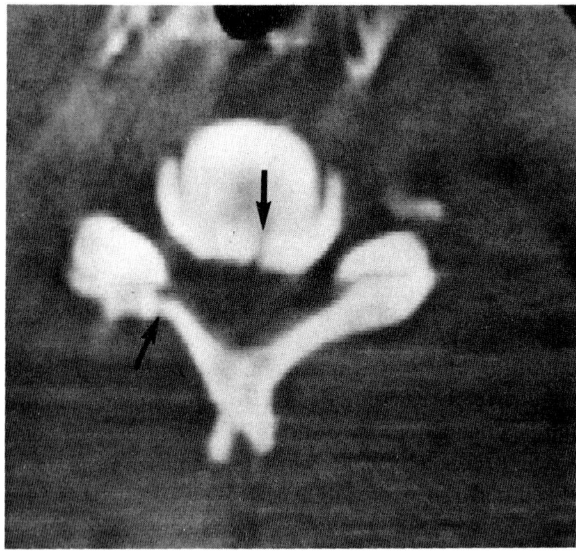

Abb. 1. CT des 4. HWK. Fraktur des Wirbelkörpers und der rechten Bogenwurzel (→)

bisher veröffentlichten Arbeiten einhellig belegt und dokumentiert [1–12]. Nachfolgend werden unsere Ergebnisse und Erfahrungen mit der Computertomographie bei frischen Wirbelsäulenfrakturen dargestellt.

Patientengut und Methode

Das Patientenkollektiv bestand aus 69 Patienten (Alter 14–76 Jahre; 38 Frauen, 31 Männer) mit insgesamt 88 frischen Wirbelsäulenfrakturen. Die Lokalisation war wie folgt verteilt: HWS n = 31; BWS n = 24; LWS n = 33. Die Untersuchungen erfolgten an einem Somatom 2, Firma Siemens, in Rückenlage der Patienten ohne Gabe von Kontrastmitteln. Die

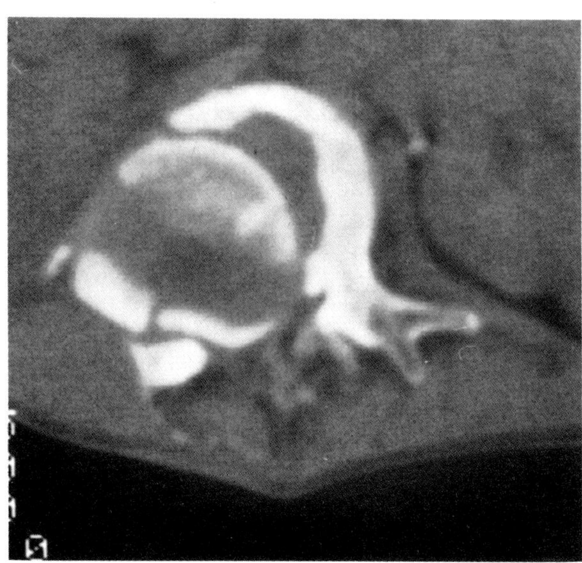

Abb. 2. CT einer Luxationsfraktur mit komplettem Querschnitt von LWK 1. Der Spinalraum ist komplett verlegt

Schichtdicke betrug 2 mm bei 2 mm Vorschub des Gerätes. Nach Abschluß der Untersuchung wurden saggitale und frontale Bildrekonstruktionen durchgeführt.

Ergebnisse

Eine Übersicht über die computertomographischen Befunde in unserem Patientenkollektiv zeigt Tabelle 1. Bemerkenswert erscheint, daß in einem Viertel der untersuchten Frakturen sowohl Bogenfrakturen wie auch knöcherne Fragmente sich im Spinalraum fanden (Abb. 1 und Abb. 2). Es zeigt sich, daß bei allen computertomographisch untersuchten Patienten nur in einem Viertel der Patienten die Fraktur auf den Wirbelkörper allein beschränkt war. Spinale Blutungen (n = 5), Bandscheibenprotusionen (n = 5) und paravertebrale Hämatome (n = 8), wurden einzig mit Hilfe der Computertomographie im selben Untersuchungsgang diagnostiziert. Subluxationen waren mit der konventionellen Röntgendiagnostik leichter als mit dem CT nachweisbar. Schwierigkeiten mit der Computertomographie ergaben sich bei einigen wenigen Patienten mit Horizontalfrakturen von Dens und Atlas sowie bei der Schanzfraktur.

Tabelle 2. Vorteile der CT-Untersuchung der traumatisierten Wirbelsäule

1. Einfach, schnell, gleichbleibende Bildqualität
2. Gleichzeitig durchführbare Intensivmaßnahmen
3. Keine riskanten Lagerungsmanöver
4. Geringer Zeitaufwand
5. Gleichzeitige Darstellung von Knochen- und Weichteilgewebe
6. Geringere Strahlendosis (ca. 7 rad)
7. Art und Komplexität der Fraktur werden übersichtlich dargestellt

Diskussion

Übereinstimmend mit anderen, vergleichbaren Publikationen [1–12], ist die CT nach Entwicklung von CT-Geräten der sogenannten 3. Generation, das leistungsfähigste, röntgenologische Instrument in der Diagnostik beim spinalen Trauma. Ein Vergleich der Vorteile und Nachteile der Computertomographie mit der konventionellen Röntgendiagnostik zeigt Tabelle 2 und 3. Aufgrund unserer Ergebnisse und Erfahrungen empfehlen wir folgendes Untersuchungskonzept (Tabelle 4).

Tabelle 3. Nachteile der CT-Untersuchung der traumatisierten Wirbelsäule

1. Kostenintensiv
2. Subluxationen sind häufig einfacher durch Funktionsaufnahmen darstellbar
3. Unvollkommene Darstellung möglich bei:
   a) Horizontalfrakturen von Dens und Atlas
   b) Chance Fraktur

Tabelle 4. Untersuchungskonzept bei spinalen Traumen

1. Standardprojektion in 2 Ebenen, evtl. Zielaufnahmen u./o. Tomographie
2. Verdacht auf horizontale Fraktur (Dens-, Atlas-, Chance-Fraktur) → konventionelle a.p.-Tomographie
3. Verdacht auf Frakturen mit Instabilität, spinalen Läsionen oder neurologischer Symptomatik → CT

Literatur

1. Brant-Zawadzki M, Jeffrey RB, Minagi H, Pitts LH (1982) High resolution CT of thoracolumbar fractures. AJR 138:699–705
2. Brant-Zawadzki M, Miller EM, Federle MP (1981) CT in the evaluation of spine trauma. AJR 136:369–375
3. Faerber EN, Wolpert SM, Scott RM (1979) Computed tomography of spinal fractures. J Comput Assist Tomogr. 3:657–661
4. Handelberg F, Bellemans MA, Opdecam P, Casteleyn PP (1981) The use of computerized tomographs in the diagnosis of thoracolumbar injury. J Bone Joint Surg (Br) 63: 336–341
5. Jend H-H, Heller M (1984) Wirbelsäule. In: Heller M, Jend H-H (Hrsg) CT in der Traumatologie. Thieme, Stuttgart, S 47–57
6. McInerney DP, Sage MR (1979) Computer-assisted tomography in the assessment of cervical spine trauma. Clin Radiol 30:203–206
7. Nykamp PW, Levy JM, Christensen F et al (1978) Computed tomography for a bursting fracture of the lumbar spine. J Bone Joint Surg (Am) 60:1108–1109
8. Post MJD, Green BA (1983) The use of computed tomography in spinal trauma. Radiol Clin North Am 21:327–375
9. Rath M, Dittmer H, Sommer B, Fenzl G, Bauer M (1982) Computertomographie beim spinalen Trauma. Unfallheilkunde 85:338–344

10. Sartor K (1980) Computertomographie bei Verletzungen der Halswirbelsäule und der oberen Brustwirbelsäule. RÖFO 132:132–138
11. Tadmor R, Davis KR, Robertson GH et al (1978) Computed tomographic evaluation of traumatic spinal injuries. Radiology 127:825–827
12. Treisch J, Clausen C (1982) Computertomographische Diagnostik von Wirbelsäulenverletzungen. RÖFÖ 138:588–591

Der alloplastische Ersatz von Bändern durch Polyglactin-910 – Eine tierexperimentelle Untersuchung

A. Friedrich, D. Wolter und F. Bisgwa

Abteilung für Unfall-, Wiederherstellungs- und Handchirurgie,
Allgemeines Krankenhaus St. Georg, Lohmühlenstraße 65, D-2000 Hamburg 1

Einleitung

Zahlreiche bandplastische Operationsverfahren zur Wiederherstellung von instabilen Gelenken mit auto-, homo-, heterologen und alloplastischen Bandersatzmaterialien sind entwikkelt worden.

Bei allen bisher verwendeten Materialien sind die Langzeitergebnisse nicht voll befriedigend, so daß es berechtigt erscheint, nach weiteren Methoden zu suchen.

In einer tierexperimentellen Untersuchung sind wir der Frage nachgegangen, ob ein resorbierbares Material – Polyglactin-910 – welches als Nahtmaterial in der Chirurgie bereits einen festen Platz hat, als Bandersatz zu einem befriedigenden Ergebnis führt.

Material und Methoden

Wir wählten Polyglactin-910, ein Kopolymer aus L-Lactid und Glycolid im Verhältnis 1:9, welches in tierischem Gewebe vollständig abgebaut wird.

Die Resorption ist 70 Tage nach Implantation abgeschlossen. Die anfänglich sehr hohe Reißkraft vermindert sich nach 14 Tagen auf ca. 50%, nach 21 Tagen auf ca. 20% des Ausgangswertes, nach 4 Wochen ist sie nicht mehr meßbar [3, 4].

Wir verwendeten gewebte Bänder von 5 und 10 mm Breite mit einer Bandfestigkeit von mindestens 70 N pro mm Bandbreite, die Art der Implantation erfolgte in Anlehnung an Untersuchungen, die an Kohlenstoffbändern durchgeführt wurden [1, 6].

In einer ersten Pilot-Versuchsreihe wurden bei 4 Foxhounds an jeweils beiden Kniegelenken die medialen Seitenbänder reseziert und durch gedoppeltes 10 mm breites mit Kleinfragmentschrauben und Plastikunterlegscheiben fixiertes Polyglactin-Band ersetzt (Abb. 1). Die Beobachtungszeiten betrugen 6 Wochen bis zu einem 1/2 Jahr.

In gleicher Weise wurden in einer zweiten Versuchsreihe bei 10 Kaninchen die medialen Seitenbänder an beiden Kniegelenken durch 5 mm breites Polyglactin-Band ersetzt. Hier

Hefte zur Unfallheilkunde, Heft 174
Zusammengestellt von A. Pannike

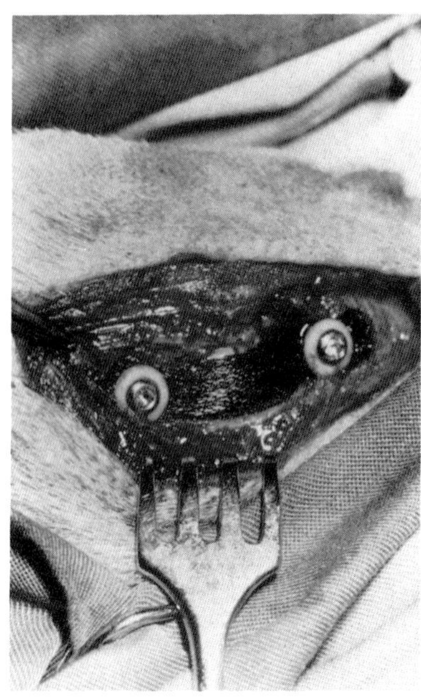

Abb. 1. Operationssitus nach Ersatz des medialen Knieseitenbandes beim Foxhound durch 10 mm breites gedoppeltes Polyglactin-910-Band

wurden zwei Gruppen von je 5 Tieren mit 6 und 12 Wochen Beobachtungszeit gebildet. Die Tiere wurden funktionell nachbehandelt, eine Ruhigstellung erfolgte nicht.

Nach Ablauf der Beobachtungszeit wurden die Tiere getötet, die Kniegelenke freipräpariert, die Bandersatzbildungen medial dargestellt und alle übrigen Kapsel- und Bandstrukturen entfernt.

Die Reißfestigkeitsprüfungen wurden an einer Zugprüfmaschine der Fa. Zwick mit einer Banddehnungsgeschwindigkeit von 10 mm pro Minute durchgeführt, die gleichzeitige Aufzeichnung der Banddehnungskurve erfolgte über einen gekoppelten Papierbandschreiber (Abb. 2).

Nach Abschluß der Reißkraftprüfungen erfolgte die histologische Untersuchung.

Ergebnisse

Die postoperativen Verläufe waren komplikationslos, alle Tiere überlebten die Eingriffe. Die Kniegelenke waren zum Zeitpunkt der Tötung klinisch stabil.

Bei der Präparation der ersetzten Bandstrukturen fand sich bereits nach 6 Wochen, wie auch nach längeren Beobachtungszeiträumen, ausgeprägtes derbes weißliches Gewebe medialseitig, beim Foxhound mehr als beim Kaninchen. Die Schrauben waren zum größten Teil überdeckt (Abb. 3).

Reste des Polyglactin waren nicht zu erkennen, Entzündungszeichen fehlten.

Die Reißfestigkeitsprüfungen zeigten beim Foxhound einen kontinuierlichen Anstieg der Bandfestigkeit bis zur 26. Woche, das Kraft-Dehnungsdiagramm nach 26 Wochen Beobachtungszeit entspricht nahezu dem des ebenfalls geprüften natürlichen Knieseitenbandes (Abb. 4, 5). Die Reißfestigkeitsprüfungen beim Kaninchen zeigten vergleichbare Kurvenverläufe.

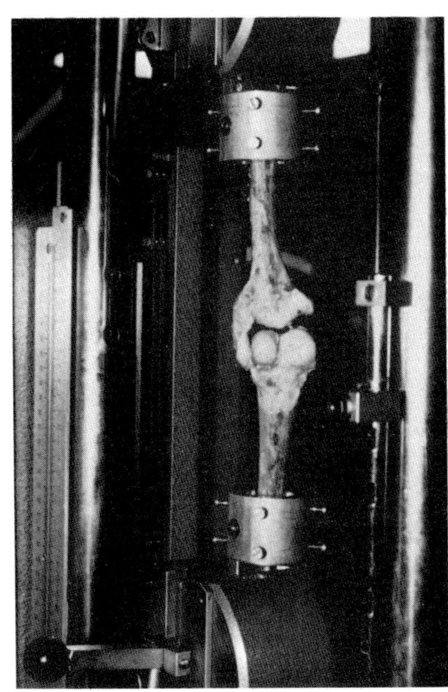

Abb. 2. Reißfestigkeitsprüfung des isolierten Bandersatzes

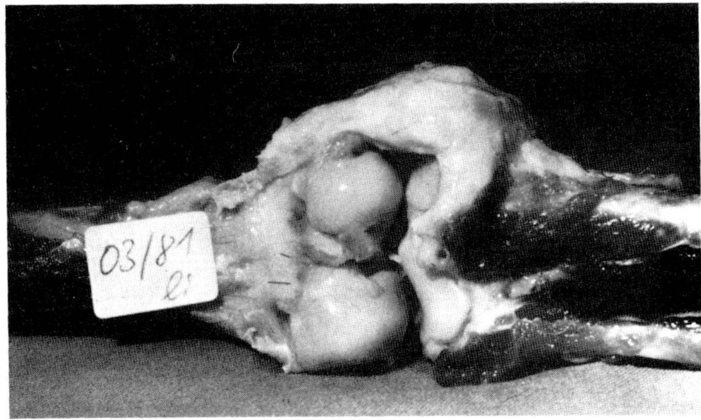

Abb. 3. Medialer Seitenbandbereich beim Foxhound 6 Wochen nach Ersatz durch Polyglactin-910-Band in dorsaler Ansicht

Im prozentualen Vergleich fanden wir beim Foxhound nach 6 Wochen Beobachtungszeit ca. 30% und nach 12 Wochen ca. 50%, beim Kaninchen nach 6 und 12 Wochen jeweils ca. 50% der Festigkeit des natürlichen Bandes. Nach einem 1/2 Jahr ist die Reißkraft geringgradig höher als die des natürlichen Bandes.

Als Maß für die Elastizität unserer Bänder errechneten wir aus dem linearen Anteil der Dehnungskurven die Steifigkeit als Quotient aus Kraft und Dehnung. Prozentual fanden wir hierbei beim Foxhound nach 6 bis 12 Wochen ca. 45% und beim Kaninchen ca. 35% der Steifigkeit des natürlichen Bandes. Nach einem 1/2 Jahr ist die Steifigkeit beim Foxhound höher als die des natürlichen Bandes.

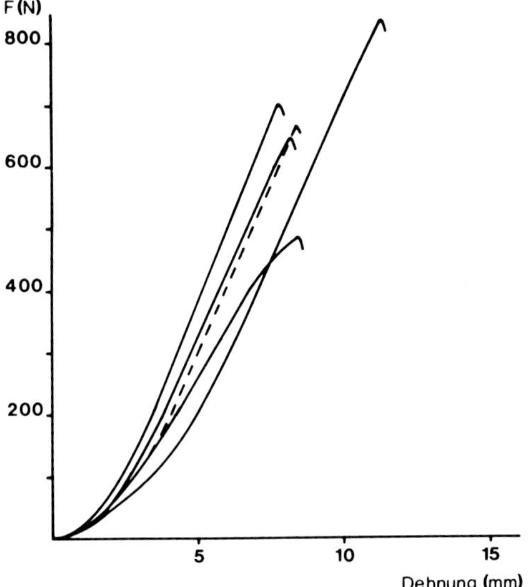

Abb. 4. Kraft-Dehnungs-Diagramm natürlicher Knieinnenbänder beim Foxhound. (Die gestrichelte Linie – – – entspricht dem gemittelten Kurvenverlauf)

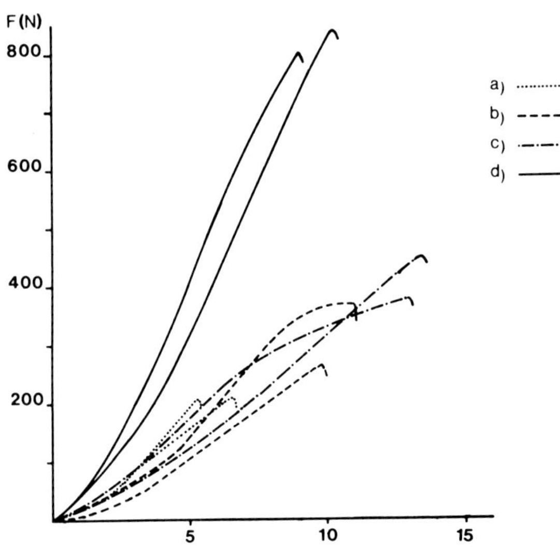

Abb. 5. Kraft-Dehnungs-Diagramm der neugebildeten Bänder beim Foxhound. (*a*) 6 Wochen, (*b*) 12 Wochen, (*c*) 18 Wochen und (*d*) 26 Wochen nach Ersatz durch Polyglactin-910-Band

Die histologische Untersuchung zeigt beim Foxhound und Kaninchen nach 6 Wochen gerichtetes faserreiches und relativ zellreiches Bindegewebe, dazwischen in unterschiedlicher Anzahl Blutgefäße. Polyglactin läßt sich nicht mehr nachweisen.

Nach 12 Wochen hat der Kollagenfaseranteil zu und der Zellanteil deutlich abgenommen. Das Ersatzgewebe zeigt bereits bandähnliche Struktur (Abb. 6).

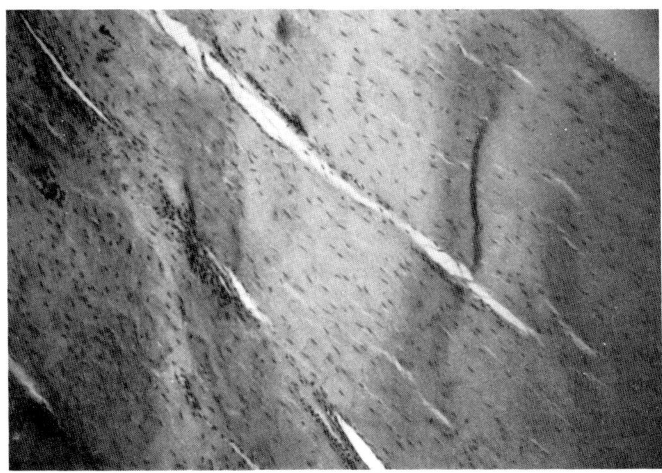

Abb. 6. Bandersatzbildung beim Foxhound nach 12 Wochen Beobachtungszeit. Färbung: HE, Vergrößerung 50x

Diskussion

In vorliegender Untersuchung wurde die bekannte gute Biokompatibilität von Polyglactin-910 bestätigt [2, 5].

Trotz unterschiedlicher Art und Größe der Versuchstiere fanden wir vergleichbare Ergebnisse bezüglich Reißfestigkeit und Steifigkeit der Ersatzbänder und bezüglich des histologischen Bildes.

Die funktionelle Nachbehandlung der Tiere dürfte mit dazu beigetragen haben, daß es rasch zu einer gerichteten Bindegewebsbildung im Bereich des ersetzten Bandes kam.

Die Festigkeit wurde allerdings durch ein mehrfaches des Banddurchmessers des natürlichen Bandes erreicht.

Als Vorteil erscheint es, daß das alloplastische Material nach Erfüllung seiner Funktion vollständig durch Resorption verschwindet.

Aufgrund unserer Ergebnisse erscheint es gerechtfertigt, im Rahmen klinisch kontrollierter Studien Polyglactin-Band zur Verstärkung bei bandplastischen Maßnahmen einzusetzen.

Zusammenfassung

An 8 Hundeknien (Foxhounds) und 20 Kaninchenknien erfolgte die Resektion und der Ersatz des medialen Kollateralbandes durch gewebtes Polyglactin-910-Band in einer Stärke von 5 und 10 mm.

Die Reißfestigkeitsprüfungen der Bandersatzbildungen im Bereich des Polyglactin-Bandes ergaben nach 6 Wochen Beobachtungszeit beim Kaninchen eine Zugfestigkeit von ca. 50% im Vergleich zum natürlichen Band.

Beim Hund betrug der Wert ca. 35%.

Nach 12 Wochen fand sich bei beiden Species eine Festigkeit von ca. 50%. Nach 1/2 Jahr entsprach die Zugfestigkeit der des natürlichen Bandes.

Histologisch fand sich ein unidirektional ausgerichtetes, kollagenfaserreiches Gewebe, das mit Zunahme der Beobachtungszeit eine Vermehrung der Kollagenfasern und Abnahme der cellulären Elemente aufwies.

Literatur

1. Claes L, Burri C, Neugebauer R, Pichler J, Mohr W (1983) Tierexperimentelle Untersuchung zum Vergleich verschiedener alloplastischer Materialien für Bandersatz. Aktuel Probl Chir Orthop 25 : 109–115
2. Conn J Jr, Oyasu R, Welsh M, Beal JM (1974) Vicryl (Polyglactin 910) Synthetic Absorbable Sutures. Am J Surg 128 : 19–23
3. Dociu N (1978) Vicryl und sein Verhalten im Gewebe. Ethicon OP Forum 96 : 13–32
4. Postlethwait RW, Smith BM (1975) A New Absorbable Suture. Surgery, Gyneocol Obstetr 140 : 377–380
5. Thiede A, Jostarndt L, Lünstedt B, Sonntag HG (1980) Kontrollierte experimentelle histologische und mikrobiologische Untersuchungen zur Hemmwirkung von Polyglycolsäurefäden bei Infektionen. Chirurg 51 : 35–38
6. Wolter D, Claes L, Burri C, Neugebauer R (1979) Untersuchungen zur intraossären Verankerung des alloplastischen Bandersatzes mit Kohlenstoffasern beim Schaf. Langenbecks Arch Suppl Forum 221–224

Die Bandplastik beim chronischen Außenbandschaden des oberen Sprunggelenkes und ihre Ergebnisse

G. Scheuba und S. Schleenbecker

Unfallchirurgische Klinik des Krankenhauses Wetzlar (Chefarzt: Prof. Dr. G. Scheuba), Forsthausstraße 1, D-6330 Wetzlar

In den Jahren 1976 bis 1983 wurden an der Unfallchirurgischen Klinik des Krankenhauses Wetzlar 2103 Außenbandverletzungen des oberen Sprunggelenkes operativ behandelt. In diesem Zeitraum wurde bei 4,7%, das sind 98 Patienten, eine Außenbandersatzplastik bei chronischem Außenbandschaden mit häufigen Distorsionstraumen wegen Fehlens eines oder mehrerer Außenknöchelbänder durchgeführt. Ein veralteter knöcherner Bandausriß wurde meistens durch Reinsertion versorgt. Auch bis zu 12 Monate alte Bandrupturen konnten oft durch Anfrischen der eingerollten Bandstümpfe, Naht und 6 Wochen Gipsverband erfolgreich behandelt werden. Die routinemäßig angefertigten gehaltenen Aufnahmen in zwei Ebenen zwei Wochen nach Gipsabnahme bestätigten im Vergleich mit den Voraufnahmen die postoperative Bandstabilität. Nur das völlige Fehlen von Bandstrukturen vor allem im Bereich des Lig. fibulotalare anterius oder ausgeprägte degenerative Veränderungen ergeben für uns die Indikation zum plastischen Bandersatz. Unser jüngster Außenbandpatient war bisher 6 Jahre alt. Immer wieder sehen wir auch bei Kindern die Notwendigkeit für eine Bandersatzplastik, führen diese aber erst nach Schluß der Epiphysenfugen durch.

Hefte zur Unfallheilkunde, Heft 174
Zusammengestellt von A. Pannike

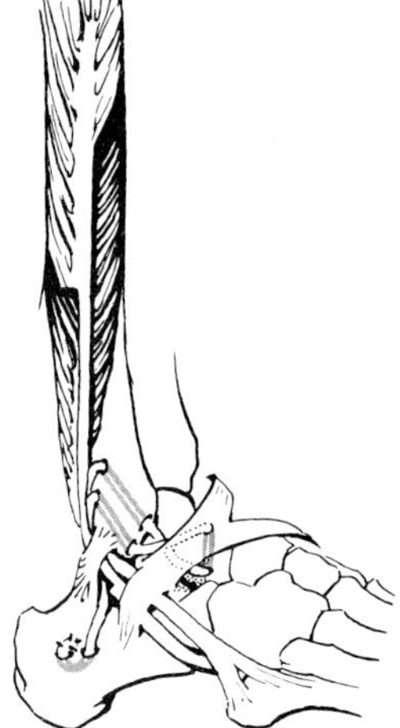

Abb. 1. Anlegen der Bohrlöcher durch die Fibula, den Talushals und den Tuber calcanei

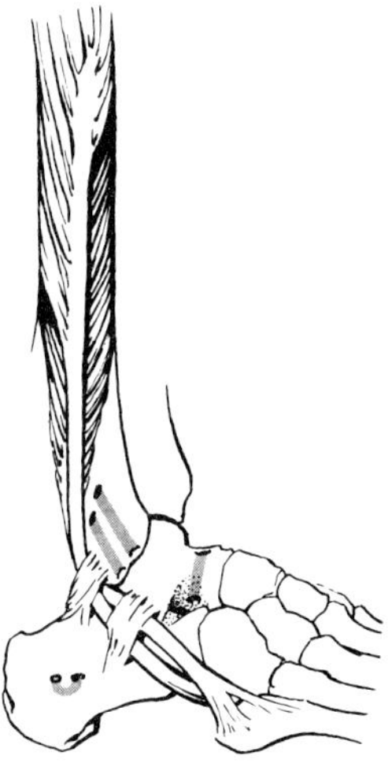

Abb. 2. Einziehen der halben Peroneus-longus-Sehne achtertourig durch die Bohrlöcher und Fixation des freien Endes im Tuber calcanei

Stellen wir intraoperativ bei einem Kind fehlende Bandstrukturen fest, so führen wir lediglich eine einfache Periostlappenplastik durch.

Für die hier zur Diskussion gestellte Außenbandersatzplastik beim Erwachsenen entnehmen wir die halbe Peroneuslongus-Sehne als freies Transplantat. Wir legen zwei parallel verlaufende Bohrlöcher durch die Fibula und eines durch den Talushals und führen die Sehne achtertourig durch die Bohrkanäle, vor dem Retinakulum der Peroneussehnen und unter denselben durch zum Tuber calcanei. Hier wird sie wieder in einem Bohrloch verankert, wie aus den Zeichnungen hervorgeht. Die exakte Länge der Bohrlöcher muß den anatomischen Verlauf der Ersatzbänder gewährleisten, und das freie Transplantat vermeidet die Tenodese des unteren Sprunggelenkes (Abb. 1, 2). Die früher von uns angewandte Methode mit der Plantaris-longus-Sehne nach Weber haben wir verlassen, nachdem diese nach drei Jahren nach der Operation bei einem Fußballspieler bei erneutem adäquaten Trauma gerissen ist.

Die jetzt durchgeführte erneute Außenbandplastik mit der kräftigeren halben Peroneus-longus-Sehne hält immerhin nun schon 5 Jahre.

Die Indikation für den Eingriff ergab 75mal das Fehlen oder eine schwere Degeneration des Lig. fibulotalare anterius und fibulocalcaneare, 10mal nur das Fehlen des Lig. fibulotalare anterius allein und einmal die schwere Degeneration aller drei Bänder bei einer Aufklappbarkeit von 45 Grad. In 12 Fällen fehlte das Lig. fibulotalare anterius, und das Lig. fibulo calcaneare war frisch rupturiert. Als Bandersatz verwendeten wir dreimal die Plantaris-longus-Sehne, einmal eine vorhandene Peroneus-tertius-Sehne und bei den restlichen 94 Patienten die halbe Peroneus-longus-Sehne.

Ein bis acht Jahre nach der Operation konnten 72 Patienten, 27 Frauen und 45 Männer, persönlich nachuntersucht und 3 telefonisch befragt werden. Bei 81,9% der Befragten war die operative Seite besser oder gleich gut wie die gesunde Seite, bei 18% subjektiv schlechter, jedoch besser als vor der Operation. Die Sportgewohnheiten hinsichtlich des Laufsportes der 72 nachuntersuchten Patienten nahmen bei 8,3% nach der Operation zu, bei 79,2% blieben sie gleich, und bei 12,9% nahmen sie ab. Für letzteres waren dreimal berufliche Gründe, einmal Beschwerden in anderen Gelenken und nur viermal Beschwerden im operierten Sprunggelenk ausschlaggebend. Das Gangbild aller Patienten war normal, ebenso Zehen- und Hackengang. Die Unterschenkelmuskulatur war bei 72,2% seitengleich, bei 25% fand sich auf der operierten Seite eine Umfangminderung von bis zu 2 cm, bei 2,7% von über 2 cm. Die Dorsalflexion war bei 65,3% seitengleich, bei 20,8% bis 5 Grad, bei 12,5% bis 10 Grad und bei 1,4% über 10 Grad eingeschränkt. Die Plantarreflexion war bei 58,4% seitengleich, bei 16,7% bis 5 Grad, bei 13,9% bis 10 Grad und bei 5,6% über 10 Grad vermindert. Bei der Pronation bestand bei 47,5% Gleichseitigkeit, eine Verschlechterung bis 5 Grad bei 33,2%, bis 10 Grad bei 13,8% und über 10 Grad bei 5,5%. Analog dazu war die Supination gleichseitig bei 45,8%, bis 5 Grad vermindert bei 13,9%, bis 10 Grad bei 22,2% und bei 18,1% darüber eingeschränkt. Röntgenologisch betrug die Aufklappbarkeit im a.p. Strahlengang bei 50% 0–1 Grad, bei 36,8% 2–6 Grad und bei 13,2% 7–12 Grad.

Ein relativ hoher Prozentsatz der Patienten klagte über Sensibilitätsstörungen im Bereich des Nervus cutaneus dorsalis lateralis, nämlich 22,5%, teilweise nur temporär. 5,6% klagten sogar über Neurombeschwerden. 5 Patienten klagten darüber, daß sie keine hohen Schuhe tragen könnten und bei zwei dieser jugendlichen Patienten erhoben wir einen interessanten Befund. Offenbar war der Ersatz des Lig. fibulotalare anterius zum Talushals hin zu stark angespannt oder sekundär geschrumpft. Der Außenknöchel erschien nach ventro-tibial verdreht, und der hintere Fibularand wölbte die Haut stark vor und führte zu Beschwerden bei hohen Schuhen.

Zusammenfassend führt die freie Transplantation der halben Peroneus-longus-Sehne zu guten Ergebnissen ohne den sonst vielfach beobachteten Tenodeseeffekt im unteren Sprunggelenk. Die bei der Nachuntersuchung aufscheinende Beeinträchtigung der Beweglichkeit betreffen Pro- und Supination relativ gering und gleichmäßig, sodaß sie eher auf eine mangelhafte Übungsbehandlung nach dem Eingriff zurückzuführen sind. Nur in 12,5% der Fälle wurde krankengymnastische Nachbehandlung durchgeführt mit durchschnittlich 12,1 Behandlungsterminen. Die hohe Anzahl von Nervenschädigungen wird uns in Zukunft eine Mahnung sein, bei der Präparation mehr auf eine sorgfältige Schnittführung zu achten.

Frakturen des Volkmannschen Dreiecks

V. Hendrich und J. Neidel

Abteilung für Unfallchirurgie (Ärztlicher Direktor: Prof. Dr. E. H. Kuner) im Zentrum Chirurgie der Albert-Ludwigs-Universität, Hugstetter Straße 55, D-7800 Freiburg

Malleolarfrakturen mit Beteiligung eines sogenannten Volkmannschen Dreiecks weisen eine erhöhte posttraumatische Arthroserate auf. Aus experimentellen Untersuchungen ist bekannt, daß die Fraktur eines derartigen hinteren Kantenfragments sich meist infolge eines Stauchungs- oder Abschermechanismus ereignet [4]. Bei diesem Mechanismus ist eine Schädigung des Gelenkknorpels häufig zu beobachten. Verbleibt das Volkmannsche Dreieck unfixiert, können je nach Größe und Lage des Fragments Stufenbildungen in der distalen Tibiagelenkfläche oder Subluxationsstellungen des Talus resultieren. Wie wir aus eigenen experimentellen Untersuchungen wissen, führt die mangelhafte Fixation nicht nur zu einer Reduzierung der artikulierenden Fläche, sondern auch zu einer Ausweitung des Gelenkabschnitts mit Spitzendruck [5].

Um die Bedeutung eines hinteren Volkmannschen Dreiecks für die Prognose der Malleolarfraktur besser abschätzen zu können, führten wir an einem Kollektiv von 102 Verletzungen mit Malleolarfrakturen und Frakturen des Volkmannschen Dreiecks der Jahrgänge 1976, 1977 und 1978 drei Jahre nach dem Unfall eine Nachuntersuchung durch. Als Vergleichsgruppe dienten die 110 Patienten mit Malleolarfrakturen des Jahrgangs 1977, bei denen keine zusätzliche Fraktur des Volkmannschen Dreiecks vorlag. In der Patientengruppe mit Frakturen des Volkmannschen Dreiecks überwogen die Außenknöchelfrakturen vom Typ C (56 Fälle), in der Gruppe der Patienten mit Malleolarfrakturen, bei denen es zu keinem Abbruch eines solchen Kantenfragments gekommen war, überwogen die Außenknöchelfrakturen vom Typ B (66 Fälle). Lag ein hinteres Kantenfragment vor, so war in über 70% der Fälle auch der Innenknöchel frakturiert. Knorpelschäden wurden in den Operationsberichten der Osteosynthesen von Frakturen mit Volkmannschem Kantenfragment doppelt so häufig erwähnt, wie in denen des Vergleichskollektivs. Präarthrotische Veränderungen wurden dagegen etwa gleich häufig in beiden Kollektiven beobachtet (insgesamt waren noch 177 Unfallröntgenbilder zugänglich, immerhin fanden sich in 22 Fällen bereits zum Unfallzeitpunkt präarthrotische oder arthrotische Veränderungen am oberen Sprunggelenk). 8 Frakturen waren offen, davon 2 Fälle mit Volkmannschem Kantenfragment.

Tabelle 1. Patientenzahlen (n = 212)

162	nachuntersucht
21	beantwortete Fragebogen
7	verstorben
5	unbekannt verzogen
1	stationäre psych. Behandlung
2	Patienten mit Querschnittslähmung
1	Unterschenkelamputation
13	Untersuchung abgelehnt

Hefte zur Unfallheilkunde, Heft 174
Zusammengestellt von A. Pannike

Tabelle 2. Posttraumatische Arthroserate

	mit Volkmann (n = 83)	ohne Volkmann (n = 79)
keine Arthrose	41%	83,5%
Arthrose	59%	16,5%
(davon schmerzfrei)	(22%)	(4%)

Von den ursprünglich 212 Patienten wäre eine Nachuntersuchung in 196 Fällen möglich gewesen. Davon wurden 162 nachuntersucht, in weiteren 21 Fällen konnte eine subjektive Beurteilung des Behandlungsergebnisses mit Hilfe eines Fragebogens eingeholt werden. Die subjektive Eigenbeurteilung ergab in 17,6% der Fälle mit Kantenfragment ein schlechtes Ergebnis, dagegen nur in 5,4% der Patienten mit einer Malleolarfraktur ohne Volkmannsches Dreieck.

Die objektive Klassifizierung nach Weber berücksichtigte die Schmerzangabe, die Gehleistung, die Aktivität, den Röntgenbefund, die Beweglichkeit im oberen und im unteren Sprunggelenk [5]. Nach seiner Punktwertung (0 Punkte entsprachen jeweils der restitutio ad integrum, der Gesamtpunktewert wurde nach einer Addition der Fehlerpunkte ermittelt) mußte bereits bei einer Wertung über 2 Punkte hinaus das Gesamtergebnis als schlecht bezeichnet werden. Dabei fand sich in 72% der Fälle mit Abbruch eines Volkmannschen Kantenfragmentes nach dieser strengen Klassifizierung ein schlechtes Behandlungsergebnis, das gleiche traf für die Verletzten ohne Volkmannsches Kantenfragment in 28% der Fälle zu. Im einzelnen war der Unterschied beider Kollektive in den Kriterien Schmerzen, Gehleistung, Aktivität sowie in der Beweglichkeit der beiden Sprunggelenke nicht so ausgeprägt, wie nach dem Gesatmresultat zu erwarten. Lediglich bei der Bewertung der Röntgenaufnahmen zeigte sich, daß das radiologische Ergebnis der Patienten mit Volkmannschem Kantenfragment deutlich abfiel. Hingegen fand sich bei den Patienten mit Malleolarfraktur ohne Volkmannsches Kantenfragment eine gute Korrelation zwischen radiologischem und klinischem Befund. In diesem Zusammenhang muß auch darauf verwiesen werden, daß 22% der Verletzten mit posttraumatischer Arthrose nach Malleolarfraktur mit Volkmannschem Kantenfragment beschwerdefrei waren.

Um bei 83 radiologisch nachkontrollierten Verletzten mit hinterem Kantenfragment den möglichen Einfluß der Größe des Gelenkflächenanteils auf das Behandlungsergebnis abschätzen zu können, teilten wir sie in 3 Gruppen ein: Kantenfragmente mit 1/5 der Gelenkfläche und größer (27 Verletzte), Fragmente mit 1/6–1/9 der Gelenkfläche (17 Verletzte) und die Gruppe derer, die ein Kantenfragment von maximal 1/10 der Gelenkfläche (39 Verletzte) aufwiesen.

Von den 83 hinteren Kantenfragmenten waren nur 19 fixiert worden. 7 von 18 größeren fixierten Kantenfragmenten zeigten eine fehlerhafte Fixation mit Stufenbildung in der distalen Tibiagelenkfläche. Aufgrund der kleinen Patientenzahl mit adäquat fixiertem Kantenfragment kann leider zur Frage, ob eine adäquate Fixation eines hinteren Kantenfragmentes eine deutliche Besserung des Behandlungsergebnisses erreicht hätte, aufgrund der Nachuntersuchung dieses Patientengutes nichts ausgesagt werden. Wichtig erscheint uns jedoch die Beobachtung, daß ein deutliches Ansteigen der Arthroserate in Abhängigkeit von der Größe des hinteren Kantenfragmentes festzustellen war. Während bei einer Fragmentgröße von maximal einem Zehntel der Gelenkfläche nur in 36% eine posttraumatische Arthrose auftrat, wurde diese bei den mittelgroßen Fragmenten in 71% und bei Fragmenten von mindestens 1/5 der Gelenkfläche in 85% beobachtet.

Wir halten eine Verbesserung dieser Behandlungsergebnisse bei Malleolarfrakturen mit Volkmannschem Dreieck für möglich. Die präoperative Planung konnte durch Einsatz der Computertomographie bei bestimmten trimalleolären Frakturen verbessert werden. Dabei ist es beispielsweise möglich, auf eine Mehrfragmentfraktur des hinteren Kantenfragmentes oder auf kleinere Zusatzfragmente aufmerksam zu machen, die sich der Standardröntgendiagnostik entzogen hätten [1].

Aufgrund der eingangs erwähnten experimentellen Untersuchungen und biomechanischen Überlegungen haben wir unser Therapiekonzept dahingehend geändert, daß wir versuchen, jedes Tibiakantenfragment über der Größe von 1/10 der Gelenkfläche zu fixieren. Dabei hat es sich als vorteilhaft gezeigt, das hintere Fragment unter Sicht von einem meist dorsomedialen Zugang aus anzugehen, einzupassen und dann von vorn zu fixieren. Heim hat daraufhingewiesen, daß der dorsomediale Zugang die Möglichkeit bietet, eventuell vorhandene Einstauchungen der Tibiagelenkfläche im Frakturbereich anheben zu können [2]. Auch hierin sehen wir einen wertvollen Ansatzpunkt, um die Prognose dieser schwersten Form eines Knöchelbruchs verbessern zu können.

Literatur

1. Friedburg H, Hendrich V, Wimmer B, Riede UN (1983) Computertomographie bei komplexen Sprunggelenksfrakturen. Radiologe 23:421
2. Heim U (1982) Indikation und Technik der Stabilisierung des hinteren Kantendreiecks nach Volkmann bei Malleolarfrakturen. Unfallheilkunde 85:388
3. Hendrich V, Eisele H (1983) Intraartikuläre Druckmessung am oberen Sprunggelenk. In: Hefte Unfallheilkunde, Heft 165. Springer, Berlin Heidelberg New York, S 48
4. Katthagen B-D, Hopf Th, Hanser U (1984) Biomechanische Untersuchungen zur Pathogenese des hinteren Volkmannschen Dreiecks. In: Hackenbroch MH, Refior HJ, Jäger M, Plitz W (Hrsg) Funktionelle Anatomie und Pathomechanik des Sprunggelenks. Thieme, Stuttgart New York.
5. Weber BG (1972) Die Verletzungen des oberen Sprunggelenks, 2. Aufl. Huber, Bern

Flake Fractures am oberen Sprunggelenk: Kann die operative Versorgung die posttraumatische Arthrose verhindern?

A. Lies und I. Scheuer

Berufsgenossenschaftliche Krankenanstalten „Bergmannsheil" Bochum,
Chirurgische Universitätsklinik (Direktor: Professor Dr. G. Muhr), D-4630 Bochum 1

Vielfältig sind die Verletzungsmöglichkeiten des Knorpels und Knochens am oberen Sprunggelenk aufgrund der komplizierten anatomischen und funktionellen Verhältnisse. Sowohl sogenannte Bagatelltraumen als auch echte Unfallereignisse verursachen Taluskantenläsionen oder auch sogenannte flake fractures, die des öfteren auch in Kombination mit Verrenkungsbrüchen oder auch Bandrupturen auftreten (Abb. 1) [4, 8].

Die Spätform dieser Knorpel- bzw. Knorpel-Knochenverletzung stellt die Osteochondrosis dissecans dar, die überwiegend als Traumafolge anerkannt wird [6, 13].

Die Diagnostik dieser Läsionen kann mitunter Schwierigkeiten bereiten, vor allem, wenn es sich um reine Knorpelverletzungen handelt. Derartige, als geringfügig angesehene Verletzungen wurden in der Vergangenheit leicht übersehen. Nicht selten ließen erst über Jahre bestehende Beschwerden und die sekundär aufgetretene Arthrose auf eine stattgehabte unfallbedingte Knorpelläsion rückschließen [7, 10]. Die exakte klinische Untersuchung, die Röntgenuntersuchung, evtl. auch Schichtaufnahmen sowie gehaltene Röntgenaufnahmen ermöglichen es, diese oft diskreten Läsionen am oberen Sprunggelenk zu erkennen (Abb. 2). Die Arthrographie sowie die Arthroskopie haben einen zusätzlichen diagnostischen Stellenwert.

Da es sich bei dem oberen Sprunggelenk um ein stark belastetes Gelenk handelt, sind wir der Ansicht, daß frische Knorpel- und Knochenabsprengungen des Talus ähnlich wie sonstige Gelenkfrakturen zu behandeln sind. Die anatomische Wiederherstellung der Gelenkfläche gilt als oberstes Ziel. Hierin wird eine Möglichkeit zur Verhinderung der zurecht gefürchteten posttraumatischen Arthrose gesehen.

Es bieten sich zur operativen Versorgung derartiger Verletzungen mehrere Methoden an. Vor allem im Hinblick auf die Prognose ist eine Unterteilung zwischen osteochondralen und chondralen einerseits und frischen oder älteren Verletzungen andererseits von großer praktischer Bedeutung.

Kleinere Knorpelfragmente werden entfernt, ebenso veraltete mit degenerativen Veränderungen, das Lager geglättet und durch Aufbohrung angefrischt [1–3].

Ein Knorpel-Knochenfragment wird in aller Regel refixiert. Es stehen hierzu verschiedene Techniken zur Verfügung [6, 13]:

Schraubenosteosynthese,
K-Draht-Osteosynthese,
Knochenspäne sowie
Fibrinkleber.

Die Schrauben- und Kirschner-Drahtosteosynthesen zeichnen sich vor allem durch hohe Stabilität aus, Nachteil des Klebers ist die geringe mechanische Festigkeit. Der Vorteil dieser Methode ist jedoch, daß eine zweite Operation zur Metallentfernung entfällt. Bei reinen Knorpellösungen ist meist die Entfernung des Fragmentes angezeigt, da eine echte Einhei-

Hefte zur Unfallheilkunde, Heft 174
Zusammengestellt von A. Pannike

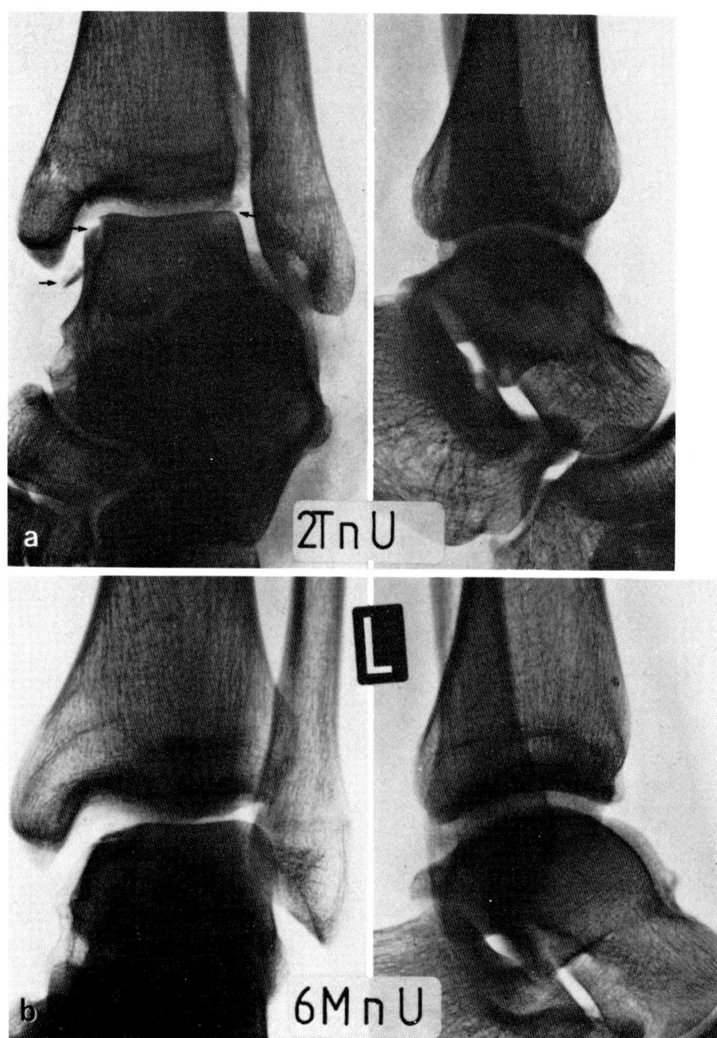

Abb. 1. a 17 J., männlich, 6 Monate nach Sportunfall, med. Taluskantenläsion, **b** 24 J., weibl., Verrenkungsbruch der li. Knöchelgabel mit flake fracture im med. und lat. Talusbereich

lung nach heutigen Erkenntnissen fragwürdig ist. Meist ist die Ausbildung eines Dissecates die Folge (Abb. 3) [5, 6, 8, 12].

Ergebnisse

Wir haben in der Chirurgischen Universitätsklinik „Bergmannsheil" Bochum in der Zeit von 1976 bis 1983 insgesamt 24 Patienten mit Taluskantenläsionen behandelt. Es lagen in 16 Fällen sogenannte akute Traumen vor, das heißt, die Verletzten stellten sich noch am Un-

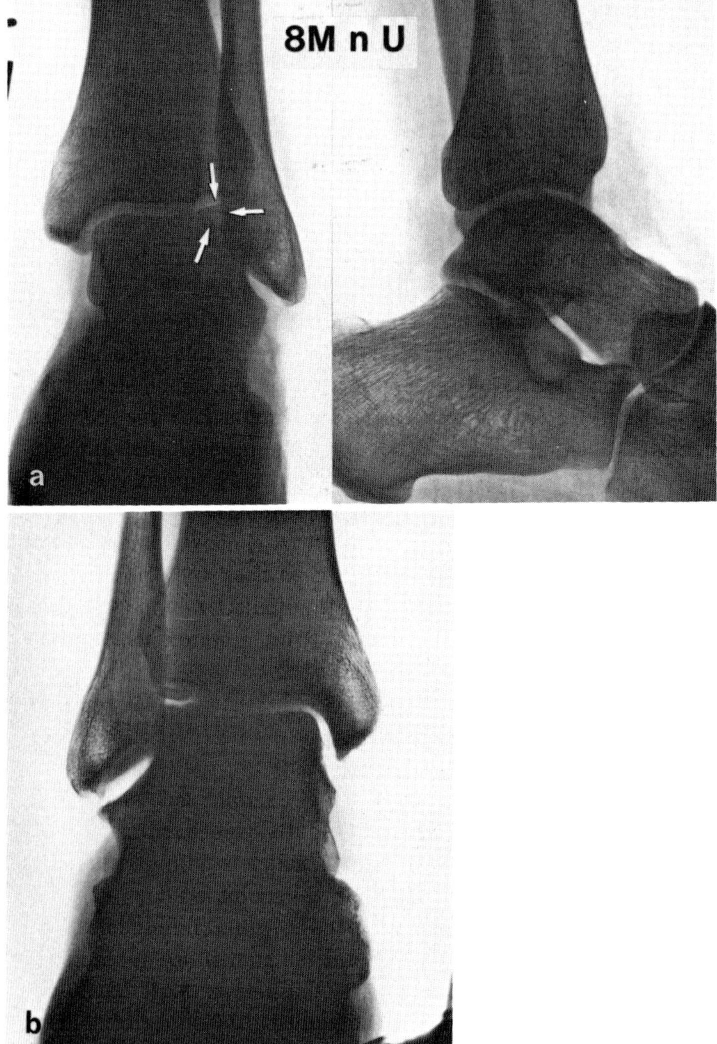

Abb. 2. a 26 J männl., lat. Taluskantenläsion nach Umknicktrauma, Diagnostik oft durch Überlagerung des Außenknöchels erschwert, **b** 27 J., männl., ältere Taluskantenläsion lat., auch teilweise durch Außenknöchel verdeckt

falltage bzw. innerhalb der ersten 3 Wochen nach dem jeweiligen Unfallereignis in unserer Poliklinik vor. Bei den meisten dieser 16 Patienten lagen Kombinationsverletzungen vor, wie Bandrupturen und Knöchelfrakturen. Bei 8 Patienten handelte es sich um eine Osteochondrosis dissecans.

Bei der operativen Versorgung wurde 5x eine Verschraubung, 2x eine Kirschner-Drahtfixation vorgenommen. In den anderen Fällen wurden die reinen Knorpelfragmente entfernt und 2x eine Spongiosaunterfütterung durchgeführt sowie 3x eine Pridie-Bohrung und Glät-

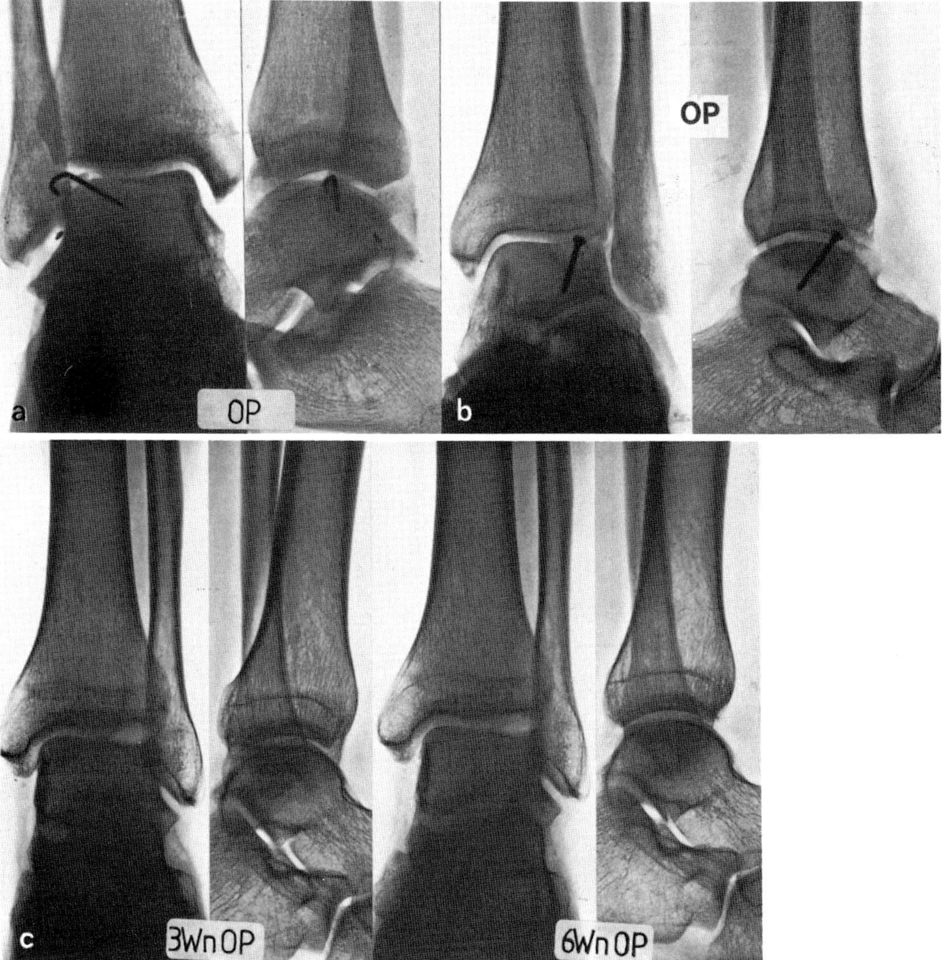

Abb. 3. Beispiel für die op. Versorgung von Taluskantenläsionen, **a** nicht ganz suffiziente K-Drahtosteosynthese, **b** Schraubenosteosynthese, **c** Dissekatentfernung, Glättung, Pridie-Bohrung

tung des verbliebenen Lagers vorgenommen. Es konnten insgesamt 22 Patienten nach 1–7 Jahren postoperativ nachuntersucht werden, 16 mit sogenannten flake fractures (Tabelle 1).

11 Patienten zeigten ein gutes funktionelles Ergebnis mit Beschwerdefreiheit. 5 Patienten gaben zeitweilige Beschwerden an. Hier fand sich auch eine endständige Bewegungseinschränkung, so daß das Gesamtergebnis mit befriedigend beurteilt werden mußte. Bei 10 Patienten konnte eine Arthrose festgestellt werden, 5 ließen beginnende arthrotische Veränderungen erkennen, ein Patient, bei dem die OP jetzt 7 Jahre zurückliegt, zeigte deutliche arthrotische Veränderungen (Abb. 4).

Um eine Aussage treffen zu können, inwieweit die operative Versorgung von Knorpelläsionen am oberen Sprunggelenk die posttraumatische Arthrose verhindert, ist unsere Fall-

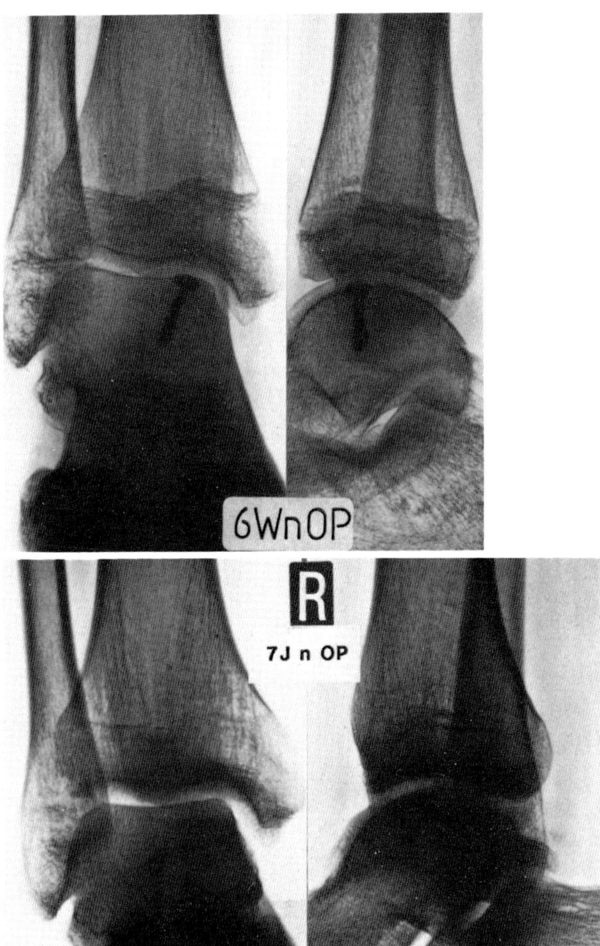

Abb. 4. 20 J., männl., op versorgte Taluskantenläsion, gutes Ausheilungsergebnis, keine Arthrose

zahl zu gering. Wenn man nun die eigenen Ergebnisse mit denen aus der Literatur vergleicht, wird deutlich, daß alle Autoren nur eine geringe Patientenzahl aufweisen können. Die Nachuntersuchungszeiträume liegen im Schnitt zwischen 5 und 11 Jahren. So hat Canale bei einer Patientenzahl von 31 in seinen Nachuntersuchungen 15x eine Arthrose festgestellt, wovon jedoch 7 Patienten nahezu beschwerdefrei laufen konnten. Von Berndt wird bei 24 Patienten 4x eine Arthrose beschrieben, Zilch fand bei 24 Patienten keine Arthrose, hier betrug jedoch der maximale Nachuntersuchungszeitraum nur bei einigen Patienten maximal 4 Jahre (Tabelle 2).

Aufgrund unserer eigenen Ergebnisse sowie der in der Literatur geschilderten sind wir der Ansicht, daß frische Verletzungen am oberen Sprunggelenk inform der sogenannten flake fractures mit und ohne Kombinationsverletzungen wie frische Gelenkfrakturen zu behandeln sind [1–3, 8, 9, 11, 12].

Tabelle 1. Übersicht

	flake fractures	osteochondrosis dissecans
Operative Therapie		
a) Dissekatentfernung	6	–
b) Dissekatentfernung + Knorpelglättung + Aufbohrung	3	2
c) Herdausräumung + Spongiosaauffüllung	–	1
d) Refixation	5	3
e) Refixation mit Spongiosaunterfütterung	2	–
Ergebnis		
a) Schmerzen	5	1
b) Beschwerdefrei	11	5
c) Arthrose	6	3

Tabelle 2. Ergebnisse aus der Literatur

Autoren	Nachuntersuchungszeitraum	Anzahl der Patienten	Therapie	Arthrotische Veränderungen
1. Berndt, A.L. (1959)	5 Jahre	24	Entfernung Glättung Refixation	4x Arthrose
2. Yvars, M.F. (1976)	3 Jahre	9	Entfernung Bohrung	keine Angabe
3. Trentz, O. (1978)	4 Jahre	10	Entfernung Refixation	keine Angabe
4. Newberg, A.H. (1979)	3 Jahre	12	Entfernung Glättung	keine Angabe
5. Canale, S.T. (1980)	11 Jahre	31	Entfernung Glättung Refixation	15x Arthrose 7 ohne Symptomatik
6. Zilch, H. (1981)	1,5 Jahre	5	Refixation (Fibrin)	keine Angabe
7. Berruex, P. (1981)	9 Jahre	11	Refixation	1x beg. Arthrose, sonst RÖ gut
8. Paar, O. (1982)	2,5 Jahre	6	Refixation (Fibrin)	keine Zeichen der Arthrose
9. Zilch, H.	4 Jahre	24	Refixation	keine Arthrose

Nach exakter Wiederherstellung bzw. Glättung der Gelenkfläche sind 2/3 der Fälle nahezu frei von arthrotischen Veränderungen. Die restlichen zeigen mäßige Anzeichen einer Arthrose. Schwere arthrotische Veränderungen sind nur sehr selten. Die Verhinderung der Arthrose ist nur durch eine exakte Wiederherstellung der Gelenkfläche zu erreichen, das operative Vorgehen ist daher auch bei der Behandlung von „flake fractures" die Methode der Wahl.

Literatur

1. Berndt AL, Harty M (1959) Transchondral fractures of the talus. J Bone Joint Surg 41A:988
2. Berruex P, Pelet D (1981) Dissecate und Cysten an der Talusrolle. Orthopädie 10:95–98
3. Canale T, Belding RH (1980) Osteochondral lesions of the talus. J Bone Saint Surg 62A:97–102
4. Fröhlich P, Müller Th (1976) Die Schüppchenfraktur – eine seltene Begleitverletzung des oberen Sprunggelenkes. Beitr Orthop Traumatol 24 H 4:228
5. Kleiger B, Ahmed M (1976) Injuries of the talus and its joints. Clin Orthop 121:243
6. Lambiris E, Zilch H, Groher W (1980) Diagnostik und Therapie bei der Osteochondrosis dissecans der Trochlea tali. Chir Praxis 27:439, Heft 3
7. May E, Thaiss St, Richter HTh (1978) „Flake fractures" der Taluskanten als Komplikation von Sprunggelenksverletzungen. In: Hefte Unfallheilkd, Heft 134. Springer, Berlin Heidelberg New York, S 98
8. Newberg AH (1979) Osteochondral fractures of the dome of the talus. Br J Radiol 52:105
9. Paar O, Deigentesch N, Pfister A, Riel K-A, Bernett P (1982) Fibrinklebung frischer Knorpelverletzungen am Talus. Akt Traumatol 12:19–22
10. Passl R, Spängler H, Whrus O (1979) Zur Problematik der sogenannten „flake fractures" der medialen Talusrollenkante. In: Hefte Unfallheilkd, Heft 134. Springer, Berlin Heidelberg New York, S 99
11. Trentz O, Oestern HJ (1978) Therapie der traumatischen Knorpelläsion am oberen Sprunggelenk. Hefte Unfallheilkd, Heft 131. Springer, Berlin Heidelberg New York, S 254–258
12. Yvars MF (1976) Osteochondral fractures of the talus. Clin Orthop 114:185
13. Zilch H, Friedebold G (1983) Diagnostik und Therapie chondraler und osteochondraler Frakturen im Bereich des oberen Sprunggelenkes. Unfallheilkunde 85:153–160

Wiederherstellung der Knochenstatik bei instabilen Wirbelsäulenfrakturen und Luxationen

K. A. Matzen, W. Köppl und H. H. Springer

Orthopädische Klinik und Poliklinik im Klinikum Großhadern, Postfach, D-8000 München 70

Bei Verletzungen der Wirbelsäule im Bereich der BWS und LWS ist zwischen stabilen und instabilen Frakturen der Wirbelkörper zu unterscheiden.

Wir definieren eine Fraktur in diesem Bereich dann als stabil, wenn wir im Röntgenbild zweifelsfrei erkennen, daß nur die Wirbelkörpervorderkante betroffen ist. Von einer instabilen Fraktur sprechen wir dann, wenn zusätzlich der sichere Nachweis oder mindestens der dringende Verdacht auf eine Mitbeteiligung der Wirbelkörperhinterkante besteht. Selbstverständlich sind auch solche Wirbelsäulenverletzungen instabil, bei denen ausgedehnte ligamentäre Zerreißungen bestehen. Solche ligamentären Zerreißungen im Bereich der Brust- und Lendenwirbelsäule sind selten und ohne gleichzeitige knöcherne Beteiligung nur schwer in der Röntgenübersicht nachzuweisen, wenn keine Luxation vorliegt.

An der Orthopädischen Klinik München im Klinikum Großhadern wurden im Zeitraum vom Juli 1982 bis Oktober 1984 79 Patienten im Alter von 14 bis 75 Jahren mit Frakturen im Bereich aller drei Wirbelsäulenabschnitte operativ behandelt. Es handelt sich um 50 männliche und 29 weibliche Patienten. Nach der Unfallursache handelte es sich um 46 Verkehrsunfälle, in 22 Fällen um einen Sturz aus großer Höhe, in 4 Fällen um Skiunfälle, in weiteren 4 Fällen um einen Kopfsprung ins flache Wasser, in 2 Fällen um einen Sturz in einem öffentlichen Verkehrsmittel beim plötzlichen Abbremsen und um einen Reitunfall.

Bemerkenswert ist, daß sich 5 Patienten bei einem Autounfall eine Lendenwirbelkörperfraktur zuzogen, obwohl sie angeschnallt waren. In einem dieser Fälle kam es bei einer auf dem Beifahrersitz angeschnallten Patientin zu einer totalen Zerreißung der Wirbelsäule.

In insgesamt 60 Fällen lag eine instabile Fraktur der BWS und LWS vor. Bei nicht eindeutigem röntgenologischem Nachweis einer Fraktur der Wirbelkörperhinterkante führen wir zusätzlich eine computertomographische Untersuchung durch. Die weiterführende Diagnostik ist unabhängig vom Vorliegen neurologischer Ausfälle, d. h. beim geringsten Verdacht einer instabilen Wirbelfraktur wird der Patient computertomographisch zur endgültigen Diagnostik untersucht. Die computertomographischen Bilder zeigen uns im allgemeinen neben der Fraktur des Wirbelkörpers die Dislokation der Wirbelkörperhinterwand mit mehr oder weniger starker Einengung des Spinalkanals bis zur fast völligen Verlegung. Diese Verlegung des Spinalkanals ist nicht gleichbedeutend mit neurologischen Ausfällen, stellt aber eine erhebliche Gefährdung des Rückenmarks bzw. der Cauda equina dar. In der nachgewiesenen Instabilität der Wirbelsäule sehen wir eine absolute Indikation zur Operation. Wegen der Einengung des Spinalkanals haben wir anfänglich bei der operativen Reposition, Distraktion und Stabilisierung eine zusätzliche Laminektomie zur Entlastung durchgeführt. Dieses Vorgehen führt durch den Verlust des Bogens, insbesondere durch den Verlust der Bandverbindungen, d. h. der Ligamenta interspinalia, supraspinalia und interarcualia zu einem zusätzlichen Stabilitätsverlust in den betroffenen Bewegungssegmenten. Wir haben die zusätzliche Laminektomie verlassen, als die postoperativ angefertigten computertomographischen Auf-

Hefte zur Unfallheilkunde, Heft 174
Zusammengestellt von A. Pannike

nahmen die fast vollständige Reposition der Wirbelkörperhinterwand und intraspinaler Fragmente durch die distrahierende und gleichzeitge lordosierende Aufrichtung gezeigt haben.

Ziel der operativen Stabilisierung instabiler Frakturen im Bereich der Wirbelsäule ist eine möglichst rasche aktive oder auch nur passive Remobilisation. Die Aufrichtung und Stabilisierung der selteneren instabilen Brustwirbelfraktur oder Luxation bzw. die Aufrichtung und Stabilisierung der häufigen instabilen Lendenwirbelkörperfraktur geschieht grundsätzlich zunächst von dorsal. Zur Reposition benutzen wir zwei parallel angebrachte Harrington-Distraktionsstäbe. Die Harringtonstäbe überbrücken das betroffene Bewegungssegment, d.h. die Haken werden in der Regel jeweils mindestens 2 Wirbelbögen oberhalb und unterhalb des betroffenen Segmentes eingehängt. Entsprechend der gewünschten Korrektur werden die Harringtonstäbe vor dem Einsetzen lordotisch vorgebogen. Dieses Verfahren haben wir bisher in insgesamt 46 Fällen angewandt. Die alleinige dorsale Aufrichtung ist dann ausreichend, wenn durch die Distraktion des Wirbelkörpers und gleichzeitige Lordosierung der Wirbelsäule eine ausreichende Aufrichtung und Reposition der Wirbelkörpervorder- und -hinterwand erreicht wird. Ist dies nicht der Fall, lassen sich größere Fragmente nicht reponieren oder ist eine pathologische kyphotische Fehlstellung von mehr als 30 Grad mit der Gefahr einer Myelopathie oder neurologischer Ausfälle zu erwarten, führen wir zur Überbrückung des Defektes eine zusätzliche ventrolaterale Spondylodese im allgemeinen mit autologen Knochenspänen durch. Diese Defektüberbrückung bei gleichzeitiger Ausräumung der Bandscheibe zur Blockierung des betroffenen Bewegungssegmentes und Implantation eines autologen Spanes war bisher in 18 Fällen notwendig. In 8 weiteren Fällen war eine dorsale Aufrichtung von vornherein nicht erfolgversprechend, d. h. die Deformierung des Wirbelkörpers war so massiv, daß eine dorsale Aufrichtung nicht zum gewünschten Erfolg geführt hätte. In diesen Fällen haben wir eine isolierte ventrale Spondylodese bzw. eine Kombination aus ventraler Spondylodese und ventraler Verschraubung mit dem VDS-Instrumentarium der Wirbelsäulenstabilität vorgenommen.

Ein neues Plattenprinzip für die ventrale Spondylodese der Halswirbelsäule und für die dorsale Spondylodese nach Roy-Camille

D. Wolter

Abteilung für Unfall-, Wiederherstellungs- und Handchirurgie des Allgem. Krankenhauses St. Georg, Lohmühlenstraße 5, D-2000 Hamburg 1

I. Schlitzlochplatte für die ventrale Spondylodese der Halswirbelsäule

Schwere instabile Verletzungen der mittleren und unteren Halswirbelsäule mit Luxation und Frakturen werden in der Regel von ventral mit einer Platte in Verbindung mit einem

Hefte zur Unfallheilkunde, Heft 174
Zusammengestellt von A. Pannike

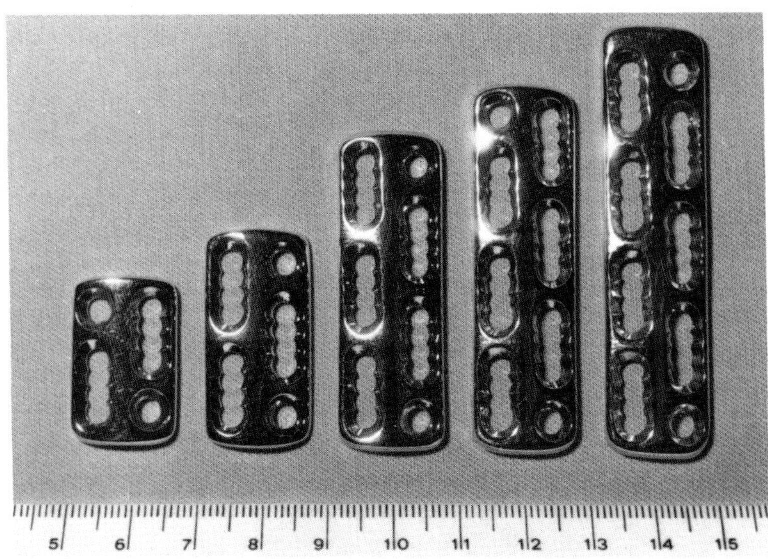

Abb. 1. Platten für die ventrale Spondylodese der Halswirbelsäule

cortico-spongiösen Block stabilisiert [1]. Die zur Verfügung stehenden Implantate für die ventrale Stabilisierung erschienen nach eigenen Erfahrungen in drei Punkten verbesserungswürdig.

a) Die Lochgeometrie sollte die Möglichkeit bieten, auf jedem Niveau mindestens eine Schraube einzubringen.
b) Eine ausreichende Anzahl an Plattenlängen sollte Fusionen von 2–4 Wirbelkörpern ermöblichen.
c) Die Platte sollte etwas steifer als herkömmliche Implantate sein.

Um zu ermöglichen, daß auf jedem Niveau mindestens eine Schraube eingebracht werden kann, wurden Schlitzlöcher in einer versetzten Anordnung verwendet. Um einen stabilen Sitz des Schraubenkopfes im Schlitzloch zu gewährleisten, wurde der Rand wellenförmig angelegt. Am Ende der Platte findet sich jeweils ein Rundloch. Durch die vorliegende Geometrie ist es möglich, mindestens eine Schraube auf jedem Niveau einzubringen.

Die mehrsegmentale Verletzung der Halswirbelsäule ist kein seltenes Ereignis. Es schien daher notwendig, eine genügende Zahl verschieden großer Platten zur Verfügung zu haben, um auch größere mehrsegmentale Instabilitäten sicher versorgen zu können. Weiterhin eignen sich diese Platten auch für die Behandlung von mehrsegmentalen Osetolysen im Bereich der Halswirbelsäule. Die Plattendicke ist mit 1,5 mm um 0.5 mm stärker als vergleichbare Implantate (Abb. 1).

Zwei Beispiele sollten die Merkmale der Platte verdeutlichen:

1. Fallbeispiel:
35jähriger Patient mit einer 8 Wochen alten Luxation C5/C6 ohne neurologische Symptomatik. Die Gelenkfortsätze stehen aufeinander. Der Patient klagt über Instabilitätsschmer-

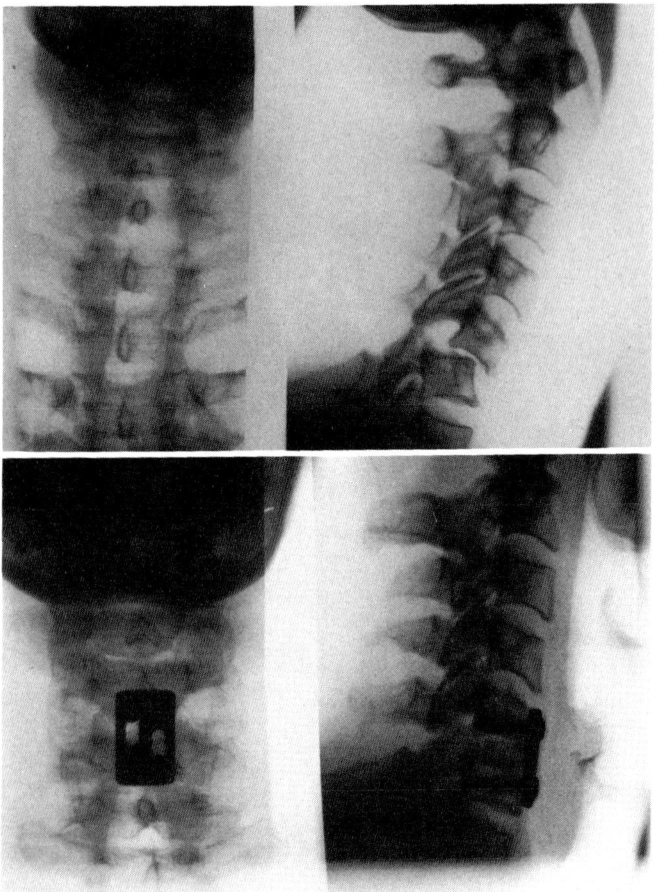

Abb. 2. Kurzstreckige Fusion der Halswirbelsäule bei disco-ligamentärer Instabilität

zen. Ventrale Reposition und kurzstreckige Spondylodese zwischen C5 und C6 mit Ausräumen der Zwischenwirbelscheibe und Auffüllen durch einen cortico-spongiösen Block. Stabilisierung durch die kleinste Halswirbelplatte (Abb. 2).

2. Fallbeispiel:
20jähriger Mann. Fraktur des 5. Halswirbelkörpers mit Luxation zwischen C4 und C5 sowie C5 und C6. Das vordere Längsband ist bis C3 abgehoben. Die Rekonstruktion des Spinalkanals durch die Computer-Thomographie zeigt die Einengung auf Höhe der Läsion um mehr als die Hälfte sowie das Auseinanderklaffen der Dornfortsätze zwischen C5 und C6. Langstreckige Spondylodese zwischen C3 und C6. Dabei wurden die ventralen Anteile des frakturierten 5. Wirbelkörpers reseziert. Weiterhin wurde die Zwischenwirbelscheibe C4 und C5 sowie C5 und C6 entfernt und der Bereich durch einen cortico-spongiösen Block aufgefüllt. Die postoperative Röntgenkontrolle ergibt eine weitgehende Rekonstruktion und Beseitigung der Luxation (Abb. 3).

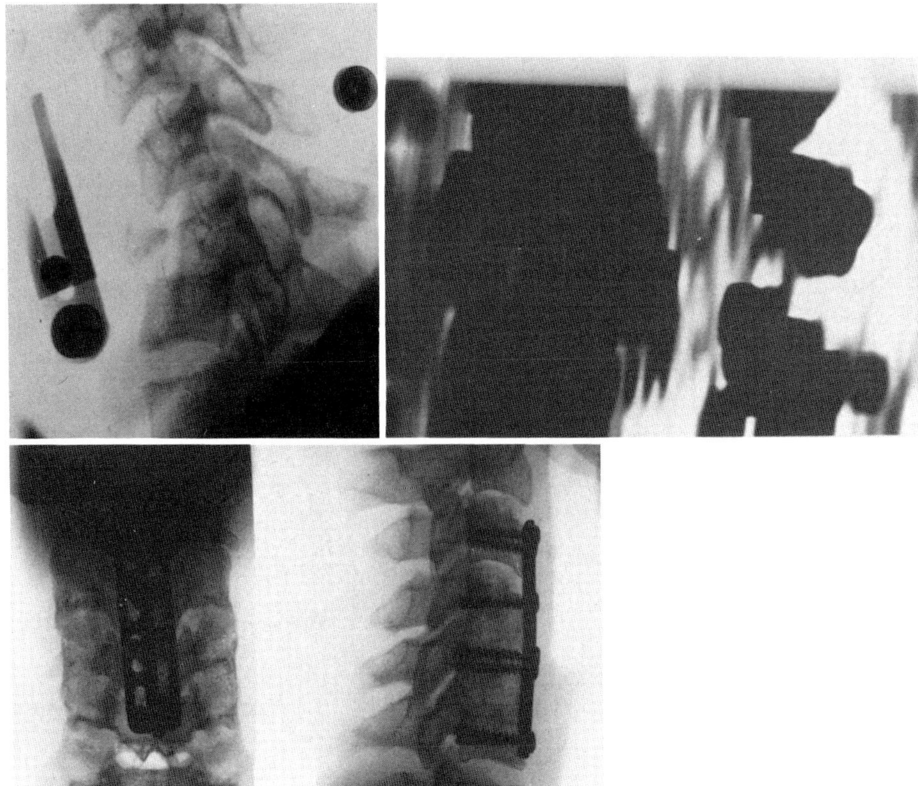

Abb. 3. Langstreckige Fusion der Halswirbelsäule bei mehrsegmentaler Instabilität

II. Schlitzlochplatte für die dorsale Spondylodese der Brust- und Lendenwirbelsäule

Bei der Versorgung von Luxationsfrakturen der Brust- und Lendenwirbelsäule stellt die dorsale Spondylodese nach Roy-Camille ein wichtiges operatives Verfahren dar [2]. Es ist insbesondere ein für den Patienten schonendes operatives Vorgehen, welches zu einer guten Verfestigung der Wirbelsäule führt, in Verbindung mit der transpediculären Spongiosaplastik eine Rekonstruktion des Wirbelkörpers ermöglicht und somit die Rehabilitation des Patienten entscheidend verbessert.

Bei Platten mit Rundlöchern ist eine exakte Positionierung der Schrauben in den Bogenwurzeln schwierig. Ziel war es daher, Platten zu entwickeln, welche es gestatten, die Schrauben exakt in den Bogenwurzeln der Wirbel unterzubringen. Das Problem wurde gelöst, indem die Platten mit schlitzartigen Löchern versehen wurden. Die Ränder der Schlitzlöcher weisen wellenförmige Einkerbungen auf, um einen guten Sitz der Schraubenköpfe zu gewährleisten.

Durch die Schlitzlochgeometrie hat der Operateur die Möglichkeit, während des Einbringens der Schrauben die Platte um die Länge des Schlitzloches zu verschieben. Dieses Manöver gestattet ihm, die Schrauben exakt in den Bogenwurzeln zu positionieren.

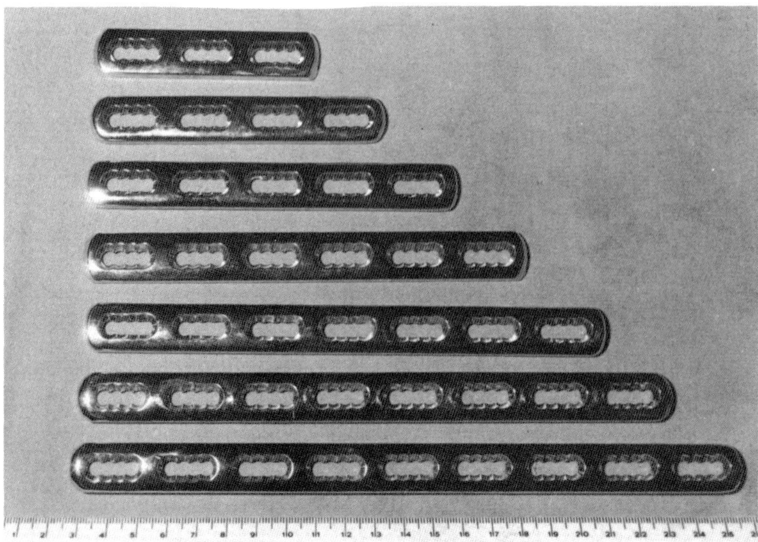

Abb. 4. Platten für die dorsale Spondylodese der Brust- und Lendenwirbelsäule

Bei langstreckigen dorsalen Spondylodesen (5 Segmente) ist nach eigenen Erfahrungen die Entfernung der Platten nach ca. 6–7 Monaten empfehlenswert, da die benachbarten Wirbelsegmente und Wirbelgelenke nach diesem Zeitraum noch beweglich sind (Abb. 4).

Zwei Beispiele sollen auch hier die Merkmale der Platte verdeutlichen:

1. Fallbeispiel:
29jähriger Patient mit LWK 1-Luxationsfraktur. Abknickung der Wirbelsäule nach ventral um 30 °. Aufrichten und Reposition der Luxation durch das intraoperative Eindringen eines Harrington-Stabes und Distraktion der Wirbelsäule auf der re. Seite. Nach Reposition Einbringen der Platte auf der Gegenseite. Danach wird der Harrington-Stab entfernt und auch hier eine Platte nach Vorbiegen entsprechend der physiologischen Krümmung der Wirbelsäule eingebracht. Der frakturierte Wirbelkörper wurde zusätzlich mit einer transpediculären Spongiosaplastik versorgt. Die postoperative Röntgenaufnahme zeigt eine weitgehend regelrechte Stellung der Wirbelkörper (Abb. 5).

2. Fallbeispiel:
60jähriger Patient mit Luxationsfraktur T12/L1. Zustand nach Laminektomie zwischen T12 und L2. Zunahme der Instabilität der Wirbelsäule durch dieses Vorgehen. Komplette neurologische Ausfälle auf dieser Höhe. Distraktion und Reposition der Wirbelsäule auch hier durch das Einbringen eines Harrington-Stabes auf der re. Seite. Durch die Distraktion kommt es zu einer Reposition. Auf der Gegenseite wird nun eine 6-Loch-Platte angelegt und die Schrauben in den Bogenwurzeln verankert. Nun erfolgt die Entfernung des Harrington-Stabes und das Einbringen der zweiten Platte. Die postoperative Röntgenkontrolle ergibt eine Beseitigung der Luxation bei regelrechter Stellung der Wirbelkörper (Abb. 6).

Im Bereich der Halswirbelsäule wurden bisher 48, im Bereich der Brust- und Lendenwirbelsäule 56 Patienten mit den entsprechenden Platten versorgt. Die operativen Erfah-

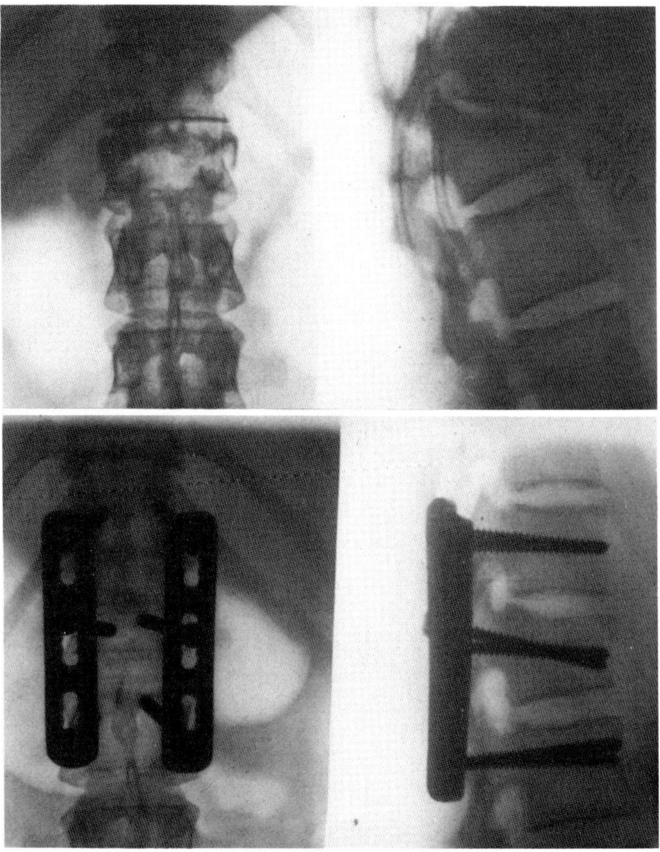

Abb. 5. Kurzstreckige Fusion dorsal im thoracolumbalen Übergang

rungen mit beiden Implantaten scheinen nach unserer Auffassung die gestellten Anforderungen zu erfüllen. Ein Versagen der Implantate (Bruch) oder Dislokation der Schraubenköpfe im Schlitzloch konnte bisher nicht beobachtet werden.

Zusammenfassung

Für die ventrale Spondylodese der Halswirbelsäule wurde eine Platte entwickelt, deren Lochgestaltung dem Operateur größere Möglichkeiten der Schraubenpositionierung gestattet. Dieses Prinzip fand ebenfalls bei der Entwicklung von Platten für die dorsale Spondylodese der Brust- und Lendenwirbelsäule Anwendung, so daß das exakte Einbringen der Schrauben in den Bogenwurzeln erleichtert ist. Die vorliegenden operativen Erfahrungen an über 100 Patienten scheinen die Anforderungen an die Implantate zu bestätigen.

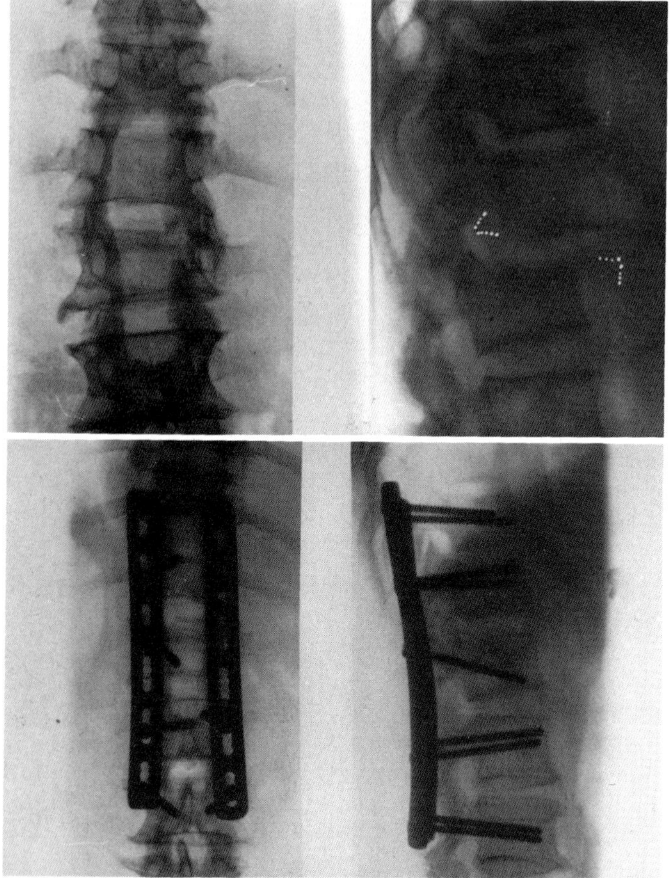

Abb. 6. Langstreckige Fusion dorsal im thoracolumbalen Übergang

Literatur

1. Böhler J (1983) Operative Therapie der Verletzungen der Halswirbelsäule. In: Hefte Unfallheilkd Heft 163. Springer, Berlin Heidelberg New York Tokyo, S. 121–128
2. Roy-Camille R (1980) Management of fresh fractures of the thoracic and lumbar spine. In: Hefte Unfallheilkd Heft 148. Springer, Berlin Heidelberg New York, S. 18–27

Die Indikation zur operativen Versorgung von Acetabulumfrakturen

J. Mockwitz und R. Ziegelmüller

Berufsgenossenschaftliche Unfallklinik (Ärztlicher Direktor Prof. Dr. med. H. Contzen), Friedberger Landstraße 430, D-Frankfurt/M. 60

Die Zunahme der Verkehrsdichte im lezten Jahrzehnt hatte auch eine Häufung der Rasanztraumen zur Folge. In Korrelation dazu fanden sich im unfallchirurgischen Krankengut bei knöchernen Verletzungen des Beckens in 40–50% Frakturen der Hüftpfanne.

Da allein eine übungsstabile Osteosynthese Gelenkkongruenz garantiert und Frühmobilisation erlaubt, hat sich in den letzten Jahren auch bei der Behandlung der Hüftpfannenfraktur eine subtile operative Versorgung durchgesetzt, um das Ausmaß der Hüftkopfnekrose- und -Arthroserate vermindern zu können.

Unter diesen Gesichtspunkten muß eine Fraktureinteilung die frakturierten Pfannenteile berücksichtigen und nicht wie bislang üblich die Position des dislocierten oder luxierten Hüftkopfes.

In Anlehnung an Judet und Letournel werden einfache und kombinierte Frakturen unterschieden:

Einfache Frakturen:
1. Dorsale Luxationsfraktur,
2. Pfannenquerfraktur,
3. Fraktur des ventralen Pfeilers,
4. Fraktur des dorsalen Pfeilers.

Kombinierte Frakturen:
1. Querfraktur mit dorso-cranialem Fragment,
2. Fraktur beider Pfeiler,
3. dorsale Pfeilerfraktur mit ventraler Querfraktur,
4. ventrale Pfeilerfraktur mit dorsaler Querfraktur.

Unabdingbare Voraussetzung für die Indikationsstellung zur Operation ist eine einwandfreie und optimale Röntgendiagnostik. Nur die neben der Übersichtsaufnahme vorliegenden Schrägaufnahmen in Ala- und Obturator-Technik erfüllen diese Bedingungen. Ggf. können auch Schichtaufnahmen und neuerdings die Computer-Tomographie weitere Informationen liefern.

Stellt die dorsale Luxationsfraktur mit Absprengung eines größeren dorsalen Pfannenrandanteiles u. E. – noch dazu bei Reluxationstendenz – eine generelle Operationsindikation dar, so wird man bei Patienten in hohem Lebensalter bei gleichzeitigem Vorliegen gravierender internistischer Erkrankungen lediglich in Ausnahmefällen eine operative Behandlung wählen.

Eine relative Indikation stellen unverschobene Frakturformen und erhebliche Trümmer- und Defektzone dar. In Übereinstimmung mit anderen Autoren sahen wir die *Indikation zur Operation* als gegeben an bei:

Hefte zur Unfallheilkunde, Heft 174
Zusammengestellt von A. Pannike

1. dorsalen Luxationsfrakturen,
2. vorhandener Reluxationstendenz,
3. in den Gelenkspalt interponierten Fragmenten,
4. Dislokation und grober Stufenbildung.

Bei der dorsalen Randfraktur zeigt nur die Obturator-Aufnahme die wahre Größe des abgesprengten Fragmentes sowie die eventuelle Luxation des Hüftkopfes an. Bei Luxationsneigung und/oder größerem abgebrochenem Fragment besteht eine absolute Operationsindikation.

Der Pfannenquerbruch durchtrennt beide Pfeiler im Pfannengrund, es ist hierbei die hohe von der tiefen Querfraktur zu unterscheiden. Der Hüftkopf ist oft nach beckenwärts luxiert, weshalb diese Verletzungsform früher als „zentrale Luxationsfraktur" bezeichnet wurde. Nur bei völlig unverschobener Fraktur – gut dargestellt durch die Obturator-Aufnahme – erscheint konservative Behandlung angezeigt.

Der seltene, isolierte Bruch des ventralen Pfeilers kann konservativ behandelt werden.

Nur bei großem, mit dem ventralen Pfeiler abgebrochenen Gelenkanteil muß operative Stabilisierung erwogen werden.

Die isolierte Fraktur des hinteren Pfeilers ist ebenfalls selten. Da hier jedoch meist eine erhebliche Dislokation des Kopfes in das kleine Becken vorliegt, muß die offene Reposition und Fixation durchgeführt werden.

Bei der Querfraktur mit dorso-cranialem Fragment sind nicht nur bei beiden Pfeiler im Pfannenboden getrennt, zumeist ist auch ein größerer cranialer Pfannenanteil ausgesprengt und dislociert. Im allgemeinen kann nur die operative Behandlung eine reguläre anatomische Wiederherstellung der Pfanne erwarten lassen. Ob durch diese Maßnahmen die Rate der posttraumatischen Coxarthrose zu vermindern ist, erscheint höchst fraglich, da das diesbezügliche Schicksal des Gelenkes durch die Vehemenz des Traumas bereits richtungsgebend beeinflußt wird.

Bei den kombinierten Pfeilerfrakturen sind beide Pfeiler im Pfannengrund voneinander getrennt, zugleich jedoch ist die Hüftpfanne von der Beckenschaufel isoliert. Ziel der Operation ist zunächst die Stabilisierung des Pfeilers mit dem größeren Gelenkanteil. Eine Refixation des anderen Pfeilersegmentes ist nur dann erforderlich, wenn eine ausreichende Reposition noch nicht eingetreten ist. Da fast immer der Hauptanteil des gelenktragenden Anteils dem hinteren Pfeilersegment zuzuordnen ist, erfolgt im Regelfall zunächst die Stabilisierung von dorsal.

Bei Frakturen des einen Pfeilers mit der Fraktur des anderen Pfeilers gilt im Prinzip das bereits Gesagte: Da diese Frakturen oft mit Trümmer- und Defektzonen kombiniert sind, ist die operative Versorgung naturgemäß limitiert. Es sollte immer eine Wiederherstellung der gelenktragenden Hauptsegmente angestrebt werden, wobei besonderer Wert auf die anatomische Rekonstruktion des dorsalen Pfannenrandes als Widerlager für den Hüftkopf zu legen ist.

Zusammenfassung

Unserer Ansicht nach besteht eine *absolute Indikation zur Operation* bei folgenden Verletzungsformen:

1. Frakturen des dorsalen Pfannenrandes mit Luxation des Hüftkopfes oder Luxationstendenz.
2. Dislocierte hohe Pfannenquerbrüche.
3. Brüche des dorsalen, eventuell auch ventralen Pfeilers mit grober Stufenbildung.

Eine *relative Indikation* besteht bei kombinierten Pfeilerfrakturen zur regelrechten Rekonstruktion der Pfannenform. Man sollte sich jedoch darüber im klaren sein, daß uns in sehr vielen Fällen die operative Rekonstruktion bei Hüftpfannenfrakturen nur in die Lage versetzt, bei der in einem relativ hohen prozentualen Anteil eintretenden posttraumatischen Coxarthrose, die Voraussetzungen für einen alloplastischen Gelenkersatz geschaffen zu haben.

CT-Diagnostik bei Acetabulumfrakturen

B. Gay, G. Schindler und M. Hörl

Chirurgische Univ.-Klinik, Josef-Schneider-Straße 2, D-8700 Würzburg

In der letzten Zeit wird zunehmend über die CT-Diagnostik bei Acetabulumfraktur berichtet. Dies geschieht überwiegend aus radiologischer Sicht, häufig liegen nur kleine Fallzahlen vor. Wir haben von 1970 bis Oktober 1984 an der Chirurgischen Univ.- Klinik in Würzburg 170 Unfallverletzte mit Acetabulumfrakturen behandelt. 112mal erfolgte eine operative Therapie. 58 Unfallverletzte wurden konservativ versorgt. Neben der Basisdiagnostik in konventioneller Röntgen-Technik (Becken-Übersichtsaufnahme, Ala- und Obturatorprojektion, evtl. Zielaufnahmen und Tomographie) führen wir seit 1978 systematisch CT-Untersuchungen durch, so daß wir jetzt ein Krankengut von 64 Unfallverletzten überblicken.

Nach unseren Erfahrungen bietet die Computertomographie bei Acetabulumfraktur folgende Vorteile:

1. Stellung der Diagnose,
2. exakte Erfassung der Frakturverhältnisse,
3. Beurteilung des Hüftkopfes (Verletzung und Position),
4. Erfassung freier Gelenkkörper,
5. Verlaufsbeurteilung,
6. schonende Untersuchungstechnik,
7. Erfassung von Weichteilverletzungen.

1. Diagnostik

Die Diagnose einer Hüftpfannenfraktur wurde in 10 Fällen überhaupt erst im CT gestellt. 6mal fanden wir gering oder nicht dislocierte Spaltbrüche des ventralen Pfeilers. Je 4mal

Hefte zur Unfallheilkunde, Heft 174
Zusammengestellt von A. Pannike

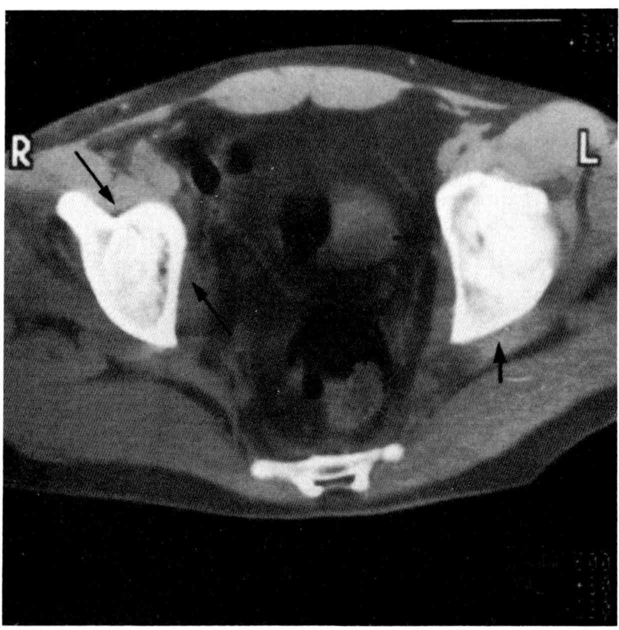

Abb. 1. Doppelseitige Acetabulumfraktur. Frakturlinien im Bereich des Pfannendachs. Im konventionellen Röntgenbild nicht nachweisbar

wurden zusätzliche Verletzungen am vorderen oder hinteren Pfannenrand erfaßt. 5mal sahen wir im CT eine bis dahin nicht bekannte Fraktur der Gegenseite (Abb. 1). Auf die Schwierigkeiten der Diagnostik sog. „verborgener zentraler Hüftkrakturen" im konventionellen Röntgen wiesen bereits früher Lange u. Mitarb. sowie Rogers u. Mitarb. hin. Hier erweist sich nach Ansicht zahlreicher Autoren [3–5, 8, 11] die CT-Untersuchung als überlegen. Nach Reiser u. Mitarb. mußte nach CT-Untersuchung in 36,4 der Fälle die im konventionellen Röntgen gestellte Diagnose korrigiert werden.

2. Exakte Erfassung der Frakturverhältnisse

Das CT erlaubt eine überlagerungsfreie und vollständige Darstellung der Fraktur, die im Summationsbild nicht zu erhalten ist. Die Beurteilung des Frakturlinienverlaufes, Richtung und Ausmaß der Dislokation sowie die Kongruenz der Gelenkfläche ist durch Einführung einer dritten Dimension wesentlich erleichtert. Über entsprechende Befunde wird berichtet [7, 10–12]. Die Entscheidung über die Wahl des Behandlungsverfahrens sowie die präoperative Planung (Lagerung des Unfallverletzten, Wahl des Zuganges) werden erleichtert. Wichtige Aussagen können über die tragende Gelenkanteile (Pfannendach und dorsaler Pfeiler) gemacht werden.

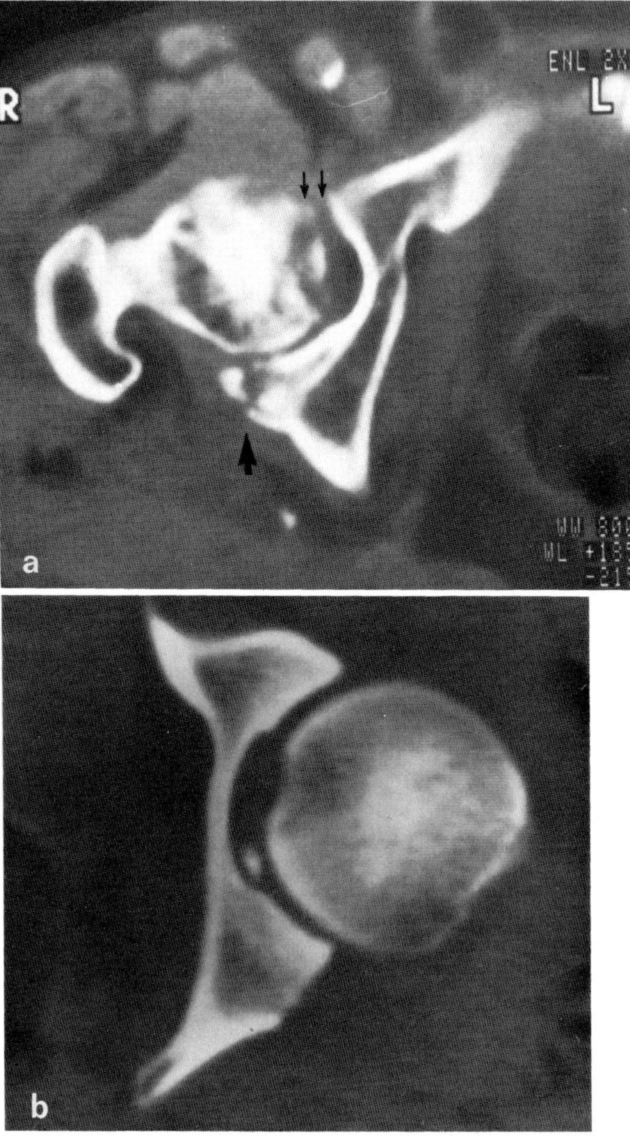

Abb. 2. a Impressionsfraktur des Hüftkopfes bei hinterem Pfannenrandbruch, b Knorpeldissekat im Gelenkspalt

3. Beurteilung des Hüftkopfes

Im CT sind wesentliche Informationen über die primäre traumatische Schädigung des Hüftkopfes zu erhalten. sie reichen von Knorpelimpressionen bis zu schwersten Trümmerbrüchen (Abb. 2a). In eigenen früheren Untersuchungen wurde die Morphologie der Knorpelläsion und deren Bedeutung für die Entwicklung von Spätschäden hervorgehoben [2].

Tabelle 1

Acetabulumfrakturen 1970 bis Oktober 1984	170
operative Behandlung	112
konservative Behandlung	58
CT-Diagnostik	64

Die Position des Hüftkopfes in der Pfanne läßt sich im CT exakt beurteilen. Selbst diskrete Subluxationen kommen zur Darstellung. Hämatome, interponierte Kapselanteile, Muskulatur oder Knorpel-Knochenfragmente wirken als Repositionshindernis. Durch Dichtemessung ist eine Differenzierung der Interponate möglich.

4. Erfassung freier Gelenkkörper

Knorpel-Knochenfragmente werden im CT bis zu einer Größe von 2 mm erfaßt [1, 12] (Abb. 2b). Diese stammen meist aus dem Knorpel der Gelenkpfanne, seltener aus dem Hüftkopf. Bleibt bei einer Luxationsfraktur der abgerissene Limbus acetabuli mit der Gelenkkapsel in Verbindung, kann dieser nach Reposition ins Gelenk eingeschlagen werden.

5. Verlaufsbeurteilung

Nach konservativer Behandlung ist im CT eine gute Verlaufsbeurteilung möglich. Dies trifft vor allem für die Komplikationen wie Hüftkopfnekrose, Arthrose und periarticuläre Verkalkung zu. Nach operativer Versorgung entstehen durch die Implantate Artefakte, die eine Interprätation erschweren, jedoch eine eingeschränkte Beurteilung der Pfannenrekonstruktion erlauben.

Insgesamt läßt sich sagen, daß die Computertomographie bei Acetabulumfrakturen wesentliche ergänzende Informationen vermittelt.

Literatur

1. Baird RA, Schobert WE, Pais MJ, Ahmend M, Wilson WJ, Farjalla GL, Imray TJ (1982) Radiograpfic identification of loose bodies in the traumatized hip joint. Radiology 145.661–665
2. Gay B, Romen W (1983) Makroskopische und mikroskopische Befunde am Femurkopf nach Acetabulumfraktur. Unfallh.kunde 86:201–204
3. Harder JA, Bobechko WP, Sullivan R, Danemann A (1981) Computerized axial tomography to demonstrate occult fractures of the acetabulum inchildren. Can J Surg 24: 409–411
4. Harley JD, Mack LA, Winquist RA (1982) CT of acetabular fractures: Comparison with conventional radiography. Amer J Roentgenol 138:413–417
5. Heller M, Lötter D, Wenzel E (1980) Computertomographische Diagnostik des traumatisierten Beckens. Fortschr Röntgenstr 132:386–391

6. Lange TA, Alter AJ (1980) Evaluation of complex acetabular fractures by computer tomography. J Comput Assist Tomogr 4:849–852
7. Mack LA, Harley JO, Winquist RA (1982) CT of acetabular fractures: Analysis of fractures patterns. Am J Röntgenol 138:407–412
8. Reiser M, Ultsch B, Rupp N, Karpf PM, Feuerbach ST (1982) Die Computertomographie bei Beckenverletzungen, In: Hefte Unfallhkd, Heft 158. Springer, Berlin Heidelberg New York, S. 315–320
9. Rogers LF, Novy SB, Harris NF (1975) Occult central fraktures of the acetabulum. Amer J Roentgenol 124:96–101
10. Sauser DD, Billimoria PE, Rouse GA, Mudge K (1980) Evaluation of hip trauma. Amer J Roentgenol 134:683–688
11. Shirkoda A, Brashear HR, Staab EV (1980) Computed tomography of acetabular fractures. Radiology 134:683–688
12. Vas WG, Wolverson MK, Sundaram M, Heiberg E, Pilla T, Shields JB, Crepps L (1982) The role of computed tomography in pelvic fractures. J Coput Assist Tomogr 6:796–801

Spätergebnisse nach operativ versorgten Luxationsfrakturen des Acetabulums

W. Seggl und R. Reschauer

Univ.-Klinik für Chirurgie, Department für Unfallchirurgie, Auenbruggerplatz, A-8036 Graz

Aufgrund der großen statischen und motorischen Bedeutung des Hüftgelenkes, muß das Ziel einer jeden Therapie einer Luxationsfraktur in einer exakten Wiederherstellung des Gelenkes, verbunden mit einer befriedigenden Funktion liegen. Ist die stufenlose Reposition der Gelenksfläche nicht möglich, so soll wenigstens die Voraussetzung für eine spätere prothetische Versorgung geschaffen werden. An der Univ.-Klinik für Chirurgie, Department für Unfallchirurgie in Graz wurden in der Zeit von 1970–1982 121 Patienten mit Luxationsfrakturen des Acetabulums behandelt, wobei 87 Patienten einer operativen Therapie zugeführt wurden. Die Klassifizierung erfolgte nach Judet und Letournel [1].

Bei den vier Grundformen (Tabelle 1) überwog der Typ I mit 43 operativ versorgten Fällen, wobei 42mal eine hintere Hüftkopfluxation vorlag. Nach primärer Reposition und Extension erfolgte im Durchschnitt nach 8 Tagen die Verschraubung der Pfannendachfragmente.

Tabelle 1

Frakturtyp	Summe	kons.	Operation	NU-OP.
Typ I	53	10	43	32
Typ II	4	–	4	3
Typ III	1	–	1	–
Typ IV	16	11	5	5

Hefte zur Unfallheilkunde, Heft 174
Zusammengestellt von A. Pannike

Tabelle 2

Frakturtyp	Summe	kons.	Operation	NU-OP.
Typ V	17	4	13	12
Typ VI	22	7	15	11
Typ VII	8	3	5	3
Typ VIII	1	–	1	–

Tabelle 3

Frakturtyp	Operativ	Nachuntersuchung
Typ I	43	32
Typ II	4	3
Typ III	1	–
Typ IV	5	5
Typ V	13	12
Typ VI	15	11
Typ VII	5	3
Typ VIII	1	–

Bei den kombinierten Frakturformen (Tabelle 2) überwog der Typ V und VI. Auch hier erfolgte primär die Reposition und Extension. Die Frakturen wurden im Durchschnitt nach 14 Tagen mittels Platten- und Schraubenosteosynthese stabilisiert.

Insgesamt wurden die Luxationsfrakturen 31mal durch Verschraubung, 11mal mittels Verplattung stabilisiert. Kombinierte Osteosyntheseverfahren (Verspickung, Verschraubung, Verplattung) wurden 41mal angewendet. 2mal wurde primär eine TEP implantiert und je einmal erfolgte je eine Interponatentfernung sowie Unterfütterung und Hebung.

Dabei kam es 8mal zum Auftreten einer operativ bedingten Nervenläsion und 10mal kam es im weiteren Behandlungsverlauf zu einer Femurkopfnekrose.

Von den 10 Kopfnekrosen wurden vier sekundär durch eine Totalendoprothese und 2 durch einen Cup versorgt. 4 Patienten lehnten eine operative Therapie der Femurkopfnekrose ab.

Bei der Nachuntersuchung wurden 66 Patienten, 45 männliche und 21 weibliche, in einem Zeitraum zwischen 30 und 144 Monaten erfaßt. Das Durchschnittsalter lag bei 41 Jahren, wobei der jüngste Patient 20 und der älteste Patient 82 Jahre alt waren.

Unser Interesse galt dabei nicht nur den röntgenologischen und funktionellen Ergebnissen, sondern auch den im Behandlungsverlauf aufgetretenen Komplikationen. Ebenso versuchten wir, jene Faktoren herauszufinden, die einen negativen Einfluß auf das Gesamtergebnis mit sich bringen.

Wie aus Tabelle 3 ersichtlich, stellt der Frakturtyp I, die am meisten vertretenen Frakturarten dar. Um eine sichere Aussage machen zu können, haben wir in Anlehnung an Schweikert und Weigand [2] bei der Nachuntersuchung alle transacetabulären Frakturen (Typ II–VIII) in einer Gruppe zusammengefaßt. Dies deshalb, weil die Frakturtypen II,

Tabelle 4. Objektives Gesamtergebnis

Bewertung	Typ I	Typ II–VIII	Summe
Sehr gut	18	13	31
Gut	7	8	15
Mäßig	5	9	14
Schlecht	2	4	6

III, IV, VII und VIII deutlich schwächer vertreten waren und somit keine gesicherte Aussage zulassen.

Die Häufigkeit der durch das Trauma bedingten Nervenläsionen beträgt im Gesamtkollektiv 18 Fälle. Fünf Patienten zeigten bei der Nachuntersuchung eine vollständige und 4 eine partielle Remission. Operativ bedingt waren 8 Läsionen, die bis auf zwei Fälle eine vollständige bzw. teilweise Remission zeigten.

Bei 15,1% der Gesamtfälle kam es zum Auftreten von Femurkopfnekrosen, wobei der Anteil der transacetabulären Frakturen 4mal so hoch war als jener beim Typ I.

Das funktionelle Ergebnis bewerteten wir nach den Kriterien Schmerz, Motilität und Gang nach Merle d'Aubigné [3]. Alle drei Kriterien wurden mit Punkten 6 (bester Wert) bis 0 (schlechtester Wert) benotet. Die Ermittlung des Gesamtergebnisses für jeden Patienten erfolgte nach dem Schlüssel 17–18 Punkte sehr gut, 13–16 Punkte gut, 9–12 Punkte mäßig und 0–8 Punkte schlecht.

Dabei ergaben sich für den Frakturtyp I 25 sehr gute und gute und für die transacetabulären Frakturen 21 sehr gute und gute Ergebnisse, denen 7 mäßige und schlechte beim Typ I und 13 beim Typ II–VIII gegenüberstanden (Tabelle 4). Das Röntgen zeigte bei der Nachuntersuchung eine Arthroserate von 27,5% beim Frakturtyp I und 60,6% beim Frakturtyp II–VIII. Im Hinblick auf das Gesamtergebnis ergibt sich trotz Hinzuziehung des Röntgenbefundes keine Veränderung.

Bei der Analyse jener Faktoren mit negativem Einfluß [2] auf das Spätergebnis nach operativer Therapie konnten bei 20 mäßigen und schlechten Ergebnissen 52 Faktoren ermittelt werden, wobei die häufigsten Polytrauma, verlängertes Unfall-OP-Intervall, schlechte Reposition und mangelende Operationsroutine sowie Knorpelschäden waren.

Aus unserer Sicht können wir feststellen, daß sich die Spätergebnisse bei der operativen Therapie dann verbessern lassen, wenn die Reposition der Femurluxation sofort mit anschließender Extension durchgeführt wird, das Unfall-OP-Intervall nicht länger als 10 Tage beträgt und die Osteosynthese technisch gut, das heißt mit einwandfreier Fragmentreposition und ohne Stufenbildung ausgeführt wird.

Literatur

1. Letournel E, Judet R (1981) Fractures of the acetabulum. Springer, Berlin Heidelberg New York
2. Weigand H, Schweikert CH (1979) Spätergebnisse von 103 operativ behandelten Hüftpfannenbrüchen. Unfallchirurgie 5:150
3. Ender HG (1975) Formen der Hüftpfannenbrüche 10. Tagung der österreichischen Gesellschaft für Unfallchirurgie. In: Hefte z. Unfallheilkd, Heft 124. Springer, Berlin Heidelberg New York, S 33

Spätergebnisse nach Pfannenbrüchen des Hüftgelenks bei konservativer Therapie

B. Bader, E. Egkher und H. Martinek

II. Universitätsklinik für Unfallchirurgie Wien, Spitalgasse 23, A-1090 Wien

Bei der Behandlung von Acetabulumbrüchen wird in den letzten Jahren die Indikation zur Operation immer großzügiger gestellt. Dennoch eignen sich bestimmte Bruchformen nach wie vor für eine konservative Therapie. Dazu gehören quere Pfannenbrüche ohne Dislokation, Brüche des Pfannenrandes bei stabilen Gelenkverhältnissen und Impressionsfrakturen des Pfannenbodens im Sinne der sogenannten zentralen Hüftluxation, bei der jedoch die Kongruenz des Pfannendaches erhalten blieb. Erwähnenswert erscheint uns, daß auch bei starken Dislokationen und Stufenbildungen eine exakte geschlossene Reposition möglich ist und dieses Repositionsergebnis auch durchaus mit einer geeigneten und richtig durchgeführten Extensionsbehandlung zu halten ist. Hinzu kommen jene Fälle, bei denen ein Pfannenbruch im Rahmen eines Polytraumas auftritt und auf Grund anderer vitaler Prioritäten einer operativen Behandlung nicht zugänglich ist.

An der II. Universitätsklinik für Unfallchirurgie in Wien wurde zwischen 1972 und 1982 von insgesamt 89 Patienten mit einem Pfannenbruch des Hüftgelenkes 71 Patienten konservativ behandelt. Es handelte sich dabei um 44 Männer und 27 Frauen im Alter zwischen 17 und 90 Jahren, das Durchschnittsalter lag bei 47 Jahren (Tabelle 1, 2).

Die Unfallursache waren 49 Verkehrsunfälle und 22 Stürze. Die Analyse der Bruchformen nach Letournel ergab 38 Brüche des dorsalen Pfannenrandes, 6 Brüche des vorderen und 4 Brüche des hinteren Pfeilers, 11 Querbrüche und 12 kombinierte Brüche (Tabelle 3).

Nebenverletzungen des Beckens sahen wir in 25 Fällen; 5 Fälle mit Symphysensprengung, 2 Fälle mit einer Sprengung des Sacroiliacalgelenkes und 18 Mal sonstige Beckenbrüche.

Tabelle 1. Unfallursachen (n = 71)

Verkehrsunfall	Auto	28
	Zweirad	12
	Fußgänger	9
Sturz	in der Ebene	10
	aus der Höhe	12

Tabelle 2. Bruchform (Nach Letournel) (n = 71)

Bruch des hinteren Pfannenrandes	38
Bruch des vorderen Pfeilers	6
Bruch des hinteren Pfeilers	4
Querbrüche	11
Kombinierte Brüche	12

Hefte zur Unfallheilkunde, Heft 174
Zusammengestellt von A. Pannike

Tabelle 3. Begleitverletzungen

Begleitende Beckenbrüche	18
Symphysensprengungen	5
Sprengung des Sacroiliacalgelenkes	2
Andere Brüche	29
Schädelhirntraumen	14
Thoraxtraumen	11
Abdominalverletzungen	6
Knieverletzungen	8
Luxationen	3
Pfählungsverletzung des Perineums	1
Peroneusläsionen	2
Keine	9

Weiters bestanden als Begleitverletzung 14 Schädelhirntraumen, 11 Thoraxtraumen, 6 Abdominalverletzungen, 8 Knieverletzungen, 3 Luxationen, 2 Peroneusläsionen, 1 Pfählungsverletzung des Perineums und in 29 Fällen Brüche des übrigen Skelettes.

22 Patienten, das sind 31 Prozent, waren mehrfachverletzt.

Grundsätzlich reponieren wir ein luxiertes Hüftgelenk sobald wie möglich und unter voller Relaxation, um eine weitere Knorpelschädigung zu vermeiden. Repositionshindernisse wie intraarticuläre Knorpel-Knochensplitter oder eine eingeschlagene Piriformissehne stellen immer die Indikation zur Operation. Um einer eventeullen Reluxation vorzubeugen, wird das supracondylär mit einem Steinmann-Nagel extendierte Bein mit 45 Grad Abduktion auf einer Braunschen Schiene gelagert und die Extension gegenbenenfalls mit Seitenzug und Gegenzug ergänzt. Wenn dislocierte Pfannenfragmente oder eine Reluxationstendenz einen Seitenzug erfordern, in unserem Krankengut war das 6mal der Fall, wird dieser durch eine um das proximale Femur geschlungene gepolsterte Schlaufe und mit durchschnittlich 5 kg Belastung durchgeführt. In keinem Fall konnten wir dabei die beschriebene Komplikation einer Phlebothrombose am Oberschenkel beobachten. Eine Trochanterschraube haben wir nicht verwendet.

In einem Viertel der Fälle wurde nach 6 Wochen der supracondyläre Steinmann-Nagel entfernt und die weitere Extension an einem Kirschner-Draht durch die Tuberositas tibiae durchgeführt. Zu diesem Zeitpunkt erfolgt auch meistens eine erste Gewichtsreduktion zwischen 1 und 4 kg. 2 schwere Infektionen an der supracondylären Nageleinschlagstelle mit nachfolgender Osteomyelitis des distalen Femurs stellt zur Diskussion, ob bei zweifelhaften Wundverhältnissen an der Nageleinschlagstelle, eine Extensionsversetzung nicht routinemäßig vorgesehen werden sollte. Das Einbringen des Nagels modo classico, sowie eine entsprechende Pflege der Nagelaustrittsstellen dürften für den komplikationslosen Verbleib eines Steinmann-Nagels über mehrere Wochen eine wesentliche Rolle spielen.

Die durchschnittliche Extensionsdauer betrug 10 Wochen, der Seitenzug konnte nach durchschnittlich 6 Wochen entfernt werden. Die Patienten führten bereits während der Extension aktive Bewegungsübungen durch. Die weitere Mobilisierung erfolgte unterschiedlich nach Alter und Verletzungsgrad. Bei Verdacht einer Knorpelläsion halten wir, wenn es der Allgemeinzustand des Patienten erlaubt, eine längerdauernde Entlastung für angezeigt. Dabei haben wir mit einer Teilbelastung von 20 kg nach durchschnittlich 4 Monaten begonnen; die volle Belastung wurde in diesen Fällen den Patienten erst nach bis zu 8 Monaten

Tabelle 4. Bewertung der Hüftfunktion (Nach Merle D'Aubigne)

Gehleistung	Bewegungsumfang	Schmerzen	Punkte
Normal	Beugung 90 °, Abduktion 40 °	keine	6
ohne Stock leichtes Hinken	Beugung 80–90 °, Abduktion 25 °	leicht, stören wenig	5
mit 1 Stock, ohne Stock beschränkt	Beugung 60–80 °	beim Gehen, in Ruhe nicht	4
mit 1 Stock weniger als 1 Stunde	Beugung 40–60 °	stark, aber erträglich	3
mit 2 Stöcken	Beugung 40 °	Stark, beim Gehen, stören Beruf	2
nur mit Krücken	Ankylose ohne Fehlstellung	sehr stark, verhindern Schlaf	1
unmöglich	Ankylose in Fehlstellung	sehr stark, ständig	0

Tabelle 5. Bewertung der Hüftfunktion (n = 36)

Sehr gut	17–18 P.	22
Gut	13–16 P.	6
Mäßig	9–12 P.	4
Schlecht	0– 8 P.	4

Tabelle 6. Arthrosen (n = 36)

Keine Arthrose		4
Beginnende Randzackenbildung, subchondrale Sklerosierung	= Grad I	8
Ausgrprägte Randwülste, Gelenkspalt noch unauffällig	= Grad II	10
Beginnende Knorpeldestruktion, verschmälerung des Gelenkspaltes	= Grad III	9
Schwere Knorpeldestruktion, teilweises verschwinden des Gelenkspaltes	= Grad IV	5

erlaubt. 7 Patienten mit unverschobenen Brüchen wurden lediglich gelagert, aber auch nur unter längerer Entlastung mobilisiert. 2 Todesfälle während des stationären Aufenthaltes waren auf ein Kardiopulmonäres Versagen bei einem 90jährigen Mann und auf eine Pulmonalembolie zurückzuführen (Tabelle 4, 5).

36 Patienten konnten nach 2 bis 10 Jahren durchschnittlich nach 6,4 Jahren nachuntersucht werden. Die Hüftgelenksfunktion wurde dabei nach dem von Merle d'Aubigne angegebenen Schema ausgewertet. 22 Patienten zeigten dabei ein sehr gutes Ergebnis, 6 Patienten ein gutes, 4 Patienten ein mässiges und 4 Patienten ein schlechtes Endergebnis (Tabelle 6).

Mit einer gesteigerten Coxarthroserate muß bei konservativer Therapie zwar gerechnet werden, wobei wie bekannt, das röntgenologische Ausmaß einer Arthrose mit dem funktionellen Ergebnis und dem subjektiven Befinden des Patienten nicht korrelieren muß. So waren unter den 14 Patienten mit erheblichen arthrotischen Veränderungen des Hüftgelenkes nur 4, die auch tatsächlich ein schlechtes funktionelles Ergebnis zeigten.

Bei den eingangs erwähnten Indikationsstellung stellt unserer Meinung nach die konservative Therapie eine durchaus vertretbare Behandlungsmethode dar. Auch bei starken Verschiebungen kann ein befriedigendes Repositionsergebnis erreicht und damit die inkongruenzbedingte Arthrose weitgehend vermieden werden. Wie die Erfahrung zeigt, kann auch eine Operation mit der Möglichkeit der anatomischen Reposition bei primärer Knorpelläsion bei Brüchen des Pfannendaches und bei auch nur geringfügigen Impressionen des Oberschenkelkopfes das Entstehen einer Arthrose nicht verhindern.

Literatur

1. Gelehrter G (1969) Behandlungstechnik der frischen Hüftverrenkungsbrüche. Chir Praxis 13:99
2. Judet R, Judet J, Letournel E (1964) Fractures of the acetabulum: Classification and surgical approaches for open reduction. J Bone Joint Surg 46A:1615
3. Letournel E, Judet R (1974) Les fractures du cotyle. Masson et Cie, Paris
4. Martinek H, Egkher E, Fasol P (1978) Langzeitergebnisse nach konservativer Behandlung von Hüftpfannenbrüchen. Unfallheilkunde 81:1
5. Merle d'Aubigné R (1968) Management of acetabular fractures in multiple trauma. J Trauma 8:333
6. Nerubay J, Glancz G, Katznelson A (1973) Fractures of the acetabulum. J Trauma 13: 1050
7. Spängler H, Stacher G, Zweymüller K (1972) Zur operativen Behandlung von Hüftverrenkungsbrüchen. Acta Chir Austr 4:25
8. Veihelmann D, Weller S (1973) Die konservative Behandlung der Hüftpfannenbrüche. Act Traumatologie 3:51

1500 Schenkelhals- und pertrochantere Oberschenkelfrakturen und die Indikation zur prothetischen Versorgung

E. Linke

Chir. Klinik II der Städt. Kliniken, Grafenstraße 9, D-6100 Darmstadt

Die operative Behandlung der Frakturen am coxalen Femurende hat sich seit den letzten 20 Jahren deutlich gewandelt.

Einerseits sehen wir heute ein wesentlich älteres Patienten-Klientel und haben damit eine Zunahme der Verletzungsform insgesamt, andererseits ermöglicht uns die wesentliche Weiterentwicklung der anästhesistischen Möglichkeiten beim alten Menschen eine wahrhaft geriatrische Traumatologie.

Hefte zur Unfallheilkunde, Heft 174
Zusammengestellt von A. Pannike

Parallel dazu hat sich aber auch das technische Spektrum der Frakturbehandlung am coxalen Femurende in vieler Hinsicht wesentlich erweitert.

Bei Erhaltung des Hüftgelenkes wären repräsentativ zu nennen:

1. Winkelplatten mit Zugschrauben,
2. reine Zugschraubenversorgung,
3. DHS-Versorgung,
4. Endernagelung mit Valgisationsosteotomie,
5. Winkelplatte mit Valgisationsosteotomie und Trochanter-Zuggurtung,
6. Winkelplatte mit Verbundosteosynthese.

Im Rahmen des prothetischen Hüfgelenkersatzes seien in etwa historischer Reihenfolge aufgezählt:

1. stabilie Moor-Prothese,
2. Standard-Totalendoprothese mit Pfanne und Kleinkopf,
3. Weber-Rotations-Wechselkopfprothese – eine Intermediärprothese nach neuer Nomenklatur,
4. Kleinhöhen-Spazierstockprothese als Totalprothese mit subtrochanterem Femurschafterersatz,
5. Duo-Cup-Prothese – Intermediärprothese.

Wir haben an der Chir. Klinik II der Städt. Kliniken Darmstadt von 1973 bis 1982 unter Berücksichtigung der Fragestellung nicht 1500 sondern 1441 verwertbare Frakturen am coxalen Femurende nach folgenden Prinzipien versorgt:

Winkelplatten	204	14%
Zugschrauben	172	12%
Endernägel	530	37%
Weber-Kopf-Rotationsprothesen	361	25%
Total-Endoprothesen	143	10%
Spazierstockprothesen	31	2%

Im Rahmen dieses Vortrags werde ich ausschließlich auf die Indikation der 535 Hüftgelenksprothesen eingehen.

Die versorgten Frakturen teilen sich wie folgt auf:

mediale Schenkelhalsfraktur	– Abduktion
mediale Schenkelhalsfraktur	– Adduktion
cervicale Schenkelhalsfraktur	
pertrochantere Femurfraktur	– stabil
per- und subtrochantere Femurfraktur	– instabil
path. Fraktur	

Wie hat sich in den letzten 10 Jahren unsere Indikation zur Hüftprothese herauskristallisiert?

Generell streben wir eine Frühestversorgung in Absprache mit dem Anästhesisten an. Der verletzte Pat. ist „persönlichkeitsbezogen" zum Zeitpunkt des Unfalls individuell normal. Der 80jährige Emphysematiker hat ein PO_2 von 60. Die Haut der 50-Kg.-Pat. erscheint exsikkiert. Beide sind biologisch vital – laborchemisch krank.

Aber mit diesen biologischen Beurteilungskriterien müssen wir unsere OP-Indikation stellen.

1. generelles biologisches Alter,
2. röntgenologische Knochenwertigkeit,
3. Frakturform,
4. postoperative Kooperationsfähigkeit.

Der biologisch alte Mensch, noch geistig rüstig, kann eben nicht kooperativ teilentlasten und der biologisch junge, dafür aber cerebralgeschädigte, ebensowenig.

Die Versorgung der Fraktur am coxalen Femurende allgemein bei bestehender schwerer Coxarthrose erscheint uns beim über 70jährigen Pat. durch kopferhaltende Operation wenig sinnvoll, da der Pat. alleine durch die vorbestehende Gelenkschädigung schlecht zu mobilisieren und faktisch nicht beschwerdefrei oder wenigstens beschwerdearm werden kann.

Beim jüngeren Menschen ist dagegen durch gleichzeitige Osteotomie-Umstellung die Hüftkopferhaltung bei zu erwartender Kooperation in jedem Fall gerechtfertigt.

Die mediale Adduktion – Schenkelhalsfraktur beim über 70jährigen Pat. halten wir für nicht mehr verschraubenswürdig, sondern bei arthrosefreier Pfanne versorgen wir den Pat. mit einer isolierten Weber-Allopro-Rotationskopfendoprothese – also einer Intermediärprothese. Bei Coxarthrose, isolierter pathologischer Schenkelhalsfraktur und szintigraphisch fraglicher Pfannenbeteiligung ist die Totalprothese indiziert.

Bei pertrochanteren Frakturen mit Trümmerzone ziehen wir bei zu erwartender Endernagel-Instabilität und geforderter Sofortmobilisation die Kopfrotations-endoprothese, beinlängengerecht evtl. mit Knochenunterlegscheibe eingesetzt, vor. Operationszeiten um 30 min, minimaler Blutverlust und sofortige Mobilisation einschließlich Vollbelastung haben für uns hier Vorrang. Selten entschließen wir uns, sicher bei schwerer Coxathrose, zu einer Totalendoprothese.

Verbundosteosynthesen am Hüftgelenk halten wir für überholt – Vollbelastungsunsicherheit, Progression einer Metastase bei inadäquater Resektion, Kreislaufdysregulation bei hoher Monomermenge sowie lange Operationszeiten mit hohen Flüssigkeitsgewebsverlusten sprechen dagegen. Hier ein typischer Fall – Diaserie.

Die kleine Spazierstockprothese ist bei der instabilen per- und subtrochanteren Oberschenkelfraktur mit zusätzlichen Pfannenprobelemen – vom erfahreren Operateur geschickt zielstrebig operiert – ein schonender, effektiver Eingriff, erstaunlich relativ geringer Blutverlust, da die Trümmerfragmente nur beiseitegehalten und nach Protheseimplantation mit Zugurtungen an der Prothese fixiert werden, wobei wir bisher immer die Pfanne mitersetzten mit dem Problem der 2maligen Kreislaufbelastung durch Knochenzement, Entscheidend ist jedoch die Pat.-Frühmobilisation nach 3 Tagen. Wir überlegen z. Z. ob wir auch nicht diese Kleinspazierstockprothese als Kopfprothese in geeigneten Fällen implantieren.

Bei pathologischen Frakturen muß das Operationsausmaß sorgfältig diagnostisch abgegrenzt werden. Das Ergebnis der Operation muß eine Frühbelastbarkeit sein mit möglichster Herdsanierung. Hier als Extremfälle eine Totalendoprothese mit Zuggurtungsplatte bei 2/3 Schaftmetastasenresektion 1979, heute noch funktionsfähig am Lebem; im nächsten Dia sehen Sie eine gleiche Schaftzuggurtungsprothese, jedoch im modernen Kohlenstoffmaterial 1983 implantiert auch hier ein erstaunlich gutes Belastungsergebnis.

Ich fasse zusammen:

1. Die mediale und cervicale Schenkelhalsfraktur ohne Abduktionseinstauchung und biologisch über 70 Jahren versorgen wir mit einer Weber-Rotations-Kopf-endoprothese.
2. Frakturen bei gleichzeitiger ausgeprägter Pfannenarthrose versorgen wir beim biologisch alten Menschen mit einer Totalendoprothese.
3. Bei der pertrochantären Oberschenkelfraktur bei der eine stabile rotationssichere Endernagelung fraglich ist bevorzugen wir bei Sofortbelastung eine Kopfendoprothese mit Beinlängengerechter Schaftimplantation.
4. Per- und subtrochantäre pathologische Frakturen versorgen wir meist mit einer Totalendoprothese oder Kleinhöhenkrückstock, wobei wir Pfanne und Schaft einzementieren.

Totalprothesen bei pertrochanteren Oberschenkelfrakturen Indikation, Technik und Ergebnisse

W. Braun, A. Rüter und H.-J. Graf

Klinik für Unfall- und Wiederherstellungschirurgie, Stenglinstraße 1, D-8900 Augsburg

Die Frakturen des coxalen Femurendes stellen eine häufige Verletzung des älteren Menschen dar. Dies zeigt auch die Zahl von 392 Frakturen dieser Art, die in den letzten 2 Jahren in unserer Klinik operativ versorgt wurden.

In der Zwischenzeit ist eine weitgehende Vereinheitlichung des Therapiekonzepts eingetreten und zwar dergestalt, daß die operative Behandlung der medialen Schenkelhalsfraktur abhängig vom Alter des Patienten durch kopferhaltende Osteosynthese oder Alloarthroplastik durchgeführt wird. Die pertrochanteren Frakturen werden durch AO-Winkelplatten übungsstabil und seit jüngerer Zeit durch die DHS bei bestimmten Frakturformen praktisch belastungsstabil versorgt.

Die von einigen Autoren vorgeschlagene grundsätzliche alloarthroplastische Versorgung pertrochanterer Oberschenkelfrakturen beim alten Menschen erscheint uns nicht gerechtfertigt, da diese Bruchform nicht mit den bekannten Komplikationen einer Schenkelhalsfraktur, nämlich der Kopfnekrose und der Pseudarthrose belastet ist. Der natürliche Femurkopf sollte daher nicht geopfert werden.

Die einzige Ausnahme für dieses Vorgehen sind unseres Erachtens pertrochantere Frakturen bei vorbestehender subjektiv behindernder Coxarthrose. In dieser Situation können zum Vorteil des Patienten beide Leiden gleichzeitig angegangen. Durch die Implantation einer Totalendoprothese wird neben der Frakturstabilisierung auch die Beseitigung der Coxarthrose erreicht. Außerdem wäre bei alleiniger Versorgung der Fraktur durch Osteosynthese in diesen Fällen die Mobilisierung, bedingt durch die Coxarthrose, erheblich erschwert.

Hefte zur Unfallheilkunde, Heft 174
Zusammengestellt von A. Pannike

Technik und Nachbehandlung

Bei der endoprothetischen Versorgung von pertrochanteren Femurfrakturen verwenden wir als Implantate im Wesentlichen zementfreie RM-Pfannen in Kombination mit Gradschaftprothesen, in Fällen mit relativ distaler Fraktur auch Langschaftprothesen. Die Implantation von Krückstockprothesen halten wir in dieser Situation nicht für richtig und notwendig: einerseits sind diese Großimplantate mit den Nachteilen der höheren Luxations- und Lockerungstendenz sowie der erhöhten Gefahr von Wundinfektionen behaftet, andererseits kann auch durch Grad- und Langschaftprothesen ausreichende Frakturstabilität erzielt werden.

Im Einzelnen wählen wir folgendes Vorgehen: nach Exposition und Reposition der Fraktur erfolgt die Fixierung mit temporär oder bleibend eingebrachtem Osteosynthesematerial, wobei es sich hierbei meist im Drahtcerclagen handelt. Eine lateral und temporär angebrachte Platte mit Schraubenfixation im Trochanter major und proximalen Schaft hat sich nicht bewährt, da es bei der für die Implantaion der Prothese erforderlichen Adduktion und Außenrotation des Beines leicht zu proximalen Schraubenausrissen aus der weichen Trochanter major-Spongiosa mit erneuter Dislokation der Fragmente kommt. Die weiteren Operationsschritte, nämlich das Absetzen des Schenkelhalses an typischer Stelle, die Implantation der Pfanne sowie das Aufraspeln des proximalen Femurmarkraumes erfolgen in üblicher Weise. Vor Implantation des Prothesenschaftes sollte nochmals die genaue Adaptation der abgebrochenen Trochantermanschette mit dem proximalen Femurschaft überprüft werden, um das Eindringen von Knochenzement in den Frakturspalt und die damit verbundene Behinderung der Frakturheilung zu vermeiden.

Bei Abrissen von Trochanter major oder minor kommen Drahtcerclagen bzw. eine Zuggurtungsosteosynthese zur Anwendung.

Weitere frakturstabilisierende Maßnahmen sind als Folge des intramedullären Schienungseffektes des Prothesenschaftes nicht erforderlich.

Postoperativ wird frühestmögliche Mobilisierung des Patienten angestrebt, wobei für 6 postoperative Wochen die Teilbelastung des verletzten Beines für die Frakturheilung nach primär instabilen Brüchen erforderlich ist.

Eigene Untersuchungen und Ergebnisse

In unserer Klinik wurden vom 1. 6. 1982 bis zum 31. 5. 1984 231 Patienten mit pertrochanteren Frakturen operativ versorgt, davon 10 Patienten durch Implantation einer Totalendoprothese wegen gleichzeitig bestehender behindernder Coxarthrose. Eine Coxarthrose beidseits fanden wir dreimal, wobei in zwei Fällen die unverletzte Seite bereits durch Alloarthroplastik versorgt war.

Hinsichtlich der Geschlechtsverteilung handelte es sich um 8 Frauen und zwei Männer mit einem durchschnittlichen Lebensalter von 79,4 Jahren; der jüngste Patient war 63 Jahre alt, der älteste 90 Jahre.

Bezüglich des Frakturtyps fanden wir in 7 Fällen stabile Frakturen, in 3 Fällen instabile mit großem Minorfragment.

Die alloarthroplastische Versorgung erfolgte bei allen Patienten frühsekundär, wobei als Implantate Gradschaft- und Langschaftprothesen verwendet wurden.

An postoperativen Komplikationen trat lediglich einmal eine Prothesenluxation auf. Die Behandlung erfolgte nach Reposition durch einen Unterschenkelgips mit Querstab und blieb bisher ohne Rezidiv.

Von den 10 operierten Patienten konnten 8 nachuntersucht werden, wobei der Nachbeobachtungszeitraum zwischen 3 und 22,5 Monaten, im Mittel bei 10,3 Monaten lag.

Die beiden anderen Patienten waren an operationsunabhängigen Krankheiten nach Klinikentlassung verstorben.

Zum Nachuntersuchungszeitpunkt waren alle Frakturen knöchern fest verheilt, eine Prothesenlockerung konnte in keinem Fall festgestellt werden.

Für die funktionelle Beurteilung des Operationsergebnisses wurden als Kriterien „Schmerz, Gehstrecke, Stockhilfengebrauch und subjektive Zufriedenheit des Patienten" herangezogen.

Von den 8 nachuntersuchten Patienten waren nach der Implantation der Totalendoprothese 7 Patienten beschwerdefrei oder deutlich beschwerdeärmer als vor der Operation. Bei einer Patientin war keine Veränderung eingetreten. Eine Verschlimmerung der Schmerzen fanden wir in keinem Fall.

Identische Ergebnisse zeigten sich auch bei der Gehstrecke der Patienten: in 7 Fällen war es zu einer Verbesserung gekommen, in einem Fall war die Gehstrecke unverändert geblieben.

Nach der subjektiven Einschätzung des Operationsergebnisses befragt, waren 7 Patienten sehr zufrieden und bezeichneten ihren Zustand besser als vor der Operation, ein Patient bezeichnete das Ergebnis als gut.

Zusammenfassung

Für den alten Patienten mit pertrochanterer Oberschenkelfraktur stellt die rasche übungs – und wenn möglich – belastungsstabile Versorgung dieser Fraktur eine vitale Indikation dar.

Liegt gleichzeitig und gleichseitig eine behindernde Coxarthrose vor, muß von dem sonst angezeigten Osteosyntheseverfahren abgegangen und die Frakturversorgung durch Implantation einer Endoprothese angestrebt werden um,

einerseits durch einen einzigen Eingriff beide Leiden zu behandeln,
andererseits sofortige schmerzarme Belastbarkeit des verletzten Beins zu erreichen.

Literatur

1. Breyer H-G, Enes-Gaiao F, Urbanski a (1979) Die Femurkopfprothese als Ausnahmeindikation bei pertrochanteren Frakturen greiser Patienten. Akt Traumatol 6:359
2. Enes-Gaiao F (1977) Erweiterte Indikation zur Implantation von Kopfprothesen bei pertrochanteren Femurfrakturen. Unfallchir 3:135
3. Friedl W, Mischkowsky T, Schult W, Friedl W-H (1984) Experimentelle Untersuchung zur Belastbarkeit und Verformung pertrochanterer Osteotomien bei extra- und intramedullären Osteosyntheseverfahren. Unfallchir 10:59
4. Ganz R (1978) Zur Prothesenindikation bei pertrochanteren Brüchen. Helv Chir Acta 45:619
5. Hepp W-R, Blauth W, Skripitz W (1979) Erfahrungen mit Spezialendoprothesen am koxalen Femurende Z Orthop 117:928

6. Hepp W-R, Jäger R (1979) Indikation und Behandlungsergebnisse mit sog. Tumorprothesen bei jungen Patienten. Orthop Praxis 12:1009
7. Kleinig R, Wendt R-U (1978) Indikation der Operationsverahren bei der pertochanteren Oberschenkelfraktur. Unfallchir 4:143
8. Mittelmeier H, Harms J (1979) Prothetischer Hüftgelenksersatz bei Brüchen des oberen Oberschenkelendes. Unfallmed. Tagungen des Landesverb. der gew. BG, Heft 39
9. Pelzl H (1983) Versorgung per- und subtrochanterer Oberschenkelfrakturen bei gleichzeitig vorliegender Coxarthrose. Akt Traumatol 13:160
10. Poigenfürst J, Hertz H, Hofer St (1983) Erste Erfahrungen mit der Dynamischen Hüftschraube im Vergleich zu anderen Osteosyntheseverfahren. Unfallchir 9:98
11. Sauer H-D, Schöttle H, Jungbluth K-H (1977) Die dynamische Belastbarkeit verschiedener Osteosyntheseverfahren bei pertrochanteren Femurfrakturen. Arch Orthop Unfallchir 89:275
12. Stöhr Chr (1981) Seltene Indikationen, Frakturen bei Endoprothesen, Komplikationen. Akt Traumatol 13: 42
13. Träger D, Tändler P (1983) Die Endernaglung proximaler Oberschenkelfrakturen und ihre Ergebnisse. Unfallchir 9:31

Zur Hüftarthrodese bei infizierten Schenkelhalsfrakturen

R. Marti und P. P. Besselaar

Orthopädische Universitätsklinik AMC, Merbergdreef 9, NL-1100 Amsterdam, (Direktor Prof. Dr. R. Marti)

Septische Arthritiden nach Osteosynthesen von Schenkelhalsfrakturen sind glücklicherweise selten. Früh erkannt kann die Spüldrainage zur Ausheilung führen. Zeigt die Frühsanierung keinen Erfolg, dann entsteht mit großer Wahrscheinlichkeit eine septische Kopfnekrose. Die Vascularisation ist durch die Schenkelhalsfraktur gestört und der Infekt verhindert die theoretisch mögliche Revitalisation.

Die Hüftarthrodesen sind im Zeitalter der Prothesenchrirugie teilweise zu unrecht unpopulär geworden. Beim älteren Patient ist bei therapieresistentem Infekt die Kopfhalsresektion und das spätere Einbringen einer Totalprothese die Methode der Wahl. Für den jüngeren Patienten ist die Hüftarthrodese die dauerhafte Lösung. Die von Schneider eingeführte Kreuzplattenarthrodese mit Beckenosteotomie führen wir an unserer Klinik noch regelmäßig durch. Bei einer Infektanamnese ist diese Technik jedoch ungeeignet. Der Hüftkopf muß beim Infekt reseziert werden bis auf die gut durchblutete Spongiosa, das Acetabulum muß auskurettiert werden. Damit ist eine anatomische Einstellung des proximalen Femurs ins Acetabulum nicht möglich. Zudem wäre eine Kompression auf breiter Fläche nicht realisierbar, eine Beckenosteotomie zu gefährlich. Damit nun das proximale Fragment unabhängig von der gewünschten Arthrodesenstellung optimal eingestellt werden kann, führen wir eine subtrochantere Osteotomie durch.

Hefte zur Unfallheilkunde, Heft 174
Zusammengestellt von A. Pannike

Tabelle 1. Hüftarthrodese mit subtrochanterer Osteotomie (n = 8)

Indikation	
– Infekt	5
– Kopfnekrose	2
– Status nach Acetabulumfraktur	1

Technik

Durch einen anterolateralen Zugang wird die Hüfte exponiert und die gesamte Kapsel entfernt. Der Hüftkopf wird bei einer anwesenden Pseudarthrose in toto, bei Nekrose schichtweise entfernt bis zur blutenden Spongiosa, das Acetabulum von sämtlichen Knorpel-Resten bis auf die subchondralen Knochenschicht befreit. Nun erfolgt vom Septum intermusculare aus die schräge subtrochantere Osteotomie zirka 8 cm unterhalb dem Tuberculum inominatum. Das proximale Fragment kann nun je nach Situation in Neutralstand, Abduktion oder Adduktion so eingestellt werden, daß Knochenkontakt besteht. Es kann sinnvoll sein den medialen Anteil des Trochanter majors und den kraniolateralen Teil des Acetabulums ebenfalls zu decorticieren. Auf diese Weise gelingt es mittels zweier Spongiosazugschrauben eine solide Verbindung proximales Fragment/Becken herzustellen und die noch bestehenden Knochendefekte mit autologer Spongiosa aus dem Beckenkamm aufzufüllen. Die subtrochantere Osteotomie sorgt für eine Entlastung dieser Minimalosteosynthese. Mit dem Anlegen einer supracondylären Steinmann-Nagelextension wird die Operation abgeschlossen.

Die Extension erlaubt einerseits die Korrektur der Beinlänge, andererseits können während rund 8 Wochen Arthrodesen-Stellungs-Korrekturen durchgeführt werden. Je nach Konsolidation wird nach 6–8 Wochen ein Beckenbeingips angelegt, dann nämlich wenn die subtrochantere Osteotomie federnd fest ist. Kleinere Stellungskorrekturen sind mit Ausnahme der Rotation durch Keolen des Gipsverbandes immer noch möglich.

Ergebnisse

Wir haben in den Jahren 1974–1984 bei 30 Patienten eine Hüftarthrodese durchgeführt. 22mal kam die Kreuzplattentechnik mit Beckenosteotomie zur Anwendung, 8mal die minimalosteosynthesetechnik mit subtrochanterer Osteotomie. Die letztgenannte Technik eignet sich auch bei idiopathischer oder posttraumatischen Kopfnekrosen sowie bei Status nach Acetabulumfraktur (s. Tabelle 1). Bei allen 5 septischen Kopfnekrosen kam es in einer Operation zur Ausheilung des Infektes, 4mal zu einer vollständig knöchern durchgebauten Arthrodese, 1mal zu einer schmerzfreien Ankylose in gutem Stand. Eine Verzögerte Kausolidation der subtrochanteren Osteotomie trat bei 2 Patienten auf.

Diskussion und Zusammenfassung

Die Analyse unseres Materilas zeigt, daß die septische Arthritis nach Schenkelhalsfraktur wohl erkannt aber zu lange mit „halben“ Maßnahmen behandelt wird. Die Gelenke werden drainiert, Gentamycinketten eingelegt, mehrfache Revisionen durchgeführt und externe Fixationssysteme angelegt. Die Folge davon ist eine unnötig lange Behandlungsdauer mit sekundären Problemen wie Kniesteife etc. Bei einer posttraumatischen septischen Kopfnekrose ist die spontane Ankylosierung nämlich nicht zu erwarten.

Die vorgestellt Arthrodesetechnik hat den Nachteil, daß eine frühfunktionelle Nachbehandlung nicht möglich ist. Die 6–8 Wochen Extension sind notwendig zur Ausheilung des Infektes und der weitgehenden Konsolidierung der Arthrodese. Die subtrochantere Osteotomie darf also nicht zu früh konsolidieren. Eventuelle verzögerte Heilungen in der Osteotomie sind keine echten Probleme. Rechtzeitig, mittels Druckplatte saniert, beeinflussen sie die totale Behandlungsdauer nicht.

Zusammenfassend erlaubt die Arthrodese mit minimaler Osteosynthese und subtrochanterer Osteotomie ein optimales Einstellen des proximalen Fragmentes ins Acetabulum, eine Minimalosteosynthese zur vollständigen Ruhigstellung, sekundäre standskorrekturen sowie den Beinlängenausgleich.

Literatur

Liechti R (1974) Die Arthrodese des Hüftgelenkes und ihre Problematik. Springer, Berlin Heidelberg New York

Schneider R (1976) Die Arthrodese des Hüftgelenkes mit Kreuzplatte und Beckenosteotomie. Huber, Bern Stuttgart Wien

Freie Myocutanlappen mit Spongiosaplastik zur Sanierung langstreckiger Knochenweichteildefekte des Unterschenkels

A. Betz, S. Keßler, D. Wilker, Ch. Feld und L. Schweiberer

Chirurgische Klinik Innenstadt, Chirurgische Poliklinik der Ludwig-Maximilians-Universität München (Direktor: Prof. Dr. med. L. Schweiberer), Pettenkoferstraße 8a, D-8000 München 2

Unterschenkelfrakturen mit ausgedehnten Weichteildefekten sind meist Folge von Rasanztraumen, wie wir sie typischerweise bei Motorradunfällen antreffen. Bei derartigen Verletzungen ist der Weichteilmantel mit den versorgenden Gefäßen von größeren Knochenbereichen abgelöst. Derartige Frakturen lassen sich häufig primär nicht stabil versorgen. Die verbleibende Instabilität und der Infekt verhindern die Wiedereinsprossung der Gefäße in die Intermediärfragmente. Die Fragmente werden avital und unterhalten als Fremdkörper den Infekt.

Zur Sanierung des Infektes ist es daher erforderlich, nektrotische Knochenareale zu entfernen, so daß häufig größere Defektstrecken entstehen.

Der in diesem Bereich ohnehin spärliche Weichteilmantel ist durch den Infekt zusätzlich geschädigt. Knochentransplantate in ein schlecht durchblutetes Lager haben wenig

Hefte zur Unfallheilkunde, Heft 174
Zusammengestellt von A. Pannike

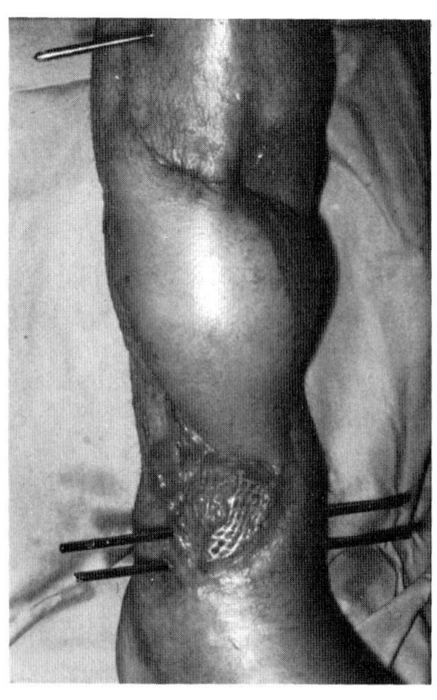

Abb. 1. 20jähriger Mann, 6 Monate nach drittgradig offener Unterschenkeltrümmer fraktur durch Motorradunfall. Knochen-Weichteil-Debridemen 8 Wochen zuvor, Anlage des Latissimus-dorsi-Lappens vor 5 Wochen. Befund unmittelbar vor der Spongiosaplastik

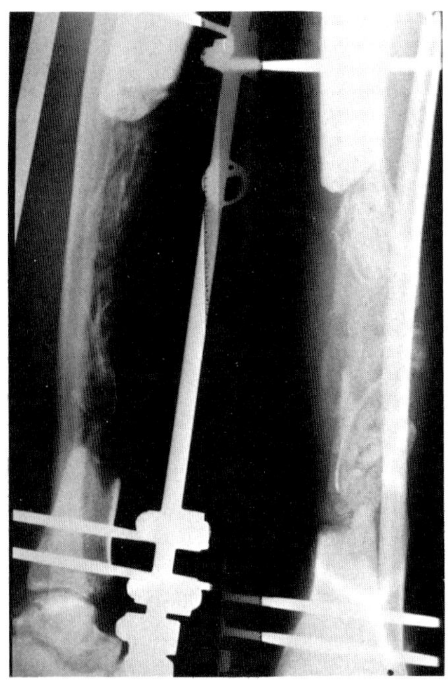

Abb. 2. Patient wie in Abb. 1 nach Spongiosaplastik. Inzwischen ist eine zweite Spongiosaplastik durchgeführt worden, der aufgefüllte Defekt ist mittlerweile belastungsstabil durchgebaut.

Aussicht auf Einheilung. Das sorgfältige Débridement ist wesentliche Voraussetzung für den Knochenaufbau. Bei sauberem Wundgrund bringen wir gut vascularisiertes Weichgewebe in den Defekt.

Am distalen Unterschenkel stehen uns wenig Weichteile zur Defektauffüllung zur Verfügung. Muskelgewebe ist wegen seiner üppigen Durchblutung am besten geeignet, die Infektion zu überwinden. Wir bevorzugen daher den mikrovaskulär gestielten Myocutanlappen. Gegenüber dem Cross-leg-flap hat er den Vorteil der schnelleren Einheilung. Der eigene Gefäßstiel macht ihn unabhängig von der Gefäßversorgung des Wirtslagers. Lokale Infektkomplikationen sind daher selten. Darüberhinaus ist dieses Verfahren für den Patienten komfortabler.

Nach sauberer Einheilung des Lappens – frühestens nach zwei Wochen – führen wir die Spongiosaplastik durch. Das Transplantatlager ist dann durch den Hautmantel geschlossen und infektfrei. Darüberhinaus ist die Durchblutung des Transplantates stabilisiert und die des Wirtslagers wiederhergestellt. Die Bedingungen für das Angehen der Spongiosa sind gegeben (Abb. 1).

Bisher haben wir 33 mikrovasculär gestielte Lappen transplantiert. Dabei mußten wir 5 Totalnekrosen hinnehmen. Die vier begrenzten Randnekrosen wurden abgetragen, die Defekte heilten sekundär. Anastomosenrevisionen waren in 8 Fällen notwendig. Bei zwei Patienten hat sich nach Präparation der Unterschenkelgefäße herausgestellt, daß Mikroanastomosen nicht durchführbar waren trotz präoperativ günstiger Angiographiebefunde.

Wegen der luxuriösen Durchblutungsverhältnisse und der hohen osteogenetischen Potenz der Spongiosa geschieht der Einbau Knochens rasch. Der notwendige Knochenquerschnitt wird in der Regel mit einer Spongiosatransplantation erreicht (Abb. 2). Mit der Belastung beginnen wir – in Abhängigkeit vom Röntgenbefund – zwei bis vier Monate nach dem Knochenaufbau.

Die Leistung autogener und allogener Knochentransplantate bei Defektauffüllung

N. Marecek, L. T. Dambe und H. Seiler

Chirurgische Universitätsklinik, Abteilung Unfallchirurgie (Direktor: Prof. Dr. med. O. Trentz), D-6650 Homburg/Saar

Aus den Weichteilen gelöste Fragmente können bei der Rekonstruktion von Frakturen zur Stabilitätsverbesserung wieder eingepaßt und mit einer Spongiosaplastik ummantelt werden. Diese Fragmente werden gelegentlich jedoch zu Sequestern. Verschiedene Autoren empfehlen daher deren Entfernung und führen, je nach Voraussetzungen, eine Defektauffüllung mit allogener oder autogener Spongiosa durch. Angeleitet durch veröffentlichungen über tierexperimentelle Corticalisstudien sehen wir hier heute eine 3. Möglichkeit: Die Zerkleinerung des aus den Weichteilen gelösten Fragmentes und seine Replantation in den Defekt.

Hefte zur Unfallheilkunde, Heft 174
Zusammengestellt von A. Pannike

Tabelle 1. Hauptindikationen und Komplikationen (in Klammern)

	autogene Spongiosa	allogene Spongiosa	gemahlene Corticalis
1. Metaphysäre Defekte	34 (5)	14 (2)	
2. Diaphysäre Defekte	84 (9)	24 (2)	9 (1)
3. Offene Frakturen	19 (49)	5 (1)	5 (1)
4. Infizierte Defekte	42 (11)	1 (1)	3 (3)

Autogene Transplantate beschreiten gleichzeitig 2 Wege der Osteogenese, den der direkten osteoblastischen Knochenneubildung über die transplantierten cellulären Elemente und den der Induktion über die Grundsubstanz. Allogene Transplantate leiten ihre Berechtigung nur aus ihrer Induktionsleistung ab. Gleiche Ergebnisse sind zu erwarten durch kleingemahlene autogene Corticalis, bei der neben zu vernachlässigender cellulärer Aktivität ebenfalls eine suffiziente Induktionsleistung möglich erscheint. Wir vergleichen im Folgenden eine kleine Gruppe gemahlener autogener Corticalistransplantate mit den bekannten Methoden der Defektauffüllung.

Im Zeitraum 1982 bis 1983 überschauen wir 246 Knochentransplantationen an lange Röhrenknochen sowie an die Wirbelsäule. In 188 Fällen wurde autogene Spongiosa transplantiert, in 46 Fällen allogene Spongiosa, in 12 Fällen schließlich wurde zerkleinerte autogene Corticalis verwendet. Die Gewinnung und Verwendung von autogener Spongiosa sind klinische Routine und bedürfen keiner Erläuterung. Bankknochen wird soweit möglich aus resezierten Knochen bei Hüftersatz oder Amputationen gewonnen, im weiteren von Organspendern aus den Lokalisationen LWS, Beckenkamm und kniegelenksnahen Spongiosalagern. Über Aufbereitung und Konservierung wurde wiederholt berichtet.

Corticalis, die zur Zerkleinerung vorgesehen ist, stammt als aus den Weichteilen gelöstes Fragment aus dem unmittelbaren Frakturbereich oder ergibt sich aus den verworfenen Corticalislamellen bei Spongiosaentnahme vom Beckenkamm. Die corticalen Knochenfragmente werden von Bindegewebe befreit. Der dann folgende wesentliche Schritt ist ihre ausreichende mechanische Zerkleinerung. Es steht uns dazu eine druckluftgetriebene Mühle nach Seiler der Firma Aesculap zur Verfügung, die mit einem drehmomentstarken Motor ausgerüstet ist. Ihr Kernstück ist eine zylinderförmige Raspel, and die über einen Einfüllschacht die Corticalisfragmente angepreßt werden. Über verschiedene Zylindereinsätze läßt sich die Fragmentgröße zwischen 0,5 und 2 mm variieren.

Wir demonstrieren Ihnen hier das Beispiel eines 19jährigen Motorradfahrers mit einer offenen Unterschenkelschaftfraktur. Die Osteosynthese erfolgte sofort nach Aufnahme mit 2 interfragmentären Zugschrauben und Fixateur externe. Bei guten Lagerbedingungen wurde ein avitaler Corticaliskeil zermahlen und an seinen Defektort replantiert. Die Behandlung wurde mit einem guten Ergebnis abgeschlossen.

Die Indikation zum plastischen Ersatz wurde in allen 3 Gruppen – autogene Spongiosa, allogene Spongiosa und gemahlene Corticalis – in der Mehrzahl durch anatomische und funktionelle Defekte an den Diaphysen und Metaphysen gegeben. Darunter waren insgesamt 28 offene Frakturen. Infizierte Defekte wurden fast ausnahmslos mit autogener Spongiosa besetzt. In der Tabelle 1 nicht erwähnt sind 8 Defekte durch Cysten und Tumoren, von denen 7 mit allogenem Material besetzt wurden, eine mit autogenem. In 210 Fällen wurde durch einmalige Knochentransplantation die definitive Versorgung sichergestellt. In der Gruppe der autogenen und allogenen Spongiosa entsprechen je 2 neue Osteomyelitiden einer deutlichen Verschlechterung der Ausgangssituation. In den übrigen Fällen blieb das Ergebnis gleich oder es trat doch eine Verbesserung ein. Nach Defektauffüllung mit autogener Spongiosa im aseptischen Lager persistierte 5mal der Defekt. Nach Defektauffüllung ins infizierte Lager wurde nach autogener Plastik 11mal eine Infektpersistenz beobachtet, einmal nach allogener Spongiosa. 3 kurzfristig nacheinander durchgeführte Corticalisspanplastiken ins infizierte Lager führten in keinem Fall zur Infektsanierung. Diese Indikation blieb daher in der Folgezeit ausgeschlossen. Eine deutliche Resorption ohne folgende Induktion wurde 7mal nach autogener Plastik gesehen, 2mal nach allogener Plastik und einmal nach Defektauffüllung mit gemahlener Corticalis.

Zusammenfassend unterstreichen die vorliegenden Zahlen weiterhin die Bedeutung der autogenen Spongiosa als universellen Knochenersatz. Corticalisspanplastiken haben ihre Indikation allein bei Defekten im primär aseptischen ersatzstarken Lager, ebenso wie der allogene Knochenersatz. Bei fehlenden organisatorischen Voraussetzungen zum Aufbau und Unterhalt einer Knochenbank kann somit die Corticalisspanplastik als Alternative zur allogenen Plastik gesehen werden und läßt dann vergleichbar gute Ergebnisse erwarten.

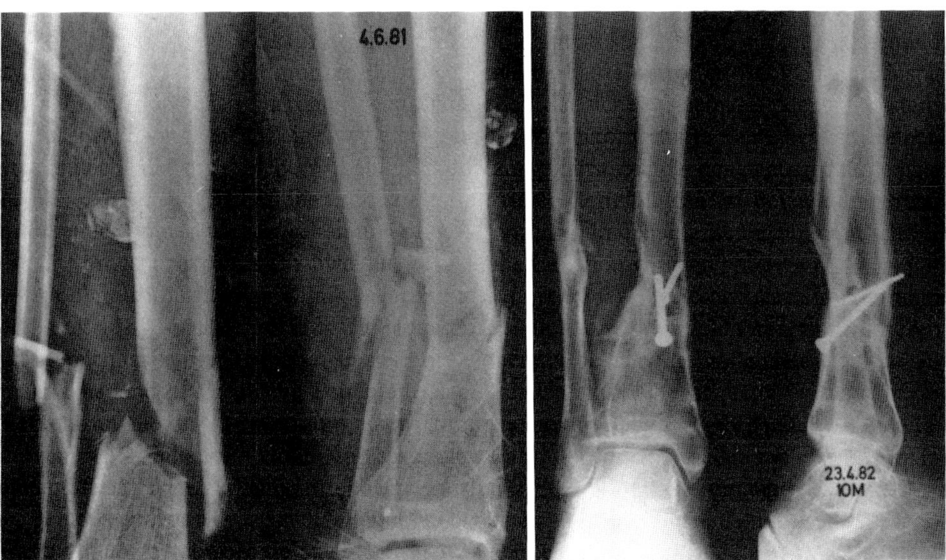

Abb. 1. s. Text

VII. Acetabulumfrakturen

Funktionelle Anatomie des menschlichen Hüftgelenkes

B. Tillmann[1] und A. Schleicher[2]

[1] Anatomisches Institut der Christian-Albrechts-Universität, Olshausenstraße 40, D-2300 Kiel
[2] Anatomisches Institut der Universität, Joseph-Stelzmann-Straße 9, 5000 Köln 41 (Lindenthal)

Belastung und Beanspruchung des Acetabulum können nicht losgelöst vom gesamten Hüftgelenk betrachtet werden.

Unter Berücksichtigung des Rahmenthemas der Sitzung wird die biomechanische Analyse morphologischer Befunde jedoch vorwiegend am Acetabulum besprochen.

Entwicklung des Acetabulum

Die Anlagen der Ossa ilium, ischii et pubis sind am Ende der 7. Embryonalwoche im Stadium 19 knorplig präformiert [6, 15, 28] und durch eine Y-förmige Naht embryonalen Bindegewebes miteinander verbunden. Die Form der Gelenkkörper ist bereits vor Auftreten des Gelenkspaltes deutlich ausgeprägt. Ihre definitive Gestalt erhalten die artikulierenden Skelettelemente jedoch erst unter Einwirkung der angreifenden Kräfte. Diese funktionelle Phase der Gelenkentwicklung reicht am Hüftgelenk weit bis ins postnatale Leben. Der Knochenkern in der Anlage des Os ilium erscheint am Beginn des III. Fetalmonats. Die Osteogenese im Primordialskelett des Os ischii setzt im IV–V– und im Os pubis im V–VI Fetalmonat ein. Die knöchernen Anteile des Os coxae sind durch eine Y-förmige Knorpelfuge miteinander verbunden. Zwei Fünftel der knöchernen Anteile entfallen jeweils auf Os ischii und Os ilium; das Os pubis beteiligt sich mit einem Fünftel am Aufbau des knöchernen Acetabulum.

Der Knorpel der Y-Fuge ist die Hauptwachstumszone des Acetabulum [21]. Angaben über den Zeitpunkt der synostotischen Verschmelzung sind im Schrifttum unterschiedlich. Die Vereinigung der drei Knochen soll zwischen dem 14.–16. Lebensjahr erfolgen [2, 9, 13]. Ihr geht die Bildung eines oder mehrerer sogenannter Schaltknochen voraus, die zwischen dem 9.–12. Lebensjahr als eigenständige Knochenbildungszentren in der Y-Fuge auftreten (Abb. 1). Meistens entstehen zwei große Schaltknochen, ein Os acetabuli posterius und ein Os acetabuli anterius. Am Ende des 2. Dezenniums vereinigen sich alle Anteile zu einem Os coxae. Die Nahtstellen an der Y-Fuge sind beim Erwachsenen nicht mehr sichtbar. Nach

* Unterstützt durch die Deutsche Forschungsgemeinschaft (Ti 121/2; Zi 192/1 und Zi 192/3)

Hefte zur Unfallheilkunde, Heft 174
Zusammengestellt von A. Pannike

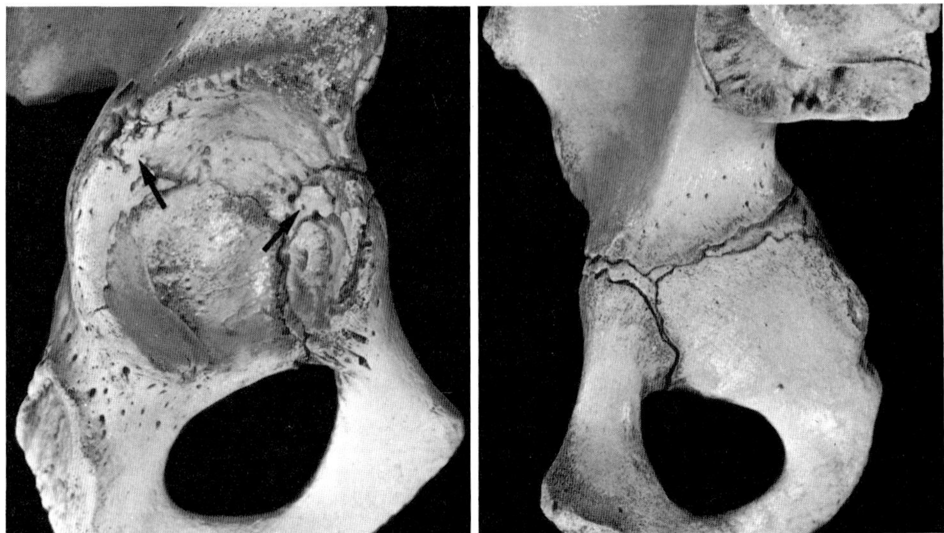

Abb. 1. Rechtes Os coxae eines Kindes in der Ansicht von lateral (*links*) und in der Ansicht von medial (*rechts*). Innerhalb der noch nicht geschlossenen Y-Fuge liegen Schaltknochen; die Pfeile weisen auf ein Os acetabuli anterius und ein Os acetabuli posterius. In der Ansicht von medial erkennt man die Ausdehnung der Schaltknochen innerhalb der Y-Fuge

diesem Zeitpunkt kommt ein *Gestalt*wandel der knöchernen Gelenkanteile nur noch unter pathologischen Bedingungen zustande. Veränderungen der *Struktur* können allerdings auch noch nach Abschluß des Wachstums sowohl im Gelenkknorpel als auch im Knochengewebe auftreten, wenn Belastung und Beanspruchung sich ändern [27].

Funktionelle Deutung morphologischer Befunde in der Hüftgelenkspfanne

Richtungsänderung der Gelenkresultierenden

In der Facies lunata des Erwachsenen kann man in etwa 10% der Fälle Abweichungen von der normalen Gelenkflächenform beobachten [23, 24]. Neben knorpelfreien Incisuren kommen Unterbrechungen der Gelenkfläche im mittleren Bereich oder Abschnürungen des Vorder- und Hinterhornes der Facies lunata vor (Abb. 2). Im Schrifttum werden diese Befunde mit den Nahtstellen der drei Hüftknochen in Verbindung gebracht [5]. Eine solche Beziehung läßt sich aber unter Berücksichtigung der Lage der Y-Fuge allenfalls für die Unterbrechung am Vorderhorn, nicht jedoch für die Befunde am Hinterhorn und in der Mitte der Facies lunata anführen [24, 26].

Wenn Gelenkknorpel in einem umschriebenen Bereich schwindet, deutet dies daraufhin, daß in dieser Zone der Gelenkdruck als Erhaltungsreiz stark erniedrigt ist oder gänzlich fehlt [19]. Ursache dafür kann eine Inkongruenz der miteinander artikulierenden Gelenkkörper sein, wie sie für das Pfannendach bei Jugendlichen beschrieben wird [7, 8]. Auf diese Weise lassen sich dann allerdings nur Unterteilungen in der Pfannenmitte erklären. Eine funktionelle Deutung für alle Befunde ist aus der *Belastung* des Hüftgelenkes abzuleiten. Die Hüft-

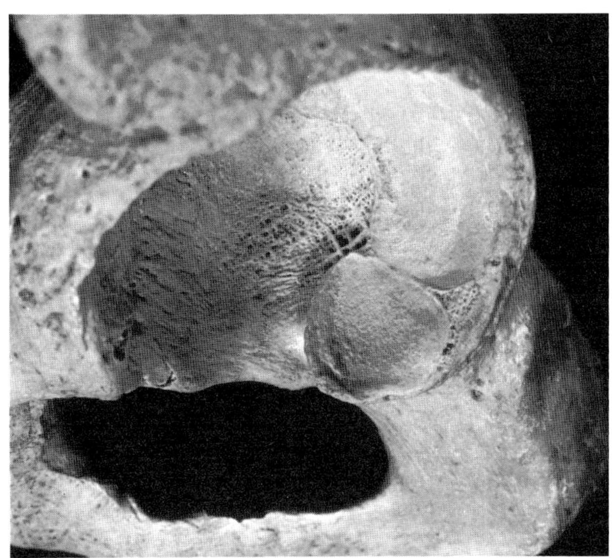

Abb. 2. Teilansicht eines linken Acetabulum vom Erwachsenen mit vollständiger Abschnürung des Hinterhornes der Facies lunata

gelenksresultierende ändert bei der Bewegung im Gelenk ihre *Größe, Richtung* und *Lage* [20]. Bei einer mit der Gelenkbewegung einhergehenden Richtungsänderung der Resultierenden ist die *Zeit* in welcher der Gelenkdruck auf den Knorpel einwirkt in den Regionen einer Gelenkfläche von unterschiedlicher Dauer. Dieser Zeitfaktor, der als „relative Verweildauer" der Resultierenden bezeichnet wird, hat Einfluß auf die Erhaltung des Gelenkknorpels [23, 24]. Modellversuche sprechen dafür, daß Unterteilungen in der Facies lunata dort auftreten, wo die „relative Verweildauer" der Gelenkresultierenden zu kurz ist, um als Erhaltungsreiz für den Gelenkknorpel zu wirken. Der Gelenkknorpel wird abgebaut und durch Knochengewebe ersetzt [29].

Lage der Hüftgelenksresultierenden

Die *Lage* der Hüftgelenksresultierenden hat Einfluß auf Gestalt und Struktur der Gelenkkörper. Bei zentrischer Lage der Gelenkresultierenden sind die Spannungen nahezu gleichmäßig im Gelenk verteilt [18]. Zwischen Spannungsgröße im Gelenk und Materialverteilung des subchondralen Knochengewebes besteht eine direkte Beziehung und Abhängigkeit [14, 18, 20]. Die Materialverteilung wurde an Röntgenbildern 2 mm dicker, planparalleler Knochenschnitte nach der Äquidensitenmethode mit dem Fernsehbildanalysator IBAS 2 gemessen [22]. Die Zonen hoher Dichte erfassen nahezu bandförmig die gesamte subchondrale Corticalis; in den Randgebieten der Gelenkfläche nimmt die Dichte geringfügig ab (Abb. 3). Die subchondrale Spongiosa hebt sich auf Querschnitten durch die Gelenkfläche in Form einer äußeren und inneren Druckpfeilerzone von Trabekeln ab. Die Materialverteilung der subchondralen Corticalis deckt sich mit der Spannungsverteilung eines zentrisch belasteten Kunststoffmodelles im spannungsoptischen Versuch. Den Regionen hoher Materialdichte entsprechen im Hüftgelenksmodell Isochromaten hoher Ordnungszahl. In den Randzonen mit geringer Menge an Knochenmaterial treten im Modell Isochromaten niedriger Ordnungszahl auf.

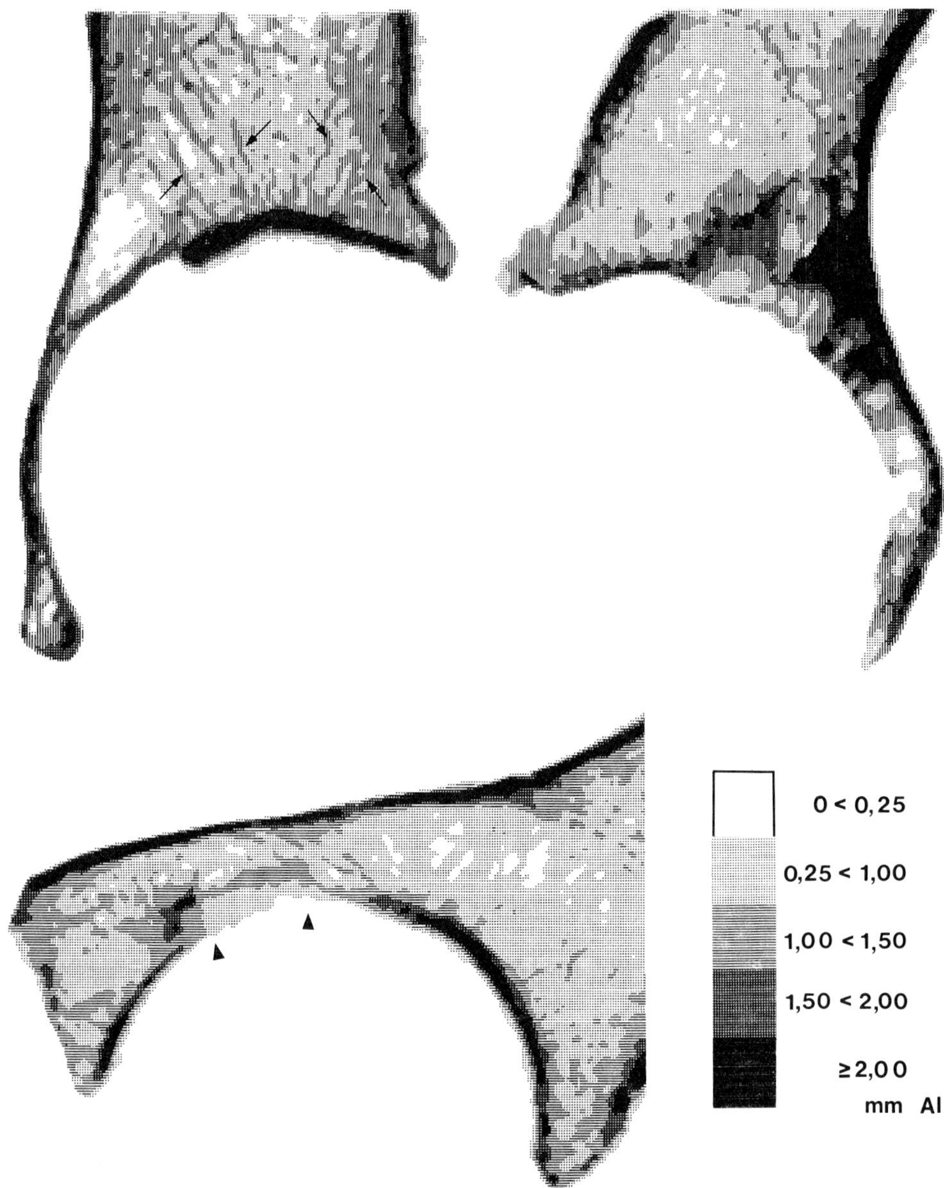

Abb. 3. Äquidensitenbilder von Röntgenbildern 2 mm dicker, planparalleler Knochenschnitte durch das Acetabulum, gemessen mit dem Fernsehbildanalysator IBAS 2. Die Dichtestufen des Aluminiumvergleichskörpers sind rechts unten in der Skala in „mm Aluminium" angegeben. *Links oben:* Horizontalschnitt aus der Pfannenmitte. Die Dichte der subchondralen Corticalis ist nahezu gleichmäßig über den gesamten Querschnitt der Facies lunata verteilt. Von der äußeren und inneren Corticalis des Os ilium ziehen Pfeiler dichter Spongiosatrabekel (*Pfeile*) nach kaudal und strahlen senkrecht in die subchondrale Corticalis ein. Zwischen den schräg verlaufenden Druckpfeilern liegt weniger Knochenmaterial. *Rechts oben:* Horizontalschnitt durch die Beckenmitte eines Acetabulum mit Arthrose am inneren Pfannenrand und Ausbildung einer Protrusio acetabuli (vgl. Abb. 6). Im Bereich der degenerativen

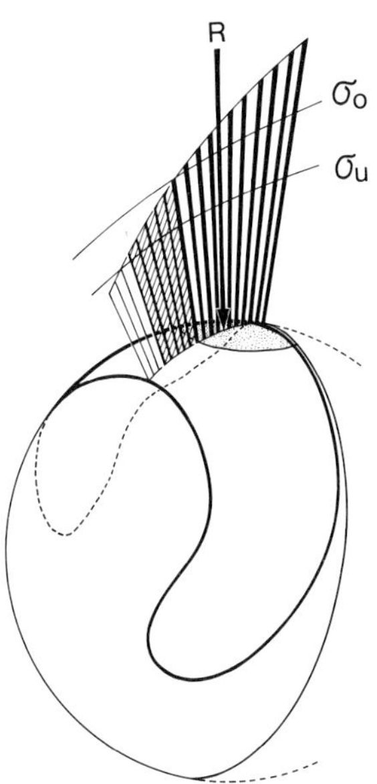

Abb. 4. Kugelgelenkmodell: In das Acetabulum als Teil einer Hohlkugel ist eine Facies lunata eingezeichnet. Die Gelenkresultierende liegt exzentrisch in Nähe des äußeren Pfannenrandes. Im Spannungsdiagramm wurde der obere (σo) und der untere Grenzwert (σu) der Spannungen für die Erhaltung des Knorpelgewebes eingetragen. Oberhalb von σo – im Spannungsdiagramm durch dicke Linien hervorgehoben – sollen die Spannungen so hoch sein, daß es zu degenerativen Veränderungen im Gelenk kommt. Der Bereich auf der Gelenkoberfläche für den dies zutrifft, ist punktiert wiedergegeben; er entspricht geometrisch einem Kugelzweieck. Unterhalb von σu sollen die Spannungen so niedrig sein, daß sie zur Erhaltung normalen Gelenkknorpels nicht mehr ausreichen. Der Bereich, in dem die Spannungen als Knorpelerhaltungsreiz dienen, ist im Spannungsdiagramm schraffiert wiedergegeben. (Nach Tillmann 1984)

Bei *exzentrischer Lage* der Resultierenden kommt es zu einer ungleichmäßigen Spannungsverteilung (Abb. 4). Die Spannungen steigen in dem Bereich der Gelenkfläche an, dem die Resultierende am nächsten liegt [10, 11]. Überschreiten Sie dabei den oberen tolerablen Grenzwert (σo), kommt es zu degenerativen Veränderungen an Knorpel- und Knochengewebe (Abb. 5). Im gegenüberliegenden Teil der belasteten Fläche fallen die Spannungen ab; unterschreiten sie dabei den zur Erhaltung des Gelenkknorpels notwendigen unteren Grenzwert (σu), wird der Knorpel abgebaut [25, 26]. Unter Voraussetzung einer exzentrischen Lage der Hüftgelenksresultierenden am äußeren Pfannenrand wurden morphologische Veränderungen am Acetabulum bei der Coxarthrose makroskopisch und mikroskopisch untersucht. Degenerativ veränderte Zonen am äußeren Pfannenrand haben häufig die Form eines „Kugelzweiecks" (Abb. 5) Ihre Ausdehnung entspricht damit geometrisch dem Bereich am Kugelgelenkmodell, in dem die Spannungen oberhalb des tolerablen Grenzwertes (σo) liegen (s. Abb. 4). Am inneren Rand der Facies lunata ist der Knorpel häufig sehr dünn, oder er fehlt vollständig. In der entlasteten Zone kommt es außerdem zur Knochenneubildung in Form von *Osteophyten*, die im fortgeschrittenen Stadium als „doppelter Pfannenboden" einen großen Teil der Fossa acetabuli bedecken (Abb. 5). Die Osteophyten am Pfannenboden sind von Knorpel bedeckt, und ihre Spongiosatrabekel strahlen senkrecht in die dünne subchondrale Corticalis ein (Abb. 6). Diese Befunde sprechen für eine Druckbe-

◀ Veränderungen am Übergang zur Fossa acetabuli erkennt man Zonen geringer Knochendichte. Kranial davon ist das Knochengewebe stellenweise sehr dicht. Wenig Knochengewebe liegt am äußeren Pfannenrand. *Links unten:* Horizontalschnitt durch eine normale Hüftpfanne vom Erwachsenen. Links im Bild ist der Bereich des Vorderhornes rechts im Bild der Bereich des Hinterhornes angeschnitten. Die Stufen hoher Knochendichte heben sich bandförmig in der subchondralen Corticalis ab. Im Bereich der Fossa acetabuli (*Pfeilköpfe*) liegt weniger Knochenmaterial

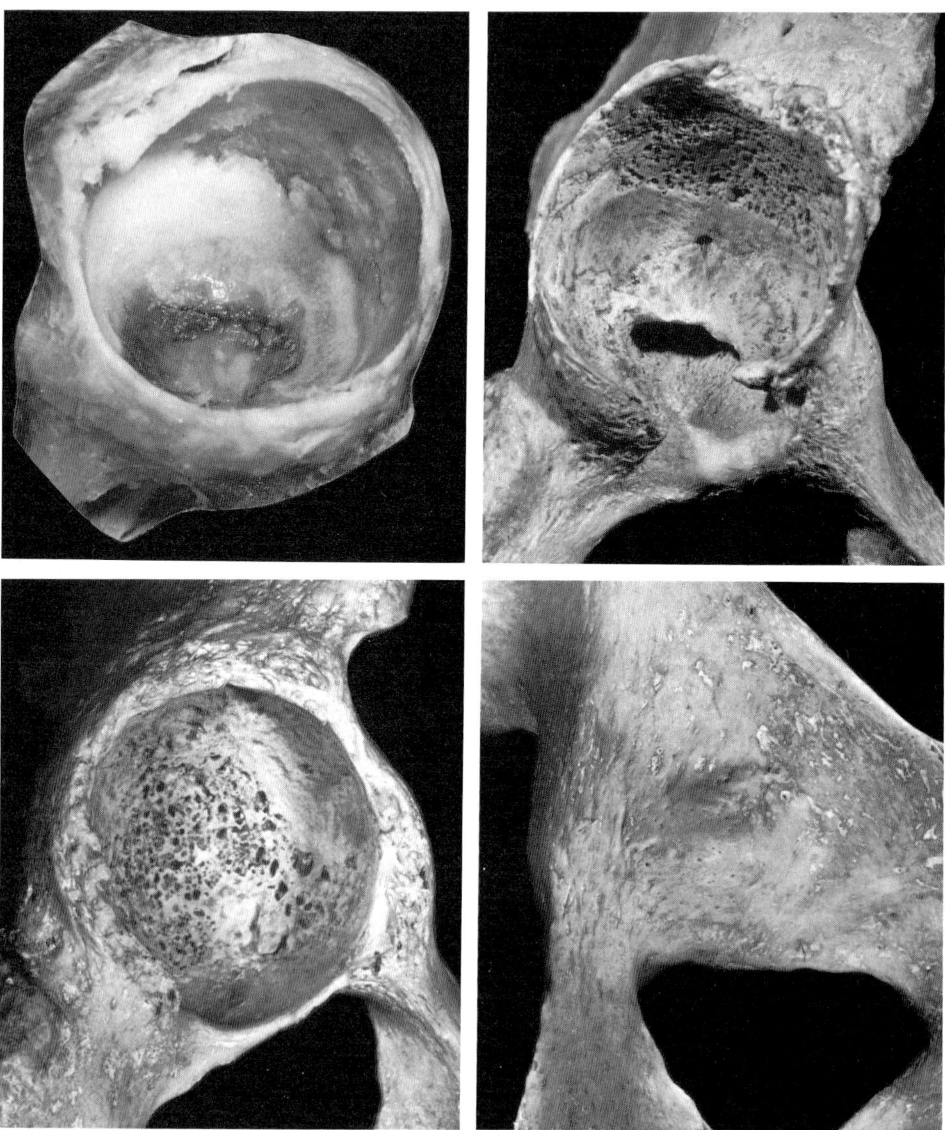

Abb. 5. *Links oben:* Rechtes Acetabulum mit degenerativen Veränderungen im Pfannendach. Der Bereich, in dem der Gelenkknorpel fehlt, hat die Form eines Kugelzweiecks (vgl. Abb. 4). Am inneren Rand der Facies lunata ist neues Knochengewebe entstanden (*Pfeile*). *Rechts oben:* Rechte Hüftpfanne mit starker Arthrose am äußeren Pfannenrand. Der Bereich, in dem die subchondrale Spongiosa freiliegt, hat auch hier die Form eines Kugelzweiecks (vgl. Abb. links und Abb. 4). *Links unten:* Rechtes Acetabulum eines Erwachsenen mit starker degenerativer Veränderung am inneren Pfannenrand und Ausbildung einer Protrusio acetabuli. *Rechts unten:* Protrusio acetabuli in der Ansicht von medial

---

Abb. 6. *Links oben:* Röntgenbild eines 2 mm dicken, planparallelen, horizontalen Schnittes ▶ durch die Mitte eines normalen Acetabulum. Von der äußeren und inneren Corticalis des Os ilium ziehen Spongiosatrabekel in schrägem Verlauf nach kaudal in die subchondrale Corticalis hinein (*Pfeile*). Sie werden senkrecht von Spongiosatrabekeln gekreuzt, die am inneren Rand der Gelenkfläche besonders deutlich hervortreten. *Rechts oben:* Röntgen-

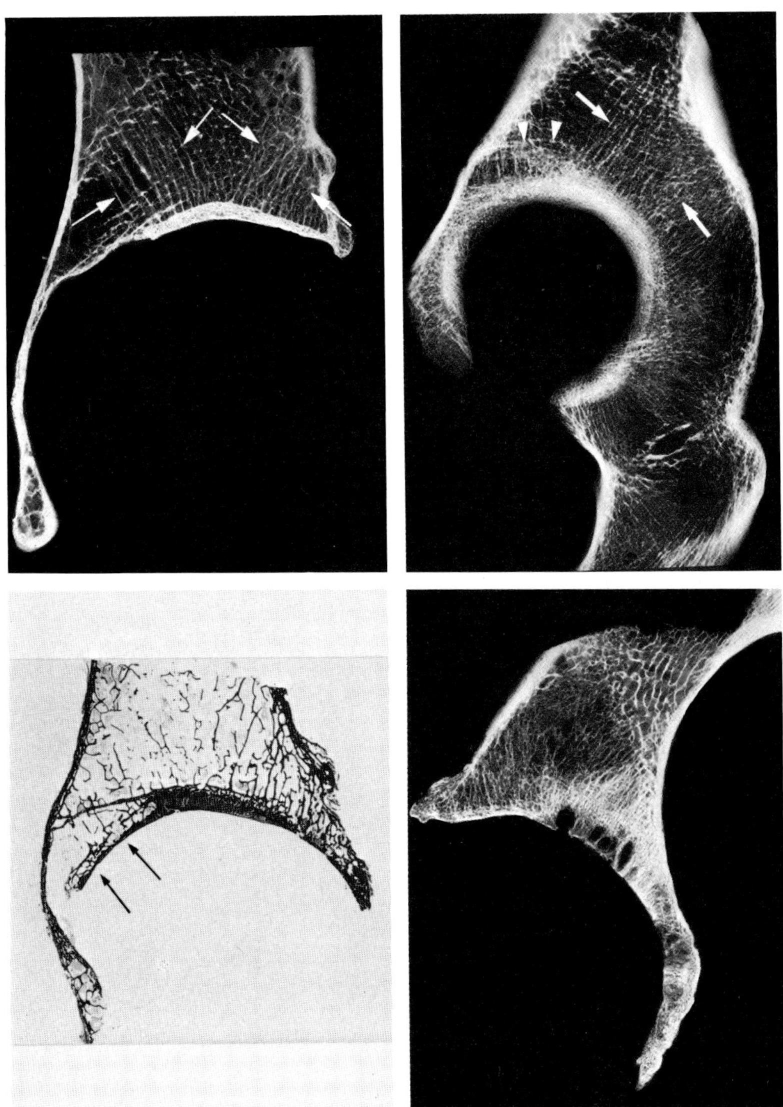

Abb. 6

bild eines 2 mm dicken, planparallelen Knochenschnittes durch eine normale Hüftpfanne, der parallel zur Pfanneneingangsebene geführt wurde. Vom Hinterhorn der Facies lunata ziehen Spongiosatrabekel aus der subchondralen Corticalis in Richtung auf das Tuber ossis ischii. Im Bereich des Pfannendaches verlaufen Spongiosatrabekel aus der subchondralen Compacta in schrägem Verlauf nach kranial in das Os ilium (*Pfeile*). Die Pfeilköpfe weisen auf kräftige Spongiosazugbündel, die parallel zur Gelenkoberfläche ziehen (vgl. Abb. 7). *Links unten:* Histologischer Schnitt aus einer Hüftpfanne mit degenerativen Veränderungen am äußeren Pfannenrand und Ausbildung eines doppelten Pfannenbodens (*Pfeile*). Der Osteophyt über der Fossa acetabuli ist von Knorpel bedeckt. Aus der dünnen subchondralen Corticalis strahlen senkrecht Knochenbälkchen in die Fossa acetabuli. (Goldner-Färbung; 10 μm) *Rechts unten:* Röntgenbild eines 2 mm dicken, planparallelen Knochenschnittes aus der Mitte eines Acetabulum mit degenerativen Veränderungen am inneren Pfannenrand und Ausbildung einer Protrusio acetabuli. Am inneren Rand der Facies lunata und im protrudierten Pfannenboden sind Pseudocysten entstanden. (Vgl. Abb. 5 und Abb. 3)

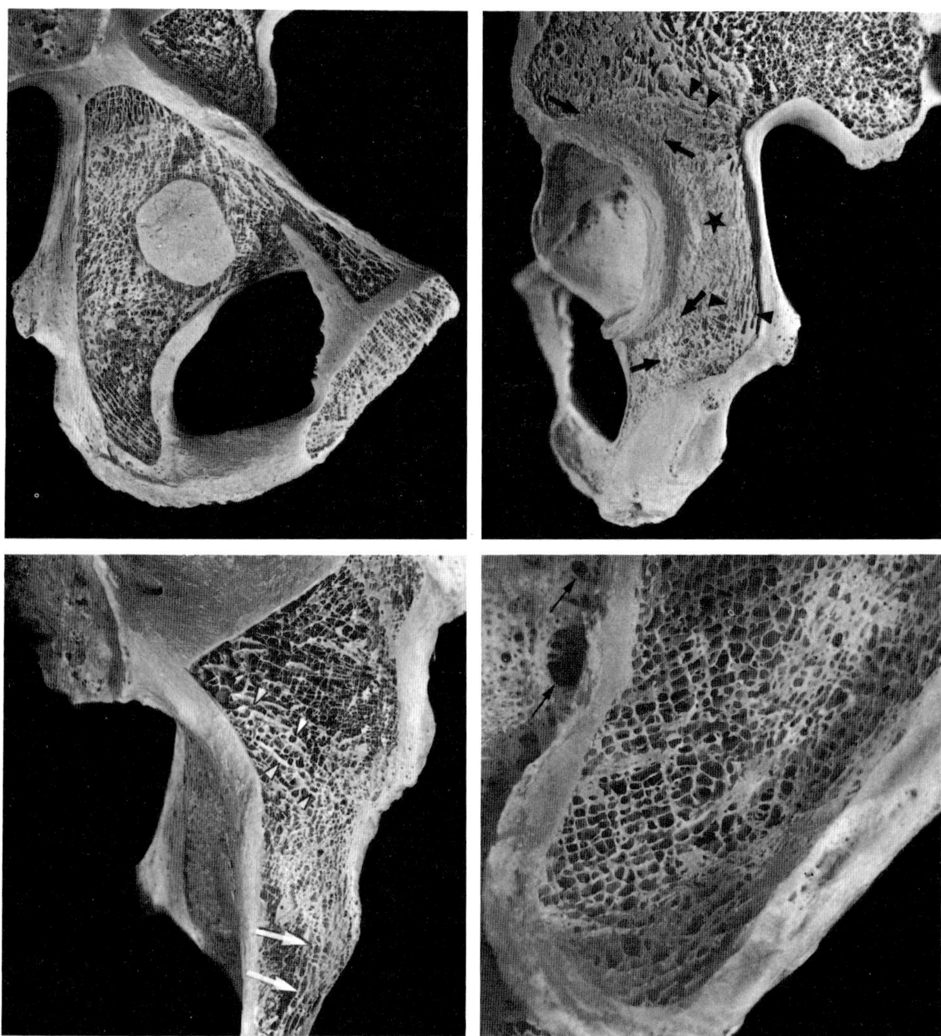

Abb. 7. Linkes Os coxae vom Erwachsenen, bei dem die Spongiosa nach Abtragen der äußeren und inneren Corticalis freigelegt wurde. *Links oben:* Ansicht von medial. Der Boden der Fossa acetabuli besteht aus kompaktem Knochen. *Rechts oben:* Vom Hinterhorn der Facies lunata ziehen Spongiosatrabekel nach kaudal in das Tuber ossis ischii (*Pfeile*). Sie werden rechtwinklig von Spongiosatrabekeln gekreuzt, die an der Incisura ischiadica major besonders kräftig ausgebildet sind (*Pfeilköpfe*) (vgl. Abb. 6). Inzwischen Os ischii und Os ilium ist die Spongiosa sehr zart (*). Im Pfannendach ziehen Spongiosatrabekel nach kranial in das Os ilium (*Pfeile*). Dieses System wird von kräftigen Spongiosaplatten gekreuzt (*Pfeilköpfe*), die von der Incisura ischiadica major bogenförmig nach ventral ziehen. *Links unten:* Vom Vorderhorn der Gelenkfläche zieht ein Bündel von Spongiosatrabekeln nach ventral in den Ramus superior des Os pubis, ein anderes Bündel von Spongiosatrabekeln verläuft nach dorsal in Richtung der Linea terminalis (*Pfeile*). *Rechts unten:* Freigelegte subchondrale Spongiosa im Bereich des Hinterhornes einer Facies lunata. Die Spongiosatrabekel sind in Form eines Fachwerks von Platten angeordnet; an einigen Stellen kommt es zur Ausbildung einer „Röhrenspongiosa“. Die Pfeile weisen auf Gefäßkanäle im Bereich der Fossa acetabuli

anspruchung des neu gebildeten Knochens [3, 4]. Für die von Bombelli [1] vertretene Vorstellung, wonach Osteophyten unter Einwirkung von Zugkräften entstehen sollen, ergeben sich weder histologisch noch funktionell Hinweise [4, 12, 26].

Verlagert sich die Gelenkresultierende zur Fossa acetabuli, entsehen degenerative Veränderungen am inneren Rand der Gelenkfläche. Bei fortgeschrittener Arthrose wird Knochengewebe nicht nur im Gelenkbreich sondern auch in der Fossa acetabuli abgebaut (Abb. 5). Durch Knochenab- und -umbauvorgänge entwickelt sich das Bild einer Protrusio acetabuli. Äquidensitenbilder von Knochenschnitten dieser Region zeigen osteolytische Vorgänge im unmittelbaren Bereich der Überlastung und Knochenanbau über dem medialen Bereich der protrudierten Fossa acetabuli und des Os ilium (Abb. 6). Am äußeren Pfannenrand liegt relativ wenig Knochenmaterial.

Ausrichtung der Substantia spongiosa im Bereich des Acetabulum

Der Knochen des Acetabulum besteht mit Ausnahme der Fossa acetabuli aus einer unterschiedlich dicken *Corticalis* und einem *Kern spongiösen Knochengewebes.* Die Substantia spongiosa ist an die Beanspruchung durch ihre *Materialmenge* und durch die *Ausrichtung* ihrer Trabekel angepaßt [18]. Der Verlauf der Substantia spongiosa wurde an makroskopischen Präparaten nach Abtragen der Corticalis sowie an Knochenschnitten und Röntgenbildern untersucht.

Die subchondrale Spongiosa bildet ein Fachwerk aus Platten, die sich an einigen Stellen zu einer Röhrenspongiosa anordnen [17] (Abb. 7). In Röntgenbildern frontaler Knochenschnitte aus der Pfannenmitte ziehen Spongiosazüge von der äußeren und inneren Corticalis des Os ilium in schrägem Verlauf nach caudal und strahlen senkrecht in die subchondrale Compacta der Facies lunata ein (Abb. 6). Diese beiden Systeme aus Drucktrabekeln werden rechtwinklig von Zugbälkchen gekreuzt, die am inneren Pfannenrand besonders kräftig ausgebildet sind.

An Präparaten mit freigelegter Spongiosa läßt sich der Trabekelverlauf vielfach bereits mit unbewaffnetem Auge erkennen (Abb. 7). Vom Hinterhorn der Facies lunata ziehen Spongiosatrabekel nach caudal in das Corpus ossis ischii. Dieses System wird von Bälkchen gekreuzt, die über der Incisura ischidica major besonders kräftig ausgebildet sind. Auf Röntgenbildern von Knochenschnitten, die parallel zur Pfanneneingangsebene geführt wurden, sind die entsprechenden Systeme wiederzuerkennen. In das Hinterhorn strahlen kräftige Druckbälkchen ein, die von Zugbündeln gekreuzt werden (Abb. 6). Zwischen Os ischii und Os ilium ist die Spongiosa sehr zart. Vom Pfannendach ziehen Spongiosaelemente nach kranial in den Darmbeinkörper hinein. Senkrecht dazu verlaufen kräftige Knochenplatten, die von der incisura ischiadica major bogenförmig in das Corpus ossis ilii einstrahlen. Im Röntgenbild lassen sich die in die subchondrale Corticalis verlaufenden Züge als Druckelemente einordnen, die von Spongiosaplatten rechtwinklig gekreuzt werden. Vom Vorderhorn der Facies lunata verläuft ein Bündel von Spongiosatrabekeln nach ventral in den Ramus superior des Os pubis; nach dorsal ziehen Bälkchen in Richtung der Linea arcuata (Abb. 7).

Die Analyse des Spongiosaverlaufes spricht für eine axiale Druckbeanspruchung der Trabekel durch die Hüftgelenksresultierende.

Für technische Hilfe danken wir Frau A. Haupt, Frau R. Worm und Herrn G. Klaws.

Literatur

1. Bombelli R (1976) Osteoarthritis of the hip. Springer Berlin Heidelberg New York
2. Braus-Elze (1954) Lehrbuch der Anatomie Bd I, 3. Aufl. Springer, Berlin Göttingen Heidelberg
3. Carstens C (1982) Untersuchungen zur mechanischen Beanspruchung der Osteophyten des arthrotischen Femurkopfes. Z Orthop 120:698–701
4. Carstens C, Tillmann B (1983) Zur Beanspruchung der Osteophyten bei der Coxarthrose. Verh Anat Ges 77:319–320
5. Fick R (1904) Anatomie der Gelenke. In: Bardeleben K von (Hrsg) Handbuch der Anatomie des Menschen, Bd II, Abt 1, 1. Teil. Fischer, Jena
6. Gardner E, Gray DJ (1950) Prenatal development of the human hip joint. Am J Anat 87:163–191
7. Goodfellow J, Bullough PG (1968) Studies on age changes in the human hip joint. J Bone Joint Surg (Br) 50:222
8. Greenwald AS, O'Connor JJ (1971) The transmission of load through the human hip joint. J Biomech 4:507–528
9. Köhler A, Zimmer A (1982) Grenzen des Normalen und Anfänge des Pathologischen im Röntgenbilde des Skeletts. Thieme, Stuttgart
10. Kummer B (1968) Die Beanspruchung des menschlichen Hüftgelenks. I. Allgemeine Problematik. Z Anat Entwickl Gesch 127:277–285
11. Kummer B (1969) Die Beanspruchung der Gelenke, dargestellt am Beispiel des menschlichen Hüftgelenkes. Verh Dtsch Ges Orthop. Enke, Stuttgart, S 301–311
12. Kummer B (1981) Biomechanik der normalen und kranken Hüfte. In: Draenert K, Rütt A (Hrsg) Morphologie und Funktion der Hüfte. Histo-Morph. Bewegungsapparat. Art und Science, München, S 99–111
13. Lanz T von, Wachsmuth W (1972) Praktische Anatomie, Bd I, 4. Teil Bein und Statik, 2. Aufl, fortgeführt und herausgegeben von Lang J, Wachsmuth W, Springer, Berlin Göttingen Heidelberg
14. Oberländer W (1973) Die Beanspruchung des menschlichen Hüftgelenks. V Die Verteilung der Knochendichte im Acetabulum. Z Anat Entwickl Gesch 140:367–384
15. O'Rahilly R, Gardner E (1975) The timing and sequence of events in the development of the limbs in the human embryo. Anat Embryol 184:1–23
16. O'Rahilly R, Gardner E (1978) The embryology of movable joints. In: Sokoloff L (ed) The joints and synovial fluid, vol I. Academic Press, New York San Franzisco London, pp 49–103
17. Ortmann R (1978) Über die Plattenstruktur der subartikulären Knochenspongiosa beim Menschen. Verh Anat Ges 73:455–466
18. Pauwels F (1955) Über die Verteilung der Spongiosadichte im coxalen Femurende und ihre Bedeutung für die Lehre vom funktionellen Bau des Knochens. VII. Beitrag zur funktionellen Anatomie und kausalen Morphologie des Stützapparates. Morphol Jb 85:35–54. In: Ges Abh Springer, Berlin 1965
19. Pauwels F (1960) Eine neue Theorie über den Einfluß mechanischer Reize auf die Differenzierung der Stützgewebe. X. Beitrag zur funktionellen Anatomie und kausalen Morphologie des Stützapparates. Z Anat Entwickl Gesch 121:478–515. In: Ges Abh Springer, Berlin 1965
20. Pauwels F (1973) Atlas zur Biomechanik der gesunden und kranken Hüfte. Springer, Berlin Heidelberg New York
21. Ponseti IV (1978) Growth and development of the acetabulum in the normal child. J Bone Joint Surg 60A:575–585
22. Schleicher A, Tillmann B, Zilles K (1980) Quantitative analysis of X-ray images with a television image analyser. Microsc Acta 83:189–196
23. Tillmann B (1969) Die Beanspruchung des menschlichen Hüftgelenks. III. Die Form der Facies lunata. Z Anat Entwickl Gesch 128:329–349

24. Tillmann B (1978) A contribution to the functional morphology of articular surfaces. In: Bargmann W, Doerr W (eds) Normal and pathological anatoy, vol 34. Thieme, Stuttgart
25. Tillmann B (1980) Pathomechanics of articular surfaces. In: Gastpar H (ed) Biology of the articular cartilage in health and disease. Schattauer, Stuttgart New York, pp 155–171
26. Tillmann B (1981) Funktionelle Morphologie des menschlichen Hüftgelenkes. In: Draenert K, Rütt A (Hrsg) Histo-Morphologie des Bewegungsapparates 1, Grundlagen zur Morphologie und Funktion der Hüfte. Art and Science, München, S 141–151
27. Tillmann B (1984) Gelenke. Funktionelle Anatomie der Gelenke. In: Spezielle pathologische Anatomie. Begründet von Doerr W, Uehlinger E, herausgegeben von Doerr W, Seifert G, Bd 18, Pathologie der Gelenke und Weichteiltumoren. Springer, Berlin Heidelberg, pp 1–81
28. Tillmann B (1984) Entwicklung und Fehlbildungen der Gelenke. I Gelenkentwicklung. In: Spezielle pathologische Anatomie. Begründet von Doerr W, Uehlinger E, herausgegeben von Doerr W, Seifert G, Bd 18, Pathologie der Gelenke und Weichteiltumoren. Springer, Berlin Heidelberg New York Tokyo, pp 83–106
29. Tillmann B, Lorenz R (1978) The stress at the human atlanto-occipital joint. I The development of the occipital condyle. Anat Embryol 153:269–277

Ursachen und Einteilung der Acetabulumfrakturen

G. Ritter

Unfallchirurgische Abteilung der Chirurgischen Universitätsklinik, D-6500 Mainz, Langenbeckstraße 1.

Die Behandlung der Hüftpfannenbrüche hat in den letzten Jahren einen Wandel durchgemacht. So wird bei verschobenen Frakturen heute für die meisten Fälle die operative Therapie mit Rekonstruktion der Hüftgelenkspfanne gefordert, da nur hierdurch eine stufenfreie Fragmentreposition erreicht werden kann.

An unserer Klinik in Mainz wurden in der Zeit von 1961 bis Oktober 1984 insgesamt 509 Acetabulumfrakturen behandelt. Die Aufschlüsselung der Verletzungsursachen ist von besonderem Interesse, da sich hier ganz deutliche Schwerpunkte zeigen (Tabelle 1). Im Vordergrund stehen die Verkehrsunfälle mit 76%. An zweiter Stelle folgen – wenn auch mit großem Abstand – Unfälle durch Sturz aus großer Höhe mit 13%. In der Gruppe der Verkehrsteilnehmer stehen die Autofahrer mit 53% eindeutig an der Spitze, gefolgt von Fußgängern, die von einem Auto angefahren wurden und Motorradfahrern mit 14 bzw. 9%.

Von diesen 509 Acetabulumfrakturen wurden 158 operativ behandelt, wobei der relative Anteil der operierten Fälle angesichts der ermutigenden Spätergebnisse in den letzten 10 Jahren stark zugenommen hat. Diese Zahlen verdeutlichen, daß die Acetabulumfrakturen keinesfalls seltene Verletzungen sind. Die operative Versorgung gehört sicher zu den schwierigsten und anspruchsvollsten Osteosynthesen überhaupt.

Für die Osteosynthese am Acetabulum müssen aber zwei ganz wichtige Voraussetzungen erfüllt sein, und zwar einmal die exakte präoperative Röntgendiagnostik mit der genauen

Hefte zur Unfallheilkunde, Heft 174
Zusammengestellt von A. Pannike

Tabelle 1. Unfallursachen bei 509 Patienten mit Acetabulumfraktur

Autounfall	53%
Als Fußgänger vom Auto angefahren	14%
Motorradunfall	9%
Sturz aus großer Höhe	13%
Sturz auf den Boden	6%
Sonstige Unfälle	5%

Kenntnis aller Frakturlinien und Fragmentdislokationen und zum anderen die Verwendung einer den operativen Belangen gerechtwerdenden Einteilung der verschiedenen Frakturformen.

Die auf den ersten Blick verwirrende Vielzahl der Bruchformen läßt sich auf acht Typen zurückführen. Will man eine den Prinzipien der modernen Knochenbruchbehandlung gerechtwerdende Einteilung der Hüftpfannenfrakturen vornehmen, so muß diese einfach, klar und übersichtlich sein und außerdem die unterschiedliche biomechanische Bedeutung der verschiedenen Regionen der Hüftpfanne berücksichtigen. Diese Forderung wird u. E. durch das von JUDET und LETOURNEL [1–3] angegebene Schema nach wie vor am besten erfüllt, welches die Aufteilung der Hüftpfanne in drei Knochenpfeiler zur Grundlage hat.

Dabei werden *vier Grundformen* und *vier kombinierte Frakturformen* unterschieden. Zum besseren Verständnis erinnere man sich an die Tatsache, daß die Hüftgelenkspfanne von den Körpern der drei Hüftbeinknochen, dem Darmbein, dem Schambein und dem Sitzbein gebildet wird. Diese drei Elemente sind annähernd identisch mit den drei Knochenpfeilern, die sich Y-förmig im Zentrum der Hüftpfanne treffen und nach Schluß der Wachstumsfuge eine knöcherne Einheit bilden. Der kräftige dorsale Pfeiler wird zur Hauptsache durch das Sitzbein, der schlanke ventrale Pfeiler durch das Schambein und der kraniale Pfeiler durch das Darmbein gebildet. Die biomechanische Bedeutung dieser drei Pfeiler nimmt in der Reihenfolge kranialer, dorsaler und ventraler Pfeiler ab.

Die vier Grundformen (Typ 1–4), die im Pfannenbereich nur eine einzige Frakturlinie aufweisen, sind folgende:

Typ 1 – Fraktur des dorsalen Pfannenrandes (Abb. 1)

Zur leichteren Orientierung wird bei den folgenden Abbildungen zu jedem Röntgenbeispiel in Anlehnung an frühere Autoren [3, 6] eine Skizze der Fraktur hinzugefügt.

Der Typ 1 stellt die häufigste Hüftpfannenfraktur dar. Meist ist der Hüftkopf nach hinten luxiert. Man spricht in diesem Zusammenhang dann häufig von dorsaler Luxationsfraktur. Diese ist die typische Folge einer Knieanprallverletzung, die z. B. entsteht, wenn das gebeugte Kniegelenk bei einem Autozusammenstoß gegen das Armaturenbrett schlägt. Die beim Anprall auf das Knie einwirkende Kraft wird über den Oberschenkel fortgeleitet und auf den Hüftkopf übertragen. Dieser verläßt die Hüftpfanne nach hinten und schert dabei den dorsalen Pfannenrand ab. Wir finden dann im klassischen Fall vier typische Verletzungen:

1. Eine starke Prellung oder Fraktur im Bereich der Knievorderseite bzw. des Tibiakopfes,

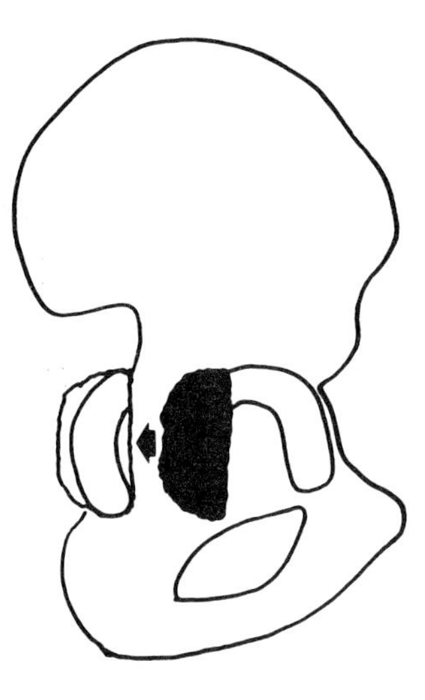

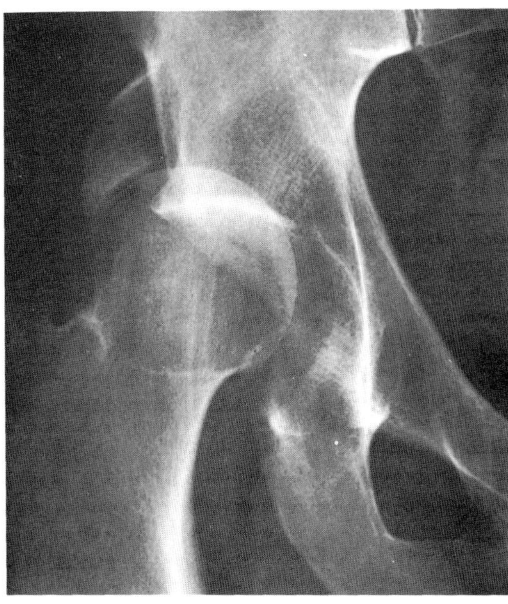

Abb. 1. Fraktur des dorsalen Pfannenrandes. Der Hüftkopf ist meist nach hinten luxiert. Man spricht dann auch von einer dorsalen Luxationsfraktur

2. eine Luxation des Hüftkopfes nach hinten,
3. einen Abbruch des hinteren Pfannenrandes und
4. durch Druckwirkung des nach hinten luxierten Hüftkopfes, der das abgebrochene Randfragment vor sich herschiebt, eine Schädigung des N. ischiadicus, was sich klinisch in einer Peronaeusparese zu erkennen gibt.

Bei den Frakturen des dorsalen Pfannenrandes unterscheiden wir mit Typ 1a, Typ 1b und Typ 1c drei Formen. Als Typ 1a bezeichnen wir dorsale Pfannenrandfrakturen ohne Nachweis einer hinteren Luxation des Hüftkopfes. Hier handelt es sich wohl größtenteils um die Fälle, bei denen im Augenblick der Gewalteinwirkung eine Subluxation des Hüftkopfes mit anschließender spontaner Reposition stattgefunden hat. Im Gegensatz dazu gehen die Typen 1b und 1c immer mit einer klinisch und röntgenologisch nachweisbaren hinteren Hüftkopfluxation einher. Beim Typ 1b ist das dorsale Randfragment klein und beim Typ 1c groß.

Typ 2 – dorsale Pfeilerfraktur (Abb. 2)

Die Frakturlinie verläuft vom oberen Teil der Incisura ischiadica major schräg durch die Pfanne bis ins Foramen obturatorium. Dazu besteht regelmäßig eine ebenfalls ins Foramen obturatorium hineinziehende Fraktur des Sitzbeinastes oder des unteren, seltener des oberen Schambeinastes. Diese zusätzliche Fraktur ist eine Voraussetzung dafür, daß der dorsale Pfeiler nach medial dislozieren kann. Dies ergibt sich aus der Tatsache, daß es sich bei jeder Pfeilerfraktur um die Aussprengung eines großen Fragmentes aus einem geschlossenen knöchernen Ring handelt, was ja nur möglich ist, wenn dieser an zwei Stellen bricht.

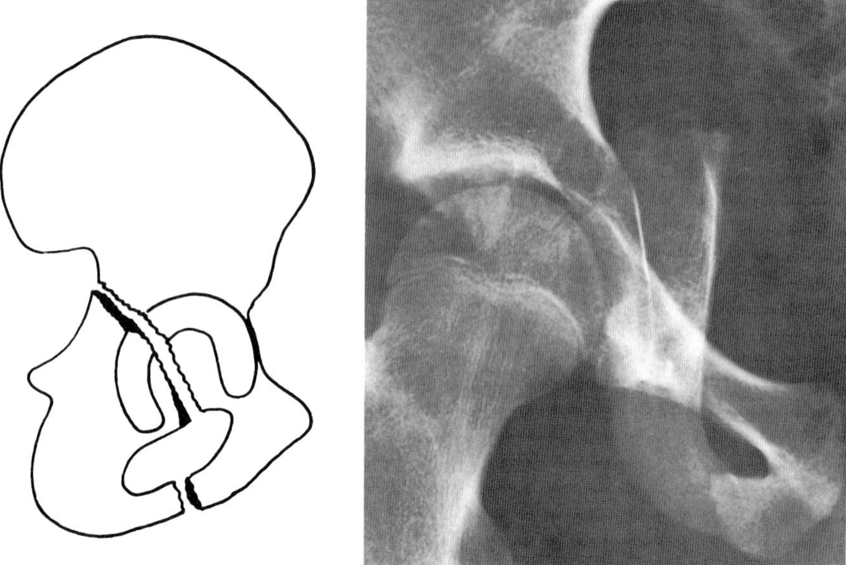

Abb. 2. Dorsale Pfeilerfraktur. Der herausgesprengte dorsale Pfeiler ist stark nach medial dislociert. Die obligatorische Fraktur im knöchernen Obturatorring befindet sich im Sitzbeinast

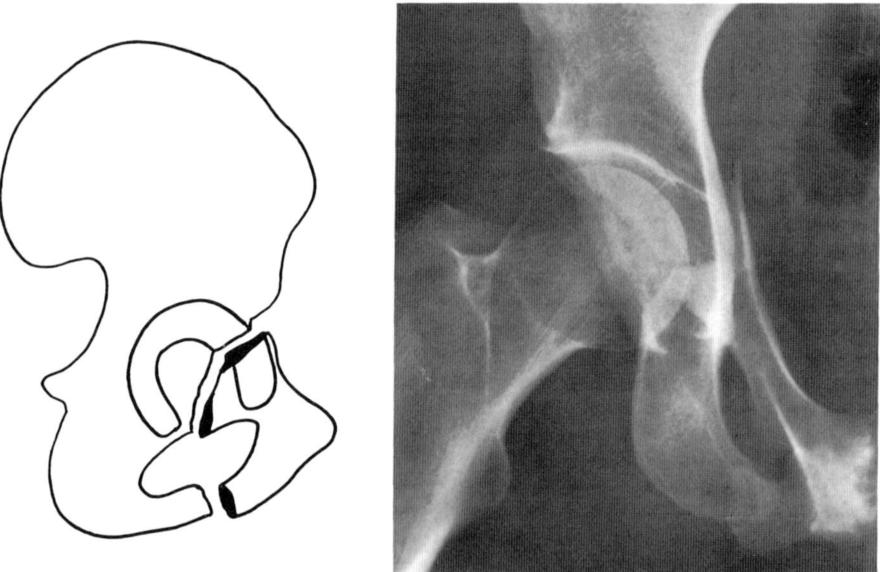

Abb. 3. Ventrale Pfeilerfraktur. Die Frakturlinie läuft lateral der Köhlerschen Tränenfigur zum vorderen Pfannenrand

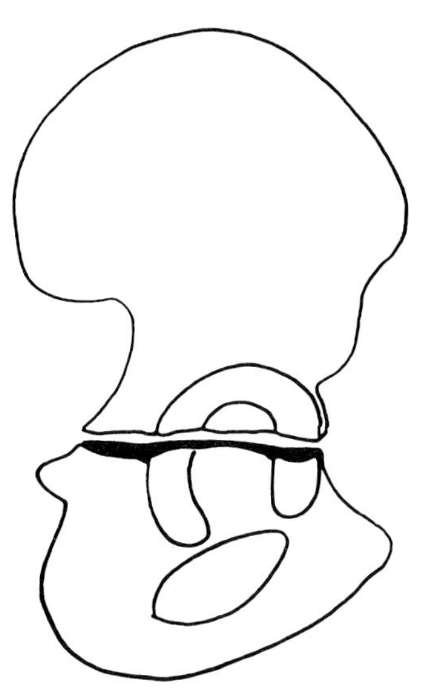

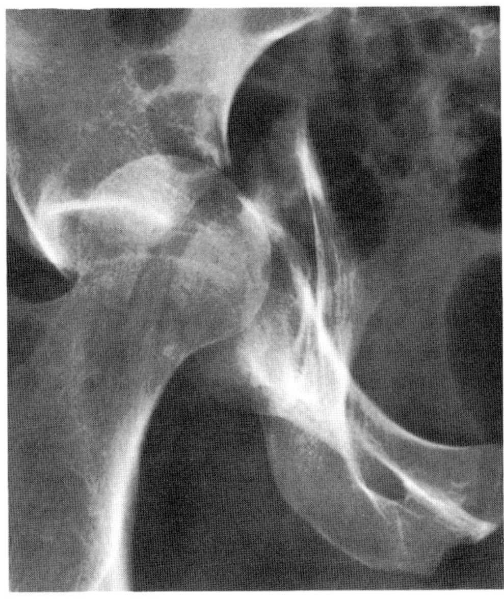

Abb. 4. Querfraktur des Pfannenbodens. Pfannendach und knöcherner Obturatorring bleiben intakt

Typ 3 – ventrale Pfeilerfraktur (Abb. 3)

Die Frakturlinie verläuft schräg durch den vorderen Pfannenanteil bis ins Foramen obturatorium. Auch hier muß der knöcherne Obturatorring zusätzlich frakturieren, damit der ventrale Pfeiler dislocieren kann. Die ventrale Pfeilerfraktur stellt praktisch eine vordere Beckenringfraktur mit Gelenkbeteiligung dar. Die Frakturlinie durchzieht nur den vorderen Teil der Facies lunata, also der knorpeltragenden Gelenkfläche, und verläuft im wesentlichen durch die Fossa acetabuli. Diese Pfannenregion hat aber mehr eine haltende, eine gelenkführende und weniger eine tragende Funktion, so daß u. E. bei der vorderen Pfeilerfraktur die Operationsindikation oft weniger dringlich bzw. nicht gegeben ist.

Typ 4 – Querfraktur des Pfannenbodens (Abb. 4)

Die Frakturlinie verläuft quer durch die Pfanne und trennt die untere Beckenhälfte von der oberen ab. Je nach Verlauf der Frakturlinie werden eine hohe und tiefe Querfraktur unterschieden. Stets bleiben Pfannendach und knöcherner Obturatorring völlig unversehrt.

Soweit die vier Grundtypen des Einteilungsschemas von JUDET und LETOURNEL. Im speziellen Fall einer Hüftpfannenfraktur kommt der Einordnung in dieses Klassifikationsschema deshalb so wesentliche Bedeutung zu, da sich daraus klare Richtlinien für die Behandlung ergeben. So sehen wir eine Operationsindikation beim Typ 1 mit großem Randfragment, beim Typ 2, der dorsalen Pfeilerfraktur, sowie beim Typ 4 als hohem Querbruch gegeben, wie es in Abb. 5 am Beispiel einer doppelseitigen hohen Querfraktur dargestellt ist. Dies gilt im Prinzip auch für die folgenden kombinierten Frakturformen (Typ 5 – Typ

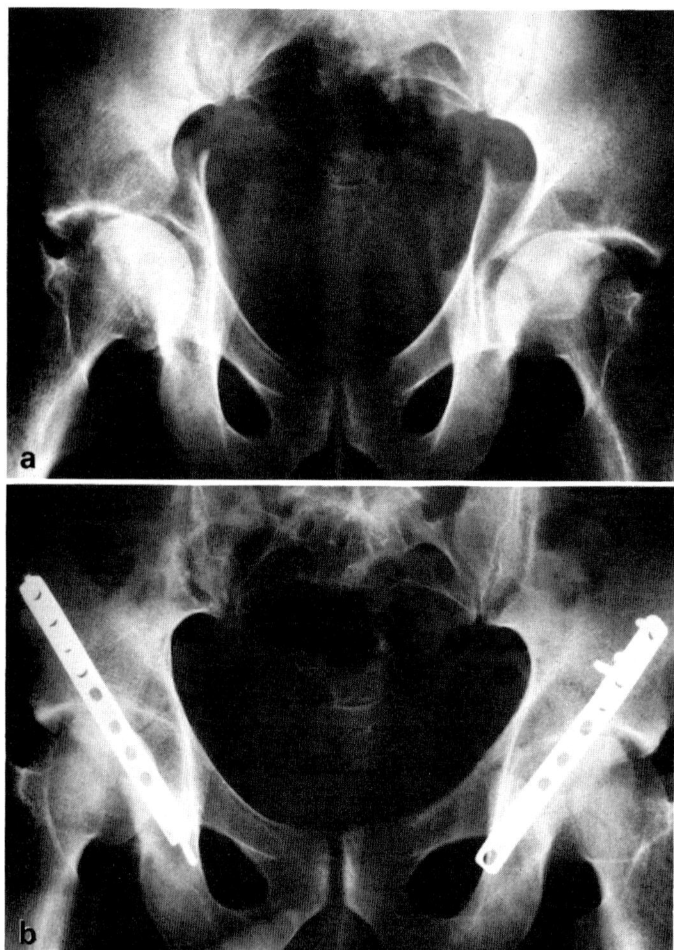

Abb. 5. Doppelseitige hohe Querfraktur mit Verschiebung des Hüftkopfes nach medial. Keilförmige Impression des oberen lateralen Anteils beider Hüftköpfe durch die mediale Kante des stehengebliebenen Pfannendachs (a). Zustand nach offener Reposition beider Querfrakturen und Stabilisation mit je einer kleinen 10-Loch-DCP (b)

8), bei denen es sich um bestimmte Komplikationen der Grundtypen untereinander handelt und mindestens zwei Frakturlinien die Hüftpfanne durchziehen. Hinsichtlich typischer Röntgenbeispiele und Skizzen zum pathologisch-anatomischen Knochenbefund und Röntgenbild wird auf frühere Publikationen verwiesen [5, 6].

Typ 5 – Querfraktur mit Fraktur des dorsokranialen Pfannenrandes

Von den kombinierten Formen kommt diese Fraktur am häufigsten vor. Es handelt sich um eine Kombination von Typ 1 und Typ 4, die eine häufige und gute Operationsindikation darstellt. Das Foramen obturatorium ist wie bei der reinen Querfraktur intakt, der Hüftkopf nach medial oder dorsal luxiert.

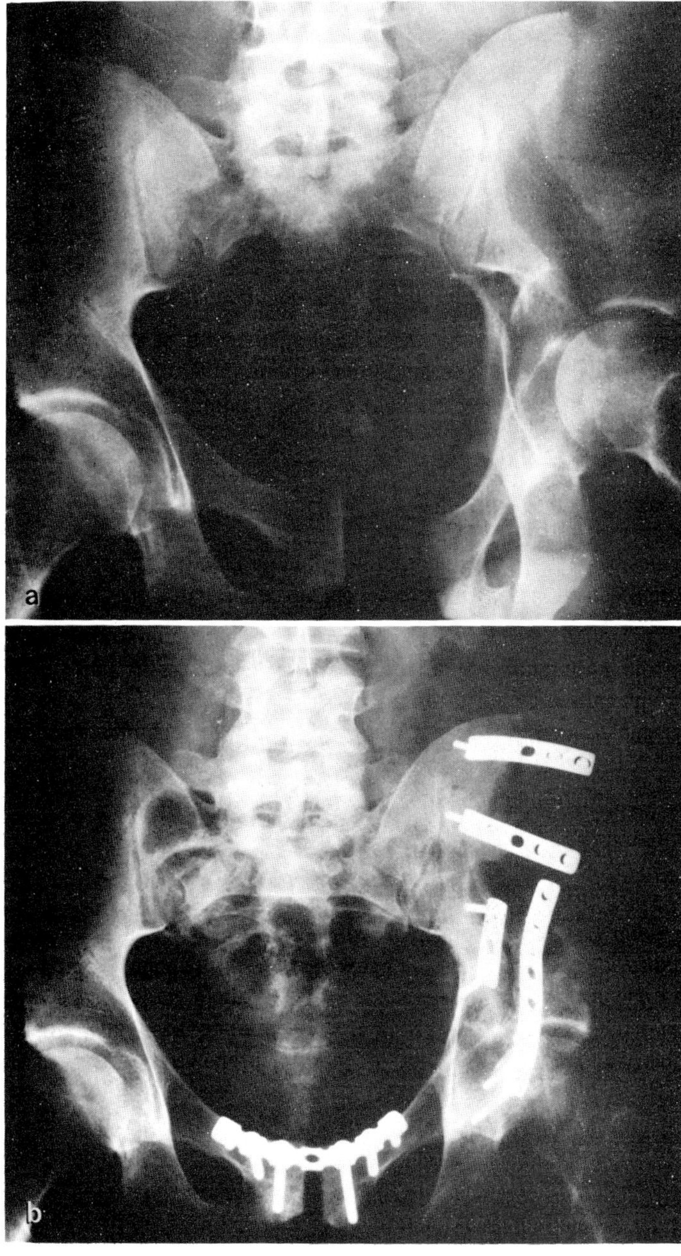

Abb. 6. Ausgedehnte Zertrümmerung des linken Hüftbeins mit Beteiligung des Acetabulums und Sprengung der Symphyse (**a**). Zustand nach operativer Rekonstruktion der linken Beckenhälfte und Stabilisation mit insgesamt fünf kleinen DC-Platten (**b**)

Type 6 – Fraktur beider Pfeiler

Durch eine hohe, querverlaufende Frakturlinie ist fast die ganze Pfanne von der Ala iliaca abgelöst. Von dieser zieht T- oder Y-förmig eine Frakturlinie durch die ganze Pfanne nach distal ins Foramen obturatorium und trennt vorderen und hinteren Pfeiler voneinander ab. Da es sich also um die Kombination eines vorderen und hinterern Pfeilerbruchs handelt, muß eine zusätzliche Fraktur im knöchernen Obturatorring vorhanden sein. Das Pfannendach kann zusammen mit dem ventralen Pfeiler oder als gesondertes Fragment ausgebrochen sein.

Besondere Beachtung sollte Frakturen geschenkt werden, die mit einer erheblichen Traumatisierung des kranialen Pfeilers einhergehen, da diese Frakturen uns auch heute noch trotz der guten Fortschritte in der operativen Behandlung der Acetabulumfrakturen im Hinblick auf die Wiedererlangung eines zufriedenstellenden Hüftgelenks immer wieder vor unlösbare Aufgaben stellen. Bei diesen Frakturen handelt es sich z. T. um diejenigen, die JUDET und LETOURNEL in ihrer Klassifikation dem Typ 6 zuordnen als Fraktur beider Pfeiler mit zusätzlicher Aussprengung des Pfannendachs als isoliertes Fragment. Tatsächlich gehen auch die kranialen Pfeilerfrakturen meist mit einer Fraktur des vorderen und hinteren Pfeilers einher. Doch handelt es sich häufig nicht um ein einzelnes zusammenhängendes Dachfragment, sondern um eine ausgedehnte Zertrümmerung des kranialen Pfeilers, die eine operative Rekonstruktion nicht mehr zuläßt. Das wahre Ausmaß der Zerstörung kommt dann in den meisten Fällen erst im Computertomogramm zur Darstellung.

Typ 7 – Fraktur des dorsalen Pfeilers mit Querfraktur durch den ventralen Pfeiler

Es handelt sich um die Kombination einer dorsalen Pfeilerfraktur mit einem halben, tiefen Querbruch durch den ventralen Pfeiler.

Typ 8 – Fraktur des ventralen Pfeilers mit Querfraktur durch den dorsalen Pfeiler

Hier liegt die Kombination einer ventralen Pfeilerfraktur mit einer halben, tiefen Querfraktur durch den dorsalen Pfannenboden vor. Es handelt sich also um die umgekehrte Kombination wie beim Typ 7. Dieser Frakturtyp wird von allen Acetabulumfrakturen am seltensten beobachtet.

Die nach den betroffenen Pfannenpfeilern vorgenommene Einteilung der Hüftpfannenbrücke nach JUDET und LETOURNEL besitzt eine Reihe von Vorzügen, weshalb wir ihre Anwendung weiterhin empfehlen. Sie berücksichtigt biomechanische Gesichtspunkte und pathologisch-anatomische Gegebenheiten und vermittelt eine gute räumliche Vorstellung vom Verlauf der Frakturlinien. Sie ist somit eine entscheidende Voraussetzung für die Wahl der einzuschlagenden Therapie sowie für die Planung und erfolgreiche Durchführung einer Operation, was in Abb. 6 noch einmal am Beispiel einer besonders schweren Verletzung mit Zertrümmerung der linken Beckenhälfte gezeigt werden soll.

Literatur

1. Judet R, Judet J, Letournel E (1964) Fractures of the acetabulum: Classification and surgical approches for open reduction. J Bone Joint Surg 46A:1615–1646
2. Letournel E (1966) Die operative Vorsorgung der Hüftgelenkspfannenbrüche. Langenbecks Arch Chir 316:422–436
3. Letournel E, Judet R (1981) Fractures of the acetabulum. Springer, Berlin Heidelberg New York
4. Weigand H, Schweikert C-H (1979) Frakturtypen des Acetabulums. In: Hefte Unfallheilkd, Heft 140. Springer, Berlin Heidelberg New York, S. 13–26
5. Weigand H, Sarfert D, Kurock W (1977) Diagnostik und Einteilung der Hüftpfannenbrüche. Unfallchirurgie 3:121–130
6. Schmelzeisen H, Kunz W (1975/76) Acetabulumfrakturen. Chir Praxis 20:425–439

Röntgendiagnostik der Acetabulumfraktur: Konventionelles Röntgen – Computertomographie

M. Heller und E. Bücheler

Radiologische Klinik UKE, Martinistraße 52, D-2000 Hamburg 20

Röntgendiagnostik

Obligate Röntgenaufnahmen zur Darstellung der Grundtypen der Acetabulumfrakturen sind die Beckenübersicht in ap.-Projektion, eine auf das entsprechende Hüftgelenk zentrierte ap.-Aufnahme und die sog. Ala- und Obturator-Projektionen, Schrägaufnahmen bei jeweils um 45 ° angehobenem Becken. Die Verdachtsdiagnose eines intraarticulären Fragmentes, das bei der Fraktur selbst oder bei einer geschlossenen Reposition in den Gelenkspalt interponiert wird, macht die zusätzliche möglichst multidirektionale ap.-Tomographie erforderlich.

Computertomographie

Die computertomographische Untersuchungsmethodik richtet sich nach der speziellen Fragestellung. Als allgemeines Vorgehen bei Acetabulumfrakturen ist wie folgt zu verfahren: 1. Digitales Übersichtsradiogramm. 2. Kontinuierliche transversale Schichtung von der Oberkante des Trochanter minor bis zum Pfannendach bei einer Schichtdicke von etwa 4–8 mm, gegebenenfalls 2 mm, bei fraglichem Befund sog. hochauflösende Bilddatenbearbeitung (HR-CT). 3. Bei dislocierten Frakturen des Acetabulums und/oder Femurkopfverletzungen kann gegebenenfalls die Rekonstruktion in sagittaler, coronarer oder schräger Ebene zur Verdeutlichung der topographischen Verhältnisse beitragen. Ebenso hilfreich kann die dreidimensionale Bildrekonstruktion eingesetzt werden, die allerdings heute noch

Hefte zur Unfallheilkunde, Heft 174
Zusammengestellt von A. Pannike

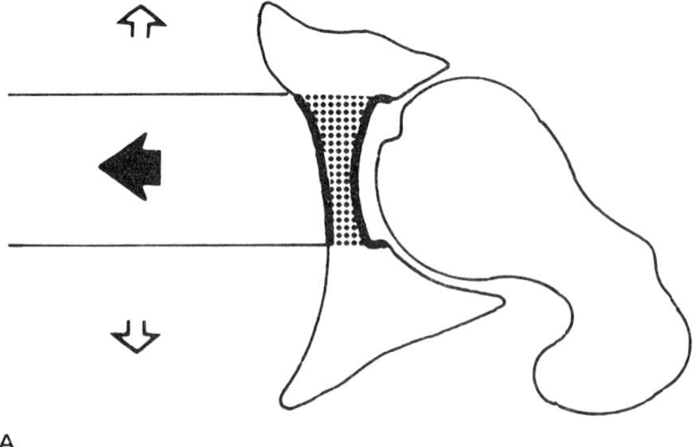

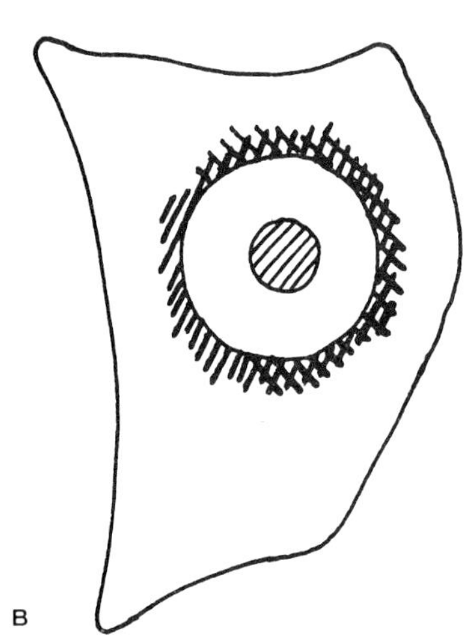

Abb. 1a, b. Schematische Darstellung der computertomographischen Einteilung der Hüftgelenksfrakturen. Leitstruktur ist die Fossa acetabuli. An ihr werden der ventrale (↑) Pfeiler, das Pfannenzentrum (←) und der hintere (↓) Pfeiler definiert. Das Pfannendach (Abb. 1b) beginnt da, wo die Fossa acetabuli kranial endet. In der entsprechenden Schicht ist eine im Darmbein zentral gelegene Sklerosierung zu erkennen

nicht routinemäßig verfügbar ist. 4. In Abhängigkeit vom Ausmaß des Beckentraumes sollte die computertomographische Untersuchung auf den hinteren Beckenring ausgedehnt werden.

Klassifikation der Acetabulumfrakturen

Die Klassifikation von Judet und Letournel kennt vier Grundtypen der Acetabulumfrakturen: 1. Hintere Pfannenrandfraktur. 2. Fraktur des hinteren Pfeilers. 3. Querfraktur und 4. Fraktur des vorderen Pfeilers. Darüber hinaus sind sieben zusätzliche Kombinationsfrakturen beschrieben. Diese Einteilung, basierend auf anatomisch chirurgischen Grundlagen, orientiert sich am konventionellen Röntgenbild in den oben genannten Projektionen.

Für die Computertomographie ist eine sich an der CT-Anatomie orientierende Einteilung vorgeschlagen, die die Fossa acetabularis als Leitstruktur benutzt (Abb. 1). Danach werden ebenfalls vier Grundtypen der Acetabulumfrakturen als isolierte Frakturen (vorderer Pfeiler, Pfannenzentrum, hinterer Pfeiler und Pfannendach) beschrieben, sowie Kombinationsverletzungen der einzelnen Pfannenanteile.

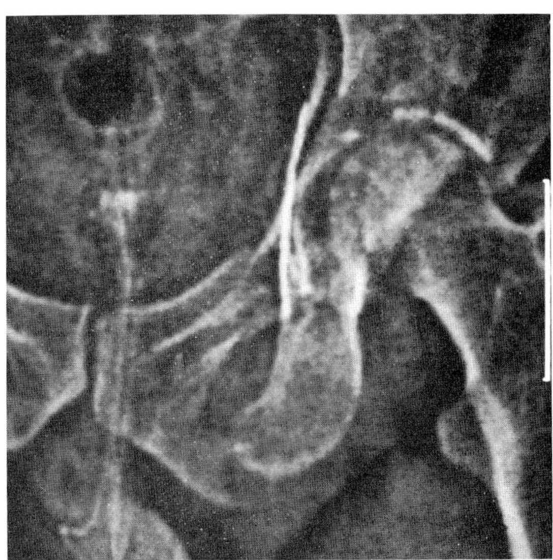

Abb. 2. Ausschnitt eines digitalen Übersichtsradiogramms im a–p Strahlengang: Vordere Beckenringfraktur links. Symphysenverschiebung in cranio-kaudaler Richtung. Komplexe Acetabulumfraktur links

Vergleichende Wertung der konventionellen Röntgendiagnostik und der Computertomographie

Die konventionelle Röntgendiagnostik als Beckenübersichtsaufnahme ist nach wie vor als Erstuntersuchung in der Akutphase angezeigt. Die ergänzenden Ala- und Obturatoraufnahmen erfordern, wenn eine ausreichende Bildqualität erreicht werden soll (Rastertechnik), die oftmals sehr problematische Schräglagerung des Patienten. Trotz dieser in unterschiedlichen Einstellungsebenen aufgenommenen Bilder ist die topographisch zuverlässige Einordnung von Fragmentlinien, Fragmenten und der Dislokationsgrad des Femurkopfes nicht zuverlässig bestimmbar.

Die Computertomographie bietet demgegenüber eine Reihe entscheidender Vorteile. Bereits initial kann das mit der Computertomographie erstellbare digitale Übersichtsradiogramm ersten Aufschluß über das Trauma geben (Abb. 2). Die heute bereits verfügbaren Übersichtsradiogramme in jeder Winkeleinstellung sollten in naher Zukunft Ala- und Obturatoraufnahmen herkömmlicher Art überflüssig machen. Das Transversalbild der CT erlaubt eine topographisch zuverlässige Zuordnung der Frakturlinien zu den einzelnen anatomisch klar definierbaren Anteilen der Hüftpfanne (Abb. 3). Darüber hinaus ist es meist ohne Mühe möglich, den Ursprung dislocierter Fragmente zu definieren (Abb. 4). Intraarticuläre Fragmente werden zweifelsfrei gesehen (Abb. 5). Der Luxationsgrad des Femurkopfes in der Hüftpfanne ist sicher beurteilbar. Femurkopfverletzungen werden in überlegener Art und Weise diagnostiziert. Intracapsuläre, musculäre, extra- und intraperitoneale Hämatome lassen sich differenzieren. Im gleichen Untersuchungsgang werden mit hoher Zuverlässigkeit knöcherne Verletzungen des vorderen und hinteren Beckenringes sowie Verletzungen der pelvinen Weichteile beurteilbar. Die gleiche hohe Treffsicherheit gilt für die Diagnostik posttraumatischer Komplikationen, wie Femurkopfnekrosen, Gelenksinfektionen oder periarticulärer Verkalkungen. Die Verlaufsbeurteilung ist allerdings limitiert nach osteosynthetischen Maßnahmen mit breiter Verplattung der Hüftgelenkspfanne.

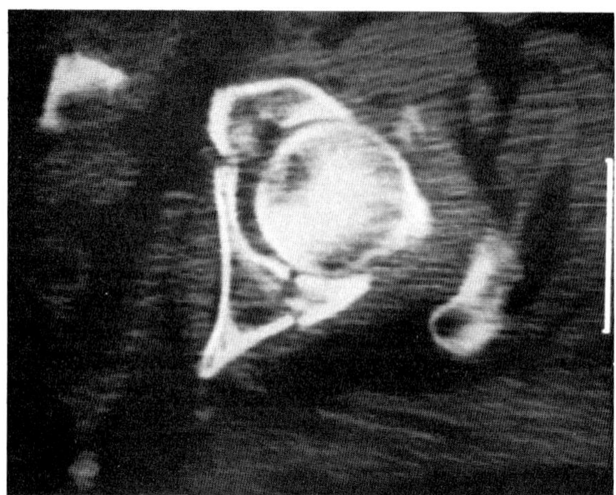

Abb. 3. Transversale CT-Schicht: Frakturlinien durch das Pfannenzentrum und den hinteren Pfeiler. Konsekutive Subluxationsstellung des Femurkopfes. Einblutung in die Gelenkkapsel

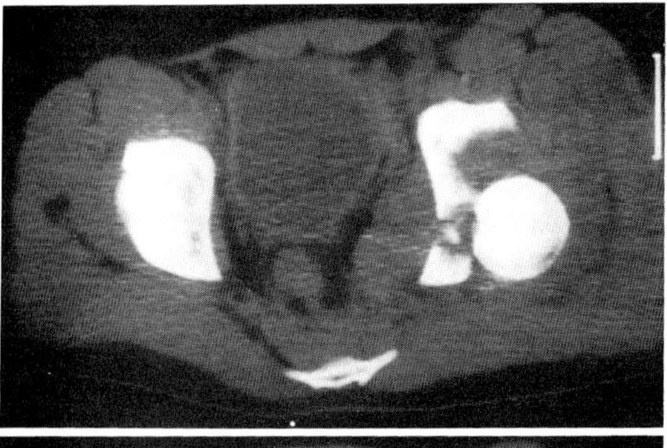

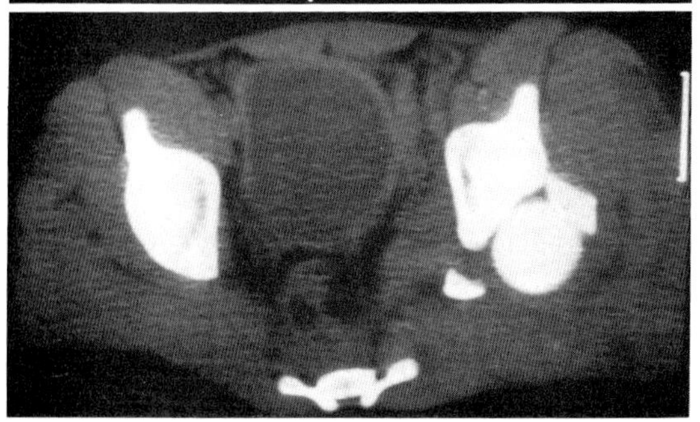

Abb. 4 Transversale CT-Schichten. Kombinierte Acetabulumfraktur links des hinteren Pfeilers und des Pfannendaches. Der Femurkopf ist nach cranio-dorsal luxiert. Intracapsuläre, intramusculäre und retroperitoneale Hämatome

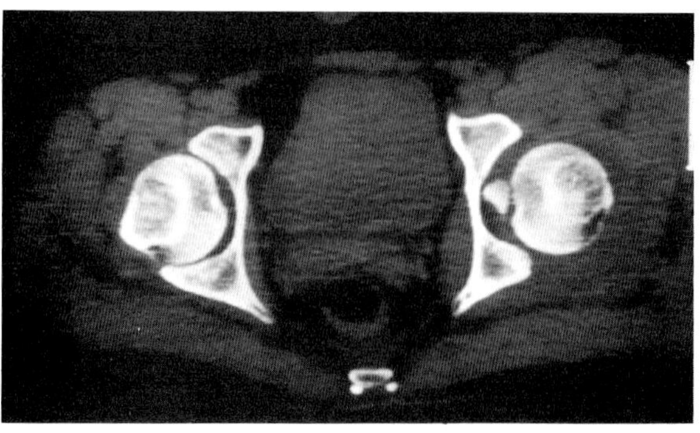

Abb. 5. Transversale CT-Schicht. Isolierter Pfannenrandabriß links Durch die Reposition nach intraarticulär verschobenes Fragment. Subluxationsstellung des Femurkopfes

Literatur

1. Herley JD, Mack LA, Winquist RA (1982) CT of acetabular fractures: comparison with conventional radiography, Amer J Roentgenol 138:413–417
2. Heller M, Kötter D, Wenzel E (1980) Computertomographische Diagnostik des traumatisierten Beckens. Fortschr Röntgenstr 132:386–391
3. Heller M, Jend HH (1984) Computertomographie in der Traumatologie. Thieme, Stuttgart New York
4. Griffiths JH, Standerskjoeld-Nordenstam CG, Burke J, Lamont B, Kimmel J (1984) Computed tomography in the management of acetabular fractures. Skeletal Radiol 11:22–31
5. Lange TA, Alter AJ (1980) Evaluation of complex acetabular fractures by computer tomography. J Comput Assist Tomogr 4:849–852
6. Letournel E, Judet R (1981) Fractures of the acetabulum. Springer, Berlin Heidelberg New York
7. Mack LA, Harley JD, Winquist RA (1982) CT of acetabular fractures: Analysis of fracture patterns. Amer J Roentgenol 138:407–412
8. Tile M (1984) Fractures of the pelvis and acetabulum. William and Wilkins, Baltimore London
9. Vas WG, Wolverson MK, Sundaram M, Heiberg E, Pilla T, Shields JB, Crepps L. (1982) The role of computed tomography in pelvic fractures, J Comput Assist Tomogr 6: 796–801

Acetabulumfrakturen-Begleitverletzungen der Beckenweichteile

K. Schwemmle

Allgemeinchirurgische Klinik der Justus Liebig-Universität, Klinikstraße 29, D-6300 Gießen

Wegen der hohen Energien, die notwendig sind, um den kräftigen Beckenring bersten zu lassen, sind naturgemäß auch die Beckenweichteile verletzungsgefährdet. Von 400 Patienten der Gießener Klinik mit Läsionen innerer Organe hatten 51 Beckenfrakturen (13%, Tabelle 1). Die hohe Letalität unterstreicht die Bedeutung dieser kombinierten Verletzungen [12].

In über der Hälfte, bei 28 Patienten, lagen Acetabulumfrakturen vor. Wie man einer Zusammenstellung der operativen Maßnahmen entnehmen kann (Tabelle 2), handelte es sich jedoch überwiegend um intraabdominelle Verletzungen, wie sie auch ohne Beckenfrakturen nach stumpfen Traumen beobachtet werden. Man kann also feststellen, daß operationsbe-

Tabelle 1. Allgemeinchir. Univ.-Klinik Gießen 1969-I/1984

400 Patienten mit Bauchtraumen
davon 51 mit Beckenfrakturen (13%)
davon 22 verstorben (43%)

Hefte zur Unfallheilkunde, Heft 174
Zusammengestellt von A. Pannike

Tabelle 2. Abdominaltrauma und Beckenfraktur Therapie (n = 51)

Splenektomie	21
Lebernaht	18
Pankreasresektion	3
Darmresektion oder -naht	6
Naht Zwerchfellruptur	6
Nephrektomie	3
Blasenübernähung	3
Gefäßrekonstruktion	3
Embolisierung	1
Tamponade	2
explorative Laparotomie	6

Tabelle 3. Unfallursachen

Verkehr	35
Beruf	4
Suicidversuch	2
unbekannt	10

dürftige Verletzungen der Beckenweichteile trotz teilweise starker Verschiebung der Knochenfragmente nicht so häufig vorkommen, wie man vermuten müßte.

Wie in unserer „high speed society" nicht anders zu erwarten, sind Verkehrsunfälle häufigste Ursache auch der Beckenfrakturen (Tabelle 3), wobei die Altersgruppe zwischen 20 und 30 am meisten gefährdet war.

Entstehung

Im Prinzip sind zwei Verletzungsmechanismen denkbar:

1. Die Weichteilverletzung entsteht als direkte Schädigung synchron mit der Fraktur durch die einwirkende Gewalt selbst oder
2. die Verletzungen werden durch Einklemmung zwischen Knochenfragmenten oder durch Läsionen an scharfen oder spitzen Knochentrümmern sekundär verursacht.

Auch dann besteht in der Regel ein enger zeitlicher Zusammenhang mit dem Unfallhergang. Eine spätere Schädigung durch Knochenfragmente dürfte die große Ausnahme sein.

Diagnose

Nur bei offenen Verletzungen, z. B. bei Pfählungsverletzungen kann man das Ausmaß der Läsionen durch die klinische Untersuchung einigermaßen sicher festestellen. In allen anderen Fällen ist die Diagnose schwierig, vor allem, wenn es sich um bewußtlose oder polytraumatisierte Patienten handelt.

Tabelle 4. Intraabd. Verletzungen bei Beckenfrakturen, 1889 Fälle (Emerman 1979)

Blase	4,1%
Urethra	2,2%
Milz	1,4%
Leber	1,2%
Darm	1,0%
alle anderen Organe unter	0,5%

Die *Spülung der Bauchhöhle,* ein bewährtes Verfahren zur Erkennung intraabdomineller Verletzungen, kann zur Diagnose von Verletzungen der Beckenorgane weniger beitragen. Bei großen retroperitonealen Hämatomen besteht sogar die Gefahr, daß man in die Irre geleitet wird, wenn nämlich durch Punktion des Hämatoms ein falsch positives Ergebnis vorgetäuscht wird [10, 11, 13]. Es empfiehlt sich daher, bei Patienten mit Beckenfrakturen den Stilettkatheter nicht unterhalb, sondern oberhalb des Nabels einzuführen.

Eine zunehmend größere Bedeutung gewinnt die *Sonographie.* Sie ist nicht invasiv und daher auch unter Notfallbedingungen jederzeit anwendbar. Sie setzt allerdings einen erfahrenen Spezialisten voraus.

Noch bessere diagnostische Möglichkeiten eröffnet die *Computertomographie* [9, 14]. Sie eignet sich jedoch kaum zur Notfalldiagnostik. Je nach klinischem Befund und Verdachtsdiagnose kann eine *Cystographie* oder eine *intravenöse Pyelographie* angezeigt sein. Eine Verdrängung des Ureters nach medial oder eine Impression oder eine birnenförmige Verformung der Harnblase machen ein großes retroperitoneales Hämatom wahrscheinlich. Mit der *Arteriographie* läßt sich eine arterielle Blutung gelegentlich nachweisen.

Es ist nicht möglich, den verschiedenen Beckenfrakturen bestimmte Verletzungsmuster zuzuordnen [19]. Aus der *Lokalisation der Fraktur* ergeben sich jedoch gewisse Hinweise auf mögliche Läsionen der Beckenweichteile. So muß man bei den vorderen Beckenfrakturen, also Sitz- und Schambeinfrakturen, mit Verletzungen der dort verlaufenden Arterien (Arteria obturatoria, Arteria pudenda interna, Arteria glutaea superior) und vor allem mit Rupturen von Urethra und Blase rechnen [20]. In einer Sammelstatistik von Emerman [8] aus dem Jahre 1979 (Tabelle 4) sind von allen Beckenweichteilen am häufigsten Blase und Harnröhre beteiligt. Die Makrohämaturie weist auf eine derartige Verletzung hin. Sie ist aber kein verläßliches Symptom: Etwa 1/3 der Patienten mit Hämaturie und Beckenbruch haben keine behandlungsbedürftige urologische Verletzung [26]. Miktionsstörungen, Hämatome an Penis und Scrotum, sowie Blutungen aus der Harnröhre, unter Umständen neben einem liegenden Katheter, müssen den Verdacht auf eine Urethraverletzung erwecken. Sie wird nahezu zur Gewißheit, wenn kein Katheter vorgeschoben oder bei der rectaldigitalen Untersuchung die Prostata nicht eindeutig getastet werden kann.

Frakturen im hinteren Beckenbereich, als Malgaignefrakturen, Sprengungen der Sacroiliacalfugen oder Ringfrakturen im Bereich der Darmbeine, gefährden die nahe dem Bruchspalt verlaufende Arteria iliaca communis und ihre Äste.

Bei Acetabulumfrakturen, insbesondere bei den hinteren Verrenkungsbrüchen, kommen Verletzungen des Nervus ischiadicus gehäuft vor, in etwa 10% [15, 18]. Im eigenen Krankengut von 28 Patienten mit Acetabulumfrakturen und abdominellen Begleitverletzungen fanden sich immerhin 5 Kranke mit manifesten Nervenschäden (Tabelle 5).

Tabelle 5. Begleitverletzungen bei Acetabulumfrakturen bei 9 von 28 Patienten (32%)

Augenverletzung
Rippenfrakturen
Zwerchfellruptur, Dünndarmperforation
Verletzung des N. axillaris
Peronaeusparese (2)
Verletzungen des N. ischiadicus (3)

Die wenigen in der Literatur beschriebenen Fälle von Darmverletzungen fanden sich ebenfalls überwiegend bei Acetabulumfrakturen [5]. Darmverletzungen können durch Kontusion und Kompression entstehen oder infolge einer Anspießung durch dislocierte Knochenfragmente. Sehr selten wird das Rectum aus seiner Verankerung gerissen. Von einer Herniation oder von einem entrapment of bowel spricht man, wenn der Darm zwischen Knochenfragmenten eingeklemmt wird, manchmal mit der Folge eines mechanischen Ileus [21, 25]. Insgesamt muß man bei Acetabulumfrakturen mit einem höheren Prozentsatz an Weichteilverletzungen rechnen als bei anderen Beckenfrakturen [7].

Therapie

Die Behandlung von *Blasen- und Urethraverletzungen* sollte wegen der Infektionsgefahr möglichst rasch vorgenommen werden. Die Therapie ist weitgehend standardisiert und folgt den Regeln der chirurgischen Urologie. Bei Läsionen der Harnröhre genügt zumindest in der akuten Situation die Schienung mit einem Blasenkatheter. Eine zusätzliche Harnableitung über eine suprapubische Blasenfistel oder über doppelseitige Ureterenkatheter kann angezeigt sein. Ein enger Kontakt mit den urologischen Fachkollegen ist schon im Hinblick auf eine mögliche Urethrastenose mit ihrer langwierigen Behandlung erforderlich.

Neurologische Ausfälle entstehen überwiegend wegen einer Überdehnung des Nerven und nicht wegen einer Unterbrechung der Kontinuität. Wichtigste Maßnahme ist daher eine möglichst frühzeitige Reposition und Stabilisierung der Frakturen.

Die operative Versorgung von *Darmverletzungen* richtet sich naturgemäß nach dem jeweiligen Befund. Wenn Perforationen oder Rupturen des Rectums bestehen, muß unabhängig von den lokalen Maßnahmen mit einer blockierenden Colostomie die Stuhlpassage ausgeschaltet werden, um Infektionen der Knochenbrüche zu vermeiden.

Am schwierigsten ist das Procedere bei den *Gefäßverletzungen.* Das Schicksal von Patienten mit Beckenfrakturen wird oft von arteriellen, aber auch venösen Blutungen besiegelt [1, 22, 24]. Schock und Blutung waren in den von uns beobachteten Fällen (Tabelle 6) häufigste Todesursache, wenn auch keineswegs ausschließlich Folge der Beckenfraktur.

Intravenöses Pyelogramm, Ultraschalluntersuchung und Computertomographie können, wie erwähnt, zur Diagnose eines retroperitonealen Hämatoms beitragen. Indikationen für ein aktives Eingreifen lassen sich aus diesen Untersuchungen jedoch kaum ableiten. Der Wert der intraperitonealen Lavage wird dadurch geschmälert, daß wegen technischer Fehler oder wegen einer Ruptur des Hämatoms in 10% der Fälle und mehr ein falsch positiver Befund erhoben wird. Als ganz wesentliche Untersuchung bei Verdacht auf eine stärkere

Tabelle 6. Todesursache (N = 22)

Verblutung	7
protrahierter Schock	3
Hirntod	4
respir. Insuffiziens	2
Niereninsuffizienz	2
Komb. Organversagen	4

Blutung kristallisiert sich zunehmend die arterielle Angiographie der Arteria iliaca und ihrer Äste heraus. Mit ihr kann zumindest eine stärkere arterielle Blutung einigermaßen sicher lokalisiert werden. Gilliland und Mitarb. [10] verzichten trotz positiver Lavage auf eine Operation, wenn die Arteriographie kein Extravasat nachweist. Diese Einstellung wird dadurch gestützt, daß die explorative Laparotomie bei den ohnehin gefährdeten Patienten eine hohe Sterblichkeit von über 20% hat. Auf der anderen Seite besteht die Gefahr, daß intraabdominelle Blutungen aus Milz und Leber übersehen, bzw. nicht frühzeitig genug operativ versorgt werden.

Die Angiographie hat neben dem diagnostischen auch einen wesentlichen therapeutischen Aspekt. Man kann über den liegenden Katheter unter röntgenologischer Kontrolle versuchen, mit einer gezielten Embolisierung eine arterielle Blutung zu stillen [1, 2, 16, 22, 28]. Im eigenen Krankengut konnten wir einmal die blutende Arterie mit Erfolg blockieren. Wir verwenden dazu Ethibloc. Andere benützen Gelfoam [28] oder Blutgerinnsel [1].

Es ist allerdings keinesfalls die Regel, daß Blutungen bei Beckenfrakturen durch Verletzungen größerer Arterien zustande kommen, sondern es handelt sich überwiegend um diffuse Blutungen aus den Knochenfragmenten und aus multiplen Kontusionen des Beckenbindegewebes. Eine Eröffnung des Frakturhämatoms kann sich dann sehr ungünstig auswirken und die Blutung noch verstärken. Selbst mit einer Ligatur der beiden inneren Hüftarterien erreicht man keine wesentliche Verringerung der Blutung [18, 24, 27].

Wegen dieser diagnostischen und therapeutischen Schwierigkeiten gibt es für das chirurgische Handeln kein Standardrezept und die therapeutischen Empfehlungen sind dementsprechend unterschiedlich. Sie reichen von frühzeitiger operativer Intervention bis zur Warnung vor einem aktiven Eingreifen. Manche Autoren machen die Operationsindikation von der Menge des transfundierten Blutes abhängig, wobei sehr unterschiedliche Standpunkte eingenommen werden, z. B. 2000 ml in 8 h [19] oder Operation erst nach 20 Blutkonserven [23, 26].

Die unterschiedlichen Ansichten und Erfahrungen kann man vielleicht wie folgt zusammenfassen:

1. Die Entscheidung für oder gegen eine Operation von einer mehr oder weniger willkürlich festgesetzten Zahl Blutkonserven abhängig zu machen, scheint wenig sinnvoll zu sein. Entscheidend ist der Zustand des Verletzten und die Dynamik der Blutung. Um beides beurteilen zu können, ist eine ständige Überwachung auf der Intensivstation eine conditio, sine qua non.
2. Wenn möglich, bietet sich eine Behandlung mit pneumatischen Hosen an [3, 4, 17]. In der amerikanischen Armee sollen solche anti shock trousers bereits obligater Ausrüstungsgegenstand sein. Sie werden bis zu einem Druck von etwa 50 mm Hg aufgeblasen; sie

komprimieren und stabilisieren das Becken, so daß zumindest venöse Blutungen günstig beeinflußt werden [6].

3. Eine zumindest provisorische Reposition der Beckenfrakturen und die Beseitigung einer zentralen Luxation tragen zur Verringerung der Blutung bei.
4. So früh wie möglich sollte eine Angiographie der Beckenarterien vorgenommen werden, nicht nur aus diagnostischen Gründen, sondern wegen der Möglichkeit der Embolisierung.
5. Die Entscheidung zur operativen Revision fällt leicht, wenn zusätzliche Verletzungen, insbesondere der ableitenden Harnwege die Operation ohnehin erzwingen.
6. Der Respekt vor Eröffnung eines retroperitonealen Hämatoms ist berechtigt. Es ist jedoch ratsam, nach einer Blutungsquelle zu fahnden, wenn sich das Hämatom während der Operation sichtbar weiter ausbreitet, wenn es pulsiert oder wenn der Verdacht auf eine Nierenruptur besteht.

Literatur

1. Ayella RJ, Du-Priest RW Jr, Khaneja SG, Maekawa K, Soderstrom CA, Rodriquez A, Cowley RA (1978) Transkatheterembolization of acutologous clot in the management of bleeding associated with fractures of the pelvis. Surg Gynecol Obstet 147:849–852
2. Barlow B, Rottenberg RW, Santulli ThV (1975) Angiographic diagnosis and treatment of bleeding by selective embolization following pelvic fracture in children. J Ped Surg 10:939–942
3. Brotman S, Soderstrom CA, Oster-Granite M, Cisternino ST, Browner B, Adams R (1981) Management of severe bleeding in fractures of the pelvis. Surg Gynecol Obstet 153:823–826
4. Brown JJ, Groene FL, McMillin RD (1984) Vascular injuries assiociated with pelvic fractures. Am Surg 50:150–154
5. Buchanan JR (1980) Bowel entrapment by pelvic fracture fragments: a case report and review of the literature. Clin Orthop Rel Res 147:164–166
6. Dove AF, Poon WS, Weston PAM (1982) Haemorrhage from pelvic fractures: dangers and treatment. Injury 13:375–381
7. Eid AM (1981) Non-urogenital abdominal complications associated with fractures of the pelvis. Arch Orthop Traumat Surg 98:35–40
8. Emerman CE (1979) Abdominopelvic injury associated with pelvic fracture. JACEP 8:312–315
9. Feuerbach S, Gulotta U, Reiser M, Allgayer B, Ingianni G (1981) Computertomographische Symptomatologie des Becken- und Bauchtraumas. RoeFo 134:293–296
10. Gilliland MG, Ward RE, Flynn TC, Miller PW, Ben-Menachem Y, Duke JH (1982) Peritoneal lavage and angiography in the management of patients with pelvic fractures. Am J Surg 144:744–747
11. Hubbard G, Bivins BA, Sachatello ChR, Griffen WO Jr (1979) Diagnosis errors with peritoneal lavage in patients with pelvic fractures. Arch Surg 114:844–846
12. Jonas M, Wruhs O (1975) Verletzungen des Brust- und Bauchraumes bei Beckenbrüchen. In: Hefte Unfallheilkd, Heft 124. Springer, Berlin Heidelberg New York, s. 177–181
13. Klaue P (1983) Die Bedeutung der Lavage nach Beckenverletzungen. Langenbecks Arch Chir 361:185–188
14. Lamki N, Bharat R (1982) The role of computed tomography in abdominal and pelvic trauma. Computed Tomography 6:113–119
15. Levine JI, Crampton RS (1963) Major abdominal injuries associated with pelvic fractures. Surg Gynecol Obstet 135:223–226

16. Metalon TSA, Athanasoulis CA, Margolies MN, Waltmann AC, Noveline RA, Greenfield AJ, Miller SE (1979) Hemorrhage with pelvic fractures: Efficacy of transcatheter embolization. Amer J Radio 133:859–864
17. Mucha P, Farnelli MB (1984) Analysis of pelvic fracture management. J Trauma 24: 379–386
18. Müller–Ferber J, Decker S (1979) Das stumpfe Bauchtrauma als Komplikation der Beckenfrakturen. Unfallheilkunde 82:89–100
19. Murr PC, Moore EE, Lipscomb R, Johnston RM (1980) Abdominal trauma associated with pelvic fracture. Trauma 20:919–923
20. Palmer JK, Benson GS, Corriere JN Jr (1983) Diagnosis and initial management of urological injuries associated with 200 consecutive pelvic fractures. J Urol 130:712–714
21. Pyrtek LJ, Kelly CC (1960) Management of herniation through large iliac bone defects. Ann Surg 152:998–1003
22. Raithel C (1983) Diagnostisches und therapeutisches Konzept bei Gefäßverletzungen der Beckenentage. Langenbecks Arch Chir 361:205–208
23. Riska EB, von Bonsdorff H, Hakkinen S, Jaroma H, Kiviluoto O, Paavilainen T (1979) Operative control of massive haemorrhage in comminuted pelvic fractures. Intern Orthop 3:141–144
24. Rothenberger DA, Fischer RP, Perry JF (1978) Major vascular injuries secondary to pelvic fractures: an unsolved clinical problem. Amer Surg 136:660–662
25. Schmidt A (1978) Mechanischer Ileus durch Beckenbruch. Zbl Chir 103:1163–1164
26. Soderstrom CA (1982) Severe pelvic fractures. Problems and possible solutions. Amer Surg 48:441–446
27. Trojan E (1979) Gefäß- und Nervenverletzungen bei Frakturen und Luxationen im Beckenbereich. In: Hefte Unfallheilkd, Heft 140. Springer, Berlin Heidelberg New York, S. 44–48
28. Urk H van, Perlberger RP, Muller H (1978) Selective arterial embolization for control of traumatic pelvic hemorrhage. Surgery 83:133–137

Acetabulumfrakturen – Konservative Behandlung

E. H. Kuner und G. Siebler

Abteilung Unfallchirurgie, Chirurgische Universitätsklinik, Hugstetter-Straße 55, D-7800 Freiburg

Die Frakturen des Acetabulums haben seit jeher einen schlechten Ruf; dies sowohl was die eigentliche Behandlung anbelangt, als auch bezüglich der Spätergebnisse. Die meisten Berichte über Langzeitergebnisse nach *konservativer Behandlung* zeigen 30–60% posttraumatische Arthrosen, 20–30% Hüftkopfnekrosen und bis zu 20% periarticuläre Verkalkungen [9]. Germann (1961) z. B. berichtet, daß die Chancen eines Verletzten mit Acetabulumfraktur vollkommen geheilt zu werden, lediglich 7 : 100 stehen; d. h. nur etwa jeder 14. Patient wird völlig beschwerdefrei bleiben und etwa jeder 5. Patient muß mit einem schlechten Resultat rechnen [2].

Angesichts dieser Feststellung muß man die Frage stellen, welches eigentlich die Gründe für eine derartig schlechte Prognose sind. U. E. gibt es zwei Ursachen. Einmal handelt es

Hefte zur Unfallheilkunde, Heft 174
Zusammengestellt von A. Pannike

Tabelle 1. Komplikationen

allgemeine	– großer Blutverlust (retroperitoneales Hämatom) – Verletzung der A. iliaca ext. und/oder A. obturatoria – Verletzung des Urogenitaltraktes – Beckenvenenthrombose
lokale	– Ischiadicusläsionen (8–33%) – Hüftkopffraktur – irreponible Luxationsfraktur

sich in der überwiegenden Mehrzahl um Mehrfachverletzte mit allgemeinen und lokalen komplizierenden Verletzungen und Verletzungsfolgen, zum anderen aber muß festgestellt werden, daß die konservative Behandlung vielfach erzwungen und somit die Leistungsfähigkeit eindeutig überfordert wurde (Tabelle 1). Es zeigt sich eindrücklich, daß es von der Sache her absolut unmöglich ist, all die verschiedenen Formen und unterschiedlichen Dislokationsgrade mit ein und derselben Behandlungsmethode und einigermaßen guter Erfolgsaussicht behandeln zu wollen.

Bereits 1922, also in der rein konservativen Ära, schreibt Matti [7]:

„Brüche der Gelenkpfanne führen beinahe durchwegs zu Störungen der Gelenkfunktion, die am hochgradigsten sind bei gleichzeitiger zentraler Luxation des Oberschenkelkopfes nach dem Becken hin. Das Endresultat ist hier gewöhnlich, abgesehen von einer Verkürzung mäßigen Grades, eine mehr oder weniger vollständige Versteifung.

Auch partielle Pfannenrandfrakturen schädigen die Gelenkfunktion, weil sich, besonders bei Leuten jenseits des 50. Lebensjahres, häufig eine chronische deformierende Arthritis des Hüftgelenkes anschließt."

Diese Erkenntnisse gelten 1984 genau so, wie sie 1922 galten, wenn nicht ganz strenge Maßstäbe an die Wahl des im Einzelfall am besten geeignete Verfahrens angelegt werden. Darüberhinaus ist es dann auch nicht mehr zulässig, die Ergebnisse nach konservativer und operativer Behandlung einem direkten Vergleich zu unterziehen [1, 8, 11]. Der wohl wesentlichste Aspekt, auf den das Behandlungsverfahren direkten Einfluß nehmen muß, ist die Wiederherstellung der Gelenkkongruenz. Nur daran ist sie zu messen. Jede Gelenkflächeninkongruenz führt zu einem absolut erhöhten pathologischen Dauerdruck. Unter diesem rein mechanischen Gesichtspunkt ist der Krankheitswert der präarthrotischen Deformität Hackenbrochs (1966) zu sehen.

Während der chiruriqsche Einfluß auf die fraktur- und luxationsbedingten Veränderungen an den Gelenkflächen von Hüftkopf und -pfanne nur gering ist, wird die Ernährungssituation ganz entscheidend vom Zeitpunkt der Behandlung d. h. von der Reposition und Entlastung beeinflußt. Matti (1922) u. a. weisen ausdrücklich daraufhin, daß die Behandlung prinzipiell notfallmäßig zu erfolgen hat und Narkose erforderlich ist. Weigand und Schweikert (1979) konnten anhand ihrer Nachuntersuchung zeigen, daß die Einhaltung der 6-Stundengrenze direkten Einfluß auf die Verhinderung der Hüftkopfnekrose besitzt, falls keine schwerwiegenden Knorpel-Knochenläsionen am Hüftkopf bestehen. Diese können röntgenologisch nur erkannt werden, wenn eine stärkere knöcherne Läsion besteht. In unserem Krankengut der operativ versorgten Acetabulumfrakturen finden wir in 44% der Fälle eine deutlich sichtbare Knorpelläsion, die röntgenologisch ja nicht zu erkennen ist.

Es kann zwanglos gefolgert werden, daß ein ähnlicher Prozentsatz auch bei den konservativ behandelten Fällen vorliegen muß.

Wie die Arbeiten von Ecke (1981); Jungbluth u. Mitarb. (1979); Opitz u. Mitarb. (1982) zeigen, ist die primäre Therapie der Hüftpfannenbrüche in aller Regel zuerst konservativ, da die operative Versorgung nur im Ausnahmefall notfallmäßig durchgeführt wird. Somit ergeben sich Kriterien, die für die Wahl des definitiven Verfahrens ausschlaggebend sind. Diese können nur durch eine subtile Diagnostik exakt herausgearbeitet werden. Bezogen auf die lokale Fraktursituation sind in jedem Falle zu fordern:

- Beckenübersichtsaufnahme,
- Ala- und Obturatoraufnahme,
- evtl. Computertomografie.

Daneben und gleichermaßen wichtig sind für die Indikationsstellung:

- Alter des Verletzten,
- Zusatzverletzungen,
- bestehende Begleiterkrankungen,
- Alter der Verletzung,
- chirurgische Erfahrung/Einrichtung.

In 92% der Fälle ist das Unfallereignis der Verkehrsunfall. Diesem liegt eine hohe kinetische Energie zugrunde, so daß die Zahl der Mehrfachverletzten und Polytraumen sehr hoch ist. Nur bei 13% der Verletzten mit Acetabulumfrakturen handelt es sich um Solitärverletzungen. Diese Tatsache verlangt zwingend die Setzung von Prioritäten in der Definitivversorgung hinsichtlich des Zeitpunktes. Da es sich bei der Acetabulumfraktur aber um eine Gelenkfraktur handelt, muß der möglichst frühzeitigen Behandlung große Aufmerksamkeit geschenkt werden. Die konservative Therapie stellt ein nicht invasives Verfahren dar, das wie wir gesehen haben in der Regel auch den operativ stabilisierenden Verfahren vorausgeht [1, 5, 8], ist die Basistherapie überhaupt. Sie läßt sich ohne große Schwierigkeiten im Anschluß an die Versorgung lebensbedrohlicher Verletzungen unmittelbar anschließen, reduziert die frakturbedingten Schmerzen und hilft den fatalen Circulus vitiosus gerade beim Polytrauma in der ersten Phase zu durchbrechen. Gleichzeitig aber leistet sie durch Entlastung und Verbesserung der lokalen Durchblutung den wesentlichsten Beitrag zu Funktionserhaltung des Hüftgelenkes, gerade auch dann, wenn die Osteosynthese vorgesehen ist. Unter keinen Umständen darf unter dem Vorwand der spätprimären operativen Versorgung eine dislozierte Acetabulumfraktur nur durch Lagerung behandelt werden. Ja gerade die operative Behandlung ist zwingend auf eine ausreichende konservative Vorbehandlung angewiesen, wenn die Zielsetzung einer optimalen Rekonstruktion und stabilen Fixation erreicht werden soll.

Nach unseren Erfahrungen können folgende Indikationen für die konservative Behandlung der Acetabulumfrakturen gelten:

- nicht dislocierte oder gut reponierte Frakturen,
- isolierte Frakturen des nichttragenden vorderen Pfeilers,
- nicht operable Gelenkzertrümmerung,
- inoperable Patienten aus intensivmedizinischer Sicht,
- Frakturen alter Menschen mit und ohne Coxarthrose [12],
- Basistherapie vor Osteosynthesen.

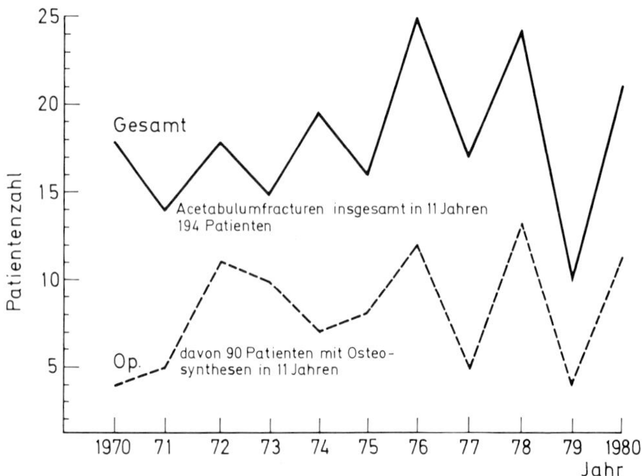

Abb. 1. Acetabulumfrakturen (n = 197) 1970–1980

Worin besteht nun die konservative Behandlung der Acetabulumfraktur bzw. der Luxationsfraktur? Folgende Maßnahmen kommen infrage:

- Reposition in Narkose,
- Lagerung in geringer Flexion- und Abduktionsstellung,
- Extension in Längsrichtung ⟩ erfordern Gegenzug
- Extension durch Diagonalzüge ⟩ erfordern Gegenzug
- Fixateur externe.

Welche der Einzelmaßnahmen oder Kombinationen zum Zuge kommen müssen, hängt ausschließlich vom Frakturtypus [4] ab und von der weiteren Planung. Ist die Operation vorgesehen, wird man auf einen Trochanterseitenzug verzichten, da er die Infektionsgefahr erhöht.

Kasuistik

In der Abteilung für Unfallchirurgie der Chirurgischen Universitätsklinik Freiburg wurden von 1970 bis 1980 insgesamt 197 Acetabulumfrakturen bei 194 Verletzten behandelt. Das Durchschnittsalter betrug 34,6 Jahre; Männer überwiegen mit 87,5% bei weitem. Hauptunfallursache ist der Straßenverkehr mit 92%. Dabei machen PKW-Unfälle 66% aus. 80% dieser Verletzten waren zum Unfallzeitpunkt nicht durch Sicherheitsgurt geschützt! Eine zweite große Gruppe mit 32% stellen die Motorradfahrer dar und nur 2% betreffen Fußgänger [6].

Während Anfang der Sechzigerjahre nur etwa 3 bis 4 Patienten mit Acetabulumfrakturen zur Behandlung kamen und in der Zeit von 1961 bis 1970 insgesamt 52 derartige Frakturen gezählt wurden, hat sich im darauffolgenden Dezenium die Zahl fast vervierfacht. Auch der Anteil an Mehrfachverletzten (87%) und Polytraumen (18%) ist stark angestiegen. Die Zahl der solitären Hüftpfannenbrüche beträgt lediglich noch 13% [6, 10] (Abb. 1).

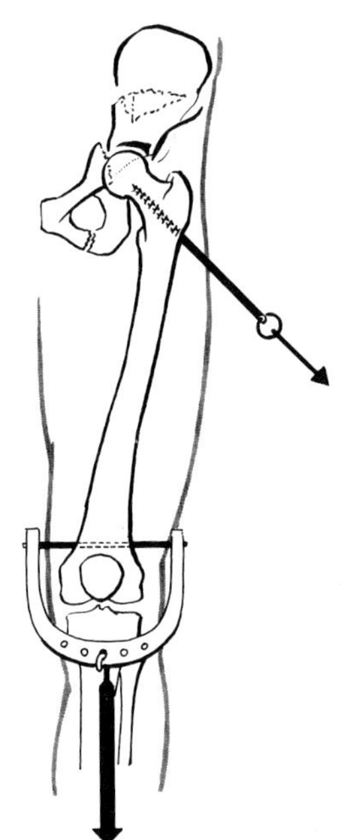

Abb. 2. Anordnung von Trochanterzug und Supracondylärer Drahtextension. Notabene: Gegenzug durch Schrägstellung des Bettes am Fußende und auf der Seite der Verletzung

Entsprechend unserem Behandlungskonzept wurde in 95% der Fälle innerhalb der ersten 6 h eine Reposition und Längsextension durchgeführt. Bei 5% lag keine Dislokation vor, so daß lediglich eine Lagerung angezeigt war.

In 54% der Acetabulumfrakturen wurde ausschließlich die konservative Behandlung durchgeführt, in 46% erfolgte die Operation dieser Frakturen.

Aus einem Zeitraum von 1970 bis 1975 konnten 45 Patienten (= 82%) nach durchschnittlich 3 Jahren und 2 Monaten klinisch und röntgenologisch nachuntersucht werden [9]. Das Durchschnittsalter beträgt 41 Jahre und liegt mit 7 Jahren deutlich über dem der operativ behandelten Gruppe im gleichen Zeitraum.

Für die konservative Behandlung schienen folgende Frakturtypen [4] geeignet.

- dorsocranialer Pfannenrand 14 Fälle
- hinterer Pfeiler 1 Fall
- vorderer Pfeiler 2 Fälle
- transacetabuläre Querfraktur 7 Fälle
- Zweipfeilerfraktur 13 Fälle
- Kombinationsfrakturen 8 Fälle

Als Behandlungsmaßnahmen waren indiziert:

- Lagerung – frühfunktionelle Therapie 6 Fälle
- reiner Längszug 33 Fälle
- Diagonalzüge 5 Fälle
- reiner Seitenzug 1 Fall

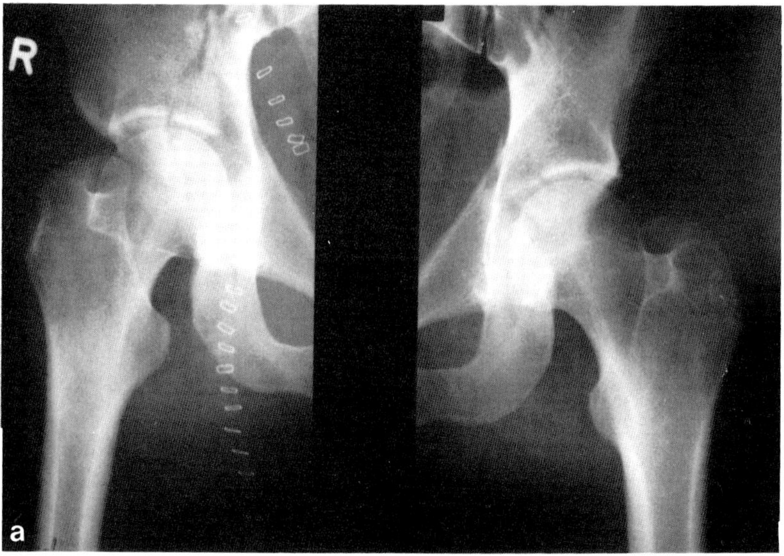

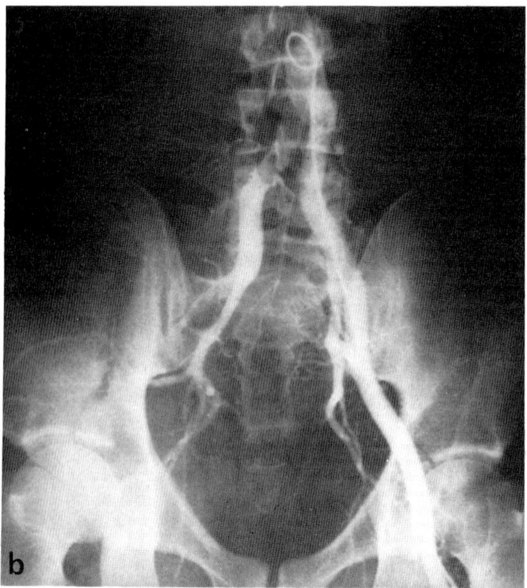

Abb. 3a. 20j., Motorradunfall; Polytrauma; u. a. Verletzung der A. iliaca externa / femoralis / doppelseitige Acetabulumfraktur: re. Kombinationsform; Li. transacetabulär schräg. Fraktur re. läuft senkrecht durch Os ilium, **b** notfallmäßige Versorgung der Gefäßverletzung u. anderer abdominaler Laesionen. – Konservative Behandlung der beidseitigen Acetabulumfrakturen durch Längsextension

---

Abb. 3. c Kontrollangiografie zeigt unauffälliges arterielles Gefäßsystem des Beckens (u. des re. Beines), **d** 6 Monate nach Verletzung ergibt die Kontrolluntersuchung knöchern konsolidierte Acetabulumfrakturen bds. sowie der Os ilium-Fraktur re. Weitgehende normale Kongruenz vorallem auch des re. Acetabulums. Vermehrte, subchondrale Sklerose jedoch re, **e** Ala- und Obturator-Aufnahmen *rechts* bei 6 Monatskontrolle auch in diesen beiden Ebenen gute Gelenkkongruenz, **f** Ala- und Obturator-Aufnahmen *links* bei 6 Monatskontrolle: normale anatomische Verhältnisse. Pat. zu diesem Zeitpunkt ohne Beschwerden ▶

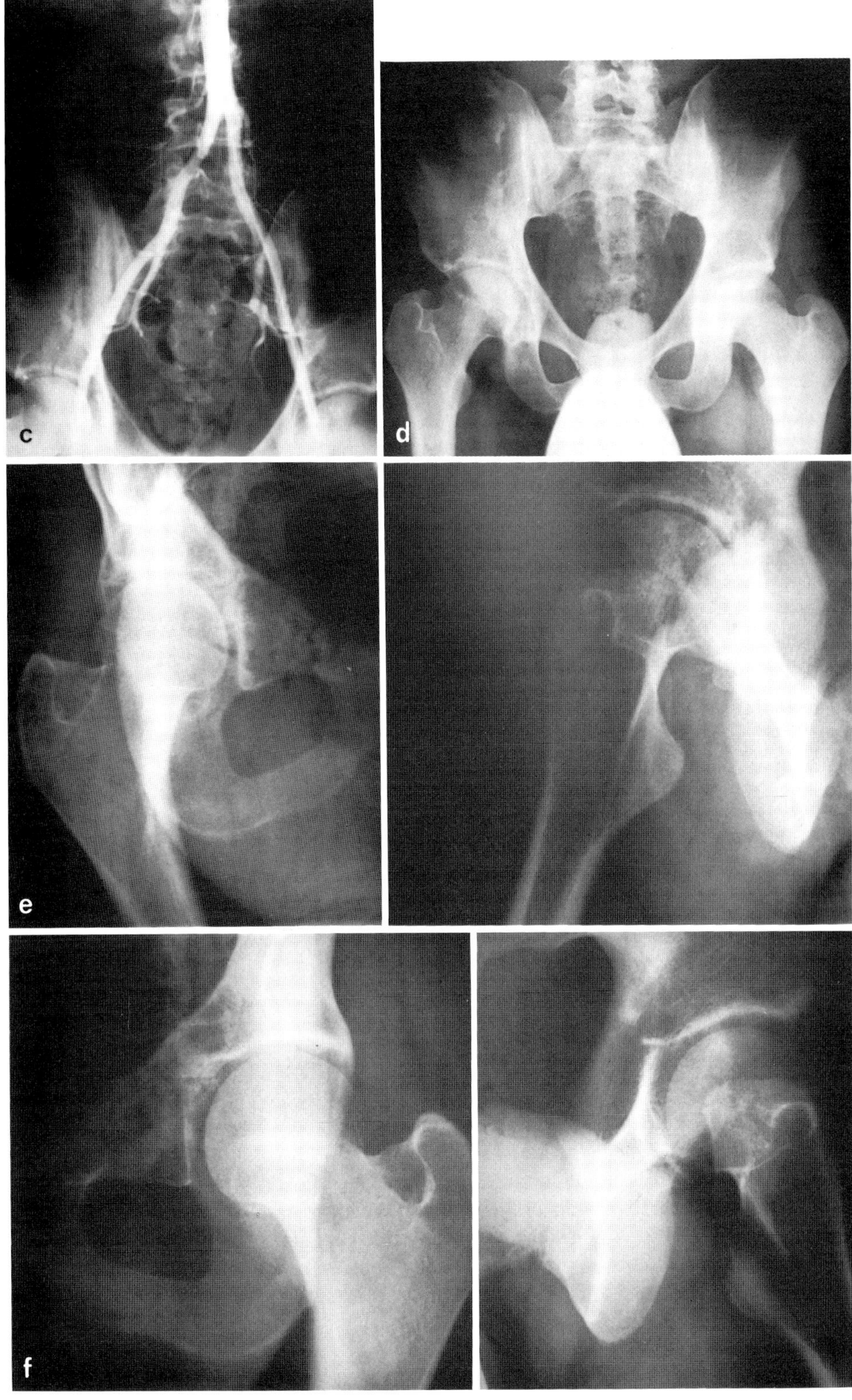
c
d
e
f

An Frühkomplikationen traten bei konservativer Behandlung auf:

- primäre Ischiadicusläsion 4 Fälle
- tiefe Beinvenen-und Beckenthrombose 5 Fälle
- Lungenembolie 3 Fälle
- oberfl. Weichteilinfekt am Seitenzug 4 Fälle

Die Hospitalisationsdauer betrug im Durchschnitt 96 Tage; davon verbrachten die Verletzten rund 37 Tage in der Unfallchirurgischen Abteilung Freiburg. In den Fällen mit reinem Längszug wurde dieser $6^1/_2$ Wochen aufrechterhalten, beim Diagonalzug wurde der Seitenzug nach 6, der Längszug nach insgesamt 8 Wochen entfernt. Die Entlastungszeit lag zwischen 3,6 und 4,4 Monaten. Die Bewertung der Ergebnisse erfolgte nach strengen klinischen und röntgenologischen Kriterien in 4 Gruppen – von „sehr gut", „gut", „mäßig" und „schlecht".

Danach ergeben sich folgende Resultate:

- sehr gut / gut 32 Fälle (71%)
- mäßig 11 Fälle (24,5%)
- schlecht 2 Fälle (4,5%)

Unter den „mäßigen" und „schlechten" Ergebnissen sind 2 Ischiadicusläsionen, bei denen keine Remission festzustellen war, während in den beiden anderen Fällen eine völlige Wiederherstellung eintrat.

Aussagekraft über die Leistungsfähigkeit eines Verfahrens besitzen nur „Spätkomplikationen", wie posttraumatische Arthrose, Hüftkopfnekrose und periarticuläre Verkalkungen, ob sie auftreten oder ausbleiben. In unserem Krankengut verteilen sie sich wie folgt:

- posttraumatische Arthrose 28%
- Hüftkopfnekrose 9%
- periarticuläre Verkalkungen 4%

Diese Zahlen beinhalten auch Fälle, bei denen die röntgenologischen Veränderungen noch diskret waren und subjetiv keine entsprechenden Beschwerden bestanden (Abb. 3a–f).

Wesentliche Erkenntnis unserer Studie ist die Tatsache, daß Repositionsqualität mit den „sehr guten" und „guten" Ergebnissen direkt korrelieren. Das gleiche gilt auch für den Behandlungszeitpunkt. Unter den „mäßigen" und „schlechten" Ergebnissen sind auch die 4 Fälle, die 12 Tage lang außerhalb behandelt wurden, bevor die konsequente konservative Behandlung durchgeführt werden konnte. Schließlich gehören in diese Gruppe die Fälle, die auch für eine operative Behandlung als nicht geeignet angesehen wurden oder wo andere Gründe die spätere Totalendoprothese des Hüftgelenkes als vorteilhaft erscheinen ließen.

Zusammenfassend ist festzustellen, daß die konservative Behandlung der Acetabulumfraktur einen festen Indikationsbereich hat, innerhalb dessen ausgezeichnete Ergebnisse erzielt werden können. Unter den Voraussetzungen, die für die Anwendung dieses Verfahrens erfüllt sein müssen, ist die Reponierbarkeit der tragenden Gelenkfläche von entscheidender Bedeutung. Es gibt u. E. überhaupt keinen Grund die konservative Behandlung gegen die operative auszuspielen. Vielmehr muß von einander ergänzenden Verfahren gesprochen werden. Da auch der Operation biologische Grenzen gesetzt sind, ist die konservative Behandlung als Basistherapie anzusehen, die immer dann verlassen werden sollte, wenn auf operativem Wege eine eindeutige Verbesserung der Rekonstruktion erreicht werden kann.

Ist dies nicht mit hoher Sicherheit zu erwarten, kann die konservative Behandlung wertvolle Voraussetzungen für andere Maßnahmen, wie z. B. Arthrodese oder Totalendoprothese schaffen. – Es kann möglicherweise erwartet werden, daß die Einführung des Bußgeldes im August 1984 für nicht durch Gurt gesicherte Personen im PKW die Zahl dieser schweren Verletzungen senken kann.

Literatur

1. Ecke H. Die operative Frakturenbehandlung, ihre Entwicklung, Leistungsfähigkeit und ihre Ergebnisse im Vergleich mit konservativen Behandlungsverfahren- ein Rechenschaftsbericht
2. Germann W (1969) Behandlungstechnik der frischen Hüftverrenkungsbrüche. Chir Praxis 13:99
3. Hackenbroch M (1966) Präarthrose und Arthrose. Therapiewoche 16:589
4. Judet R, Letournel E (1974) Les fractures du cotyle. Masson & Cie, Paris
5. Jungbluth KH, Sauer HD, Schöttle H (1979) Ergebnisse der operativen Rekonstruktion verschobener Acetabulumfrakturen. – Sammelstatistik d. internationalen Arbeitsgemeinschaft für Osteosynthesefragen – Sektion Deutschland. In: Hefte Unfallheilkd, Heft 140. Springer, Berlin Heidelberg New York, S. 154
6. John J (1983) Spätergebnisse nach operativ versorgten Acetabulumfrakturen. Inauguraldissertation. Universität Freiburg
7. Matti H (1922) Die Knochenbrüche und ihre Behandlung, Bd II. Springer, Berlin
8. Opitz A, Vecsei V, Wagner M, Trojan E (1982) Acetabulumfrakturen. Ergebnisse operativer Therapie. Unfallchirurgie 8:14
9. Schulz W (1978) Zur Behandlung der traumatischen Acetabulumfraktur. Inauguraldissertation, Universität Freiburg
10. The KK (1976) Traumatische Hüftgelenksluxationen und Luxationsfrakturen. Inauguraldissertation Universität Freiburg
11. Weigand H, Schweikert C-H (1979) Spätergebnisse von 103 operativ behandelten Hüftpfannenbrüchen. Unfallchirurgie 5:150
12. Wirth CJ (1979) Ergebnisse nicht oder konservativ behandelter zentraler Hüftluxationen. Hefte Unfallheilkd, Heft 140. Springer, Berlin Heidelberg New York, S. 181

Ergebnisse operativ versorgter Acetabulumfrakturen

U. Mommsen, K.H. Jungbluth und Chr. Thiessen

Unfallchirurgische Abteilung der Chirurgischen Universitäts-Klinik Hamburg-Eppendorf, Martinistraße 52, D-2000 Hamburg 20

An der unfallchirurgischen Abteilung des Universitäts-Krankenhauses Hamburg-Eppendorf wurden in der Zeit von 1974 bis 1983 insgesamt 188 Acetabulumfrakturen behandelt. Da gute Ergebnisse nur dann zu erwarten sind, wenn neben der Vitalität von Knochen und Knorpel auch eine exakte Reposition der Gelenkfragmente gewährleistet ist, wurde bei der Mehrzahl der Patienten eine operative Versorgung der Fraktur vorgenommen. Lediglich bei 20% wurde eine konservative Therapie durchgeführt (Abb. 1). Eine Indikation für konservatives Vorgehen war gegeben:

bei den nicht dislocierten- oder inveterierten Frakturen,

bei dislocierten Frakturen, wenn sie im biomechanischen unbedeutenden caudalen Pfannenanteil lagen

und bei dislocierten Frakturen, wenn der Allgemeinzustand des Patienten eine operative Versorgung nicht zuließ.

Von Interesse sind insbesondere die Erfolgsaussichten bei operativer Versorgung. Die konservativen Behandlungsresultate fließen daher in die Gesamtbeurteilung nicht mit ein. U. a. ist es auch so möglich, das eigene Krankgengut mit dem der AO Sammelstudie Deutschland zu vergleichen.

Zur Nachuntersuchung, die minimal ein Jahr im Mittel 28 Monate nach der Operation stattfindet, erscheinen insgesamt 85 Patienten.

75% der Patienten sind jünger als 40 Jahre (Abb. 2). Dies kann einerseits durch den hohen Anteil junger Menschen am Gesamtaufkommen im Straßenverkehr und andererseits durch das risikofreudigere Verhalten dieser Altersgruppe erklärt werden.

Als *Unfallart* überwiegt mit 95% bei weitem der Verkehrsunfall. Arbeits- und Sportunfälle sowie Unfälle des täglichen Lebens folgen erst mit großem Abstand. Bei den Verkehrsunfällen sind am häufigsten PKW-Insassen betroffen (Abb. 3).

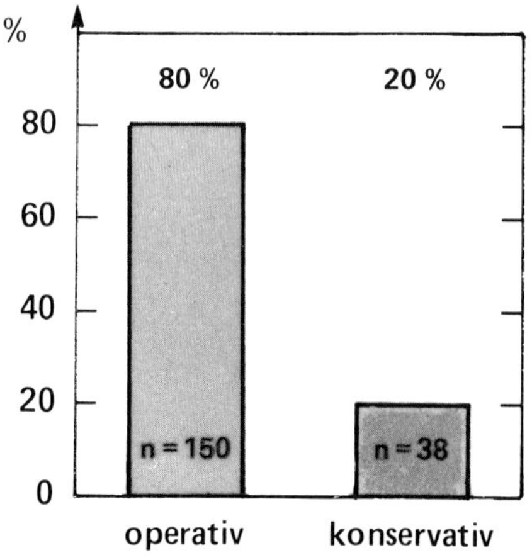

Abb. 1. Therapie. Universitätskrankenhaus Eppendorf, Hamburg, 1974–1983 (n = 188)

Hefte zur Unfallheilkunde, Heft 174
Zusammengestellt von A. Pannike

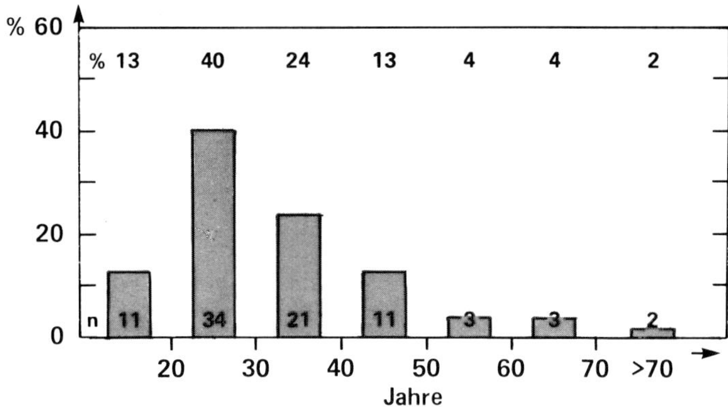

Abb. 2. Altersverteilung. Universitätskrankenhaus Eppendorf, Hamburg (n = 85)

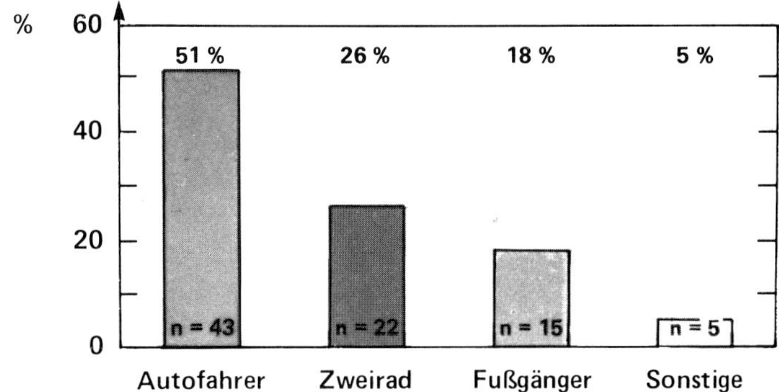

Abb. 3. Unfallarten. Universitätskrankenhaus Eppendorf, Hamburg (n = 85)

Den Acetabulumfrakturen liegen immer schwere Unfallgeschehen mit hoher kinetischer Energie und großem Traumatisierungsgrad zugrunde. Sie führen daher häufig zu erheblichen *Zusatzverletzungen.* So beträgt die Zahl Mehrfachverletzter im eigenen Krankengut 75% und in der AO-Sammelstudie 83%. Neben Schädelhirntraumen aller Schweregrade besteht infolge Lenkradanprall und Einklemmung eine deutliche Koincidenz mit lebensbedrohlichen Thorax- und Abdominalverletzungen. Im eigenen Krankengut sind 37% der Patienten davon betroffen. In der AO Sammelstudie beträgt der Anteil 34%. Unter Berücksichtigung der Unfallmechanismen erklärt sich auch der zu erwartend hohe Anteil von Extremitätenverletzungen (Abb. 4a, b).

Bei *Einteilung der Acetabulumfrakturen* in Anlehnung an Judet und Letournel [5, 6] überwiegen im Gegensatz zur AO Studie im eigenen Krankengut mit 71% die kombinierten Bruchformen. Der Anteil der dorso-cranialen Pfannenrandfrakturen beträgt dagegen lediglich 13%, der des dorsalen Pfeilers 7%, der des ventralen Pfeilers 2% und der der reinen Pfannenquerfraktur 3% (Abb. 5a). In der AO Studie überwiegen dagegen mit 47% die dorsocranialen Pfannenrandfrakturen. Erst dann folgen die kombinierten Bruchformen (Abb. 5b). Der unterschiedliche Prozentsatz läßt sich dadurch erklären, daß die Knieanprallverletzung infolge vermehrten Anschnallens der PKW-Insassen seltener geworden ist.

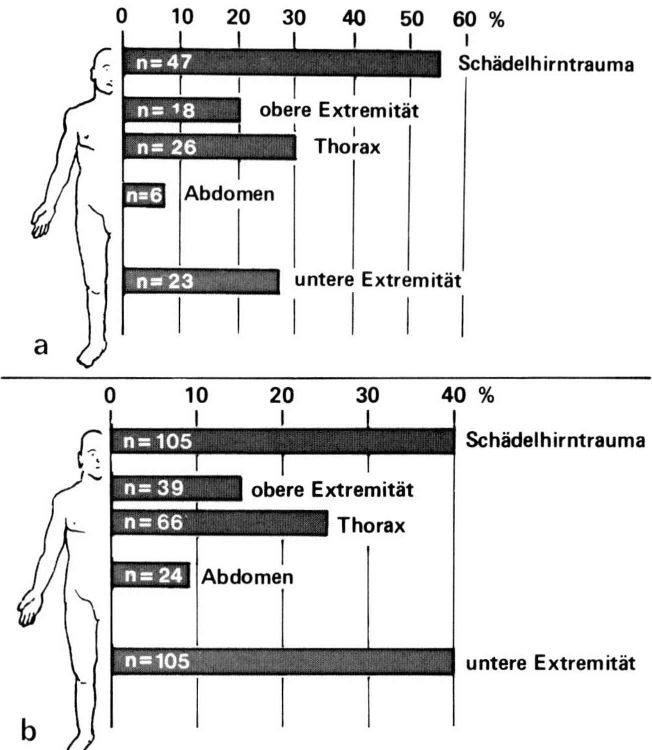

Abb. 4. a 74% Nebenverletzungen (n = 85), b 80% Nebenverletzungen. AO Sammelstudie (n = 264). Universitätskrankenhaus Eppendorf, Hamburg

Ferner kann aber auch davon ausgegangen werden, daß im Zuge der fortschreitenden Spezialisierung der einzelnen Kliniken die operativ einfacheren dorso-cranialen Pfannenrandbrüche in den letzten Jahren in zunehmendem Maße auch von den umliegenden Kliniken versorgt werden.

Aufgrund der hohen Anzahl schwerer Zusatzverletzungen war es nur bei knapp 9% der Verletzten möglich innerhalb der ersten 3 Tage zu operieren, wobei eine Indikation zur Primärversorgung unserer Ansicht nicht besteht. Bei 64% war eine *operative Versorgung der Fraktur* erst in der Zeit zwischen dem 4. und 15. Tag und bei 25% der Patienten sogar erst nach mehr als 16 Tagen möglich. Es handelte sich dabei überwiegend um sekundär zugewiesene Patienten. Wie die Nachuntersuchungsergebnisse zeigen, ist bei einer verspäteten operativen Rekonstruktion der Hüftpfanne durch die hieraus entstehenden operativ-technischen und biologischen Nachteile mit einer verschlechterten Prognose zu rechnen (Abb. 6).

Bei der operativen Versorgung der Frakturen wurde im eigenen Krankengut wesentlich häufiger ein kombiniertes Vorgehen vom vorderen und hinteren Zugang gewählt als bei der AO Studie (Abb. 7a). Dies erklärt sich aus dem größeren Anteil kombinierter Frakturformen.

Entsprechend finden sich im Gegensatz zur AO Studie im eigenen Krankengut auch vermehrt die kombinierten Osteosyntheseformen (Abb. 7b).

Unter den *Komplikationen* sind die Infektionen und Wundheilungsstörungen besonders gravierend. Ihr Anteil ist mit 2% in Anbetracht der ausgedehnten und schwierigen Eingriffe erfreulich niedrig.

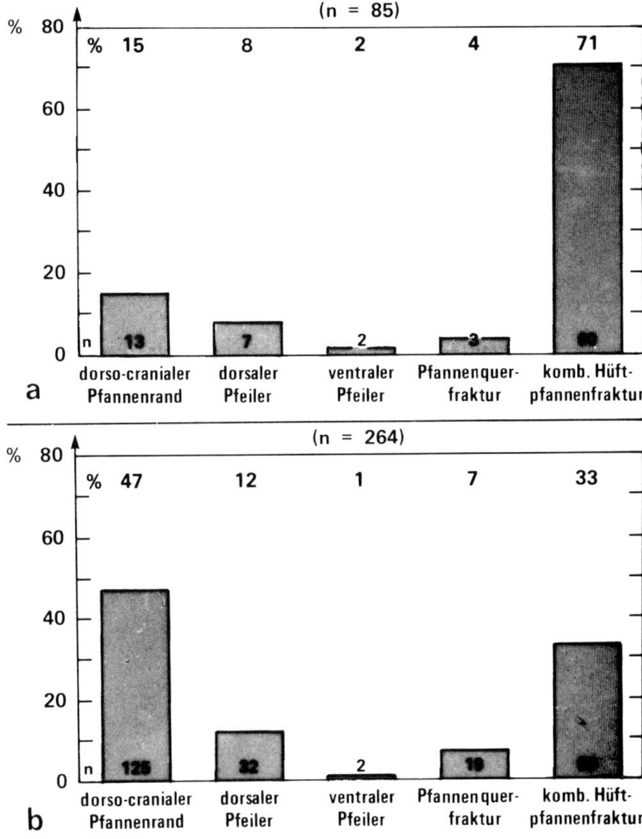

Abb. 5a, b. Verteilung der Bruchtypen. AO Sammelstudien. Universitätskrankenhaus Eppendorf, Hamburg

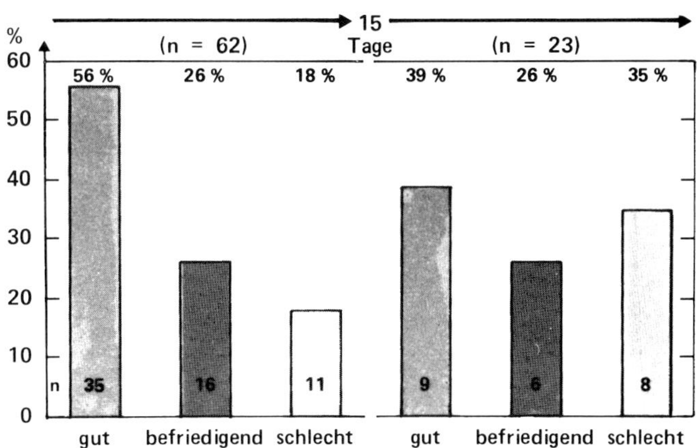

Abb. 6. Operationszeitpunkt – Nachuntersuchungsergebnis. Universitätskrankenhaus Eppendorf, Hamburg

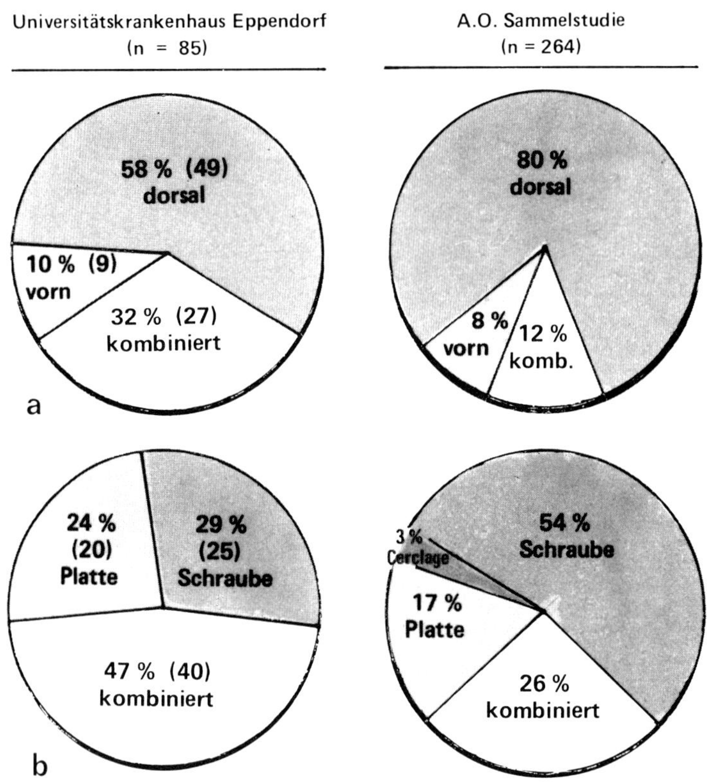

Abb. 7. **a** Operativer Zugang, **b** Osteosyntheseform

Während 2 Patienten präoperativ an Lungenembolien verstarben, kam es postoperativ nicht einmal zu einer derartig schweren Komplikation.

Der hohe Anteil postoperativer Nervenschäden hatte seinerzeit als Letournel [5] seine Ergebnisse präsentierte Überraschung ausgelöst. Bei sorgfältiger Kontrolle findet sich auch im eigenen Krankengut eine ähnlich hohe Zahl an Nervenschäden.

Komplikationen: Partielle *Ischiadicusläsionen* bestanden als primärer Schaden bei 22% der Verletzten und bei sorgfältiger neurologischer Prüfung war postoperativ nochmals bei 22% der Patienten eine derartige Schädigung nachweisbar. Während sich der primäre Nervenschaden nur bei 55% der Patienten zurückbildete, kam es beim postoperativen Schaden bei 85% der Fälle zu einer Remission (Abb. 8).

Die Dauer der stationären Behandlung betrug im Mittel 65 Tage und die Arbeitsunfähigkeit durchschnittlich 7 Monate.

Als Kriterium für die *Beurteilung der Endresultate,* stehen die völlige Wiederherstellung der Anatomie und der Funktion des Beines im Vordergrund. Die neurologischen Ausfälle werden dabei mit berücksichtigt. Der Verifizierung dienen ausschließlich objektivierbare Parameter, wie Funktion und Röntgenbild. Die Röntgendokumentation soll über Femurkopfnekrosen, sekundär posttraumatische Arthrosen, paraarticuläre Ossifikationen sowie im Gelenk verbliebene Stufenbildungen Auskunft geben. Regelmäßig geht aus der Einzel-

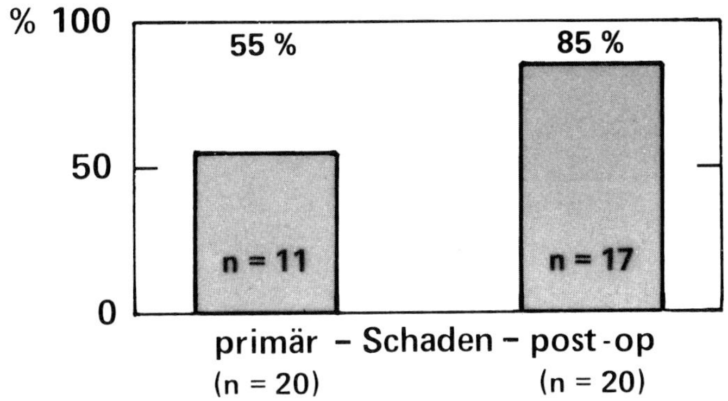

Abb. 8. Besserungsrate der partiellen Ischiadicusschädigung

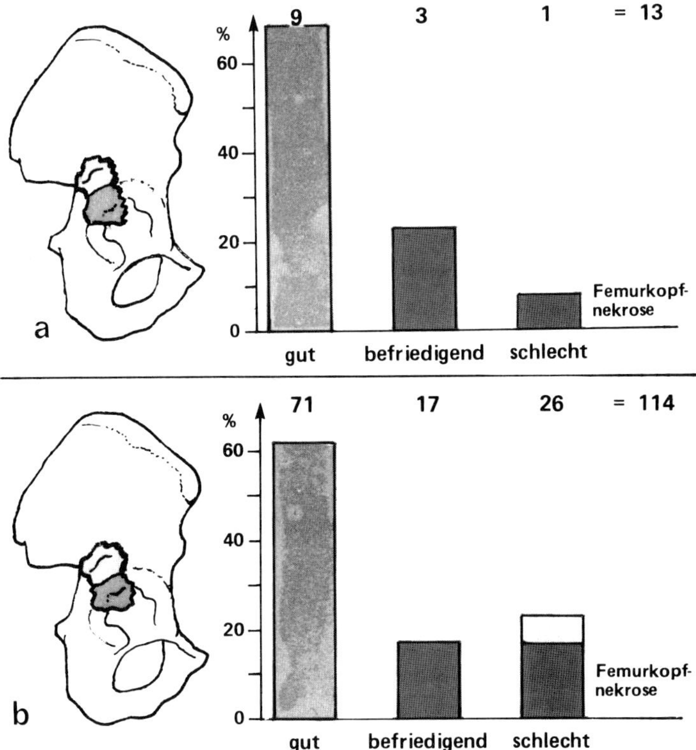

Abb. 9. a Nachuntersuchungsergebnis. Dorso-craniale Pfannenrandfraktur, b AO Sammelstudie. Universitätskrankenhaus Eppendorf, Hamburg

analyse eine Korrelanz zwischen funktionell mangelhaftem Ergebnis und röntgenologisch erkennbaren pathologischen Veränderungen, wie Kopfnekrosen und posttraumatischen Arthrosen hervor. Für paraarticuläre Verknöcherungen trifft dies allerdings nicht immer zu, soweit nicht gleichzeitig Arthrosezeichen oder Femurkopfnekrosen vorliegen.

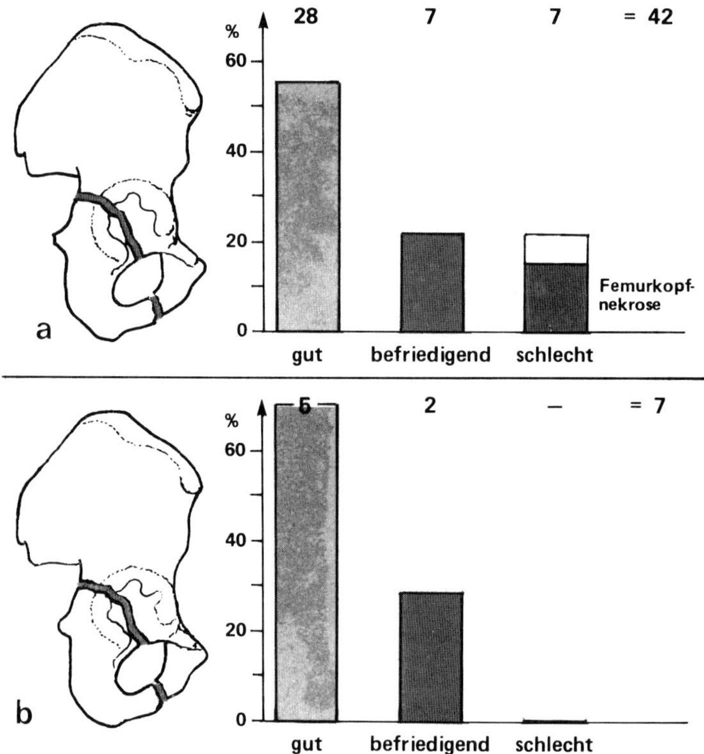

Abb. 10. a Nachuntersuchungsergebnis. Hintere Pfeilerfraktur. AO Sammelstudie, **b** Universitätskrankenhaus Eppendorf, Hamburg

Paraarticuläre Ossifikationen bleiben abgesehen von Extremfällen meist ohne erkennbare Einwirkung auf die Funktion.

Den geklagten Beschwerden der Patienten messen wir bei der Gesamtbeurteilung nur ergänzende Bedeutung zu, zumal bei der Befragung Auswirkungen der vielfältigen Nebenverletzungen sowie Rentenwunsch und unterschiedliche Empfindsamkeit nicht berücksichtigt werden können. Die Gesamtergebnisse werden in 3 Gruppen unterteilt. Die Einteilung entspricht dem Schema von Jungbluth [2, 3].

Ein sehr gutes und gutes Endresultat wird dann festgehalten, wenn eine freie Funktion im Hüftgelenk und radiologisch eine Kongruenz der Gelenkfläche ohne die Zeichen einer Arthrose, Hüftkopfnekrose oder eine ausgedehnten Ossifikation in den Weichteilen vorliegt.

Bei paraarticulären Verkalkungen mit funktioneller Auswirkung oder Stufenbildung im Bereich der Gelenkfläche oder mässigen Arthrosezeichen ohne den Hinweis einer Hüftkopfnekrose wird das Ergebnis als befriedigend bewertet.

Ein schlechtes Endresultat wird bei erheblicher Bewegungseinschränkung bis Einsteifung im Hüftgelenk mit radiologisch nachweisbarer erheblicher Stufenbildung im Acetabulum oder schwersten paraarticulären Ossifikationen oder hochgradiger posttraumatischer Arthrose oder Femurkopfnekrose mit Arthrodese oder endoprothetischen Hüftgelenksersatz als Sekundäreingriff festgehalten.

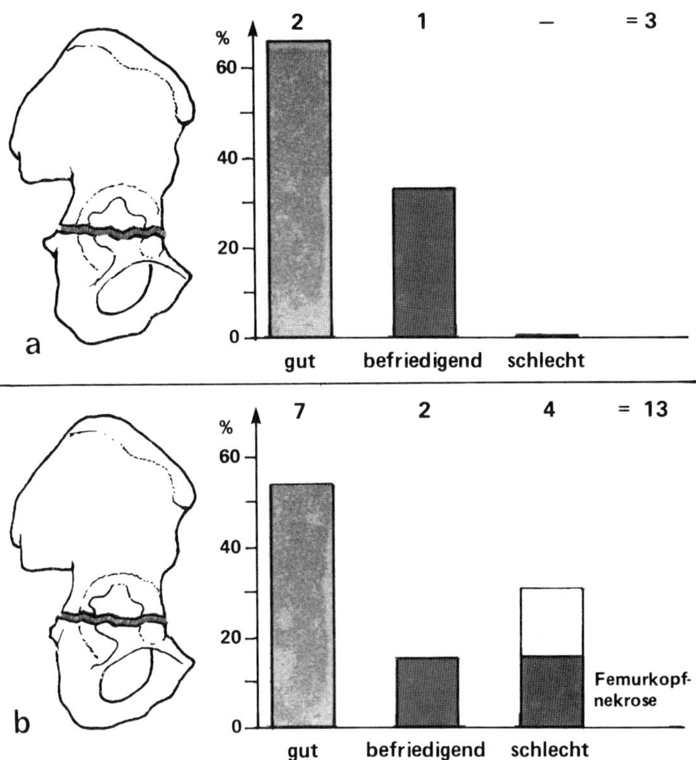

Abb 11. a Nachuntersuchungsergebnis. Pfannenquerfraktur. Universitätskrankenhaus Eppendorf, Hamburg, b AO Sammelstudie

Von den 13 rein *dorso-cranialen Pfannenrandfrakturen* sind nach den oben aufgeführten Kriterien 9 mit gut, 3 mit befriedigend und 1 infolge einer Femurkopfnekrose mit schlecht zu bewerten. Das entspricht den Ergebnissen der AO Studie des Jahres 1980 (Abb. 9a, b). Bezeichnend ist, daß die schlechten Ergebnisse in der Regel auf eine traumatische Femurkopfschädigung mit nachfolgender Femurkopfnekrose zurückzuführen sind. Die Mißerfolge stehen damit außerhalb einer verläßlichen therapeutischen Beeinflußbarkeit.

Die isolierten *dorsalen Pfeilerbrüche* des Acetabulums zeigen in der AO Studie im wesentlichen ein ähnliches Gesamtergebnis wie der vorgenannte Frakturtyp. Die Raten der Kopfnekrosen und der posttraumatischen Arthrosen differieren kaum gegenüber denen der Pfannenrandbrüche (Abb. 10a). Im eigenen Krankengut verzeichnen wir nur gute und befriedigende Endresultate. Im Hinblick auf die niedrige Fallzahl ist dies aber nicht aussagekräftig (Abb. 10b).

Bei den reinen *Querfrakturen des Acetabulums* mit zentraler Luxationskomponente finden sich ähnliche Endresultate wie bei den isolierten dorsalen Pfeilerbrüchen (Abb. 11a, b). Die niedrige Fallzahl beider Kollektive erlaubt jedoch keine bindende Interpretation.

Ähnliches gilt auch für die *vorderen Pfeilerbrüche* (Abb. 12a, b).

Bei den *kombinierten Acetabulumfrakturen* der schwersten Bruchform, die im eigenen Krankengut 2/3 aller Patienten ausmacht, finden sich bei 50% sehr gute und gute, bei 28%

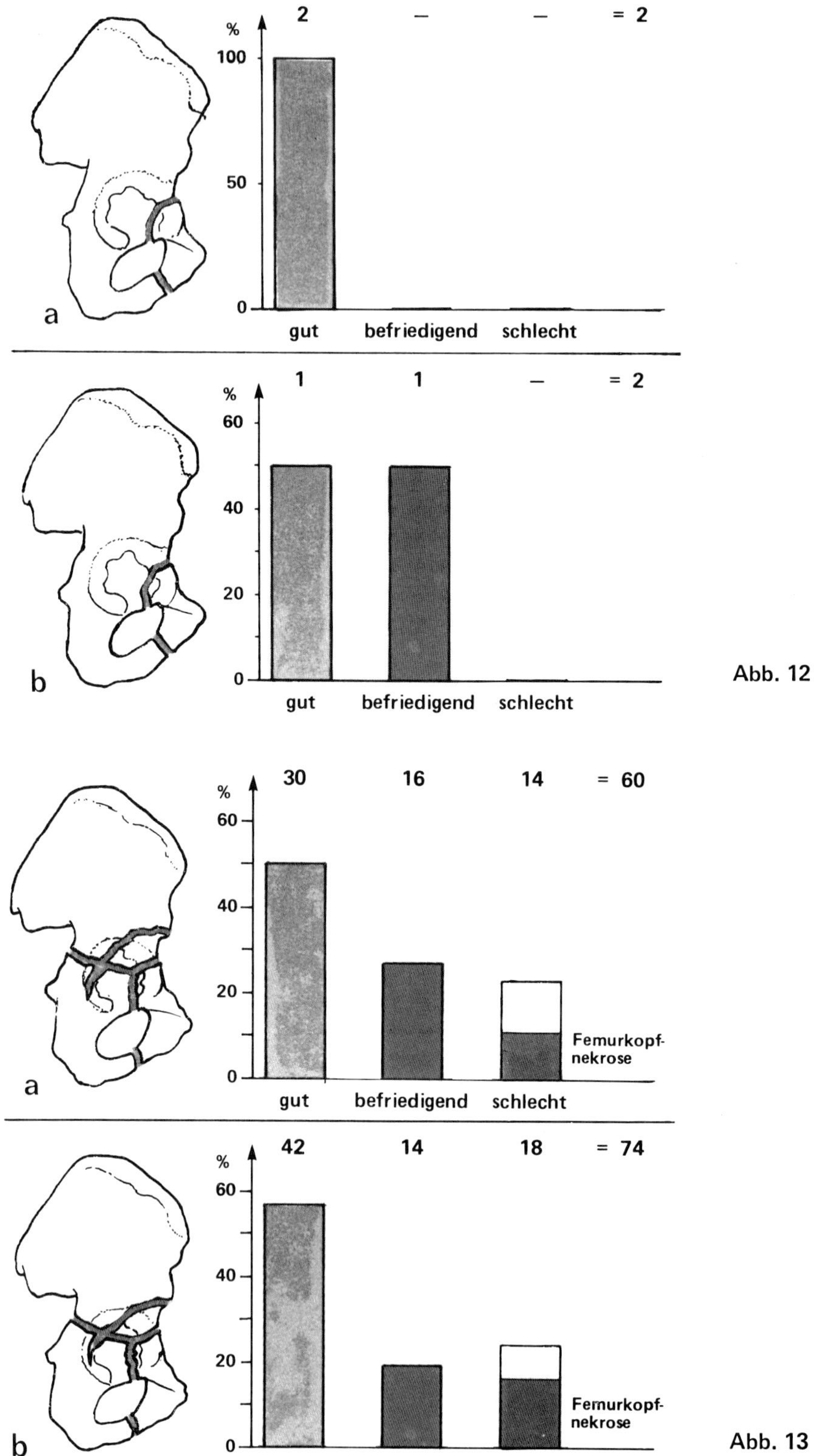
a
%
2
–
–
= 2
100
50
0
gut
befriedigend
schlecht
b
%
1
1
–
= 2
60
40
20
0
gut
befriedigend
schlecht
a
%
30
16
14
= 60
60
40
20
0
Femurkopf-
nekrose
gut
befriedigend
schlecht
b
%
42
14
18
= 74
60
40
20
0
Femurkopf-
nekrose
gut
befriedigend
schlecht

Abb. 12

Abb. 13

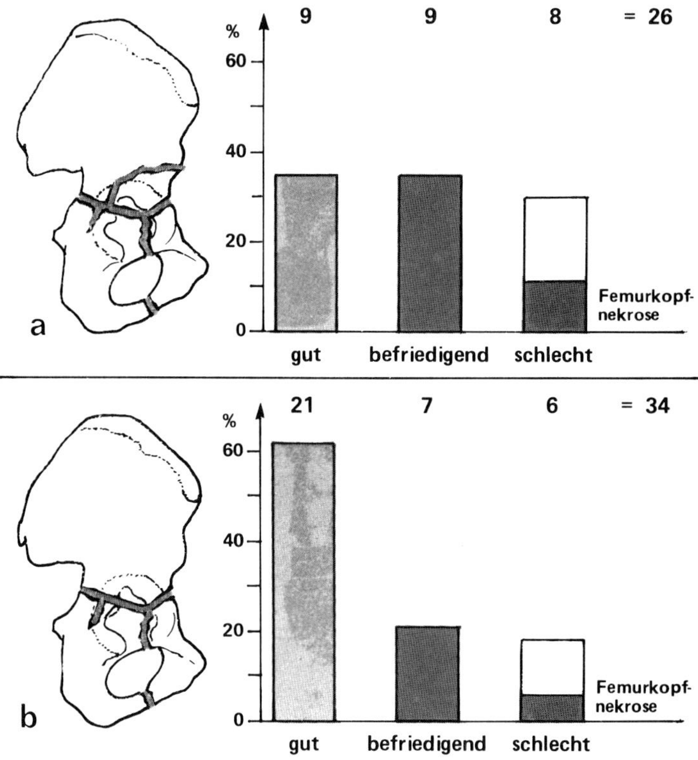

Abb. 14. a Nachuntersuchungsergebnis. Kombinierte Bruchformen mit tragendem Pfeiler, b Kombinierte Bruchformen ohne tragenden Pfeiler. Universitätskrankenhaus Eppendorf, Hamburg

befriedigende und bei 22% schlechte Endergebnisse. In der AO Studie liegt die Zahl guter Ergebnisse etwas höher. Die Differenz beträgt annährend 7% (Abb. 13a, b).

Um dieses Phänomen zu erklären, werden bei der eigenen Studie die einzelnen Frakturformen nochmals näher analysiert. Dabei zeigt sich, daß die Prognose der kombinierten Bruchformen, bei denen der tragende Pfeiler zerstört wurde, besonders ungünstig ist. Hier kann bei insgesamt 26 Patienten nur 9mal ein sehr gutes und gutes Endresultat festgehalten werden, während bei den kombinierten Bruchformen ohne Beteiligung des tragenden Pfeilers bei weit mehr als 50% der Patienten ein gutes und sehr gutes Endergebnis nachweisbar ist (Abb. 14a, b).

Bei der Gesamtbeurteilung des eigenen Kollektivs ergibt sich in 53% der Fälle ein sehr gutes bis gutes, in 26% der Fälle ein befriedigendes und in 21% ein schlechtes Endergebnis (Abb. 15a). Die Gegenüberstellung der eigenen Ergebnisse mit denen der AO zeigt keine

---

◀ **Abb. 12.** a Nachuntersuchungsergebnis. Vordere Pfeilerfraktur, Universitätskrankenhaus Eppendorf, Hamburg, b AO Sammelstudie

Abb. 13. a Nachuntersuchungsergebnis. Kombinierte Acetabulumfrakturen. Universitätskrankenhaus Eppendorf, Hamburg, b AO Sammelstudie

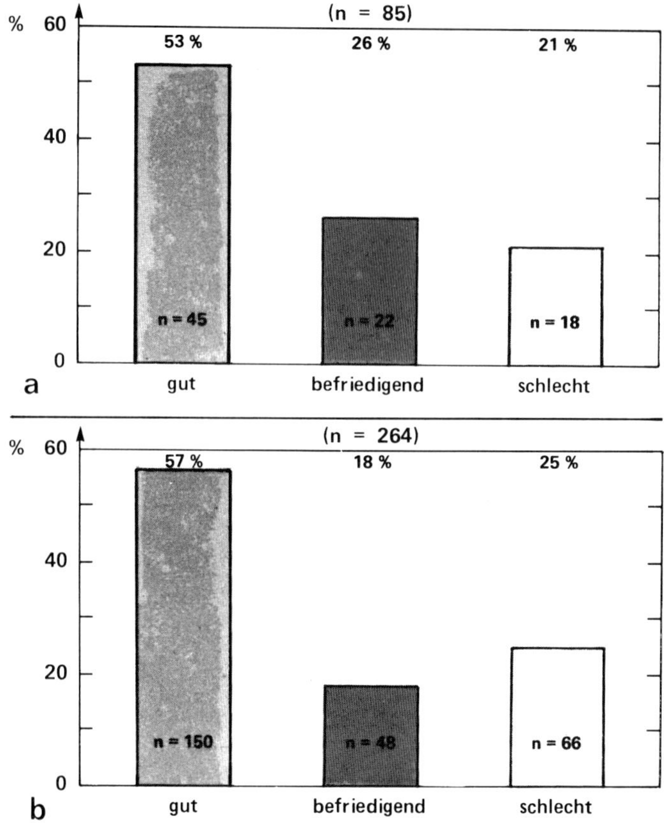

Abb. 15. a Gesamtergebnis. Unviersitätskrankenhaus Eppendorf, Hamburg, **b** AO Sammelstudie

eindeutige Verbesserung (Abb. 15b). Es muß allerdings berücksichtigt werden, daß der Anteil schwerer Bruchformen, nämlich den kombinierten Acetabulumfrakturen, im Krankengut des Universitäts-Krankenhauses Hamburg-Eppendorf wesentlich höher ist als in dem der AO Studie.

Resümee

Inwieweit die erzielten anatomischen und funktionellen Ergebnisse auf Dauer Bestand haben und der posttraumatischen Arthrosebildung vorbeugen, läßt sich derzeit noch nicht sicher abschätzen, da die Beobachtungszeiträume noch relativ kurz sind. Für die einzelnen in der Studie aufgenommenen Patienten bestehen allerdings bereits Beobachtungszeiträume von 10 Jahren, in denen weder Funktionseinschränkungen noch die Ausbildung einer nennenswerten Sekundärarthrose nachweisbar sind. Selbst lokale Schädigungen am Femurkopf, wie rillenförmige Impressionen, münden, wenn die Rekonstruktion der Pfanne gelungen ist, nicht immer in eine Sekundärarthrose aus.

Auch dann, wenn ein Langzeiterfolg nicht erzielt werden kann, vermag die Hüftrekonstruktion eine Hüftgelenksarthrodese oder den endoprothetischen Ersatz bei erhaltener Funktion auf mehrere Jahre hinauszuschieben [1]. Dies bedeutet für Patienten jüngeren Lebensalters einen Zeitgewinn, der nicht unterschätzt werden darf.

Aber selbst wenn die Rekonstruktion der Hüftpfanne nicht ausreichend gelingt oder eine Femurkopfnekrose auftritt und eine ausreichende Funktion nicht wieder erreicht wird, bietet die operative Rekonstruktion der Hüftpfanne wesentlich günstigere Voraussetzungen für die erforderlichen Versteifungs- oder Ersatzoperationen [4].

Wie die Nachuntersuchungsergebnisse zeigen, ist es dringend erforderlich die primäre Nervenläsion präoperativ exakt zu erkennen, da intraoperativ gesetzte Läsionen offenbar nicht immer vermeidbar sind. Diese zeigen jedoch in der Regel bei vorsichtiger operativer Technik eine gute Prognose.

Die Nachuntersuchungsergebnisse zeigen ferner, daß die Prognose der Hüftpfannenfraktur auch vom Zeitpunkt der Operation abhängig ist um gute Ergebnisse zu erzielen, sollte innerhalb der ersten 14 Tage die Fraktur operativ versorgt werden. Eine Primärversorgung ist jedoch nicht indiziert. Allerdings müssen in jedem Fall Luxationen sofort reponiert und das Repositionsergebnis mit einer Extension retiniert werden.

Literatur

1. Ecke H (1974) Behandlungsergebnisse der Pfannenosteosynthese. 10. Tg d Österreich Ges f Unfallchir, Olk.
2. Jungbluth KH, Kratzert R (1968) Spätergebnisse schwerer Hüftgelenksverletzungen. Langenbecks Arch Klin Chir 320:8
3. Jungbluth KH, Sauer HD (1977) Ergebnisse operativ versorgter schwerer Hüftverrenkungsbrüche. Chirurg, 48 Jg, 12:786–792
4. Kienzler G (1968) Komplikationen und Spätfolgen reponierter traumatischer Luxationen und Luxationsfrakturen der Hüfte und deren Behandlungsergebnisse. Arch Orthop Unfallchir 64:151
5. Letournel E (1966) Die operative Versorgung der Hüftgelenkspfannenbrüche. Langenbecks Arch Klin Chir 316:422
6. Müller ME, Allgöwer M, Willenegger H (1969) Manual der Osteosynthese. Springer, Berlin Heidelberg New York

Acetabulumfrakturen – posttraumatische und postoperative Nervenschäden

K. E. Rehm

Unfallchirurgische Klinik am Zentrum für Chirurgie der Justus-Liebig-Universität (Leitender Arzt: Prof. Dr. H. Ecke), Klinikstraße 29, D-6300 Gießen

Einleitung

Daß der Nervus ischiadicus in enger anatomischer Beziehung zum Hüftgelenk steht, ist eine allgemein bekannte Tatsache, welche bereits in den ersten Frakturlehren gewürdigt wurde. Diese Betrachungsweise ist aber unvollständig und gefährlich. Vielmehr sitzt das Hüftgelenk wie in einem Käfig, der aus einer Vielzahl von Nervensträngen gebildet wird. Dieser Käfig muß vorsichtig und kundig geöffnet werden, will man der Verletzung keinen weiteren Schaden hinzufügen.

Das abgelaufene Trauma kann einen der Nervenstränge *direkt*, zum Beispiel durch Einklemmung, Abriß oder Hämatom beschädigen oder auf *indirektem* Wege durch Zug oder Dehnung verletzen. Dieser Verletzungsmechanismus läßt sich klinisch selten sicher feststellen, wie die primäre oder sekundäre Genese. Für die Prognose und Therapie ist eine neurologische Unterscheidung zwischen Neurapraxie, Axonotmesis und Neurotmesis zu machen. Die Neurapraxie stellt eine flüchtige Aufhebung der Leitfähigkeit ohne Verletzung von Strukturen des Nerven dar. Von einer Axonotmesis spricht man, wenn eine längerdauernde Unterbrechung der Leitfähigkeit des Nerven besteht. Dabei ist das Axon unterbrochen, die Schwannsche Scheide, das Endo-, Peri- und Epineurium aber erhalten. Die Neurotmesis ist definiert als anhaltende Aufhebung der Leitfähigkeit, egal ob sie mit oder ohne einer Durchtrennung der anatomischen Kontinuität vergesellschaftet ist. Aus neurologischer Sicht besteht lediglich für die Neurotmesis eine Operationsindikation. Im Falle der Acetabulumfraktur wird die begleitende Nervenverletzung oft primär nicht diagnostiziert, je häufiger umso ausgedehnter die Verletzung ist, so daß man mit Scherzer [8] besser von der sekundären Diagnose als von der sekundären Nervenläsion spricht. Besonders hoch ist die Dunkelziffer beim polytraumatisierten Patienten. Wird eine Nervenverletzung diagnostiziert, so rät Trojan [14] zur Frühoperation.

Frakturform und Nervenläsion

Die Frakturlokalisation und -dislokation erlaubt bereits einen Rückschluß auf die Wahrscheinlichkeit einer Nervenverletzung. Der dorsocraniale Pfannenrand, bei verschiedenen Autoren zwischen 30 [5] und 47% [4] betroffen, ist häufiger mit Nervenläsionen verbunden als andere Frakturformen. Scherzer beobachtete bei 511 Luxationsfrakturen 8% Nervenläsionen. Die zentrale Hüftgelenksluxation hatte nur in 6% der Fälle, der hintere Verrenkungsbruch dagegen fast doppelt so viele (11,5%) Nervenläsionen aufzuweisen. Frühsekundär können Hämatome, spätsekundär Ossifikationen einen Nervenschaden verursachen. Die heterotopen Ossifikationen haben bei konservativen wie operativen Behandlungen keine unterschiedliche Frequenz, dagegen sind sekundäre Nervenschäden bei Gebrauch einer Extension ungefähr halb so häufig [10]. Acetabulumfrakturen sind viermal häufiger mit Nervenverletzungen vergesellschaftet als die übrigen Beckenfrakturen [8].

Hefte zur Unfallheilkunde, Heft 174
Zusammengestellt von A. Pannike

Spezielle Nervenläsionen

1. Plexus lumbosacralis. Der Plexus lumbosacralis ist besser geschützt als der Armplexus und damit seltener von Verletzungen betroffen. Seine Verletzung wird im allgemeinen prognostisch günstiger beurteilt. Die Läsion des Plexus lumbosacralis wird häufig als Ischiadicusläsion fehldiagnostiziert [11]. Bevorzugt tritt sie bei der Iliosacralfugensprengung mit Luxation einer Beckenhälfte auf, hat aber im Gegensatz zum Nervus ischiadicus keine direkte Beziehung zur Dislokation [6]. Die Myelographie weist gelegentlich eine traumatische Pseudomeningocele nach. Da meist eine Neurapraxie oder Axonotmesis vorliegt, kann nicht in allen Fällen eine chirurgische Behandlung durchgeführt werden. Die Ansichten sind deshalb auch nicht einheitlich, ob eine chirurgische Intervention durchgeführt werden soll. Privat empfiehlt ein aktives Vorgehen mit Hemilaminektomie, weil er eine Diskrepanz zwischen dem intraoperativen Befund und der Myelographie beobachtet hat [7] Barnett [1] hält die chirurgische Exploration für überflüssig. In einem Teil der Fälle, besonders bei einem mehr distalen Ausriß, kann eine mikrochirurgische Rekonstruktion erfolgreich sein.

2. Nervus ischiadicus. Der Nervus ischiadicus liegt dem dorso-cranialen Pfannenrand nicht direkt auf, sondern ist durch Außenrotatoren Musc. obturatorius interius, piriformis und die Gemelli geschützt. Bevorzugt ist der peroneale Anteil betroffen, welcher den ventrolateralen Anteil des Nerven betrifft. Eine hohe Teilung kann bereits im Foramen ischiadicus majus stattfinden. Nicht immer ist intraoperativ die Nervenläsion erkennbar. Letournel fand mehr als 2/3 seiner Ischiadicusparesen makroskopisch unauffällig [5]. Zur Vermeidung einer iatrogenen Verletzung muß der Nervus ischiadicus bei den hinteren Zugängen in jedem Falle freipräpariert und identifiziert werden. Da er den Außenrotatoren aufliegt, ist er im allgemeinen leicht aufzufinden. Solange am dorso-cranialen Pfannenrand operiert wird, soll er durch Beugung im Kniegelenk und Streckung im Hüftgelenk entlastet werden. Letournel empfiehlt einen speziellen breitflächigen Nervenhaken. An der Gießener Klinik wird dem manuellen Schutz mit der Hand des Assistenten der Vorzug gegeben, da sich nur so die Spannung des Nerven beurteilen läßt. Zusätzlich werden die abgetrennten Außenrotatoren angeschlungen und über den Nervus ischiadicus geschlagen.

3. Nervus tibialis. Der tibiale Anteil des Nervus ischiadicus wird selten verletzt bedingt durch eine günstigere anatomische Lage dorsal der Hüftpfanne. Offensichtlich verfügt er über eine größere Beweglichkeit in Längsrichtung als der Nervus peroneus.

4. Nervus peroneus. Durch eine Fixation am Fibulaköpfchen [14] ist der Nervus peroneus empfindlicher auf Dehnung. Der peroneale Anteil des Nervus ischiadicus ist durch seine ventrale Lage für Läsionen exponiert. Auch sekundäre Lagerungsschäden treffen bevorzugt den Nervus peroneus.

5. Nervus femoralis. Der Nervus femoralis wird beim ilioinguinalen Zugang grundsätzlich freigelegt. Letournel [5] und Scherzer [9] fanden keine Ausfälle des Nervus femoralis in ihrem Krankengut. Denkbar ist seine Verletzung durch blindes Einsetzen von Hohmann-Haken am ventralen Pfannenrand, ein Vorgang, wie er auch bei der Endoprothesenoperation zum Femoralisschaden führen kann.

6. Nervus obturatorius. Der Nervus obturatorius verläßt das Foramen obturatum am medialen Pfannenrand. In dieser Region kann er sowohl durch Frakturen wie auch durch das Einsetzen von Haken getroffen werden. Sein Ausfall verursacht eine unangenehme Adduktionsschwäche.

7. Nervus glutaeus superior. Der Nervus glutaeus superior verläuft an der Ventralseite des glutaeus maximus und tritt oberhalb des Musculus piriformis hervor. Seine Verletzung verursacht eine glutaeale Insuffizienz. Er wird häufiger teilgeschädigt als komplett durchtrennt [5]. Jungbluth hat besonders darauf hingewiesen, daß der obere Anteil der Beckenschaufel beim Zugang nach Kocher-Langenbeck wegen der Verletzungsgefahr des glutaeus superior nicht freigelegt werden soll.

8. Nervus cutaneus femoris lateralis. Dem Nervus cutaneus femoris lateralis wird als Hautnerven leider keine große Aufmerksamkeit gewidmet, obwohl er ein großes Areal des Oberschenkels an der Außen- und Vorderseite bis zum Knie versorgt. Er wird häufiger bei Spanentnahmen als bei Acetabulumfrakturen verletzt. Der Nerv durchtritt die Fascie dicht unterhalb der Spina iliaca anterior superior. Seine Schädigung ist zumeist iatrogen.

9. Nervi clunium superiores. Die Nervi clunium superiores gehen über den hinteren Darmbeinkamm zum oberen Anteil des Gesäßhaut. Diese Hautnerven werden zwangsläufig bei allen höhersitzenden dorsalen Schnitten verletzt.

Häufigkeit der Nervenverletzungen in der Literatur (Tabelle 1)

Die Angaben von Nervenverletzungen bei Acetabulumfrakturen in der Literatur sind lückenhaft. Da keine einheitlichen Kriterien angewandt werden, ist der Vergleich nicht bedenkenlos möglich. Neben dem Material der Gießener Klinik aus den Jahren 1968 bis 1983 wurden die Mitteilungen von Letournel von 1981, Jungbluth 1979, Scherzer 1975 und Schweikert 1979 zusammengestellt. Insgesamt fanden sich unter 1672 weitgehend operativ versorgten Acetabulumfrakturen 242 verschiedene Nervenläsionen, was einer Häufigkeit von 14,5% entspricht. Die Ischiadicusschädigung wurde mit 3–12%, insgesamt mit 7,2% angegeben. Die Mitteilungen beschränken sich in erster Linie auf Läsionen des Nervus ischiadicus und des Nervus peroneus. Die leeren Flächen dieser Tabelle (Tabelle 1) lassen vermuten, daß bei sorgfältiger Suche eine größere Anzahl von Nervenläsionen und Lokalisationen entdeckt werden würde.

Zusammenfassung

Acetabulumfrakturen haben in der Literatur in 14,5% begleitende Nervenschäden. An erster Stelle ist der Nervus ischiadicus mit einer Häufigkeit von 7,2% und an zweiter Stelle der Nervus peroneus mit 3,7% betroffen. Eine sorgfältige neurologische Primärdiagnositk könnte eine bessere Unterscheidung zwischen primären und sekundären Nervenschäden ermöglichen und würde nach unserer Meinung eine größere Anzahl von Nervenverletzungen zutage fördern. Zu wenig Aufmerksamkeit wurde den übrigen Nerven, besonders dem glutaeus superior aber auch dem Nervus obtoratorius und den Hautnerven gewidmet, was daraus hervorgeht, daß sie in der einschlägigen Literatur kaum genannt werden.

Tabelle 1. Acetabulumfraktur. Nervenschaden

	Letournel (1981)	Jungbluth (1979)	Scherzer (1975) (davon postop.)	Schwei-kert (1979)	Giessen	Summe		
1 Pl. lumbosacralis					3	3	0,18%	
2. N. ischiadicus	57 (16) 12,1%	19 (5) 8%	16 (5) 3,1%	21 (6) 6,8%	8 (3) 6,6%	121	7,2%	(35, 2,1%)
3 N. tibialis			0					
4 N. peroneus		32 12%	25 (7) 4,9%		5 (2) 4,1%	62	3,7%	
5 N. femoralis			0					
6 N. obturatorius			0					
7 N. gluteus sup.	18 3,8%				1	19	1,1%	
8 N. cut. fem. lat.	18 3,8%				1	19	1,1%	
9 Nn. clunium sup.							& 18	
n=	469 OP	264 OP	511 ?	307 103 OP	121 OP	1672	242	14,5%

Literatur

1. Barnett HG, Connolly ES (1975) Lumbosacral nerve root avulsion: report of a case and review of literature. J Trauma 15(6):532
2. Derian PS, Bibighaus AJ (1974) Sciatic nerve entrapment by ectopic bone after posterior fracutre-dislocation of the hip. South Med J 67(2):209
3. Jungbluth KH (1975) Die Osteosynthese verschobener Hüftpfannenbrüche. Unfallchir 1:11
4. Jungbluth KH, Sauer HD (1977) Ergebnisse operativ versorgter schwerer Hüftverrenkungsbrüche. Chrirug 48:786
5. Letournel E, Judet R (1981) Fractures of the Acetabulum. Springer, Berlin Heidelberg New York
6. Möller WD (1982) Verletzungen des Nervensystems und ihre Folgen bei Beckenfrakturen. Schriftenreihe Unfallmed. Tagungen der Landesverbände der gewerblichen Berufsgenossenschaften 48:117
7. Privat JM, Frerebeau P, Benezech J, Gros C (1983) Lesions d'elongation-traction traumatique des racines du nerf sciatique, secondaires aux fractures de la ceinture pelvienne. Neurochirurgie 29(1):37
8. Scherzer E, Kuderna H (1975) Nervenläsionen bei Beckenfrakturen. In: Hefte Unfallheilkd, Heft 124. Springer, Berlin Heidelberg New York, S. 218
9. Scherzer E, Kuderna H (1975) Nervenverletzung bei Hüftverrenkungsbrüchen. In: Hefte Unfallheilkd, Heft 124. Springer, Berlin Heidelberg New York, S. 107
10. Schweikert C-H, Weigand H (1979) Ergebnisse nach konservativer und operativer therapie der Acetabulumfrakturen. Hefte Unfallheilkd, Heft 140. Springer, Berlin Heidelberg New York, S. 166
11. Stöhr M, Bauer HL (1977) Posttraumatische und postoperative Beinplexusparesen. Deutsch Med Wochenschr 102(8):270
12. Streiter ML, Chambers AA (1984) Metrizamide examination of traumatic lumbar nerve root meningocele. Spine 9(1):77
13. Thakkar DH, Proter RW (1981) Heterotopic ossification enveloping the sciatic nerve following posterior fractures-dislocation of the hip: a case report. Injury 13(3):207
14. Trojan E (1979) Gefäß- und Nervenverletzungen bei Frakturen und Luxationen im Beckenbereich. In: Hefte Unfallheilkd, Heft 140. Springer, Berlin Heidelberg New York, S. 44

Therapie und Begutachtung von Spätschäden nach Acetabulumfrakturen

H. Zilch und R. Wolff

Orthopädische Klinik der Freien Universität im Oskar-Helene-Heim, Clayallee 229, D-1000 Berlin 33

Therapeutisches Ziel jeder Acetabulumverletzung als intraarticuläre Fraktur ist die anatomische Rekonstruktion der Gelenkfläche als Voraussetzung für gute Langzeitergebnisse. Ist dieses Ziel nicht geschlossen zu erreichen, ist die offene Reposition mit anschließender Stabilisierung indiziert. Insbesondere sind der obere gewichttragende Anteil des Acetabulums sowie aus biomechanischen Gründen der hintere Pfeiler wieder herzustellen.

Hefte zur Unfallheilkunde, Heft 174
Zusammengestellt von A. Pannike

Verletzungen des hinteren Pfeilers gehen mit einer erhöhten Incidenz von avasculären Hüftkopfnekrosen und Verletzungen des N. ischiadicus einher (Tile 1984). Die Prognose verschlechtert sich also je nach Lokalisation (Rowe und Lowell 1961).

Fraktur ohne Dislokation, Pfannenrandfrakturen	gute Prognose
Fraktur des vorderen Pfeilers	↑
Fraktur des hinteren Pfeilers	↓
„Zentrale" Berstungsfraktur	schlechte Prognose.

Die zu erwartenden Spätschäden hängen ab von

1. Lokalisation und Fehlstellung der Fraktur (Hauptbelastungszone, hinterer Pfeiler),
2. Schädigung der Gefäßversorgung des Femurkopfes, (insbesondere bei Frakturen des hinteren Pfeilers),
3. Knorpelschaden durch das Trauma,
4. Erfolgreiche Reposition,
5. Begleitverletzungen (z. B. N. ischiadicus).

Als resultierende Spätkomplikationen der Acetabulumfrakturen ergeben sich entsprechend

1. posttraumatische Arthrose,
2. avasculäre Femurkopfnekrose,
3. heterotope Ossification (Myositis ossificans),
4. Folgen der Begleitverletzungen – sowie als mittelbare Folge nach operativer Versorgung,
4. a) Nervenlähmungen,
4. b) postoperative Sepsis.

Frühkomplikationen wie Thrombose, Lungenembolie, Nierenversagen etc. werden hier nicht berücksichtigt.

Aus dem Gesagten geht hervor, daß in einem bestimmten Umfang mit Spätschäden gerechnet werden muß, auch wenn die Erstversorgung optimiert werden kann. Die beste Therapie des Spätschadens ist die Prophylaxe, d. h. die optimale Erstversorgung, denn die Therapie des Spätschadens ist ungemein schwieriger bzw. eingreifender.

I. Hüftkopfnekrose

Während uns keine Korrekturosteotomie bei in Fehlstellung verheilter Acetabulumfraktur bekannt ist, können bei isolierten Kopfnekrosen die Operationen, die uns von den genuinen Nekrosen her bekannt sind, auch in diesen Fällen angewandt werden.

1. Totalendoprothese. Bei schmerzhaften Arthrosen bleibt in den meisten Fällen nur der totale Hüftgelenksersatz, wobei es letztlich unerheblich ist, ob diese als Inkongruenzarthrose, infolge eines posttraumatischen Knorpelschadens oder als avasculäre Kopfnekrose auftritt.

Bei Patienten unter dem 65. Lebensjahr wird in unserem Krankengut die zementfreie Implantation einer Keramikprothese, Typ Mittelmeier, angestrebt und nur in hohem Alter ein einzementierter Prothesentyp verwendet.

2. Umstellungsosteotomie. Umstellungsosteotomien haben ihre Indikation bei partiellen Kopfnekrosen. Hier läßt sich der teilnekrotische Bezirk durch eine varisierende oder valgisierende Osteotomie, die eine Änderung des Belastungsbereiches bewirkt, herausdrehen, unter Umständen kombiniert mit einer Flexions- oder Extensionsosteotomie. Zur genauen Planung des herauszunehmenden Keiles sind häufig mehrere Röntgenaufnahmen in verschiedenen Ebenen und in verschiedenen Stellungen des Kopfes notwendig. Nur so ist gewährleistet, daß die geeignetste Kopfstellung ermittelt werden kann.

Man muß sich darüber im klaren sein, daß bei diesen Osteotomien im intertrochanteren Bereich auch eine Änderung der tragenden Beinachse und eine Längendifferenz erzielt wird. Insbesondere bei vorbestehendem Genu valgum führt die Valgisierung des Schenkelhalses zu einer Verstärkung des X-Beines. Mit einer Schaftlateralisation kann man dieser Fehlbelastung vorbeugen, insbesondere bei einer Valgisation über 20 Grad. Die zu erwartende Beinlängendifferenz muß präoperativ ausgerechnet und insbesondere im Aufklärungsgespräch mit dem Patienten erwähnt werden.

Bei bestehenden arthrotischen Veränderungen, insbes. am Pfannendach mit Erkerbildung kann u. U. die von Bombelli angegebene Valgusextensionsosteotomie durchgeführt werden. Diese hat andere biomechanische Überlegungen zur Grundlage als die vorgenannten Osteotomien. Sie stimuliert die Osteophytenbildung am Pfannendach und vergrößert damit die gewichttragende Zone, die darüberhinaus noch einen horizontalen Verlauf einnimmt. Hierdurch werden die Schwerkräfte reduziert bzw. aufgehoben. Eine Valgisierung von etwa 30 Grad ist in der Regel mit einer Extension von 15–20 Grad verbunden, d. h. die Basis des Keiles ist hinten größer als vorn. Häufig sind die Gelenkflächen postoperativ nicht kongruent, was nach Bombelli nicht entscheidend ist, da sich im Laufe der Monate eine Anpassung einstellen wird.

Die von Sugioka für die idiopathische Hüftkopfnekrose angegebene trochantere Rotations-Osteotomie des Schenkelhalses, kann auch bei posttraumatischen Teilnekrosen zur Anwendung kommen. Die Rotation um die Längsachse des Schenkelhalses mit einem Drehwinkel von 90 Grad gestattet eine sichere Verlagerung von ungeschädigten dorsalen Kopfbezirken in die Belastungzone.

3. Spongiosatransplantationen. Um einen im Absterben befindlichen Teil des Hüftkopfes zu retten, können die cystisch veränderten Bezirke ausgeräumt und mit autologer Spongiosa aufgefüllt werden. Diese Operationen haben sich nach unseren Erfahrungen aber nicht bewährt, da damit das Zusammensintern des nekrotischen Bezirkes nicht verhindert werden konnte. In allen Fällen müßten innerhalb Jahresfrist Umstellungsosteotomien oder Totalendoprothesen als weitere Eingriffe erfolgen, ohne daß die Erstoperation eine entscheidende Verbesserung erbracht hätte, insbesondere keine Schmerzfreiheit.

In den letzten Jahren wurden wieder muskelgestielte corticospongiöse Späne angegeben (Chacha). Diese Transplantate können an den kurzen Adduktoren oder am M. quadratus femoris gestielt werden, was bereits Judet 1962 angab. Wir haben in diesem Jahr 5 Patienten mit einem am M. quadratus femoris gestelten corticospongiösen Span operiert. Über Spätergebnisse können wir noch keine Aussagen machen, wenn auch die Frühergebnisse günstiger als bei freier spongiöser Transplantation zu sein scheinen.

Inwieweit freie microvasculär gestielte Transplantate – z. B. vom Beckenkamm mit der A. circumflexa ilium superficialis und Anschluß an die A. Circumflexa femoris – einen Fortschritt darstellen, bleibt ebenfalls abzuwarten.

In all diesen Fällen ist die erhaltende Vitalität des Gelenkknorpels von ausschlaggebender Bedeutung. Diese kann aber auf den präoperativen Röntgenbildern nur andeutungsweise abgeschätzt werden. Auch das Computer-Tomogramm kann nur die Größe des Defektes genauer angeben. Ob uns die Kernspintomographie hier weiterhilft, bleibt abzuwarten.

Letztendlich ist der Erfolg eine Frage des Zeitpunktes der Operation. Nur im Anfangsstadium sind Erfolge zu erwarten.

4. Arthrodesen. Diese werden nur bei Patienten mit bereits wackelsteifer Hüfte, die wegen der Minimalbewegung hier Schmerzen haben und die sich an die Einsteifung des Hüftgelenkes an und für sich gut adaptiert haben, empfohlen. Ein Aufklärungsgespräch über die Möglichkeit der Behandlung mit einer Totalendoprothese muß erfolgen. Bei langbestehender Einsteifung ist die Rückgewinnung der Muskelstabilität häufig ein länger anhaltendes Problem. Die Operation selbst bietet mit der Fixierung durch die Hüftplatte der AO technisch wenig Schwierigkeiten. Auf korrekte Stellung des Beines ist zu achten:

10 Grad Adduktion, 10–20 Grad Beugung, wobei die Rotationsstellung besonders bedeutend ist, wird doch bei vermehrter Außenrotationsstellung – und dazu neigen die arthrotischen Hüftgelenke besonders leicht – das Kniegelenk besonders ungünstig beansprucht. Damit droht an dem der Arthrodese benachbarten Gelenk ein vorzeitiger Verschleiß.

II. Heterotope Ossifikationen

Schwere Hüftgelenkstraumatisierungen neigen besonders zu heterotopen Ossifikationen, insbes., wenn gleichzeitig ein Schädel-Hirn-Trauma oder ein Nervenschaden vorliegt.

Der Erfolg einer geplanten Operation zwecks Entfernung der Ossifikation hängt ganz entscheidend vom Zeitpunkt der Operation ab. Der Ossifikationsprozeß muß erst zum Stillstand gekommen sein, er muß sich „beruhigt“ haben. Dies ist röntgenologisch an glatten und scharf gezeichneten Begrenzungen zu erkennen. Neuerdings wird versucht, medikamentös den Ossifikationsprozeß zu beeinflussen. Diphos R soll eine Komplexverbindung mit dem Hydroxylapatit des Knochens eingehen und in Abhängigkeit von der Konzentration die Resorption (niedrige Dosierung) sowie Bildung und Wachstum der Hydroxyapatitkristalle (höhere Dosierung) verändern.

Die Behandlung beginnt 2–4 Wochen vor der Operation mit einer Dosierung von 20 mg/kg Körpergewicht, sie muß für 3 Monate postoperativ fortgesetzt werden.

Wir haben bis jetzt 1 Patienten mit posttraumatischer Ossifikation auf diese Art erfolgreich operiert. Das Medikament wird aber vorwiegend bei heterotoper Ossifikation nach Hüft-Totalendoprothesen verwendet. Es ließ sich nicht in jedem Fall ein Rezifiv verhindern. Eine Auswertung steht noch aus.

Begutachtung

Das Ausmaß der Spätfolgen nach Acetabulumfrakturen hängt einerseits von arthrotischen Veränderungen im Gelenkbereich, zum anderen von den Begleitverletzungen ab. Im Hüftbereich können diese Schäden auf neurologischem und angiologischem Gebiet bestehen. Ferner beeinflussen evtl. Spätkomplikationen wie Thrombosen und Infektionen die gut-

Tabelle 1. Durchschnittliche Rentensätze bei Unfallfolgen am Hüftgelenk

	Gesetzliche	Private
	Unfallversicherung	
Versteifung eines Hüftgelenkes in günstiger Stellung	25–30%	1/2
Versteifung eines Hüftgelenkes in ungünstiger Stellung	30–50%	2/3–3/4
Schmerzfreie Bewegungseinschränkung der Hüfte	20–30%	1/5–1/3
Schmerzfreie Bewegungseinschränkung	30–50%	2/5–3/5
Schmerzfreie Endoprothese ohne Bewegungseinschränkung	10–20%	1/5–1/3
Endoprothese mit schmerzhafter Bewegungseinschränkung	20–40%	1/3–2/3
Lähmung des N. ischiadicus	50%	4/5
Lähmung des N. fibularis	25%	2/5

achterliche Einschätzung. Die Begutachtung hat sich über mehrere Jahre zu erstrecken (Hofmann und Probst 1982).

Bei der Einschätzung der MdE bei der *gesetzlichen Unfallversicherung* ist von der induviduellen Erwerbsfähigkeit des Verletzten vor dem Unfall auszugehen. Diese wird auf jeden Fall mit 100% angesetzt – auch bei bestehenden Vorschädigungen –, bezieht sich also nicht unbedingt auf eine gesunde Person. Die Schätzung der durch den Unfall verursachten MdE geht nicht von dem erlernten oder ausgeübten Beruf des Patienten aus, sondern bezieht sich abstrakt auf den allgemeinen Arbeitsmarkt, berücksichtigt also nicht besondere berufliche Betroffenheit. Zur Beurteilung der MdE sind Richtlinien erarbeitet, die bei guter Kompensationsfähigkeit unterschritten, andererseits auch überschritten werden können.

Für die *private Unfallversicherung* wird der Invaliditätsgrad bei Verlust der Gebrauchsfähigkeit eines Körperteils oder eines Sinnesorganes nach den festen Invaliditätsgraden der Gliedertaxe bestimmt. Die teilweise Gebrauchsunfähigkeit der Organe wird in Zahlenwerten der Gliedertaxe zwischen 1/1 bis 1/20tel angegeben. Darauf errechnet sich die Prozentzahl, bezogen auf Gliedertaxenwert bzw. Vollinvalidität von 100%.

Die Therapie der Spätschäden von Acetabulumfrakturen – also die Versorgung mit einer TEP – stellt eine einschneidende Maßnahme für den Patienten dar. Wegen der bestehenden erheblichen Beschwerden wird er im allgemeinen in den operativen Eingriff einwilligen. Generell gilt:

Der Versichterte hat sich einer Heilbehandlung zu unterziehen, wenn zu erwarten ist, daß sich dadurch sein Gesundheitszustand bessern bzw. sich eine Verschlechterung verhindern läßt. Der Versicherte kann diese Heilbehandlung – insbesondere eine Operation – ablehnen, wenn (Günther und Hymmen 1980)

1. ein Schaden für Leben und Gesundheit nicht mit hoher Wahrscheinlichkeit ausgeschlossen werden kann,
2. die Heilbehandlung mit erheblichen Schmerzen verbunden ist oder
3. einen erheblichen Eingriff in die körperliche Unversehrtheit bedeutet.

Die Tabelle 1 gibt Richtwerte für die Begutachtung von Schäden im Bereich des Hüftgelenkes bzw. der unteren Extremität an.

Literatur

1. Bombelli R (1983) Osteoarthritis of the Hip. Springer, Berlin Heidelberg New York
2. Chacha PB (1984) Vascularised Pedicular Bone Grafts. Intern. Orthopaedics 8:117–138
3. Hofmann G, Probst J. Beckenverletzungen, Spätfolgen und deren Begutachtung. Schriftenreihe Unfallmedizinischer Tagungen der Landesverbände der gewerblichen Berufsgenossenschaften, Heft 48
4. Müller KH, Hierholzer G (1984) Korrekturosteotomie nach Traumen an der unteren Extremität. Springer, Berlin Heidelberg New York
5. Sugioka Y (1978) Transtrochanteric anterior rotational osteotomy of the femoral head in the treatment of osteonecrosis affecting the hip. Clin Orthop 130:191
6. Tile M (1984) Fractures of the Pelvis and Acetabulum. Williams u. Wilkins, Baltimore/London

Zusammenfassung der Aussprache zu Hauptthema VII

Es wird bestätigt, daß die Einteilung der Acetabulumfrakturen nach Letournel zu kompliziert ist und in der Praxis zu Ungenauigkeiten führt.

Es wird stattdessen auf der Basis der Letournelschen Einteilung folgende Systematisierung vorgeschlagen:

1. dorsaler Pfannenrand,
2. hinterer Pfeiler,
3. vorderer Pfeiler,
4. Pfannenquerbruch,
5. kombinierte Frakturformen Sonderform: Fraktur des tragenden Alaanteiles.

Bezüglich der Diagnostik führen Röntgenuntersuchungen und die Computer-Tomographie (CT).

Die präoperative CT ist den speziellen Röntgenuntersuchungen überlegen, da sonst erforderliche schmerzhafte Lagerungen bei den Schrägaufnahmen entfallen.

Die Röntgenübersichtsaufnahmen zur primären Orientierung bleiben aber unerläßlich.

Postoperativ erweist sich die CT wegen der Metallüberlagerungen als wenig sinnvoll, die konventionelle Röntgentechnik als unersetzlich.

Sind keine CT-Möglichkeiten vorhanden, bleibt selbstverständlich die übliche Röntgenuntersuchung in ihrer Bedeutung erhalten. Es muß dringend auf eine subtile präoperative neurologische Diagnostik hingewiesen werden, da die Zahl der postoperativ gefundenen Nervenschäden doch höher ist als bisher angenommen. Besondere Aufmerksamkeit muß dabei der Untersuchung des Nervus ischiadicus und des Nervus cutaneus femoris gelten.

Orientierende neurologische Untersuchungen bei den meist polytraumatisierten Patienten sind dabei nicht ausreichend.

Die operative Rekonstruktion sollte so früh wie möglich erfolgen.

Nach vier Tagen bereits nehmen die Schwierigkeiten bei der Reposition zu, die Gefahr von Ossifikationen und anderen bekannten Komplikationen steigt kontinuierlich an.

Postoperativ sollte so früh wie möglich bewegt, so spät wie möglich (drei bis sechs Monate) belastet werden. DieOperation sollte nur von erfahrenen Operateuren, die alle Alternativmethoden kennen und beherrschen, durchgeführt werden.

Die zwingend erforderlichen krankengymnastischen und physikalischen postoperativen Maßnahmen sollten unter Kontrolle des Operateurs erfolgen.

VIII. Aspekte des derzeitigen Standes der Hüftprothetik in der Traumatologie

Indikation zum operativen Hüftgelenkersatz und den alternativen Operationsverfahren

G. Hierholzer

Berufsgenossenschaftliche Unfallklinik, Großenbaumer Allee 250, D-4100 Duisburg 28

Einleitung

Der operative Hüftgelenkersatz nach traumatischer Schädigung bedarf einer strengen Indikation und stellt eine besonders verantwortungsvolle Behandlungsaufgabe dar. Die Themenstellung erfordert die Einbeziehung aller therapeutischen Möglichkeiten für die verschiedenen Verletzungsfolgen im Hüftgelenkbereich, der Fraktur, der Pseudarthrose, der Fehlstellung und der Coxarthrose. Da die Probleme des operativen Hüftgelenkersatzes noch keineswegs gelöst sind, hat die Besprechung der Indikation für diese Form der Therapie ausdrücklich die Abwägung der Erfolgsaussicht einer Osteosynthese, einer Osteotomie und auch einer Operation zur Arthrodese einzubeziehen. Die Prüfung hat in jedem Einzelfalle die Frage zu beantworten, ob eine Erfolgsaussicht für einen wiederherstellenden Eingriff besteht. Bei Frakturen des Hüftgelenkes und der hüftgelenknahen Abschnitte stehen uns hierfür die verschiedenen Formen der Osteosynthese ggfls. in Verbindung mit einer Osteotomie und bei Spätfolgen die Osteotomie in Verbindung mit der Winkelplattenosteosynthese zur Verfügung (Tabelle 1a, b). Unter Würdigung der biologischen Bedeutung eines wiederherstellenden Eingriffs werden damit die Gelenkersatzoperation wie auch die Operation zur Arthrodese zur Alternative des anzustrebenden Behandlungsverfahrens. Nur im Bewußtsein dieser Einschränkung erscheint es uns gerechtfertigt, den operativen Hüftgelenkersatz bei verletzungsbedingten Schädigungen in den Mittelpunkt einer Besprechung zu stellen.

Tabelle 1a

Verletzungsfolgen Hüftgelenkbereich	Therapeutische Möglichkeiten
Fraktur	Osteosynthese
Pseudarthrose	Osteotomie
Fehlstellung	Gelenkersatz
Coxarthrose	Arthrodese

Hefte zur Unfallheilkunde, Heft 174
Zusammengestellt von A. Pannike

Tabelle 1b

Therapeutisches Konzept	Therapeutisches Verfahren
Wiederherstellender Eingriff:	Osteosynthese – Winkelplatten – Zugschrauben – Dynamische Hüftschraube – Laschennagel – Ender-Nägel Osteotomie und Winkelplattenosteosynthese
Alternative bei besonderer Indikation:	Gelenkersatzoperation – Zementfreie Technik – Zementfixation Operation zur Arthrodese

Tabelle 2

Therapeutisches Konzept	Indikation, beeinflussende Faktoren
Wiederherstellender Eingriff Gelenkersatz Arthrodese	Alter des Patienten Allgemeinzustand des Patienten Lokalisation der Schädigung Art der Schädigung – Direkte/indirekte Zeichen Mechanisch einwirkende Kräfte

Faktoren, die die Indikation beeinflussen (Tabelle 2)

Die Entscheidung darüber, ob ein wiederherstellender Eingriff, eine Gelenkersatzoperation oder eine Operation zur Arthrodese indiziert sind, orientiert sich an dem Ergebnis der Analyse verschiedener Faktoren. Die Bedeutung des Alters des Patienten und seines Allgemeinzustandes ist hervorzuheben und bedarf in diesem Zusammenhang sicher nicht der ergänzenden Besprechung. Die Art der knöchernen Schädigung und der Gelenkveränderung ist klinisch und röntgenologisch zu ermitteln. Es müssen dabei auch die indirekten Zeichen einer Strukturschädigung und insbesondere die Hinweise auf eine Störung der Vaskularisation des Hüftkopfes geprüft werden. Der Verlauf einer Fraktur oder Pseudarthrose mit dem Neigungswinkel zur Horizontalen, die bestehende Gelenkkongruenz und Möglichkeiten der Kongruenzverbesserung sind zu ermitteln und evtl. durch ergänzende Röntgenuntersuchungen zu prüfen. Das klinische Gewicht eines der Faktoren kann im Einzelfalle ganz in den Vordergrund treten oder aber die Gesamtentscheidung unterschiedlich beeinflussen.

Die Notwendigkeit zur vergleichenden Prüfung der Behandlungsaussichten bei traumatischer Schädigung des Hüftgelenkbereiches ergibt sich auch aus den besonderen Merkmalen der verschiedenen therapeutischen Konzepte (Tabelle 3). Im jugendlichen Alter wird man

Tabelle 3. Therapeutische Konzepte, besondere Merkmale

	+	–
Wiederherstellender Eingriff	Körpereigenes Gelenk, Rückzugmöglichkeit	Behandlungsaussicht nicht immer beurteilbar, Technik anspruchsvoll
Gelenkersatz	Erhaltung der Funktion	Lockerung, Osteolyse, Infektion
Arthrodese	Langfristige Erhaltung von Gehfähigkeit und Stabilität	Funktionsverlust, Arthrose angrenzender Gelenke

Tabelle 4. Therapeutische Konzepte, Altersabhängigkeit

Jugendliches Alter	Mittleres biologisches Alter	Fortgeschrittenes biologisches Alter
1. Wiederherstellender Eingriff 2. Arthrodese 3. (Gelenkersatz)	1. Wiederherstellender Eingriff 2. Gelenkersatz 3. Arthrodese	1. Gelenkersatz 2. Wiederherstellender Eingriff

immer bemüht sein, ein körpereigenes Gelenk zu erhalten und sich damit der Rückzugsmöglichkeit bewußt sein. Durchschnittlich ist der wiederherstellende Eingriff im Vergleich zur Gelenkersatzoperation technisch schwieriger. Er beinhaltet oft die Osteosynthese, die Osteotomie und eine besondere Weichteiltechnik. Mit dem operativen Hüftgelenkersatz bleibt zwar die Funktion erhalten, auf die Gefahr der Lockerung und der Infektion als Spätkomplikation muß hingewiesen werden. Insbesondere bei Zweit- und Dritteingriffen ist das Infektionsrisiko wesentlich erhöht. Die positiven Merkmale einer operativ herbeigeführten Arthrodese werden heute insbesondere für das Hüftgelenk unterschätzt. Für den Patienten im biologisch jugendlichen Alter ist die langfristige Erhaltung von Gehfähigkeit und Stabilität klinisch wichtiger als der Funktionsverlust, der zumindest ausgeglichen werden kann (Tabelle 4).

Aus den erwähnten Merkmalen der 3 Behandlungskonzepte ergibt sich in Abhängigkeit vom Alter des Patienten eine Rangigkeit für deren Indikation (Tabelle 4). Im biologisch jugendlichen Alter sehen wir für den operativen Gelenkersatz nur in besonderen Ausnahmen eine Indikation z. B. in Fällen, in denen benachbarte Gelenke und Gelenke der Vergleichsextremität zusätzlich geschädigt und funktionell beeinträchtigt sind. Auch im mittleren Lebensalterbereich ist der wiederherstellende Eingriff bevorzugt anzustreben. Die relativ lange Lebenserwartung schränkt die Indikation zum operativen Gelenkersatz ein. Für die Arthrodese des Hüftgelenkes besteht in diesem Altersbereich in den meisten Fällen bereits eine verminderte Kompensationsfähigkeit der Wirbelsäule. Im fortgeschrittenen biologischen Alter ist die Unfähigkeit des Patienten, eine Teilentlastung durchzuführen, mitentscheidend. Die mit dem Gelenkersatz verbundenen Komplikationen treten bei herabgesetzter Lebenserwartung in ihrer Bedeutung zurück.

Tabelle 5a. Zementfreie Totalprothese. Forderung an das Material der Komponenten

1. Hohe Festigkeitseigenschaften
2. Materialbeständigkeit
3. Gewebeverträglichkeit
4. Fähigkeit zur Kombination mit anderem Werkstoff
5. Gleitfähigkeit in Kombination mit anderem Werkstoff
6. Adäquate Oberflächenstruktur für Knocheneinbau

Tabelle 5b. Zementfreie Totalprothese. Mechanische Forderungen

1. Weitgehende Druckbelastung der Komponente „Pfanne“
2. Proximale Krafteinleitung am Femur
3. Neutralisation von Biegekräften
4. Breitflächige Kraftübertragung der Komponente „Stiel“ auf die Kortikalis
5. Vermeidung von Relativbewegungen
6. Erhaltung des physiologischen Remodeling

Operationsverfahren zum Hüftgelenkersatz

Ohne Zweifel ist die Chirurgie des operativen Hüftgelenkersatzes in den zurückliegenden 2 Jahrzehnten durch die Fixation der Prothesenkomponenten mit Methylmetakrylat vorangetrieben worden. Es hat sich aber gezeigt, daß die Häufigkeit der Komplikationen in Form der Lockerung und der Spätinfektionen nach dem 5. postoperativen Jahr deutlich zunehmen und die Langzeitergebnisse den Erwartungen nicht entsprechen. Aus dieser Erkenntnis und unter Hinweis der inzwischen erarbeiteten Grundlagen der zementfreien Prothesentechnik halten wir die Beteiligung an der technischen und klinischen Entwicklung dieses Verfahrens mit den dafür in Frage kommenden Prothesenmodellen für zwingend. Diese Feststellung erfolgt in dem Bewußtsein, daß auch für die Implantation zementfrei verankerter Prothesen noch keine Langzeitergebnisse vorliegen. Alle Konzepte zementfrei verankerter Hüftgelenkprothesen wurden in den zurückliegenden Jahren hinsichtlich der Form und der mechanischen Eigenschaften der Komponenten verändert. Grundsätzlich sind an das zu verwendende Material der Komponenten und deren mechanische Eigenschaften die in den Tabellen 5a + b aufgeführten Forderungen zu erheben.

Unter Berücksichtigung der in der Literatur mitgeteilten Ergebnisse und der eigenen Nachuntersuchungen kommen wir für die Entscheidung über die Verankerung der Prothese mit und ohne „Knochenzement“ zu der folgenden Richtlinie (Tabelle 6). Einzementierte Prothesen verwenden wir nur noch bei der anatomischen Konfiguration einer deutlichen Trichterbildung am proximalen Femur bei Patienten im fortgeschrittenen biologischen Lebensalter und mit relativem Übergewicht. Bei allen anderen Patienten, und das ist in unserem Krankengut der Regelfall, verwenden wir heute die zementfreie Operationstechnik. Sie stellt allerdings hohe Anforderungen an die Präparation, um die notwendige Formschlüssigkeit zu erzielen. Die wichtigsten Vorschläge für die mit und ohne Knochenzement einzu-

Tabelle 6

Gelenkersatz Operationsverfahren	„Richtlinie“ für Indikation
Prothesenfixation mit „Zement“	1. Fortgeschrittenes biologisches Lebensalter 2. Relatives Übergewicht des Patienten 3. Deutliche Trichterbildung am proximalen Femur
Zementfreie Technik	1. Längere Lebenserwartung 2. Formschlüssigkeit erreichbar 3. Körpergewicht im Normbereich 4. Bereitschaft des Patienten zur Mitarbeit

Tabelle 7

Gelenkersatz Operationsverfahren	Prothesenart	
Prothesenfixation mit „Zement“	Pfanne:	Kunststoff
	Stiel:	Metall, verschiedene Formen
Zementfreie Technik	Pfanne:	Kunststoff, Keramik, Metall
	Stiel:	Kunststoff (Metallkopf und Metallarmierung) Keramik, Metall

Tabelle 8. Hüftgelenkersatz

Komponenten	Material	Verankerung	Anwendung
Pfanne	Polyäthylen	Zementfrei	Regelfall
Stiel	Polyacetal mit Metallarmierung	Zementfrei	Regelfall
	Metall	Zementiert	Ausnahme

bringen Prothesenmodelle sind in der Tabelle 7 aufgeführt. In unserer Klinik wird die Komponente „Pfanne“ grundsätzlich zementfrei verankert (Tabelle 8). Wir verwenden die unter Vorspannung einzubringende Polyaethylenpfanne und als Prothesenstiel im Regelfall das „zementfreie“ Polyacetalmodell mit Metallarmierung, also insgesamt die sogenannte „isoelastische Prothese“. Ist entsprechend den Richtlinien zur Indikation (s. Tabelle 6) im Ausnahmefalle eine Zementfixation erforderlich, so verwenden wir dazu die Metallgeradschaftprothese, aber ausdrücklich in Kombination mit der zementfrei verankerten vorgespannten Polyaethylenpfanne. Die Kopfprothese ist in den Tabellen nicht aufgeführt, da sie nach unserer Auffassung nur in seltenen Ausnahmefällen indiziert ist.

Tabelle 9. Voraussetzung für operativen Hüftgelenkersatz bei traumatischen Schädigungen

1. Berücksichtigung der „Richtlinien" für die Indikation
2. Berücksichtigung der Alternativverfahren
3. Beherrschung der Alternativverfahren
4. Erfüllung organisatorischer und äußerer Bedingungen
5. Gewährleistung der Ergebniskontrolle
6. Beherrschung der Behandlung der Komplikationen

Zusammenfassung

Die Indikation für den operativen Hüftgelenkersatz bei verletzungsbedingten Schädigungen ist streng zu stellen. Unter Abwägung der die Indikation beeinflussenden Faktoren sind zunächst die Behandlungsaussichten für einen wiederherstellenden Eingriff zu prüfen und beim jungen Menschen auch die Überlegungen zur Arthrodese miteinzubeziehen. Aus unserer Sicht darf die Indikation zum operativen Gelenkersatz nur gestellt werden, sofern der Operateur die Alternativverfahren berücksichtigt und deren Technik beherrscht. Nach dem heutigen Stand der Erkenntnisse wird die Indikation für die zementfrei einzubringenden Prothesenmodelle immer häufiger gestellt. Die Ergebnisse der mit Methylmetakrylat fixierten Prothesen zeigen nach dem 5. postoperativen Jahr eine ansteigende Lockerungsrate. Auch für die „zementfrei" eingebrachten Modelle bestehen bisher noch keine ausreichenden Langzeitbeobachtungen. Aus unserer Sicht erfordert deshalb die Chirurgie des operativen Hüftgelenkersatzes zwangsläufig auch die Gewährleistung der Ergebniskontrolle. Nicht zuletzt muß der Operateur mit der Behandlung der typischen Komplikationen vertraut sein. Insgesamt müssen die in der Tabelle 9 zusammengefassten Voraussetzungen erfüllt sein.

Die Hemialloarthroplastik. Kopfersatz mit Thompson- bzw. Moore-Prothesen

H. Zilch und W. Münch

Orthopädische Klinik und Poliklinik der Freien Universität Berlin im Oskar-Helene-Heim, Clayallee 229, D-1000 Berlin 33

Zur Vermeidung der in der Literatur angegebenen hohen Komplikationsrate nach operativer Versorgung des medialen Schenkelhalsbruches von bis 30% Kopfnekrosen und bis 15% Schenkelhals-Pseudarthrosen – nur letztere Komplikationsrate konnte als ein rein mechanisches Problem durch geeignete Osteosyntheseverfahren gesenkt, aber nicht vollständig vermieden werden, während die erstere als ein biologisches Problem nicht in den Griff zu bekommen ist – wird als Primäreingriff die Kopfprothese als das geeigneteste Operationsverfahren angegeben.

Hefte zur Unfallheilkunde, Heft 174
Zusammengestellt von A. Pannike

Beim alten Menschen hat sich dieses Verfahren durchgesetzt. Wegen der Komplikation eines vorzeitigen Pfannenknorpelabriebs mit nachfolgender Protrusio acetabuli, die je nach Zeitpunkt der Nachuntersuchung in 4 bis 10% der Fälle angegeben wird – Böhler fand allerdings bis 30% nicht befriedigende Resultate bis zu 3 Jahren postoperativ – sollte dieses Verfahren auf den sehr alten Menschen mit nur kurzer Lebenserwartung beschränkt bleiben. Der ältere Patient ab dem 65. bis 70. Lebensjahr sollte bei ungünstiger Frakturform mit einer Totalendoprothese, jüngere Patienten und nicht nekrosegefährdete Frakturen osteosynthetisch versorgt werden.

Um die Richtigkeit dieser allgemeinen Aussage betreffs der Hemialloarthroplastik überprüfen zu können, wurde das Krankengut unserer Klinik vom Januar 1979 bis Juli 1983 ausgewertet.

In diesen $4^1/_2$ Jahren wurden insgesamt 941 Prothesen eingesetzt. Davon entfielen 503 auf konventionell einzementierte Totalendoprothesen, 235 auf zementfreie Keramikprothesen und 203 auf Kopfprothesen. Die 203 Kopfprothesen betreffen ausnahmslos alte Menschen mit einem frischen Trauma, bei denen das proximale Femur frakturierte, überwiegend als medialer Schenkelhalsbruch (171mal), seltener als lateraler (17mal); in Ausnahmesituationen wurde auch bei Frakturen im intertrochantären Bereich (15mal) eine Kopfprothese eingesetzt. Die Implantation erfolgte vom hinteren Zugang.

Als Kopfprothesentyp verwendeten wir bis 1981 die kurzschäftigen Moore- oder Thompson-Prothesen, danach auch die Langschaft-Moore-Prothesen.

Von den 203 Kopfprothesen wurden 131 einzementiert und 65 zementfrei eingesetzt. Die Entscheidung über die Verwendung von Knochenzement wurde nur vom Grad der Vitalgefährdung des alten Patienten beeinflußt und in Zusammenarbeit mit dem Anästhesisten gefällt. Die zementfreie Implantation diente nicht dem Zweck, die nach Jahren zu erwartende Zementzerrüttung und Prothesenlockerung zu umgehen.

Als allgemeine Kontraindikation galten neben einer höheren Lebenserwartung (maximal 5 Jahre) eine ausgeprägte Osteoporose, eine Coxarthrose und eine Coxa valga mit bis jetzt symptomloser Pfannendysplasie.

Das Durchschnittsalter betrug 84,1 Jahre und lag damit deutlich über den Angaben anderer Autoren. Allein 44 Patienten waren über 90 Jahre alt.

Die Nachuntersuchungen – sozusagen als Qualitätssicherung – konkretisierten sich auf nachfolgende Fragestellung.

A) Stimmt die eingangs formulierte Forderung mit unseren Ergebnissen überein:
   1. Lebenserwartung
      Wie oft haben wir uns bei der Indikationsstellung geirrt, d. h. wieviel Patienten überleben nach 3 bis 5 Jahren?
   2. Komplikationen,
   3. Protrusion und deren Ursache.

B) Vergleich zementfreie mit einzementierten Prothesen:
   1. Dauer der stationären Behandlung,
   2. Überlebenszeit,
   3. Komplikationen.

Die Nachuntersuchung erfolgte mit einer Fragebogenaktion an Patienten bzw. deren Angehörige und an Hausärzte und durch eine körperliche und röntgenologische Untersuchung von 36 überlebenden Patienten.

Ad A_1 Lebenserwartung

Während der stationären Behandlung verstarben bereits 31 Patienten (15,3%). Von den Überlebenden verstarben weitere 116, so daß jetzt noch rund 27% aller operierten Patienten am Leben sind (n = 56). Die durchschnittliche Überlebenszeit betrug nur 21,8 Monate.

Einen aussagekräftigeren Wert erhalten wir allerdings bei der Aufschlüsselung nach Überlebensjahren, da die 27% hierüber keine Aussage machen können. 3 Jahre nach der Operation überleben noch 34%, nach 5 Jahren nur noch 8% (1 Jahrgang).

Ad A_2 Komplikationen

An Komplikationen traten 10x eine Luxation auf (4,9%), davon wurden 2 nachoperiert und sofort mit einer Totalendoprothese versorgt. Mehrmalige Luxationen wurden nicht beobachtet.

In 3,4% mußten wir eine Infektion beobachten (n = 7).

Diese hohe Zahl führen wir auf das extrem hohe Alter der Patienten zurück mit der bekannt schlechten Abwehrlage. Diese Patienten sind bereits verstorben, nachdem 2 nachoperiert werden mußten.

2 Patienten erlitten Oberschenkelfrakturen unterhalb des Prothesenstiels infolge einer Osteoporose (pathologische Frakturen).

3 Patienten wurden nachträglich mit einer Totalendoprothese versorgt, 2x wegen Protrusion, 1x wegen Lockerung.

Ad A_3 Protrusio acetabuli

In dem gesamten Krankengut mußten wegen starker Protrusion nur 2 Patienten nachträglich mit einer Totalendoprothese versehen werden. Von 56 jetzt noch lebenden konnten 36 röntgenologisch nachuntersucht werden. Hierbei zeigte sich aber bei weiteren 6 ein Knorpelschwund mit beginnender Protrusion. Damit hatten durchschnittlich 33 Monate nach der Operation 22% diese Komplikationen. Die Patienten hatten alle mehr oder weniger starke Schmerzen beim Gehen. Zur Operation konnten sie sich noch nicht entschließen. Röntgenologisch ließ sich ausnahmslos eine Osteoporose nachweisen, die zum Zeitpunkt der Operation nicht zu erkennen war. Offenbar wird durch Zunahme der Inaktivität, nicht zuletzt durch das erlittene Trauma, die Osteoporose rasch begünstigt.

Der Ablauf der Protrusion ist röntgenologisch gekennzeichnet (Abb. 1):

1. Knorpelschwund,
2. Atrophie der Pfanne ohne, seltener mit Sklerosesaum,
3. Protrusion des Prothesenkopfes.

Ad B_1 Dauer der stationären Behandlung

Diese betrug bei Patienten mit einzementierten Prothesen 41,7 Tage, bei zementfreien Implantationen nur 21,9 Tage. In dieser Gruppe verstarben bereits 26% der Patienten während der stationären Behandlung. Die restlichen wurden früh in eine Abteilung für Chronischkranke verlegt. Den Zustand der Patienten betreffs Gehfäigkeit zum Zeitpunkt der Entlassung gibt Abb. 2 wieder. Nur wenige Patienten erreichen den Zustand der Gehfähigkeit, den sie vor dem Unfall hatten.

Ad B_2 Überlebenszeit

Entsprechend der Indikation für den Einsatz des Zementes verstarben bereits während der stationären Behandlung 26,3% der Patienten mit zementfreier Implantation im Vergleich

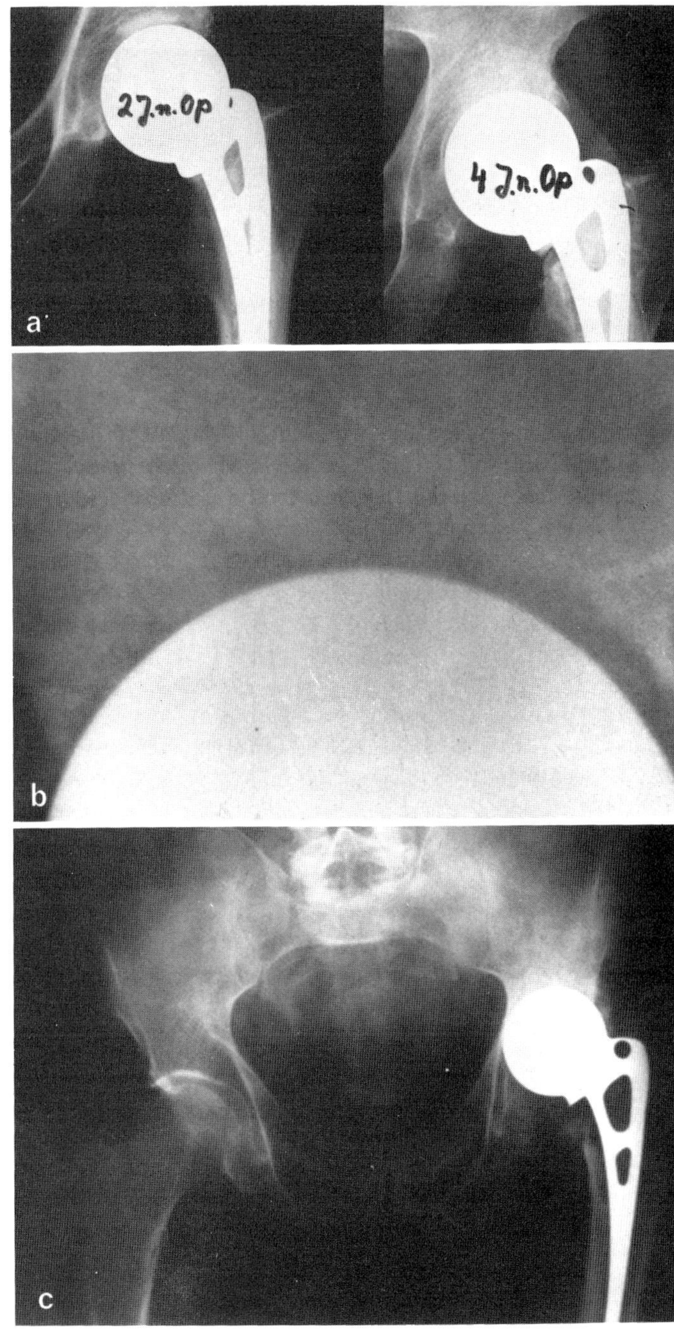

Abb. 1a–c. Röntgenologischer Verlauf der Protrusio acetabuli. **a** mit Zunahme einer subchondralen Sklerosezone. **b** Atrophie des Pfannenbodens und Verschwinden der subchondralen Knochenschicht. **c** Protrusion

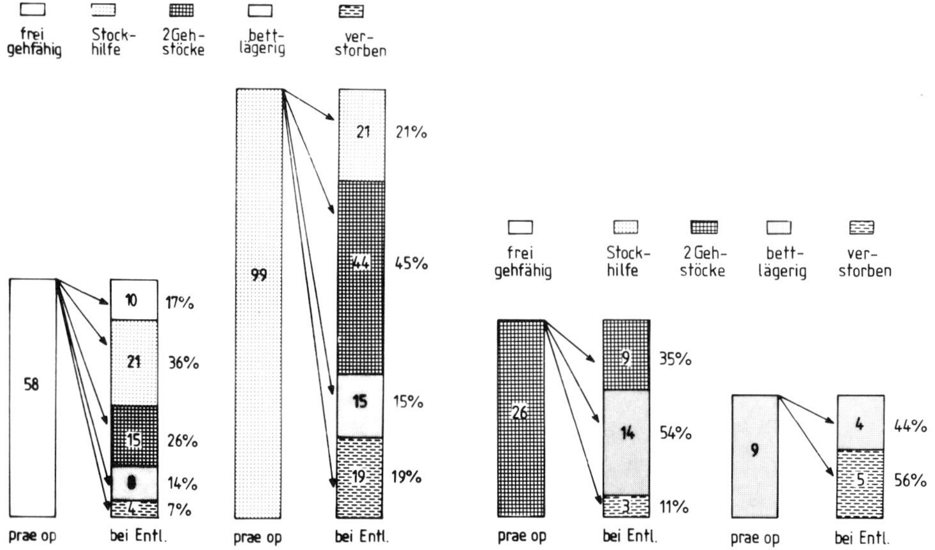

Abb. 2. Vergleich der Gehfähigkeit der Patienten vor dem Unfall und zum Zeitpunkt der Entlassung

zu 11,6% der einzementierten Prothesen. Das Durchschnittsalter der ersteren Gruppe betrug 83,6%, das der zweiteren 84,9%. Patienten mit einzementierten Prothesen sind zu 63,3% verstorben, ohne Zement zu 80,9%. Beim Vergleich der Überlebenszeit gestaffelt nach den postop. Jahren fällt auf, daß die zementfrei implantierten Patienten schneller wegsterben, während sich die Werte nach etwa 3 Jahren angleichen.

Ad B_3 Luxationen, Protrusionen usw.
zeigen keinen wesentlichen Unterschied.

Bewertung der Ergebnisse

Entsprechend unserer Indikation hat sich die Kopfprothese nur beim sehr alten Menschen bewährt, der nur noch eine recht begrenzte Lebenserwartung von etwa 3 Jahren hat. Das Durchschnittsalter unseres Kollektivs betrug 84,1 Jahre. Die EP soll nicht beim noch ohne Stockhilfe gehfähigen Patienten eingesetzt werden. Die Osteoporose, die häufigste Ursache der spezifischen Komplikationen der Protrusio acetabuli, kann zum Zeitpunkt des Unfalls nicht genügend abgeschätzt werden.

Die Duo-Kopf-Prothese

R. Rahmanzadeh

Klinikum Steglitz der Freien Universität Berlin, Hindenburgdamm 33, D-1000 Berlin 45

Die Duo-Kopf-Prothese zählt zu einem Prothesentyp, den wir heute nach einem Vorschlag von Gonon und Lortat-Jacob mit dem Begriff: *Intermediäre* Prothese bezeichnen. Das Wort „intermediär" kennzeichnet einerseits die Stellung der Prothese zwischen den Femurkopf- und den Totalendoprothesen, andererseits weist es auf das zwischengeschaltete (intermediäre) Gelenk der Prothese hin. Die intermediäre Prothese wird, wie die Femurkopfprothese, in das weitgehend intakte Acetabulum implantiert und soll wie eine Totalendoprothese funktionieren, d. h., daß die Hauptbewegung (Rotationsbewegung) im intermediären Gelenk stattfinden soll.

Einen Beweis hierfür gab es bis vor kurzem nicht. Wir haben jedoch mit Hilfe von Markierungen an den Polyäthylenkappen von Duo-Kopf-Prothesen durch Cine-Röntgenuntersuchungen zeigen können, daß bei Rotationsbewegungen (Streckung und Beugung des Hüftgelenkes) auch unter Belastung am Fahrradergometer der markierte Cup sich nicht im Acetabulum bewegte. Mittlerweile liegen Verlaufskontrollen bis zu drei Jahren nach der Operation vor.

Die ursprünglich von Monk (1964) stammende „Soft-Top"-Prothese wurde von Bateman (1970) und von Giliberty (1974) modifiziert und wies als wichtigstes Detail einen Metallüberzug über der Polyäthylenkappe auf. Diese „Hard-Top"-Prothesen wurden auch bei degenerativ veränderten Gelenken verwendet. Die evtl. Vorteile des Metallüberzuges sind jedoch noch nicht ausreichend belegt.

Nach einer Sammelstatistik meines Mitarbeiters Breyer (1983) liegen bisher klinische Berichte von 2712 operierten und 1301 nachuntersuchten Patienten vor. Werden nur Berichte gewertet, bei denen degenerative Hüftgelenksveränderungen nicht vorhanden waren, so beträgt die Protrusionsrate bei den Soft-Top-Prothesen zwischen 0 und 4% (1–4 Jahre nach Operation) während sie bei den Hard-Top-Prothesen bei 0% liegen soll. Im eigenen Krankengut von bis jetzt 367 Prothesen (Soft-Top) beträgt sie 0,5%. Demgegenüber liegt die vergleichbare Protrusionsrate bei den einfachen Femurkopf-Prothesen bei bis zu 28% (2–5 Jahre nach Operation).

Nach unserer Auffassung stellt die intermediäre Prothese eine gute Lösung für die Behandlung hüftgelenknaher Frakturen alter Menschen dar: Der operative Eingriff ist nicht größer als beim Femurkopfersatz, die Operationszeit damit kürzer und der Blutverlust geringer als bei der Totalendoprothese.

Die Indikationen für die intermediären Prothesen sehen wir heute – ähnlich denen für die Femurkopfprothesen – wie folgt:

1. Lebensalter über 70 Jahre,
2. stark dislocierte Schenkelhalsfrakturen (Typ II und III nach Pauwels; Typ 3 und 4 nach Garden),
3. im Ausnahmefall: pertrochantere und subtrochantere Femurfrakturen,
4. pathologische Frakturen des Schenkelhalses oder des proximalen Femur, wenn das Acetabulum nicht befallen ist.

Hefte zur Unfallheilkunde, Heft 174
Zusammengestellt von A. Pannike

Aufgrund eigener positiver Erfahrungen mit den intermediären Hüftgelenksprothesen seit 1977 wurde die Indikation für die einfache Femurkopf-Prothese bis auf wenige Patienten eingeschränkt, die schon präoperativ über längere Zeiträume nicht mehr gehfähig gewesen waren.

Die wichtigsten Voraussetzungen für die Anwendung der intermediären Hüftgelenksprothesen sind:

1. Weitgehend normaler Acetabulumknorpel, d. h. fehlende oder nur geringe Zeichen einer Arthrose des Hüftgelenkes und
2. möglichst exakte Anpassung der Cup-Größe.

Die Prothese artikuliert mit vitalem Gewebe, wenn die Freiheitsgrade der intraprothetischen Bewegungen überschritten werden, d. h. bei den von uns verwandten Duo-Kopf-Prothesen: maximal 60 Grad für Abduktion plus Adduktion. Da der Knorpel die wesentliche Funktion der Druckverteilung auf den Knochen besitzt, besteht bei seiner Zerstörung die Gefahr einer Protrusio acetabuli. Bei fehlenden oder nur geringen röntgenologischen Arthrosezeichen kann die Prothese implantiert werden, allerdings muß nach Eröffnung des Hüftgelenkes der Zustand des Gelenkes kontrolliert werden.

Die exakte Anpassung der Prothesencup-Größe an das Acetabulum ist wichtig für eine Fixation des Cup durch Adhäsionskräfte. Nur wenn diese erfolgt, finden die Hüftbewegungen ausschließlich im intraprothetischen Gelenk statt.

Wir empfehlen, den entfernten Hüftkopf in drei Durchmessern mit der Schublehre zu vermessen und den Prothesencup entsprechend dem rechnerischen Mittel der Durchmesser zu wählen. Da der zu kleine wie der zu große Cup nicht ausreichend fixiert werden, bergen sie die Gefahr des Abriebs an der Cupoberfläche in sich.

Um einer Luxation der Prothese entgegenzuwirken, wählen wir den anterolateralen Zugang nach Watson-Jones und indizieren die Gelenkkapsel. Sie sollte insbesondere über dem Prothesencup sorgfältig genäht werden.

Die Nachbehandlung unterscheidet sich nicht von der anderer Prothesen.

An unserer Klinik wurden vom 1. 10. 1977 bis zum 30. 9. 1984 – also in einem Zeitraum von sieben Jahren – 376 Duo-Kopf-Prothesen implantiert. Das Durchschnittsalter der Patienten betrug 82,4 Jahre. Um Ihnen die Bedeutung dieser Prothesen bei der Behandlung der proximalen Femurfrakturen zu zeigen, haben wir die Operationsmethoden bei den Schenkelhalsfrakturen graphisch dargestellt. Sie sehen daraus, daß in unserer Klinik mit zunehmendem Alter die Totalendoprothese durch die intermediäre Prothese ersetzt wird.

Unsere klinischen Erfahrungen sind gut. Wir haben mehr als die Hälfte der Patienten längere Zeit kontrolliert und hierzu auch die Skelettszintigraphie eingesetzt. In nur zwei Fällen fanden wir eine Protrusio acetabuli, die einmal auf einen indikatorischen Fehler und einmal auf einen operationstechnischen Fehler (zu kleiner Prothesenkopf bei zu flacher Pfanne) zurückgeführt werden konnte.

Die Patientin mit der falschen Operationsindikation möchte ich Ihnen ausführlicher vorstellen, weil dieser Fall besonders lehrreich ist: Die damals 69jährige Frau wurde im Oktober 1977 wegen einer Schenkelhalsfraktur links aufgenommen. Sie litt unter einer Lungenfibrose, aufgrund derer die Lebenserwartung der Patientin von den behandelnden Internisten als gering (weniger als 5 Jahre) eingeschätzt wurde. Wir implantierten eine Duo-Kopf-Prothese.

Nach der Operation verschlechterte sich die Allgemeinerkrankung, so daß die Patientin mit hohen Dosen Cortison behandelt wurde. Dadurch kam es am schon vorgeschädigten rechten Hüftgelenk zu einer ausgeprägten Hüftkopfnekrose mit der Folge der Gehunfähigkeit. Aufgrund der relativ kurzen Entstehungsgeschichte der Femurkopfnekrose entschlossen wir uns, auch hier eine Duo-Kopf-Prothese zu implantieren.

In den folgenden Jahren blieb die linke Seite beschwerdefrei. Auf der rechten Seite entwickelte sich unter Schmerzen eine Protrusio acetabuli, die auch szintigraphisch gut dokumentierbar war. Die Patientin konnte sich wegen ihres schlechten Gesundheitszustandes nicht entschließen, den Cup der Prothese durch eine zementierte Prothesenpfanne ersetzen zu lassen. So kam es schließlich zur Pfannengrundfraktur, die dann die weitaus aufwendigere Implantation einer Totalendoprothese mit Pfannendachschale erforderlich machte, weil es unter Zerstörung des Polyäthylencups nun auch zu einer Prothesenschaftlockerung gekommen war.

Dieser Fall scheint mir deshalb besonders eindrucksvoll, weil er an *einem* Patienten zeigt, daß unter richtiger Indikation die intermediäre Prothese dauerhaft hält, daß jedoch unter der falschen Indikation implantierte Prothesen Komplikationen erwarten lassen müssen.

Die intermediären Hüftgelenksprothesen stellen nach unserer Erfahrung eine gute Alternative zur Totalendoprothese in der Behandlung hüftgelenksnaher Frakturen im höheren Alter dar. Die Beachtung der genannten Indikationen und operationstechnischen Besonderheiten läßt eine geringe Komplikationsrate erwarten.

Die zementierte Totalendoprothese zur Versorgung von Frakturen des coxalen Femurendes

H. Cotta und E. F. Gauer

Orthopädische Universitätsklinik, Schlierbacher Landstraße 200a,
D-6900 Heidelberg-Schlierbach

Nach mehr als zwei Jahrzehnten klinischer Erfahrung mit künstlichen Gelenken sind uns heute die Vorteile, aber auch die Probleme der Endoprothetik hinreichend bekannt. Durch vielschichtige Erkenntnisse ist die anfängliche Euphorie sicher etwas gedämpft worden. Andererseits stellt der totalendoprothetische Ersatz, speziell beim älteren Menschen, eine gute und vertretbare Lösung dar.

Wir berichten über die Ergebnisse von 115 Frakturen des coxalen Femurendes, die in den Jahren 1973 bis 1983 in der Orthopädischen Universitätsklinik Heidelberg mit einer zementierten Totalendoprothese versorgt wurden.

Bei der Analyse dieser 115 Fälle zeigte sich bei der Geschlechtsverteilung eine deutliche Prädominanz des weiblichen Geschlechtes, 82 Frauen (71%) und 33 Männer (29%) waren von Frakturen des coxalen Femurendes betroffen. Das Durchschnittsalter lag bei 70 Jahren, die jüngste Patientin war 46, die älteste 96 Jahre alt (Tabelle 1).

Aufgrund des recht hohen Durchschnittalters von 70 Jahren war in vielen Fällen der Allgemeinzustand und auch die Motilität deutlich eingeschränkt. 48 Patienten waren vor dem Unfall in altersgemäß gutem Allgemeinzustand. Weitere 18 Patienten waren in der Motilität wenig gestört und hatten zusätzlich keine oder nur geringe internistische Risiken. Bei 37

Hefte zur Unfallheilkunde, Heft 174
Zusammengestellt von A. Pannike

Tabelle 1. Altersverteilung (n = 115)

unter 50	3
50–59	14
60–69	35
70–79	46
80–89	13
über 90	4

Tabelle 2. Allgemeinzustand

altersentsprechend	48 (41,7%)
wenig gestört	18 (15,7%)
erheblich reduziert	37 (32,2%)
immobil	12 (10,4%)

Tabelle 3. Indikationen (n = 115)

Schenkelhalsfrakturen	
medial	50 (43,5%)
intermediär	5 (4,3%)
lateral	11 (9,5%)
voroperiert	23 (20,0%)
Oberschenkelfrakturen	
pertrochanter	18 (15,7%)
Pathologische Frakturen	8 (7,0%)

Patienten war der Allgemeinzustand bereits vor dem Unfall erheblich reduziert, 12 waren vor dem Unfall mehr oder weniger immobil (Tabelle 2).

Im wesentlichen waren es mediale Schenkelhalsfrakturen, die mit einer zementierten Totalendoprothese versorgt wurden.

Bei unserer Nachkontrolle fanden wir 50 mediale, 5 intermediäre und 11 laterale Schenkelhalsfrakturen. In 23 Fällen lag eine voroperierte Schenkelhalsfraktur vor, 18mal bestand eine pertrochantere Oberschenkelfraktur und 8mal pathologische Frakturen (Tabelle 3).

Bei den 23 voroperierten Schenkelhalsfrakturen handelte es sich in einem Fall um eine Valgisationsosteotomie mit Plattenbruch und Pseudarthrosenausbildung, zweimal um eine Winkelplattenosteosynthese und 20mal um die Versorgung mit einem Laschennagel. In allen Fällen war eine Pseudarthrose eingetreten.

Bei den 18 pertrochanteren Femurfrakturen waren 7 mit Endernagelungen voroperiert. Bei diesen 7 Fällen wurde dreimal eine Trochanterersatzprothese eingebracht und in vier Fällen eine Langschaftprothese mit Zementaufbau des Aufsitzes.

Im nachkontrollierten Zeitraum wurden in unserer Klinik anfänglich die Weber-Huggler-I-, später die Weber-Huggler-II-Prothese implantiert, in wenigen Fällen Müller-Charnley-Endoprothesen. Seit 1976 verwenden wir die zementierte Weller-Hüftendoprothese.

Tabelle 4. Postoperative Komplikationen (n = 115)

Todesfälle	8 (6,9%)
Herzkreislaufversagen	6 (5,2%)
Pneumonien	2 (1,7%)
Luxationen	6 (5,2%)
Thrombosen	5 (4,3%)
Lungenembolien (peripher)	2 (1,7%)
Femoralisparesen (passager)	2 (1,7%)
Infektionen	3 (2,6%)
oberflächlich	2 (1,7%)
tief	1 (0,8%)

Wir operieren die Patienten in Rückenlage mit dem Zugang nach Watson-Jones. Die durchschnittliche Operationsdauer betrug 85 min, der durchschnittliche Blutverlust lag bei 1300 ml pro Operation.

Bei der Implantation wurde jeweils versucht, im Kragenbereich einen optimalen Aufsitz zu erreichen. Bei 83 Fällen war dies möglich, 22mal wurde der Aufsitz, insbesondere bei fehlender medio-dorsaler Abstützung, mit Zement aufgebaut. Bei 10 Patienten wurde eine Trochanterersatzprothese implantiert.

Die durchschnittliche stationäre Behandlungsdauer betrug 34 Tage. Die postoperativen Komplikationen sind tabellarisch dargestellt (Tabelle 4). Während der stationären Behandlungszeit sind 8 Patienten verstorben, 6 nach Herz-Kreislauf-Versagen, 2 nach einer Pneumonie. Postoperativ trat bei 6 Patienten eine Luxation ein, die nach Reposition für zwei Wochen mit einem Querholzgips immobilisiert wurde zur Vermeidung der Außenrotation und Abduktion. Neben 5 klinisch manifesten Thrombosen traten 2 Lungenembolien auf, die nicht tödlich verliefen. Zwei postoperative Femoralisparesen waren passager und bildeten sich vollständig zurück. Von insgesamt 3 Infekten waren 2 oberflächlicher Natur, die durch konservative Lokalbehandlung zur Ausheilung gebracht werden konnten. Bei einem Patienten trat nach einem Jahr eine tiefe Fistel auf, die auch durch Lokalbehandlung nicht zur Abheilung gebracht werden konnte. Der Patient ist jedoch beschwerdefrei und nicht bereit, eine operative Revision durchführen zu lassen. Klinische und röntgenologische Zeichen einer Lockerung liegen in diesem Fall nicht vor. Ein Endoprothesenausbau wegen eines Infektes war nicht notwendig.

Bei Durchsicht unserer Befunde, die in unserer Spezialendoprothesensprechstunde erhoben wurden, konnten wir feststellen, daß bis 1983 von 115 Patienten 15 verstorben waren. 71 waren weitgehend regelmäßig in der Sprechstunde erschienen, so daß hier Verlaufskontrollen von bis zu 10 Jahren, im Durchschnitt von $4\frac{1}{2}$ Jahren, möglich waren. 29 Patienten haben die Sprechstunde nur kurzfristig postoperativ aufgesucht und konnten nur bis maximal $1\frac{1}{2}$ Jahre verfolgt werden (Tabelle 5).

Bei Entlassung aus stationärer Behandlung gingen 4 Patienten ohne Stockhilfe, 19 mit einem und 48 mit zwei Stöcken. 8 Patienten waren prä- wie auch postoperativ als Pflegefall anzusehen. Bei der letzten ambulanten Kontrolle gingen 46 Patienten ohne Stockhilfe, 19 mit einer Unterarmstockstütze und 6 mit zwei Stöcken. In der letzten Gruppe befinden sich 2 Patientinnen mit metastasierendem Mamma-Carcinom und pathologischer Schenkelhalsfraktur (Tabelle 6).

Tabelle 5. Nachuntersuchungsergebnisse (n = 115)

Zeitraum: 1973–1983
15 verstorben 71 regelmäßig kontrolliert 29 nur kurzfristig kontrolliert (bis 1,5 Jahre postoperativ)

Tabelle 6. Gehhilfen (n = 115)

	Entlassung	letzte Kontrolle
ohne Stock	4	46
1 Stock	19	19
2 Stöcke	48	6

Aseptische Lockerungen fanden wir in 9 Fällen. Es handelt sich hierbei um die Weber-Huggler-Prothese Typ I. Hiervon wurden 7 gewechselt, einmal ein Ausbau zur Girdlestone-Hüfte durchgeführt. Bei einer Patientin wurde nach 4 Jahren röntgenologisch eine Lockerung gesehen, eine Wechseloperation wurde wegen der Beschwerdefreiheit nicht durchgeführt.

Die früheste *Wechseloperation* erfolgte nach einem Jahr. Eine weitere wurde nach 5, 3mal wurde sie nach 6 Jahren, einmal nach 7 Jahren und einmal nach 10 Jahren durchgeführt.

Paraarticuläre Verkalkungen haben wir bei dem Zugang nach Watson-Jones ganz selten beobachtet. Bei den 115 Patienten fanden sich ausgeprägte Verkalkungen in 2 Fällen im Stadium ARCQ III, einmal im Stadium ARCQ II.

Die *postoperative Beweglichkeit* lag bei der letzten ambulanten Untersuchung bei der Beugung durchschnittlich bei 90 Grad. Die Streckung – geht man von der Nullstellung aus, so daß die Hyperextensionsmöglichkeit vernachlässigt werden kann – war in 7 Fällen stärker eingeschränkt. Das Streckdefizit lag zwischen 5 und 30 Grad. Die Sitzfähigkeit war bei einer Beugemöglichkeit von durchschnittlich 90 Grad befriedigend möglich.

Bei der Überprüfung der Beweglichkeit erwarteten wir bei posttraumatischen Totalendoprothesen eine bessere Beweglichkeit als bei postarthrotischen Ersatzoperationen. Wir sind davon ausgegangen, daß die vor dem Unfall vorhandene Motilität weniger Muskelkontrakturen nach sich zieht. Beim Vergleich dieser Ergebnisse und einer weiteren Nachuntersuchung in unserer Klinik, bei welcher längerfristige Spätergebnisse überprüft wurden – 7 und 8 Jahre nach einer zementierten Totalendoprothese –, zeigte sich nach anfänglich etwa gleichen Ergebnissen, daß die posttraumatisch eingebaute Endoprothese eher schlechtere Bewegungsergebnisse aufweist als postarthrotische.

Zusammenfassend kann festgestellt werden, daß aufgrund unserer Analyse bei Patienten mit Frakturen des coxalen Femurendes, die mit einer Totalendoprothese versorgt wurden, durchaus gute Ergebnisse erreicht werden können. Somit ist die zementierte Endoprothese, insbesondere beim älteren Menschen, nach wie vor vertretbar. Bei jüngeren Patienten mit medialer Schenkelhalsfraktur, bei denen eine Osteosynthese fragwürdig ist, kann die Indikation zur zementfreien Endoprothesenimplantation gestellt werden. Hierüber werden wir ja im Anschluß noch weitere Vorträge hören.

Zusammenfassung

Zwischen 1973 und 1983 wurden in der Orthopädischen Universitätsklinik Heidelberg-Schlierbach 115 Patienten nach Frakturen des coxalen Femurendes mit einer zementierten Totalhüftendoprothese versorgt. Es werden die Indikationen dargestellt, die vom Alter des Unfallverletzten, vom Allgemeinzustand und vom röntgenologischen Befund des Hüftgelenkes abhängen. Des weiteren wird über präoperative Probleme, postoperative Komplikationen, die stationäre Behandlungsdauer sowie über den Funktionszustand bei Entlassung und die Ergebnisse der regelmäßig in der Totalendoprothesensprechstunde erfaßten Befunde berichtet. Die Analyse erbringt durchaus gute Ergebnisse, so daß die zementierte Endoprothese bei Frakturen des coxalen Femurendes, insbesondere beim älteren Menschen, nach wie vor vertretbar ist.

Die zementfreie Al-Oxyd-Keramikprothese

H. Mittelmeier, J. Heisel und E. Schmitt

Orthopädische Klinik und Poliklinik der Universität des Saarlandes, D-6650 Homburg/Saar

Die *Keramik-Hüftendoprothesen Autophor* (zementfrei) und *Xenophor* (zementierbar) wurden im Jahre 1974 wegen des *eindeutig verminderten Abriebes* eingeführt. Die Verankerung des zementfrei implantierbaren *Autophor*-Prothesenstiels beruht auf dem *Oberflächenvergrößerungsprinzip* (Mittelmeier u. Singer 1956). Hiermit sollte das Zementproblem, vor allem bei jüngeren Menschen von der Adolescenz biszum 60. Lebensjahr, umgangen werden. Später wurde dieser Prothesentyp auch zunehmend für *Wechseleingriffe* fehlgeschlagener zementierbarer Endoprothesen eingesetzt. Die zementierbare Xenophor-Endoprothese war hauptsächlich für ältere Menschen jenseits des 60. Lebensjahres vorgesehen. Sie wurde zunächst in der Keramik-Keramik-Paarung, später in der ebenfalls sehr abriebfesten Keramik-Polyäthylen-Paarung verwendet (Abb. 1).

Im *zehnjährigen Zeitraum* vom 1. 10. 1974 bis zum 30. 9. 1984 wurden an der Orthopädischen Universitätsklinik Homburg-Saar insgesamt *1666 Keramik-Hüftalloarthroplastiken* implantiert. Hierbei handelte es sich um 959 *Autophor*-Prothesen (57,65%), 637 *Xenophor*-Prothesen (38,24%), 55 (3,30%) Kombinationen aus *Autophor*- und *Xenophor*-Anteilen sowie um 15 (0,90%) Femur-Teilprothesen. Insgesamt kamen in 1015 Fällen (inklusive der Kombinationsfälle) *Autophor*-Prothesenanteile zur Anwendung. Hierunter fallen 131 (12,91%) *Austauschoperationen.* Die *Indikation* zur zementfreien Hüftalloarthroplastik be-

Hefte zur Unfallheilkunde, Heft 174
Zusammengestellt von A. Pannike

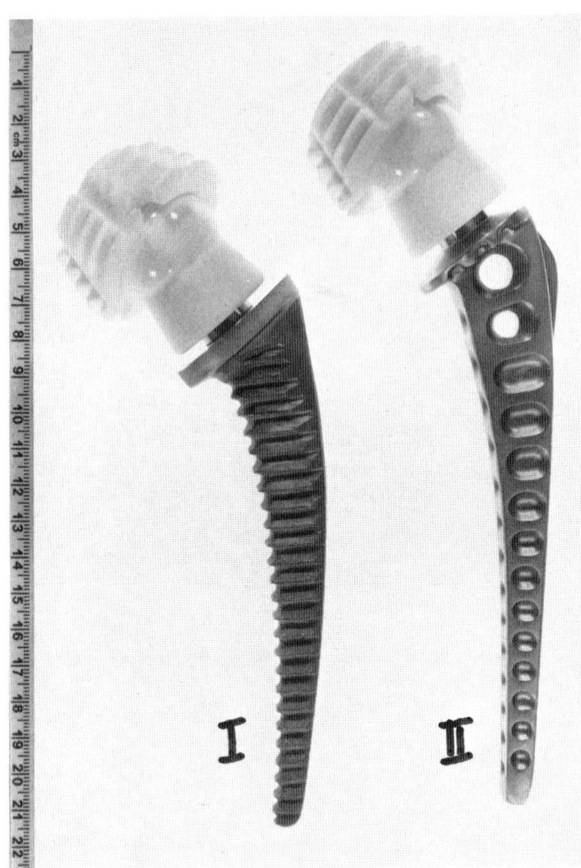

Abb. 1. Selbsthaltende Keramik-Hüftprothese „Autophor", links Stieltyp I (1974–1976), rechts Stieltyp II (seit 1976). Stumpfkegelige Pfanne mit Außengewinde sowie Hüftköpfe aus Al_2O_3-Keramik, Femurstiel aus „Endocast"

traf ganz überwiegend *idioplastische Coxarthrosen,* aber auch in 18,32% *ausgeprägte Dysplasien,* einschließlich Luxationen. In 83 Fällen (8,18%) lag präoperativ eine *posttraumatische Coxarthrose* vor (Abb. 2).

Als *wesentliches statistisches Ergebnis* der *Autophor*-Alloarthroplastik ergaben sich bei Stieltyp I (109 Fälle) 80,73% Stabilisierungen gegenüber 19,27% *aseptischen Rotationslokkerungen.* Seit Ende 1976 wurden bei Verwendung des *verbesserten Stieltyps II* bei insgesamt 851 Implantationen 96,87% Stabilisierungen nur lediglich noch *3,17% revisionsbedürftige aseptische Stiellockerungen* festgestellt. *Aseptische Lockerungen der Keramik-Schraubpfanne* wurden bei insgesamt 983 Implantationen lediglich in 7 Fällen (0,71%) festgestellt. An *Materialfehlern* sind ein Stielbruch vom Typ I (Legierung: Wisil), ein Pfannenbruch (0,10%) sowie zwei Kopfbrüche (0,20%) traumatischer Genese zu nennen.

Eine *klinische Auswertung* der 728 *Autophor*-Endoprothesen, welche an unserem Hause bis einschließlich dem 31.12. 1983 implantiert waren, ergab bei einer *durchschnittlichen Beobachtungszeit von 2,4 Jahren* (Mindestbeobachtungszeit 9 Monate, maximale Beobachtungszeit 9,5 Jahre) bei insgesamt 638 kontrollierten Fällen (87,64%) sehr gute und gute subjektive und objektiv-funktionelle Ergebnisse (Schema Merle d'Aubigné).

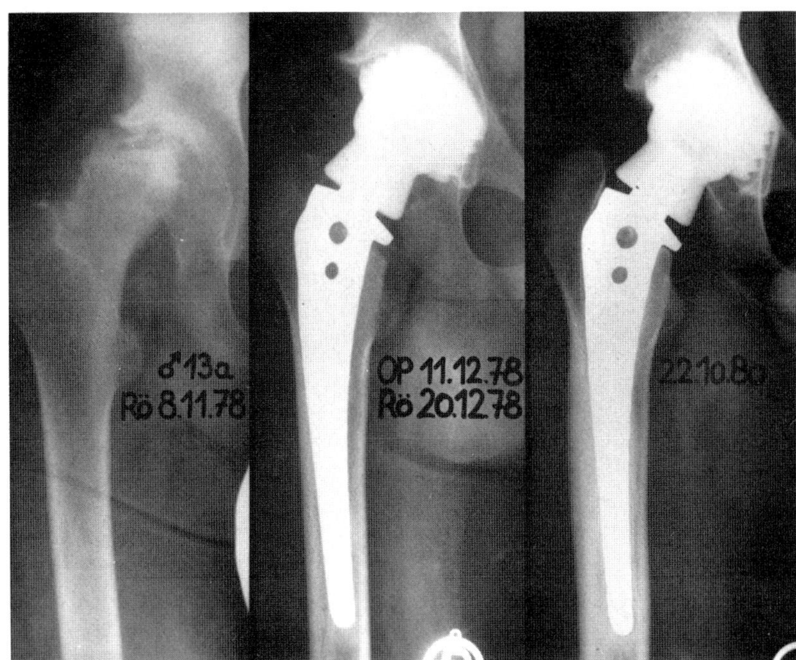

Abb. 2. Posttraumatische Coxarthrose rechts bei 13jährigem Adolescenten nach traumatischer Epiphysenfraktur, Nagelung und Kopfnekrose. Subluxation, Abduktionskontraktur, Inaktivitätsatrophie, hochgradige Beschwerden und Gehbehinderung, Abhängigkeit von 2 Krücken. – Mitte postop. Bild 6 Wochen nach Implantation der Keramik-Tragrippenprothese. Rechts Ergebnis nach 2 Jahren. Man beachte die ausgezeichnete knöcherne Abstützung, sowohl im Bereich der Pfanne als auch des Stieles. – Patient heute nach 6 Jahren völlig beschwerdefrei und sogar Sport treibend

Im Jahr 1982 erfolgte eine gesonderte Auswertung des total-alloarthroplastischen Hüftgelenksersatzes mit der *Autophor*-Prothese bei *posttraumatischer Coxarthrose* (Diss. Chr. Schmitt). Hierbei handelte es sich insgesamt um 66 von 536 Fällen (12,31%). An intraoperativen *Komplikationen* wurde eine Sprengung des Femurschaftes, an *postoperativen Komplikationen* eine Prothesenluxation sowie eine tiefe Beinvenenthrombose beobachtet. Die *durchschnittliche postoperative Hospitalisation* lag bei 2,5 Wochen. Insgesamt mußten hier 7 Patienten *nachoperiert* werden, einmal wurde ein Kopfwechsel bei einer rezidivierenden Luxationsneigung vorgenommen; ein Prothesenwechsel wurde bei 7 Patienten durchgeführt (6 aseptische Stiellockerungen, eine aseptische Pfannen- und Stiellockerung). Der Austausch erfolgte hier gegen eine zementierbare Keramik-Endoprothese *Xenophor*.

Insgesamt konnten 63 Patienten bei einem *durchschnittlichen Beobachtungszeitraum von 3,0 Jahren* klinisch nachkontrolliert werden (51mal Nachuntersuchung, 12mal Fragebogenaktion). Die *subjektiven Ergebnisse* waren insgesamt sehr zufriedenstellend. 60,8% der Patienten sprachen von einem sehr guten, 26,8% von einem guten Ergebnis. 10,7% bezeichneten das Resultat mit befriedigend, nur ein einziger Patient war wegen bestehender Belastungsbeschwerden unzufrieden. 55 der 56 Patienten (die Wechseleingriffe sind ausgeklammert) bezeichneten sich als *schmerzfrei*.

Bei der *Röntgenkontrolle* der 56 Patienten wurden fünfmal (8,9%) leichte, dreimal (5,3%) mittelstarke periarticuläre Verknöcherungen vorgefunden.

Der Gesamtbefund (nach einem nach Merle d'Aubigné modifizierten Schema) war präoperativ in allen Fällen unbefriedigend. Postoperativ ergab sich hier in 42,9% ein sehr gutes, in 48,2% ein gutes Ergebnis. Nur 5 Patienten (8,9%) mußten mit „unbefriedigend" eingestuft werden. Insgesamt erscheint bedeutungsvoll, daß bei sämtlichen Patienten präoperativ eine *Arbeitsunfähigkeit,* in einigen Fällen auch bereits eine *Erwerbsunfähigkeit* gegeben war. Postoperativ konnten 46 von 63 Patienten wieder beruflich rehabilitiert werden; eine erstmalige Berentung durch den Eingriff erfolgte in keinem Fall.

Bei 52 explantierten Keramikkomponenten konnte durch Laborvermessung nur ein *sehr geringer Abrieb* (5,43 μm/Jahr an den Köpfen und 2,66 μm an den Pfannen) ermittelt werden.

Die Erfahrungen mit der zementfrei zu implantierenden *Autophor*-Keramik-Prothese sind nach unseren Erfahrungen somit als größtenteils gut einzustufen. Die *große Fallzahl unserer Klinik* mit guten, subjektiven und objektiven mittelfristigen Ergebnissen verspricht für die Zukunft eine Lösungsmöglichkeit der Hüftalloarthroplastik des jüngeren Menschen mit Aussicht auf eine lange Haltbarkeit.

Literatur

Mittelmeier H, Dawihl W, Dörre E, Altmeyer G, Hanser U (1979) Zur Tribologie von Hüftgelenksendoprothesen aus Aluminiumoxydkeramik. MOT 99 : 114

Mittelmeier H (1983) Keramik-Hüftgelenksendoprothesen mit zementfreier Verankerung. In: Morscher E (Hrsg) Die zementlose Fixation von Hüftendoprothesen. Springer, Berlin Heidelberg New York

Mittelmeier H, Heisel J, Schmitt E (im Druck) 10 Jahresergebnisse der Keramik-Hüftendoprothesen

Schmitt C (1982) Alloarthroplastik posttraumatischer Coxarthrosen mit Keramik-Tragrippen-Endoprothesen. Inaug Diss Homburg/Saar

Isoelastische Hüftendoprothese bei traumatischen Hüft-Affektionen

E. Morscher und R. Rosso

Orthopädische Universitätsklinik, Felix-Platter-Spital, CH-4055 Basel

Man könnte glauben, daß nach der Häufigkeit des Problems, das die Schenkelhalsfraktur stellt und nach der Zahl der wissenschaftlichen Arbeiten, die zu diesem Thema erschienen sind, Klarheit über das im Einzelfall zu wählende Procedere bestehen sollte. Dies ist jedoch keineswegs der Fall. Im Gegenteil, die Diskussionen um Osteosynthese einerseits, Kopfprothe-

Hefte zur Unfallheilkunde, Heft 174
Zusammengestellt von A. Pannike

se oder Totalprothese andererseits, wogen stärker denn je. Ein Grund für diese Diskrepanzen dürfte darin gesucht werden, daß die Kriterien für den Erfolg oder Mißerfolg der einzelnen Verfahren zu sehr verschieden sind und nicht zuletzt auch deswegen, weil die einzelnen Chirurgen und Orthopäden für das eine oder andere Verfahren ihre Prävalenz haben und deshalb auf ein spezielles Verfahren in der Regel auch zu sehr „eingefahren" sind. Der Verfechter der Osteosynthese muß die Möglichkeit einer Kopfnekrose oder Pseudarthrose berücksichtigen. Derjenige, der die Kopfprothese bevorzugt, stellt die Einfachheit des Verfahrens und die Sofortbelastbarkeit in den Vordergrund, während dem Verfechter der Totalendoprothese die Endgültigkeit seines Tuns vor Augen schwebt.

Sicher ist demjenigen Verfahren der Vorzug zu geben, das imstande ist, dem Patienten seine Selbständigkeit durch einen möglichst einfachen Eingriff möglichst rasch und möglichst vollständig wiederzugeben. Damit fließen aber gerade in einer Altersgruppe, wie sie die Patienten mit einer Schenkelhalsfraktur darstellt, eine Reihe sozioökonomischer Faktoren ein, die bei vergleichbarem Zustand unterschiedliche Resultate ergeben. Die Unsicherheit bezüglich Prognose einer Schenkelhalsfraktur kann bewirken, daß Patienten unnötig einer großen Operation unterzogen werden oder die Wahl eines für den Einzelfall ungeeigneten Verfahrens bzw. Komplikationen eine oder mehrere Reoperationen notwendig machen. Schließlich dürfen in der heutigen Zeit auch die Folgekosten einer Behandlung nicht ganz außer Acht gelassen werden.

Im besonderen bestehen aber Kontroversen, ob bei der Schenkelhalsfraktur die Kopfendoprothese überhaupt verwendet oder nicht gleich auch die Pfanne ersetzt und somit eine Totalendoprothese eingesetzt werden soll.

Das Hauptproblem der Kopfendoprothesen-Arthroplastik des Hüftgelenkes besteht in der ungünstigen Reaktion des Knorpels der Hüftpfanne auf die Reibung des Femurkopfes [1]. Schmerzen und schließlich Wanderung des Femurkopfes nach medial-cranial sind die Folgen. Mit dieser Reaktion muß vor allem gerechnet werden, wenn die Fraktur nicht mehr ganz frisch ist und sich bereits eine Atrophie des subchondralen Knochens am Acetabulum eingestellt hat. Eine Schenkelhalspseudarthrose oder Kopfnekrose bedeutet deshalb, selbst bei gut erhaltener Form des Acetabulums, eine Kontraindikation zu einer Kopfendoprothese bzw. eine Indikation zur Totalendoprothese. Autoren, die die Kopfendoprothese ablehnen und sich dabei auf Mißerfolge dieser Methode bei Fällen berufen, die z. B. erst sekundär, d. h. nach mißglückter Osteosynthese durchgeführt wurden, sind deshalb nicht schlüssig [2].

Der Vergleich der klinischen Resultate zwischen Kopfprothesen und Totalendoprothesen erlaubt ebenfalls keine definitive Entscheidung zugunsten der einen oder anderen Methode, wie dem Krankengut der AO-Dokumentation zu entnehmen ist:

Von insgesamt 2547 Schenkelhalsfrakturen des Typus B (gemäß AO-Klassifikation) waren zwei Drittel (1737) mit einer Kopfprothese und ein Drittel (810) mit einer Totalendoprothese versorgt worden. In letztere Gruppe eingeschlossen waren 22 Fälle mit einer gleichzeitig bestehenden Coxarthrose.

Nur ca. ein Fünftel (156 = 20% bei den Totalendoprothesen, 383 = 22% bei den Kopfprothesen) konnte einer Nachkontrolle 11 und mehr Monate nach dem Unfall unterzogen werden. Trotzdem ist ein Vergleich zwischen den beiden Gruppen erlaubt, zumal die Zahlen repräsentativ sind. Die Tabellen 1 und 2 zeigen, daß zwischen den Ergebnissen in den beiden Gruppen keine signifikanten Unterschiede bestehen. Es darf daraus somit mindestens geschlossen werden, daß die Kopfendoprothese weiterhin ihre berechtigte Indikation hat, wenn die folgenden Bedingungen erfüllt sind:

Tabelle 1. Vergleich der klinischen und subjektiven Resultate der mit Kopfendoprothesen und Totalendoprothesen versorgten Schenkelhalsfrakturen (AO-Dokumentation Bern)

Resultat	Klinisches Resultat (Arzt)		Subjektives Resultat (Patient)	
	Kopfprothese	Totalprothese	Kopfprothese	Totalprothese
Rechts-links	122 (32%)	53 (34%)	114 (30%)	60 (38%)
Gut	211 (55%)	94 (60%)	214 (56%)	86 (55%)
Mäßig	43 (11%)	8 (5%)	48 (12%)	10 (6%)
Schlecht	6 (2%)	1 (1%)	7 (2%)	0 (0%)

Tabelle 2. Vergleich der Gehfähigkeit der mit Kopfprothesen und Totalendoprothesen versorgten Patienten mit Schenkelhalsfraktur (AO-Dokumentation)

Resultat	Kopfprothese	Totalendoprothese
Ohne Stock	34 (9%)	7 (5%)
Mit Stock	334 (89%)	139 (92%)
Gehunfähig	6 (2%)	5 (2%)

1. Biologisches Alter über 70 Jahre,
2. die Fraktur muß mit einer Endoprothese überhaupt versorgbar sein,
3. die Fraktur muß frisch, d. h. darf nicht älter als 1–2 Wochen alt sein, und
4. es dürfen im Gelenk keine degenerativen Veränderungen nachweisbar sein.

Für die Verwendung der Kopfprothese bei Erfüllung der genannten Kriterien spricht die relative Einfachheit des Eingriffes, die wesentlich kürzere Operationszeit und damit das geringere Operationsrisiko für den alten Menschen. Bei 50% der Patienten mit einer Schenkelhalsfraktur besteht ein psycho-organisches Syndrom wechselnder Ausprägung. Die Kopfendoprothese erlaubt, mehr noch als eine Totalendoprothese, die sofortige Vollbelastung des Gelenkes, was in dem Alter dieser Patienten wichtig ist.

Wenn nun zur isoelastischen Totalendoprothese bei Schenkelhalsfrakturen Stellung genommen werden soll, so betrifft dies im speziellen die Kriterien der

- zementlosen Verankerung des Implantates und
- die Anfertigung des Implantates aus plastischem Material mit relativ großer Elastizität (Isoelastizität).

Die Nachteile der Knochenzemente sind bekannt. Vor allem die Tatsache der Alterung des Knochenzementes und damit auch die mit zunehmender Implantationsdauer steigende Zahl von Prothesenlockerungen [5] haben in den letzten Jahren den Trend zur zementfreien Implantation von Hüftendoprothesen enorm verstärkt. Die beiden Kriterien spielen aber für die Schenkelhalsfrakturen, d. h. für die geriatrischen Patienten praktisch keine Rolle. Beim geriatrischen Patienten mit seiner weiten Markhöhle werden oft sehr große Mengen von Knochenzement zur Fixation des Implantates benötigt, was die Gefahren der Toxizität des Monomers und des Hitzeschadens verstärkt.

Voraussetzung für den Erfolg eines zementlosen Implantates ist der primäre „Press-fit". Dieser läßt sich im Femurschaftbereich durch Wahl des geeigneten Durchmessers des Prothesenschaftes, der in 2-mm-Abständen von 8 mm bis 20 mm zur Verfügung steht, zwangslos erreichen.

Verschiedentlich haben wir auch Frakturen des A-Typs mit einer isoelastischen Endoprothese versorgt. Bekanntlich läßt sich eine solche Fraktur, vor allem wenn der Trochanter minor frakturiert ist, mit einer rigiden Metallprothese nicht versorgen. Bei Verwendung der isoelastischen Endoprothese wird die Einheilung der Fragmente nicht durch Knochenzement kompromittiert und die Fragmente lassen sich auch gut an die aus plastischem Material (Polyacetalharz) gefertigte Prothese mit Schrauben und Drähten fixieren. Bei der isoelastischen Prothese werden auch, wie mechanische Versuche gezeigt haben [3], die Kräfte proximal in den Femurschaft übergeleitet. Der Knochen – auch der an die Prothese fixierte frakturierte Knochen – ist damit mechanischer Irritation ausgesetzt, was für die Callusbildung bekanntlich förderlich ist.

Wie histologische Untersuchungen von Patienten, die nach einer Schenkelhalsfraktur mit einer isoelastischen Endoprothese versorgt wurden und kurze Zeit nach der Operation verstorben sind, gezeigt haben, kommt es zu einem erstaunlich raschen knöchernen Einbau des Implantates [4].

Als Kopfprothesen sollten grundsätzlich nur solche Modelle Verwendung finden, die einen austauschbaren „Kopf" besitzen, damit im Falle der Notwendigkeit einer Reoperation wegen Pfannenwanderung nur das Einsetzen einer Kunstpfanne, das Auswechseln des Kopfes und nicht auch gleichzeitig des Femurschaftes erforderlich ist. Auch diese Bedingung erfüllt die isoelastische Prothese.

Von 60 Patienten, die mit einer isoelastischen Kopfendoprothese wegen einer Schenkelhalsfraktur versorgt wurden, mußten 5 einer Reoperation unterzogen werden: in 2 Fällen wegen einer Schaftfraktur bzw. -fissur, einmal wegen einer durch technischen Fehler bedingten Prothesenluxation und zweimal wurde eine Kopf- in eine Totalendoprothese umgewandelt.

Zusammengefaßt besteht für uns bei B-Frakturen und auch bei gewissen Formen des Typus A einer proximalen Femurfraktur (AO-Klassifikation) die Indikation zur Verwendung einer isoelastischen Kopfendoprothese, wenn die Fraktur frisch ist, keine degenerativen Veränderungen am Gelenk bestehen und der Patient biologisch das 70. Altersjahr überschritten hat. Für diese Methode spricht die Einfachheit und rasche Durchführbarkeit der Operation, der Verzicht auf Knochenzement, die Möglichkeit der Sofortbelastung und die sich daraus ergebenden Vorteile des geringen Risikos für den Patienten und der geringeren Behandlungskosten.

Literatur

1. Cruess RL, Know DD, Duc PN, Lecavalier MA, Dang G-T (1984) The response of articular cartilage to weight-bearing against metal. J Bone Joint Surg 66-B: 592–597
2. Hägglund G, Norström B, Lidgren L (1984) Total hip replacement after nailing failure in femoral neck fractures. Arch Orthop Traum Surg 103: 125–127
3. Laffer UT (1983) Deformation, Relativbewegungen und axiale Verschiebung bei unzementierten „isoelastischen" Prothesen unter statischer Belastung. Diss Basel
4. Morscher E, Bombelli R, Schenk R, Mathys R (1981) The treatment of femoral neck

fractures with an isoelastic endoprotheses implanted without bone cement. Arch Orthop Traum Surg 98:93–100
5. Morscher E, Schassmann A (1983) Failures of total hip arthroplasty and probable incidence of revision surgery in the future. Arch Orthop Traum Surg 101:137–143

Die Kohlefaser-Verbundprothese

H. Rettig, U. Weber und W. Hüttner

Orthopädische Universitätsklinik, Freiligrathstraße 2, D-6300 Gießen

Lockerungen von Kunstgelenken haben unterschiedliche Ursachen. Die Implantateinbettung und Eigenschaften des Knochenzementes sind wie eine Materialkorrosion und Fremdkörpergewebereaktion als Ursache der Fehlschläge bekannt.

Die Suche nach neuen Werkstoffen und Änderungen des Prothesendesigns sind verständlich.

Werkstoffqualitäten sollten möglichst dem Knochen angenäherte Eigenschaften aufweisen. Dies gilt für

a) statische Festigkeit gegenüber Zug-, Biege- und Druckkräften,
b) Stabilität gegenüber der Dauerwechsellast – also ein günstiges Ermüdungsverhalten.

Selbstverständlich muß der eingesetzte Werkstoff in chemischer und biologischer Hinsicht Körperbeständigkeit besitzen. Gegenüber dem Wirtsorganismus werden weiterhin hervorragende Einheilungsfähigkeit erwartet. Der Techniker verlangt, daß der Werkstoff sich ohne Schwierigkeiten bearbeiten läßt. Bioaktivität, also Eignung zur zementfreien Implantation, wird erwünscht.

Kohlenstoff hat sich als Implantatwerkstoff im medizinischen Bereich bewährt. Die Gewebefreundlichkeit dieses Materials ist erwiesen. Gegenüber dem Verhalten anderer Werkstoffe sind Reaktionen der Kohle im umgebenden Gewebe geringfügig (Stanitzky und Moony).

Eigene Untersuchungen bestätigen die Einheilung von Kohle ohne wesentliche Entzündungserscheinungen in den Weichteilen. Granulocyten, Plasmazellen und Lymphocyten, als Zeichen ungünstiger und entzündlicher Reaktionen, fehlen im Umgebungsgewebe eingesetzter Kohlenormstäbe.

Gegenüber Knochen verhält sich Kohle wie in den Weichteilen ebenfalls gewebefreundlich. Sofern überhaupt eine Bindegewebsschicht zwischen Kohle und Implantatlager entsteht, ist sie dünn (Abb. 2). In der Regel konnte ein direkter Kontakt des Probekörpers mit dem Knochen gefunden werden. Der Einbauvorgang der Kohle ist nach 12–16 Wochen abgeschlossen. Außenkonturierte Normstäbe wie auch Probekörper mit Innenbohrungen zeigen die Anpassung des Knochens an die Form der implantierten Materialien (Abb. 3).

Ein Nachteil üblicher Graphite liegt in ihrer Weichheit. Daher besitzen sie ungünstige biomechanische Belastbarkeit. Werkstoffmechanisch ließen sich in der Zwischenzeit jedoch neue Kohlematerialien entwickeln. Die mechanischen Eigenschaften des Grundmaterials

Hefte zur Unfallheilkunde, Heft 174
Zusammengestellt von A. Pannike

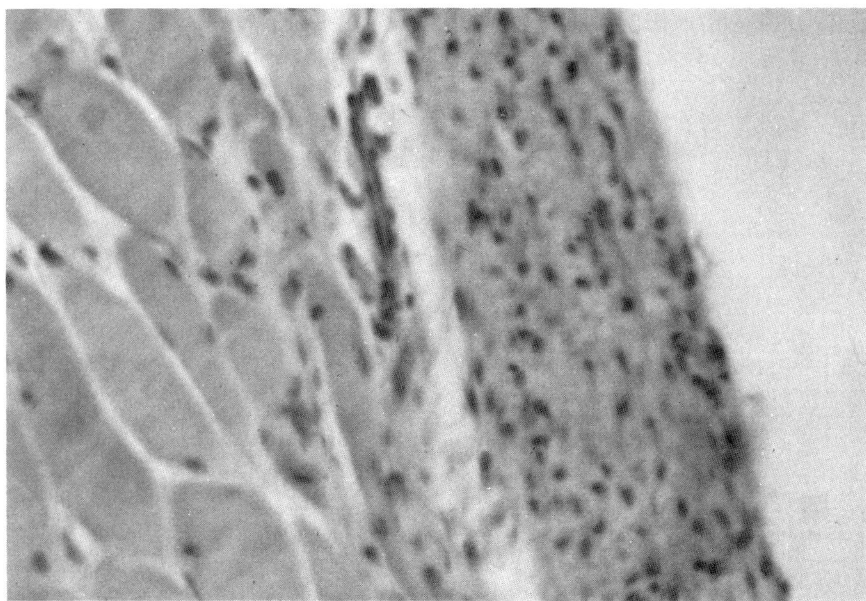

Abb. 1. Reaktionsloses Umgebungsgewebe um ein Kohlenormstäbchen, das in Muskulatur eingepflanzt wurde

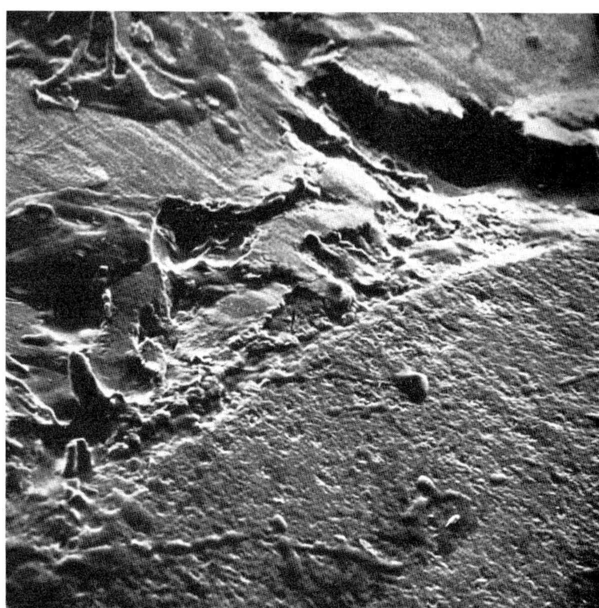

Abb. 2. Rasterelektronenmikroskopische Untersuchung der Kontaktfläche Knochen-Kohle Normstab

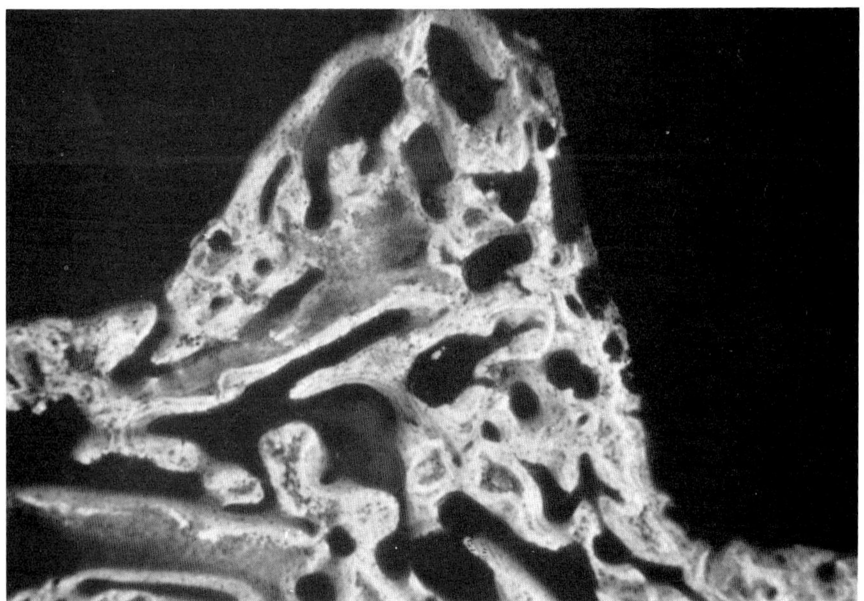

Abb. 3. Konturierter Kohle-Normstab mit Eigenkontakt zum umgebenden Knochen

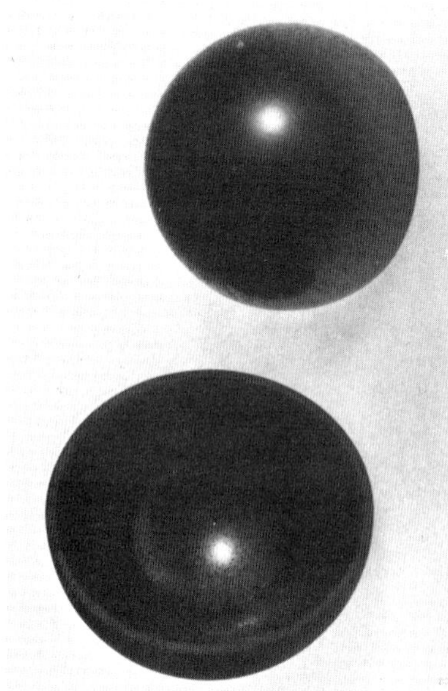

Abb. 4. Zweischalenprothese aus SiC

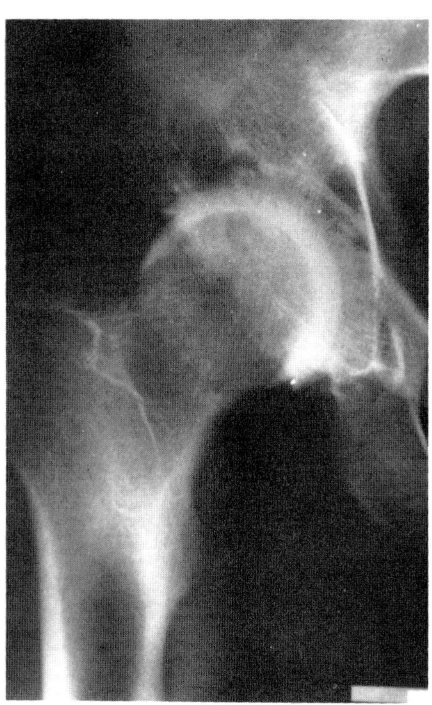

Abb. 5. Coxarthrose nach Versorgung mit einer Zweischalenprothese aus SiC

wurden erheblich verändert. Bei gleichgelagerter Reaktionslosigkeit im Organismus, wie die Grundsubstanz Graphit, konnten physikalische Qualitäten gewonnen werden, die durchaus denjenigen anderer Biomaterialien gleichkommen. Es handelt sich um *polykristalline isotrope Kohlenstoffe, kohlenstoffaserverstärkte Komposits und Silicium-Carbid Komposits.*

Während der hochdichte, hochfeste isotrope Kohlenstoff mechanische Eigenschaften besitzt, die denen des natürlichen Knochens durchaus nahekommen, dies gilt für das Elastizitätsverhalten und die Biegebruchfestigkeit, besitzt der imprägnierte Kohlenstoff mit Silicium eine hohe Härte und hervorragende tribiologische Eigenschaften. Selbstverständlich muß für biologische Reaktionen auch das Verhalten des Imprägniermaterials mit berücksichtigt werden.

Besonders interessant ist die Herstellung von Kohlenstoff, kohlenstoffaserverstärkten Komposits. Sie werden durch Abscheidung von Pyrokohlenstoff auf Monofilen des Kohlenstoffgewebes bis zur vollen Dichtheit gewonnen, oder sie sind Ergebnisse infiltrierter Kohlenstoffgewebe mit thermoplastischen Bindemitteln.

In der Zwischenzeit ist die siliciumverstärkte Kohle soweit entwickelt, daß sie als Zweischalenprothese im klinischen Gebrauch eingesetzt werden konnte. Klinische Erstergebnisse zeigen durchaus gute Beweglichkeit, ließen aber Probleme der Zweischalenplastik insgesamt erkennen. Pathologische Schenkelhalsfrakturen, Resorption des Implantatlagers im Schenkelhalsbereich, Lockerungen der Pfanne wurden beobachtet. Die exakte Adjustierung der Oberflächen der zwei Prothesenkomponenten ist besonders wichtig und in dieser mangelhaften Adjustierung mußte ein Teil von Versagensfällen der Erstserie gesehen werden (Abb. 4 und 5).

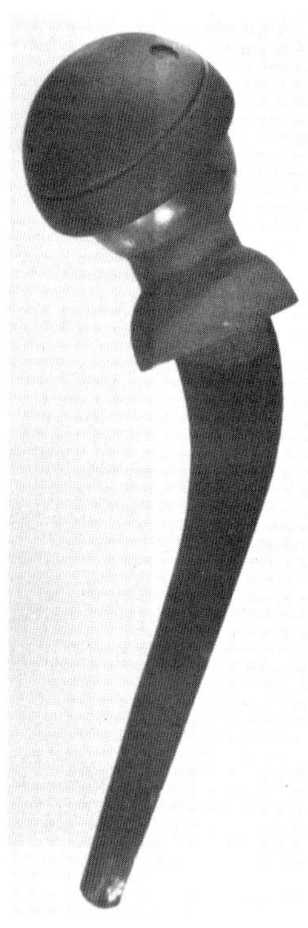

Abb. 6. Prototypen von SiC. Kohle-Totalprothese

Kohlenstoffschaftprothesen stehen zur Zeit in der Testung. In Verbindung mit der Siliciumkopfkomponente als Kohlenstoff-Totalprothese bieten sie bei gleichbleibenden biologischen Grundeigenschaften in Form von Kombinationskonstruktionen alloplastischer Materialien die Anpassung an biomechanische Gegebenheiten (Abb. 6).

Begutachtung zur Hüftendoprothetik in der Traumatologie

J. Probst

Berufsgenossenschaftliche Unfallklinik, Prof.-Küntscher-Straße 8, D-8110 Murnau

Begutachtung ist Vermittlung von Sachkunde an einen Entscheidungsträger. Sie reicht daher über das eigene Fach hinaus, ihr Bezugssystem ist immer das Rechtsverhältnis zwischen zwei Anderen. Schon deswegen darf und kann die Sachverständigentätigkeit nicht als lästiges Anhängsel ärztlichen Tuns verstanden werden. Der hierdurch begründeten unersetzbaren Stellung des allein sachverständigen Arztes entspringt eine besondere Verantwortung,

Hefte zur Unfallheilkunde, Heft 174
Zusammengestellt von A. Pannike

die im Fall der Hüftendoprothetik gegenüber vielen anderen gutachtlichen Fragestellungen eine Spezifität aufweist: die Beteiligung eines funktionswirksamen Fremdkörpers mit Eigenverhalten und induktiver Wirkung auf den Wirtskörper.

Daher beschränkt sich die Begutachtung hier auch nicht auf Fragen der Einschätzung der Schadenshöhe. Und wenn es sich letztendlich nur darum handeln sollte, beträfe auch in diesem Fall die Auseinandersetzung um Verschlimmerung oder Zustandsbesserung häufig doch das Problem der Wechselwirkung aus dem Vorhandensein des funktionstragenden Fremdkörpers.

Diese Begutachtung setzt infolgedessen Primärkenntnis der Pathologie und Therapie der Hüftendoprothetik voraus. Schon ein kurzer Blick in die Literatur genügt, um klarzumachen, daß nicht nur die persönlichen Anschauungen, sondern auch die für gesichert angesehenen Bedingungen und Ergebnisse einem nur aus dieser Materie erklärbarem raschem Wandel unterliegen. Die speziellen Probleme der Hüftendoprothetik ergeben sich wiederkehrend u. a. aus

dem anatomischen Verhältnis von Endoprothese und Körper,
dem mechanischen Zusammenspiel (Konkordanz),
der statisch-dynamischen Belastung der Pfanne und des Beckens einerseits, des Oberschenkels andererseits,
der mechanischen Belastung des Prothesenstiels,
der Verankerung der künstlichen Teile in bezug auf die Gewebereaktionen,
dem Verhalten des näheren und des weiteren Weichteilumfeldes,
den spezifischen Folgen des Zements (Kompatibilität).

Hinzu kommen unter diesen speziellen Bedingungen die allgemeinen Probleme von Wundheilung, Thrombose, Resistenz und Infektion.

Da der Hüftbereich aufgrund der vor- und nachgeburtlichen Entwicklung und unter erblichen Bedingungen individuellen statisch-dynamischen Voraussetzungen unterworfen ist, spielen hier biomechanische Gegebenheiten auch im Verhältnis zur Endoprothetik eine besondere Rolle.

Dies etwa ist das Grundlagenspektrum, das hinter den augenfälligen Erscheinungen steht, die dem Gutachter begegnen und zu denen er Stellung zu nehmen hat.

Die gutachtlichen Fragestellungen konzentrieren sich neben den Schadensbewertungen (MdE, EM, Invaliditätsgrad, Berufsunfähigkeit usw.) auf statische Störungen – Drehfehlstellungen, Achsenfehlstellungen, Beinverkürzung –, Implantatlockerungen mit und ohne Infektion, Implantatbrüche. Hinzu kommen die vielfältigen Erscheinungsformen des Hüftschmerzes, die gewöhnlich mit einer der genannten Störungsformen einhergehen.

Schmerz kann aber auch allein auf musculärer Insuffizienz beruhen. Sie geht zurück auf die Zerstörung der sogenannten kleinen Hüftmuskeln, die Adduktorenkontraktur und die nicht selten übersehene Psoasinsuffizienz.

Der Komplex der statischen Störungen stellt schon bei klinischer Untersuchung unter gehöriger Auswertung der Anamnese keine diagnostischen Schwierigkeiten. Es ergibt sich hier aber auch stets die schwer zu beantwortende Frage, welche korrigierend-rekonstruktiven Schlüsse zu ziehen sind; denn keine statische Störung stellt einen Endzustand dar, sondern neigt zur Veränderung im Sinne der Verschlechterung.

Eine statische Störung unbehandelt bestehen zu lassen, birgt in sich das Risiko einer frühzeitigen umfassenden Hüftinsuffizienz, der möglicherweise weitere Schäden zuwachsen.

Das Problem der – zunächst vermuteten – Lockerung der Endoprothese wird überlagert durch das Schmerzgeschehen, das meistens mit der Lockerung verbunden ist. Der Schmerz kann aber auch lediglich auf musculärer Insuffizienz beruhen und ist daher kein zuverlässiger Indikator der Lockerung.

Wann darf/muß eine Lockerung angenommen werden? Meist wird Saumbildung als sicheres Zeichen der Bestätigung der klinischen Vermutung bewertet. Aber auch eine solche allein ist nicht ausreichend, weil es jahrelang bestehende Säume gibt, ohne daß Lockerung eingetreten ist. Diese Saumbildung muß sich verändern, meist erweitern; nur in der Veränderung kann ein gewichtiger Hinweis auf Lockerung gesehen werden. Beweisend sind Kippung und/oder Wanderung der Pfanne bzw. Kippung des Stieles und Einsinken des Stielkragens in den trochanteren Stumpf. Die Saumbildung und die Ausprägung der daran angrenzenden Knochenschicht können weitere Aufschlüsse geben.

Sofern die Möglichkeit eines Gewebeabriebs besteht, muß auch mit aggressiven, zum Teil tumorähnlichen Gewebsreaktionen gerechnet werden, die zu röntgenologisch darstellbaren Strukturveränderungen des Implantatlagers führen, ohne daß es sich dabei bereits um eine mechanische Lockerung handeln muß.

Die Frage, ob aufgrund einer äußeren Einwirkung, meist eines Sturzes, eine Lockerung eingetreten sei, ist schlüssig nur durch prä- und posttraumatische Verlaufsbeobachtung zu beantworten. Die Art der Einwirkung gestattet allein in der Regel keine kausale Entscheidung.

Der Implantatbruch, vor allem des Prothesenstiels und der subprothetischen Region, wird – einem undifferenzierten Kausalitätsbedürfnis folgend – regelmäßig einem Unfall angelastet. Ebenso regelmäßig muß dieser Zusammenhang verneint werden. Der Stielbruch ist so gut wie immer eine Ermüdungsfraktur, beruhend auf der Rigidität des Implantats im nicht verkeilten Lager, welches den Stiel Mikrobiegebelastungen („Nulldurchgang“) aussetzte. Theoretisch ließe sich der Bruch des Stiels vorausberechnen.

Der Bruch des Oberschenkelschaftes in Höhe des Stielendes oder der Zementgrenze ist ebenfalls das Ergebnis des physiologisch nicht abgesicherten direkten Überganges von einer statischen in eine dynamische Zone.

Welche Erkenntnismittel stehen dem Gutachter zur Verfügung? Das einzelne Röntgenbild ist in den meisten Fällen nicht genügend aussagekräftig, geschweige denn beweisend. In der Röntgendiagnostik der Hüftendoprothetik sind 3 Standardaufnahmen (a.p., Urist, Lauenstein) als Regelerfordernis anzusehen. Bei Verlaufskontrollen ohne spezielle Fragestellung wird man sich indessen mit Rücksicht auf sparsame Strahlenbelastung häufig auf Röntgenaufnahme in nur einer Richtung beschränken dürfen.

In Kausalitätsfragen ist unbedingt auf Vorlage der lückenlosen Röntgenbildserie einschließlich der „Aera ante TEP“ zu dringen. Bei fraglicher Lockerung kann ein wiederholt angefertigtes Szintigramm zusätzliche Aufklärung geben. Die Kontrastmitteldarstellung des Pfannenlagers oder Stiellagers ist meist entbehrlich, grundsätzlich ist sie möglich und im Fall des Verdachts auf schleichenden Infekt im Interesse der Herdsanierung hilfreich. Ein Computertomogramm kann wegen der damit möglichen Darstellung der dritten Ebene sehr wohl wichtige zusätzliche Aufschlüsse vermitteln.

Zu jeder Begutachtung eines Hüftendoprothetik-Falles gehört die Feststellung der Blutkörperchensenkungsgeschwindigkeit. Andere Laborparameter sind dagegen meist entbehrlich, weil bezüglich der Fragestellung unspezifisch.

Die Heranziehung der Krankenunterlagen ist immer zweckmäßig; in Arzthaftpflichtfällen ist sie unverzichtbar und muß auf die gesamte, mitunter lange Vorgeschichte der Entstehung der Hüfterkrankung ausgedehnt werden.

Die wichtigste Grundlage der Begutachtung der mit der Hüftendoprothetik zusammenhängenden Fragen bleibt jedoch die eigene klinisch-operative Erfahrung, da wir es bei der Endoprothetik nicht mit einem abgeschlossenen, sondern mit einem noch immer raschem Wandel unterworfenen Behandlungsverfahren und mit auch weiterhin nicht abschließend geklärten Bedingungen statischer und biomechanischer Art sowie mit Kompatibilitäts- und Konkordanzproblemen zu tun haben.

Literatur

Cotta H, Schulitz K-P (1973) Der totale Hüftgelenkersatz. Thieme, Stuttgart

Krösl W (1977) Die Begutachtung der Hüftendoprothese. Gesellschaft der Gutachterärzte Österreichs, Wien

Schneider R (1982) Die Totalendoprothese der Hüfte. Huber, Bern Stuttgart Wien

IX. Wiederherstellung der Knochenstatik nach Defekten an großen Skelettabschnitten

Wiederherstellung der Knochenstatik nach Defekten am großen Röhrenknochen

H. Ecke und K. Kunze

Unfallchirurgische Universitätsklinik am Zentrum für Chirurgie der Justus-Liebig-Universität, Klinikstraße 29, D-6300 Gießen

Zusammenfassung

Auf der Basis der Erfahrung von 42 Patienten, bei denen die Knochenstatik nach ausgedehnten Knochendefekten vorwiegend an der unteren Extremität wiederhergestellt wurde und nach Vorstellung von vier dokumentierten Fällen aus diesem Kollektiv befaßt sich die vorliegende Arbeit mit den Vorbedingungen und Ergebnissen in der Wiederherstellung größerer Röhrenknochen. Wichtig hierfür sind ein jugendliches Alter, die Bereitschaft des Verletzten unter allen Umständen, auch über längere Behandlungszeiträume hinweg, sich ärztlichen Behandlungen und Maßnahmen zu unterwerfen und lange Krankenhausaufenthalte und mehrfache Eingriffe in Kauf zu nehmen. Der feingewebliche Wiederaufbau des Knochens und die möglichen Ursachen für Refrakturen werden aufgezeigt.

Einleitung und Indikation

Substanzdefekte an großen Röhrenknochen können aus unterschiedlichen Ursachen entstehen. Am häufigsten kommt es zu einem Verlust der Statik an großen Röhrenknochen zweifelsohne im Gefolge posttraumatischen Komplikationen, wenn Einzelfragmente aus der Zirkulation herausgerissen sind und der Infektion anheim fielen. Eine Erhaltung und Wiederherstellung derart schwerverletzter Extremitäten galten schon die Bemühungen vieler Chirurgen seit mehr als 100 Jahren. Im Jahre 1886 publizierte Hahn die Fibula pro Tibia-Operation [2]. Lexer [5] und Matti [6] befaßten sich ebenso wie viele andere mit den Knochentransplantationen mit dem Ziel, knöcherne Defekte wieder aufzubauen.

Voraussetzung für den Knochenersatz

In der Behandlung von Defektpseudarthrosen nach oder bei noch bestehenden Infektionen ist es unabdingbar, sämtliche nekrotischen Gewebeanteile zu entfernen, um zunächst die Infektion zu beherrschen [1, 3]. Das Debridement muß die nekrotischen Weichteile ebenso umfassen wie den avitalen Knochen. Kontinuitätsdefekte mit erheblichem Ausmaß können

Hefte zur Unfallheilkunde, Heft 174
Zusammengestellt von A. Pannike

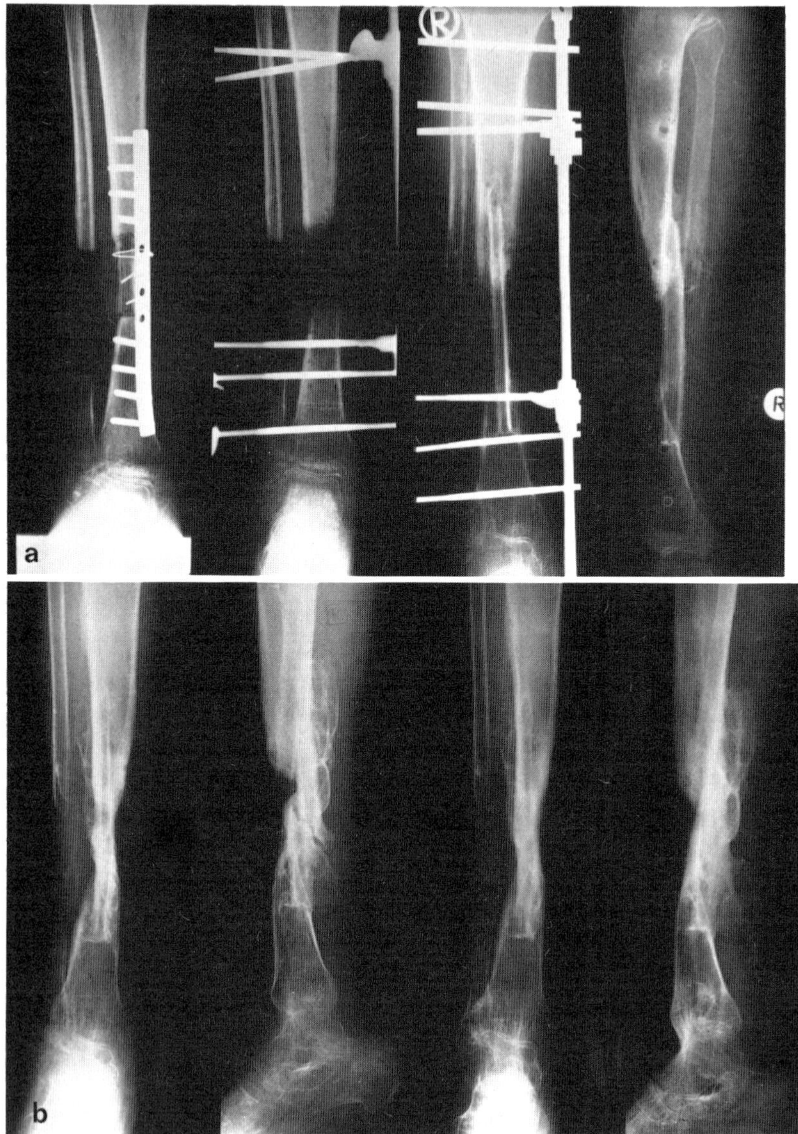

Abb. 1a, b. Ein 17jähriger Patient, bei dem 1976 ein Defekt von 5 cm Länge in der Tibia zunächst durch eine gleichseitige freie Transplantation eines Fibulasegmentes durch eine Plattenosteosynthese versorgt war. Es kam zur Infektion, der Knochenspan und das Osteosynthesematerial mußten entfernt werden. Zunächst Ruhigstellung Fixateur externe. Nach Abheilung des Infektes Einsetzen eines freien Fibulatransplantes der Gegenseite. Ein Jahr später hat sich genügend Knochen gebildet, das Fibulatransplantat ist eingheilt, es kommt jedoch zu einer Fraktur im transplantierten Knochen. Ausheilung dieser Fraktur unter konservativer Behandlung. Abschlußbild nach 3 Jahren

danach zurückbleiben. Die Infektfreiheit ist aber bei den Knochendefekten Voraussetzung für die Wiederherstellung der knöchernen Kontinuität durch mehrere Knochenspanverpflanzungen. Eine weitere Voraussetzung ist die Beseitigung der durch den Infekt bedingten Instabilität. Hier hat sich der Fixateur externe besonders bewährt. Wenn durch plastisch-rekonstruktive Maßnahmen die Weichteile saniert worden sind, können autologe Knochentransplantationen erfolgversprechend durchgeführt werden. In den meisten Fällen sind dabei mehrfache Transplantationen erforderlich, die Behandlung zieht sich über Jahre. Homologe Knochenspäne sind wesentlich stärker infektionsgefährdet als autologe Knochenspäne und dürfen nur in Ausnahmefällen als Füllmaterial verwendet werden. Nach Möglichkeit geben wir der geschlossenen Spongiosatransplantation den Vorzug vor der offenen Transplantation.

In Ausnahmefällen bei solitären Knochenmetastasen kann auch einmal nach Resektion einer solchen Metastase der knöcherne Wiederaufbau erforderlich werden. In dieser Situation kommen derartig lange Behandlungszeiten wie bei den Knochentransplantationen nicht in Betracht, hier kommt es darauf an, daß der Patient in kurzer Zeit eine belastungsstabile und gebrauchsfähige Extremität wieder erhält. In dieser Situation kommen verschiedene Prothesen eventuell auch Sonderanfertigungen zum Einsatz.

Diskussion der Behandlungsergebnisse

Insgesamt sind bei mehr als 40 Patienten derartige knöcherne Defekte durch Transplantationen oder durch Prothesen wieder aufgebaut worden. Unter anderem auch einmal nach einer Teilresektion des Beckens. Trotz röntgenologisch sicher schöner Erfolge bei den knöchernen Rekonstruktionen bleiben in der Funktion bei einem großen Teil der Behandelten Einbußen zurück. Muskelminderungen von 2 bis 3 cm an Ober- und Unterschenkel und Bewegungseinschränkungen in den jeweils benachbarten Gelenken fanden sich verhältnismäßig häufig. Es ist aber auch zu berücksichtigen, daß der Großteil des verpflanzten Knochens spongiösen Ursprungs ist, nicht die gleiche Festigkeit aufweist und auch nicht erhält wie der normale Knochen. Nach all diesen Maßnahmen war festzustellen, daß sich die Röhrenform des Knochens im überschaubaren Zeitraum nicht wieder herstellte. Es entsteht aber in jedem Falle ein massiver Knochenstab. Dieser hat gegenüber dem Knochenrohr aber eine verminderte Elastizität, was wiederum eine höhere Bruchgefährdung bedeutet. 6 ohne vorherige Anzeichen in den Röntgenkontrollbildern unvermutet aufgetretene Frakturen im Transplantatknochen, wohl im Sinne von Ermüdungsbrüchen zu deuten, zeigen die Problematik auch nach Abschluß der Behandlung. 4 von 6 Brüchen im Transplantat konnten inzwischen zur Ausheilung gebracht werden. Der 5. Patient ist jetzt 5 Monate nach der Fraktur im Transplantat noch in Behandlung. Der 6. und letzte Patient dieser Serie mit Frakturen im Transplantatknochen hatte zum Zeitpunkt der Fraktur – 8 Jahre nach der letzten Knochenspanverpflanzung – noch eine kleine Fistel mit zeitweiliger Absonderung. Er wollte die erneute langwierige Behandlung, die sich jetzt andeutete, nicht auf sich nehmen und bat um die Amputation des Unterschenkels. Da nach unseren Erfahrungen die positive Einstellung und Mitarbeit des Patienten bei der außerordentlich langwierigen Gesamtbehandlung eine absolute Voraussetzung für den Erfolg ist, haben wir dieser Bitte entsprochen. Die histologische Aufarbeitung des Amputates zeigte, daß im Bereich der Eburnisierungszone zwar durchaus vitaler Knochen vorhanden ist, es bestanden daneben aber auch zahlreiche leere Osteocytenhöhlen. Im Bereich der Eburnisierungs-

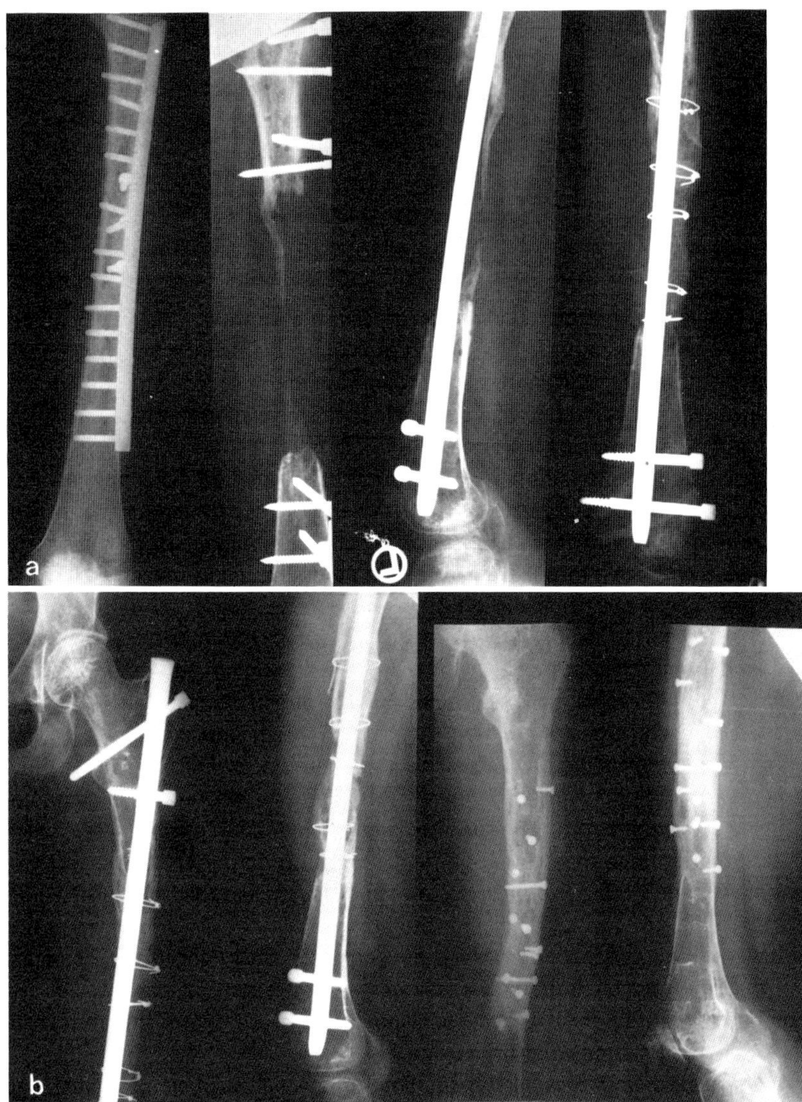

Abb. 2a, b. 14jährige Patientin mit infizierter Oberschenkelosteosynthese, Entfernung sämtlichen entzündeten und nekrotischen Gewebes. Dabei entsteht ein Knochendefekt von 16 cm Länge. Ruhigstellung in einem Fixateur externe. Nach Beherrschen der Infektion Einbringen eines Verriegelungsnagels und schrittweises Aufbauen des Knochens um den liegenden Verriegelungsnagel mit Hilfe von Beckenkammspänen und Rippenspänen. Nach 4 Jahren resultiert ein belastungsstabiler Knochen

zone gab es lamelläre Strukturen, es gelang dem Organismus aber nur in ganz wenigen Ausnahmen der Aufbau normaler Haversscher Systeme. Die Lamellen lagen ungeordnet und unregelmäßig nebeneinander. Eine verstärkte Osteoblastentätigkeit bestand ebenfalls. Diese Ergebnisse zeigen deutlich, daß es zwar möglich ist, die knöcherne Kontinuität durch Knochentransplantationen wieder herzustellen, daß aber auch noch nach Jahren ein ord-

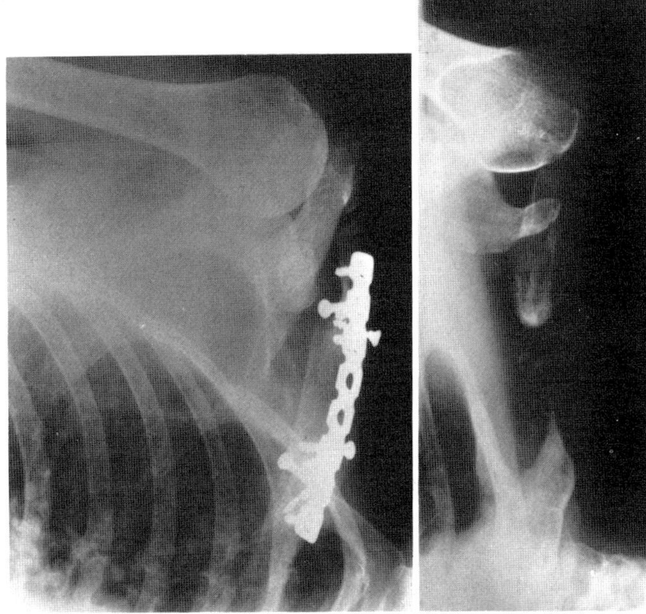

Abb. 3. 24jährige Patientin mit einem 4 cm langen Defekt in der Clavicula nach mehrfachen Osteosyntheseversuchen. Wiederaufbau des Knochens durch eine autologe Spongiosaplastik und Rippenspanplastik unter dem Schutz einer Osteosynthese. Ausheilungsergebnis nach 15 Monaten

nendes Prinzip in diesem transplantierten Knochen besteht. Der Wiederaufbau einer Knochenröhre mit typischem Haversschem System kommt nicht zustande. Hieraus resultiert eine vermehrte Frakturgefährdung. Mit entscheidend hierfür ist die einerseits notwendige Verzögerung der Belastung nach den Eingriffen, wobei die Belastung andererseits für die Strukturierung eines belastungsfähigen Knochens wiederum unerläßlich ist. Der therapeutische Spielraum in dieser Zwickmühle zwischen nötiger und möglicher Belastung ist wesentlich geringer als bei der normalen, ungestörten Frakturheilung.

Folgerung

Wenn man sich also entschließt, einen knöchernen Defekt durch Transplantationen zu ersetzen, müssen neben den lokalen Gegebenheiten Infektfreiheit, radikale Tumorentfernung – auch allgemeine Voraussetzungen vorhanden sein, die wesentlich in der Persönlichkeit des Patienten liegen. Ohne sie kann eine solche langwierige Behandlung nicht zum Erfolg geführt werden. Dazu gehören das Lebensalter, nur bei jugendlichen Patienten sind gliedmaßenerhaltende Operationen wirklich sinnvoll, außerdem gehört die Bereitschaft des Kranken dazu, eine langjährige Behandlung mit zahlreichen Eingriffen und langen Krankenhausaufenthalten auf sich zu nehmen, wobei zu Beginn der Behandlung durchaus Ungewißheit über deren Länge und Erfolg besteht. Zudem sind schließlich die Eingriffe nicht einfach und in der Regel Spezialeinheiten vorbehalten.

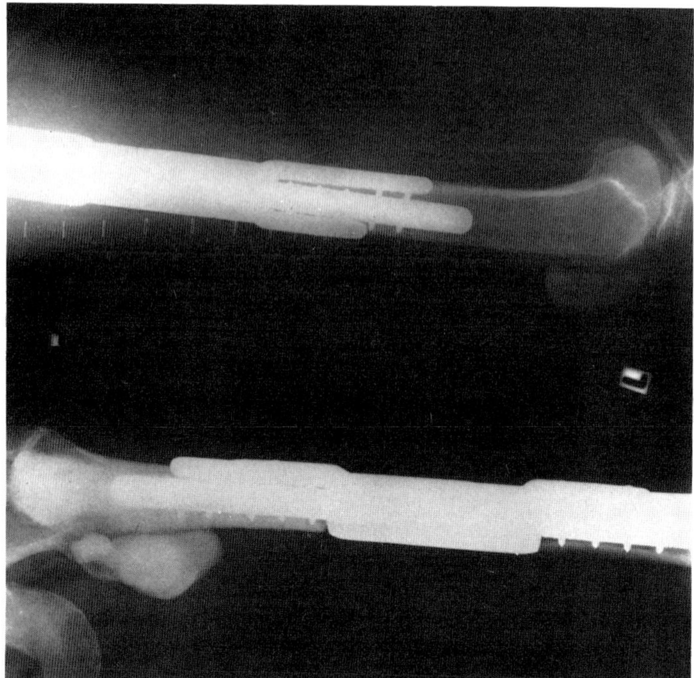

Abb. 4. Eine 62jährige Patientin mit einer pathologischen Femurfraktur wegen eines Plasmocytoms und einer ausgedehnten Osteolyse am linken Femurschaft bei gutem Allgemeinzustand der Patientin. Eine Amputation wird von der Patientin verweigert, die Wert darauf legt, in kurzer Zeit wieder eine belastungsstabile Extremität zu bekommen. Weitere Metastasen sind zum Zeitpunkt der Behandlung nicht nachweisbar. Entfernung des erkrankten Knochens auf eine Länge von 12 cm. Der Defekt wird mit einer Spezialdiaphysenprothese (Sonderanfertigung) ersetzt. Die Frau hat mit dieser Prothese sofort voll belastet und 6 Monate gelebt

Literatur

1. Burri C (1974) Autologe Spongiosaplastik aus: Die Behandlung der sekundär-chronischen Osteomyelitis. In: Plaue R (Hrsg) Bücherei des Orthopäden. Enke, Stuttgart, S 122–145
2. Ecke H, Kyambi J (1975) Eine Möglichkeit der Behandlung von Defekten an langen Röhrenknochen. Unfallchir 1:23–26
3. Hagemann H, Schauwecker HH (1981) Behandlung infizierter langstreckiger Defektpseudarthrosen der Tibia. Unfallheilkunde 84:240–245
4. Hofmann D. Hild P, Kunze K, Fritz KW (1979) Die freie Fibulatransplantation. Unfallchirurgie 5:36–41
5. Lexer E (1924) Die freien Transplantationen. Neue Deutsche Chirurgie, Bd 26b. Enke, Stuttgart
6. Matti H (1931) Über freie Transplantationen von Knochenspongiosa. Arch Klin Chir 168:236ff.

Wiederherstellung der Knochenstatik nach Defekten an großen Skelettabschnitten – im Gelenkbereich

Th. Rüedi

Chirurgische Klinik, Raetisches Kantonsspital, CH-7000 Chur

Im Gegensatz zu den Defekten im Schaftbereich, wo autologe und allogene Transplantate mit oder ohne mikrovasculäre Anastomosen schon bald zur Routine gehören, bieten vor allem die traumatischen Knochendefekte im Gelenkbereich weit größere Probleme.

Autologe Transplantate von größeren Gelenkabschnitten erscheinen wenig sinnvoll und sind nur ganz ausnahmsweise verfügbar und die Erfahrungen mit allogenen Gelenkverpflanzungen sind langfristig betrachtet immer noch nicht allzu ermutigend.

Bei den traumatischen Gelenkdefekten – und ich möchte mich heute nur zu dieser Frage äußern – gilt es daher nach wie vor in erster Linie Achse, Kongruenz und Kontaktflächen so genau als überhaupt möglich zu rekonstruieren, wobei neben den oft erheblichen Weichteilverletzungen auch dem Bandapparat genügend Beachtung geschenkt werden muß.

Die Arbeiten von Salter und Mitchell zeigen eindrücklich, daß Defekte im Knorpelüberzug eines Gelenkes unter bestimmten mechanischen und biologischen Voraussetzungen weitgehend regenerieren können. Beim Versuchstier wurde dabei als Regenerat nicht nur fibröses Knorpelersatzgewebe, sondern auch Neubildung von eigentlichem hyalinen Knorpel nachgewiesen. Als Bedingungen dazu gelten:

1. Exakte Wiederherstellung der Anatomie.
2. Stabile Fixation durch interfragmentäre Kompression
3. Erhaltung der Vascularität
4. Kontinuierliche passive Bewegung *ohne* Belastung.

Auf die Bedeutung der ersten drei Punkte, der anatomisch möglichst genauen Gelenkrekonstruktion und der stabilen Fixation wird ja seit über 20 Jahren Erfahrung mit der Osteosynthese immer wieder hingewiesen und auch die Wichtigkeit der funktionellen Nachbehandlung ist keineswegs neu. Neu ist allerdings die Feststellung, daß dank kontinuierlicher passiver Bewegung sogar hyaliner Knorpel regeneriert werden kann. Zwar ist mir nicht bekannt, daß dies beim Menschen histologisch auch schon gezeigt wurde. Immerhin fällt auf, daß die meisten seriösen Nachuntersuchungen von operativ gut versorgten und funktionell nachbehandelten Gelenkbrüchen in rund 70% der Fälle auch über ein gutes Spätresultat berichten. Wir alle haben Patienten beobachtet, die trotz schwerer Zerstörung der Gelenkfläche auch noch viele Jahre nach der Osteosynthese keine nennenswerte Arthrose entwickelt haben, wie zum Beispiel dieser Skilehrer aus Arosa, der 1962 von Allgöwer operiert worden war und heute nach 22 Jahren immer noch beschwerdefrei ist und eine praktisch seitengleiche Funktion hat. Hat er wohl hyalinen Knorpel regeneriert?

Für die tägliche Praxis stellt sich die Frage, wie können wir am zweckmäßigsten die geforderten Voraussetzungen schaffen, um sofort postoperativ mit der kontinuierlichen passiven Bewegung (CPM) beginnen zu können.

Der spongiöse Knochen im meta- und epiphysären Bereich ist plastisch deformierbar, so daß jede Einstauchung einen Knorpel- bzw. Knochendefekt hinterläßt, der sich spontan

Hefte zur Unfallheilkunde, Heft 174
Zusammengestellt von A. Pannike

oder unter konservativer Behandlung weder rasch auffüllt noch anatomisch reponieren läßt; die Gelenkkongruenz bzw. Statik ist und bleibt gestört. Während die eingestauchte Gelenkfläche bei der Tibiakopffraktur in der Regel operativ angehoben werden kann, muß eine derartige Femurkopfimpression meist schicksalshaft hingenommen werden.

Beim Versuch der Osteosynthese kann es nun allerdings äußerst schwierig sein, nicht nur die notwendige Verankerung metallischer Implantate zu erlangen, sondern vor allem auch eine anatomiegerechte Rekonstruktion der Gelenkflächen sowie Auffüllung der sub- bzw. osteochondralen Defekte und Trümmerzonen zu erreichen. Besondere Bedeutung kommt dem Füllmaterial zu, wobei uns folgende Substanzen zur Verfügung stehen.

1. Die reine *autologe Spongiosa* ist zweifellos biologisch das beste Material. In mechanischer Hinsicht bestehen je nach Entnahmestelle und Alter des Patienten qualitativ große Unterschiede, sodaß mit den meist nur beschränkt verfügbaren Mengen autologer Spongiosa längst nicht immer eine genügend tragfähige Abstützung bzw. Defektauffüllung erzielt werden kann. Autologe Spongiosa eignet sich demnach bei primärer Anwendung nur für kleinere epi- und metaphysäre Defekte wie zum Beispiel bei den Tibiakopf- und Pilon-tibial-Frakturen. Eine Ausnahme stellen die Spongiosa-Preßlinge dar, die selten primär, wohl aber sekundär zur Defektauffüllung einsetzbar sind.
2. Tiefgefrorene, *allogene Spongiosa* – vorwiegend aus resezierten Femurköpfen gewonnen, wird vielerorts „zum Strecken" der autologen Spongiosa verwendet und zwar oft auch ohne Blutgruppen- oder Histokompatibilitätsprüfung. Bei frischen Frakturen habe ich nicht zuletzt wegen der Sequestrierungstendenz bzw. der Infektgefahr etwas Hemmungen allogenes Gewebe zu verwenden.
3. Mit *autologen corticospongiösen* Transplantaten in Form von Keilen/Spänen, kann eine recht gute mechanische Unterstützung einer imprimierten Gelenkfläche erreicht werden. Ihr Um- bzw. Einbau dürfte allerdings wegen der kompakteren Struktur etwas mehr Zeit in Anspruch nehmen, als bei autologer Spongiosa. Als Beispiel eine laterale Tibiakopfimpressions- und Spaltfraktur, die unter Sicht reponiert und provisorisch fixiert wurde. Zur Sicherung des angehobenen Gelenkabschnittes haben wir statt einer Spongiosaplombe einen breiten cortico-spongiösen Keil aus dem Beckenkamm schubladenartig in antero-posteriorer Richtung eingeschlagen und durch reine Verschraubung fixiert. Die Erfahrungen mit dieser Technik sind sehr gut, da vor allem ein sekundäres Absinken der verletzten Gelenkfläche besser verhindert wird als durch die Spongiosaunterfütterung allein. Derselbe Fall nach $3^1/_2$ Jahren mit praktischer restitutio ad integrum.
4. Relativ neu auf dem Markt und sehr vielversprechend angepriesen wird das *synthetische Hydroxy-Apatit*, bzw. das *Calcium-Triphosphat*. Beide können als Granulat aber auch in Form von Keilen, Blöcken, Bolzen oder gar Schrauben eingesetzt werden. Für den Gelenkbereich dürfte sich vor allem bei vielgestaltigen Defekthöhlen die Granulatform eignen, evtl. auch die Keilform, die ähnlich wie der cortico-spongiöse Span einsetzbar sein dürfte. Während punkto Verfügbarkeit, Biokompatibilität und sicherem Einbau keine Probleme bestehen, sind wir vom Um- bzw. Abbau des synthetischen Knochenminerals zur Zeit noch nicht überzeugt. Wir verwenden seit 3 Jahren Hydroxy-Apatit bei Tibiakopfimpressionsfrakturen älterer Leute, vor allem um nicht autologes Gewebe anzapfen zu müssen. Die Erfahrungen an 10 Patienten sind dabei befriedigend, das Beispiel zeigt das Ceros 80 noch nach Jahren unverändert in situ.
5. Bei sehr porotischem Knochen wie beispielsweise dieser zweitgradig offenen Femurcondylenfraktur einer 70jährigen Patientin mit Status nach kompliziertem Hüftgelenks-

ersatz bleibt oft nur der Ausweg einer Verbund-Osteosynthese mit *Knochenzement*. Am distalen Femur eignet sich dazu die neue zweiteilige Condylenschraube (DCS) besonders gut, da in einem ersten Schritt die Schraube achsengerecht in die rekonstruierten, praktisch hohlen Condylenschalen einzementiert werden kann. Als zweiter Schritt wird dann die Platte angebracht, wodurch der rekonstruierte Condylenblock mit dem Schaft stabil verbunden wird. Trotz zusätzlicher Handicaps von seiten des Hüftgelenkes haben wir auch in diesem Fall sofort mit Bewegungstherapie beginnen können, sodaß die Patientin nach wenigen Wochen wieder selbständig gehfähig wurde.

6. Die Möglichkeit des prothetischen Gelenkersatzes erwähne ich nur der Vollständigkeit halber, da die Indikation zum primären Kunstgelenk – mit Ausnahme des Hüftgelenkes – in jedem Fall äußerst zurückhaltend gestellt werden muß. Es sollte in der Regel eine Rekonstruktion zumindest versucht werden, bevor zur Prothese oder aber zur primären Arthrodese gegriffen wird.

Schließlich gibt es seltene Verletzungen, wo sich jeder primäre Rekonstruktionsversuch verbietet, wie z. B. bei dieser Ellbogenzertrümmerung durch Schuß. Bei weitgehend intaktem neurovasculären Status distal der Verletzung, wurde primär lediglich debridiert. Nach Lappenplastik und infektfreier Ausheilung stellt sich nun die Frage eines Sekundäreingriffes.

In Bezug auf Wiederherstellung von Anatomie und Statik sind die Femurcondylenfrakturen besonders problematisch, deshalb noch ein Wort zur Implantatwahl. Als Alternative zur klassischen 95°-Condylenplatte hat Burri vor Jahren die Abstützplatte entwickelt. Sie eignet sich besonders bei schwerer Aufsplitterung des Condylenmassivs wie z. B. bei dieser drittgradig offenen Verletzung. Nach Rekonstruktion mit Zugschrauben erübrigt sich das technisch anspruchsvolle und traumatisierende Einschlagen einer Klinge, wodurch nicht selten der mühsam erarbeitete Gelenkaufbau wieder dislociert wird. Diesem Vorteil der einfachen Applikation steht eine weniger stabile Verbindung zwischen Condylenachse und Femurschaft gegenüber. Trotzdem können auch diese Osteosynthesen sofort bewegt werden. Hier das Resultat nach 1 Jahr.

Als neueste Entwicklung gewährleistst die von der Hüftschraube abgeleitete dynamische Condylenschraube eine sichere Abstützung und ist wegen ihrer zwei Komponenten punkto achsengerechtem Einbringen weit weniger anspruchsvoll als die Winkelplatte. Zudem ist ein sekundäres Auswechseln der Platte z. B. zur Korrektur eines Längen- oder Rekurvationsfehlers relativ leicht möglich. Der Nachteil der DCS liegt in der etwas voluminösen Schraube, die bei Trümmerbrüchen nicht immer Halt findet.

Als Beispiel ein 28jähriger Mann, der in Saudiarabien auf dem Motorrad mit einem Kamel kollidierte. Neben anderen Verletzungen erlitt er diese Acetabulumfraktur sowie den zweitgradig offenen distalen Femurtrümmer- und Defektbruch. 10 Tage nach dem Unfall haben wir in einer Sitzung die Femurfraktur und dann den Beckenbruch versorgt. Zur besseren Übersicht wurde die Tuberositas tibiae osteotomiert. Bei qualitativ gutem Knochen konnte trotz großem osteochondralem Defekt am medialen Condylus die dynamische Condylenschraube verwendet werden. Nach approximativem Beinlängenausgleich resultierte ein supracondylärer Defekt von 7 cm, den wir nicht primär auffüllten. Die Nachbehandlung erfolgte auf einer Kinetec-Schiene und nach 4 Wochen wurde ein freies Fibulatransplantat in die Osteosynthese integriert und zusätzlich autologe Spongiosa angelagert. 8 Monate nach dem Unfall besteht volle Belastbarkeit der Extremität, Beschwerdefreiheit und eine befriedigende Funktion.

Zusammenfassend gilt es, bei Gelenkfrakturen mit Knorpel-/Knochendefekten in erster Linie die Achsen sowie die Kongruenz der Gelenkflächen anatomisch genau wiederherzustellen und stabil zu fixieren. Defekte müssen aufgefüllt werden, wozu verschiedene Möglichkeiten zur Verfügung stehen. Autologes Material ist dabei weiterhin vorzuziehen. Trotz interessanter experimenteller Fortschritte scheinen allogene Transplantate ganzer Gelenkabschnitte bei frischen Frakturen bis heute noch nicht indiziert. Postoperativ muß jede Ruhigstellung vermieden werden, im Gegenteil, es sollte sofort mit kontinuierlicher passiver Bewegung auf einer entsprechenden Schiene begonnen werden. Zusammen mit langer Entlastung fördert dies möglicherweise die Regeneration von qualitativ besserem ja sogar hyalinem Knorpel, ganz abgesehen von den anderen günstigen Auswirkungen auf die Gelenkmechanik.

Literatur

1. Magerl F, Schenk R, Müller W (1984) In: Rettig H (Hrsg) Biomaterialien und Nahtmaterial. Klinische Erfahrungen mit geformten porösen Hydroxylapatitblöcken. Springer, Berlin Heidelberg New York Tokyo, S 53–60
2. Mitchell N, Shepard N (1976) The resurfacing of adult rabbit articular cartilage. J Bone Joint Surg 58-A:230–233
3. Salter RB, Simmonds DF, Malcolm BW, Rumble EJ, MacMichael D, Clements ND (1980) The biological effect of continuous passive motion on the healing of full-thickness defects in articular cartilage. J Bone Joint Surg 62-A:1232–1251
4. Tscherne H, Trentz O (1977) Die frischen Verletzungen der Femurcondylen. Langenbecks Arch Chir 345 (Kongreßbericht 1977)

Wiederherstellung der Statik bei ossären Defekten des Beckens

L. Kinzl

Städtische Kliniken, Mönchebergstraße 42–43, D-3500 Kassel

Die uneingeschränkte Belastbarkeit des Beckens setzt neben unversehrten Bandverbindungen an der Symphyse und den Iliosacralgelenken Intaktheit der Hüftbeine sowie des konstruktiv fest eingefügten Kreuzbeinblockes voraus.

Die Kraft- und Belastungsübertragung der Rumpflast auf die unteren Extremitäten erfolgt dabei ausschließlich über den mittleren knöchernen Ringabschnitt, wohingegen der craniale Darmbeinpfeiler sowie der caudale Ischiopubisrahmen für die statische Funktion des Beckens unbedeutsam bleiben.

Demzufolge müssen ossäre Defekte im Bereich der mittleren tragenden Anteile des Beckenringes Stabilitätsverluste zur Folge haben und den rekonstruktiven Aufbau herausfordern.

Die überwiegende Anzahl der zu behandelnden Patienten mit entsprechenden Defekten dieser Zone weist einen primären oder sekundären Tumorbefall auf, weitaus seltener handelt es sich um traumatische Zerstörung, vornehmlich des Acetabulums.

Hefte zur Unfallheilkunde, Heft 174
Zusammengestellt von A. Pannike

Letztgenannte Destruktionen, die im Grunde ja keine echten ossären Defekte darstellen, lassen sich oft durch exaktes Einpassen der Einzelfragmente rekonstruieren wie die folgenden zwei Fälle demonstrieren.

Trifft die Fraktur ein bereits arthrotisch vorgeschädigtes Gelenk, so ist der primär prothetische Ersatz des Hüftgelenkes anzustreben, wobei vor der Pfannenimplantation ein zentrales Widerlager aufzubauen ist. Dieses gelingt am einfachsten durch das Einpassen des resezierten und entknorpelten Hüftkopfes, welcher mit Schrauben oder Platten am verbliebenen Rahmen des Acetabulums zu fixieren ist.

Desweiteren kann der resezierte Hüftkopf dazu dienen, größere Pfannendach- bzw. Randdefekte aufzufüllen. Dadurch gelingt es, eine sichere craniale Abstützung für eine zu implantierende Hüftpfanne zu garantieren.

Werden Hüftprothesenwechsel infolge von Pfannenlockerungen mit ausgedehnten, zentralen Defekten notwendig, so bevorzugen wir anstatt des Einsatzes von Hüftstützringen das unseres Erachtens biologischere Vorgehen der Defektauffüllung mit autologen und homologen corticospongiösen Spänen.

Die den Defekt überbrückenden Späne können dabei entweder direkt mit Schrauben fixiert werden oder aber sie lassen sich durch Verankerung einer Schraubpfanne nach deren typischer Fixation gegen den Pfannenbodenrest stabil verklemmen.

Tumoröse Destruktionen im Bereich der Beckentragzone sind, da in der Regel größer als die soeben beschriebenen traumatischen oder durch Pfannenlockerungen bedingten Defekte technisch weitaus schwieriger anzugehen und erfordern – je nach Ausdehnung des Prozesses – sogar den Ersatz ganzer Beckenhälften.

Handelt es sich um benigne Prozesse, insbesondere in unmittelbarer Umgebung des Acetabulums, wie im vorliegenden Fall einer aneurysmatischen Knochencyste, so hat die saubere Ausräumung und Auffüllung des Defektes mit autologem spongiösem Material bzw. corticospongiösen Spänen zu erfolgen.

Unter Umständen können auch homologe Transplantate Verwendung finden, da sie im gut vascularisierten Lager dieser Region günstige Umbaubedingungen finden.

Kommt es durch die totale Tumorentfernung zur Ringstabilität, wie in diesem Fall eines ausgedehnten Enchondroms der dorsalseitig gelegenen Anteile einer Beckenschaufel, so erscheint die stabile Osteosynthese in Verbindung durch überbrückende, corticospongiöse Transplantate als Methode der Wahl.

Auch bei semimalignen Tumoren oder Geschwülsten mit einem Low grade of „malignancy“ hat der großzügigen Kontinuitätsresektion die Verbundosteosynthese zu folgen, allerdings sollte dabei zusätzlich corticospongiöses Material angebracht werden, damit der durch Knochenzement aufgefüllte Defekt letztlich durch eine knöcherne Spange überbrückt wird, um somit einer Zerrüttung bzw. Ermüdung des Verbundes entgegenzuwirken.

Die Therapie der primär malignen Tumoren verlangt ein radical chirurgisches Vorgehen, soweit nicht, wie z. B. beim Ewing-Sarcom die Strahlen- und Chemotherapie im Vordergrund stehen.

Intraossär gelegene Tumoren im Frühstadium also ohne Weichteilinfiltration sind, wie dieses Chondrom, mit beginnender sarcomatöser Entartung am Schambeinast entsprechend des bereits dargestellten, durch Kontinuitätsresektion unter Mitnahme der angrenzenden Weichteile zu entfernen.

Die Verbindung des Acetabulums mit dem gegenseitigen Schambeinast erfolgte wiederum unter Zuhilfenahme von corticospongiösen Spänen und einer überbrückenden, anmodellierten DCP.

Das funktionelle Ergebnis nach 1/2 Jahr war zufriedenstellend, die Vollbelastung sowie berufliche Einsatzfähigkeit als Bauer gegeben.

Bei ausgedehntem Knochen- und Weichteilbefall durch primär maligne Prozesse, wie sie zumeist bei jüngeren Menschen auftreten, erscheint uns die Verbundosteosynthese biomechanisch auf längere Zeiträume hin ungünstig. Wir sind deshalb dazu übergegangen, eine komplette Beckenhälfte durch ein Kunststoffbecken (Polyacetalharz) zu ersetzen, ein Vorgehen, was weitgehend die verstümmelnde Hemipelvektomie ersetzen kann.

Die Indikation zum Beckenersatz erscheint uns immer dann gegeben, solange keine Fernmetastasen bekannt sind, ein retroperitonealer Lymphknotenbefall nicht vorliegt bzw. der Nervenplexus oder die großen Beingefäße noch nicht tumorumwachsen sind.

Da das menschliche Becken in Bezug auf Größe und Form sehr variable Gestaltung aufweist, entwickelte die Ulmer Klinik primär ein Verfahren, das die Herstellung einer individuellen Beckenform erlaubt. Aus dem Computer-Tomogramm mit klar definiertem Maßstab und einer Schichtdicke von 1,5 cm konnte unter Verwendung von Styroporplatten die Beckenhälfte formgerecht nachgebildet werden.

Entsprechend diesem Modell wurde dann die individuelle Kunststoffprothese hergestellt, was einen formflüssigen Sitz an der Symphyse und dem Iliosacralgelenk ermöglicht.

Anhand von Experimenten und Berechnungen versuchten wir die Schraubenlager an der Verbindung Kunststoffbecken-Iliosacralgelenk zu definieren und empfehlen für die proximalen Spongiosaschrauben eine Lage von außen oben nach innen unten, wohingegen die distalen Schrauben von distal außen nach proximal innen gelegt werden sollten.

Die Verbindung an der Symphyse ist mit ein oder zwei Unterschenkelplatten, welche entsprechend vorgebogen sind, vorzunehmen.

Zur Absicherung der Prothesenverbindung iliosacral erscheint es uns notwendig, in die im Kunststoffbecken vorgesehenen Lücken corticospongiöse Blöcke einzubringen und diese an die Ala des Sacrums zu schrauben.

Eine knöcherne Ummantelung der Prothesenansatzstelle läßt sich dadurch erfahrungsgemäß langfristig erreichen.

Die Aussparungen im Bereich der Prothesenbeckenschaufel dienen zur Vereinigung der verbliebenen Beckeninnen- und -außenmuskulatur.

Der Eingriff zum inneren Beckenersatz ist technisch anspruchsvoll, insbesondere beim Vorliegen großer Tumoren. Die Zugänge sind identisch mit denjenigen, wie sie zur Frakturversorgung angegeben werden.

Bei den in instabiler Seitenlage positionierten Patienten erfolgt die Incision vom Ileosacralgelenk über den Beckenkamm bis hin zur Symphyse.

Unter Abschieben oder Mitnahme der Beckeninnen- wie -außenmuskulatur sowie unter Schonung des Plexus ischiadicus, der Glutaealgefäße und Nerven sowie vorne der großen Beingefäße und des Nervus femoralis läßt sich dann die ganze Beckenhälfte entfernen.

Beim Vordringen des Tumors ventralseits des Acetabulums empfiehlt es sich, den Schnitt von der Darmbeinkante aus statt über die Symphyse auf den Oberschenkel hin zu führen, da der totalendoprothetische Ersatz auf diesem Wege ohne größere Schwierigkeiten durchzuführen ist.

Liegt ein klar umschriebener Tumor im Bereich des Hüftgelenkes vor, kann auch der Zugang nach Marcy, Fletcher und Mueller gewählt werden.

Die Incision beginnt an der Darmbeinkante und zieht schräg nach unten über den Trochanter major hinaus.

Der laterale Rand des Glutaeus maximus bietet das Leitgebilde zum Vordringen in die Tiefe, wobei der große und der mittlere Glutaealmuskel stumpf getrennt und ihre Insertionen an der Darmbeinkante abgelöst werden. Darunter liegen dann die Außenrotatoren frei, proximal der Sehne des M. piriformis kann das obere Glutaealgefäßnervenbündel präpariert und angeschlungen werden.

Durch weiteres Abschieben der Gesäßmuskulatur und Zurückklappen der Außenrotatoren kann nun die gesamte hintere Beckenhälfte von der Darmbeinkante bis zum Sitzbeinhöcker übersichtlich dargestellt werden.

Die Osteotomie des Trochanters und das Proximalverschieben desselben mit der Glutaealmuskulatur bringt die Übersicht nach vorne.

Über den dem Beckenrand parallel verlaufenden Zugang wurde in diesem Fall eines Chondrosarkomrezidivs die innere Hemipelvektomie durchgeführt.

Nach Abmeißelung der Muskelansätze an der Crista des Darmbeines erfolgte die Tumorexstirpation mitsamt der zuvor durchgeführten Verbundmontage inklusiv der implantierten Pfanne.

Nach Beckenprothesenfixation in zuvor besprochener Weise. Die volle Gehfähigkeit und Belastbarkeit der betroffenen unteren Extremität wurde, wie bei den meisten unserer 23 bisher operierten Fälle, wiedererlangt, wie dieses Bild 1/2 Jahr nach dem operativen Eingriff demonstriert.

Bei dem jungen Patienten, ebenfalls mit Chondrosarkom, sahen wir wiederum die Indikation zum Beckenersatz. In der Folgezeit ereigneten sich Schraubenbrüche iliosacral. Dennoch blieb die Stabilität des Beckens gewährleistet, da es zur massiven knöchernen Ummantelung der Beckenprothese kam.

Entschließt man sich unter einer Operation zu einer nur subtotalen Beckenresektion, kann das individuell angefertigte Polyacetalharzbecken entsprechend dem Tumorresektat mit der Vibrationssäge zurechtgeschnitten und entsprechend eingepaßt werden.

Die weitere Entwicklung der kostenintensiven Individualbeckenprothese bestand in einer Modellstandardisierung, was nunmehr zu einem Implantat mit verformbarem, metallischen Mittelteil und zwei anschlußfähigen, Polyacetalharzblöcken führte. Der Sitzbeinast wurde dabei völlig abstrahiert und der Sitzbeinhöcker verkleinert ausgeführt, was eine leichtere Implantation der gesamten Prothese ermöglicht.

Aufgrund der Erfahrung von 23 Patienten, bei denen ein totaler oder partieller Beckenersatz mit Kunststoffprothesen durchgeführt wurde, können wir feststellen, daß bei fast allen bereits innerhalb der ersten beiden Wochen nach dem Eingriff ein Aufstehen aus dem Bett möglich war, Vollbelastbarkeit erreichten 18 Patienten innerhalb der ersten beiden postoperativen Monate.

Zusammenfassung

1. Jede knöcherne Defektbildung im mittleren tragenden Beckenringsystem führt zu Belastungsunfähigkeit und erfordert den rekonstruktiven Wiederaufbau.
2. Lassen sich traumatisch bedingte Defekte in der Regel durch Aneinanderfügen der einzelnen Fragmente oder aber durch Transplantation von corticospongiösem Material wieder aufbauen, erfordert die tumorös bedingte Destruktion entweder die Kontinuitätsresektion mit nachfolgendem Verbundaufbau oder aber je nach Ausdehnung des Prozesses die innere Hemipelvektomie mit anschließendem Beckenersatz.

3. Letztgenanntes Vorgehen ist u. E. einer verstümmelten Hemipelvektomie oder einer Bestrahlung vorzuziehen, da fraglos dieser Eingriff in Verbindung mit einer adjuvanten Therapie ein gleichwertiges Verfahren Quo ad vitam darstellt bei gleichzeitig ungleich günstigerem funktionellen Ergebnis.

Wiederherstellung der Knochenstatik nach Defekten an der Wirbelsäule

J. Böhler

Severingasse 1/4, A-1090 Wien

Defekte an der Wirbelsäule können durch Frakturen, durch Infektionen und auch durch Tumoren entstehen. Als Unfallchirurg befasse ich mich in erster Linie mit den ersten beiden Ursachen. Die posttraumatischen Defekte entstehen durch Spongiosakompression. Zur Wiederherstellung der Stabilität ist eine Defektauffüllung und gleichzeitig auch eine Osteosynthese erforderlich. Dies ist an der Wirbelsäule gleichbedeutend mit einer Fusion; also mit einer Arthrodese, die aber möglichst kurzstreckig sein soll. Die langstreckigen Methoden der Versteifung mit Harrington- oder Luque-Stäben sind daher wenig geeignet und sollten der Skoliose-Behandlung vorgehalten bleiben. Die Defektauffüllung erfolgt mit Knochen; Defekte durch bösartige Tumore und Metastasen können auch mit Kunststoff aufgefüllt werden. Nachdem die Defekte hauptsächlich die Wirbelkörper betreffen, muß die Defektauffüllung auch dort erfolgen; d. h. in der Regel vom vorderen Zugang. In den unteren Abschnitten der Wirbelsäule ist eine Auffüllung des Wirbelkörpers aber auch von hinten durch die Pedunculi möglich.

Halswirbelsäule

Bei den keilförmigen Kompressionsfrakturen läßt sich durch Zug und Hyperlordosierung zwar der normale Schwung der Halswirbelsäule wiederherstellen; der komprimierte Wirbelkörper richtet sich aber in der Regel nicht wieder auf, sondern es kommt zu einer Erweiterung der darüberliegenden Bandscheibe. Nach der Entfernung der äußeren Ruhigstellung kommt es dann wieder zum ursprünglichen kyphotischen Knick. Es wird daher primär oder sekundär die Bandscheibe ausgeräumt, ein keilförmiger Knochenspan eingesetzt und der betroffene Wirbelsäulenabschnitt mit einer H-Platte stabilisiert.

Trümmerbrüche der Halswirbel mit Protrusion der Hinterwand in das Wirbelrohr gehen gewöhnlich mit einer totalen oder einer subtotalen Tetraplegie einher. Zur Entlastung der Medulla wird der betroffene Wirbelkörper von vorne ausgeräumt; ein Knochenblock wird eingesetzt, und die Stabilisierung mit der Platte erfolgt über zwei Segmente.

Semimaligne Tumoren können mit Spongiosa oder mit Knochenzement aufgefüllt werden. Ein Chordom des 2. Halswirbels wurde erst nach dem Auftreten einer Spontanfraktur als solches erkannt. Zuerst wurde eine hintere atlantoaxiale Fusion mit Knochen-

Hefte zur Unfallheilkunde, Heft 174
Zusammengestellt von A. Pannike

block und Drahtschlinge durchgeführt; anschließend wurde von vorne der Tumor ausgeräumt, der Defekt mit autoplastischer Spongiosa aufgefüllt und dann der Patient einer Bestrahlung zugeführt. Außerdem erfolgte zusätzlich eine äußere Ruhigstellung mit Halo-Weste. Zwei Jahre später ist es nicht zu einem Tumorrezidiv gekommen.

Ein Riesenzelltumor des 6. Halswirbelkörpers mit fast vollständigem Kollaps wurde ausgeräumt und mit einem corticospongiösen Span aufgefüllt. Elf Monate später kam es zum Rezidiv: Neuerliche Ausräumung, Auffüllung mit Knochenzement und anschließend Bestrahlung. Vierzehn Jahre später ist es weder zur Lockerung noch zum Rezidiv gekommen; es besteht volle Arbeitsfähigkeit als Bäuerin.

Bei malignen Tumoren – in der Regel handelt es sich um Metastasen – wird nach der Ausräumung des Tumors der Defekt mit Zement gefüllt, und zusätzlich kann auch noch eine Plattenosteosynthese durchgeführt werden.

Brust- und Lendenwirbelsäule

Die posttraumatischen Defekte entstehen durch die Reposition eines Wirbelbruchs, wenn die zusammengepreßte Spongiosa sich nicht mehr aufrichtet, oder operativ als Folge der anterolateralen Dekompression bei Medulla-Beteiligung.

An der oberen und mittleren Brustwirbelsäule ist eine konservative Reposition kaum möglich. Bei stärkerer Kyphose und bei Jugendlichen soll operativ transthorakal aufgerichtet werden. Der entstandene Defekt wird mit Stücken aus der resezierten Rippe aufgefüllt, wobei zusätzlich eine hintere Stabilisierung entweder mit Platten oder mit Weiss-Federn erfolgen kann.

Nach der anterolateralen Dekompression der Medulla, bei der die Hinterwand des Wirbelkörpers entfernt wird, wird der entstandene Defekt ebenfalls mit einem Knochenblock aufgefüllt und zusätzlich eine Plattenosteosynthese vorne am Wirbelkörper gemacht, die aber nicht so stabil ist wie die Osteosynthesen mit zwei hinteren Platten.

Eine Alternative ist die Spongiosaauffüllung des Wirbelkörpers durch den Pedunculus nach Daniaux. Der Zugang erfolgt von hinten: Mit Harrington-Haken und zwei Distraktoren wird die Fraktur reponiert. Der entstandene Defekt im Wirbelkörper wird transpedunculär aufgefüllt, und anschließend wird eine hintere, beiderseitige Plattenosteosynthese mit Verschraubung durch die Pedunculi über zwei Segmente durchgeführt.

Als Alternative kann zur Fixation statt der Platten auch der Magerlsche Fixateur externe verwendet werden, mit dem eine noch bessere Repositionsmöglichkeit gegeben ist. Als neueste Möglichkeit steht auch der von Dick empfohlene Fixateur interne zur Verfügung, der die Vorteile des Fixateur externe bietet, jedoch nicht die Nachteile der außerhalb des Körpers liegenden Metallteile hat.

Der Fixateur externe eignet sich ausgezeichnet zur Behandlung von Wirbelkörper-Infektionen: Bei einer metastatischen Infektion einer Fraktur von L2 mit großem retroperitonealem Abszeß wurde die Wirbelsäule mit dem Fixateur externe aufgerichtet und in der gleichen Sitzung der große Abszeß ausgeräumt und Septopal-Ketten eingelegt. Nach primärer Wundheilung wurden vierzehn Tage später die Ketten entfernt und Spongiosa eingebracht. Nach weiteren zwei Wochen wurde mit dem Fixateur komprimiert. Es ist zu einer soliden Verblockung, allerdings mit etwas Stellungsverlust, gekommen.

Auch tuberkulöse Defekte werden von vorne ausgeräumt und mit Knochen aufgefüllt. Eine Tuberkulose der Bandscheibe L1/2 mit Absceß, myelographischer Verdrängung und spastischer Paraparese wurde ausgeräumt und aufgefüllt: Die Wirbelsäule ist wieder gerade; die Lähmung ist zurückgegangen.

Ein großer tuberkulöser Herd über drei Wirbelkörper mit verkalktem Absceß wurde ebenfalls ausgeräumt und der Defekt nach Aufrichtung mit einem zirkulären Stück Schienbein aus der Knochenbank aufgefüllt. Dreieinhalb Jahre später: Kein Infektionsrezidiv, der Schienbeinspan ist schon weitgehend umgebaut.

Defekte an der Wirbelsäule sollen also mit Knochen aufgefüllt und mit möglichst kurzstreckiger Osteosynthese stabilisiert werden. Alloplastisches Material soll nur bei Malignomen verwendet werden.

Die Wiederherstellung der Knochenstatik nach Defekten an der Wirbelsäule

D. Wolter

Abteilung für Unfall-, Wiederherstellungs- und Handchirurgie, Allgem. Krankenhaus St. Georg, Lohmühlenstraße 5, D-2000 Hamburg 1

Traumen und osteolytische Metastasen stellen die Hauptursache für Defekte an der Wirbelsäule dar. Traumatische Defekte lassen sich dabei in primäre und sekundäre Defekte unterscheiden. *Primäre Defekte* beobachten wir nach frischen Kompressionsfrakturen, *sekundäre Defekte* im Rahmen von Spätversorgungen bei rekonstruktiven Eingriffen.

Bei den sekundären Defekten nach Traumen lassen sich Defekte mit einem Substanzdefizit von Defekten mit einem scheinbaren Substanzüberschuß unterscheiden. Hierunter verstehen wir Segmentluxationen, die zu einer Verkürzung der Wirbelsäule geführt haben, so daß nicht selten die Wirbelkörper nebeneinander zu liegen kommen.

Auffüllung und Stabilisierung traumatisch bedingter Defekte

Zur Auffüllung der traumatisch bedingten Defekte benutzen wir *ausschließlich autologes Knochenmaterial.* Der Einsatz homologer Knochentransplantate oder von Fremdmaterialien ist nach unserer Auffassung nicht der beste Weg der Defektauffüllung. Dabei gehen wir davon aus, daß

1. das autologe Knochenmaterial nach allgemeiner Auffassung das beste Transplantatmaterial darstellt,
2. homologe oder Fremdmaterialien einem erhöhten Infektrisiko ausgesetzt sind,
3. gerade im Bereich der Wirbelsäule jedes zusätzliche Risiko von seiten des Implantatmaterials vermieden werden sollte, da sekundäre Eingriffe sich hier als besonders schwierig erweisen.

Wir benutzen zur Auffüllung traumatisch bedingter Defekte folgende drei Transplantatformen:

Hefte zur Unfallheilkunde, Heft 174
Zusammengestellt von A. Pannike

1. Autologer cortico-spongiöser Block bei kleinem Defekt [1].
2. Autologer cortico-spongiöser Sandwich-Block bei großem Defekt [6].
3. Autologe Spongiosa zur transpedunculären Defektauffüllung oder bei Infekten [2].

Das Problem der Auffüllung großer Defekte läßt sich nach den 1982 zum ersten Mal vorgestellten Erfahrungen durch sogen. Sandwich-Blocks lösen. Hierbei erfolgt die Entnahme eines großen cortico-spongiösen Knochenstückes aus der Beckenschaufel. Bei Eingriffen im Lendenwirbelsäulenbereich ist dies vom gleichen Zugang aus möglich. Das Knochenstück wird in zwei oder drei Teile zersägt, die paßgerecht aufeinander gelegt werden. Die Knochenteile werden durch zwei Kleinfragment-Spongiosaschrauben zu einem festen Block vereinigt, mit dem auch große Defekte nach Vertebrektomien mit Entfernung von Zwischenwirbelscheiben im lumbalen Bereich aufgefüllt werden können [6].

Eine besondere Situation findet sich bei den scheinbaren Substanzüberschüssen nach Segmentluxationen. Eine Reposition läßt sich hier aufgrund der vergangenen Zeit nicht mehr erzielen. Die Wiederherstellung der Knochenstatik gelingt nur durch Resektion eines Wirbelsegmentes über einen ventralen und dorsalen Zugang gleichzeitig. Die dadurch erzielte Mobilität der Wirbelsäule ermöglicht dann die Reposition. Die Stabilisierung wird von ventral oder dorsal durchgeführt [4]. In besonderen Fällen ist auch eine gleichzeitige ventrale und dorsale Stabilisierung empfehlenswert.

Auffüllung und Stabilisierung metastatisch bedingter Defekte

Der metastatisch bedingte Defekt an der Wirbelsäule führt über die zunehmende Instabilität zu einem spinalen Schmerzsyndrom. Danach kommt es in der Regel – bedingt durch eine pathologische Fraktur oder durch Tumorkompression – zu einer neurologischen Ausfallssymptomatik. Bei der Auffüllung metastatisch bedingter Defekte muß der Stabilisierung der Wirbelsäule besonders Rechnung getragen werden. Nach unseren Erfahrungen stellt die Auffüllung des Defektes durch autologes Knochenmaterial eine Ausnahme dar und dürfte nur bei Einzelmetastasen und strahlensensiblen Tumoren Einsatz finden.

In der Regel wird die Defektauffüllung mit Knochenzementen, die evtl. kohlenstofffaserverstärkt sind, erfolgen. Eine Tumorreduktion und Stabilisierung allein kann bei strahlensensiblen Tumoren und Instabilität im Bereich des Os sacrum notwendig sein. Bei der Defektauffüllung mit Knochenzementen und Plattenstabilisierung oder Stabilisierung durch eine Wirbelkörperprothese sollte nach unseren Erfahrungen die Montage durch das zusätzliche Einbringen von autologer Spongiosa abgesichert werden. Die autologe Spongiosa wird dabei so eingebracht, daß sie die Ausbildung einer Knochenbrücke zu den benachbarten Knochensegmenten möglich erscheinen läßt. Hierdurch wird dem Ermüdungsbruch der eingebrachten Implantatmaterialien oder einer sekundären Lockerung entgegengewirkt [5].

Herr Böhler hat im vorangegangenen Referat eindrücklich die möglichen Wege der Wiederherstellung der Knochenstatik aufgezeigt. Ich möchte daher im folgenden nur anhand von einigen ausgewählten klinischen Beispielen das anfangs aufgezeigte Konzept erläutern:

1. Auffüllung eines sekundären Defektes mit einem cortico-spongiösen Sandwich-Block

18jähriger Mann mit Luxationsfraktur des 4. BWK und zunehmender keilförmiger Deformität, Luxation und Instabilität. Komplettes Transversalsyndrom. Eine Rehabilitation ist durch die Instabilität und starke Schmerzsymptomatik nicht möglich. Daher erfolgt die Indikation zur hohen re. Thoracotomie und partiellen Vertebrektomie (Abb. 1 oben).

Die Auffüllung des Defektes erfolgte mit einem cortico-spongiösen Sandwich-Block sowie Stabilisierung durch eine ventro-lateral angelegte Metallplatte.

Ungestörter Heilungsverlauf. Anschließend erfolgreiche Rehabilitation aufgrund der stabilen Verhältnisse (Abb. 1 unten).

2. Die transpedunculäre Auffüllung primärer ventraler Defekte nach Kompressionsfrakturen

56jähriger Mann mit Luxationsfraktur des 2. LWK und Einbruch der Hinterwand in den Spinalkanal, Conus cauda-Läsion (Abb. 2 oben).

Um die Knochenstatik wieder herzustellen, ist als erster Schritt eine Distraktion und Reposition notwendig. Wir benutzen dabei das Harrington-Instrumentarium, mit dem sich auf einfache Weise eine Distraktion durchführen läßt. Die Distraktion führt zu einem Anspannen der Längsbänder und schafft weiterhin den notwendigen Raum, damit luxierte Fragmente sich wieder einpassen können. Nach der Reposition wird dann auf der Gegenseite des Harrington-Stabes eine Schlitzlochplatte – Modell St. Georg – nach der Operationsmethode von Roy-Camille nach entsprechendem Anbiegen eingebracht [3]. In diesem Fall wurde eine langstreckige Montage vorgenommen, da aufgrund des computer-tomographischen Befundes keine ausreichende Stabilität für eine kurzstreckige Montage vorzuliegen schien. Nach Entfernung des Harrington-Stabes Auffüllung des ventralen Defektes durch das Einbringen von Spongiosa über die Bogenwurzel in den Wirbelkörper. Hierzu benutzen wir einen Trichter, durch den wir mit einem Zylinder die einzelnen Spongiosateilchen in den Wirbelkörper einpressen. Der Zylinder kann dabei auf verschiedenen Höhen durch eine Feststellschraube arretiert werden, um ein ungewolltes Vorrutschen in den Wirbelkörper zu vermeiden (Abb. 2 Mitte).

Nach Auffüllung des Defektes erfolgt das Einsetzen der zweiten Platte spiegelbildlich zur Gegenseite (Abb. 2 unten).

Die Auffüllung des ventralen Defektes durch eine transpedunculäre Spongiosaplastik stellt eine hervorragende Methode zur ventralen Defektauffüllung dar. Man muß jedoch darauf achten, daß es dabei nicht zu einer Verschlechterung des Repositionsergebnisses kommt. Ein zu starkes Einpressen der Spongiosa kann zu einem Repositionsverlust der Hinterwand führen, da diese sich wieder in Richtung Spinalkanal bewegt.

3. Der sekundäre Defekt mit scheinbarem Substanzüberschuß bei Segmentluxationen

Die schwerste Verletzung der Wirbelsäule besteht in einer kompletten Luxation der Segmente. Oft ist eine primäre Versorgung aufgrund schwerer Begleitverletzungen nicht möglich.

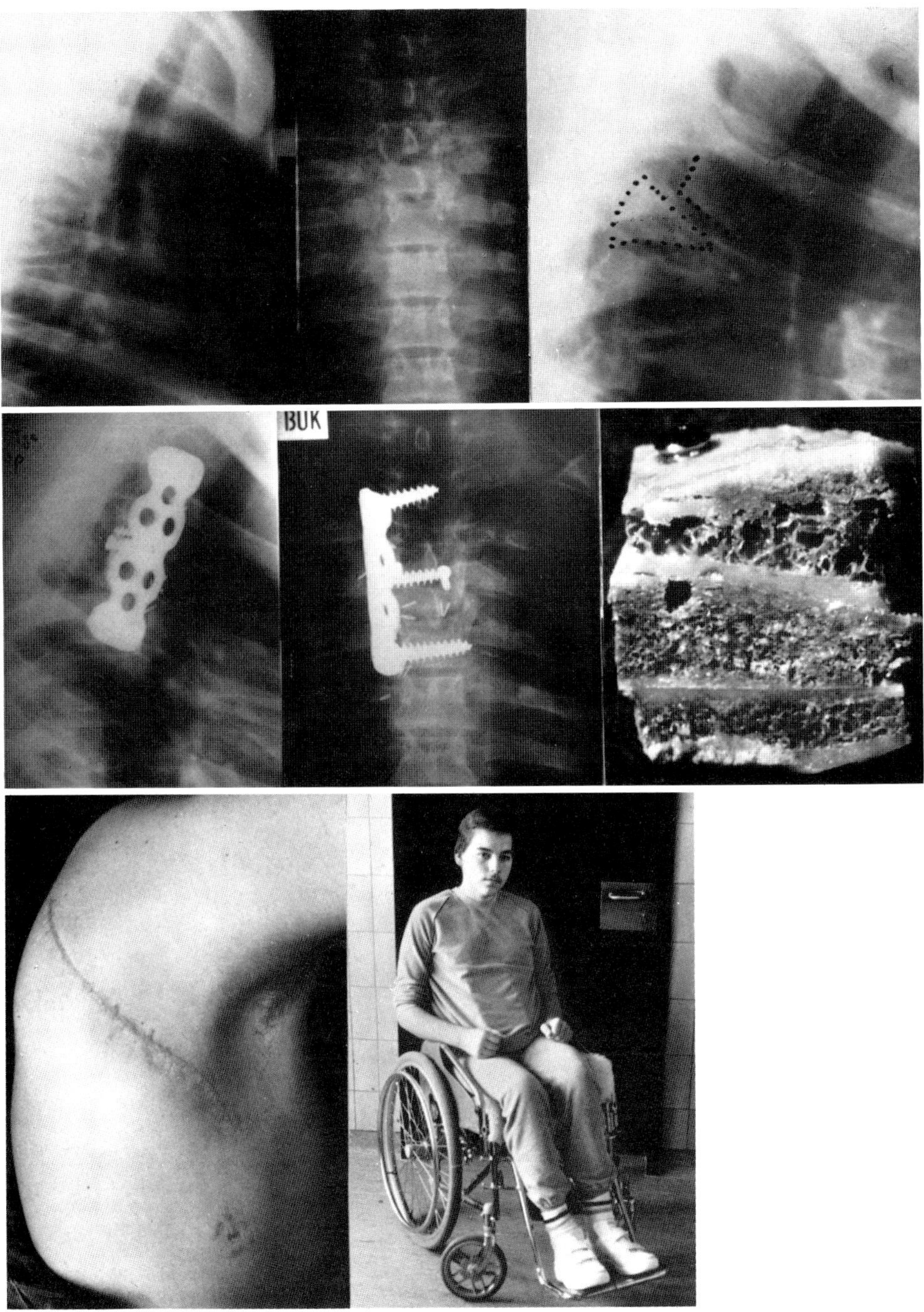

Abb. 1

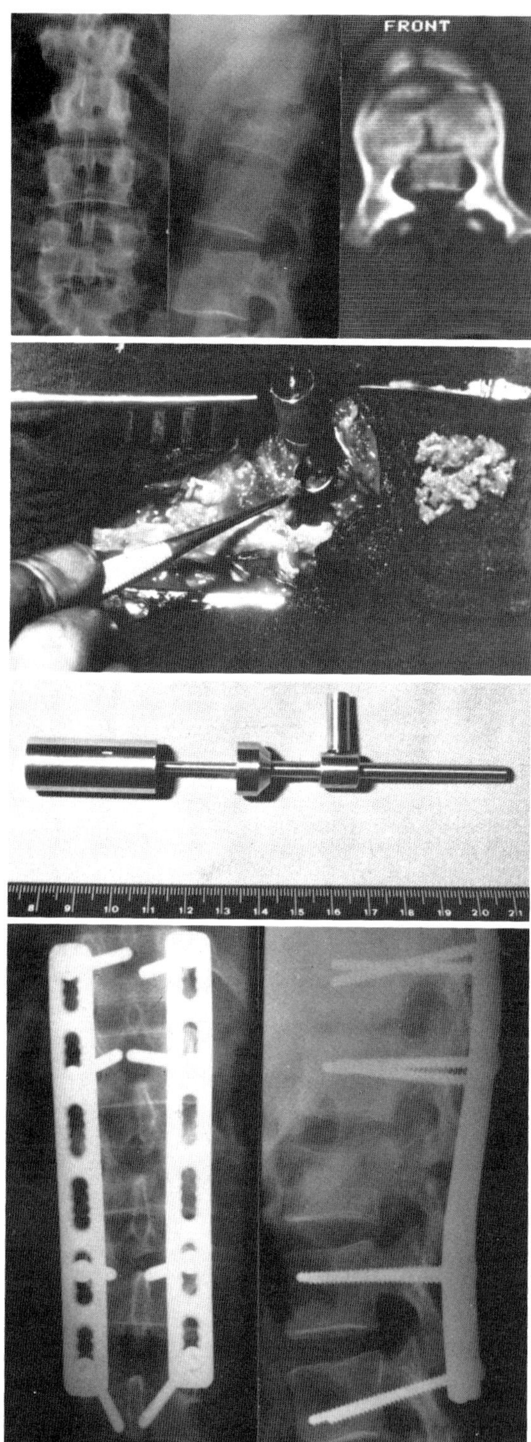

Abb. 2

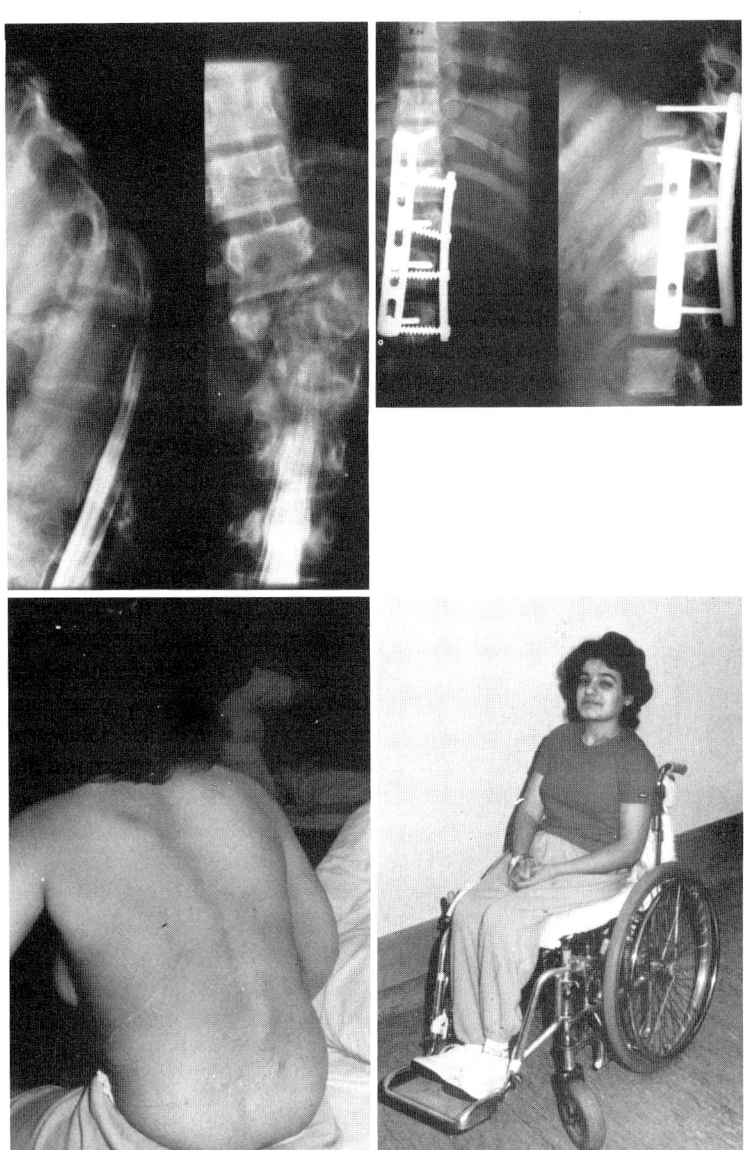

Abb. 3

Schmerzhafte Instabilitäten und Deformation als Hindernis für eine Rehabilitation stellen dann die Indikation zur operativen Versorgung dar.

Hierzu möchte ich zwei Beispiele anführen:

1. Fallbeispiel: 12jähriges Mädchen mit Segmentluxation Th12/L1, komplettes Transversalsyndrom, Unfall vor 6 Monaten in der Türkei (Abb. 3 oben).

Über eine linksseitige tiefe Thoracotomie und Resektion der 12. Rippe sowie gleichzeitigen dorsalen Zugang erfolgt die Resektion des 1. LWK. Danach ist die Wirbelsäule

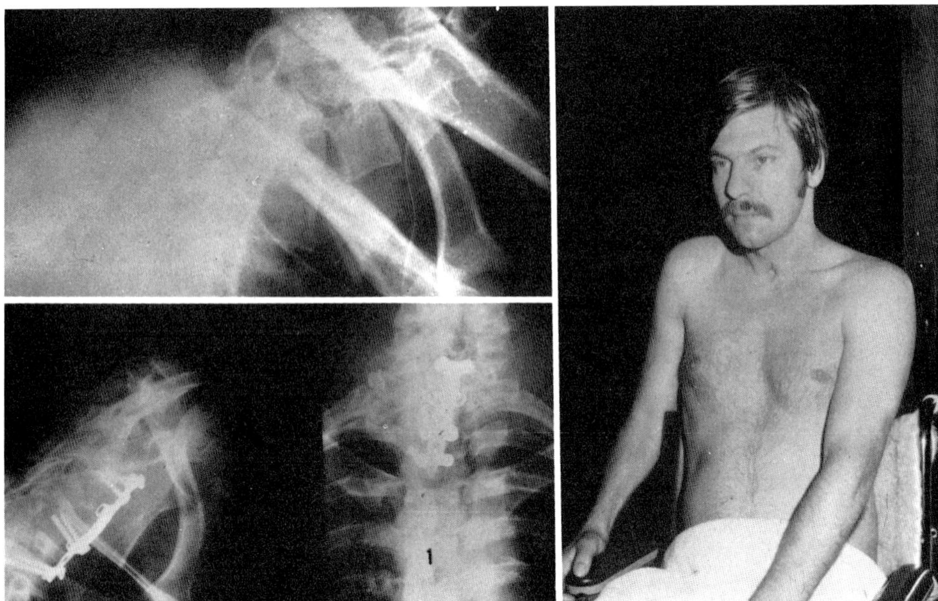

Abb. 4

so mobil, daß eine Reposition möglich wird. Ventro-laterale Spondylodese durch Oberschenkelplatte und gegenseitige dorsale transpedunculäre Spondylodese mit Schlitzlochplatte nach der Methode von Roy-Camille. Die Knochensubstanz des entnommenen Wirbelkörpers wird zusätzlich dorsal an die Dornfortsätze und Bögen angelagert. Störungsfreier Heilungsverlauf. Erfolgreiche anschließende Rehabilitation des jungen Mädchens (Abb. 3 unten).

2. Fallbeispiel: 30jähriger Mann, Segmentluxation C7/Th1 mit komplettem Transversalsyndrom. Zustand nach Langzeitbeatmung mit Tracheotomie (Abb. 4 oben).

8 Wochen nach dem Unfall ventrale und dorsale Revision. Resektion der caudalen Hälfte des 7. HWK sowie der Gelenkfortsätze. Danach ausreichende Mobilität und Möglichkeit der Reposition. Nach Reposition findet sich ein ventraler Defekt, der durch einen cortico-spongiösen Block aufgefüllt wird. Ventrale Spondylodese durch zwei übereinandergelegte H-Platten. Keine Beeinträchtigung der Vertebralarterien, ungestörte erfolgreiche Rehabilitation (Abb. 4).

4. Wiederherstellung der Knochenstatik bei metastatisch bedingten Defekten

Defekt und Instabilität C1/C2

Bei fortgeschrittenen Osteolysen und Instabilität in den oberen Cervicalsegmenten benutzen wir als palliative Maßnahmen zur Wiederherstellung der Knochenstatik eine sogen. Occiput-Abstützplatte, welche eine ausreichende Befestigung des Kopfes an die mittleren und unteren Halswirbelsäulenabschnitte ermöglicht.

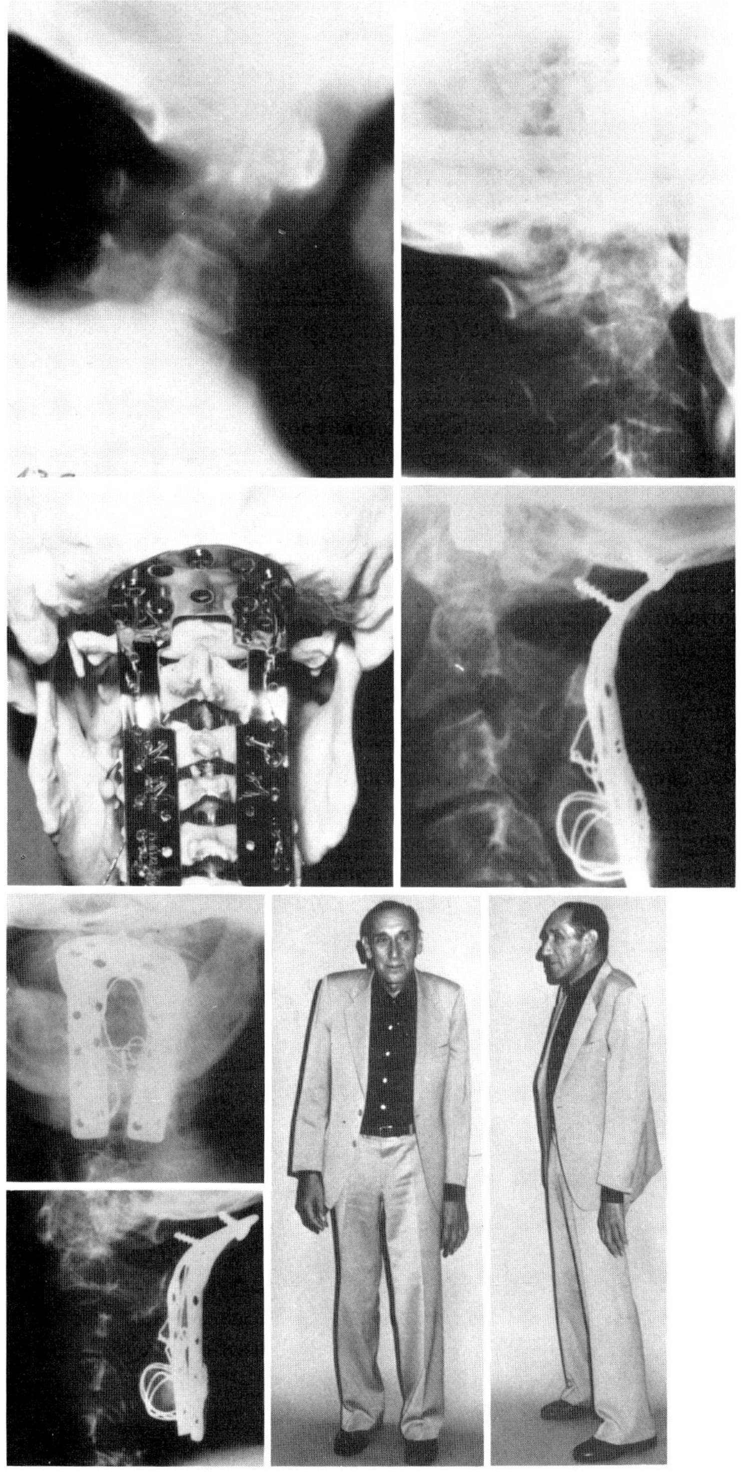

Abb. 5

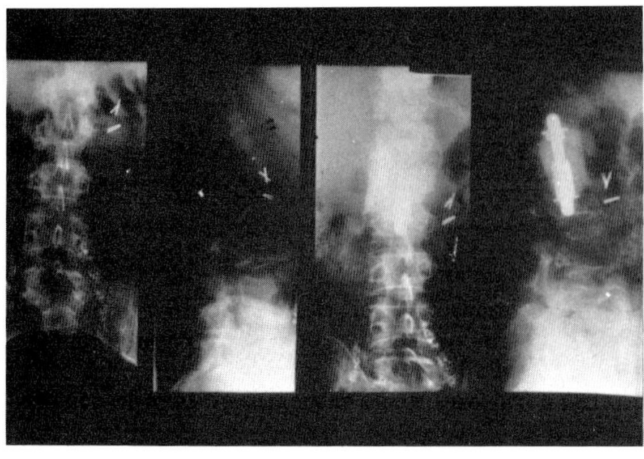

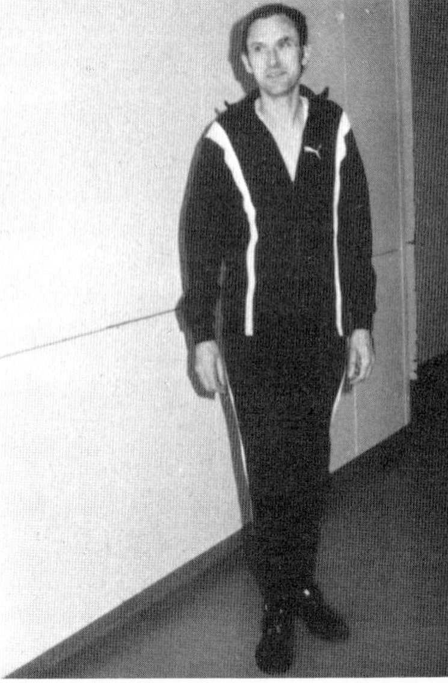

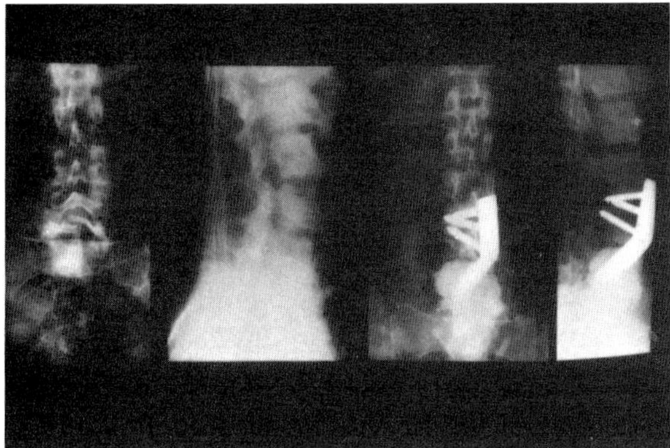

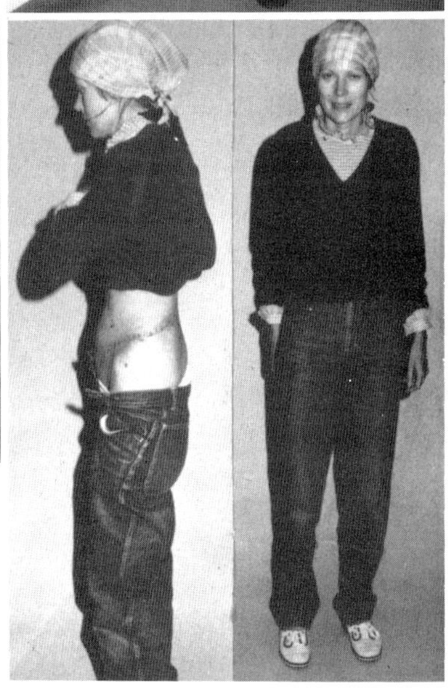

Abb. 6

Eine temporäre Fixation bis zur operativen Versorgung durch einen Halo-Fixateur kann in manchen Fällen notwendig sein.

Bei einem 52jährigen Patienten mit einem ausbehandelten Plasmocytom kam es zu einer Osteolyse im Bereich des 2. HWK mit Dens-Fraktur und zunehmender Dislokation. Bei starken Schmerzen und zunehmenden sensiblen und motorischen Ausfällen zuerst Reposition der pathologischen Fraktur und temporäre Fixation in einem Halo-Fixateur (Abb. 5 oben). Danach erfolgte bei liegendem Halo-Fixateur die dorsale Spondylodese mit Occiput-Abstützplatte. Die Platte wird dabei an die Bögen und Dornfortsätze durch

Drahtschlingen fixiert. Im Bereich des Os occipitale erfolgt die Befestigung durch Kleinfragmentschrauben (Abb. 5 Mitte). Nach einem Jahr fanden sich feste Verhältnisse. Der Patient war urlaubsfähig (Abb. 5 unten). $1^1/_2$ Jahre nach dem primären Eingriff verstarb der Patient an seiner Grundkrankheit.

Auffüllung und Stabilisierung metastatisch bedingter Defekte im Lendenwirbelsäulenbereich durch Verbundosteosynthese oder Wirbelkörperersatz

Bei Osteolysen der Wirbelkörper bietet sich bei einem Patienten in einem guten Allgemeinzustand die ventrale Tumorreduktion und Spondylodese durch Platte und Knochenzement oder durch Wirbelkörperersatz mit Knochenzement an.

Bei einem 36jährigen Patienten mit einem malignen Lymphom kommt es trotz Chemotherapie zu einer zunehmenden Osteolyse des 1. LWK. Starkes spinales Schmerzsyndrom mit ersten radiculären Ausfällen, Zustand nach Ausräumung der para-aortalen Lymphknoten. Ersatz des Wirbelkörpers durch eine Wirbelkörperprothese, anschließend rasche Mobilisation des Patienten und ungestörter Heilungsverlauf.

Der Vorteil des Wirbelkörperersatzes durch ein derartiges Distanzstück besteht in der geringeren Exposition und einer biomechanisch günstigen Montage (Abb. 6 oben).

Die Osteolyse des 5. LWK stellt den Operateur vor eine schwierige Situation. Einmal ist der operative Zugang erschwert, zum anderen finden sich biomechanisch schwierige Verhältnisse. Die Position des 5. LWK zum 1. Sacralwirbel macht die Implantation einer Wirbelkörperprothese unmöglich. Eine Verfestigung dieses Bereiches kann von ventral durch eine s-förmig gebogene Oberschenkelplatte erfolgen.

In dem vorliegenden Fall handelt es sich bei einer 28jährigen Patientin um ein ausbehandeltes Mamma-Carcinom mit Osteolyse des 5. LWK sowie resultierender Gehunfähigkeit aufgrund der Instabilität. Der extraperitoneale Zugang war bei der schlanken Patientin möglich. Resektion des 5. LWK und Einfalzen einer vorgebogenen Oberschenkelplatte in den 1. Sacralwirbel, Fixation der Platte durch Schrauben an den 4. LWK. Auffüllung des Defektes mit Knochenzement (Abb. 6 unten). Erreichen der stockfreien Gefähigkeit nach 14 Tagen.

Die Osteolyse des Os sacrum

Die ausgedehnte Osteolyse des Os sacrum, welche zu einer Kontinuitätsunterbrechung zwischen Wirbelsäule und Becken führt, bedarf einer dorsalen Stabilisierung, um den Patienten eine Gefähigkeit zu ermöglichen. Bei der 73jährigen Patientin zeigte die Computer-Tomographie eine weitgehende Auflösung des Os sacrum. Die Patientin war bettlägerig und litt aufgrund der Instabilität unter starken Schmerzen. Die intraoperative Schnellschnittdiagnose ergab das Vorliegen eines Plasmocytoms. Im Rahmen der dorsalen Revision erfolgte die Entfernung der Tumormassen soweit möglich unter Präparation der Sacralwurzeln (Abb. 7 oben).

Daraufhin wurde die Wirbelsäule mit dem Becken durch zwei Schlitzlochplatten verbunden, welche transpedunculär die Wirbelkörper L3–L5 einbezogen. Beide Schlitzlochplatten wurden nun mit einem queren Träger verbunden, dessen Enden in Knochenfenstern beider hinterer Beckenkämme liegen (Abb. 7 Mitte).

Der postoperative Heilungsverlauf war ungestört. Mobilisation der Patientin am 4. Tag, Beginn der Strahlentherapie ab dem 14. Tag.

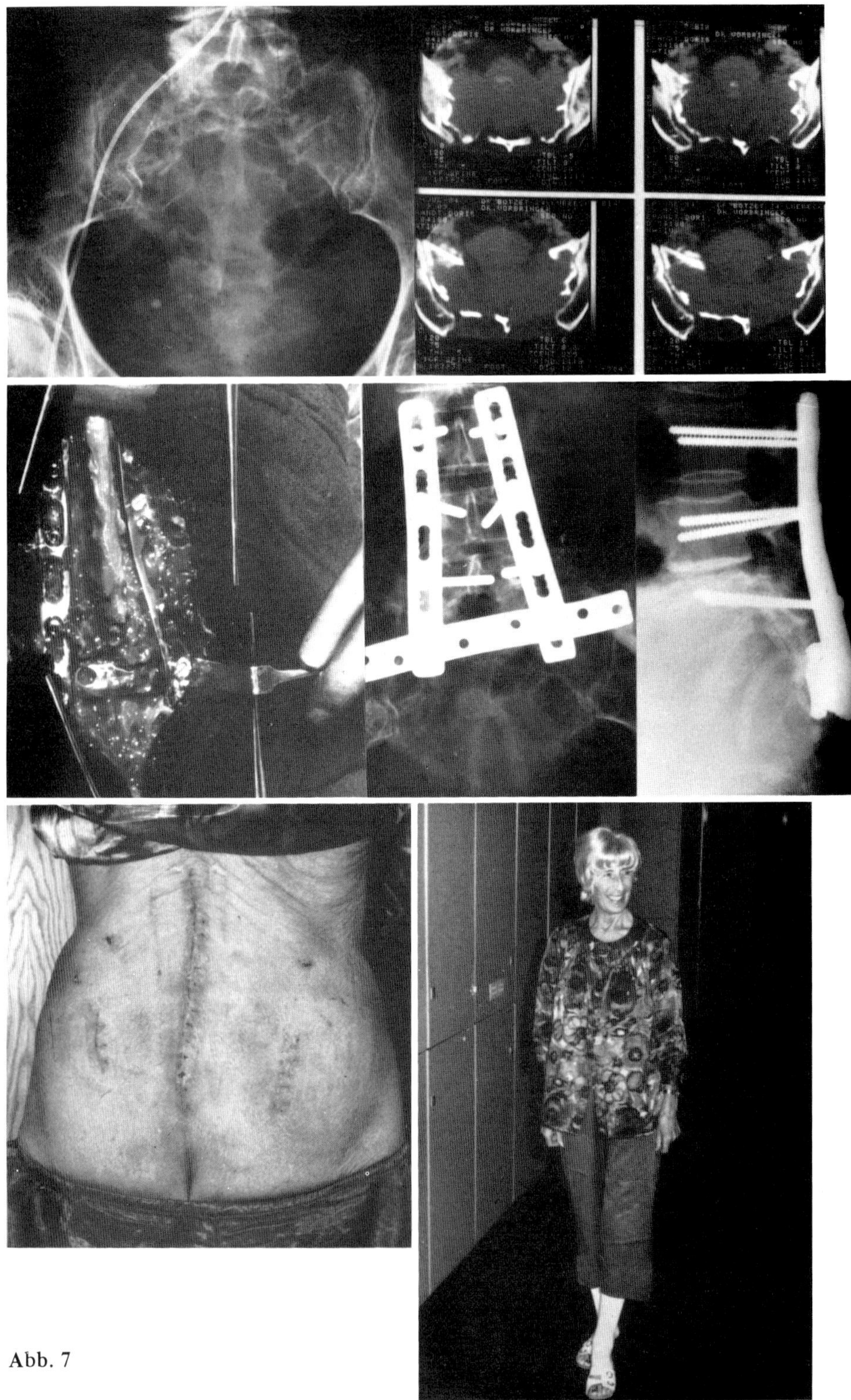

Abb. 7

Zusammenfassung

Die Entwicklung von operativen Verfahren zur Wiederherstellung der Knochenstatik im Wirbelsäulenbereich, die fast immer auch eine Defektsanierung beinhaltet, hat in den letzten Jahren eine stürmische Entwicklung erfahren. Dabei hat sich gezeigt, daß die Erkenntnis der Osteosynthese und der Knochentransplantation für den Wirbelsäulenbereich (z. B. hohe Stabilität, autologes Knochenmaterial) in verstärktem Maße gelten.

Literatur

1. Böhler J (1983) Operative Therapie der Verletzungen der Halswirbelsäule. In: Hefte Unfallheilkd, Heft 163. Springer, Berlin Heidelberg New York, S 121–128
2. Daniaux H (1983) Technik und Ergebnisse der transpediculären Spongiosaplastik bei Brüchen im thoracolumbalen Übergangs- und Lendenwirbelsäulenbereich. In: Hefte Unfallheilkd, Heft 165. Springer, Berlin Heidelberg New York, S 182–184
3. Roy-Camille R (1980) Management of Fresh Fractures of the Thoracic and Lumbar Spine. In: Hefte Unfallheilkd, Heft 148. Springer, Berlin Heidelberg New York, S 18–27
4. Weber BG, Magerl F (1978) Konservative und operative Behandlung von Wirbelfrakturen. Helv Chir Acta 45:609–618
5. Wolter D, Eggers Ch, Schwabe G (1982) Dekomprimierende und stabilisierende Maßnahmen bei Osteolysen und pathologischen Frakturen der Wirbelsäule unter Verwendung eines Teleskop-Distanzstückes. In: Wolter D (Hrsg) Osteolysen – Pathologische Frakturen. 1. Paul-Sudeck-Symposium. Thieme, Stuttgart, S 154–175
6. Wolter D (1983) Die ventrale Plattenspondylodese der Brust- und Lendenwirbelsäule. 2. AO-Seminar, Bochum, Mai 1983

X. Die posttraumatische Arthrose am Beispiel der Gelenke der belasteten Extremität

Posttraumatische Arthrose – Ursachen und Diagnostik

H. Contzen

Berufsgenossenschaftliche Unfallklinik, Friedberger Landstraße 430,
D-6000 Frankfurt/M 60

Die *posttraumatische* Arthrose unterscheidet sich von den anlage- oder krankheitsbedingten Formen nur durch die definierte Ursache, nämlich, daß die Schädigung des Gelenkknorpels – als zentrales pathogenetisches Moment – direkt oder indirekt durch äußere Gewalteinwirkung entstanden oder ausgelöst worden ist.

Als *Ursachen* kommen dafür infrage (s. Tabelle 1).

Während bei direkter Knorpelzerstörung per definitionem die Arthrose sofort und obligat vorliegt, wird deren Ausbildung durch primär enzymatische Knorpelschädigung kurzfristig erfolgen; partielle oder totale Knochennekrosen nach Ausfall der ernährenden Gefäße sind mittelfristig zu erwarten und posttraumatische Arthrosen durch Fehlbelastung der Gelenke können grundsätzlich noch nach vielen Jahren auftreten. An der belasteten unteren Extremität wirken sich natürlich das Ausmaß der Veränderungen und Beschwerden in Abhängigkeit von der einwirkenden Drucklast pro Flächeneinheit erheblich stärker aus als an der oberen Extremität.

Die *Diagnose* einer Arthrosis deformans ist durch Röntgendarstellung der Gelenke sowohl mit Standard-Aufnahmen als detailliert insbesondere mit Schichtaufnahmen zu dokumentieren.

Tabelle 1. Ursachen für posttraumatische Arthrosen

Dauer der Arthrose-Ausbildung	
sofort	1. eine *primär mechanische Schädigung* des Gelenkknorpels durch direkte Gewalteinwirkung, z. B. mit Zerstörung der Gelenkfläche, mit subchondraler Abscherfraktur, Knorpelabscherung/Knorpelkontusion
kurzfristig	2. eine *primär enzymatische Schädigung* des Gelenkknorpels, z. B. durch bakterielle Infektion (= Empyem), durch rezidivierenden Hämarthros
mittelfristig	3. eine *Ernährungsstörung* des gelenkbildenden Knochens durch Verletzung/Verlegung der ernährenden Gefäße (z. B. Hüftkopfnekrose), des Gelenkknorpels durch längere Immobilisierung des Gelenkes
langfristig	4. *Fehlbelastung* der Gelenke durch Achsenfehlstellung, Gelenkflächeninkongruenz, Bandinstabilität

Hefte zur Unfallheilkunde, Heft 174
Zusammengestellt von A. Pannike

Die vor allem *versicherungstechnisch* wichtige Abklärung einer *traumatischen Genese* setzt den Nachweis eines geeigneten Traumas, einer ggf. traumatisch bedingten Fehlbelastung bzw. des unfallabhängigen Zusammenhanges einer mittelbaren Ursache (z. B. Kniegelenkpunktion mit nachfolgendem Empyem) voraus und erfordert eine exakte Analyse ggf. vorliegender Instabilitäten am betroffenen Gelenk; bekanntlich besteht eine direkt proportionale Abhängigkeit zwischen Instabilitätsdauer und Entwicklung einer Arthrose.

Sämtliche diagnostischen Parameter sind mit den Befunden am nicht betroffenen Gelenk zu vergleichen; die Röntgenaufnahme nur des betroffenen Gelenkes mag wohl die ausgebildete Arthrose zur Darstellung bringen, gibt aber nur selten Auskunft über deren Ursache.

Umschriebene (traumatische) Knorpelschäden sind natürlich nur arthroskopisch nachzuweisen.

Die genaue Kenntnis des tatsächlichen Ausmaßes der primären Verletzung läßt eine Aussage über die Schwere der posttraumatischen Arthrose und deren Prognose zu. Somit ist nicht nur aus Gründen der Operationstaktik die subtile Abklärung z. B. einer Schienbeinkopf-Impressionsfraktur auch mit Schichtaufnahmen erforderlich.

Die Standard-Röntgenaufnahme ermöglicht zwar die Diagnose – hier einer Impressionsfraktur des lateralen Schienbeinkopfes –, die Lokalisation und die Tiefe des Imprimates sind jedoch erst in den Schichtaufnahmen zu erkennen. Als Faustregel gilt, daß das tatsächliche Ausmaß des Spongiosaschadens immer noch größer ist. Auch bei exakter Rekonstruktion des Tibiaplateaus ist – wie bei diesem Beispiel – eine schwere posttraumatische Arthrose selbstverständlich.

Das Gleiche gilt natürlich für die Stauchungs-Frakturen am distalen Schienbeinende. Das hier demonstrierte Beispiel beweist aber die alte Erfahrung, daß das Ausmaß der Arthrose nicht mit dem der subjektiven Beschwerden und der objektivierbaren Funktionseinbuße übereinzustimmen braucht. Dieser Patient mit einer primär drittgradig offenen Trümmerfraktur des Pilon tibiale und mit resultierender, schwerer Arthrose ist weiterhin auf der Baustelle tätig.

Verrenkungsmechanismen bedürfen stets der exakten Analyse und einer entsprechenden diagnostischen Konsequenz. Bei diesem Patienten hatte eine sog. Varus-Distorsion im Sprunggelenk eine auch in der Standard-Röntgenaufnahme erkennbare Knorpel-Knochenabscherung an der Sprungbeingelenkfläche verursacht, die einen größeren Kippwinkel des Sprungbeines mit entsprechender Auswirkung auf die fibularen Bandstrukturen voraussetzte. Die gehaltenen Röntgenaufnahmen weisen nicht nur die komplette Abscherung des Knorpel-Knochenfragmentes sondern auch die fibulare Kapsel-Band-Ruptur aus. Ohne operative Versorgung wäre das direkt geschädigte obere Sprunggelenk auch dauerhaft instabil geblieben.

Die traumatische Ursache einer Coxarthrose, wie hier z. B. durch partielle Hüftkopfnekrose nach Schenkelhalsbruch, läßt sich – vor allem bei einseitiger Ausbildung – außer durch eine entsprechende Unfallvorgeschichte oft durch weitere örtliche Zeichen entweder einer stattgehabten Verletzung oder durchgeführter Behandlungsmaßnahmen – wie hier durch den verbliebenen Sklerosesaum um den inzwischen entfernten Schenkelhalsnagel – beweisen.

Häufig aber bringt erst die detaillierte Strukturanalyse durch Tomographie – wie hier des teilnekrotischen Sprungbeins nach Talusfraktur – die Klärung der Ursache für die resultierende Arthrose.

Ständige Fehlbelastung einer Gelenkfläche durch Achsenabweichung des Lastüberträgers, durch Gelenkinkongruenz oder durch instabile Gelenkführung kann noch nach vielen Jahren zur Ausbildung einer posttraumatischen Arthrose führen. – Bei diesem Begutachtungsfall ist die im lateralen Anteil des Sprunggelenkes lokalisierte Arthrose durch die in Varusabweichung von 15 Grad verheilte Tibiafraktur erst nach 15 Jahren klinisch manifest geworden.

Dagegen hat die ständige Fehlbelastung des in Varusstellung gezwungenen Sprungbeines nach bimalleolärer Luxationsfraktur vom Typ Weber B vor allem durch die Fehleinstellung des Außenknöchels schon sehr frühzeitig erhebliche Funktionseinbußen und Beschwerden verursacht.

In der zur Verfügung stehenden Zeit konnte das umfangreiche Thema über die Ursachen posttraumatischer Arthrosen nur angerissen, sicher nicht in allen Entstehungsmöglichkeiten erschöpfend dargestellt werden. Manche Ursachen dafür sind in ihrer Konsequenz unabwendbar, Fehlstellungen als Ursache einer Spätarthrose aber in der Regel vermeidbar.

Zusammenfassung

Eine posttraumatische Arthrose kann durch direkte Gewalteinwirkung oder durch indirekte Unfallfolgen (Immobilisierung, bakterielle Infektion, Fehlbelastung) verursacht werden. Die zahlreichen Entstehungsursachen werden systematisiert dargestellt, die diagnostischen Hilfsmittel an klinischen Beispielen aufgezeigt.

Literatur

Cotta H (1978) Pathophysiologie des posttraumatischen Knorpelschadens. In: Hefte Unfallheilkd, Heft 129. Springer, Berlin Heidelberg New York, S 217–226

Hackenbroch MH, Wirth CJ (1979) Gonarthrose nach persistierender Kniegelenkinstabilität. Z Orthop 117:753–761

Holz U (1976) Die posttraumatische Arthrose. Therapiewoche 26:6890–6900

Morscher E (1974) Mikrotrauma und traumatische Knorpelschäden als Arthroseursache. Z Unfallmed Berufskrankh 67:220–231

Niethard FU, Puhl W (1978) Experimentelle Untersuchungen über den Zusammenhang zwischen Knorpelprellung und posttraumatischer Arthrose. Hefte Unfallheilkd, Heft 129. Springer, Berlin Heidelberg New York, S 226–2230

Rüter A (1978) Formen des posttraumatischen Knorpelschadens. In: Hefte Unfallheilkd, Heft 129. Springer, Berlin Heidelberg New York, S 230–235

Therapiealternativen: Konservative Therapie

W. Bracker und M. Jäger

Orthopädische Universitätsklinik (Direktor: Prof. Dr. M. Jäger), Harlachinger Straße 51, D-8000 München 19

Die posttraumatische Arthrose entsteht aus der mechanischen Überlastung durch eine ungenügend rekonstruierte oder eine nicht zu rekonstruierende Binnenverletzung, bzw. aus einer in Fehlstellung verheilten extraarticulären Fraktur. Vor Entstehung einer Arthrose sollte deshalb grundsätzlich die Überlegung stehen, inwieweit diese sogenannten „präarthrotischen Deformationen" nach Hackenbroch operativ beseitigt werden können. Auch nach bereits entstandener Arthrose sollte zu Beginn einer konservativen Behandlung überdacht werden, ob durch einen operativen Eingriff eine grundlegende Besserung der Situation zu erzielen ist. Die posttraumatische Arthrose zuerst konservativ „auszutherapieren", um dann von einer korrigierenden Operation Wunder zu erwarten, ist sicherlich der falsche Weg!

Auch die konservative Therapie ist in einem gewissen Ausmaß in der Lage, traumatische Arthrosen zu verhindern. So können einfache Maßnahmen wie Beinlängenausgleich oder Schuhranderhöhung bei rechtzeitigem Einsatz helfen, die Ausbildung posttraumatischer Arthrosen zu verlangsamen. Auch das Auftrainieren einer atrophischen Muskulatur oder die Verordnung eines entsprechenden Brace sind bei Bandinstabilitäten als prophylaktische Maßnahme zu werten.

Unter welchen Gesichtspunkten ist nun eine konservative Therapie angezeigt? Dem Patienten, der den operativen Eingriff schlicht verweigert, muß eine Alternative geboten werden. In Fällen, in denen vitale Risiken die Operation verbieten, bzw. lokale Gegebenheiten wie eine hochgradige Osteoporose, eine Infektion oder entsprechende Gefäß- bzw. Hautveränderungen den Eingriff verbieten, bleibt die konservative Therapie.

Daneben gibt es die Fälle, bei denen gelenkerhaltende Verfahren nicht mehr sinnvoll sind, gelenkopfernde Eingriffe wie Arthrodesen, bzw. Endoprothesen aber noch verfrüht sind. Hier können konservative Maßnahmen den Patienten beschwerdearm bis in ein Alter begleiten, in dem ein endoprothetischer Gelenksersatz mit ruhigerem Gewissen durchgeführt werden kann.

Auch nach operativen Eingriffen ist die konservative Behandlung einmal zur Sicherung des Operationsergebnisses notwendig und bei präoperativ bereits bestehender Arthrose weiterhin erforderlich.

Die Möglichkeiten, die die konservative Therapie bietet, sind in 3 große Gruppen zu unterteilen. Die medikamentöse Therapie, die physikalische Therapie und die Verordnung orthopädischer Hilfsmittel. Ein viertes, nicht zu unterschätzendes Bein der konservativen Therapie ist die ärztliche Anleitung des Patienten zu arthrosegerechter Lebensweise!

Voraussetzung für einen gezielten Einsatz der konservativen Therapie ist bei Therapiebeginn die Differenzierung der aktuellen Arthrosesymptomatik. So kommen bei der aktivierten Arthrose mit Überwärmung und Ergußbildung durch die sekundäre Synovitis gänzlich andere therapeutische Verfahren zur Anwendung, als bei einer Fehlfunktion des

Hefte zur Unfallheilkunde, Heft 174
Zusammengestellt von A. Pannike

Gelenkes, z. B. durch eine schonhaltungsbedingte Kontraktur. Gelenkbinnenschmerzen müssen von Schmerzen der umgebenden Weichteile wie Gelenkkapsel, Bänder, gelenknahen Sehneninsertionen und Bursitiden unterschieden werden. Nur beim gezielten Einsatz kann mit einem raschen Ansprechen der konservativen Therapie gerechnet werden!

Bereits bei der *medikamentösen Therapie* können diese Grundsätze aufgezeigt werden. So stehen bei den nichtsteroidalen Antirheumatica mehr antiphlogistisch und mehr analgetisch wirksame Präparate zur Verfügung. Je nach Aktivierungszustand der Arthrose sollten diese differenziert eingesetzt werden. Trotz des diskutierten knorpelschädigenden Effektes der nichtsteroidalen Antirheumatica kann zum heutigen Zeitpunkt nicht auf sie verzichtet werden. Hier überwiegen eindeutig die klinischen Vorteile der Präparate gegenüber den experimentellen Erkenntnissen. Einem Gelenk, das durch den Einsatz der nichtsteroidalen Antirheumatica – NSAR – der krankengymnastischen Therapie zugänglich gemacht wurde, ist sicher mehr gedient, als ihm durch die aus in-vitro-Untersuchungen stammende Erkenntnis der knorpelschädigenden Wirkung geschadet werden kann.

Der Einsatz von Chondroprotectiva als intraarticuläre oder intramusculäre, bzw. auch als orale Verabreichung nimmt mittlerweile einen breiten Rahmen in der medikamentösen Arthrosetherapie ein. Langzeituntersuchungen über mehr als 10 Jahre durch Reybolec haben z. B. für das Präparat Arumalon einen in vieler Hinsicht günstigen Effekt gegenüber einer unbehandelten Vergleichsgruppe erkennen lassen. Auch verschiedene experimentelle Untersuchungen bestätigen den verschiedenen Präparaten einen günstigen Effekt auf den Knorpelstoffwechsel und hinsichtlich einer knorpelschützenden Wirkung.

Dagegen ist man sich in der problematischen Wirkung der intraarticulär verabreichten Glucocorticoide einig. Trotzdem kann auf sie in den Fällen nicht verzichtet werden, in denen der Patient durch vergebliche konservative Therapiemaßnahmen und starke Schmerzen in der Lebensfreude wesentlich beeinträchtigt ist. Entsprechend den Richtlinien der ARA sollte die Zahl von 3–6 Injektionen pro Gelenk und Jahr nicht überschritten werden.

Als Alternative zum Glucocorticoid, insbesondere bei der aktivierten Arthrose mit Erguß, steht heute der Wirkstoff Orgotein zur Verfügung. Auch wenn die Wirksamkeit der Glucocorticoide nicht erreicht wird, ist er eine Bereicherung der medikamentösen Palette und nicht mit der Problematik des Glucocorticoids belastet.

Ebenfalls zur medikamentösen Therapie ist die örtliche Betäubung durch Lokalanästhetica zu zählen. Besonders bei periarthropathischen Reizzuständen können sie gelegentlich einen bestehenden Circulus vitiosus durchbrechen. Eine früher viel verwendete und heute erneut propagierte Therapie der Coxarthrose ist auch die Obturatorius-Blockade.

Nicht zuletzt sollen die lokalen Therapeutica wie Salben, Badezusätze und Gelees erwähnt werden. Auch wenn bei einem Großteil der Präparate mit einem therapeutisch wirksamen Gewebespiegel der enthaltenen Substanzen nicht zu rechnen ist, darf der psychologische Effekt auf den Patienten nicht völlig vernachlässigt werden.

Die Möglichkeiten, die der *physikalischen Therapie* zur Verfügung stehen, sind so umfangreich, daß sie hier nur stichwortartig erwähnt werden können. Allgemein behandelt die physikalische Therapie ausschließlich die das Gelenk umgebenden Weichteile. Sie versucht die arthrosebedingten Veränderungen der das Gelenk umgebenden Kapseln, Bänder, Sehnen und Muskeln, Bursen und Bindegewebe zu beseitigen und ein Gleichgewicht zwischen Belastung und Belastbarkeit wiederherzustellen. Sie soll einen eventuell bestehenden akuten arthrotischen Reizzustand in einen ruhenden Zustand zurückführen. Sie kann die Adaptationsmechanismen der gelenkführenden Strukturen unterstützen und soll so verhindern, daß die physiologische Funktion des Gelenkes in einem Circulus vitiosus irreversibel gestört wird. Teilweise greift die physikalische Therapie unmittelbar in den Entstehungskreislauf der Arthrose ein. So ist die Stauung der Kapselgefäße und der dadurch bedingte vermehrte Abfluß des Blutes über die subchondralen Sinusgefäße mit entsprechender Druckerhöhung ein Grund der Arthroseschmerzen. Die Lymphdrainage ist eine hervorragende Methode, die Kapselgefäße zu entstauen und diesen unphysiologischen Blutabfluß zu normalisieren.

Reaktiv verspannte Muskelpartien und fibrosierte Bindegewebsgleitschichten können durch Hand- oder Hydromassage gelockert werden. Die Kunst ist, die Intensität der Massage dem jeweiligen Schmerzzustand anzupassen.

Kryotherapie mit Silikongelpackungen oder Eisbeutel sind besonders bei der aktivierten Arthrose indiziert. Der Vorteil der Kryogelbeutel ist die einfache Handhabung. Durch die tieferen Temperaturen, die hiermit erreicht werden, sind jedoch Schädigungen der Haut, besonders unmittelbar nach Entnahme aus dem Kühlaggregat möglich. Ein isolierendes Textil zwischen Haut und Kühlpackung ist somit unbedingt erforderlich. Eine für den Patienten ungefährlichere und auch über längere Zeit konstantere Temperatur von 0–4 °C wird durch konventionelle Eiswürfelpackungen erreicht. Der Effekt der Eispackungen ist einmal eine Vasoconstriction mit verminderter Ergußbildung. Zum anderen aber besonders bei kurzfristiger intermittierender Eisanwendung im Rahmen der Bewegungsübungen ein reaktiv durchblutungssteigernder Effekt. Nicht zuletzt wird durch die Kühlung die Schmerzempfindung herabgesetzt und somit die Bewegungsübung erleichtert.

Die Thermotherapie mit Fango- oder Moorpackungen, bzw. idealerweise mit Paraffinbädern oder -packungen ist der chronischen Arthrose im nicht aktivierten Zustand vorbehalten.

Schier unübersehbar sind die Möglichkeiten und Variationen der Elektrotherapie. Grundsätzlich muß eine detonisierende, gewebsberuhigende und eine anregende, hyperämisierende Wirkung unterschieden werden. So hat der Gleichstrom, bzw. galvanische Strom eine überwiegend analgetische, dämpfende, detonisierende Wirkung. Galvanische Ströme sind als Trockenelektrotherapie und Hydroelektrotherapie anwendbar. Als Beispiel sei hier die Iontophorese mit galvanischen Strömen erwähnt. Bei ihr soll zusätzlich bei der Stromwirkung ein ionisiertes Pharmakon durch das entstehende elektrische Feld transcutan eingebracht werden. Als einzubringende Substanzen haben sich bei uns Acethylcholin, Etofenamat oder Dimethylsulfoxid bewährt.

Eine hydrogalvanische Gleichstrombehandlung ist das sog. „Vierzellenbad". Es handelt sich um 4 Wasserbehälter für die 4 Extremitäten, die jeweils mit Elektroden ausgestattet sind. Somit ergibt sich eine Vielzahl von Durchflutungsmöglichkeiten, sowohl absteigend, als auch aufsteigend, je nach Polung der Elektroden. Den unterschiedlichen Durchflutungsrichtungen werden unterschiedliche Wirkungen zugeschrieben. Durch das vollständige Umfließen der Hände, Unterarme, Füße und Unterschenkel durch die Elektrode „Wasser" ist eine größtmögliche Flächenelektrode gegeben, die eine niedrige Felddichte ergibt, und somit eine hohe Stromstärke bei der Anwendung erlaubt.

Das sog. „Stangerbad" ist als Vollbad an einen größeren Aufwand gebunden. Durch das Anlegen mehrerer verschiedener Elektroden im Bereich der Wannenwand sind auch hier die vielfältigsten Durchflutungsmöglichkeiten gegeben.

Auch der Interferenzstrombehandlung, dem sog. Nemec, wird ebenfalls eine in der Hauptsache analgetische Wirkung zugeschrieben. Mittelfrequente, sich kreuzende Wechselströme bilden im Schnittpunkt eine Interferenzfrequenz von ca. 100 Hz. Auch mit dieser

Methode ist eine Iontophoresebehandlung möglich. Der Hochfrequenztherapie, wie Kurzwelle und Mikrowelle wird eine eher anregende Wirkung zugeschrieben.

Die Ultraschalltherapie, die im folgenden Dia gezeigt wird, hat die Wirkung einer Mikrovibrationsmassage. Ihre Wirkung entfaltet sich insbesondere an Grenzflächen verschiedener Gewebe. Aus diesem Grunde sind Sehneninsertionstendinopathien durch Ultraschalltherapie besonders gut angehbar.

Eine wichtige Rolle in der konservativen Arthrosetherapie spielt auch die *krankengymnastische Übungsbehandlung*. Der Patient sollte immer wieder ermahnt werden, die erlernten Übungen regelmäßig, mehrfach täglich selbständig durchzuführen. Eine einmal wöchentliche Behandlung von 15 min ist sinnlos. Ziel einer Behandlungsserie sollte immer die Anleitung, die Motivation und die Überprüfung zu selbständig durchzuführendem Bewegungstraining sein. Ziel ist das Auftrainieren der durch Inaktivitätsatrophie verlorengegangenen Muskulatur, sowie die Wiedererlangung und der Erhalt der Gelenksbeweglichkeit. Dabei soll die Krankengymnastik zusammen mit der physikalischen Therapie hypertone Muskeln entspannen und kontrakte Muskeln durch vorsichtige Dehnung wieder mobilisieren. Auch die manuelle Lockerung von Adhäsionen des Gleitgewebes, z. B. der Patella, gehört zu den Aufgaben der Krankengymnastik. Gerade in der krankengymnastischen Arthrosetherapie ist es wichtig, der Krankengymnastin mitzuteilen, welche Bewegungen anatomisch vom Röntgenbild her überhaupt noch möglich sind. Das Erzwingen anatomisch unmöglicher Bewegungen führt lediglich zu vermehrten Schmerzen mit entsprechendem erneuten Hartspann. Letztlich müssen Trickbewegungen und unphysiologische Gangangewohnheiten ausgemerzt werden, andererseits bei fehlender Beweglichkeit Kompensationsbewegungen angeeignet werden.

Auch die *Ergotherapie* hat einen gewissen Platz in der konservativen Arthrosebehandlung. In seltenen Fällen ist ein funktionelles Training, z. B. am hier gezeigten Kufenwebstuhl, möglich. Der Vorteil liegt in der physiologischen Gelenkfunktion durch den unbewußten Gebrauch im Rahmen einer zielgerichteten Tätigkeit.

Besonders bei der Auswahl, der Verordnung und der Unterweisung im Gebrauch verschiedenster Hilfsmittel ist der Ergotherapeut eine große Hilfe. So können die in den folgenden Bildern gezeigten Hilfsmittel den Tagesablauf eines Arthrosepatienten wesentlich vereinfachen.

Die Wirkungsweise *orthopädischer Hilfsmittel* ist ebenfalls sehr vielseitig. Einerseits sind entlastende Hilfsmittel, andererseits unterstützende im Gebrauch. Wiederum andere haben eine gelenkblockierende Wirkung, wenn schmerzhafte Bewegung unerwünscht ist. Die Verordnung von Pufferabsätzen oder Luftpolsterschuhen sollte zur Standardtherapie beim Arthrosepatienten gehören. Auch wenn die Wirksamkeit von Pufferabsätzen experimentell durch Beschleunigungsmesser am Beckenkamm nicht nachgewiesen werden konnten, empfinden die Patienten subjektiv die Stoßdämpfung beim Gehakt als ausgesprochen angenehm. Besonders bei Zehen-, Mittelfuß- und Fußwurzelarthrose kommen Abrollhilfen am Schuh oder Einlagen zum Tragen. Schmerzhafte Arthrosen des oberen und unteren Sprunggelenkes können häufig auch ohne Arthrodesenoperation durch einen stabil gearbeiteten hohen orthopädischen Schuh ausreichend stabilisiert werden. Große Apparate, wie Hülsen- oder Entlastungsapparat kommen wohl nur in seltenen Ausnahmen zum Tragen. Ihr Gewicht ist häufig hinderlicher als der Nutzen. Eine Aufgabe des ersten ärztlichen Gesprächs ist es häufig, den Patienten von der Notwendigkeit eines Gehstockes zu überzeugen. Nach experimentellen Untersuchungen bringt die Benutzung eines Gehstockes bereits eine wesentliche Entlastung betroffener Gelenke. Bei der Verordnung von Gehstöcken als Dauermaßnahme sollten Stöcke mit anatomisch geformten Handgriffen Verwendung finden, da stockbedingte Kompressionssyndrome des Medianus keine Seltenheit sind.

Somit steht dem Arzt eine reichhaltige Palette an therapeutischen konservativen Möglichkeiten zur Verfügung. Wichtiger als all diese therapeutischen Maßnahmen sind unserer Ansicht nach allgemeine therapeutische Aspekte, die der Arthrosepatient bei seiner Lebensführung berücksichtigen muß. So ist jegliches Übergewicht ein schweres Handicap für eine erfolgreiche Therapie. Der Patient muß von der Notwendigkeit der Gewichtsabnahme überzeugt werden. Er muß seine Arthrose als gegeben akzeptieren, er muß erkennen, daß er seine Lebensführung darauf einstellen muß und einsehen, daß sie ihm möglicherweise bis an sein Lebensende bleiben wird. Die im Dia als Beispiele genannten Grundsätze müssen für ihn so selbstverständlich werden, wie die Brille für den Brillenträger. Als Beispiel hier der Fall eines 61jährigen Mannes, der sich vor 33 Jahren wegen einer Granatsplitterverletzung des Kniegelenkes mit anschließender Wackelsteife einer Kniegelenksarthroplastik unterzog. Dem Patienten wurde durch die 2jährige, teilweise regelrecht grausame Nachbehandlung das Gelenk derart wertvoll, daß es für ihn selbstverständlich war, seine gesamte Lebensweise daraufhin abzustellen. So hielt er über Jahrzehnte sein Idealgewicht, legte längere Wegstrecken grundsätzlich mit dem Fahrrad zurück, übte eine sitzende Tätigkeit aus und richtete auch seinen Urlaub entsprechend der Belastbarkeit des Gelenkes ein. Das Radfahren erwies sich durch die Bewegung ohne Belastung als ideale Übungsbehandlung. Erst als er mit der Anschaffung eines PKW's das regelmäßige Radfahren einstellte und damit die Muskulatur atrophierte und er gleichzeitig an Gewicht zunahm, stellten sich Beschwerden ein. Mit konsequenter Gewichtsabnahme, regelmäßigem Schwimm- und Radfahrtraining und krankengymnastischer Behandlung wurde der alte Status quo wieder erreicht.

So ist wohl die entsprechende Selbstdisziplin des Patienten die beste konservative Therapie und die Voraussetzung für alle anderen Therapieformen.

Wiederherstellung der Gelenkmechanik – gelenkerhaltende Verfahren

F. U. Niethard

Orthopädische Universitätsklinik, Schlierbacher Landstraße 200, D-6900 Heidelberg

Gelenkerhaltende Verfahren spielen bei der posttraumatischen Arthrose der unteren Extremität aus zwei Gründen eine besondere Rolle:

Zum einen trifft diese Arthrose vorwiegend junge Menschen und zum anderen ist sie wegen der besonderen mechanischen Belastung dieser Gelenke meist progredient. Die Möglichkeiten einer konservativen Behandlung sind daher begrenzt.

Ist nämlich die Mechanik eines Gelenkes gestört, so ist auch immer die Biologie der zugehörigen Gewebe beeinträchtigt (Cotta u. Niethard 1979). Je ausgeprägter die mechanische Läsion, um so stärker ist auch die Störung biologischer Abläufe und umgekehrt. Es

Hefte zur Unfallheilkunde, Heft 174
Zusammengestellt von A. Pannike

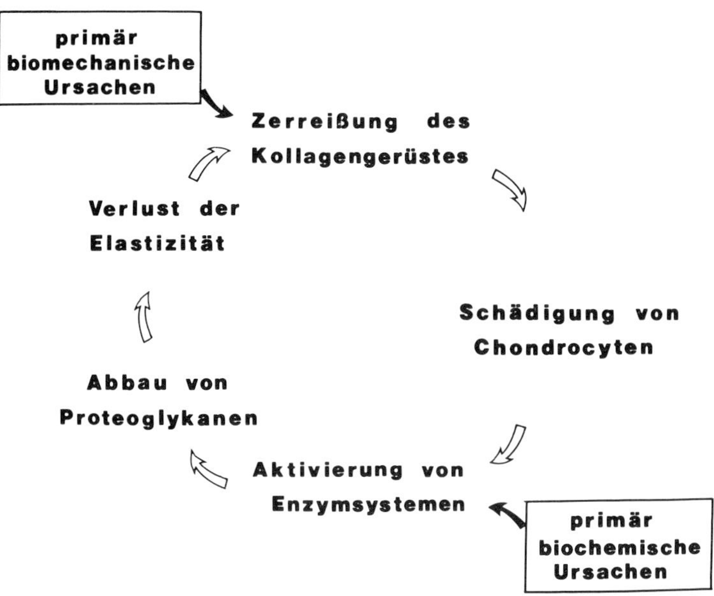

Abb. 1. Circulus vitiosus zwischen primär mechanischen und biologischen Ursachen der Arthroseentstehung

entwickelt sich ein Circulus vitiosus, der die rasche Progression der posttraumatischen Arthrose an der unteren Extremität erklärt (Abb. 1).

Im Rahmen dieses Circulus vitiosus werden zahlreiche vasoaktive Substanzen frei, die ihre Wirkung an der Gelenkkapsel entfalten und hier zu stark schmerzhaften Reizzuständen im Sinne einer aktivierten Arthrose führen.

Die posttraumatische Arthrose unterscheidet sich in der Regel durch diese Aktivität ganz deutlich von der idiopathischen Arthrose. Ob eine Arthrose nach einem Trauma klinisch relevant wird, hängt überwiegend von der Kompensationsfähigkeit der Gewebe ab. Eine über Jahrzehnte sich entwickelnde Deformierung der Gelenke kann durch die Adaptation der Gewebe stets kompensiert werden. So können höchstgradige idiopathische Arthrosen beobachtet werden, die wegen ihrer geringen Schmerzen keine wesentliche Beeinträchtigung der Gelenkmechanik und auch funktionelle Beeinträchtigung des Patienten bedingen. Andererseits führen plötzlich auftretende Veränderungen im Gelenk durch ein Trauma vielfach innerhalb kurzer Zeit zur Dekompensation des Systems, die zunächst meist schmerzbedingt ist. Typisch für die posttraumatische Arthrose ist daher, daß der Schmerz den klinisch faßbaren Symptomen, wie Schwellung und Bewegungseinschränkung vorauseilt. Die röntgenologischen Veränderungen stehen erst am Ende der klinisch beschwerlichen Wegstrecke. Bei den idiopathischen Arthrosen dagegen gehen die röntgenologischen Veränderungen der Bewegungseinschränkung und anderen klinischen Symptomen voran. Der Schmerz ist erst das letzte Symptom der Kette.

Um in den Circulus vitiosus zwischen mechanischen und biologischen Ursachen der Arthroseentstehung eingreifen und die Gelenkmechanik wieder herstellen zu können, ist eine eingehende Analyse der mechanischen Störung des geschädigten Gelenkes erforderlich. Eine derartige Analyse stößt allerdings trotz der Untersuchungen von Pauwels (1965) und vieler anderer immer noch auf Schwierigkeiten. Eigentlich sind wir bis heute lediglich in der Lage, die Statik der Gelenke an der unteren Extremität näher zu beschreiben. Eine Störung der *dynamischen* Bewegungsabläufe ist bis heute kaum möglich. Ganz zu schweigen von einer Analyse der Regelvorgänge, die für die Steuerung des Systems „Gelenk" von wesentlicher Bedeutung sind und in die sämtliche neurophysiologischen Kontrollmechanismen einbezogen werden müssen.

Ob sich eine posttraumatische Arthrose fortentwickelt, ist jedoch nicht nur von der mechanischen Störung, sondern auch von den biologischen Qualitäten, also von der Belastbarkeit der Strukturen abhängig. Die Belastbarkeit der Gewebe stellt jedoch auch heute noch einen weitgehend unbekannten Materialfehler dar. Welche Rolle schließlich die Zeit bei diesem gestörten Verhältnis zwischen Belastung und Belastbarkeit spielt, ist – wenn überhaupt – dann nur ungenau abschätzbar.

Wir müssen uns also bei der Analyse des Funktionszustandes eines posttraumatisch veränderten Gelenkes mit relativ bescheidenen Mitteln begnügen, wenn wir bedenken, wie wenig wir von den biologischen und mechanischen Vorgängen wirklich wissen. Insofern ist es eine sehr anspruchsvolle Aufgabe, die durch die Verletzungsfolgen gestörte Gelenkmechanik wieder herzustellen. In den allermeisten Fällen wird der behandelnde Arzt mit einer Aufrechterhaltung des status quo zufrieden sein und schon als Erfolg werten, wenn die bereits eingetretene Arthrose und Störung der Mechanik nicht fortschreitet.

Das Ziel jeder wiederherstellenden Maßnahme ist also letzten Endes die Wiederherstellung des Gleichgewichtes von Belastung und Belastbarkeit, damit die Verlangsamung des arthrotischen Prozesses und schließlich die Schmerzbefreiung. Dreh- und Angelpunkt der gestörten Gelenkmechanik ist dabei das Knorpelgewebe, dessen Beschaffenheit den Fortgang der posttraumatischen Arthrose wesentlich bestimmt und damit die Möglichkeit wiederherstellender Verfahren limitiert (Uehlinger 1972).

Die Indikation zu gelenkerhaltenden Verfahren wird sich daher vorwiegend an morphologischen Kriterien des Knorpelschadens orientieren, zumal eine detaillierte Analyse der begleitenden mechanischen Störung nur begrenzt möglich ist. Von wesentlicher Bedeutung ist, inwieweit eine *intraarticuläre* Läsion mit primärem Knorpelschaden vorgelegen hat, oder ob die mechanische Störung erst im Rahmen der sekundären Degeneration in Folge der *extraarticulären* Verletzung entstanden ist. In Abhängigkeit von Art und Ausmaß des Knorpelschadens stehen grundsätzlich drei unterschiedliche gelenkerhaltende Verfahren zur Verfügung:

1. Verfahren zur Wiederherstellung der Kongruenz.
2. Verfahren zur Minderung der Beanspruchung des Gelenkes.
3. Verfahren zur Verbesserung der Gelenkbeweglichkeit.

Durch Eingriffe an der Gelenkfläche selbst kann die durch die posttraumatische Arthrose gestörte *Kongruenz* wiederhergestellt werden. Defekte der knorpeligen Gelenkfläche können im Erwachsenenalter nur durch Ersatzgewebe aufgefüllt werden. Sie stellen daher immer eine Minderung biologischer und mechanischer Qualitäten dar. Die Prognose eines ausgedehnten primären Knorpelschadens ist daher ungünstig, die operativen Maßnahmen zur Sanierung des Schadens sind in ihrer Wirksamkeit begrenzt. Dennoch sind bei ausgedehnten Chondromalacien Aufbohrungen des subchondralen Knochens sinnvoll, die zur Aussprossung von Ersatzknorpelgewebe führen können. Damit ist einem Fortgang degenerativer Veränderungen Vorschub geleistet. Bei ausgedehnten Chondromalacien und gleichzeitig vorliegenden subchondralen Nekrosen stößt die Wiederherstellungschirurgie jedoch an Grenzen. Eine Wiederherstellung der Gelenkfläche bei ausgedehnten Knorpelabhebun-

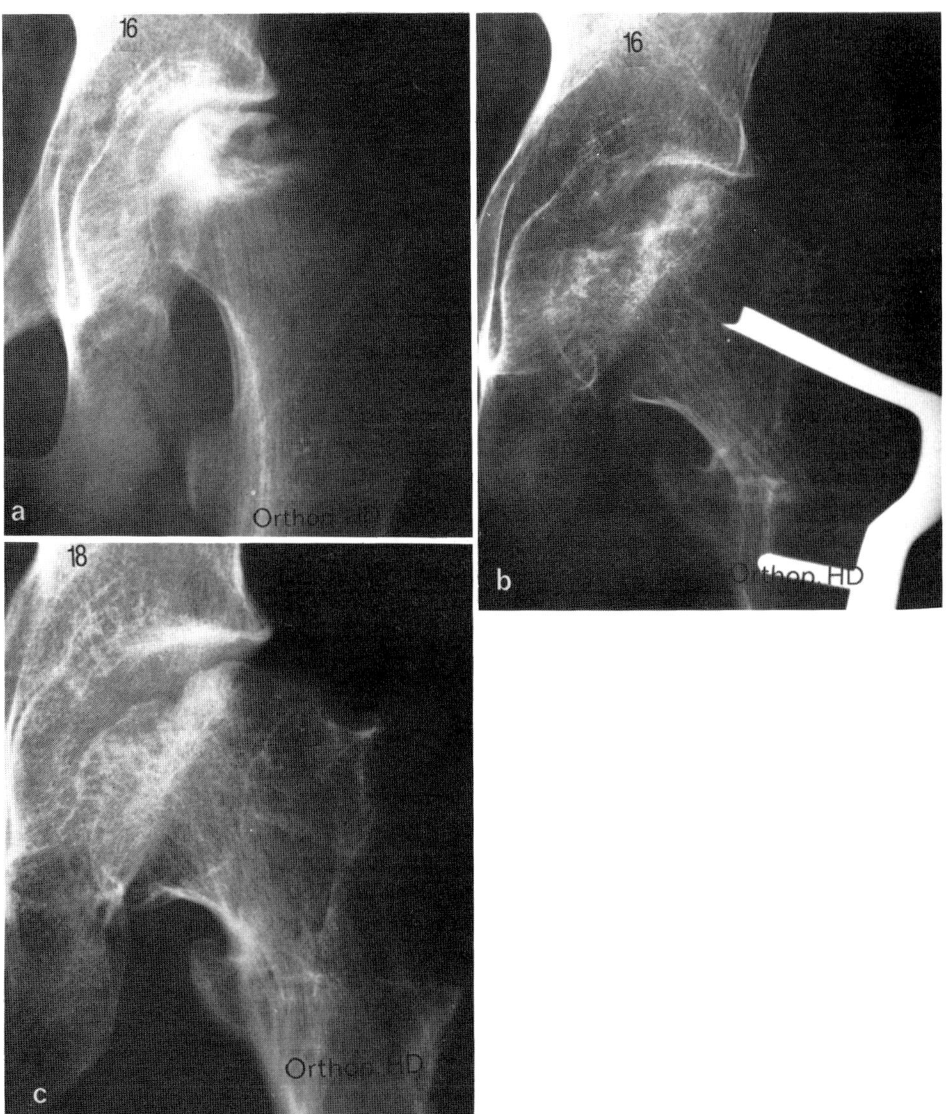

Abb. 2a–c. Umstellungsosteotomie bei ausgedehnter posttraumatischer Hüftkopfnekrose (16jähriger Junge). **a** Präoperativer Ausgangsbefund 1 Jahr nach transcervicaler Schenkelhalsfraktur. **b** Extensions-Varisationsosteotomie mit intraarticulärer Sanierung durch Anhebung des imprimierten Knorpel-Knochen-Bereiches mit Spongiosaunterfütterung und Fibrinauffüllung. **c** Ergebnis 3 Jahre nach Operation mit nur endgradiger Bewegungsbehinderung und schmerzfreier Belastungsfähigkeit

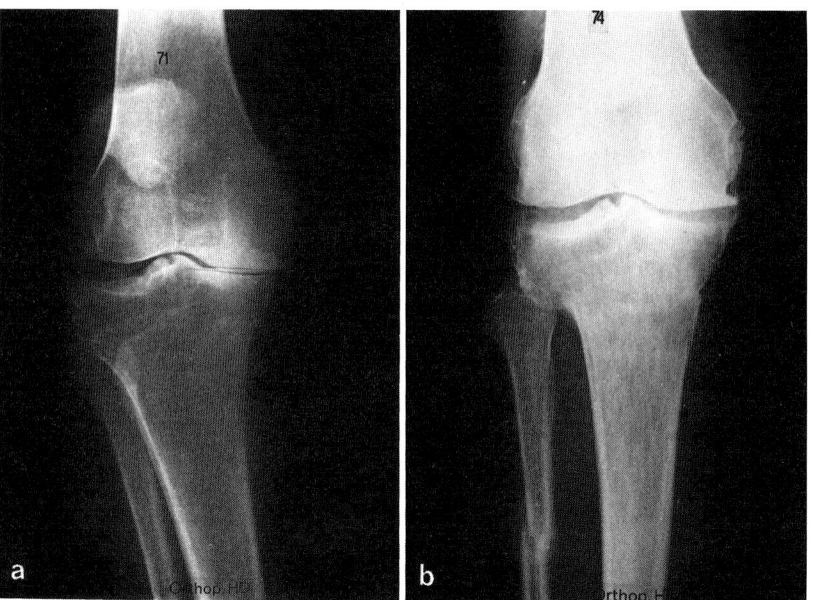

Abb. 3a, b. Typische Varusgonarthrose mit Umstellungsosteotomie. **a** Präoperativer Befund 34 Jahre nach traumatischer Meniscuszerreißung mit ausgeprägter Varusgonarthrose. **b** Befund 3 Jahre postoperativ mit schmerzfreiem belastungsfähigem Kniegelenk und röntgenologischer Entfaltung des medialen Gelenkspaltes

gen ist unter diesen Umständen nicht mehr sinnvoll. Inwieweit Maßnahmen zur Autotransplantation von Knorpel- und Knochengewebe in der Zukunft bessere Ergebnisse bringen werden, bleibt abzuwarten.

Durch Umstellungsosteotomien kann die *Beanspruchung* lädierter Gelenkflächenareale gemindert und damit der Fortgang einer Arthrose häufig sehr günstig beeinflußt werden. Dies gilt sowohl für die Folgen primärer als auch sekundärer Knorpelschäden. Eine besondere Bedeutung erlangen die Umstellungsosteotomien am Hüft- und Kniegelenk bei lokalisiert innerhalb des Gelenkes auftretenden degenerativen Veränderungen, die durch eine Korrekturosteotomie wirksam entlastet werden können. Am Hüftgelenk sind Korrekturosteotomien daher vor allen Dingen im Frühstadium von posttraumatischen Hüftkopfnekrosen zur Entlastung eingebrochener Gelenkflächenareale sinnvoll (Abb. 2). Besonders günstige Indikationen für eine Umstellungsosteotomie ergeben sich auch bei posttraumatischen Arthrosen infolge extraarticulärer Achsendeviationen oder intraarticulärer Minimalläsionen. Voraussetzung für die Umstellungsosteotomie im Ober- und Unterschenkelbereich ist allerdings, daß der Knorpelschaden und die Arthrose lokalisiert und begrenzt sein müssen. So ist zum Beispiel die nach traumatischer Meniscusläsion und Meniscektomie auftretende lokalisiert auf das mediale Kompartment beschränkte Varusarthrose eine der günstigsten Ausgangsbedingungen für eine Umstellungsosteotomie (Abb. 3).

Gleiches gilt für posttraumatische Achsenfehler, die sich an der unteren Extremität in jedem Fall ungünstig auswirken müssen. Jede in Fehlstellung verheilte Fraktur muß als potentiell arthrosefördernd angesehen werden. Vor allem das Kniegelenk ist im Hinblick auf den Fortgang der posttraumatischen Arthrose besonders gefährdet. Bei Varusfehlstellungen sollte eine Korrekturosteotomie bereits bei Abweichungen von über 5 Grad, bei Valgusfehlstellungen von über 10 Grad erfolgen. Ante- und Rekurvationsfehlstellungen sollten bei über 10 Grad und Innen- und Außentorsionsfehler bei über 15 Grad korrigiert werden (Kaps u. Mitarb 1984).

Das Ziel der Arthrolysen ist, die *Beweglichkeit* und damit die gesamte Gelenkmechanik zu verbessern. Der Operateur steht dabei aber nicht selten vor der Frage, ob ein subtotal versteiftes aber schmerzfreies Gelenk nicht dem Risiko eines bewegungsverbesserten, aber später instabilen und möglicherweise schmerzhaften Gelenkes vorzuziehen ist. Mit neueren Behandlungstechniken, wie der automatischen Bewegungsschiene ist jedoch die Arthrolyse des Gelenkes ein eher gangbares Risiko geworden. Selbst unter extremen Ausgangsbedingungen können damit günstigere Resultate erzielt werden.

Bei fortschreitender posttraumatischer Arthrose besteht beim jungen Menschen grundsätzlich eine Indikation zu gelenkerhaltenden Maßnahmen, auch wenn damit häufig keine Wiederherstellung der Gelenkmechanik, sondern nur eine Aufrechterhaltung des status quo und eine Verlangsamung des arthrotischen Prozesses zu erreichen ist. Die Möglichkeiten, eine posttraumatische Arthrose in ihrem Verlauf grundlegend zu beeinflussen, sind wegen des häufig ausgedehnten, begleitenden Knorpelschadens begrenzt. Insofern wird die Bedeutung der Prophylaxe der posttraumatischen Arthrose nur allzu deutlich unterstrichen. Millimetergenaue Rekonstruktion von Gelenkfrakturen, achsengerechte Stellung extraarticulärer Brüche und adäquate Versorgung von ligamentären Verletzungen sind therapeutische Schlußfolgerungen aus den begrenzten Möglichkeiten eines Zweiteingriffes.

Literatur

Cotta H, Niethard FU (1979) Biomechanische und biochemische Grundlagen der Entstehung einer posttraumatischen Arthrose. Chirurg 50:595

Kaps HP, Niethard FU, Gärtner BM (1984) Die Indikation zur Korrekturosteotomie bei posttraumatischen Achsenfehlstellungen an der unteren Extremität. In: Hefte Unfallheilkd, Heft 164. Springer, Berlin Heidelberg New York, S 728

Pauwels F (1965) Gesammelte Abhandlungen zur funktionellen Anatomie des Bewegungsapparates. Springer, Berlin Heidelberg New York

Uehlinger E (1972) Die pathologische Anatomie der traumatischen Arthrose. In: Hefte Unfallheilkd, Heft 110. Springer, Berlin Heidelberg New York, S 111

Gelenkersetzende Verfahren bei der posttraumatischen Arthrose am Beispiel der Gelenke der belasteten Extremität

C. Burri und Ch. Ulrich

Abteilung für Unfallchirurgie, Hand-, Plastische-, und Wiederherstellungschirurgie der Universität (Ärztlicher Direktor: Prof. Dr. C. Burri), Steinhövelstraße 9, D-7000 Ulm

Die Arthroserate an der belasteten Extremität nach Gelenkverletzungen ist auch unter aktivem Einsatz moderner Verfahren relativ hoch. Ursachen dafür sind Stufenbildung [13], Impressionen [2] mit konsekutiver Inkongruenz, irreversible Knorpelschädigung [4, 7, 11, 13, 15], Durchblutungsstörungen [2, 7] sowie signifikante Instabilitäten. Die primäre anatomische Wiederherstellung eines Gelenkes vermag die Häufigkeit der posttraumatischen Arthrose zwar signifikant herabzusetzen, trotzdem kommt es z. B. nach Impressionen im Bereiche des Acetabulums, am Tibiakopf und am Pilon tibial in fast der Hälfte der Fälle zur posttraumatischen Arthrose.

Die *chirurgische* Therapie dieses Folgezustandes umfaßt die „Gelenktoilette", die Osteotomie, die Arthrodese und den prothetischen Ersatz. Eingesetzt werden diese Verfahren an Hüfte, Knie und Sprunggelenk mit verschiedener Gewichtung. Damit erhalten die gelenkersetzenden Verfahren an diesen drei Gelenken der belasteten Extremität unterschiedliche Bedeutung:

Oberes Sprunggelenk [14]

Abhängig von Ursache und Ausmaß der posttraumatischen Arthrose kommen am OSG unterschiedliche Verfahren zur Anwendung (Tabelle 1). Die OSG-Prothese [14] hat weltweit praktisch keine Bedeutung erlangen können, sie wird demnach nur in seltenen Ausnahmefällen mit schwerer Inkongruenzarthrose bei bestehender Stabilität diskutiert werden können. Die speziellen anatomischen Verhältnisse an diesem Gelenk stellen die Ursache zahlreicher Versager nach prothetischer Versorgung dar. Unsere eigenen Erfahrungen in den vergangenen Jahren beschränken sich auf lediglich 4 Fälle, 3 dieser Prothesen mußten nach relativ kurzer Zeit wieder entfernt werden, die Gelenke wurden versteift.

Kniegelenk [3, 5, 6, 9]

Am stark exponierten und schwer belasteten Knie hat die Alloarthroplastik ihren festen Platz erlangt. Entsprechend der Einstellung des behandelnden Unfallchirurgen oder Orthopäden wird ihre Anwendung eher großzügig oder aber restriktiv gehandhabt. Wir selbst stellen die Indikation zur Knieprothese aus verschiedenen Gründen sehr zurückhaltend: Bei Instabilität und „einseitiger" – bp. medialer Arthrose – erfolgt die Umstellungsosteotomie in Kombination mit einer Bandplastik. Die schwere, schmerzhafte Panarthrose stellt u. E. die beste Indikation zum prothetischen Ersatz des Kniegelenkes dar, der Oberflächenersatz mit Patellaschild erhält gegenüber der Rotationsprothese den Vorzug (Tabelle 2). Diese Haltung begründet sich vor allem durch die Tatsache, daß eine Schlittenprothese bei einer

Hefte zur Unfallheilkunde, Heft 174
Zusammengestellt von A. Pannike

Tabelle 1. Indikation zur Prothese am OSG

Ursache	Leichte Arthrose	Schwere Arthrose
Instabilität	Bandplastik	Arthrodese
Fehlstellung, Inkongruenz	Korrektur	Arthrodese (Prothese)
nach Infekt	∅	Arthrodese

Tabelle 2. Prothesentypen am Knie

Prothesentyp	Indikation	Alternative
Partieller Schlitten	mediale und laterale A.	Osteotomie
Totaler Schlitten (Patellaschild)	Panarthrose bei Stabilität	Arthrodese
Totaler Schlitten + Patella + Bandplastik	Panarthrose bei Instabilität	Arthrodese
Rotationsprothese	Panarthrose bei Fehlstellung Instabilität	Arthrodese

auftretenden Infektion entscheidend leichter durch eine Arthrodese angegangen werden kann, als die „markraumkonsumierende" Stielprothese [3].

Hüftgelenk [1, 8, 10, 12, 13, 15]

Die mit großem Abstand häufigste Indikation zum künstlichen Gelenkersatz bei der posttraumatischen Arthrose an der belasteten Extremität trifft mit Sicherheit das Hüftgelenk. Die Hüfte stellt das einzige Gelenk des menschlichen Körpers dar, wo bereits seit Jahren beim alten Menschen unmittelbar posttraumatisch als Routineverfahren Prothesen eingesetzt werden, und zwar bei der medialen Schenkelhalsfraktur. Die durch dieses Vorgehen möglich gewordene Frühbelastung bei andererseits hoher Versagerquote der Osteosynthese, bringt entscheidende Vorteile mit Senkung der Letalität und der Krankheitsdauer.

Der einfache Kopfersatz beschränkt sich dabei sowohl bei primärer wie sekundärer Anwendung auf die höchste Altersgruppe und auf gehunfähige Patienten. Analog zur medialen Schenkelhalsfraktur sehen wir beim alten Menschen auch bei der dislocierten Acetabulumfraktur eine Anzeigestellung für die TEP: Dabei wird in diesen Fällen von einem hinteren Zugang aus der Hüftpfannenbruch durch eine Osteosynthese stabilisiert, Defekte mit autologen Knochentransplantaten aus Schenkelkopf, -hals oder dem proximalen Femur aufgefüllt, der eingedrückte Pfannenboden abgestützt und die Hüftpfanne eingesetzt. Das Einlegen des femoralen Anteils geschieht in der üblichen Weise. Röntgenkontrolluntersuchungen zeigen bereits nach 4–6 Wochen eine Konsolidierung des Pfannenlagers, so daß auch hier relativ früh belastet werden darf (Abb. 1). Über unsere diesbezügli-

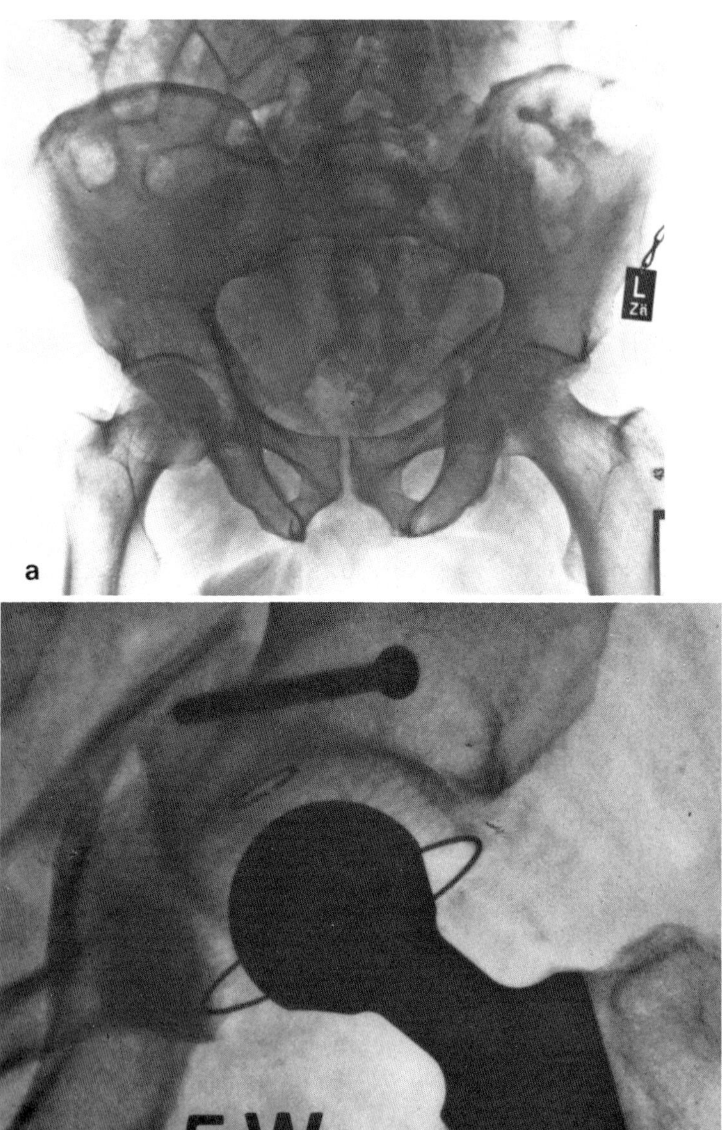

Abb. 1a, b. Primärer totalprothetischer Ersatz bei zentraler Hüftluxation (72jähriger Patient). **a** Unfallbild. **b** Röntgenbild 5 Wochen postoperativ: Acetabulumaufbau mit Spaneinlage, Schraubenosteosynthese und einzementierter Pfanne. Einbau des Transplantates nachweisbar

chen – als günstig zu bezeichnenden – Ergebnisse an 19 Patienten wird an anderer Stelle ausführlich berichtet.

Bei der posttraumatischen Arthrose steht bei Fehlstellung oder partieller Kopfnekrose die Osteotomie im Vordergrund der möglichen Therapieverfahren (Tabelle 3), insbesondere

Tabelle 3. Indikation zur Hüftprothese bei posttraumatischer Arthrose

Ursache	Leichte Arthrose	Schwere Arthrose
Fehlstellung (Femur)	Osteotomie	Prothese (Arthrodese)
Kopfnekrose	Osteotomie	Prothese (Arthrodese)
Inkongruenz (Acetabulum)	∅ (Osteotomie)	Prothese (Arthrodese)

beim jungen Patienten. Die eindeutige Verbesserung der Prothesenmodelle in den letzten Jahren, insbesondere mit der Möglichkeit zementfreier Implantation, und die entsprechenden, überwiegend günstigen Ergebnisse, erlauben aber auch den alloplastischen Einsatz bereits beim jüngeren Patienten, allerdings unter strengster Indikationsstellung und sorgfältiger Auswahl des Prothesenmodells (Tabelle 3).

Prinzipiell stehen 4 Gruppen von Hüftprothesen zur Verfügung, der einfache Kopfersatz, die Oberflächenprothese, die zementierte Prothese und schließlich die Totalprothese ohne Anwendung von Knochenzement. Wie bereits erwähnt, wird die Kopfprothese praktisch nur noch beim bettlägerigen Patienten Anwendung finden, der Oberflächenersatz hat sich u. E. nicht bewährt. Bei Patienten mit einem biologischen Alter über 70–75 Jahren behandeln wir die posttraumatische Hüftarthrose mit einer einzementierten Prothese, im Alter zwischen 60 und 70 Jahren mit zementfreier Pfanne und Gradschaft, beim jüngeren mit einem zementfreien Modell.

Der Zugang zum Gelenkersatz erfolgt üblicherweise von lateral-ventral, lediglich bei übersehener hinterer Luxation von dorsal. In jedem Falle ist ein tragfähiges Pfannenlager Voraussetzung für einen Langzeiterfolg. Ist ein solches nicht vorhanden (zentrale, hintere Luxation), soll es mit ortsständigen Transplantaten, mit oder ohne Osteosynthese, aufgebaut werden; die Prothesenpfanne hat im Bereich des ursprünglichen Acetabulums – und nicht in dem einer Ersatzpfanne – zu liegen. Äußere Abstützungen mit implantatreichen Ringen etc., sind zu unterlassen, stets ist der Biologie vor der Technik der Vorrang zu geben.

Unter Beachtung der aufgezeigten Richtlinien kann bei in Folge einer posttraumatischen Coxarthrose schwerst geschädigten Patienten durch den prothetischen Ersatz ein entscheidender Erfolg erreicht werden, im Extremfall wird dadurch aus einem Krüppel wieder ein Mensch!

Zusammenfassung

Die posttraumatische Arthrose ist auch heute noch eine häufige Folgeerscheinung an der belasteten Extremität. Die chirurgischen Behandlungsverfahren richten sich nach der Ursache und dem Ausmaß der Veränderungen. Bestehen Aussichten auf Erfolg, soll den gelenkerhaltenden Vorgehen mit Wiederherstellung der Stabilität, „Gelenktoilette" und Korrekturosteotomie absoluter Vorrang eingeräumt werden. Ist das betroffene Gelenk „irreversibel" geschädigt und die subjektiven Beschwerden signifikant, steht die Arthrodese am OSG im Vordergrund, an der Hüfte eindeutig die Totalprothese. Auch am Knie hat sich im heutigen Zeitpunkt die Prothese vor die Arthrodese gestellt, hier z. T. durch die in der Literatur angegebenen günstigen Ergebnisse, z. T. aber auch durch den immer stärker

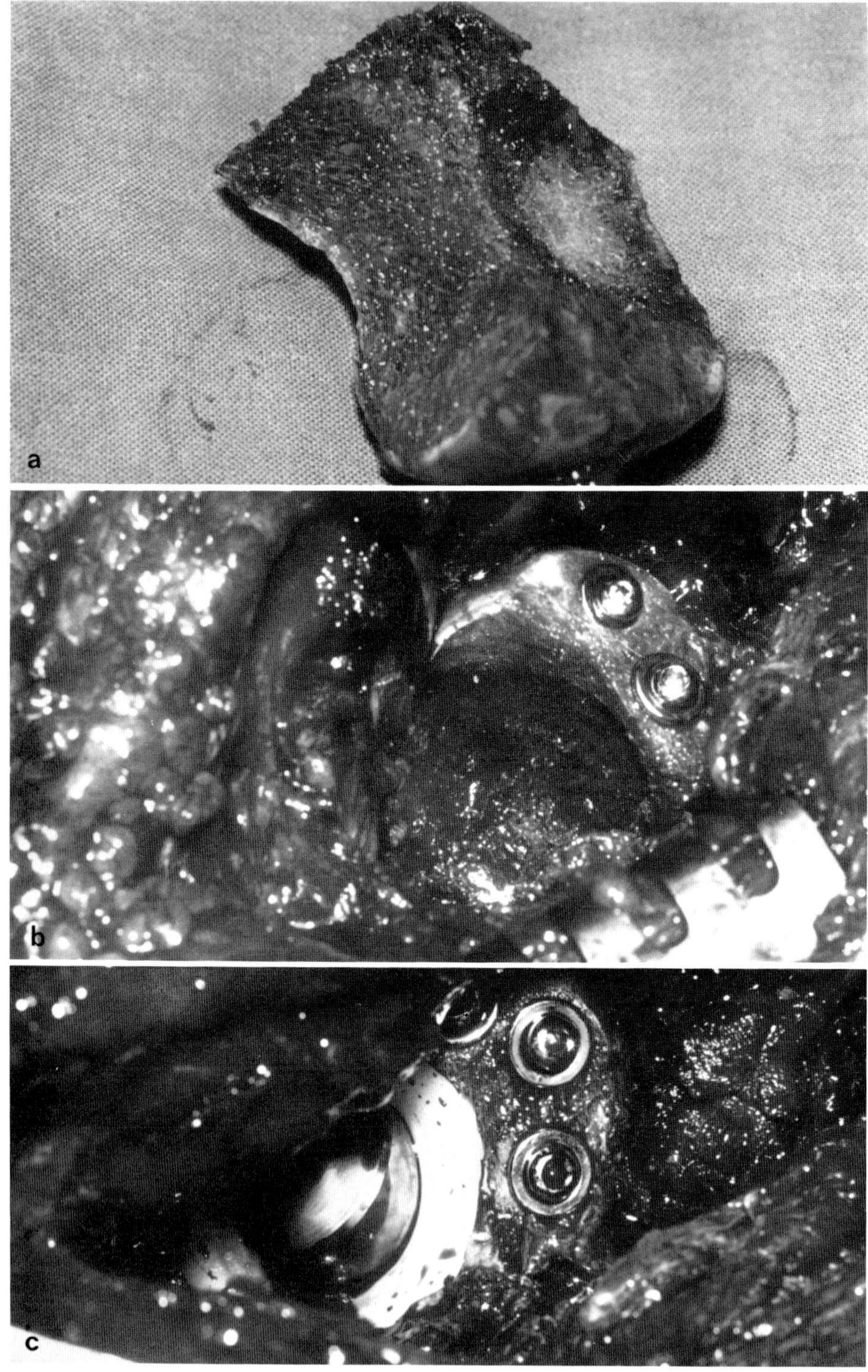

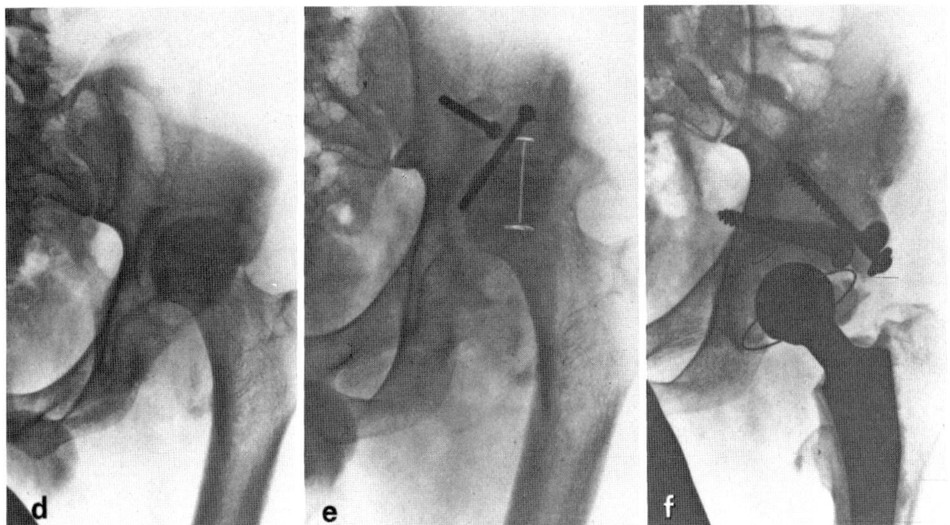

Abb. 2. **d** Röntgenbild Monate nach Unfall. **e** Röntgenbild nach sekundärem Osteosyntheseversuch (!!). **f** Nach Pfannenaufbau und Schraubenosteosynthese

werdenden Patientendruck. Unter sorgfältiger Indikationsstellung, biomechanisch einwandfreiem Prothesensitz und überwachter Nachbehandlung hat der prothetische Ersatz an Hüfte und Knie nicht aber am OSG – seinen festen Platz in der Behandlung der schweren posttraumatischen Arthrose.

Literatur

1. Beckenbaugh RD, Ilstrup DM (1978) Total hip arthroplasty – a review of 333 cases with long follow up. J Bone Joint Surg 60A:304
2. Böhler J (1953) Experimentelle Untersuchungen über die Ursache der sog. Kopfnekrose nach Verrenkungen und Verrenkungsbrüchen des Hüftgelenkes. Chir 24:244
3. Brodersen MP, Fitzgerald RH, Peterson LFA, Coventry MB, Bryan RS (1979) Arthrodesis of the knee following total knee arthroplasty. J Bone Joint Surg 61A:181
4. Burman MS, Feldman T (1959) Fractures of head of femur with dislocation of hip. Bull Hosp Joint Dis 20:69
5. Engelbrecht E (1981) Ersatz der großen Körpergelenke (außer Hüfte). Chirurg 52:681
6. Engelbrecht E, Ziegel A (1972) Pallacosunterfütterung und alloplastischer Gelenkersatz bei Tibiakopfbrüchen. Arch Orthop Unfallchir 74:165
7. Gay B, Romen W (1983) Makroskopische und Mikroskopische Befunde am Femurkopf nach Acetabulumfraktur. Unfallheilkd 86:201

◀ Abb. 2a–f. Sekundärer totalprothetischer Ersatz nach übersehener Luxation der Hüfte. **a** Transplantat zum Pfannenaufbau aus Schenkelhals und -kopf. **b** Eingepasstes Transplantat mit vorbereitetem Pfannenlager. **c** TEP in situ mit guter biologischer Überdachung der künstlichen Hüftpfanne

8. Kelly PJ, Lipscomb PR (1958) Primary vitallium – mold arthroplasty for posterior dislocation of the hip with fracture of the femoral head. J Bone Joint Surg 40A:675
9. Lütschg J (1979) Klinische Ergebnisse der Knietotalendoprothese. Nachkontrolle von 51 Fällen. Z Orthop 117:911
10. Marti RK, Besselaar FP (1983) Bonegrafts in primary and secondary total hip replacement. Proc. Symp. of Progress in Cemented Total Hip Surgery and Revision. Experta Medica, Amsterdam, 107
11. Palin HC, Richmond A (1954) Dislocation of the hip with fracture of the femoral head. A report of 3 cases. J Bone Joint Surg 36B:442
12. Schneider R (1982) Die Totalprothese der Hüfte (aktuelle Probleme in Chirurgie und Orthopädie, begründet von Saegesser M, Burri C et al (Hrsg), Band 24). Huber, Bern Stuttgart Wien
13. Schweikert CH, Weigand H (1979) Ergebnisse nach konservativer und operativer Therapie der Acetabulumfraktur. In: Hefte Unfallheilkd, Heft 140. Springer, Berlin Heidelberg New York, S 166
14. Stauffer RN (1979) Total joint arthroplasty. The ankle. Mayo Clin Proc 54:570
15. Weigand H, Schweikert CH, Strube HD (1978) Die traumatische Hüftluxation mit Hüftkalottenfraktur. Unfallheilkunde 81:377

Die posttraumatische Arthrose am Beispiel der Gelenke der belasteten Extremität – Wiederherstellung der Gelenkbiologie

H. J. Refior

Orthopädische Klinik der Medizinischen Hochschule Hannover im Annastift, Heimchenstraße 1–7, D-3000 Hannover 61

Wenn im Zusammenhang mit der posttraumatischen Arthrose die Wiederherstellung der Gelenkbiologie diskutiert wird, darf nicht übersehen werden, daß der Gelenkknorpel mit der Gelenkkapsel und der Synovialflüssigkeit eine biologische Einheit bildet.

Der hyaline Gelenkknorpel kann somit nur als Teil eines Systems verstanden werden, das für ihn eine biologische Abhängigkeit von der Beschaffenheit der Synovialflüssigkeit und der sekretorischen und resorptiven Funktion der Gelenkkapsel unter normalen und pathologischen Bedingungen beinhaltet.

Nicht zuletzt weist der hyaline Gelenkknorpel eine funktionsbezogene Abhängigkeit auf, die durch formale Anpassungsvorgänge bis in den mikrostrukturellen Bereich hinein deutlich wird (Abb. 1).

Mit der Existenz einer posttraumatischen Arthrose resultieren jedoch Form- und Funktionsstörungen, die sich nicht auf den Gelenkknorpel als isoliertes Gewebe beschränken, sondern die das Gelenk als Ganzes betreffen.

Dabei ist zu berücksichtigen, daß der durch mechanische, nutritive und enzymatische Faktoren beeinflußte Arthroseprozeß zu einer progredienten Knorpeldegradation führt.

Daß es unter diesen Umständen notwendig ist, eine Wiederherstellung der Gelenkbiologie anzustreben, liegt auf der Hand.

Hefte zur Unfallheilkunde, Heft 174
Zusammengestellt von A. Pannike

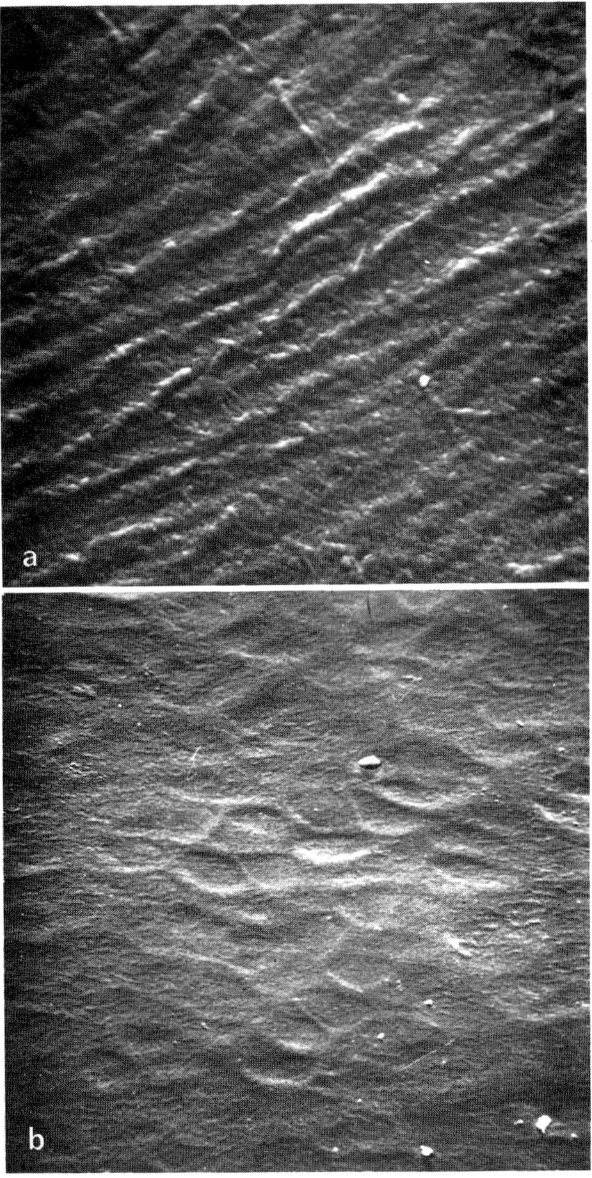

Abb. 1a, b. Rasterelektronenoptische Darstellung der funktionsbezogenen Ausrichtung der Oberflächenstruktur des hyalinen Gelenkknorpels

Die Therapie der aus der posttraumatischen Arthrose resultierenden, meist schmerzhaften Form- und Funktionseinschränkungen des Gelenkes muß deshalb darauf gerichtet sein, einwirkende Störfaktoren zu beseitigen und eine Normalisierung der funktionellen, metabolischen, sekretorischen und resorptiven Vorgänge im Gelenk anzustreben.

Therapeutisch stehen dafür zunächst konservative Maßnahmen zur Verfügung.

Ziel derartiger therapeutischer Bemühungen sind Schmerzbereiung, Resorptionsförderung, Gelenkmobilisation und Muskeltonisierung.

Das klinische Bild des akuten Reizzustandes bei posttraumatischer Arthrose erfordert daher neben der Kryotherapie, deren wesentlicher Effekt in der analgetischen Wirkung und reaktiven Hyperämie besteht, den oralen und lokalen Einsatz analgetisch und antiphlogistisch wirkender Pharmaka.

Intraarticuläre Injektionen mit dem Proteinaseinhibitor Trasylol sollen sowohl die Kapselschwellung, als auch die enzymatische Beeinflussung des Gelenkknorpels reduzieren.

Intraarticulär injizierte Corticosteroide sollten aber aufgrund ihres depressiven Effektes auf den Chondrocytenmetabolismus nur in Ausnahmefällen zur Anwendung kommen.

Die neuerdings sehr propagierte intraarticuläre Injektion von Orgotein scheint bei der aktivierten posttraumatischen Arthrose zu einer positiven Beeinflussung der reaktiven Synovitis zu führen.

Diese Substanz wäre damit geeignet, zur Wiederherstellung der Gelenkbiologie beizutragen.

Nicht zuletzt muß darauf hingewiesen werden, daß mit der Gelenkspülung durch Ausschwemmung des Knorpelabriebs eine positive Beeinflussung arthrotisch bedingter Reizzustände ermöglicht wird.

Dies ist zum Beispiel während einer arthroskopischen Untersuchung möglich.

Dabei hat es sich bei oberflächlichen Knorpelläsionen bewährt, nach Abschluß der Gelenkspülung Orgotein intraarticulär zu applizieren.

Mit diesen Maßnahmen kombiniert, wird in der Regel eine mobilisierende krankengymnastische Behandlung.

Handelt es sich jedoch bei posttraumatischer Arthrose um ein schmerzhaftes, jedoch ergußfreies Gelenk, so bieten sich Diadynamik und Interferenzströme zur lokalen Analgesie und Hyperämisierung an. Lokale Wärmeanwendungen, z. B. in Form von Packungen, fördern die Durchblutung und erleichtern die mobilisierende Behandlung, die besonders wirkungsvoll im Bewegungsbad durchgeführt wird.

Zur Anwendung sogenannter Knorpelschutzsubstanzen in der Behandlung der posttraumatischen Arthrose bestehen auch heute noch unterschiedliche Auffassungen.

Es kann jedoch als gesichert angesehen werden, daß das Arteparon vom arthrotischen Gelenkknorpel bevorzugt aufgenommen wird (Dettmer).

Durch die starke Anreicherung im Gelenkknorpel ist Arteparon nach den Untersuchungen von Greiling in der Lage, die bei der Arthrose freigesetzten lysosomalen Enzyme, die aus den Chondrozyten stammen, zu inhibieren und eine Normalisierung der Biosynthese der Proteoglykane, also der Matrix, herbeizuführen.

Dona 200 enthält als Hauptkomponente Glucosaminsalze, die umgewandelt als Bausteine für die Biosynthese des Chondroitinsulfats dienen.

Die Wirkungsweise des Knorpelknochenmarkextraktes Arumalon, der intramusculär gegeben wird, ist noch nicht gänzlich abgeklärt. Inwieweit die Biosynthese der Proteoglykane und des Collagens hierdurch beeinflußt werden, bedarf weiterer Klärungen.

Besteht Therapieresistenz, so ist auch für die posttraumatische Arthrose an der unteren Extremität die operative Behandlung unumgänglich.

Zur Wiederherstellung der Gelenkbiologie finden extra- und intraarticuläre Techniken Anwendung.

Intraarticuläre Maßnahmen an der unteren Extremität betreffen bevorzugt das Kniegelenk und können auch am Sprunggelenk indiziert sein.

Mit der posttraumatischen Arthrose verbundene Knorpelläsionen und Osteophyten, degenerative Meniskusläsionen und freie Gelenkkörper, mit und ohne reaktive Synovitis,

Tabelle 1. Posttraumatische Arthrose. Wiederherstellung der Gelenkbiologie

Postoperative Rehabilitationsstufen
I. Frühzeitige Mobilisation bei Entlastung Analgesie und Hyperämisierung durch Kryotherapie Isometrische Muskelkräftigung Antiphlogistische Medikation
II. Mobilisation bei Teilbelastung Aktive Muskelkräftigung Ggf. Kryotherapie oder Interferenzströme
III. Vollbelastung Aktive Muskelkräftigung Ggf. Fortsetzung der Mobilisation

bedingen Schmerzen und Funktionsstörungen, die eine komplexe Sanierung notwendig machen.

Diese Operationen werden als Gelenktoilette, „housecleaning" (Magnuson) oder Débridement bezeichnet.

Nach Ferguson ist die posttraumatische Arthrose des Kniegelenkes für derartige Eingriffe besonders geeignet.

Die Indikation zu einem intraarticulären Kombinationseingriff setzt eine gründliche Diagnostik voraus. Eine selektive Anwendung entsprechender operativer Maßnahmen hat sich bewährt.

Als wirkungsvolle, auf die Wiederherstellung der Gelenkbiologie Einfluß nehmende Eingriffe, können die Knorpelglättung bei aufgefaserten und fragmentierten Knorpelherden und die gleichzeitige partielle Synovektomie bei konsekutiver Synovitis angesehen werden.

Die Abrasio patellae kann, wenn es das Ausmaß der Knorpelläsion zuläßt, in einer einfachen muldenförmigen Abtragung einer oberflächlichen Knorpelläsion bestehen.

Liegt jedoch eine Knorpelulceration vor, so ist eine Pridie-Bohrung angezeigt, die eine Einsprossung von Bindegewebe aus dem spongiösen Knochen in den Knorpeldefekt anstrebt, um unter der Funktion eine metaplastische Umwandlung des Narbengewebes zu Faserknorpel zu erreichen.

Wenn auch über die Qualität dieses Ersatzgewebes keine sichere Aussage gemacht werden kann, erscheint ein solches Vorgehen jedoch für die Fälle gerechtfertigt, bei denen die Patellagleitfläche ein vollständiges knorpelfreies Areal aufweist (Burri).

Größere knorpelfreie Areale, speziell an der Patella, werden über die Pridie-Bohrung hinaus durch autologe Fascie oder lyophilisierte Dura plastisch gedeckt. Ein solches Vorgehen wird jedoch auf Einzelfälle beschränkt bleiben.

Osteophyten sollten nur dann abgetragen werden, wenn sie zu einer eindeutigen mechanischen Alteration der Gelenkmechanik beitragen. An der Patella können sie allerdings in Form der Kranzosteophyten zu einer Vergrößerung der Patella führen und so eine Obstruktion des Gleitweges bedingen. Hier ist ihre Entfernung angezeigt (Noesberger).

Die angesprochenen intraarticulären Eingriffe werden im Hinblick auf ihr Ergebnis nicht unwesentlich von der postoperativen Nachbehandlung beeinflußt.

Die in 3 Stufen eingeteilte Rehabilitation sieht eine frühzeitige Mobilisation unter Entlastung vor, die in passiver Form durch die elektrische Motorschiene in geeigneter Weise betrieben werden kann. Aktive Bewegungsübungen unter krankengymnastischer Anleitung können nach der Wundheilung aufgenommen werden und in die zweite Phase überleiten. Diese ist durch eine Teilbelastung und durch aktive Muskelkräftigungsübungen gekennzeichnet. Frühestens nach 6 Wochen wird die 3. Phase mit der Vollbelastung eingeleitet (Tabelle 1).

Diese stufenweise Rehabilitation ermöglicht eine Adaptation der Gelenkstrukturen an die Belastung und unterstützt die reparativen intraarticulären Vorgänge.

Eine Wiederherstellung der Gelenkbiologie nach posttraumatischer Arthrose im Sinne der restitutio ad integrum ist allerdings nicht möglich.

Auch wenn aus feingeweblichen Untersuchungen bekannt ist, daß der arthrotische Gelenkknorpel eine vermehrte Produktion an Proteoglykanen aufweist, kann die Annahme von Mitchell, daß mit der vermehrten Matrix-Produktion der Chondrocyten nach Beseitigung der Synovitis ein Ausgleich ihres Verlustes verbunden sei, nicht bestätigt werden.

Wie eigene tierexperimentelle Untersuchungen zeigen, ist der Matrix-Verlust nach Immobilisation auch nach anschließender Remobilisation nicht mehr auszugleichen (Refior u. Hübner).

Unsere Bemühungen um die Wiederherstellung der Gelenkbiologie nach posttraumatischer Arthrose bleibt somit nur ein bedingter Erfolg beschieden.

Literatur

Burri C (1976) Diskussionsbemerkungen und Empfehlungen aller Teilnehmer – Der retropatellare Knorpelschaden. In: Burri C, Rüter A (Hrsg) Knorpelschaden am Knie. Hefte Unfallheilkd, Heft 127. Springer, Berlin Heidelberg New York, S 221–225

Dettmer N (1966) Betrachtungen zum Wirkungsmechanismus von Mucopolysaccharidpolyschwefelsäureester am arthrotischen Knorpel. Z Rheumaforsch 25:122

Ferguson AB (1975) „Housecleaning“ and similar procedures for degenerative arthritis of the knee. In: Cruess RL, Mitchell NS (eds) Surgical management of degenerative arthritis of the lower limb. Lea and Febiger, Philadelphia

Greiling H (1976) Biochemische Untersuchungen zur medikamentösen Therapie der Arthrose. In: Burri C, Rüter A (Hrsg) Meniskusläsion und posttraumatische Arthrose am Kniegelenk. Hefte Unfallheilkd, Heft 128. Springer, Berlin Heidelberg New York, S 87

Magnuson PB (1941) Joint debridement; surgical treatment of degenerative arthritis. Surg Gynec Obstet 73:1

Mitchell NS (1975) Current concepts of degeneration and repair in articular cartilage. In: Cruess RL, Mitchell NS (eds) Surgical management of degenerative arthritis of the lower limb. Hea and Febiger, Philadelphia

Noesberger B (1976) Intraarticuläre Eingriffe bei Kniegelenksarthrose. In: Burri C, Rüter A (Hrsg) Meniskusläsion und posttraumatische Arthrose am Kniegelenk. Hefte Unfallheilkd, Heft 128. Springer, Berlin Heidelberg New York, S 146

Refior HJ, Hübner G (1978) Mikrostrukturelle Veränderungen des hyalinen Gelenkknorpels unter Immobilisation und Remobilisation. Arch Orthop Unfallchir 91:305

Die posttraumatische Arthrose am Beispiel der Gelenke der belasteten Extremität – Begutachtungsfragen

G. Hofmann (anstelle von H. J. Müller †)

Berufsgenossenschaftliche Unfallklinik (Ärztlicher Direktor: Prof. Dr. J. Probst)
Prof. Küntscher-Straße, D-8110 Murnau/Staffelsee

Bei der Begutachtung von Verletzungsfolgen der unteren Extremität spielen die Arthrosen eine vielseitige Rolle, die sich nicht in der Einschätzung der MdE erschöpft.

Schmerzen, Bewegungseinschränkungen, Schwäche des Muskelmantels und verminderte Belastbarkeit des (ganzen!) Beines können sowohl durch unmittelbare Gelenkverletzung bedingt sein, als auch durch mittelbare Folgen anderweitiger Verletzungen.

Die Zusammenhangsfrage, ob eine Arthrose unfallbedingt ist, bietet umso weniger Probleme, desto früher sie gestellt wird, da in diesen Fällen der zeitlich-sachliche Zusammenhang lückenlos nachweisbar zu sein pflegt und überdies die unverletzten Gliedmaße als ideales Vergleichsobjekt zur Verfügung stehen.

Aber auch in diesen Fällen darf sich die Begutachtung nicht auf die verkürzte Schlußfolgerung „Unfall-Fehlstellung-Arthrose" beschränken, sondern sie sollte die pathohistologischen und pathophysiologischen Bedingungen der Arthrose nachvollziehen und sie zum Unfallfolgezustand, d. h. Umbauvorgängen, Achsenfehlern, selbstverständlich auch den mittelbaren Gelenkverletzungen, in Beziehung setzen.

Dieser Nachvollzug der Pathogenese ist notwendig, um vorurteilsfrei zu bleiben.

Dem Gutachter muß der Entstehungsweg der posttraumatischen Arthrose geläufig sein. Er ist zusammengefaßt folgender: Durch Traumafolgen kommt es zu einer Störung des „synoviale-Systems" im Gelenk: Schäden am Knorpel oder der Gelenkkapsel führen zu biochemischen Veränderungen der Synovialflüssigkeit. Dadurch bedingt kommt es zu weiterem Knorpelabbau, es entsteht ein destruierender Circulus Vitiosus.

Bei einer posttraumatischen knickartigen Achsenfehlstellung der unteren Gliedmaße geschieht dabei folgendes: Im Knie- oder Sprunggelenk kommt es am Knorpel zu umschriebenen Zonen mit erhöhter Dauerdruckbelastung. Dadurch entstehen Knorpelabrieb, Knorpelauflösung, der beschriebene Circulus Vitiosus nimmt seinen Anfang.

Die Drehfehlstellung im Verlauf der Gliedmaße – auch die Fehlstellung im Hüftgelenk – gehört ebenfalls in diese Kategorie und führt zu den gleichen Folgen.

Ein unfallbedingter Bandschaden zieht eine dynamische Fehlbelastung im Gelenk nach sich und verursacht dadurch Um- oder Abbauvorgänge, die dann zur Arthrose führen.

Wenn die Verletzung das Gelenk selbst betroffen hat, so ist auch bei anatomischer Gelenkrekonstruktion zumindest örtlich ein der Präarthrose vergleichbarer Schaden gegeben, dessen Weiterentwicklung zunächst nicht ohneweiteres vorhersehbar ist, der jedoch dauernder Überwachung bedarf, um ggf. rechtzeitig therapeutische Maßnahmen ergreifen zu können.

Das gilt entsprechend für nicht gelungene knöcherne Rekontruktionen, bei denen Knorpelschaden und örtliche Inkongruenz, die nichts weiter als eine lokale Achsenfehlstellung sind, zusammenwirken.

Diese unterschiedlichen Voraussetzungen führen dazu, daß z. B. nach Schienbeinkopfbrüchen in 20–70% der Fälle mit Arthrosen im femorotibialen Gelenk zu rechnen ist. Ähn-

Hefte zur Unfallheilkunde, Heft 174
Zusammengestellt von A. Pannike

lich verhält es sich am oberen Sprunggelenk nach Pilon-Tibialfrakturen sowie am unteren hinteren Sprunggelenk nach Fersenbeinbrüchen.

In diesen Fällen ergeben sich für den Begutachter keine wesentlichen Fragen. Er hat aber die Aufgabe, die notwendigen therapeutischen Maßnahmen einzuleiten oder durchzuführen.

Zweifel an der Unfallbedingtheit müssen zunächst immer bedacht werden, wenn eine anatomische Verletzung nicht nachweisbar war, andererseits Vorschäden bestehen, wobei insbesondere auch unfallunabhängige Achsenfehler in Betracht kommen.

Die vermeintliche Geringfügigkeit des Traumas wie ihr Gegenteil sind zunächst Eindrücke, deren Beweiswert erst selbst noch nachzuweisen ist. Stützt sich der Gutachter offenkundig nur auf seinen Eindruck, kommt seinen Äußerungen kein Wert zu. Naturgemäß erliegt ein der praktisch-klinischen Beschäftigung mit Gelenkverletzungen entrückter Bürogutachter mehr dieser Gefahr. Andererseits hat der klinische Gutachter durch die routinemäßige Anwendung der Arthroskopie zunehmend Einblicke in das Gelenkverhalten zu verschiedenen Zeiten der Schadenentwicklung gewonnen und kann diese nun zu Anamnese, Beschwerdebild und äußerem klinischen sowie röntgenologischem Befund in Beziehung setzen. Dadurch erfährt auch das Röntgenbild eine Aufwertung und der Gutachter entgeht der Gefahr, nur noch das Röntgenbild über Anerkennung und Ablehnung entscheiden zu lassen.

Die schon klassischen Arbeiten von M. Hackenbroch, sen. und von Cotta gewinnen vor diesem Hintergrund eine ganz aktuelle Bedeutung. Notwendig ist hier der Hinweis, daß diese Untersuchungen über biomechanische und biochemische Grundlagen der posttraumatischen Arthroseentstehung bewiesen haben, daß solche Veränderungen – vor allem an der belasteten Extremität – schon durch mehrwöchige Ruhigstellung des Gelenkes sowie durch einen über mehrere Tage belassenen Hämarthros hervorgerufen werden können.

Bei der Zusammenhangsbegutachtung Trauma: Arthrose muß also ebenso sorgfältig wie umfassend vorgegangen werden: Hierbei gilt es folgende Fragen zu klären:

1. Welcher Vorschaden lag vor? – Auskunft darüber geben das Vorkrankheitenverzeichnis – das im Interesse der Wahrheit entgegen einem wirklichkeitsfremden ideologiehörigen Datenschutz nicht eingeschränkt werden darf – die vollständige Röntgenbildserie, die Befragung des Betroffenen über berufliche oder sportliche Belastungen.
2. Wie lief der Unfall ab? Die diesbezüglichen Angaben im D-Arztbericht sind oftmals zu oberflächlich, die Angaben in der Unfallanzeige abwegig, die Unfalluntersuchungsverhandlung kommt vielfach zu spät, die technische Unfalluntersuchung durch den Unfallversicherungsträger unterbleibt fast regelmäßig!
3. Wie verhielt sich der Verletzte unmittelbar nach dem Unfall und später? Konnte er selbst aufstehen? Konnte er weiterarbeiten, begab er sich in ärztliche Behandlung? Was trieb er am arbeitsfreien Wochenende? Gab es ein beschwerdefreies Intervall?
4. Welcher Erstbefund wurde erhoben? Ist er zweifelsfrei, oder hat der Erstbehandler „Verlegenheitsdiagnosen“ wie „Zerrung“, „Distorsion“ usw. gestellt? Lagen Funktionseinschränkungen vor? Wurde punktiert, wie war das Punktat beschaffen?
5. Sind Frühkomplikationen aufgetreten? Gab es anhaltende Schwellungen, Infektion, Dystrophie?
6. Welche Behandlungen der „Hauptverletzung“ wurde durchgeführt? Dauer der Ruhigstellung durch Extension oder Gips? Wann – welche Osteosynthese, deren Ergebnis? Wurden intraarticuläre Injektionen verabreicht? Cortison? Wann, wie und in welchem

Umfang erfolgte krankengymnastische Behandlung, und – zeitlich gestaffelt – welches Ergebnis erbrachte sie?

7. Dauer des aktenkundigen beschwerdefreien Intervalls?
8. Unfallunabhängige Situation des Patienten: Alter, Allgemein- und Ernährungszustand, Lebensgewohnheiten, andere Krankheiten?

Auf die Einschätzung der MdE in der gesetzlichen Unfallversicherung, des Umfangs der Gebrauchsfähigkeit der Gliedmaße in der privaten Unfallversicherung bzw. des Schadens in haftpflichtrechtlichem Sinne kann hier nicht näher eingegangen werden, zumal diese Fragen meist im Zusammenhang des Gesamtschadens zu beurteilen sind. Das gilt entsprechend für die Problematik der Verschlimmerung.

Wenn „die Begutachtung“ zum Themenkreis „Arthrose“ an dessen Ende abgehandelt worden ist, so sollte darin nicht zum Ausdruck kommen, daß die Begutachtung stets das Schlußlicht sei – wie immer das verstanden werden kann.

Die Begutachtung ist oft der Schlüssel zur Einleitung eines wichtigen weiteren Behandlungsabschnittes, das wird gerade am Problem der posttraumatischen Arthrose besonders deutlich. Hier ist auch ein Prüfstein im doppelten Sinne: Was die bisherige Behandlung leistete und wie der Gutachter selbst seine Aufgabe begreift.

Vielleicht könnte die Begutachtung wirkungsvoller sein, wenn man sich mehr um sie kümmerte. Dieser Hinweis geht nicht nur an uns selbst, sondern vor allem an die, die erstellte Gutachten zu bewerten haben.

Zusammenfassung

Bei der Begutachtung von Verletzungsfolgen an der unteren Extremität spielen die Arthrosen eine wesentliche Rolle.

Sie entstehen aus verschiedenen Ursachen:

1. Nach Traumen, die das Gelenk direkt betreffen, wie Knorpelkompression, Knorpelimpression, Knorpelfraktur, sowie Hämarthrose.
2. Entstehen sie aus gelenkfernen Ursachen: Achsenknickung und Rotationsfehler nach Frakturen des Ober- und Unterschenkels, nach Infektionen und nach langer Immobilisation.

Der pathohistologische und pathophysiologische Entstehungsmechanismus der Arthrosenentstehung werden kurz beschrieben.

Für die Zusammenhangsbegutachtung Trauma: Arthrose sind vom Gutachter folgende Fragen von Wichtigkeit:

1. Vorschaden,
2. Unfallhergang,
3. Verhalten des Verletzten,
4. Erstbefund,
5. Frühkomplikationen,
6. Behandlung,
7. Intervall,
8. unfallunabhängige Faktoren.

Es wird darauf hingewiesen, daß die Begutachtung nicht der Schlußpunkt für die Behandlung ist, sondern daß sie in vielen Fällen zum Ausgangspunkt für weitere therapeutische Maßnahmen wird.

Literatur

Benninghoff A (1925) Form und Bau der Gelenkknorpel in ihren Beziehungen zur Funktion. Z Anat Entwicklungsgesch 76:43

Cotta H (1964) Pathophysiologische Reaktionen der Gelenke. Verh Dtsch Orthop Ges 51: 263

Cotta H (1977) Pathophysiologie des posttraumatischen Knorpelschadens. In: Hefte Unfallheilkd, Heft 129. Springer, Berlin Heidelberg New York, S 217

Ghadially FN, Roy S (1969) Ultrastructure of synovial joint in health and disease. Butterworths, London

Morscher E (1974) Mikrotrauma und traumatische Knorpelschäden als Arthroseursache. Z Unfallmed Berufskr 67:220

Müller HJ (1977) Die Begutachtung des knorpelgeschädigten Gelenkes. Sonderdruck „Hefte zur Unfallheilkunde", Heft 129. Springer, Berlin Heidelberg New York

Puhl W, Dustmann HO, Schulitz KP (1971) Knorpelveränderungen beim experimentellen Hämarthros. Z Orthop 109:475

XI. Schädel-Hirn-Trauma

Einleitung

H. W. Pia

Der stetige Anstieg von Schädel-Hirn-Verletzungen parallel mit der Motorisierung in der Nachkriegszeit und ihre unzureichende Versorgung von ca. 200000 Verletzten mit 50000 schweren Verletzungen, 10000 Blutungen und weiteren 10000 operativen Fällen in der Bundesrepublik veranlaßte Wilhelm Tönnis und Mitarbeiter zu wiederholten Stellungnahmen und Verbesserungsvorschlägen. Sein Buch: Organisation der Behandlung schwerer Schädel-Hirn-Verletzungen aus den Bundesministerien für Arbeit und Gesundheit 1968, Empfehlungen des Wissenschaftlichen Beirates der Bundesärztekammer von 1970 unter meinem Vorsitz und wiederholte Sitzungen auf Kongressen machten deutlich, daß nur durch eine Verbreiterung der Neurochirurgie, vor allem aber eine obligate Ausbildung der Chirurgen und Unfallchirurgen in Neurotraumatologie eine optimale Versorgung zu erreichen sei: Vieles ist geschehen: Schutzmaßnahmen haben trotz größerer Verkehrsdichte die Zahl von Hirnverletzungen nicht erhöht.

Transport und Notfalleinsatz, Intensivmedizin, exzellente Diagnostik durch Computertomographie und eine nahezu Verdoppelung Neurochirurgischer Abteilungen haben die Voraussetzungen für größere Überlebenschancen und geringeren Dauerschaden erhöht.

Von einer optimalen Versorgung kann dennoch keine Rede sein.

Ein Beispiel aus jüngster Zeit mag dies verdeutlichen:

Ein 57jähriger wird an einem Freitag abend in eine Unfallchirurgische Abteilung eingewiesen, nachdem er in ein Auto gelaufen war. Er lehnte größeren Alkoholgenuß ab. Eine Schädelfraktur veranlaßte die Aufnahme. Als er 8 h später bewußtlos gefunden wurde, erfolgte die Einweisung bei uns. Er war in extremis und hatte ein riesiges epidurales Hämatom mit allen Zeichen sekundärer Zwischenhirn- und Hirnstammschäden. Die operative Entlastung konnte den Tod 24 h später nicht beeinflussen.

Eine korrekte Überwachung, fortlaufende klinische Beobachtung und rechtzeitige Entleerung mit Auftreten von Coma und einseitiger Pupillenerweiterung an Ort und Stelle in der Unfallabteilung hätte das Leben des Mannes gerettet.

Solange Unfallchirurgen und mit Unfällen befaßte Chirurgen nicht eine obligate Ausbildung in Neurotraumatologie erfahren, wird sich dieser Fall, und er ist beileibe keine Einzelbeobachtung, wiederholen.

Es ist an Ihnen, die notwendigen Schritte endlich zu tun. Die Deutsche Gesellschaft für Neurochirurgie ist bereit, mit Ihnen konkrete und realisierbare Maßnahmen zu besprechen und sie sofort durchzuführen.

Hefte zur Unfallheilkunde, Heft 174
Zusammengestellt von A. Pannike

Eine Sitzung wie die heutige über die Schädel-Hirn-Verletzungen ist sicher gut – und ich danke Herrn Ecke, daß Herr Hübner und ich sie mit meinen früheren Mitarbeitern durchführen können, aber erfüllt sie in ihrer Kürze wirklich viel mehr als eine Alibifunktion?

Lassen Sie uns vor dieser uns verpflichtenden und lösbaren Aufgabe in das Programm eintreten.

Das Schädel-Hirn-Trauma – Einteilung und Pathophysiologie

R. Lorenz

Abt. für Allgemeine Neurochirurgie (Leiter: Prof. Dr. R. Lorenz), Zentrum der Neurologie und Neurochirurgie, Klinikum der Johann-Wolfgang-Goethe-Universität, Schleusenweg 2–16, D-6000 Frankfurt 71

Zum unfallchirurgischen Alltag gehört die Versorgung von Schädel-Hirn-Verletzungen. In größeren Zusammenstellungen (Gögler 1962; Spitzer 1973) beträgt der Anteil des Schädels an den Verletzungen des Körpers 71,4 bzw. 62,2%. Berücksichtigt man allein die Verkehrsunfälle, so ereigneten sich bei 1271000 Verkehrsunfällen 1982 im Bundesgebiet (einschließlich Berlin) in 358693 Fällen Personenschäden. 328428 Unfallverletzungen wurden als leicht, 138760 als schwer eingestuft, 11608 verliefen tödlich. Dabei wird das Trauma als plötzliches, von außen kommendes Schadensereignis definiert und ist gegenüber primären anderweitigen extracerebralen Ursachen – Herzinfarkt, Hypoglykämie bei Insulin-behandeltem Diabetes mellitus, Diabetisches Koma u. a. – sowie gegen primäre intracerebrale Ursachen – „Schlaganfall", epileptischer Anfall – differentialdiagnostisch abzugrenzen.

Diese wenigen Zahlen machen deutlich, wie wichtig die Kenntnis bzw. die Diagnosestellung von Schädel-Hirn-Verletzungen und die dadurch ausgelösten pathophysiologischen Mechanismen sind.

Einteilung der Schädel-Hirn-Verletzungen

Die Einteilung der Schädel-Hirn-Verletzungen erfolgt nach dem Schweregrad, nach den Beziehungen zum Liquorraum, nach Art der sich herausbildenden intrakraniellen raumfordernden Prozesse und unter besonderen Gesichtspunkten der Verformung des Schädels.

Da es im klinischen Alltag auch unter Berücksichtigung moderner diagnostischer Verfahren (z. B. Computer-Tomographie) nicht mit hinreichender Sicherheit gelingt, die pathologisch-anatomischen Diagnosen einer Commotio cerebri oder Contusio cerebri zu stellen (eine pathologisch anatomisch zu sichernde Contusio cerebri kann unter dem Bilde einer Commotio cerebri verlaufen bzw. eine klinisch als Contusio cerebri verlaufende Schädel-Hirn-Verletzung kann pathologisch anatomisch lediglich als Commotio cerebri eingestuft werden) hat sich die Einteilung der Schädel-Hirn-Verletzungen nach dem Schweregrad leicht, mittelschwer und schwer (Tönnis und Loew) weitgehend durchgesetzt.

Hefte zur Unfallheilkunde, Heft 174
Zusammengestellt von A. Pannike

Eine leichte Schädel-Hirn-Verletzung ist gekennzeichnet durch in der Regel allgemeine, psychische und/oder neurologische sowie vegetative Symptome, die bis zum 4. Tag nach der Verletzung abgeklungen sind. Beim mittelschweren Schädel-Hirn-Trauma bestehen objektive neurologische und/oder psychische und vegetative Ausfälle, die sich im Laufe der ersten 3 Wochen nach dem Unfallereignis zurückbilden. Beim schweren Schädel-Hirn-Trauma werden neurologische und/oder psychische und vegetative Ausfälle mehr als 3 Wochen nach dem Trauma noch nachgewiesen. Diese Definitionen sind also klinische Begriffe ohne definierte pathologisch anatomische Korrelate (CIOMS-WHO 1983). Die Unterscheidung zwischen gedeckten und offenen Verletzungen ist wegen der möglichen Komplikationen offener Verletzungen wichtig. Verletzungen der Kopfhaut, des Schädels und des Gehirns ohne Verletzung der Dura werden als gedeckte Schädel-Hirn-Traumen bezeichnet. Ist die Dura eröffnet bei gleichzeitiger Durchtrennung von Haut und/oder Schleimhaut, handelt es sich um eine offene Schädel-Hirn-Verletzung. Dies ist besonders bedeutsam bei den fronto-basalen bzw. temporo-basalen Frakturen, bei denen nicht ohne weiteres Verletzungen der Schleimhäute erkennbar sind, aber ein erhebliches Risiko zur Entwicklung eines Pneumenzephalus, einer Pneumatozele, einer Meningitis oder Meningo-Enzephalitis bzw. eines Hirnabscesses bestehen.

Abgesehen von den Möglichkeiten der Entwicklung eines raumfordernden Prozesses als Komplikation einer Liquorfistel (Pneumatozele, Hirnabszeß) entstehen raumfordernde intrakranielle Prozesse nach Schädel-Hirn-Verletzungen in der Regel durch auftretende Blutungen in den Epiduralraum, in den Subduralraum oder in die Hirnsubstanz (intracerebral, intracerebellär). Als Sondergruppe ist das Hirnödem anzusprechen, das lokal oder allgemein auftreten kann und ebenfalls eine erhebliche intrakranielle Drucksteigerung bewirken kann.

Unter den besonderen Verformungen des Schädelskelettes sind an dieser Stelle lediglich die Impressionsfraktur und die Expressionsfraktur hervorzuheben, von wesentlicher Bedeutung sind zweifelsfrei die Mittelgesichtsfrakturen mit Beteiligung der Frontobasis, die bei in aller Regel gleichzeitig vorhandenen hochgradigen Weichteilschädigungen oft schwieriger zu erkennen sind.

75% der Schädel-Hirn-Verletzungen sind solche ersten Grades, 15% zweiten und 10% dritten Grades in der Einteilung nach Tönnis und Loew, Gögler beziffert die Häufigkeit mittelschwerer Schädel-Hirn-Verletzungen auf 33,8%, Spitzer auf 38,5%.

Pathophysiologie der Schädel-Hirn-Verletzung

Das Schicksal des Unfallverletzten wird wesentlich bestimmt durch:

- Ausdehnung, Schwere und Lokalisation der primären Hirnverletzung (primäre Läsion);
- als Komplikation auftretende Folgeerkrankungen (sekundäre Läsion) in Form von
  - intrakranieller Drucksteigerung durch Ödeme, Hämatome, Pneumatozele;
- Meningitis nach Liquorfistel;

  mit entsprechenden zerebralen Funktionsausfällen.
- Rückwirkungen peripherer Funktionen auf das Zentralnervensystem (tertiäre Läsion) in Form von
  - zentralbedingter Fehlsteuerung peripherer Organe bzw. Funktionen z. B. der Atmungsfunktion;
  - Begleitverletzungen peripherer Organe z. B. Rippen-Serienfraktur mit Ateminsuffizienz, Milzruptur;

- Wirkungen des traumatischen Schocks mit anhaltender peripherer Mikrozirkulationsstörung;
- rechtzeitige Erkennung und ausreichende Behandlung der festgestellten Schäden.

Die Dringlichkeit der Versorgung erfordert, daß Diagnose und therapeutische Maßnahmen parallel erfolgen.

Als Besonderheiten, die die Ausnahmestellung des Zentralnervensystems begründen, sind zu nennen:

- es handelt sich um ein zentrales Steuer- und Regulationsorgan,
- die Blutversorgung erfogt über funktionelle Endarterien, d. h. Collateralversorgungen können sich nur über lange Zeiträume hin entwickeln.
- Die Hirnnervenzelle ist äußerst sauerstoffmangelempfindlich, vorbestehende Hypoxämien verkürzen die Zeiten. Nach 5–7 sec Bewußtseinsverlust, nach 8 sec setzen Krampferscheinungen ein, nach 15–20 sec erlischt das Elektro-Corticogramm, nach 5–8 min kommt es zur Nekrose der Rindenganglienzellen, nach 10–15 min zur Nekrose auch der Hirnstammganglienzellen.
- Die Tatsache, daß die Inhaltsgebilde des intrakraniellen Raumes – Hirngewebe, Liquor cerebro-spinalis, Blut – in einer relativ festen Bindung stehen (Monro-Kellie-Burrows-Doktrin), d. h. daß sich ihre Volumenanteile nur innerhalb enger Grenzen verändern können, ohne den intrakraniellen Druck zu beeinflussen, ist für die Störung der Hirnperfusion bei Drucksteigerungen entscheidende Voraussetzung (Tönnis).
- Schließlich wird durch die Autoregulation der Hirndurchblutung oberhalb einer kritischen Schwelle von etwa 40 mm Quecksilbersäule die Hirndurchblutung unabhängig vom Blutdruck gesteuert. Diese Autoregulation ist aber leicht störbar.

Ausmaß und Lokalisation der primären Läsion bestimmen die Art der neurologischen, psychischen und/oder vegetativen Störungen. Die differenzierte Erhebung des neurologischen Befundes läßt Aussagen über sogenannte Lokalsyndrome und/oder eine Hirnstammbeteiligung zu. Die Protokollierung der Befunde erlaubt Abgrenzungen zu sekundären und schließlich tertiären Läsionen. Bestimmte Symptome und Konstellationen werden in denen ihnen geläufigen Syndromen zusammengefaßt, zu nennen sind hier beispielsweise das Mittelhirnsyndrom, das Bulbärhirnsyndrom, das apallische Syndrom u. a. m., auf die in einem nachfolgenden Referat näher eingegangen wird. Sie sind letztlich Ausdruck einer Desintegration der entsprechenden Hirn- und Hirnstammfunktionen. Dazu gehören auch bestimmte vegetative Funktionsmuster. Hirnstammsyndrome sind häufiger Ausdruck sekundärer Läsionen, also Folgen intrakranieller Drucksteigerung mit entsprechenden Massenverlagerungen im intrakraniellen Raum und „Einklemmung" im Tentoriumschlitz bzw. Hinterhauptsloch.

Die Tatsache, daß es sich bei den Hirnarterien um funktionelle Endarterien handelt, führt in der Akutsituation bei Unterbrechung der Blutzufuhr zu einem Versorgungsgebiet in der Regel zur Nekrose dieses Versorgungsgebietes. Das wird im Bereich der Neurotraumatologie z. B. sehr deutlich bei den einklemmungsbedingten Unterbrechungen der Blutzufuhr im Okzipitallappen. Hier kann eine ein- und beidseitige Seelen-Blindheit entstehen, wenn die traumatische Störung überhaupt überlebt wird. Die Überlebenszeit der Hirnnervenzellen ist dabei immer, wie schon aufgeführt, recht kurz. Eine ausgefallene Nervenzelle kann nur innerhalb bestimmter Grenzen durch Funktion anderer Nervenzellen wiederersetzt werden, eine Regeneration der Funktion der ausgefallenen Nervenzelle ist nach Überschreiten der Überlebenszeit nicht möglich.

Die intrakraniellen Volumenanteile stehen in einer bestimmten und festen Relation (Monro-Kellie-Burrows, Kautzky-Zülch). Die Vermehrung eines dieser Volumenanteile kann, wenn sie sehr langsam erfolgt, durch Abnahme eines der anderen Volumenanteile innerhalb bestimmter Grenzen kompensiert werden. Je rascher die Volumenzunahme eines Anteiles erfolgt, umso weniger Kompensationsmöglichkeiten liegen vor: der intrakranielle Druck steigt. Dabei kann nach Schädel-Hirn-Verletzungen die Volumenzunahme z. B. durch Entwicklung eines Hirnödems (in der Regel extravasal und extracellulär, später durch Hypoxie der Zellen auch intracellulär) oder durch Austritt von Blut im Sinne eines Hämatoms oder z. B. durch Eintritt von Luft (Pneumatozele) erfolgen. Die intrakranielle Drucksteigerung muß zu allgemeinen Zirkulationsstörungen führen (Tönnis). Erinnert sei in diesem Zusammenhang daran, daß normalerweise der intrakranielle Druck zwischen 7,5 und 15 mm Quecksilbersäule liegt. Er kann rasch auf Werte um 30 beim mittelschweren Hirnödem, um 70 bis 100 mmHg beim unbeherrschbaren Hirnödem ansteigen. Der normalerweise herrschende Capillardruck beträgt je etwa 35 mmHg. Allein aus diesen Relationen ist die Gefährdung der Hirndurchblutung zu ermessen.

Unter physiologischen Bedingungen ist die Hirndurchblutung durch die Autoregulation gesichert. Oberhalb einer kritischen Schwelle von etwa 40 mmHg wird das Hirn unabhängig vom Blutdruck perfundiert (Lassen 1959). Bei „schlecht versorgtem", geschädigtem oder pharmakologisch beeinflußtem Gehirn und bei Sauerstoffmangel bricht die Autoregulation zusammen. So ist in der Regel bei schwer Schädel-Hirn-Verletzten davon auszugehen, daß die Regeln der Autoregulation nicht mehr gültig sind. Das Hirn wird vielmehr druckpassiv durchblutet.

In der aktuellen Situation der Schädel-Hirn-Verletzung sind Aussagen über den Funktionszustand des Hirn bzw. des Hirnstammes über den neurologisch-psychischen Befund, das Elektroenzephalogramm, die craniale Computer-Tomographie und die intracranielle Druckmessung zu erwarten. Der neurologisch-psychische Befund ergibt Aussagen über allgemeine und/oder lokale Störungen (neurologische, neuropsychologische, psychische Syndrome). Das EEG weist über das Ausmaß der Allgemeinveränderungen (zunehmende Abflachung z. B.) auf die allgemeine Leistungsfunktion des Hirnes hin. Aus dem cranialen Computer-Tomogramm können umschriebene raumfordernde intracranielle Prozesse, örtliche gefäßabhängige Störungen im Sinne einer Ischämie, örtliche oder allgemeine Veränderungen im Sinne eines Hirnödems und das Ausmaß der intrakraniellen Massenverletzungen bzw. der Kompression der Liquorräume nachgewiesen werden.

Anstiege des intrakraniellen Druckes über 30 mmHg sind alarmierend.

Als neuere Untersuchungsmethoden zur speziellen Hirnstamm-Diagnostik bzw. Verlaufsuntersuchungen bei schweren Schädel-Hirn-Verletzungen sind evozierte Potentiale zu nennen. Ausfall von Hirnstammanteilen oder Verlängerungen der Latenzen sind als ungünstige Phänomene zu bezeichnen (Maurer).

Therapeutische Notwendigkeiten

Entsprechend den pathophysiologischen Grundgegebenheiten muß bei allen Schädel-Hirn-Verletzungen davon ausgegangen werden, daß die Sicherung der Vitalfunktionen (Atmung, Herzkreislauf, Blutgase, Blut) parallel zu den klinisch neurologisch psychischen, neuroradiologischen Untersuchungen und gegebenenfalls Vorbereitungen zu operativer Behandlung bei raumfordernden Prozessen bzw. Durchführung von Behandlungsmaßnahmen bei konservativer Behandlung erfolgt. Ziel der Behandlung muß sein, den intrakraniellen Druck zu senken, die Hirnperfusion zu gewährleisten, den ausreichenden Sauerstoff-Antransport an die Hirnvenenzelle zu sichern. Diesem Ziel dienen die antiödematöse Therapie mit Cortico-Steroiden und Spironolaktonen, gegebenenfalls Diuretica, die Hämodilution, die Gabe von Anticonvulsiva einschließlich Barbituraten und die Maßnahmen der üblichen Intensivtherapie mit kontrollierter Beatmung, Infusionsbehandlung unter Bilanzierung von Elektrolyten und Flüssigkeitshaushalt, künstliche Ernährung, physikalische Therapie etc.

Der Transport schwer Schädel-Hirn-Verletzter zur nächst gelegenen Spezial-Abteilung ist nur unter den Voraussetzungen der Intubation und Beatmung, liegender Dauertropfinfusion und nach Stillung starker Blutungen indiziert (R. Lorenz 1978).

Literatur

Cioms-Who (1983) Traumatisch bedingte Krankheiten des Nervensystems. Institut für Dokumentation, Information und Statistik am Deutschen Krebsforschungszentrum, Heidelberg

Gögler E (1962) Unfallopfer im Straßenverkehr. Series chirurgica, Documenta Geigy 5

Lassen NA (1959) Cerebral blood flow and oxygen consumption in man. Physiol Rev 39: 183–238

Lorenz R (1978) Dringliche Diagnostik bei Schädelhirnverletzungen. Notfallmedizin 4:93–102

Maurer K, Leitner H, Schäfer E (1982) Akustisch evozierte Potentiale (AEP). Methode und klinische Anwendung. Enke, Stuttgart

Spitzer G (1973) Analyse des Unfallrettungswesen und deren Ergebnisse in Mittelhessen im Einzugsbereich der Chirurgischen Universitätsklinik Gießen. Habilitationsschrift am Bereich Humanmedizin der Justus-Liebig-Universität Gießen

Tönnis W, Loew F (1953) Einteilung der gedeckten Hirnschädigungen. Ärztliche Praxis 5:13–14

Gedecktes Schädelhirntrauma

Z. Zierski

Neurochirurgische Klinik am Klinikum der Justus-Liebig-Universität
(Direktor: Prof. Dr. Dr. h. c. H. W. Pia), Klinikstraße 29, D-6300 Gießen

Einleitung

Obwohl die klinischen und pathologischen Aspekte des gedeckten Schädelhirntraumas über mehrere Jahrzehnte intensiv untersucht worden sind, haben die letzten Jahre neue Impulse gebracht und den Einblick in die strukturellen posttraumatischen Veränderungen im Hirn modifiziert. Dieses verdanken wir den neuen bildgebenden Techniken (CT), der Einführung der Untersuchung der evozierten Potentiale in die klinische Praxis, subtilen histopathologi-

Hefte zur Unfallheilkunde, Heft 174
Zusammengestellt von A. Pannike

schen Untersuchungen und aufwendigen experimentellen Studien über den Mechanismus der Verletzung [7, 9, 13, 23, 26, 27].

Das morphologische Substrat des schweren gedeckten Schädelhirntraumas beinhaltet: primären und sekundären Hirnschaden mit focalen und diffusen Läsionen. Primär focal: Kontusionen und parenchymatöse Blutungen. Primär diffus: axonale Schädigung und petechiale Blutungen.

Sekundäre Veränderungen entstehen durch zusätzliche Hypoxie, focale oder diffuse Beeinträchtigung der Durchblutung mit Zonen von Hypo- oder Hyperperfusion, lokaler oder diffuser Schwellung, Vasoparalyse, Störungen der Blut-Hirn-Schranke, Entstehung von Ödem, Massenverschiebungen, etc. [1, 7, 15, 17].

Klinische Beurteilung und initiale Diagnose

Der Grad und die Dauer der primären Bewußtseinsstörung bleiben weiterhin der beste Hinweis für die Schwere der Hirnverletzung. An der Unfallstelle oder bei der Aufnahme eines Patienten mit gedecktem Schädelhirntrauma im Krankenhaus ist eine detaillierte neurologische Untersuchung oft nicht möglich und auch nicht notwendig. Sie kann und soll zu einem späteren Zeitpunkt vervollständigt werden. Die Sicherung der Vitalfunktionen mit Vorbeugung einer Hypoxämie und Hypovolämie hat hier Vorrang. Zur Beurteilung der Bewußtseinslage soll man die Benutzung von solchen Termini vermeiden, wie Koma, Semikoma, Sopor oder Stupor, da diese oft mißverstanden werden.

Keines von den verschiedenen Klassifikationssystemen, die zur Beurteilung der Bewußtseinslage vorgeschlagen worden sind, ist ideal [5, 24]. Als praktisch erwies sich jedoch in den letzten Jahren die Glasgow Coma Scale (Tabelle 1). Sie basiert auf 3 Merkmalen: Augenöffnen, Verbale Antwort und Motorische Antwort.

Tabelle 1. Glasgow coma scale (GCS). Bewußtseinslage. Nach Teasdale und Jennet (1974)

Augen öffnen (A)	spontan	4
	auf Aufforderung	3
	auf Schmerzreiz	2
	kein	1
Motorische Antwort (M)	folgt Aufforderung	6
	Lokalisiert den Schmerzreiz	5
	Beugen (Fluchtreaktion)	4
	Abnormales Beugen	3
	Strecken	2
	Keine	1
Verbale Antwort (V)	Orientiert	5
	Desorientiert	4
	Unangebrachte Wörter	3
	Unverständliche Laute	2
	Keine	1
Summe		3–15

Tabelle 2. Initiale „mini-neurologische" Untersuchung

Bewußtseinslage (GCS)	
Pupillen	
Augenbewegungen	Oculocephaler Reflex
	Oculovestibularer Reflex
Motorische Kraft	

Die Summe der Punkte ist sehr nützlich für die Klassifikation und Prognose, sollte jedoch nicht benutzt werden zur Beurteilung oder Bewußtseinslage-Monitoring bei individuellen Patienten. Unpräzise Begriffe werden vermieden, die Beurteilung der Bewußtseinslage sollte ergänzt werden durch die initiale „minineurologische" Untersuchung (Tabelle 2).

Einer der wesentlichen Vorteile der GCS ist die Vermeidung von klinisch-anatomischen Korrelationen. Wie in vereinfachter Form in Tabelle 3 vorgestellt wird, kann derselbe klinische Zustand mit verschiedenen computertomographischen Befunden, verschiedenem intrakraniellen Druck und verschiedenen elektrophysiologischen Befunden einhergehen. Die therapeutischen Konsequenzen und Prognose können dabei auch ganz unterschiedlich sein. Die Beziehung zwischen der Bewußtseinslage und Mortalität zeigt die Tabelle 4. Die Angaben stammen aus einer multinationalen Datenbank.

Bewußtseinslage, Alter, Pupillenreaktion, intrakranieller Druck, Ausmaß der Hirnkontusion und Zustand der perimesencephalen Zisternen, beurteilt im CT, sind die entscheidenden Faktoren, die die Mortalität des Schädelhirntraumas bestimmen. Die Beziehung zwischen der Pupillenreaktion und dem Ausmaß der kontusionellen Hirnläsion bei gedecktem Schädelhirntrauma wird in Tabelle 5 und die Beziehung zwischen der Decerebration, intrakraniellem Druck und Mortalität in Tabelle 6 hier nur als Beispiel dargestellt.

Die Analyse der CT-Befunde und der Druckmessungen bei einer Serie von Patienten aus unserer Klinik ergab, daß bei einer akuten hirntraumatischen Schädigung eine komplette Verlegung der perimesencephalen Zisternen immer mit einer Erhöhung des intrakraniellen Druckes verbunden ist [11]. Laun [14] konnte durch eine detaillierte Analyse der Computertomogramme nachweisen, daß über 80% der Patienten mit computertomographisch kompletter Verlegung der perimesencephalen Zisternen sterben, wobei weder konservative noch operative Maßnahmen den Verlauf günstig beeinflussen. Auch die letzte Studie mit den Angaben aus dem amerikanischen National PILOT Traumatic, Data-Bank berichtet über eine Mortalität von 22%, 39% und 77% der Patienten mit schwerem gedeckten Schädelhirntrauma und respektive normalen, komprimierten oder verlegten basalen Zisternen [25].

Radiologische Untersuchungen

Auf eine Röntgenaufnahme des Schädels sollte nicht verzichtet werden. Eine Beziehung zwischen Bewußtseinslage, Schädelfraktur und Risiko eines intrakraniellen Hämatoms stellt Tabelle 7 dar [16]. Der jetzige Zustand der notfallmäßigen medizinischen Versorgung in der Bundesrepublik erlaubt, daß jeder Patient mit schwerem gedeckten Schädelhirntrauma von der Unfallstelle in ein Krankenhaus gebracht wird, wo die Möglichkeit der CT-Diagnostik besteht. Die Vorstellung, daß ein schwer Hirnverletzter in das nächstliegende Krankenhaus transportiert werden soll, muß als obsolet gelten.

Tabelle 3

	GCS	Pupillen-Reaktion	Oculo-ceph. Reflex	Oculo-vest. Reflex	CT	ICP	MEP	Therapie
Patient A	A-1 4 M-2 V-1	+	–	+	Diffuse Kontusionen, kein Shift, Zisternen verlegt.		Path.	Intensiv Konserv.
Patient B	A-1 4 M-2 V-1	+	– –	+	Normal	Normal	Normal	Überwachung
Patient C	A-1 4 M-2 V-1	+	–	+	Subdurales Hämat. Shift +		Path.	OP

Tabelle 4. Mortalität und Schwere des Schädelhirntraumas. Nach Miller und Teasdale (1984)

GLS (Summe)	Trauma	Mortalität
13–15	Leicht	< 1%
9–12	Mäßig	3%
3– 8	Schwer	40–50%

Tabelle 5. Kontusionelle Hirnläsion, Pupillen-Reaktion, CT und Mortalität (in %). Nach Lanksch et al. (1978)

CT	Diff. Ödem	Typ I	Typ II	Typ III
Pupillen normal	5%	5%	24%	62%
Anisocorie	9%	12%	50%	68%
Bilat. Dilatation	80%	–	100%	100%

Tabelle 6. Schädelhirntrauma – Therapie-Kontroversen

A. *Es ist kein Fehler,* bei Schädelhirntrauma die Behandlung mit *Corticoiden zu unterlassen,* weil der Nutzen nicht bewiesen ist

B. *Es ist ein Fehler,* hochdosierte Langzeittherapie mit *Barbituraten zu verabreichen,* weil der Nutzen nicht bewiesen ist

Tabelle 7. Risiko eines intrakraniellen Hämatoms. (Modif. nach Mendelow [1983])

Bewußtseinslage bei Aufnahme in das Krankenhaus	Schädelfraktur	Risiko eines Hämatoms
Normal (keine PTA)	–	< 1 zu 6000
Normal (PTA)	–	1 zu 1000
Normal	+	1 zu 30
Beeinträchtigt	–	1 zu 100
Beeinträchtigt	+	1 zu 4
Coma	–	1 zu 4
Coma	+	> 1 zu 2

Therapie

Auf die Therapie wird hier nicht näher eingegangen. Bei schwerem gedeckten Schädelhirntrauma beinhaltet die Therapie außer operativer Beseitigung einer raumfordernden Läsion: Sicherung adäquater Atmung, mit Korrektur der Hypercarbie, mäßige Hyperoxämie. Kontrollierte Beatmung bei Hypoventilation, exzessiver Hyperventilation und pathologischen Atemformen. Eine Normalisierung des Säure-Basenhaushaltes, Elektrolyt-Haushaltes und Blutdruckes. Kontrolle der Hyperthermie. Sedierung wenn notwendig.

Therapie des erhöhten intrakraniellen Druckes durch: Lagerung, leichte Hyperventilation, Gabe von Osmodiuretica. Corticoide haben keinen Einfluß auf den erhöhten intrakraniellen Druck bei Schädelhirnverletzungen im Unterschied zu der Wirkung bei Patienten mit Tumoren. Ob der Spontanverlauf eines Schädelhirntraumas durch die Gabe von Corticoiden beeinflußt wird, ist sehr umstritten. Ebenso umstritten ist die Therapie mit Barbituraten, deren Anwendung bei schweren Schädelhirntraumen mit Sicherheit zu früh

Tabelle 8

	Prozentsatz der SHT an der Gesamtzahl der stationären Patienten		Prozentsatz der Patienten (über 60 Jahre alt) an der Gesamtzahl der SHT	
1952–1962	27,7%	n = 6558	8,1%	n = 1819
1963–1967	17,6%	n = 4769	11,4%	n = 843
1968–1972	16,9%	n = 4904	13,5%	n = 830
1973–1977	12,4%	n = 6316	15,0%	n = 788
1978–1982	10,2%	n = 7745	18,7%	n = 792
Total	16,7%	n = 30292		

Tabelle 9. Mortalität der Schädelhirnverletzungen (n = 5072)

Jahre	n	Verstorben
1952–1962	1819	16,1%
1963–1967	843	24,3%
1968–1972	830	25,5%
1973–1977	788	23,9%
1978–1982	792	21,8%

popularisiert worden ist [2, 3, 4, 6, 8, 10, 12, 18, 20, 21, 22]. Leider können wir dem Notarzt oder dem Unfallchirurgen diesbezüglich keine klaren Empfehlungen geben.

Zusammengefaßt kann man sagen, daß es *kein Fehler* ist, bei Schädelhirntraumen die Behandlung mit Corticoiden zu unterlassen, da der Nutzen nicht bewiesen ist. Unserer Meinung nach ist es *ein Fehler,* hochdosierte Langzeittherapie mit Barbituraten zu verabreichen, da die Nebenwirkungen erheblich sein können.

Sorbit und Mannitol wird in unserer Klinik selten verabreicht. Eine effektive Drucksenkung konnte in unserem Material von Schädelhirnverletzten nur in 38% der Gaben (Vertrauensbereich 22–57%) erreicht werden.

Statistischer Überblick über gedeckte Schädelhirntraumen der Neurochirurgischen Universitätsklinik Gießen von 1952–1982

Tabelle 8 zeigt eine relative Abnahme von Schädelhirntraumen und gleichzeitig eine deutliche Verschiebung in das höhere Lebensalter. Seit dem Jahre 1967 werden schwere Schädelhirnverletzungen ausschließlich auf der Intensivstation behandelt. In den letzten 20 Jahren konnte jedoch nur eine geringe Senkung der Mortalität um 2,5% erreicht werden (Tabelle 9). Tabelle 10 zeigt die Mortalität der operierten und nicht operierten schweren gedeckten Schädelhirntraumen in Altersgruppen unter und über 60 Jahre. Die Mortalität der operierten Schädelhirntraumen ist von knapp über 50% auf 29% gesunken. Die hohe Mortalität der Patienten über 60 Jahre, die operiert werden mußten, ist deutlich (Tabelle 10).

Tabelle 10. Mortalität der operierten und nicht operierten schweren gedeckten Schädelhirntraumen

	Alter	operiert		nicht operiert	
		n	Verstorben	n	Verstorben
1952–1962	< 60	215	53%	213	17%
	> 60	23	91%	17	64%
1963–1967	< 60	124	54%	108	20%
	> 60	23	82%	9	55%
1968–1972	< 60	131	43%	130	29%
	> 60	20	85%	9	44%
1973–1977	< 60	113	35%	115	30%
	> 60	10	80%	12	33%
1978–1982	< 60	109	29%	100	25%
	> 60	15	53%	13	38%

Tabelle 11. CT und Mortalität. Schädelhirntraumen (Gesamt)

	n	Verstorben
1. 1. 1970 bis 30. 6. 1976 ohne CT	1040	263 = 25,2%
1. 7. 1976 bis 31. 12. 1982 mit CT	1017	219 = 21,5%

Signif. ($p < 0,05$) Vierfelder-Test

Tabelle 12. CT und Mortalität. Schweres gedecktes Schädelhirntrauma

	n	Verstorben
1. 1. 1970 bis 30. 6. 1976 ohne CT	356	126 = 35,3%
1. 7. 1976 bis 31. 12. 1982 mit CT	299	91 = 30,4%

N.S. ($p > 0,05$) Vierfelder-Test

Seit Juli 1976 wurden alle stationär aufgenommenen Patienten mit Schädelhirntrauma computertomographisch untersucht. Die Frage, ob die Einführung der Computertomographie einen Einfluß auf die Mortalität beim Schädelhirntrauma hat, haben wir retrospektiv untersucht, obwohl wir selber gegenüber retrospektiven Studien eher zurückhaltend sind.

Entgegen den Erwartungen hat sich die Mortalität nur geringfügig vermindert, von 25,2 auf 21,5% (Tabelle 11). Bei der sehr großen Zahl der Patienten ist dieses Ergebnis knapp signifikant.

Tabelle 13. CT und Mortalität. Subduralhämatome und Hygrome

	n	Verstorben
1. 1. 1970 bis 30. 6. 1976 ohne CT	285	105 = 36,8%
1. 7. 1976 bis 31. 12. 1982 mit CT	323	80 = 24,7%

Signif. ($p < 0{,}01$) Vierfelder-Test

Tabelle 14. CT und Mortalität. Epiduralhämatome

	n	Verstorben
1. 1. 1970 bis 30. 6. 1976 ohne CT	61	19 = 31,1%
1. 7. 1976 bis 31. 12. 1982 mit CT	125	29 = 23,2%

N.S. ($p > 0{,}05$) Vierfelder-Test

Die Mortalität der schweren gedeckten Schädelhirntraumen wurde nicht signifikant nur um knapp 5% geringer (Tabelle 12). Signifikant vermindert hat sich die Mortalität der Subduralhämatome und -hygrome (Tabelle 13), die weitere Analyse zeigte jedoch, daß diese vorwiegend auf die Minderung der Mortalität der subakuten und chronischen Subduralhämatome in den höheren Altersgruppen zurückzuführen ist. Hier wurden diese langsam progredienten Läsionen vor dem Stadium der Dekompensation mit akuter Einklemmung erfaßt. Die Mortalität der Epiduralhämatome wurde durch die Anwendung der Computertomographie nicht gesenkt und liegt weiterhin bei über 20% (Tabelle 14).

Zusammenfassend scheinen diese, auch wenn fragmentarischen Statistiken darauf hinzuweisen, daß trotz der erheblichen diagnostischen Fortschritte und Intensivtherapie eine weitere Senkung der Mortalität der Patienten mit Schädelhirntraumen nur schwer zu erreichen sein wird, und daß das Ausmaß der primären Schädigung die entscheidende Rolle bei der Prognose einnimmt [19].

Der entscheidende Faktor für den Verlauf des Schädelhirntraumas scheint danach weniger in der verfeinerten Technik zu liegen als vielmehr in sachgemäßer und zeitgerechter Versorgung der Patienten. In dieser Beziehung scheint es von entscheidender Bedeutung zu sein, daß Notärzte, Anästhesisten, Unfall- und Neurochirurgen eng zusammenarbeiten, und daß die Möglichkeiten und jetzigen Grenzen der Versorgung des Schädelhirntraumas erkannt sind.

Literatur

1. Adams JH, Graham DI, et al (1983) Head injury in man and experimental animals: neuropathology. Acta Neurochir Suppl 32 : 15
2. Braakman R, Schonten HJA, et al (1983) Megadose of steroids in severe head injury – Results of a prospective double-blind clinical trial. J Neurosurg 58 : 326

3. Cooper PR, Moody S, et al (1979) Dexamethasone and severe head injury – a prospective double-blind study. J Neurosurg 51:307
4. Faupel G, Reulen HJ, et al (1978) Dexamethason bei schweren Schädelhirntraumen. Akt Traumatol 8:265
5. Frowein RA (1976) Classification of coma. Acta Neurochir 34:5
6. Gaab MR, Heissler H, et al (1984) Steroide bei Schädelhirntrauma, kontroverse und neue Ergebnisse. In: Grumme Th (ed) Das Hirnödem. W. de Gruyter, Berlin New York, pp 115–128
7. Gennarelli TA (1983) Head injury in man and experimental animals – clinical aspects. Acta Neurochir Suppl 32:1
8. Gobiet W (1976) Die Behandlung des akuten traumatischen Hirnödems. Notfallmed 2.98
9. Greenberg RP, Becker DP (1975) Clinical application of evoked potential data in severe head injury. Surg Forum 26:484
10. Gudeman SK, Miller JD, et al (1979) Failure of high-dose steroid therapy to influence intracranial pressure in patients with severe head injury. J Neurosurg 51:301
11. Klug N, Hoffmann, et al (1982) Intracranial pressure and muscle activity in patients with decerebrate rigiditiy. Acta Neurochir 60:155
12. Kretschmer H (1984) Behandlungsergebnisse bei schweren Schädelhirntraumen mit und ohne Kortikosteroide – retrospektive Studie an 489 Patienten. In: Grumme T (ed) Das Hirnödem. W. de Gruyter, Berlin New York, pp 105–113
13. Lanksch W, et al. (1978) Correlations between clinical symptoms and computerized tomography findings in closed head injuries. In: Advances in Neurosurgery 5, pp 27–35
14. Laun A, Agnoli AL, et al. (1983) Morphological and CT-findings in traumatic brain stem haemorrhage. In: Villani R, Papo I (ed) Advances in Neurotraumatology. Exc. Medica Int. Congr. Series, pp 270–272
15. Lindenberg R (1955) Compression of brain arteries as pathogenic factor for tissue necroses and their areas of predilection. J Neuropath Exp Neurol 14:223
16. Mendelow AD, et al (1983) Brit Med J 287:1173
17. Miller JD (1982) Disorders of cerebral blood flow and intracranial pressure after head injury. Clin Neurosurg 29:162
18. Miller JD, Teasdale G (1984) Clinical trials for assesing greatment for severe head injury. In: Second NIH CNS Trauma Status Report. Im Druck
19. Pia HW, Abtahi H, Schönmayr R (1978) Epidemiology, classifications and prognosis of severe cranio-cerebral injuries. In: Advances in Neurosurgery 5, pp 31–35
20. Piatt JH Jr, Schiff S (1984) High dose barbiturate therapy in neurosurgery and intensive care. Neurosurgery 15:427
21. Pitts LH, Kaktis JV (1980) Effect of megadose steroids on ICP in traumatic coma. In: Shulman K, Marmarow A, Miller JD (eds) ICP IV. Springer, Berlin Heidelberg New York, pp 638
22. Saul TG, Drucker TB (1981) Steroids in severe head injury – a prospective randomized clinical trial. J Neurosurg 54:596
23. Strich SJ (1970) Lesions in the verebral hemispheres after head injury. J Clin Path 23:166
24. Teasdale G, Jennet B (1974) Assessment of coma and impaired consciousness. Lancet 2:81
25. Tontant SM, Klauber MR, et al (1984) Absent or compressed basal cisterns on first CT scan: ominous predictors of outcome in severe head injury. J Neurosurg 61:691
26. Unterharnscheidt F, Higgins LS (1969) Neuropathologic effects of translational and rotational acceleration of the head in animal experiments. In: Walker AE, Caveness WF, Mac Critchley D (eds) The late effects of head injury. Thomas, Springfield, Ill, pp 158–167
27. Zimmermann RA, Bilanuck LT, et al (1978) Computer tomography of shearing injuries of the cerebral white matter. Radiology 127:393

Das offene Schädel-Hirn-Trauma

W. Seeger

Abt. Allgemeine Neurochirurgie, Neurochirurgische Univ.-Klinik,
Hugstetter Straße 55, D-7800 Freiburg i. Br.

Unter offener Schädelhirnverletzung versteht man eine traumatische Kommunikation der Liquorräume mit der Außenwelt.

Das Hauptproblem offener Schädel-Hirn-Traumen bieten frontobasale Verletzungen.

Nachdem in den letzten Jahren über Diagnostik und Behandlung des Schädel-Hirn-Traumas ausgezeichnete Veröffentlichungen mit mehreren Monographien vorliegen, kann ich mich darauf beschränken, einige wesentliche moderne Gesichtspunkte herauszustellen, die fast nur die operative Technik betreffen. Dabei soll kurz auf die Technik der klassischen Versorgung mit mikrochirurgischen Hilfsmitteln eingegangen werden mit Herausstellung ungewöhnlicher fronto-basaler Lokalisationen der Verletzung. Ungewöhnliche Lokalisationen sind auch beim Operationstrauma möglich, wobei ich mich im wesentlichen auf das neurochirurgische Operationstrauma, nicht auf das otologische beschränken möchte (Abb. 1a, b).

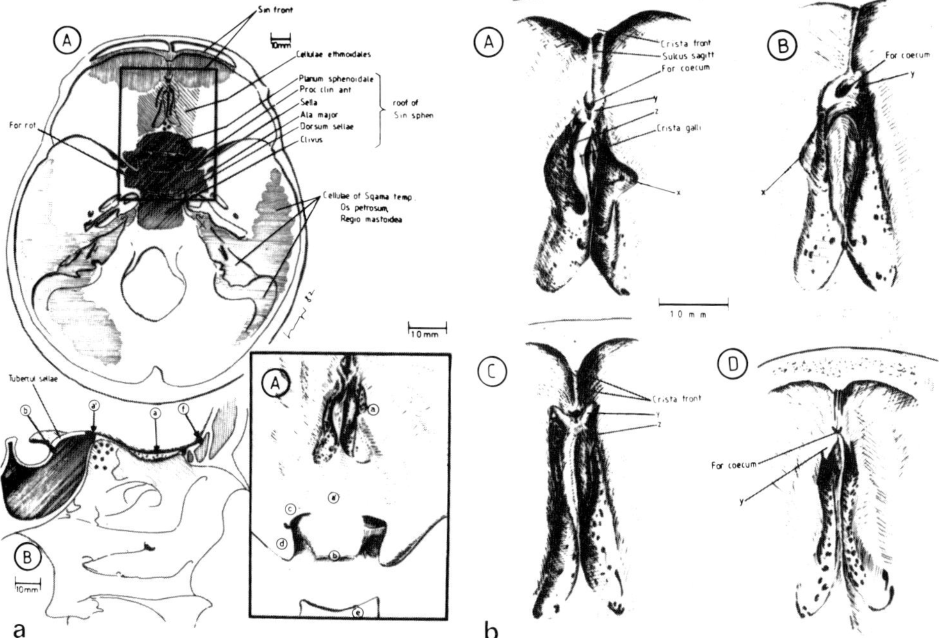

Abb. 1. a Lokalisation lufthaltiger Räume der Schädelbasis = Lokalisation möglicher Liquorfisteln. **b** Variabilität der Lamina cribrosa: *A + B:* häufige Befunde, *C + D:* schmale und tiefe Varianten mit erschwertem Einblick bei der Operation. Starke Asymmetrien und unterschiedliche Weite der Öffnungen sind normal. Aus einer großen Öffnung alleine kann am knöchernen Präparat nicht auf das Vorhandensein einer Liquorfistel geschlossen werden

Hefte zur Unfallheilkunde, Heft 174
Zusammengestellt von A. Pannike

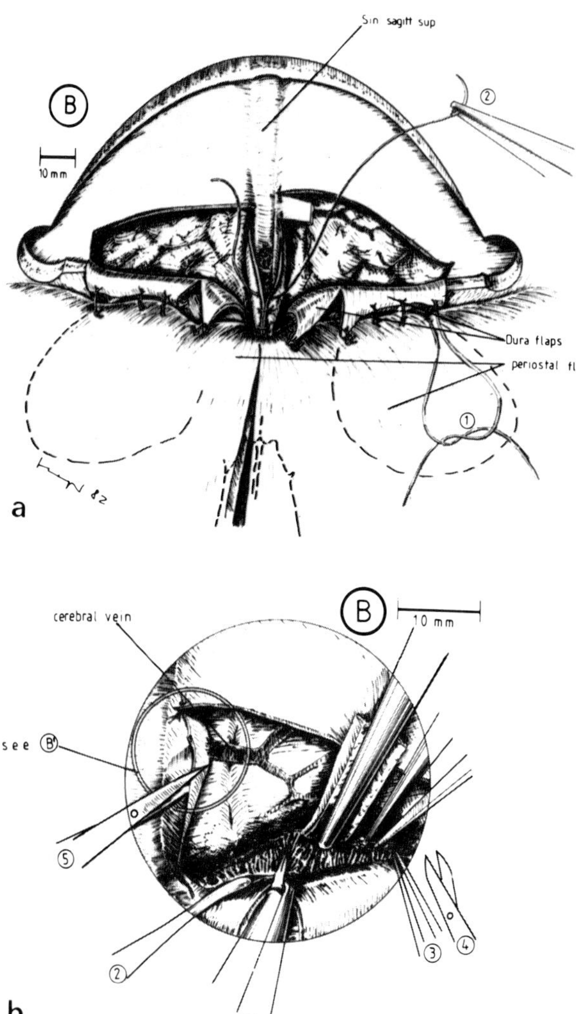

Abb. 2. a Basale Trepanation und Eröffnung der Dura bei typischer fronto-basaler Freilegung zur Deckung einer Liquorfistel. Erhaltung des Sinus sagittalis sup. **b** *1–4* mikrochirurgische Lösung von Verwachsungen. *5* Bei Eröffnung der Dura wird die Mündungsstelle einer fronto-polaren cerebralen Vene umschnitten, um die Vene zu erhalten

Abb. 1a + 1b

Die Pneumatisation der Schädelbasis ist eine wesentliche Voraussetzung für das Entstehen traumatischer Liquorfisteln. Typische Stellen sind bekanntlich die Stirnhöhlenhinterwand und die Lamina cribosa. Die normale Keilbeinhöhle hat bereits so enge Beziehungen zum Planum sphenoidale, zu den Opticuskanälen und zum Tuberculum sellae, daß auch hier mit Fisteln gerechnet werden muß. Häufig sind auch die Ala parva pneumatisiert. Aus anatomischen Gründen besonders leicht zu übersehen sind typische Liquorfisteln an der sellawärts gerichteten Seite des Tuberculum sellae, Fisteln in die Keilbeinhöhle, sowie im Bereich der Lamina cribrosa, deren variable Tiefe und Breite den Einblick erschweren kann (Abb. 2a, b).

Abb. 2a + 2b

Bei der chirurgischen klassischen Versorgung sollte bedacht werden, daß die fronto-polaren Venen im Gegensatz zu Literaturangaben sehr wichtig sein können und zumindest größere

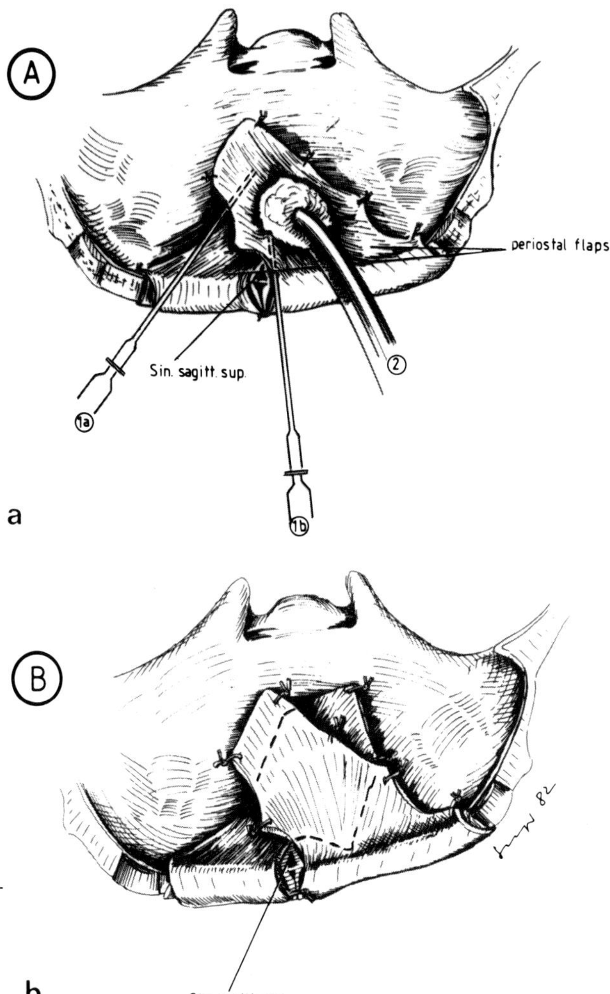

Abb. 3. a Gestielte Periostplastik zur Abdeckung einer fronto-basalen Liquorfistel. Naht unerläßlich. *1 + 2:* Unterspritzen der Plastik mit Fibrinkleber und kräftiges Anpressen zur Erzeugung einer möglichst dünnen Klebeschicht. **b** Doppelseitige fronto-basale plastische Versorgung einer Liquorfistel unter Aussparung des Sinus sagittalis sup.

Brückenvenen geschont werden sollten. Wenn man ein Stück Dura am Eintritt der Vene in den Sinus beläßt, kann die Vene erhalten werden. Die Reklination des Gehirns ist fast immer mit dem Sauger alleine ohne Spatel möglich, sofern mikrochirurgisch gearbeitet wird (Abb. 3a, b).

Abb. 3a + 3b
Führt man eine plastische Abdeckung der Liquorfistel durch, so sollte sie immer genäht werden, auch wenn man Gewebekleber unterspritzt. Führt man eine zusätzliche Unterspritzung mit Gewebekleber durch, so sollte man das Gewebe fest anpressen, damit der Kleberfilm möglichst dünn ist; dann kommt es innerhalb weniger Tage zur bindegewebigen Organisation und nicht zu Abstoßreaktionen, wie sie früher beim Acrylkleber die Regel waren, aber beim Fibrinkleber ebenfalls möglich sind (Abb. 4a, b).

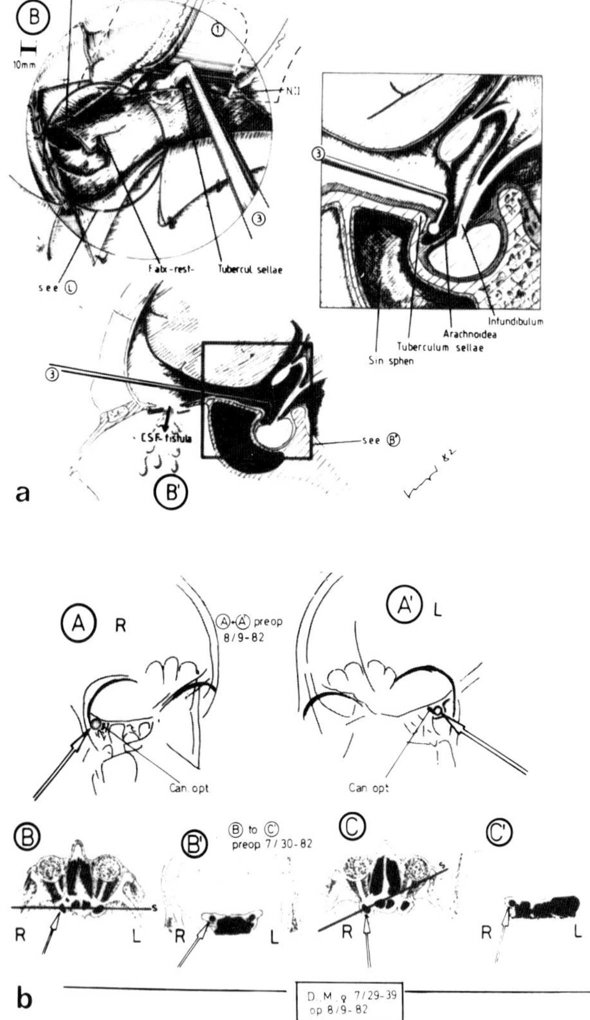

Abb. 4. a Typischer Dura-Knochendefekt im Bereich der Lamina cribrosa, sowie Ausschluß einer zusätzlichen Liquorfistel im Bereich des Tuberculum sellae. **b** Röntgen- und computertomographische Befunde beim Pneumosinus dilatans mit Einengung der Opticuskanäle

Abb. 4a + 4b

Bei hochgewölbtem Planum sphenoidale und steil zur Stella abfallendem Tuberculum sellae ist die Fistel von vorn nicht zu sehen. Von pterional sollte man eine Liquorfistel ohnehin nicht versorgen. Hier wäre sie in diesem Falle sichtbar. Man kann sich helfen, indem man entweder mit einem Zahnarztspiegel versucht, das Tuberculum sellae von hinten sich anzusehen. Dazu ist es aber notwendig, die Arachnoidalmembran zwischen beiden Optici und damit die optische Zisterne breit zu eröffnen. Schonender ist das Verwenden einer abgewinkelten Knopfsonde, mit der man die Rückseite des Planum sphenoidale abtasten kann und die in diesen Fällen meist größeren Fisteln mühelos erreicht. Eine Besonderheit ist die bei vielen Menschen vorhandene Pneumatisation des vorderen Clinoidfortsatzes, der Pneu-

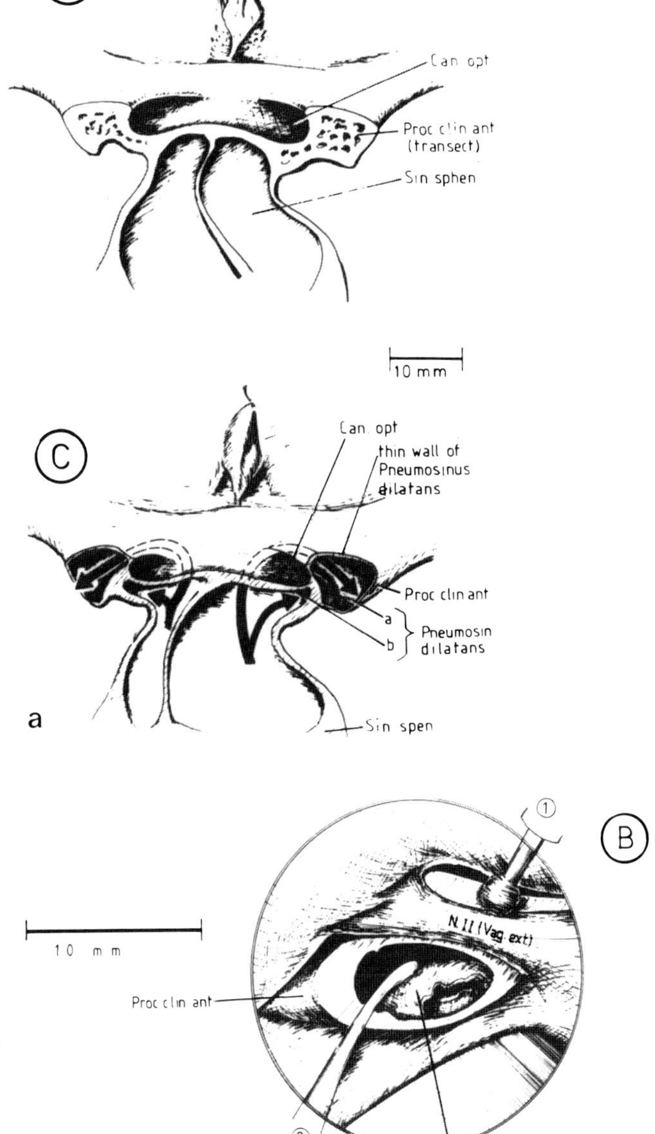

Abb. 5. a *B:* häufigster Normalbefund. *C:* Pfeile: Kommunikation von Keilbeinhöhle und Pneumosinus. **b** Operative Dekompression des Opticus mit Eröffnung des Pneumosinus

mosinus. Er kommt pathologischerweise als Pneumosinus dilatans vor mit und ohne Meningeom und kann bei Operationen eröffnet werden. Ohne Operationstrauma ist mir dies nicht bekannt, obwohl es theoretisch vorstellbar wäre, daß auch er bei einem Trauma eröffnet wird (Abb. 5a, b).

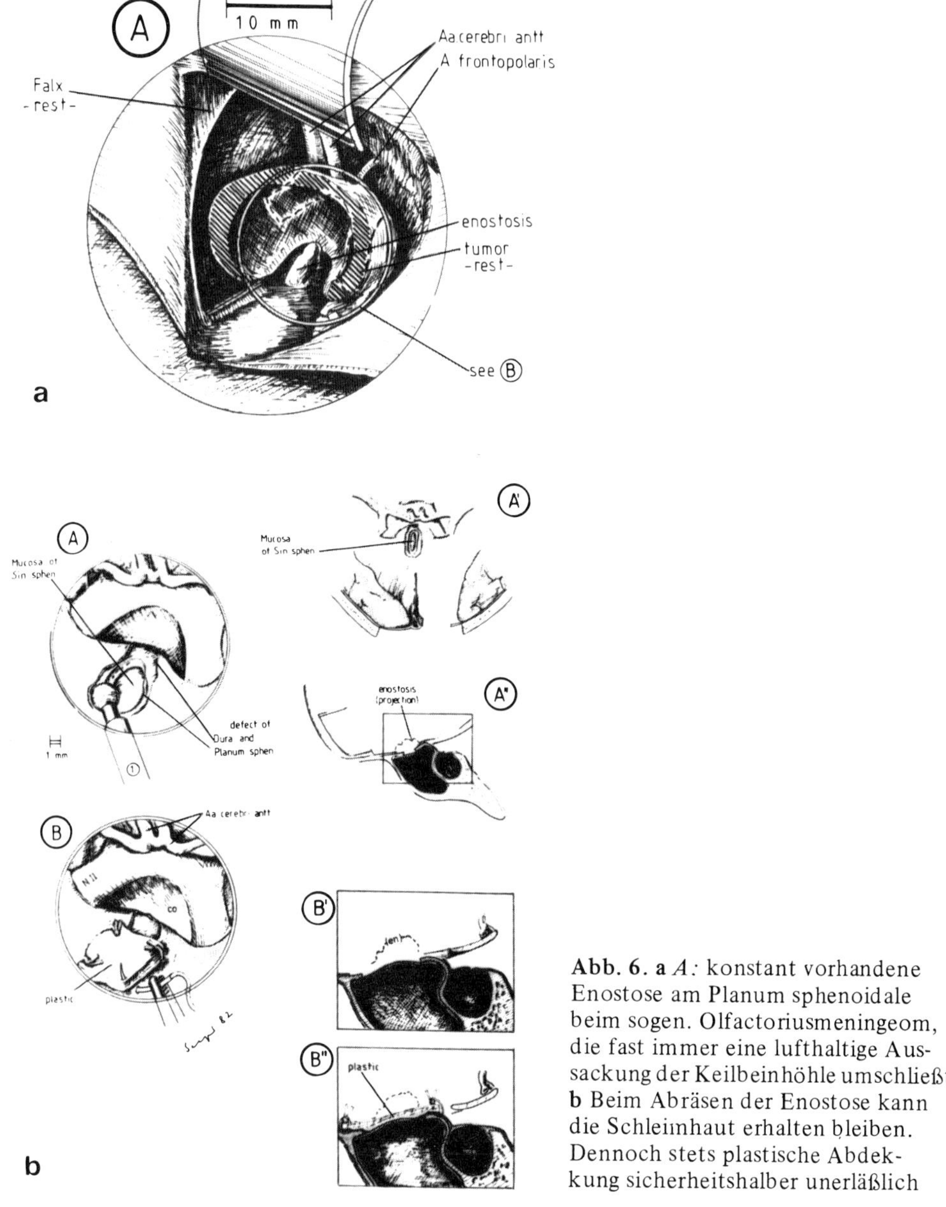

Abb. 6. a *A:* konstant vorhandene Enostose am Planum sphenoidale beim sogen. Olfactoriusmeningeom, die fast immer eine lufthaltige Aussackung der Keilbeinhöhle umschließt. **b** Beim Abräsen der Enostose kann die Schleimhaut erhalten bleiben. Dennoch stets plastische Abdekkung sicherheitshalber unerläßlich

Abb. 5a + 5b

Der Pneumosinus ist eine Aussackung der Keilbeinhöhle in den vorderen Clinoidfortsatz, wie er bei vielen Menschen normalerweise vorhanden ist, beim Meningeom dieser Region jedoch kaum fehlt, aber als eigene Erkrankung, sogen. „Pneumosinus dilatans", vorkommt und den Opticus komprimiert. In diesen Fällen muß man nach Ausfräsen der knöchernen Wand des Opticuskanals stets sorgfältig den Pneumosinus verschließen, am besten mit Fettgewebe und einer Fascienplastik (Abb. 6a, b).

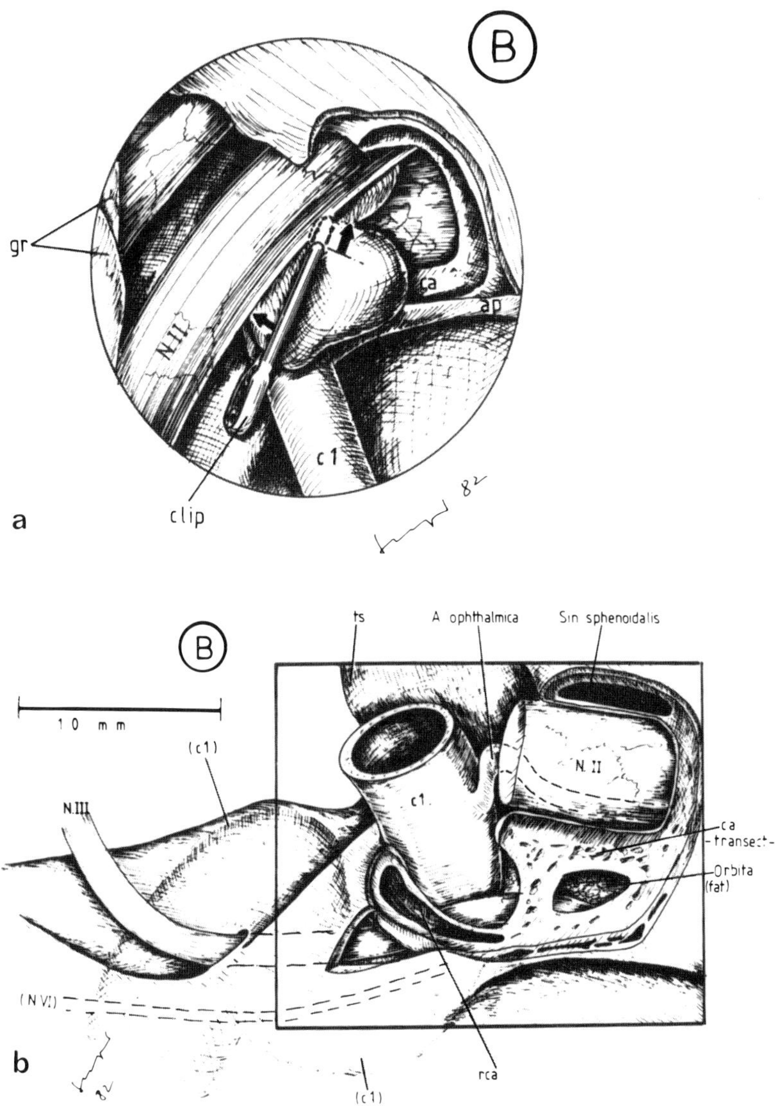

Abb. 7. a Eröffnung der Keilbeinhöhle bei Operation eines ophthalmischen Aneurysmas. Mediale Wand des Opticuskanals = laterale Wand der Keilbeinhöhle. **b** Anatomische Lagebeziehung zwischen Keilbeinhöhle und Opticuskanal

Abb. 6a + 6b

Im Zeitalter der Mikrochirurgie mit gründlichem Ausfräsen des Ansatzbereichs eines Olfactoriusmeningeoms muß man immer mit Liquorfisteln rechnen, nicht nur im Bereich der Lamina cribrosa, sondern auch im Bereich der knöchernen Reaktion am Tumorstock über dem Planum sphenoidale, da die enostotische Knochenreaktion meist eine Aussackung der Keilbeinhöhle umschließt, die unter dem Planum sphenoidale gelegen ist. Wenn man vorsichtig mit der Kugelfräse die Knochenreaktion entfernt, kann man die fast immer verdickte Schleimhaut der Keilbeinhöhle intakt lassen. Dennoch empfiehlt es sich, stets die Knochenlücke plastisch zu verschließen (Abb. 7a, b).

Abb. 7a + 7b
Fast immer wird die Keilbeinhöhle eröffent, wenn man Aneurysmen am Clinoidfortsatz operiert, auch wenn kein Pneumosinus vorliegt. Um den Opticus verlagern zu können, muß man den Opticuskanal auffräsen. Seine mediale Wand ist die Wand der Keilbeinhöhle. Auch hier ist ein plastischer Verschluß unerläßlich.

Es wären noch die Liquorfisteln zu erwähnen, die bei halsnasenohrenärztlichen Eingriffen entstehen können. Solche Fisteln sollten besser gemeinsam mit dem Ohrenarzt vorgetragen werden, mit dem man sie auch gemeinsam operieren sollte.

Bisher wurden die mikrochirurgischen Möglichkeiten bei offenen Hirnverletzungen kaum genutzt. Da gerade die problematische frontobasale Verletzung ein Eingriff mit sogen. aufgeschobener Dringlichkeit ist, bestehen hier auch eher mikrochirurgische Möglichkeiten als bei Akutversorgungen. Darauf sollte dieser Vortrag aufmerksam machen.

Traumatische intrakranielle Hämatome

B. L. Bauer

Neurochirurgische Klinik im Zentrum für Operative Medizin I,
Robert-Koch-Straße 8, D-3550 Marburg/Lahn

1. Einleitung

Die Frühdiagnose traumatischer Hämatome ist ein mehrschichtiges Problem, das aufs Engste mit der Organisation im Unfallrettungswesen verbunden ist. Die Unfallrettung birgt immer noch eine Reihe von organisatorischen Unzulänglichkeiten und Lücken in der Versorgung, die zur Intensivierung und Vereinheitlichung der Ausbildung aller im Rettungsdienst tätigen Personen zwingt. Auf die traumatischen intrakraniellen Hämatome hat dies direkten Bezug (Abb. 1).

Seit der Einführung der Computertomographie ist die Diagnose der traumatischen intrakraniellen Hämatome schnell und sicher geworden. Die CT-Untersuchung ist die Methode der Wahl, um Blutungen direkt darzustellen. Trotz dieser erheblichen Verbesserung der Frühdiagnose sind Unsicherheiten bei der Stellung zur Operationsindikation geblieben. Die Behandlung der traumatischen Hämatome des Nervensystems stellt ein vielschichtiges Problem der konservativen und operativen Differentialtherapie von Blutung, Kontusion, Ödem und pseudotraumatischen Blutungen dar.

An der klassischen Einteilung in die intrakraniellen extracerebralen Blutungen und in die intracerebrale Blutung hat sich dadurch nichts geändert.

Hefte zur Unfallheilkunde, Heft 174
Zusammengestellt von A. Pannike

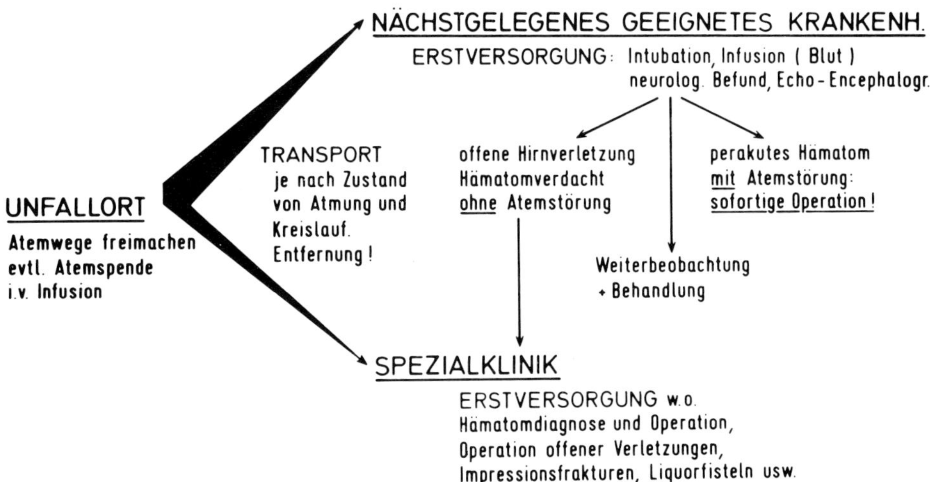

Abb. 1. Organisationsschema bei Schädelhirnverletzungen (*Bildnachweis:* Wiek-Schiefer, Tabulae Neurologicae)

2. Intrakranielle extracerebrale Hämatome

Epidurale Hämatome

Das Epiduralhämatom als Folge der Zerreissung der A. meningica media oder der entsprechenden Vene tritt bei 1–4% aller Schädelhirnverletzungen auf (Abb. 2, 3).

Doppelseitige Epiduralhämatome werden bei 2–4% aller epiduralen Hämatome gefunden. Epidurale Blutungen als Folge von Einrissen der Diploe-Venen oder Abrisse der Pacchionischen Granulationen als Frakturfolge sind eher selten. Der klassische Verlauf des Epiduralhämatomes mit sekundärer Bewußtlosigkeit nach freiem Intervall, homolateraler Oculomotoriusparese, kontralateraler Lähmung, Decerebrationszeichen und kardio-respirativer zentraler Dysregulation ist nur in etwa 25% der Fälle zu beobachten. 8% der Patienten sind nie bewußtlos gewesen und werden es auch im Verlaufe der Entwicklung der Blutung nicht. 20% der Patienten sind primär bewußtlos und bleiben es als Folge der zusätzlichen intrakraniellen Komplikation. Die einseitige homolaterale Oculomotoriusschädigung mit weiter Pupille fanden wir in unserem Krankengut in genau 50% der Fälle.

Für den Erstbehandler ist es wichtig, zu wissen, daß Fraktur und Hämatomlokalisation bei epiduralen Hämatomen in 70% übereinstimmen. In je 15% der Fälle lag die Fraktur kontralateral zum Hämatom oder es fand sich keine Fraktur. Entsprechend der homolateral zum Hämatom liegenden Fraktur finden sich 70% aller Epiduralhämatome auf der lateralen Konvexität des Temporallappens. Ungewöhnlichere Lokalisationen über dem Frontal- und Occipitallappen werden mit 5–10% angegeben. Diese Blutungen sind gefährlich, da sie spät zu Pupillenstörungen führen und rasch zur medullären und bulbären Einklemmung tendieren.

Das Epiduralhämatom ist im CT in der Regel als bikonvexer, hyperdenser, intrakranieller raumfordernder Prozeß auszumachen.

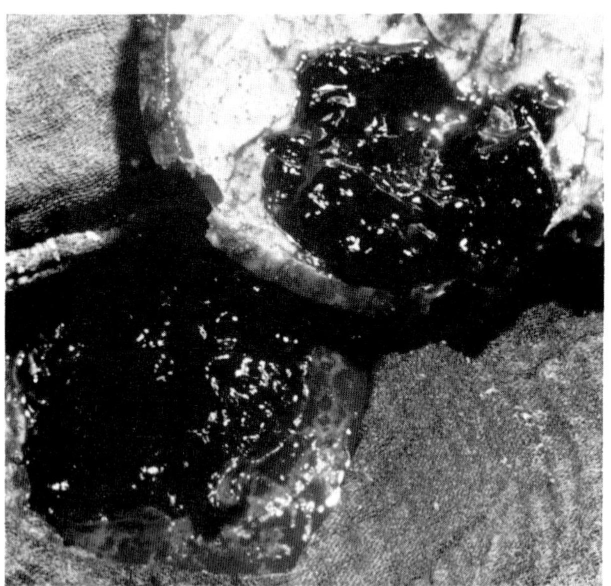

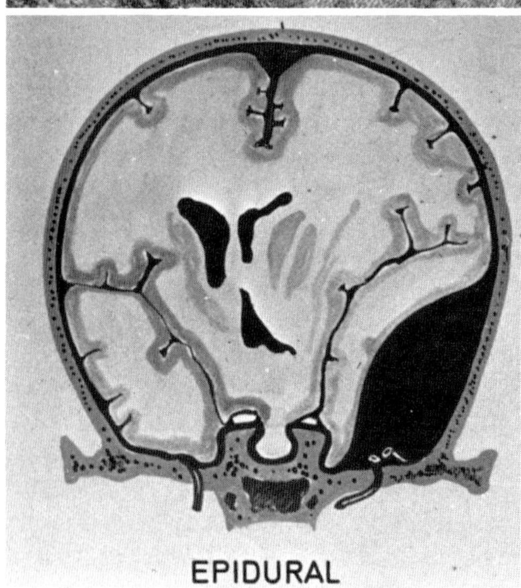

Abb. 2. Akutes Epiduralhämatom

Tritt das Epiduralhämatom kombiniert mit einer intracerebralen Blutung auf, wird die Prognose von der intracerebralen Blutung und ihren Folgen bestimmt. Epiduralhämatome bei Kleinkindern sind besonders gefährlich, da sie die intrakranielle Drucksteigerung häufig vermissen lassen. Durch das Nachgeben und Auseinanderweichen der Schädelknochen und -nähte können erhebliche Blutungen aufgenommen und zu hypovolämischen Schocksymptomen führen, ohne klinisch-neurologische Hinweise auf eine intrakranielle Drucksteigerung.

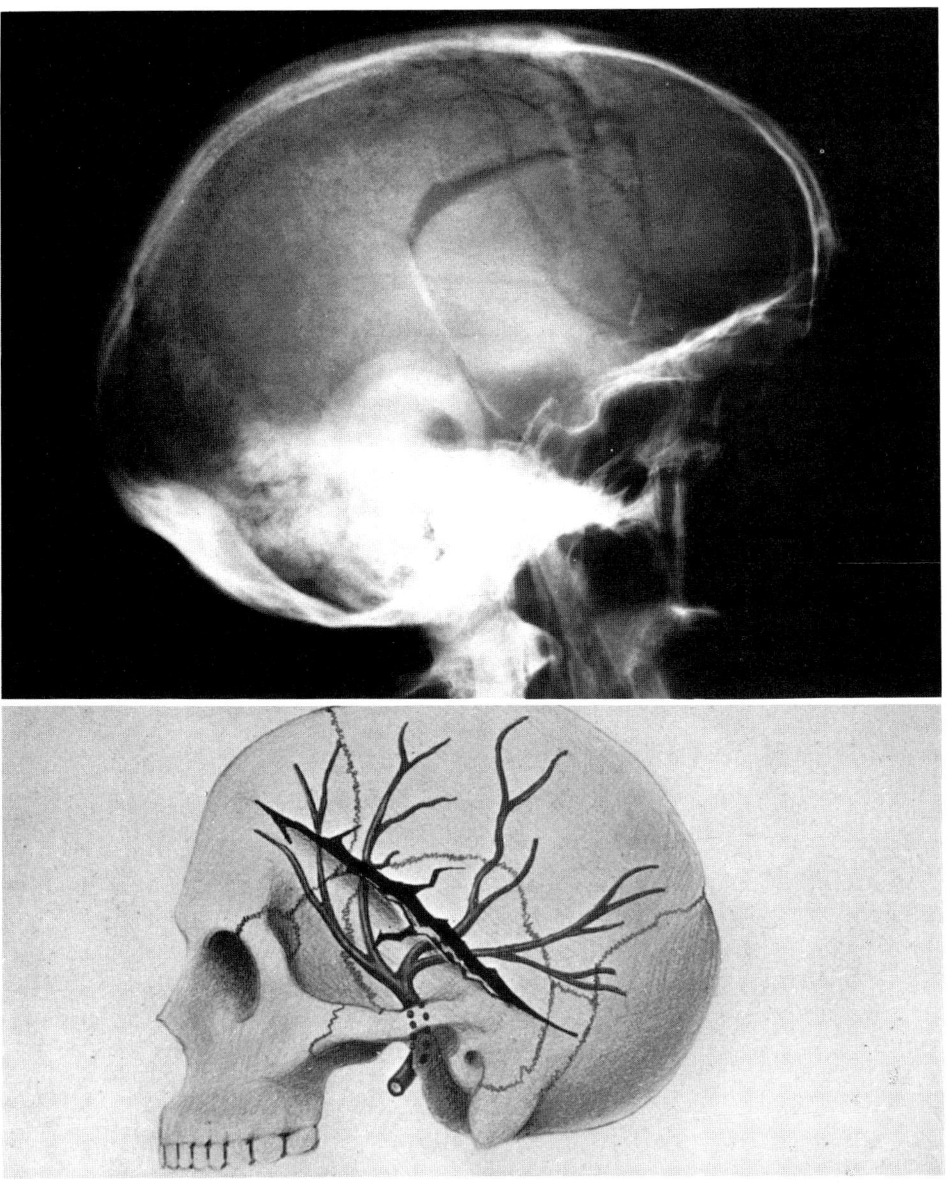

Abb. 3. Fraktur im Röntgenbild mit Gefahr der Zerreissung der A. meningica media

Bei der notfallmäßigen Operation soll sich der Chirurg nicht nach dem alten Krönleinschen Schema, sondern nach einem Schema entsprechend der Häufigkeitsverteilung von Epiduralhämatomen temporal, parietal und suboccipital orientieren (Abb. 4).

Patienten in Koma II oder in Koma II mit Tendenz zur Verschlechterung nach Koma III dürfen nicht mehr transportiert werden. In diesen Fällen soll die notfallmäßige Bohrlochtrepanation auf der Seite der Fraktur, der einseitigen weiten Pupille oder kontralateral zu

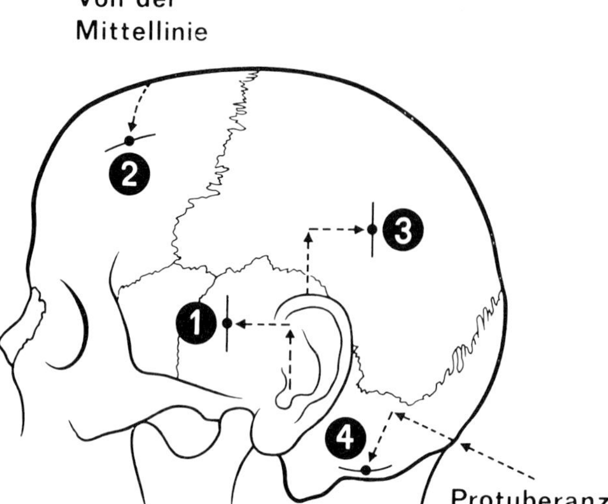

Abb. 4. Schema für die Anlage von Bohrlöchern zum Aufsuchen epiduraler Hämatome nach Häufigkeitsverteilung. Entfernung jeweils 2,5 cm (*Bildnachweis:* K. A. Bushe). Dringlichkeit bei schweren Schädelhirnverletzten im allgemeinen Krankenhaus. Langenbecks Arch Chir 334:381

einer vorhandenen Parese durchgeführt werden. Diese Patienten gehören nicht auf den Transport, sondern auf den Operationstisch.

Subdurale Hämatome

Die direkten patho-morphologischen Strukturschäden des Gehirns als Folge stumpfer Gewalteinwirkung auf den Schädel sind vielfältig. Subdurale Hämatome entstehen durch Zerreissen der Blutgefäße der Pia mater bei gleichzeitigem Einriß der Arachnoidea (Abb. 5).

Je nach dem Überwiegen arterieller oder venöser Gefäßverletzungen können wir perakute (arterielle) und subakute (venöse) Hämatome unterscheiden. Der Abriß von Brückenvenen oder Einriß von Pacchionischen Granulationen kann auch bei minder schweren Hirnverletzungen zu atypischen Verläufen ähnlich den epiduralen Hämatomen führen. Die Mortalität des akuten Subduralhämatoms ist immer noch sehr hoch, sie wird zwischen 60 und 90% als Folge der akuten mesencephalen Einklemmung angegeben (Abb. 6).

Subduralhämatome können sich über die gesamte Hemisphäre ausdehnen, da der capilläre Spalt zwischen Dura und Arachnoidea der Hämatomausbreitung keinerlei Widerstand entgegensetzt. Die von schweren Hirnkontusionen ausgehenden subduralen Blutungen sind entsprechend der Vorzugslokalisation der Kontusionsherde mehr am Temporal- und Frontalpol, aber auch über dem Occipitallappen gelegen. Alle Patienten mit akutem Subduralhämatom, die wir behandelt haben, waren bei der stationären Aufnahme bewußtlos. 60% dieser Patienten zeigten Decerebrationszeichen als Folge der schweren Hirnschädigung.

Von den extracerebralen und intrakraniellen Blutungen verdienen auch die Hämatome entlang der Längsachse des Schädels via Falx – Balken – Tentorium besondere Beachtung.

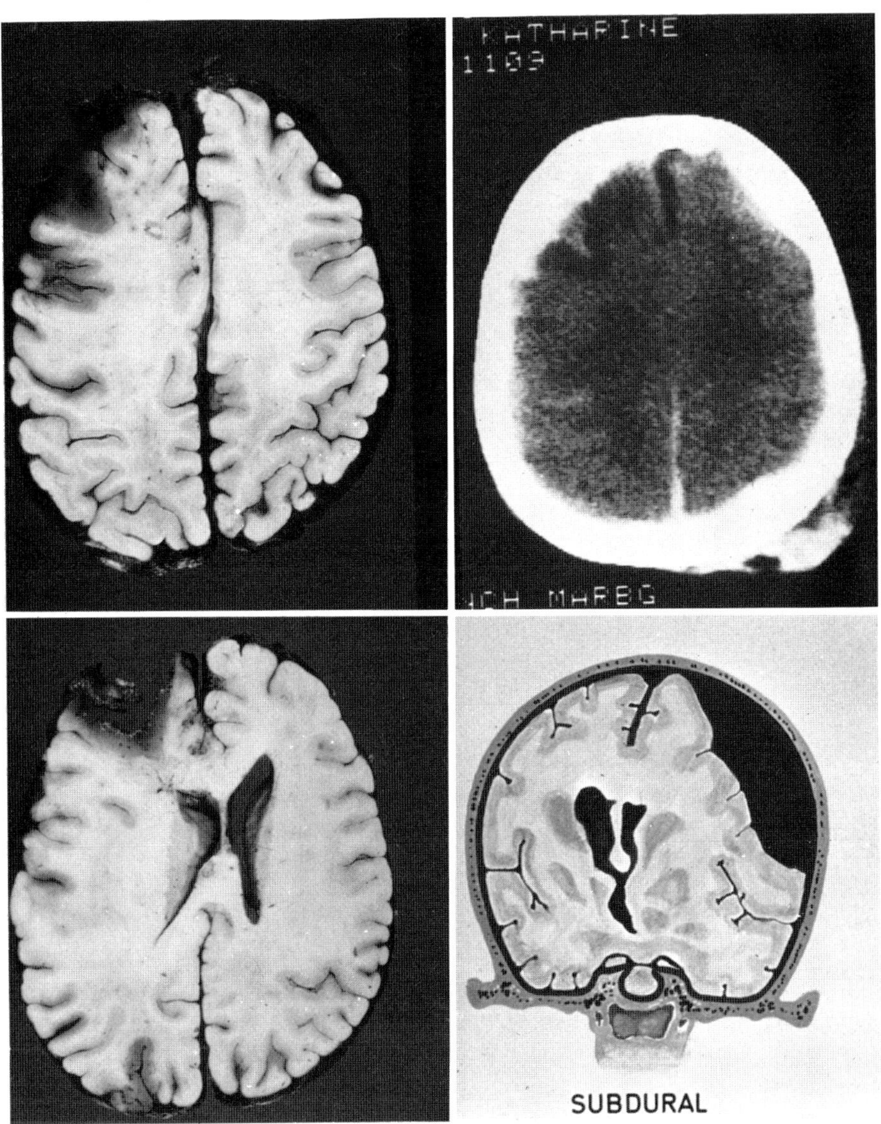

Abb. 5. Akutes Subduralhämatom

Sie sind prognostisch schwer einzuschätzen. Die Verlagerung und Kompression, der das Mittelhirn und die oralen Brückenteile drainierenden Venen sowie die Kompression der arteriellen Zuflüsse führen zu folgenschweren Zirkulationsstörungen. Es darf daher nicht verwundern, daß bei einem relativ hohen Anteil dieser Verletzten die Beseitigung des Hämatoms keine Besserung des klinischen Zustandes bringt.

50% der nach gedeckten Schädelhirnverletzungen auftretenden subduralen Hämatome und Hydrome haben wir in der ersten Woche nach dem Trauma gesehen. Die erste CT-Untersuchung darf nicht Grundlage aller folgenden Entscheidungen bleiben, wenn hirnorgani-

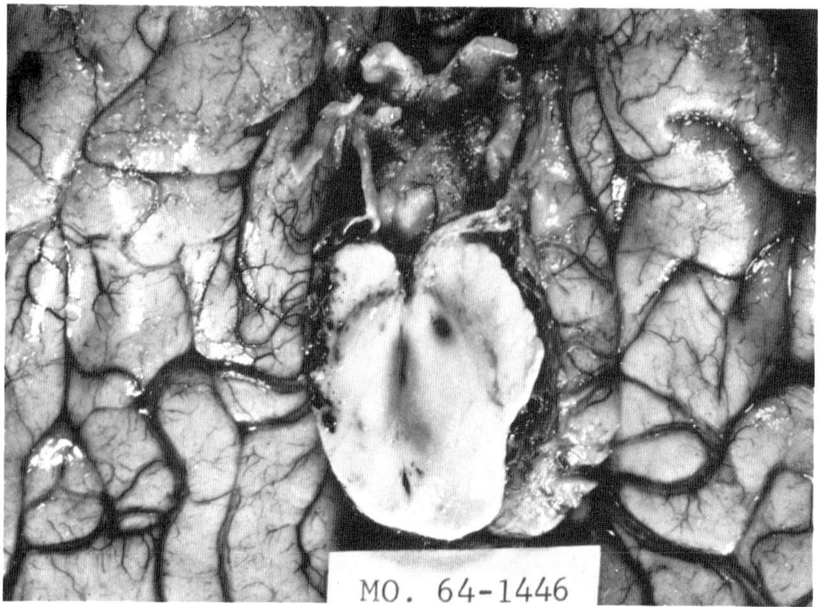

Abb. 6. Hirnstammkompression und Zisternenhernie bei akutem Subduralhämatom

sches Psychosyndrom, Paresen, focale Krampfanfälle nach einem Trauma bestehen bleiben oder sich entwickeln. Schädelhirnverletzte mit primär unauffälligen CT-Bildern müssen bei Progredienz der neurologischen Symptomatik oder bei ausbleibender und verzögerter Rückbildung psychischer und neurologischer Veränderungen erneut einer CT-Kontrolle oder Angiographie zugeführt werden. Der Übergang von den subakuten Hämatomen zu den chronischen Hämatomen ist nach der 3. Woche nach dem Trauma offenbar fließend. Die regelmäßige neurologische Befundkontrolle (Glasgow-Coma-Scale oder Brüsseler Koma-Klassifikation) und CT-Untersuchung wird so innerhalb der ersten 10 Tage ca. 70% aller akuten und subakuten traumatischen Hämatome und Hydrome aufdecken. Schwierigkeiten können bei der akuten CT-Untersuchung gelegentlich Kontusionsblutungen machen, da sie sich zunächst noch hinter der Ödemnekrose verbergen können. Sie demaskieren sich in der Regel innerhalb von 24 h.

Das frische Subduralhämatom stellt sich im CT als homogener hyperdenser Bezirk mit konkaver Abgrenzung gegenüber der Hirnoberfläche dar. Bei mehrzeitigen Blutungen kann es auch zu unterschiedlichen Dichtebereichen innerhalb des Hämatoms kommen. Bei chronischen Subduralhämatomen, die im CT zwar Zeichen der Massenverlagerung, aber kein Hämatom erkennen lassen, kann nach Kontrastmittelgabe 4–6 h später in der Regel das isodense Hämatom dargestellt werden. Wenn auch hier keine Diagnose gelingt, muß die Myelographie eingesetzt werden.

Akutes Subduralhydrom

In der Vor-CT-Aera wurde gelegentlich nach Angiographie ein extracerebraler raumfordernder Prozeß unter der Diagnose „akutes Subduralhämatom" operiert. Gefunden wurde in diesen Fällen ein wasserklarer Erguß. Es handelt sich um das subdurale Hydrom oder Hygrom. Die Ursache ist unklar. Ein Einriß der Arachnoidea mit Austreten von Liquor in den Subduralraum im Sinne eines Ventilmechanismus wird diskutiert. Im CT ist die Diagnose durch den glatten konvex-konkaven hypodensen Bereich über der Hemisphäre – häufig frontal gelegen, recht gut zu stellen.

Arachnoidale Blutungen

Die traumatische Subarachnoidalblutung hat keine Operationsindikation. Sie ist eine Kombinationsverletzung der Gefäße der weichen Häute und allenfalls der äußersten Rindenschichten.

Es ist jedoch wichtig, darauf hinzuweisen, daß sich im Verlaufe einer traumatischen Subarachnoidalblutung durch Zisternentamponade ein Hydrocephalus entwickeln kann. Er kann behandlungsbedürftig werden. Eine externe Drainage oder auch ein passagerer Shunt kann hier Abhilfe schaffen.

Kopfschmerzen und Meningismus werden in der Regel die Diagnose „traumatische Subarachnoidalblutung" – nach Ausschluß eines HWS-Traumas sichern. Eine Lumbalpunktion ist in der Regel kontraindiziert.

3. Intracerebrale traumatische Hämatome

Die Häufigkeit intracerebraler traumatischer Hämatome wird mit ca. 3% angegeben. Zwischen akuten und perakuten Verlaufsformen kann unterschieden werden. Die hohe Letalität ist Folge des foudroyanten intrakraniellen Druckanstieges. Frakturen lassen keine Beziehung zur Lokalisation der Hämatome erkennen. Reine Hämatome, hämorrhagische Kontusionen und Ödemnekrosen sowie Ödeme gehen fließend ineinander über und sind auch im CT, insbesondere im frischen Stadium schlecht zu trennen.

Entsprechend dieser Schwierigkeit ist auch die Einteilung der traumatischen Hämatome uneinheitlich. Nach der Lokalisation können wir einseitige, doppelseitige und polytope Verteilungsmuster unterscheiden (Abb. 7, 8).

Der prognostische Wert dieser Einteilung ist nicht sehr hoch anzusetzen. Die Größe der Blutung sagt zunächst ebenfalls noch nichts über die Prognose aus. Die Lokalisation und der Zeitfaktor sind neben Alter und zusätzlichen Begleitverletzungen von erheblich größerer diagnostischer Wertigkeit. Jede Blutung muß zum frühestmöglichen Zeitpunkt erkannt und unter Berücksichtigung unfallchirurgischer und neurochirurgischer Sachlage behandelt werden. Das computertomographische Bild mit dem Nachweis einer intracerebralen Blutung stellt per se noch keine Operationsindikation dar. Bei der Indikationsstellung zur Operation traumatischer intracerebraler Hämatome ist die Unterscheidung zwischen echter Massenblutung und hämorrhagischer Kontusion besonders bedeutungsvoll. Die Dichtemessung im CT ist die hierfür geeignete Methode. Der operative Eingriff ist zur mechanischen Entlastung des Gehirns einzusetzen. Er hat die Aufgabe den intrakraniellen Druck zu

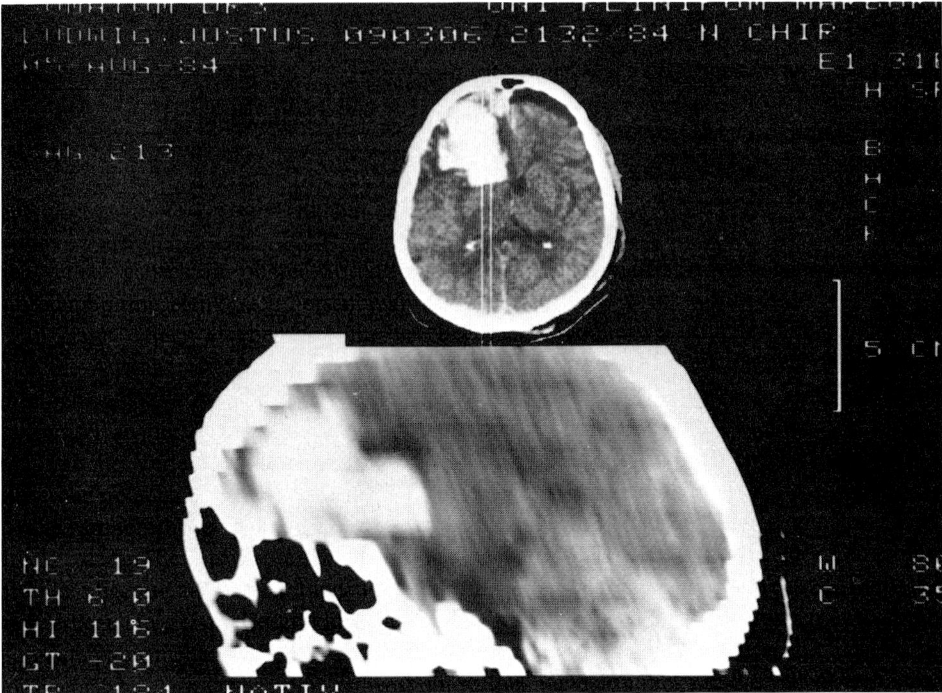

Abb. 7. Linksseitige frontale Massenblutung mit Ventrikelkompression. Rechtsfrontales Hydrom

senken, eine Blutstillung herbeizuführen sowie die arterielle Versorgung, die venöse Drainage und schließlich die Liquorzirkulation wieder herzustellen.

Wenn keine Computertomographie für die Akutdiagnostik zur Verfügung steht, sollte bei der notfallmäßigen Angiographie beachtet werden, daß Schädelhirnverletzte in aller Regel eine verlangsamte Hirnzirkulation haben. 10 ml Kontrastmittel sollten in 2 sec injiziert werden, die Darstellung der spät-venösen Phase nach 8–10 sec (Venen und Sinus) muß gewährleistet sein.

Die Operationsindikation ergibt sich in erster Linie aus klinischer Sicht. Patienten mit intracerebralen Blutungen, die nur geringe klinische Symptome und keine nennenswerte Hirndrucksymptomatik haben, oder sich in Grad I des Komas (Bewußtlosigkeit ohne neurologische Ausfallserscheinungen) befinden, können mit aufgeschobener Dringlichkeit behandelt werden. Eingriffe in diesem Stadium sind in ihrer Wirkung zweifelhaft und sollten daher unterbleiben. Patienten im Koma Grad IV mit weiten, lichtstarren Pupillen sollten nicht operiert werden.

Große Blutungen, von denen man annehmen muß, daß sie sehr lange zur Resorption brauchen, können nach Stabilisierung der Herz- und Kreislaufverhältnisse und Beherrschung des Schockes eine Indikation zur Operation darstellen (Abb. 9).

Es ist jedoch besser, am zweiten und dritten Tage nach einer solchen Blutung von einer Rindenspaltung aus den Clot auszuspülen, als diese Blutungen am Unfalltage unmittelbar mit dem Sauger anzugehen.

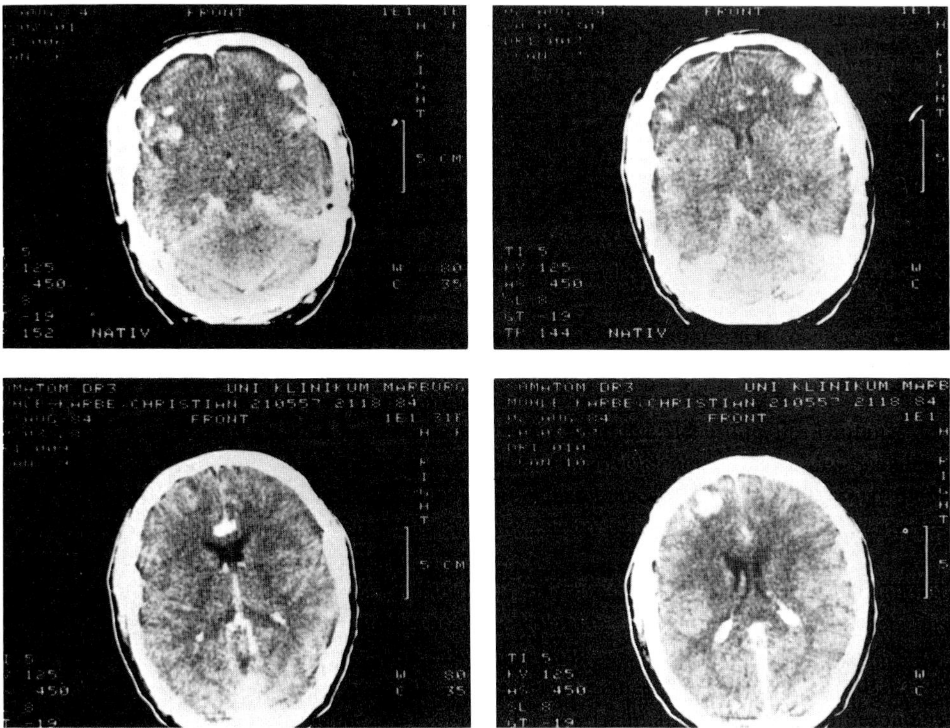

Abb. 8. Polytope Verteilung multipler doppelseitiger traumatischer Hämatome

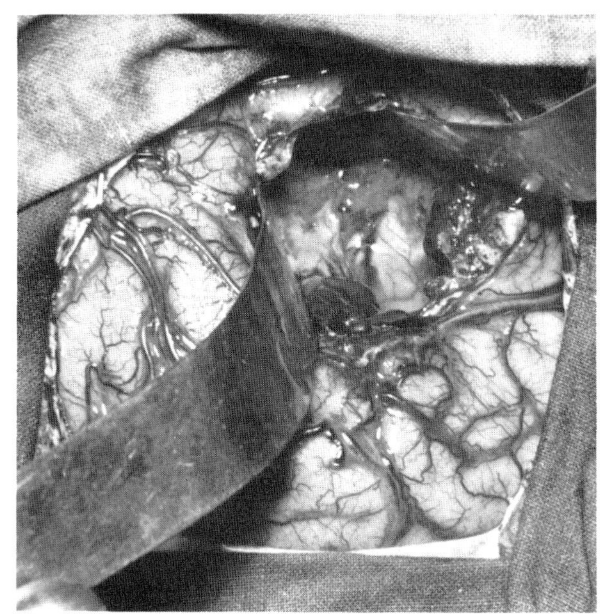

Abb. 9. Ausräumung einer traumatischen Massenblutung 3 Tage nach dem Unfallereignis

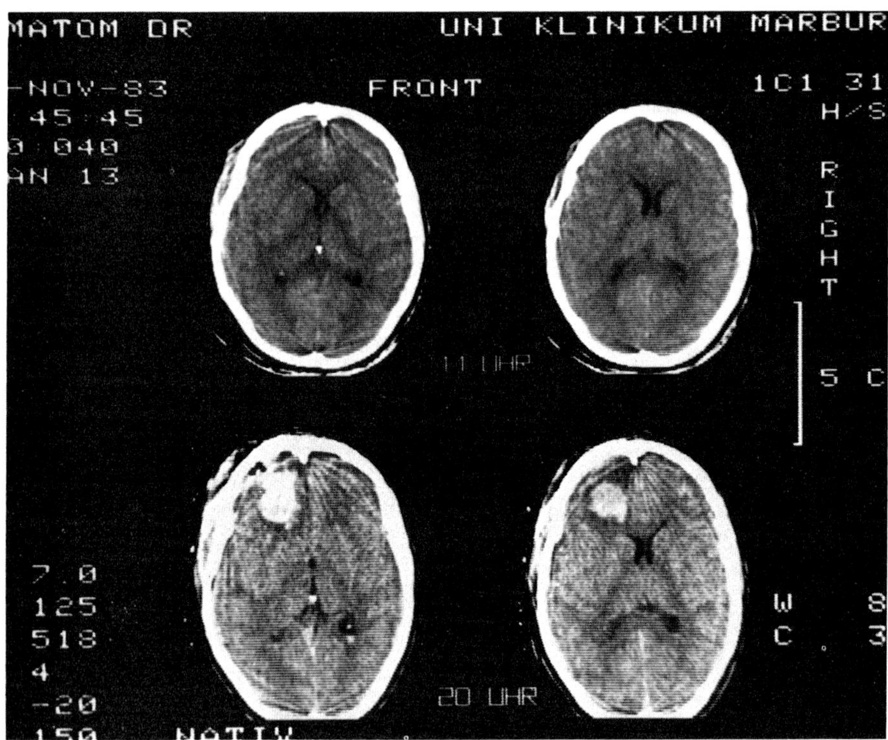

Abb. 10. Linksfrontales Hämatom, das sich innerhalb 9 h nach Trauma entwickelt hat

Eine weitere Problemgruppe sind die Patienten in Koma II mit Tendenz zur Verschlechterung. Häufig handelt es sich um Patienten mit ausgedehnten kontusionellen Schädigungen, die sich innerhalb von Stunden oder Tagen zu raumfordernden Blutungen entwickeln können. Auf das Problem der traumatischen Apoplexie soll in diesem Zusammenhang nur hingewiesen werden (Abb. 10).

Diese Patienten sollten bei nachgewiesener Blutung und Massenverlagerung von mehr als 5 mm unter Notfallbedingungen einer Bohrlochtrepanation zugeführt werden.

Zur Kontrolle von Blutungen bei Sinuseinrissen bleibt im Akutfall nur die Kompression als temporäre Blutstillung.

Die Hebung einer Impression im hinteren Sinusdrittel ist gefährlich und sollte in der Akutphase unterbleiben. Blutungen mit Ventrikeleinbruch haben nur eine relative Operationsindikation. Die Entfernung des Blutes aus den Ventrikeln, insbesondere aus dem Aquädukt und dem 4. Ventrikel, gelingt meist nur unvollständig. Die Operation kommt allenfalls bei Patienten mit Koma Grad II, allenfalls noch Grad III infrage. Patienten in Grad IV sollte man nicht operieren. Die endoskopische Ausspülung intracerebraler Hämatome, insbesondere auch aus den Ventrikeln, und die Versorgung der Blutungsquelle mit LASER ist mehrfach durchgeführt worden. In Spezialkliniken mit entsprechender Erfahrung kann sie duchaus eine schnelle und effektive Hilfe bei der Entlastung von Hämatomen sein.

4. Atypische Blutungen

Unter 120 traumatischen Hämatomen fanden wir 2 Aneurysmen, 3 AV-Angiome, einen Lindau-Tumor und 6 hypertone Massenblutungen. Bei atypischem Sitz, ungewöhnlicher Vorgeschichte oder traumafremden Umständen sollte die Indikation zur Angiographie großzügig gestellt werden.

5. Spinale, epidurale und intradurale traumatische Hämatome

Die akute traumatische Querschnittslähmung muß im Akutstadium subtil computertomographisch untersucht werden. Unter 48 traumatischen Querschnittslähmungen fanden sich 6 epidurale und 2 intradurale bzw. intramedulläre Blutungen.

Die Prognose dieser Querschnittslähmungen hängt einzig und allein von der schnellen Diagnosestellung und sofortigen Ausräumung der Blutung ab. Es kann hier nicht auf die Problematik der Akutbehandlung der traumatischen Querschnittslähmungen eingegangen werden, insgesamt scheint jedoch im Hinblick auf die CT-Untersuchung eine etwas aggressivere Diagnostik der akuten traumatischen Querschnittslähmung zum Ausschluß intraspinaler raumfordernder Blutungen empfehlenswert zu sein.

6. Welche Empfehlung soll dem Erstbehandler für die unabweisbare neurochirurgische Akutsituation gegeben werden (Abb. 11)?

Verletzte, die wegen schwerer Begleitverletzungen oder akuter intrakranieller Drucksteigerung nicht mehr transportfähig sind, müssen bei hinreichendem Verdacht auf eine extracerebrale raumfordernde Blutung sofort operiert werden. Die Methode der Wahl, eine traumatische Blutung darzustellen, ist die computertomographische Untersuchung. Ist dies nicht möglich, muß eine Angiographie auf der Seite der Fraktur, der weiten Pupille oder kontralateral zu einer vorhandenen Parese durchgeführt werden. Ist keine Möglichkeit zur Angiographie vorhanden, oder ist der Verlauf so foudroyant, daß der Zeitverlust nicht zu verantworten ist, muß eine notfallmäßige Bohrlochtrepanation durchgeführt werden. Diese besteht in einem Kopfschwartenschnitt, einer Wundspreizung, dem Anlegen eines Bohrloches mit osteoklastischer Erweiterung, danach Entfernung des Hämatoms, Umstechung der Blutungsquelle und Einlage einer Drainage in den Epidural- oder Subduralraum. Der Subduralraum muß stets durch einen kleinen Schnitt eröffnet und inspiziert werden. Abschließend schichtweiser Wundverschluß. Diese Bohrlochtrepanation sollte in jedem Krankenhaus und von jedem Arzt für Chirurgie durchgeführt werden können. Sollte bei einer Bohrlochtrepanation an typischer Stelle das Hämatom nicht gefunden werden und auch kein subdurales Hämatom vorliegen, kann in Notfällen das Bohrloch frontal und parietal wiederholt werden. Der Eingriff sollte stets in Intubationsnarkose durchgeführt werden.

Die Minimalausstattung für eine solche Operation besteht aus Trepan, Sauger, Clip, bipolare Coagulationspinzette, Knochenwachs, Rasparatorium und, wenn möglich, einer Stirnlampe.

Abschließend möchten wir empfehlen, für die so wichtige Verlaufskontrolle nach Schädelhirntraumen den Glasgow-Coma-Scale oder die Brüsseler Koma-Klassifikation zu benüt-

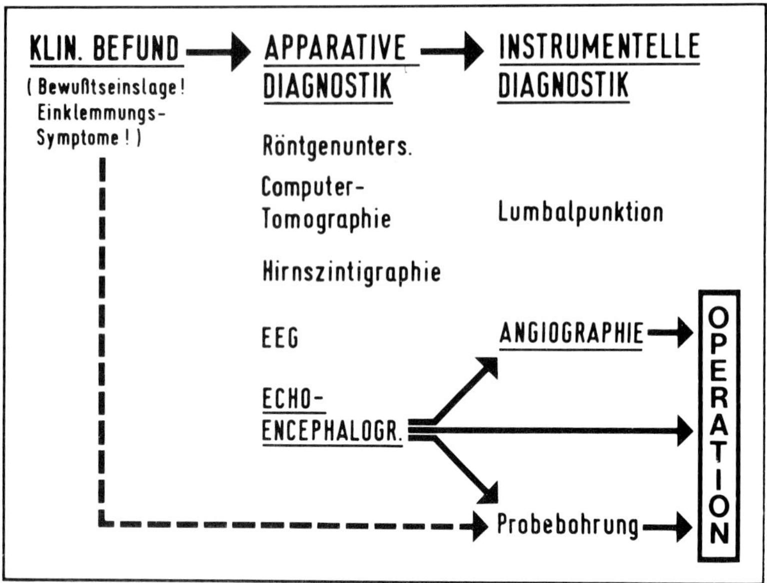

Abb. 11. Diagnostische Maßnahmen bei akuter intrakranieller Drucksteigerung (*Bildnachweis:* Wiek-Schiefer, Tabulae Neurologicae)

zen. Begriffe wie Commotio, Contusio und Compressio cerebri haben keinen Informationswert und sollten daher nicht mehr verwandt werden.

Insgesamt möchten wir empfehlen, den Vorbehalt gegen die erweiterte Bohrlochtrepanation aufzugeben und die Entlastung der perakuten intrakraniellen traumatischen Hämatome, insbesondere der extracerebralen Blutungen von den Chirurgen im erstversorgenden Krankenhaus durchzuführen.

Hirnstammschädigungen beim Schädelhirntrauma

G. Lausberg

Neurochirurgische Klinik der Ruhr-Universität Bochum am Knappschafts-Krankenhaus, D-4630 Bochum-Langendreer

Für die traumatischen Schädigungen des Hirnstamms ist die Bewußtlosigkeit führendes Symptom, das bei hinreichender Gewalteinwirkung auf den Schädel eintritt. Diesem meist nur infolge einer Funktionsstörung eines eng umgrenzten Hirnstammareales auftretenden zeitlich begrenztem Symptom ist die schwere und meist lebensbedrohliche querschnittserfassende Funktionsstörung des Hirnstamms gegenüber zu stellen.

Hefte zur Unfallheilkunde, Heft 174
Zusammengestellt von A. Pannike

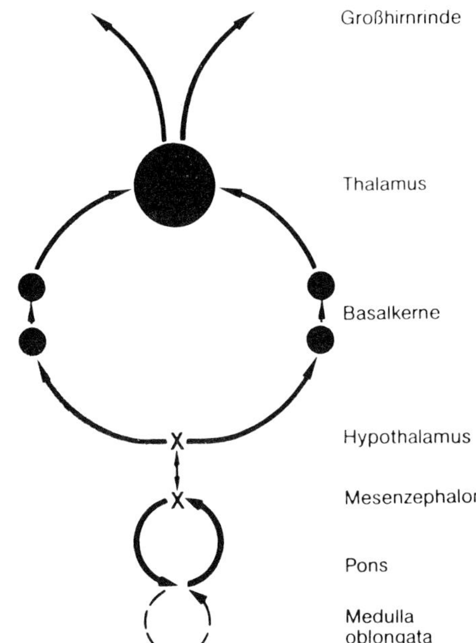

Abb. 1. Schematische Darstellung der Bewußtseins-Aktivierung (Aus Lausberg 1981)

Als Hirnstammsyndrome sind das Mittelhirnsyndrom bei Beteiligung des oberen und das Bulbärhirnsyndrom bei Beteiligung des unteren Hirnstammes zu nennen. Die Bedeutung des Hirnstamms für die klinische Pathophysiologie wurde erstmals durch die Ergebnisse der Untersuchung von Sherrington (1898) hervorgehoben. In der Folgezeit sind vielfältige weitere Hirnstammuntersuchungen vorgenommen worden. Erstaunlicherweise – darauf hat Hassler (1967) verwiesen – wurde jedoch immer der Funktionszustand caudal der Durchtrennungsebene im Hirnstamm untersucht, nie aber der Funktionszustand cranial der Durchtrennungsebene. Diese Untersuchungen erfolgten in großem Umfange erst nach der Entwicklung des EEG's (Berger 1929). In der Folgezeit wurde durch Reiz- und Ausschaltungsexperimente, teilweise mit gezielten stereotaktischen Ausschaltungen in den Basalstrukturen des Gehirns, die Reticulärformation um den Aquädukt in Höhe des Mittelhirns als die Aktivierungszone des Bewußtseins erkannt (Moruzzi and Magoun 1949). Durch weitere Tierexperimente gelang der Nachwies, daß Ausschaltungen in diesem Bereich zu einer Bewußtlosigkeit führen. Auf die Ebene des Mittelhirns in Höhe des Tentoriumschlitzes hatte Jefferson schon 1944 verwiesen und das pertentorielle Mittelhirn als den Hauptschädigungssitz für die Entwicklung eines Komas beim Menschen bezeichnet.

Der Hirnstamm besteht anatomisch aus Mesencephalon, Pons und Medulla oblongata, funktionell kann der caudale Anteil des Zwischenhirns – der Hypothalamus – noch dem Hirnstamm zugeordnet werden (Hassler).

Der bewußtseinsaktivierende Reiz im oberen Hirnstamm (Abb. 1) geht von der Reticulärformation um den Aquädukt aus und verläuft von dort über die Basalkerne und den Thalamus zur Großhirnrinde. Neuere Untersuchungen von Hassler (1978) haben den Beweis erbracht, daß auch direkte Verbindungen von der Reticulärformation im hypothalamisch-mesencephalen Bereich zum Thalamus bestehen. Bei einem hinreichend schweren gedeckten Schädelhirntrauma kommt es zu einer Unterbrechung des Funktionskreises zwischen

Hypothalamus/Mesencephalon und Großhirnrinde, woraus die Bewußtlosigkeit resultiert. Dies ist in der Regel nur eine Funktionsstörung des hypothalamisch-mesencephalen Systems. Bei schwerer Gewalteinwirkung auf den Schädel kann diese Funktionsstörung laesionell bedingt sein, wodurch die Vitalprognose entscheidend verschlechtert wird.

Die pathologisch-anatomischen Befunde bei schwerer traumabedingter Hirnstammsymptomatik sind u. a. von Masshoff (1963); Mayer (1967, 1968); Jellinger (1968) und Peters (1970) an Serienschnittuntersuchungen differenziert worden. Danach ist der in klinischer Kasuistik häufig angewandte Begriff einer Hirnstammkontusion für schwere gedeckte Schädelhirnverletzungen mit längerer Überlebenszeit nicht gerechtfertigt, weil „primär-traumatische Gefäß- und Gewebsrisse im Hirnstamm kaum länger als eine Stunde überlebt werden" (Mayer 1968). Diese primär-traumatischen Veränderungen in Form zentraler venöser Blutungen betreffen besonders den oralen Hirnstamm mit Mittelhirn, oraler Brücke und das nach rostral angrenzende basale Zwischenhirn, währenddem Blutungen im caudalen Hirnstamm seltener gefunden werden. Die im Bereich der zentral gelegenen Formatio reticularis-Kerngruppe an deren „innerer Oberfläche" gelegenen Blutungen entstehen ebenso wie Ependymeinrisse nach den Untersuchungen von Sellier und Unterharnscheid (1963) durch den sog. „zentralen Cavitationseffekt", der durch lokalen Unterdruck im Liquorsystem bei traumatischer Verformung des Ventrikelsystems wirksam wird. Die Häufigkeit primär-traumatischer Blutungen, die neben den venösen als arterielle Rhexisblutungen an der Hirnstammoberfläche infolge traumatischer Rotations- und Scherbewegungen vorkommen, beträgt im Krankengut von Mayer 65% und von Jellinger rund 42% der in der ersten Stunde posttraumatisch Verstorbenen.

Den Übergang zur Verursachung der Bewußtlosigkeit als Hirndruckfolge bieten posttraumatische Komplikationen besonders die intrakraniellen Hämatome und das Hirnödem. Die durch eine Hirndrucksteigerung bedingten sekundären traumatischen Schäden kommen als direkte Druckschädigung infolge Verlagerung des Mesencephalon gegen den Tentoriumrand bei Zisternenhernien oder als mechanische oder funktionelle hirndruckbedingte lokale Kreislaufstörungen zur Beobachtung. Diese sind wiederum bevorzugt im Mittelhirn und im oberen Pons gelegen und werden nach ihrem Erstbeschreiber „Kernohan notches" (1929) genannt. Sekundäre Hirnstammblutungen sind vorwiegend periventriculär zentral gelegen und nehmen mit zunehmender Überlebenszeit und Fortbestehen des Hirndrucks an Umfang und Vielfalt von zentral nach peripher zu. Sie sind von Mayer (1967) als Stauungsblutungen im sog. „Venensumpf der Brücke" aufgefaßt worden. Die Überlebenszeit bei sekundären pathologisch-anatomischen Veränderungen des Hirnstamms ist am kürzesten bei bulbärer Einklemmung und Auftreten eines kompletten Bulbärhirnsyndroms. Auch kleinere zentrale sekundäre Blutungen können nach Hassler (1967) den frühen tödlichen Verlauf herbeiführen, wenn sie folgende Kerngebiete der Formatio reticularis betreffen: Im Mittelhirn Störung des Nucleus interpeduncularis und des Nucleus papilliformis, in der rostralen Brücke Zerstörung oder Schädigung der Nuclei pontis centrales orales und des Nucleus centralis superior. Je weiter ein sekundär-traumatischer Schaden vom rostralen Hirnstammzentrum entfernt ist, desto geringer ist sein Einfluß auf die Dauer der Überlebenszeit. Die sekundären Läsionen des rostralen Hirnstammes müssen als die wichtigsten Ursachen anhaltender Komazustände beim Menschen angesehen werden (Mayer 1968).

Im Ablauf einer Bewußtlosigkeit bei einem Schädelhirntrauma muß zwischen der primären und der sekundären Bewußtlosigkeit unterschieden werden (Abb. 2). Die primäre Bewußtlosigkeit ist im Normalfall Folge lediglich einer Funktionsstörung des Hirnstamms als Dysfunktion und führt zur vollen Restitution. In schweren Fällen treten primäre Läsionen

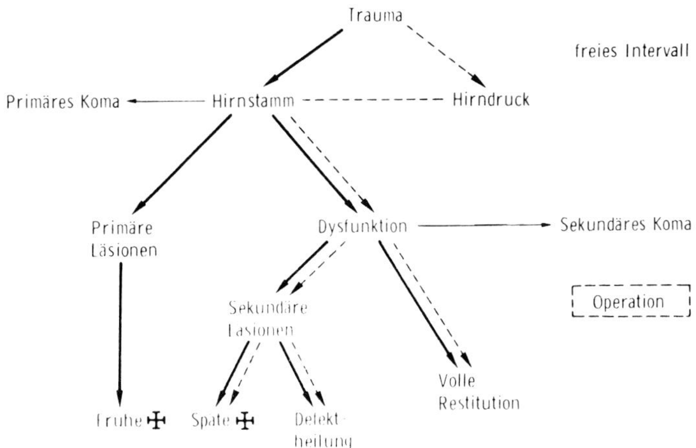

Abb. 2. Funktionsschema der posttraumatischen Bewußtlosigkeit (Aus Lausberg 1972)

des Hirnstamms mit oft frühen tödlichen Verläufen auf, das sind vorwiegend diejenigen Fälle, die bereits unmittelbar nach dem Trauma das Bild eines voll ausgeprägten Mittelhirnsyndroms zeigen. Bei lang anhaltender Dysfunktion treten auch sekundäre Läsionen mit späten Todesfällen oder Restitutionen mit Defektheilung auf. Im Gegensatz zu diesem primären Koma entsteht das sekundäre Koma nach einem sog. freien Intervall, d. h. nach dem Trauma kann eine Bewußtlosigkeit auftreten, die sich wieder aufhellt und nach einer sekundären Phase tritt eine erneute Bewußtlosigkeit auf oder es besteht zunächst keine Bewußtlosigkeit, diese entwickelt sich vielmehr erst in einer zweiten Phase. Die Bewußtseinsstörung nach freiem Intervall ist von lokalen Ödemschäden abgesehen immer Folge einer sekundären Hirndrucksteigerung, die wiederum auf den Hirnstamm einwirkt, und zwar zunächst als Dysfunktion. Wenn es gelingt, den raumfordernden Prozess durch eine rasche Operation zu beseitigen, besteht auch in diesen Fällen die volle Restitutionsmöglichkeit. Ist eine operative Entlastung etwa beim diffusen Hirnödem nicht möglich, so treten vorwiegend sekundäre Läsionen mit späteren Todesfällen oder Ausgang in Defektheilung auf.

Als Ursachen einer posttraumatischen Hirndrucksteigerung (Abb. 3) kommen die intrakraniellen Hämatome, das Hirnödem und der sog. Pneumatocephalus – die intraventriculäre Luftansammlung bei einer basalen offenen Hirnverletzung – in Betracht.

Die Verlaufskurve der Bewußtlosigkeit nach einem Schädelhirntrauma (Tabelle 1) zeigt im Fall eines leichten Traumas unter dem Bild eines Commotionssyndroms die Bewußtseinsaufhellung innerhalb von etwa 30–60 min. Die Verlaufskurve eines sekundären Komas zeigt schematisch dargestellt zunächst im Zusammenhang mit dem Trauma keine Bewußtlosigkeit. Diese entwickelt sich erst nach einem freien Intervall. Diese Verlaufsform eines sekundären Komas ohne primäres Koma ist relativ einfach erkennbar. Ausgesprochene Schwierigkeiten können sich jedoch ergeben, wenn das primäre Koma anhält bzw. sich in die Aufhellungsphase des primären Komas ein sekundäres Koma aufpfropft und dadurch das primäre Koma überdeckt wird. Als Folgerung aus dieser Tatsache ist es unbedingt erforderlich, den anhaltend bewußtlosen Patienten weiterhin genau zu beobachten (Intensivstation!), auch wenn primär-diagnostische Maßnahmen in Form einer Angiographie oder einer Computertomographie unmittelbar nach dem Trauma erfolgt sind und negativ waren. Ggf.

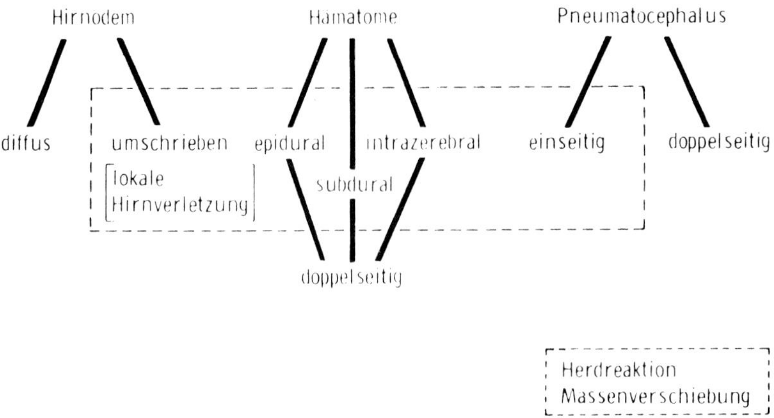

Abb. 3. Ursachen der posttraumatischen Hirndrucksteigerung (Aus Lausberg 1972)

sind die diagnostischen Untersuchungen zu wiederholen, dies um so dringlicher, wenn eine neurologische Hirnstammsymptomatik auftreten sollte.

Das beginnende einklemmungsbedingte Mittelhirnsyndrom zeigt sich bei einseitiger Hirndrucksteigerung zunächst in einer homolateralen Pupillenerweiterung und einer kontralateralen Hemiparese. Das voll ausgeprägte Mittelhirnsyndrom ist gekennzeichnet durch das Koma, durch Pupillenstörungen, die ein- oder doppelseitig auftreten können, manchmal aber auch nicht nachweisbar sind und besonders durch Streckautomatismen. Letztere sind typische Zeichen für das voll ausgeprägte Mittelhirnsyndrom, sie sind durch eine Strecktonuserhöhung aller Extremitäten gekennzeichnet. Faktoren der vegetativen Beteiligung beim Mittelhirnsyndrom sind die ausgeprägten Dysregulationen von Atmung (Seeger 1968), Kreislauf (Lorenz 1973) und Temperaturregulation (Lausberg 1972). Gelingt es bei einer hirndruckbedingten Ursache eines solchen Mittelhirnsyndroms nicht innerhalb weniger Stunden den Hirndruck durch eine Operation oder eine massive medikamentöse Hirndrucksenkung zu vermindern, ist meist eine volle Restitution nicht möglich. Ein tagelang anhaltendes Mittelhirnsyndrom auf dem Boden einer Hirndrucksteigerung zeigt meist eine ungünstige spätfunktionelle Prognose häufig mit tödlichem Verlauf.

Die fortbestehende Hirndrucksteigerung kann aus dem Mittelhirnsyndrom den Übergang in das Bulbärhirnsyndrom bewirken. Dieses kann aber auch durch einen raumfordernden Prozeß im Bereich der hinteren Schädelgrube als Folge der Einklemmung der Kleinhirntonsillen im Hinterhauptsloch mit Kompression der Medulla oblongata entstehen.

Das Bild des kompletten Bulbärhirnsyndroms ist gekennzeichnet durch den Verlust der Spontanatmung, Schlaffheit des Tonus, der Extremitätenmuskulatur und völlige Reaktionslosigkeit. Die Herz- und Kreislauffunktion ist noch erhalten, die Temperaturregulation oft auf ein tieferes Niveau reduziert. Im Bulbärhirnsyndrom besteht noch eine im EEG nachweisbare bioelektrische Aktivität. Die Latenz des Bulbärhirnsyndroms ist bei Entstehen auf dem Boden einer Hirndrucksteigerung nur kurz. Gelingt es nicht innerhalb maximal einer Stunde die Ursache eines raumforderungsbedingten Bulbärhirnsyndroms zu beseitigen, ist der Patient unrettbar verloren, es erfolgt dann der Übergang in das Bild des zentralen Todes.

Eigene Untersuchungen an 260 Patienten mit gedecktem Schädelhirntrauma, die innerhalb eines Zeitraumes von 15 Monaten auf der Intensivstation der Klinik behandelt wurden

Tabelle 1. Häufigkeit und Letalität bei SHT in Korrelation zur Hirnstamm-Symptomatik (n = 260) (Aus Lausberg 1982)

	Gesamt	+	Ohne Hirnstamm-Beteiligung		Mit Hirnstamm-Beteiligung			
			Gesamt	+	MHS	+	BHS	+
SHT einfach, gedeckt	148	35	106	8	30	15	12	12
Epidurale Hämatome	19	4	12	1	5	1	2	2
Subdurale Hämatome	40	28	9	5	19	11	12	12
Intracerebrale Hämatome	16	12	7	4	4	3	5	5
Kombinierte Hämatome	9	5	7	3	1	1	1	1
Impressionsfrakturen	7	–	6	–	1	–	–	–
Offene Hirnverletzungen	21	10	9	–	7	5	5	5
Gesamt	260	94	156	21	67	36	37	37
Letalität (%)		36,2		13,5		53,7		100

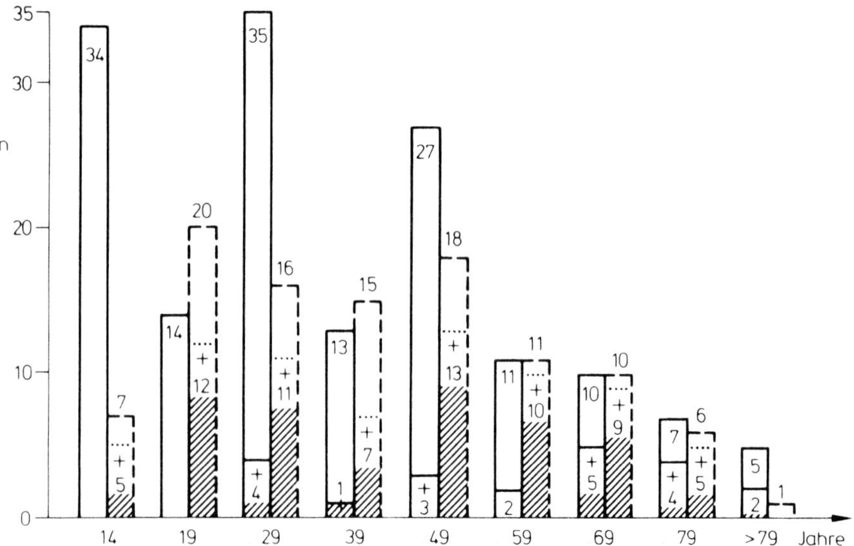

Abb. 4. Letalität beim Schädelhirntrauma in Korrelation zu Alter und Hirnstammbeteiligung (2. Säule) (Aus Lausberg 1982)

(Abb. 4), zeigen, daß bei 148 Fällen ein einfaches gedecktes Schädelhirntrauma bestand und 112mal ein raumforderndes intrakranielles Hämatom, eine Impressionsfraktur oder eine offene Hirnverletzung, die eine Operation erforderlich machten. Die Gesamtletalität des Traumakollektivs von 36,2 unterteilte sich in 13,5% bei Fällen ohne Hirnstammsymptomatik und 70,2% bei vorliegendem Mittelhirnsyndrom oder Bulbärhirnsyndrom mit einer Einzelletalität beim Mittelhirnsyndrom von 53,3% und beim Bulbärhirnsyndrom von 100%.

Erwartungsgemäß haben offene Hirnverletzungen der Konvexität (basale Liquorfisteln sind nicht in das Operationskollektiv aufgenommen worden) und Impressionsfrakturen ohne primäre oder sekundäre Hirnstammbeteiligung die geringste Letalitätsbelastung mit Null Prozent.

In der Gruppe schwerer gedeckter Schädelhirnverletzungen besteht bei fehlender Hirnstammsymptomatik eine Letalität von 7,5%. Unter den 8 Fällen sind 5 schwere Polytraumen und 3 über 60jährige Patienten. 22 Polytraumafälle überlebten. Die Letalität des schweren gedeckten Schädelhirntraumas betrug demgegenüber bei Vorliegen eines Mittelhirnsyndroms 50% unter 30 Fällen, darunter ein Polytrauma und 100% bei 12 Fällen mit primärem Bulbärhirnsyndrom, darunter 5 Polytraumafälle. Unter den posttraumatischen raumfordernden intrakraniellen Blutungen haben die intracerebralen Hämatome mit Hirnstammbeteiligung die höchste Letalitätsquote mit 8 von 9 Fällen, davon 5mal mit primärem Bulbärhirnsyndrom, gefolgt von den akuten Subduralhämatomen mit Hirnstammbeteiligung mit einer Letalität von 74,2%, davon 12mal mit primärem Bulbärhirnsyndrom. In dieser Gruppe sind 3 Polytraumafälle.

Epiduralhämatome führten bei fehlender Hirnstammsymptomatik nur 1mal bei 12 Patienten zum Tode. In der Gruppe mit Hirnstammbeteiligung waren aber 3 Todesfälle bei 7 Patienten, darunter erfolgte 2mal die Aufnahme in die Klinik im Stadium des primären Bulbärhirnsyndroms.

Bei Betrachtung der Altersabhängigkeit tödlicher Verläufe in Korrelation zur Hirnstammbeteiligung zeigt sich, daß bis zum Ende des 2. Lebensdezenniums ein Schädelhirntrauma ohne Hirnstammbeteiligung bei 48 Fällen, darunter 6mal mit Polytrauma und 6mal mit operativer Versorgung ohne tödlichen Verlauf einhergingen. Die Letalität vom 20. bis 59. Jahr lag bei 86 Fällen mit tödlichen Verläufen bei 11,6%, darunter 3 Todesfälle bei Polytrauma und 7 tödliche Verläufe unter 33 Hirnoperationsfällen. Ab dem 60. Lebensjahr steigt die Letalität nach einem einfachen Schädelhirntrauma auch ohne Hirnstammbeteiligung auf 50% an, unter den 11 Todesfällen dieser Altersgruppe waren 2 tödlich verlaufende Polytraumafälle und 8 Verläufe nach traumatischen intracerebralen Hämatomen.

Im Gegensatz zur nicht-hirnstammbeteiligten Gesamtgruppe läßt die Gruppe mit Hirnstammbeteiligung schon für die ersten beiden Lebensdezennien eine Letalität von 17 tödlichen Verläufen unter 27 Fällen entsprechend 63% erkennen, fast gleicher Prozentsatz, nämlich 63,3%, findet sich auch für die Altersgruppe von 20 bis 49 Jahren mit 31 Todesfällen bei 49 Patienten. Die Fälle ab dem 50. Lebensjahr zeigten bei Hirnstammbeteiligung eine deutlich ungünstigere Prognose als die Gesamtgruppe. Auf diese Fakten wurde in einer eigenen Analyse bereits 1975 unter Zugrundelegung des Krankengutes der Neurochirurgischen Universitätsklinik Gießen hingewiesen (Lausberg 1975). Die jetzige eigene Kasuistik zeigt 28 Fälle mit Hirnstammbeteiligung bei Patienten ab dem 50. Lebensjahr mit 25 Todesfällen entsprechend 92,9%, darunter 13mal mit primärem Bulbärhirnsyndrom, das bedeutet gleichzeitig, daß das primäre Bulbärhirnsyndrom in dieser Altersgruppe mit der größten Häufigkeit von 46,4% auftritt gegenüber nur 31,6% der Patienten bis zum 49. Lebensjahr.

Zusammengefaßt ergibt sich, daß auch unter den Bedingungen der verbesserten Intensivtherapie die Letalität primärer und sekundärer traumabedingter Hirnstammsyndrome mit 43,7% beim Mittelhirnsyndrom und nach wie vor 100% beim Bulbärhirnsyndrom noch sehr hoch ist. Neben den durch die Ursache der Hirnstammsyndrome hervorgerufenen Grundbedingungen spielt insbesondere bei hirndruckbedingten Zuständen der Zeitfaktor bis zur operativen Entlastung die entscheidende Rolle für die Prognose.

Literatur

Berger H (1929) Über das Elektrenkephalogramm des Menschen. Arch Psychiat 87:527

Hassler R (1967) Funktionelle Neuroanatomie und Psychiatrie. In: Gruhle HW, Jung R, Mayer-Gross W, Müller M (Hrsg) Psychiatrie der Gegenwart. Springer, Berlin Heidelberg New York, S 152–285

Hassler R (1978) Striatal control of locomotion, international actions and of integrating and perceptive activity. J Neurol Sci 36:187

Jefferson G (1944) The nature of concussion. Brit Med J 1:1–5

Jellinger K (1968) Zur Neuropathologie des Komas und postkomatöser Encephalopathien. Wien Klin Wschr 80:505–517

Lausberg G (1972) Zentrale Störungen der Temperaturregulation. Springer, Wien New York

Lausberg G (1974) Koma und Schädel-Hirn-Trauma. In: Streicher, Rolle (Hrsg) Der Notfall – Bewußtlosigkeit. Thieme, Stuttgart, S 63–71

Lausberg G (1977) Zur Problematik des Schädelhirntraumas im höheren Lebensalter. In: Müller E, Peters G, Hirnverletzung und Alter. Thieme, Stuttgart, S 25–35

Lausberg G (1981) Pathophysiologische Aspekte des Hirnstammes beim gedeckten Schädelhirntrauma. Z Kinderchir 33:200–206

Lausberg G (1982) Verlaufsformen und Prognose akuter Hirnstammsyndrome. In: Müller E (Hrsg) Das traumatische Mittelhirnsyndrom. Springer, Berlin Heidelberg

Lorenz R (1973) Wirkungen intrakranieller raumfordernder Prozesse auf den Verlauf von Blutdruck und Pulsfrequenz. Springer, Wien New York
Masshoff W (1963) Allgemeine und spezielle Pathologie der Vita reducta. Verh Dtsch Ges Inn Med 69:59–84
Mayer ETh (1968) Zur Klinik und Pathologie des traumatischen Mittelhirn- und apallischen Syndroms. Ärztl Forschung 22:163–172
Mayer ETh (1967) Verteilungsmuster von Hirnrindenschäden nach Herzstillstand und Kreislaufkollaps. Verh Dtsch Ges Path 51:371–376
Moruzzi G, Magoun HW (1949) Brain-stem reticular formation and activation of the EEG. Electroencephalogr Clin Neurophysiol 1:455
Peters G (1970) Klinische Neuropathologie. Thieme, Stuttgart
Seeger W (1968) Atemstörungen bei intrakraniellen Massenverschiebungen. Springer, Wien New York
Sellier K, Unterharnscheid F (1963) Mechanik und Pathomorphologie der Hirnschäden nach stumpfer Gewalteinwirkung auf den Schädel. In: Hefte Unfallheilkd, Heft 76. Springer, Berlin Heidelberg New York, S 1–17
Sherrington CS (1898) Decerebrate rigiditiy and reflex coordination of movement. J Physiol 22:319

Die Begutachtung nach Schädel-Hirn-Traumen

E. Grote

Neurochirurgische Abteilung der Eberhard-Karls-Universität
(Direktor: Prof. Dr. med. E. Grote), Calwer Straße 7, D-7400 Tübingen

Qualität und Gerechtigkeit der Begutachtung nach Schädel-Hirn-Traumen hängen nicht nur von der Erfahrung des Gutachters ab. In ganz besonderer Weise nehmen die Erst-Dokumentation durch den aufnehmenden Arzt und die Dichte der Verlaufsbeobachtungen Einfluß auf die Prägnanz der späteren Begutachtung.

Probleme liegen nicht in der Begutachtung der eindeutigen Fälle, auf der einen Seite der Schädelprellung, auf der anderen Seite des Patienten, der 4 Wochen oder länger nach einem Schädel-Hirn-Trauma bewußtlos bleibt. Causalgenese, Adäquanz der Verletzung und Höhe der MdE sind in diesen Fällen sicher zu ermitteln.

Leichte wie schwere und offene Schädel-Hirn-Verletzungen verlangen nicht nur zum Zwecke der Begutachtung eine möglichst lückenlose Dokumentation. Diese dient ebenso der klinischen Verlaufskontrolle und der Information an den nächsten Schichtdienst oder an die weiterbehandelnde Klinik. Insofern wird hier nicht eine zusätzliche bürokratische Maßnahme gefordert. Gibt es auf Grund der örtlichen Gegebenheiten einen neurochirurgischen Konsiliarius, so wäre seine Erst- und Verlaufsdokumentation von großer Wichtigkeit, ggf. die des hinzugezogenen Neurologen. Eine anfangs mehrstündliche, später tägliche Befundbeschreibung durch den Unfallchirurgen wird in vielen Fällen ausreichend für die spätere Beurteilung sein.

Hefte zur Unfallheilkunde, Heft 174
Zusammengestellt von A. Pannike

Spät- und Dauerschäden [1, 2] nach erlittenem Schädel-Hirn-Trauma können definitionsgemäß nur dann auftreten, wenn die Verletzung zu einer substantiellen Schädigung des Gehirns geführt hat, oder anders formuliert: läßt sich durch den Erstbefund, den Verlauf und durch zusätzliche Untersuchungen nachweisen, daß nur ein reversibles, gedecktes Schädel-Hirn-Trauma vorgelegen hat, so lassen sich Spätschäden wie Wesensänderung oder eine posttraumatische Epilepsie von vornherein ausschließen. Ist nach geschlossener stumpfer Beschleunigungsverletzung des Gehirns die Bewußtlosigkeit nur von Minuten Dauer, treten keine neurologischen Ausfälle oder Reizerscheinungen auf, ist das posttraumatische Durchgangssyndrom auf wenige Stunden oder 1–2 Tage beschränkt, zeigt das EEG, wenn überhaupt, nur vorübergehend eine leichte Allgemeinveränderung, so ist in der Regel eine geschlossene leichte, reversible Schädel-Hirn-Verletzung im Sinne einer Commotio cerebri anzunehmen, auch wenn vegetative Phänomene, wie Erbrechen, Kreislauflabilität und Schwindelerscheinungen noch einige Tage persistieren. Je nach Ausmaß subjektiver Beschwerden wird in solchen Fällen die stationäre symptomatische Therapie nur einige Tage dauern müssen und die Begutachtung wird hier über die 13. Woche hinaus allenfalls für weitere 3 Monate eine Behinderung feststellen können. Anatomisch-strukturelle Schäden am Hirn sind bei diesen Patienten mit lichtmikroskopischen Untersuchungen nicht nachweisbar, Spatz [3, 4] nennt sie spurlos. Unterharnscheidt [5] hat diese Vorstellung nach zahlreichen experimentellen Studien bestätigt und hält Berichte über pathologische anatomische Befunde beim klinischen Kommotionssyndrom für nicht intravital entstanden.

Aus praktisch-therapeutischen und späteren gutachterlichen Gründen erscheint eine frühe Klassifizierung als einfaches, gedecktes, reversibles Schädel-Hirn-Trauma von großer Wichtigkeit.

Das Gesagte gilt für das stumpfe Trauma. Bei scharfer Gewalteinwirkung kann es dagegen infolge der viel höheren Energiedichte und geringem Querschnitt zur Perforation von Knochen und Hirnhäuten und zur schweren substantiellen Schädigung des Gehirns kommen, ohne daß überhaupt Bewußtlosigkeit auftritt. In diesen Fällen ist die Dokumentation und auch die spätere Begutachtung unproblematisch, da einerseits durch Röntgenaufnahmen die Lokalisation, andererseits durch die meist notwendige chirurgische Versorgung die Läsion des Gehirns in Schwere und Ausdehnung im OP-Bericht beschrieben ist.

Das schwere gedeckte Schädel-Hirn-Trauma beinhaltet primäre und sekundäre substantielle Schäden im Gehirn, die nach Ausmaß, Schwere und Lokalisation zu anatomischen Schäden mit funktionellen Einbußen führen, die gutachterlich beurteilt werden müssen. Unter Berücksichtigung gewisser Einschränkungen steht die Dauer der Bewußtlosigkeit in einem proportionalen Verhältnis zur Schwere der dauernden Hirnschädigung.

Frohwein u. a. [6, 7] haben dies an Jugendlichen und Kindern belegen können. Bei Bewußtlosigkeit bis zu allenfalls 10 Tagen war volle körperliche und geistig-seelische Erholung möglich, bei Koma bis zu 20 Tagen war die Schul- bzw. Arbeitsfähigkeit immer eingeschränkt. Längere Koma-Zeiten endeten immer in Defektheilung, nur in Ausnahmefällen resultierte aus einem apallischen Syndrom noch eine Restitutio ad integrum.

Für Erwachsene sind die Toleranzen bzw. die Zeiten sehr viel geringer. Die Dokumentation der Dauer des Komas, der neurologischen Reiz- oder Ausfallserscheinungen und der Schwere und des Verlaufs des anschließenden hirnorganischen Durchgangssyndroms sind für die spätere Begutachtung von entscheidender Bedeutung. Die Computer-Tomographie initial wie insbesondere die nach einigen Tagen ist bei schweren gedeckten Schädel-Hirn-Verletzungen aus klinisch-therapeutischer Sicht und zur Frage der Beurteilung eine große Hilfe.

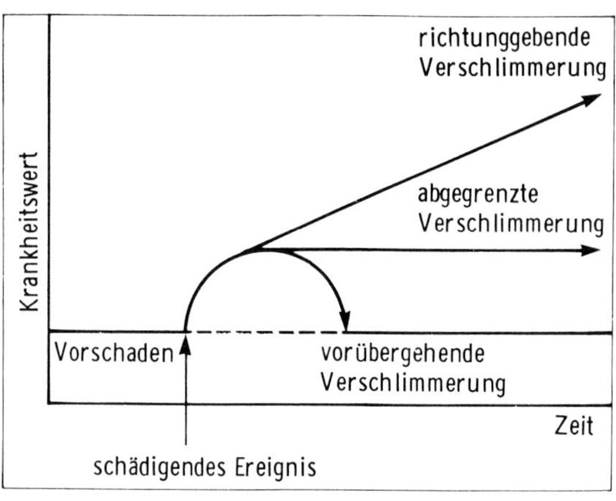

Abb. 1. Beziehungen zwischen Vorschaden und schädigendem Ereignis (Nach Rauschelbach)

Die Monate oder Jahre nach dem Unfall durchgeführte gutachterliche neurologische und psychopathologische Untersuchung ist der zweite Baustein der Begutachtung. Über Einzelheiten der neurologischen Untersuchung braucht hier nichts erwähnt zu werden. In Kenntnis der Vorbefunde und des Verlaufs wird der erfahrene Untersucher schon bei der Anamnese-Erhebung Stellung nehmen können zum noch vorhandenen Durchgangssyndrom bzw. zur Wesensänderung, indem er die Grundfunktionen Wahrnehmung, Auffassung, Denken, Gedächtnis, Affektivität, Antrieb, Sprache und die Fähigkeit zu einfachen Handlungen prüft [8]. Nach Ablauf von 1–2 Jahren ist mit einem Dauerzustand zu rechnen, bei frontalen, insbesondere bilateralen Läsionen und bei Kindern ist ggf. die testpsychologische Zusatzuntersuchung sinnvoll. Eine neurologisch-neurochirurgische Begutachtung nach Schädel-Hirn-Trauma ohne EEG und zumindest einmalig durchgeführter Computer-Tomographie erscheint unvollständig.

Bei der Begutachtung direkter Folgen nach schwerem gedecktem Schädel-Hirn-Trauma ist die Causalkette in der Regel geschlossen. Der Unfallmechanismus selbst und seine Adäquanz als Conditio sine qua non [9] sind in der Regel unbestritten. Werden dagegen Spät- oder Folgeschäden, wie z. B. eine Epilepsie, ein chronisches Subduralhämatom, ein Abscess oder ein Hydrocephalus auf einen Unfall zurückgeführt, ist es Sache des Gutachters, den adäquaten Zusammenhang zwischen dem angeschuldigten Ereignis und dem Spätschaden zu untersuchen. Im Versorgungsrecht gilt hier die Theorie der wesentlichen Bedingung. Beide müssen vom Gutachter bejaht werden, um einen causalgenetischen Zusammenhang zwischen dem Ereignis und dem Schaden zu bestätigen. Konkurrierende Ursachen oder präexistente Erkrankungen müssen festgestellt und der Einfluß des Ereignisses auf den Verlauf differenziert werden (Abb. 1). Für diese Fragen gilt in allen Rechtsverfahren der Grundsatz, daß für den Betroffenen in seiner Individualität das Ereignis wesentliche Bedingung für den Schaden war. Oder anders formuliert: die Tatsache, daß andere Probanden durch dasselbe Ereignis nicht geschädigt wurden, spricht nicht gegen die Anerkennung des individuellen Schadens als Unfallfolge.

Der Begriff der MdE, der Minderung der Erwerbsfähigkeit, verlangt eine Erläuterung. Er ist zwar als Einschränkung der Erwerbsfähigkeit auf dem allgemeinen Arbeitsmarkt definiert, sein Inhalt geht jedoch weit über diese Definition hinaus [10]. Z. B. wird ein Blinder oder Querschnittsgelähmter in allen Rechtsgebieten mit einer MdE von 100% eingestuft, auch dann, wenn er teilweise oder voll in einem Beruf tätig ist.

Das Bundessozialgericht spricht deswegen von einer abstrakten Schadensbemessung. Es seien die Leistungseinbuße infolge einer Schädigung der körperlichen und geistigen Unversehrtheit, die Beeinträchtigung im allgemeinen Erwerbsleben und das Erfordernis der Abgeltung eines Mehraufwands zu berücksichtigen. Im Gegensatz zu ihrem Namen soll die MdE unter summarisch-pauschalierender Betrachtung entstehen.

Der begriffliche Inhalt der MdE ist historisch gewachsen. Im Reichsversorgungsgesetz von 1920 werden 2 Maßstäbe angeführt: „Der Beschädigte hat Anspruch auf Rente, solange infolge einer Dienstbeschädigung seine Erwerbsfähigkeit um mindestens 15 v.H. gemindert *oder* seine körperliche Unversehrtheit schwer beeinträchtigt ist". Deswegen heißt es im Kommentar zum Schwerbehindertengesetz: „Der Begriff MdE bezieht sich auf die Auswirkung [9] einer Behinderung oder Schädigungsfolge in allen Lebensbereichen und nicht nur auf Einschränkungen im allgemeinen Erwerbsleben. Die MdE ist ein Maß für die Auswirkungen eines Mangels an funktioneller Intaktheit, also für einen Mangel an körperlichem, geistigem oder seelischem Vermögen. Die MdE gibt damit den Grad der Behinderung an".

Die gesetzlichen Vorschriften enthalten also in dem Begriff MdE sowohl den Schaden wie auch die Behinderung. Die WHO faßt diese beiden Begriffe als Impairment und Disability.

Dagegen bleiben Folgen der Behinderung im sozialen Bereich unberücksichtigt. Diese Benachteiligung, das Handicap nach der WHO, ist ausgeschlossen.

Beim einfachen reversiblen gedeckten Schädel-Hirn-Trauma ist in der Regel eine MdE von 20% nach der 13. Woche nur dann gerechtfertigt, wenn noch erhebliche vegetative Beschwerden bestehen. Darüber hinausgehende Klagen können in der Regel eine meßbare MdE nicht mehr begründen. Kopfschmerzen mit und ohne nachgewiesene Schädelfraktur klingen allmählich ab. An dieser Stelle sei daran erinnert: Liegt ein entschädigungspflichtiges Ereignis vor, wird in der Regel 3–4x häufiger über noch bestehende Beschwerden geklagt, also ohne diesen Hintergrund [8]; psychopathologische Phänomene und posttraumatische seelische Probleme werden nur dann entschädigt, wenn sie auf eine organische Schädigung des Gehirns zurückzuführen seien. Sie sind dann in der MdE enthalten.

Entscheidend für die Höhe der MdE nach schwerer gedeckter oder offener Schädel-Hirn-Verletzung ist die funktionelle Behinderung, ein Prinzip, das von Tönnies und Loew [11] eingeführt wurde und das die MdE von der Größe und Lage der anatomischen Läsion abkoppelt.

Seit einigen Jahren können wir die Korrelation zwischen Schaden und Behinderung mit dem CT überprüfen. Eine auch nur annähernde Beziehung zwischen Ausmaß der strukturellen Veränderungen im CT und der funktionellen Behinderung ist allenfalls bei großen Schäden gegeben.

Dagegen können kleine, einseitige Läsionen in klinisch stummen Gebieten, computertomographisch oder intraoperativ gesichert, durchaus ohne jeden funktionellen und/oder psychopathologischen Ausfall bleiben, da insbesondere das jugendliche Gehirn enorme Plastizität und Kompensation aufweist. In diesen Fällen liegt somit ein irreversibler, organisch begründeter dauernder Hirnschaden vor, ohne daß aus der Anamnese oder der gutachterlichen Untersuchung eine funktionelle Behinderung ablesbar wäre.

Nach meiner Meinung sollte in diesen Fällen vom Prinzip der Funktionseinbuße als Maßstab für die MdE abgegangen und eine Basis-MdE von 20% auf Dauer angenommen werden.

Tabelle 1. Vorschläge für die Quantifizierung der MdE nach Schädel-Hirn-Traumen (Nach Rauschelbach)

	MdE in % BVG SchwbG	MdE in % ges. UV	Autor
Allgemeine Grundsätze			
Hirnschäden mit geringer Leistungsbeeinträchtigung	30–40	10–20	Schei
Hirnschäden mit mittelschwerer Leistungsbeeinträchtigung	50–60	30–50	Schei
Hirnschäden mit schwerer Leistungsbeeinträchtigung	70–100	60–100	Schei
Isolierte Auswirkungen von Hirnschädigungen			
Hirnschäden mit organisch-psychischen Störungen (je nach Art – Hirnleistungsschwäche, Wesensänderung)		30–100	Su
leicht	40–50	40–50 30–40	Gü Ri Schei
mittelgradig	50–70	50	Ri Schei
schwer	70–100	80–100 60–100	Gü Ri Schei
Hirnschäden mit zentralen vegetativen Störungen (z. B. ausgeprägt Kopfschmerzen, Schwindel, Schlafstörungen, vasomotorische Störungen)		10–40	Su
leicht	30	bis 30 10–20	Gü Ri Schei
mittelgradig, auch mit vereinzelten synkopalen Anfällen	40	bis 50 20–30	Gü Ri Schei
mit häufigeren Anfällen oder schweren Auswirkungen auf den Allgemeinzustand	50–60	bis 80 40	Gü Schei
Hirnschäden mit Koordinations- und Gleichgewichtsstörungen zerebellarer Ursache – je nach Gebrauchsfähigkeit der Gliedmaßen	40–100	30–100 20–100 20–60	Gü Schei Su Ri
Hirnschäden mit herdbedingten Ausfällen (z. B. Aphasie, Apraxie, Agnosie)			
leicht (z. B. Restaphasie)	30–50	bis 50 30	Gü Schei
mittelgradig (z. B. mittelgradige, kombinierte Aphasie)	60–80	bis 60 40–60	Gü Schei
schwer (z. B. fast totale bis totale kombinierte Aphasie)	100	bis 80 70–100	Gü Schei
Hirnschäden mit Teillähmungen und Lähmungen			
leichten Grades	30	30–40 bis 40	Ri Gü
mittelschweren Grades	„Anhaltspunkte": Die MdE ist aus Vergleichen mit den nachfolgend aufgeführten Gliedmaßenverlusten und peripheren Lähmungen abzuleiten.	50–70 bis 60	Ri Gü
schweren Grades, Halbseitenlähmung		100	Ri Gü
Teillähmungen und Lähmungen je Gliedmaße			
leicht		30	Schei
mittelgradig		40–50	Schei
fast vollständig bis vollständig		60–80	Schei

Die hier im folgenden vorgeschlagenen Prozentsätze [12] sind Anhaltswerte, gegeben von verschiedenen Autoren, von denen der Gutachter im individuellen Fall abweichen kann. Das Ausmaß der funktionellen Einbuße reflektiert sich im Prozentsatz. Unter Berücksichtigung der Vorbefunde, des Verlaufes, der gutachterlichen Untersuchung ggf. auch der Fremdanamnese und der individuellen Verhältnisse des Patienten, läßt sich in der Regel ein gerechter Prozentsatz vorschlagen (Tabelle 1).

Die Problematik der zusammenfassenden Beurteilung mehrfacher Behinderungen, das besondere berufliche Betroffensein, die unterschiedliche Höhe der MdE im Versorgungswesen und in der gesetzlichen Unfallversicherung können hier nur erwähnt werden.

Literatur

1. Köbcke H (1944) Das Schädel-Hirn-Trauma. Behandlung, Folgen und Begutachtung. Thieme, Leipzig
2. Walker A, Earl WF, Caveness, Macdonald Critchley (1969) The late Effects of Head Injury. Charles C. Thomas, Springfield, Ill/USA
3. Spatz H (1951) Die Pathologie der Hirnverletzungen. Zbl Ges Neurol Psychiat 113:9
4. Spatz H (1951) Von der Morphologie der Gehirnkontusionen (besonders der Rindenprellungsherde). Münch med Wschr 93: 1
5. Unterharnscheidt F (1984) Traumatische Hirnschäden. Spezielle Nosologie. In: Rauschelbach H-H, Jochheim K-A (Hrsg) Das neurologische Gutachten. Thieme, Stuttgart New York
6. Frohwein RA, auf der Haar K, Terhaag D, Kinzel W, Wieck HH (1968) Arbeitsfähigkeit und Abbausyndrome nach Hirntraumen mit langdauernder Bewußtlosigkeit. Mschr Unfallheilk 71:233–249
7. Frohwein RA, Terhaag D, auf der Haar K (1975) Früh-Prognose akuter Hirnschädigungen. II. Teil: Die prognostische Bedeutung des neurologischen Syndroms. Katamnestische Ergebnisse überlebter langdauernder Bewußtlosigkeit. Akt Traumatol 5:291–298
8. Suchenwirth RMA (1982) Begutachtung der Spätschäden nach gedeckten Schädel-Hirn-Verletzungen. Unfallheilkde 85:201–205
9. Rauschelbach H-H (1984) Ursächlicher Zusammenhang. In: Rauschelbach H-H, Jochheim K-A (Hrsg) Das neurologische Gutachten. Thieme, Stuttgart New York
10. Rauschelbach H-H, Jochheim K-A (Hrsg) (1984) Das neurologische Gutachten. Thieme, Stuttgart New York
11. Tönnies W, Loew F (1977) Einteilungen der gedeckten Hirnschädigungen. Ärztl Praxis 5: 13 (1953). In: Öff Gesundh-Wesen 39:328–330. Thieme, Stuttgart

XII. Ergebnisse der operativen Knochenbruchbehandlung am Beispiel der Unterschenkelfraktur

Einleitung

J. Rehn

Mauracher Straße 15, D-7809 Denzlingen

Im folgenden sollen Ihnen die Indikationen und Ergebnisse der verschiedenen möglichen Osteosyntheseverfahren an der Tibia vorgestellt werden.

Diese einzelnen Methoden stehen nicht in Konkurrenz, sondern haben jeweils ihre feste Anzeigenstellung. Die konservative Behandlung hat ebenfalls oder gerade heute noch ihren festen Platz im Behandlungskonzept. Sie wird hier nur insoweit Berücksichtigung finden, als dies im Gesamtkonzept der komplexen Indikationsstellung unumgänglich ist.

Wesentlich in der Beurteilung der Verfahren sind die Ergebnisse. Gerade hier sollen die Akzente der heutigen Tagung liegen. Die Technik kann und soll im folgenden nicht näher abgehandelt werden. Ich bitte, dies – vor allem – in der Diskussion zu berücksichtigen.

Ergebnisse der operativen Knochenbruchbehandlung am Beispiel der Unterschenkelfraktur nach Plattenosteosynthese

P. Matter

Chirurgische Abteilung, Spital, CH-7270 Davos

Welche Erfolge können mit der Osteosynthese frischer – d. h. innerhalb 21 Tagen nach dem Unfall operierter – geschlossener und offener Unterschenkel-Schaftfrakturen ohne Gelenkbeteiligung und am ausgewachsenen Skelett erzielt werden?

Es soll dabei grundlegend festgehalten werden, daß die Unterschenkel-Schaftfraktur keineswegs eine zwingende Indikation zur Osteosynthese darstellt. Der Entschluß zur Operation muß somit im Einzelfall – insbesondere im Hinblick auf eine frühe funktionelle Nachbehandlung – sorgfältig abgewogen werden. Selbstverständlich müssen auch die technischen Voraussetzungen im Spital erfüllt sein und ein erfahrenes Operationsteam, darin eingeschlossen eine mit dem Instrumentarium vertraute Operationsschwester, vorhanden sein.

Hefte zur Unfallheilkunde, Heft 174
Zusammengestellt von A. Pannike

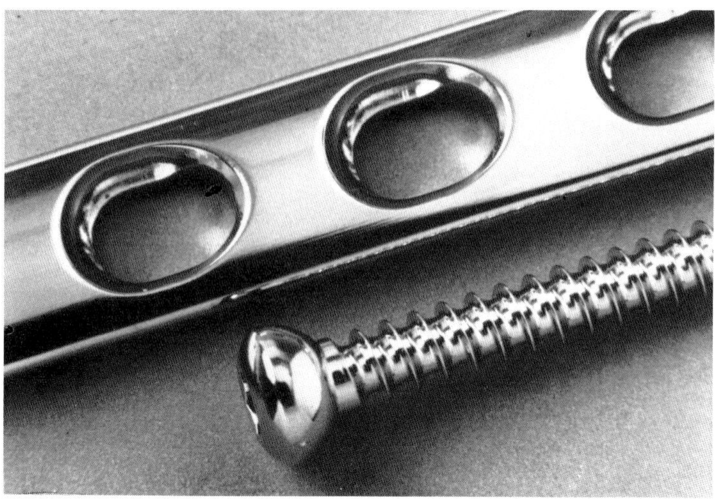

Abb. 1. Dynamische Kompressionsplatte Typ 224

Die Indikation zur primären Osteosynthese stellen wir vor allem bei instabilen, nicht reponierbaren, offenen, sodann bei isolierten Tibiafrakturen mit über 5 Grad Varusdeformität, sekundär dislocierten Frakturen nach primär konservativer Behandlung, sowie bei multiplen Frakturen, Polytrauma und in speziellen Fällen bei sozialer Indikation.

Die Wahl des Implantates ist weitgehend vom Frakturtyp sowie den zusätzlichen Weichteilschädigungen abhängig. Der Operateur entscheidet zudem auf Grund seiner persönlichen Erfahrungen, womit angedeutet ist, daß zum Entscheid für eine Plattenosteosynthese, eine Marknagelung, bzw. Montage eines Fixateur externe, eine beträchtliche Grauzone besteht. Ausschlaggebend bleiben die Behandlungserfolge.

Gute Indikationen für die Plattenosteosynthese sind:

- die Torsions- und Drehkeilfrakturen,
- die Mehrfragmentenfrakturen,
- die queren bzw. kurzen Schrägfrakturen im metaphysären Bereich,
- die offenen Frakturen I. und II. Grades, sowie
- die Etagenfrakturen.

Die Standard 4,5 mm-Dynamische Kompressionsplatte aus Stahl (Nr. 224) ist heute das Implantat der Wahl, da es gegenüber der Rundlochplatte wesentliche zusätzliche Möglichkeiten bietet (Abb. 1).

- So kann z. B. selbst bei einer praktisch queren Fraktur durch eine schräge Zugschraube und damit interfragmentärer Kompression die Stabilität der Osteosynthese wesentlich erhöht werden.
- Bei Etagenfrakturen ist die Ausübung der axialen Kompression schrittweise möglich, insbesondere da in jedem Plattenloch durch exzentrisches Einsetzen der Schraube axial komprimiert werden kann.

Gegenüber der Platte aus Stahl weist die Titanplatte (Nr. 424) eine noch bessere Gewebsverträglichkeit auf; sie eignet sich besonders zur Osteosynthese bei bekannten Allergien wie z. B. Nickel- und Chromallergie.

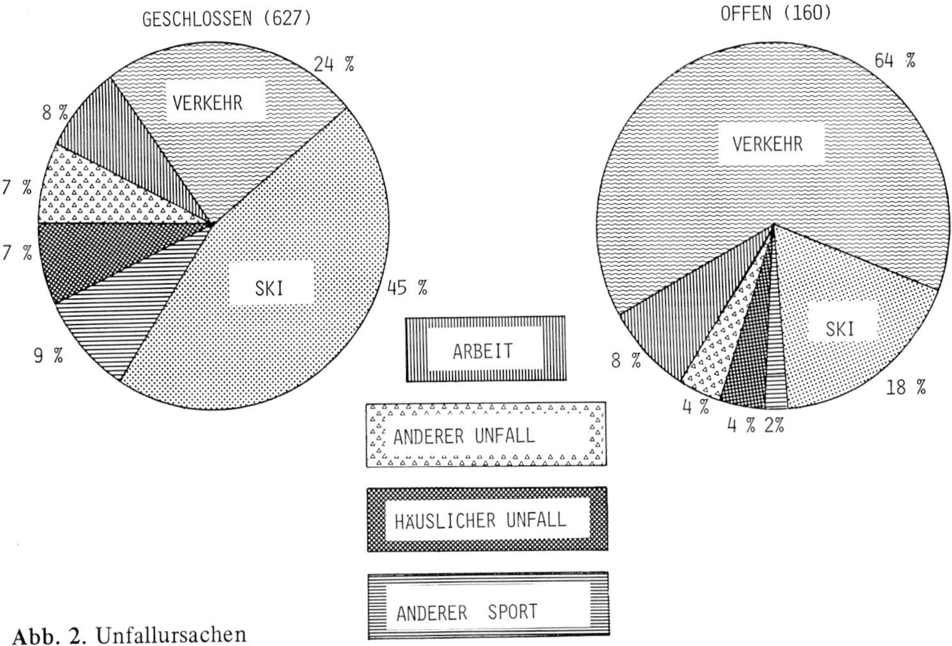

Abb. 2. Unfallursachen

Welche Ergebnisse können erzielt werden?

Aus der Sammelstatistik der AO-Dokumentation (ab 1980) analysierten wir 787 Plattenosteosynthesen, 80% nach geschlossenen und 20% nach offenen Unterschenkel-Schaftfrakturen. Bei den geschlossenen Frakturen sind unter den Ursachen die Skiunfälle im Vordergrund, bei den offenen Frakturen dominieren erwartungsgemäß die Verkehrsunfälle (Abb. 2).

Weichteilkontusionen und rasche Schwellung im Frakturgebiet lassen die Indikation zur Sofortosteosynthese oft sehr schwer entscheiden. Es erstaunt deshalb, daß in 90% die Operation innerhalb von 24 h nach dem Unfallereignis durchführbar war.

Die Hospitalisation verlief bei den geschlossenen Frakturen in 93% ohne Komplikationen, bei den offenen Frakturen in 87%. Bei der Auflistung der im ersten Spitalaufenthalt beobachteten Komplikationen waren Mehrfachnennungen gegebenenfalls notwendig. Akute Infektionen mußten bei den geschlossenen in 0,7%, bei den offenen Frakturen in 3% behandelt werden. Zu sekundären Abweichungen kam es bei den geschlossenen in 0,2%, bei den offenen Frakturen bei 2%.

Die Nachbehandlung erfolgte bei offenbar fehlendem vollem Vertrauen in die Frakturstabilität in rund 15% mit einer kompromittierenden zusätzlichen Gipsfixation.

Bei der Auflistung der durchgemachten Komplikationen nach dem Spitalaufenthalt (Abb. 3a, b) sind in der Reihenfolge der Häufigkeit die verzögerte Heilung in 7% bei geschlossenen, bzw. 11% bei den offenen, der Infekt in 4%, bzw. 6% der Frakturen und bei den offenen Frakturen zusätzlich der Implantatbruch mit 2,8% und die Instabilität ebenfalls mit 2,8% von Bedeutung. Die Infekthäufigkeit ist für geschlossene Frakturen gegenüber Vergleichskollektiven eher hoch, diejenige der offenen Frakturen für den Unterschenkel eher niedrig. Inwieweit hier eine primäre Fehlbeurteilung der Operabilität auf Grund

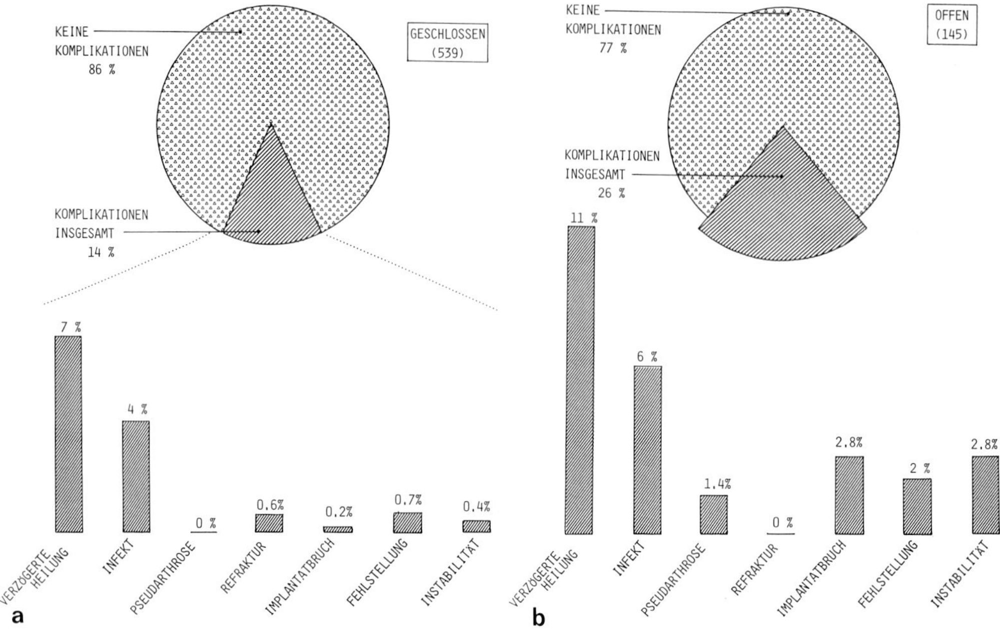

Abb. 3a, b. Lokale Komplikationen nach Spitalaufenthalt: **a** bei geschlossenen Frakturen, **b** bei offenen Frakturen

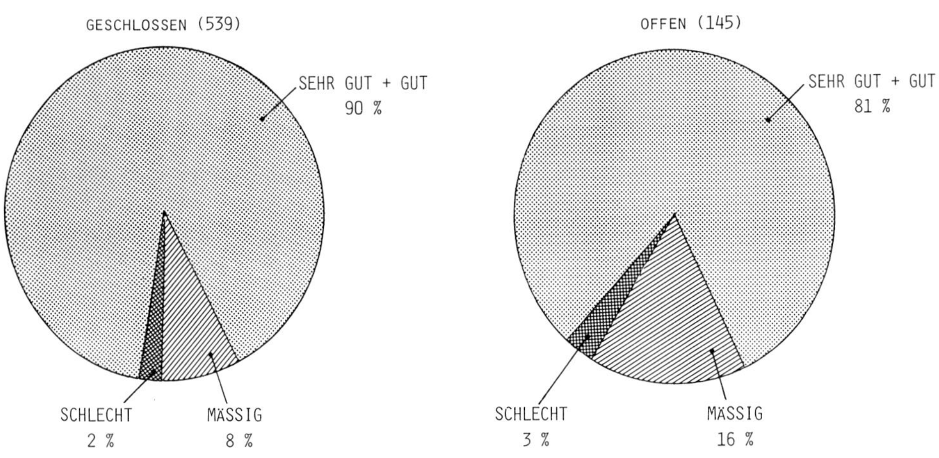

Abb. 4. Ergebnis bei der Nachkontrolle

der Weichteilverhältnisse mitspielt, läßt sich nicht eruieren, erscheint aber bei der hohen Zahl primärer Osteosynthesen innert der ersten Stunden durchaus möglich.

Ein Vergleich der Komplikationshäufigkeit im Patientenkollektiv in der Altersgruppe unter und über 50 Jahre ergibt bei den über 50jährigen eine prozentuale signifikant höhere Komplikationsrate. Die Komplikationen lassen sich durch eine exakte retrospektive und detaillierte Analyse in der Mehrzahl der Fälle erklären. Im Vordergrund stehen extreme Indikationen, problematische Technik, bzw. Nachbehandlung und selten einmal auch der Patient.

Die Ergebnisse bei der Nachkontrolle mindestens ein Jahr nach der Osteosynthese (Abb. 4) weisen darauf hin, daß bei einer frühzeitigen Erkennung und in der Folge sachgemäßen Behandlung der Komplikation, gute Schlußresultate erzielt werden können. Bei den geschlossenen Frakturen wurden sehr gute und gute Resultate in 90% und bei den offenen Frakturen in 81% erzielt.

Zusammenfassend darf festgehalten werden, daß die Plattenosteosynthese bei der Unterschenkel-Schaftfraktur bei einer ausgewogenen Indikation, einer sorgfältigen Technik und bei kooperativen Patienten eine komplikationslose Frakturheilung und vor allem ein gutes funktionelles Rehabilitationsresultat ermöglicht.

Ergebnisse der operativen Knochenbruchbehandlung am Beispiel der Unterschenkelfraktur – nach Marknagelung

U. Pfister

Unfallchirurgische Abteilung, Städtisches Klinikum, D-7500 Karlsruhe

Wer Tibiaschaftfrakturen operiert, der muß sich darüber im Klaren sein, daß seine Ergebnisse an der konservativen Behandlung solcher Frakturen gemessen werden. Wer die Tibia nagelt, der muß dieser Abwägung bewußt sein und er muß darüber hinaus sein Vorgehen in der Konkurrenz mit anderen operativen Verfahren sehen und bewerten lassen.

Stehen auf der einen Seite als Positiva 45 Jahre Erfahrung mit dieser Methode, die sofortige Übungs- und frühe Belastungsstabilität, die weitgehende Wiederherstellung anatomischer Verhältnisse, damit die Chance zur Vermeidung der sog. Frakturkrankheit und zur schnellen Wiedereingliederung des Patienten, so drohen auf der anderen Seite das allgemeine Operationsrisiko, die Gefahr der Infektion, die fehlerhafte Rotationsstellung, die Möglichkeit, daß aus einer harmlosen geschlossenen Fraktur des Unterschenkels Komplikationen bis hin zur Amputation entstehen können.

Die Indikation zur Marknagelung der Unterschenkelfraktur beruht auf der Abwägung dieser Punkte gegeneinander, sie darf also nicht so sehr der subjektiven Vorliebe, sie sollte vielmehr dem objektiven Kenntnisstand und den Erfahrungen mit der Methode entspringen. Erfahrungsgemäß bedeutet eine Ausweitung der Indikation eine Zunahme der Komplikationen, der Versuch, die Methode bei allen Frakturlokalisationen und -situationen zu benützen, eine Erhöhung der Rate an Fehlerergebnissen.

In diesem Sinne ergeben sich für die Tibia folgende Gesichtspunkte einer objektiven Indikationsstellung:

Als *gesicherte und wohl allgemein anerkannte Indikationen gelten* nur
quere und kurze Schrägfrakturen des mittleren Schaftdrittels.

Hefte zur Unfallheilkunde, Heft 174
Zusammengestellt von A. Pannike

Kleine Biegungskeile stellen kein Gegenargument dar, große Biegungskeile können dagegen mechanisch äußerst ungünstig wirken und ebenso wie lange Schrägfrakturen die Quelle von postoperativen Fehlstellungen und anderen Komplikationen bilden.

Als relative und mancherorts bereits umstrittene oder gar abgelehnte Indikationen gelten

die queren und kurzen schrägen Frakturen am Übergang vom mittleren zum proximalen oder distalen 1/3

segmentale Frakturen.

Damit sind eigentlich die für die Marknagelung eindeutig geeigneten oder relativen Bruchlokalisationen und -typen bereits beschrieben.

Diese Indikationsliste gilt zunächst nur für geschlossene Tibiafrakturen. Die meisten Statistiken zeigen aber, daß auch die I.-gradig offene Fraktur nach Abheilen der Wunde und Marknagelung gleiche Ausheilungsergebnisse erwarten läßt.

Als *Ausnahmeindikationen und als vielerorts abgelehnte Indikationen* gelten

Frakturen im proximalen oder distalen Drittel

Frakturen mit großem Biegungskeil

offene Frakturen II. oder gar III. Grades

frische Trümmerfrakturen.

In diese Rubrik muß auch die primäre Nagelung geschlossener Frakturen aufgenommen werden, die mit einer erheblichen Kontusionierung der Haut und der darunterliegenden Weichteile einhergehen, also etwa den geschlossenen Frakturen Grad II der Einteilung von Tscherne und Oestern entsprechen. Der Grad III, die subcutane Zerstörung der Muskulatur und das Decollement verbieten meines Erachtens die primäre Nagelung auf jeden Fall.

Zeitpunkt der Operation

Unterschiedliche Auffassungen existieren bezüglich des Zeitpunktes zur Nagelung.

Für die primäre Nagelung sprechen

sofortige stabile Reposition;

kein zusätzlicher Weichteilschaden durch bewegliche Fragmente;

keine Exposition mit Hospitalkeimen;

stabile Verhältnisse beim Auftreten von Komplikationen und beim Polytrauma.

Dem gegenüber steht die sekundäre oder verzögerte Marknagelung nach 3–8 Tagen, die

bessere Beurteilung der Weichteilsituation;

bessere Heilungsbedingungen der Weichteile;

reguläre Operationsbedingungen

als Vorteile aufweist, allerdings eine primäre Reposition und Immobilisation zur Voraussetzung hat.

Beim Vergleich der Ergebnisse zeigt sich, daß viele Anhänger der Küntscher-Marknagelung, aber auch viele Anhänger des Verriegelungsnagels eher zur primären Versorgung neigen, während die AO-Sammelstudie über 92% sekundäre Marknagelungen aufweist.

Die Statistiken erlauben aber keine eindeutigen Aussagen, Vor- und Nachteile der primären und sekundären Nagelungen scheinen sich in etwa die Waage zu halten. Signifikante experimentelle Untersuchungsergebnisse liegen ebenfalls nicht vor. Es gibt keine Arbeit, in der Beweis geführt wird, daß es bei der primären Nagelung der Tibia häufiger zur Fettembolie kommt.

Tabelle 1. Pseudarthrosen nach Tibiamarknagelung (geschlossene Frakturen)

Kempf u. a.	1970	350 Frakturen	12 (3,4%)
Riedeberger	1973	312 Frakturen	10 (3,2%)
Hranilovicz	1973	94 Frakturen	4 (4,2%)
Kuderna	1973	91 Frakturen	2 (2,2%)
Masse	1977	309 Frakturen	5 (1,6%)
Babin u. a.	1982	347 Frakturen	2 (0,7%)
Pfister	1984	168 Frakturen	2 (1,2%)

Tabelle 2. Pseudarthrose nach Tibiamarknagelung (geschlossene Frakturen)

1671 Frakturen	33 Pseudarthrosen = 2%

Tabelle 3. Pseudarthrosen nach Tibiamarknagelung (offene Frakturen)

Staudacher	1962	231 Frakturen	4 (1,7%)
Masse u. a.	1977	212 Frakturen	7 (3,3%)
Spier	1978	120 Frakturen	3 (2,5%)

Tabelle 4. Pseudarthrose nach Tibiamarknagelung (offene Frakturen)

563 Frakturen	14 Pseudarthrosen = 2,5%

Tabelle 5. Infekte nach Tibiamarknagelung (geschlossene Frakturen) – gedeckte Nagelung

Hiebler	1973	183 Frakturen	3 (1,6%)
Kuderna	1973	91 Frakturen	3 (3,3%)
Lugger	1973	53 Frakturen	0 (0%)
Riedeberger	1973	167 Frakturen	7 (4,2%)
Varga u. a.	1973	148 Frakturen	2 (1,4%)
Zolczer u. a.	1973	193 Frakturen	3 (1,6%)
Brug	1975	234 Frakturen	7 (3,0%)
Markreiter	1976	100 Frakturen	0 (0%)
Kurock u. a.	1978	270 Frakturen	5 (1,9%)
Lindholm	1979	145 Frakturen	0 (0%)
Babin u. a.	1981	347 Frakturen	3 (0,9%)
Pfister	1984	147 Frakturen	4 (2,7%)

Tabelle 6. Infekte nach Tibiamarknagelung (geschlossene Frakturen) – gedeckte Nagelung

2078 Frakturen	37 Infekte = 1,8%

Tabelle 7. Infekte nach Tibiamarknagelung (offene Frakturen)

Staudacher	1962	231 Frakturen	22 (9,7%)
Zucman u. a.	1969	19 Frakturen	4 (21,0%)
Hamza u. a.	1971	22 Frakturen	3 (13,6%)
Hiebler	1973	78 Frakturen	4 (5,1%)
Smith	1974	18 Frakturen	6 (33,0%)
Harvey u. a.	1975	30 Frakturen	1 (3,3%)
Brug	1975	77 Frakturen	3 (4,0%)
Kurock u. a.	1978	157 Frakturen	8 (5,9%)
Spier	1978	120 Frakturen	7 (5,8%)
Babin u. a.	1981	156 Frakturen	9 (5,6%)
Pfister	1981	22 Frakturen	3 (13,7%)
Velazco u. a.	1983	50 Frakturen	3 (6,0%)

Tabelle 8. Infekte nach Tibiamarknagelung (offene Frakturen)

980 Frakturen	73 Infekte = 7,5%

Tabelle 9. Infekte nach Tibiamarknagelung (geschlossene Frakturen) – offene Nagelung

Licen	1973	25 Frakturen	1 (4,0%)
Riedeberger	1973	145 Frakturen	10 (6,9%)
Markreiter	1973	3 Frakturen	1 (33,3%)

Tabelle 10. Infekte nach Tibiamarknagelung (geschlossene Frakturen) – offene Nagelung

173 Frakturen	12 Infekte = 7%

Tabelle 11. Achsenfehler nach Marknagelung von Frakturen der Tibia

Riedeberger	1973	312 Frakturen
Licen	1973	25 Frakturen
Zimmermann	1968	82 Frakturen
Pfister	1984	163 Frakturen

Tabelle 12. Achsenfehler nach Marknagelung von Frakturen der Tibia

Rekurv. 10°	Varus 10°	Valgus 10°
14 = 2,6%	8 = 1,5%	6 = 1,1%

Ergebnisse

Im Folgenden sollen die Ergebnisse der Marknagelung in Form einer Auflistung größerer Statistiken der Literatur dargestellt werden, wobei so gut wie möglich die Ergebnisse nach offener und nach gedeckter Nagelung differenziert werden. Leider wird nämlich bei vielen Statistiken kein Unterschied zwischen der Nagelung frischer Frakturen und Pseudarthrosen, zwischen offenen und geschlossenen Frakturen und häufig sogar nicht einmal zwischen Femur- und Tibiamarknagelungen gemacht. Dadurch sind diese Statistiken für genauere Aussagen unbrauchbar.

Bei der Auswertung von Ergebnissen nach Marknagelung interessieren im Hinblick auf die Komplikationen vor allem:

postoperative Hämatome,

Pseudarthrosen, Infekte und Achsenfehlstellungen.

In diese Statistiken gehen natürlich viele technische Fehler mit ein. Es läßt sich vor allem in den alten Statistiken erkennen, daß die Komplikationsrate, d. h. die Summe der möglichen Fehler bei der Nagelung intraoperativ, postoperativ und bei der Metallentfernung hoch ist. Die Nagelung ist damit insgesamt betrachtet bei guter Indikation und Vermeidung von Komplikationen eine sehr gute Methode zur schnellen Wiedergewinnung von Anatomie und Funktion der Tibia, sie ist aber ganz sicher eine sehr anspruchsvolle und schwierige Methode, die nicht unterschätzt werden darf. Die Komplikationen häufen sich, wenn auf relative Indikationen ausgeweitet und wenn die Methode als Allheilmittel angewendet wird.

Ergebnisse der operativen Knochenbruchbehandlung am Beispiel der Unterschenkelfraktur – nach Verriegelungsnagelung

M. Börner

Berufsgenossenschaftliche Unfallklinik (Ärztlicher Direktor: Prof. Dr. med. H. Contzen), Friedberger Landstraße 430, D-6000 Frankfurt/M 60

Die klassische Indikation für den konventionellen Marknagel stellt der Quer- und kurze Schrägbruch im mittleren Schaftdrittel dar. In diesem Bereich gewährleistet der konventionelle Marknagel durch seine Formschlüssigkeit eine sehr gute Stabilisierung der Fraktur

Hefte zur Unfallheilkunde, Heft 174
Zusammengestellt von A. Pannike

Tabelle 1. Unfall-Ursachen

Sport	89 (22,2%)
PKW	52 (13,1%)
Motor-/Zweirad	59 (14,9%)
Fahrrad	13 (3,2%)
Fußgänger	67 (16,7%)
häuslicher Unfall	27 (6,8%)
Arbeitsplatz	94 (23,1%)
	401 (100%)

Tabelle 2. Altersverteilung

bis 20 Jahre	68 (17,2%)
21–30 Jahre	98 (24,7%)
31–40 Jahre	93 (23,5%)
41–50 Jahre	67 (16,6%)
51–60 Jahre	47 (11,7%)
61–70 Jahre	6 (1,4%)
über 70 Jahre	22 (4,9%)
	401 (100%)

mit voller Belastungsfähigkeit der Extremität nach Abschluß der Wundheilung. Bei Mehrfragment-, Trümmer- und Etagenbrüchen des Unterschenkelschaftes kann jedoch mit dem konventionellen Marknagel keine Übungsstabilität, geschweige denn Belastungsstabilität erzielt werden, weil die mittleren Fragmente nicht formschlüssig in den Knochen-Implantat-Verbund eingepaßt werden können und weder elastische Verklemmung noch 3-Punkt-Verkeilung in den Hauptfragmenten zustandekommen, so daß allenfalls eine Auffädelung der Bruchstücke durch Markraumschienung erreicht werden kann. Die für die knöcherne Konsolidierung erforderliche Ruhigstellung im Frakturbereich muß dann durch Extension bzw. Gipsverband noch zusätzlich angestrebt werden.

Der Verriegelungsnagel vereinigt in sich das Prinzip des intramedullären Kraftträgers mit dem Prinzip der Schraubenfixierung des Kraftträgers am Knochen wie bei der Plattenosteosynthese, ohne daß jedoch primär Knochenbruchheilung angestrebt oder erzielt wird. Die Verriegelung des Marknagels verhindert die Verkürzung und Rotation im Bruchbereich und ermöglicht somit eine stabile Osteosynthese auch bei den Bruchformen, die mit einem konventionellen Marknagel nicht optimal versorgt werden können.

In der Berufsgenossenschaftlichen Unfallklinik Frankfurt am Main konnten anhand der in den BG-Kliniken bestehenden Dokumentation der stationär behandelten Patienten seit 1975 insgesamt 401 Patienten mit einer frischen Unterschenkelfraktur ermittelt werden. Bei 23,2% der Verletzten (= 93 Patienten) handelt es sich um eine erstgradig offene und bei 76,8% (= 308 Patienten) um eine geschlossene Fraktur. Zweit- und drittgradig offene Frakturen werden entsprechend unfallchirurgischer Grundsätze mit einem anderen Osteosyntheseverfahren (Platte bzw. Fixateur externe) versorgt.

Als Unfallursache überwiegt mit 47,9% der Verkehrsunfall. Unfälle am Arbeitsplatz, beim Sport bzw. häusliche Unfälle folgen mit entsprechendem Abstand (Tabelle 1). Bei den Verkehrsunfällen wurden die Fußgänger (16,7%) am häufigsten betroffen. Die Rekonstruktion des Unfallherganges am Arbeitsplatz läßt ausnahmslos eine direkte, auf den Unterschenkel einwirkende Gewalt erkennen.

Entsprechend unserem Krankengut waren nur 75 Patienten (= 18,0%) älter als 51 Jahre, während die Altersgruppe zwischen 20. und 40. Lebensjahr gut doppelt so häufig (= 48,2%) vertreten war (Tabelle 2).

Die Tabellen 3 und 4 geben Aufschluß über Bruchform und -lokalisation der Unterschenkelfrakturen. Spiralfrakturen (35,4%) traten überwiegend im distalen Unterschenkeldrittel (33%) auf, gefolgt von Trümmer- und Etagenfrakturen (25,7%). Reine Querfrakturen fanden sich bei 74 Patienten, Biegungsbrüche mit zusätzlichem Keil waren 56mal vertreten.

Tabelle 3. Frakturform und Zustand der Verletzung

	geschlossen	1° offen	Gesamt
Trümmerfraktur	49	13	62 (15,5%)
Etagenfraktur	32	9	41 (10,2%)
Querfraktur	53	21	74 (18,5%)
Biegungsfraktur + Keil	39	17	56 (13,9%)
Spiralfraktur	114	28	142 (35,4%)
Mehrfragmentfraktur	21	5	26 (6,5%)
	308 (76,8%)	93 (23,2%)	401 (100%)

Tabelle 4. Frakturlokalisation

	geschlossen	1° offen	Gesamt
Proximales Drittel	20	1	21 (7,0%)
prox./med.	11	7	18 (6,0%)
Mediales Drittel	51	18	69 (23,0%)
med./dist.	67	25	92 (31,0%)
Distales Drittel	78	20	98 (33,0%)
	227	71	298 (100%)

Tabelle 5. Operationszeitpunkt

sofort	314 (79,1%)
bis zu 1 Woche	46 (11,6%)
bis zu 2 Wochen	27 (6,7%)
über 2 Wochen	14 (2,6%)
	401 (100%)

Die operative Versorgung wurde, wenn irgend möglich, sofort (314 Patienten = 79,1%) vorgenommen, um dann möglichst noch – zumeist ohne Schwierigkeiten – geschlossen ideal reponieren zu können. 11,6% der Verletzten wurden innerhalb einer Woche nach Unfalltermin versorgt (Tabelle 5). Als Ursache kamen hierfür fehlende Operationseinwilligung und vor allem die Verlegung in unsere Klinik einige Tage nach dem Unfallereignis in Frage (Tabelle 6). Eine primär konservative Behandlung wurde nur bei 11 Patienten wegen ungenügender Reposition und Retention in eine operative Versorgung übergeführt.

Tabelle 6. Ursachen der verzögerten Sofortversorgung

Verlegung	54
keine OP-Einwilligung	19
Schock	3
primär konservative Therapie	11
	87

Tabelle 7. Komplikationen (n = 401)

primäre Instabilität		2 (0,5%)
Kompartiment		1 (0,2%)
Peronaeus-Schaden		3 (0,7%)
verzögerte Knochenheilung (Spongiosaplastik)		3 (0,7%)
Hämatom		12 (2,9%)
posttraumatische Osteomyelitis		9 (2,2%)
Reosteosynthese		(0,7%)
– Fehlstellung	1	
– Nagelbruch	2	

Entsprechend der Frakturform wurde bei 309 Patienten (= 77,2%) die statische Verriegelungsnagelung angewandt; ausreichende Sicherheit für Frühbelastung und Rotationsstabilität erschien unter dynamischer Verriegelung bei 92 Patienten (= 22,8%) gegeben. In Abhängigkeit von der Röntgenverlaufskontrolle wurde die Dynamisierung nach durchschnittlich 8 Wochen vorgenommen. Bei nahezu allen Quer-, Spiral- und Biegungsbrüchen konnte die Teilbelastung im Durchschnitt nach einer Woche, die Vollbelastung nach zwei Wochen gestattet werden, während Patienten mit einem Trümmer-, Etagen- bzw. Mehrfragmentbruch Teilbelastung (mit 10–20 kp) nach durchschnittlich 16 Tagen, Vollbelastung nach durchschnittlich 28 Tagen vornehmen konnten.

Bei 394 Verletzten (= 98,2%) konnte die Stabilisierung mittels eines Verriegelungsnagels gedeckt, d. h. ohne Eröffnung des Bruchbereiches, erfolgen; nur bei 7 Patienten (= 1,8%) mußte wegen eines Repositionshindernisses der Frakturbereich eröffnet werden.

An Komplikationen beobachteten wir 12 behandlungsbedürftige Hämatome, entweder im Bruchbereich (10mal) bzw. an der Nageleinschlagstelle (2mal). Bei 3 Verletzten (= 0,9%) trat nach geschlossener Fraktur eine tiefe Infektion und bei 6 (= 6,4%) nach einer offenen Unterschenkelfraktur auf. Bei 5 Patienten mit tiefer Infektion kam es zu einer Sequestrierung von Fragmenten, die knöcherne Konsolidierung war nicht verzögert, und nach Entfernung des Osteosynthesematerials trat völlige Beruhigung der chronischen Osteomyelitis ein. Bei den restlichen 4 Verletzen mußte wegen fehlender knöcherner Konsolidierung nach Entfernung des Verriegelungsnagels ein Fixateur externe angelegt werden, wobei es auch hier in allen Fällen nach entsprechender Infektsanierung (Sequestrektomie, Gentamycin-PMMA-Ketten) und Spongiosaplastik zur knöchernen Ausheilung gekommen ist (Tabelle 7).

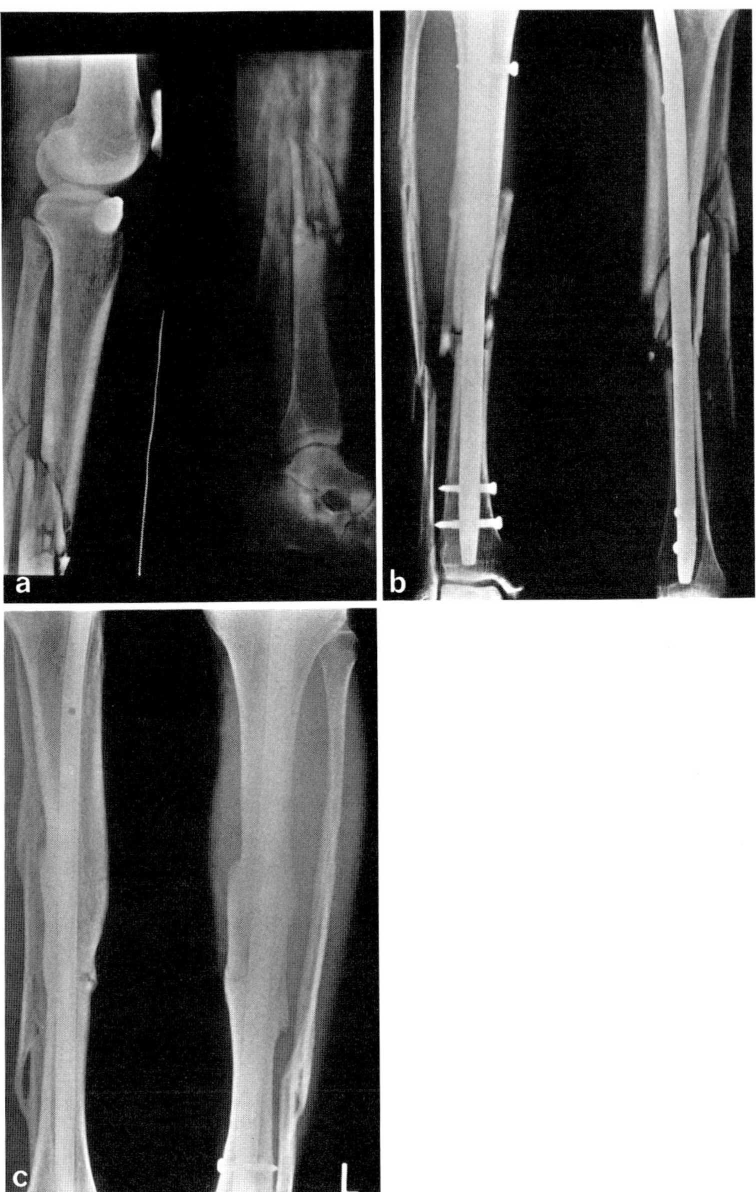

Abb. 1a–c. Trümmerbruch im mittleren Drittel. Am Unfalltag statische Verriegelungsnagelung. Metallentfernung 21 Monate nach operativer Versorgung

Eine primäre Instabilität bei 2 Patienten trat wegen einer nicht für den Verriegelungsnagel geeigneten Bruchform auf. Ein klinisch manifestes Kompartmentsyndrom wurde einmal beobachtet und durch Fascienspaltung behandelt, so daß keine sensiblen bzw. motorischen Ausfälle resultierten. 3 Patienten klagten über Sensibilitätsstörungen entsprechend dem Ausbreitungsgebiet des Nervus peronaeus superficialis; entsprechende EMG-Kontrollen

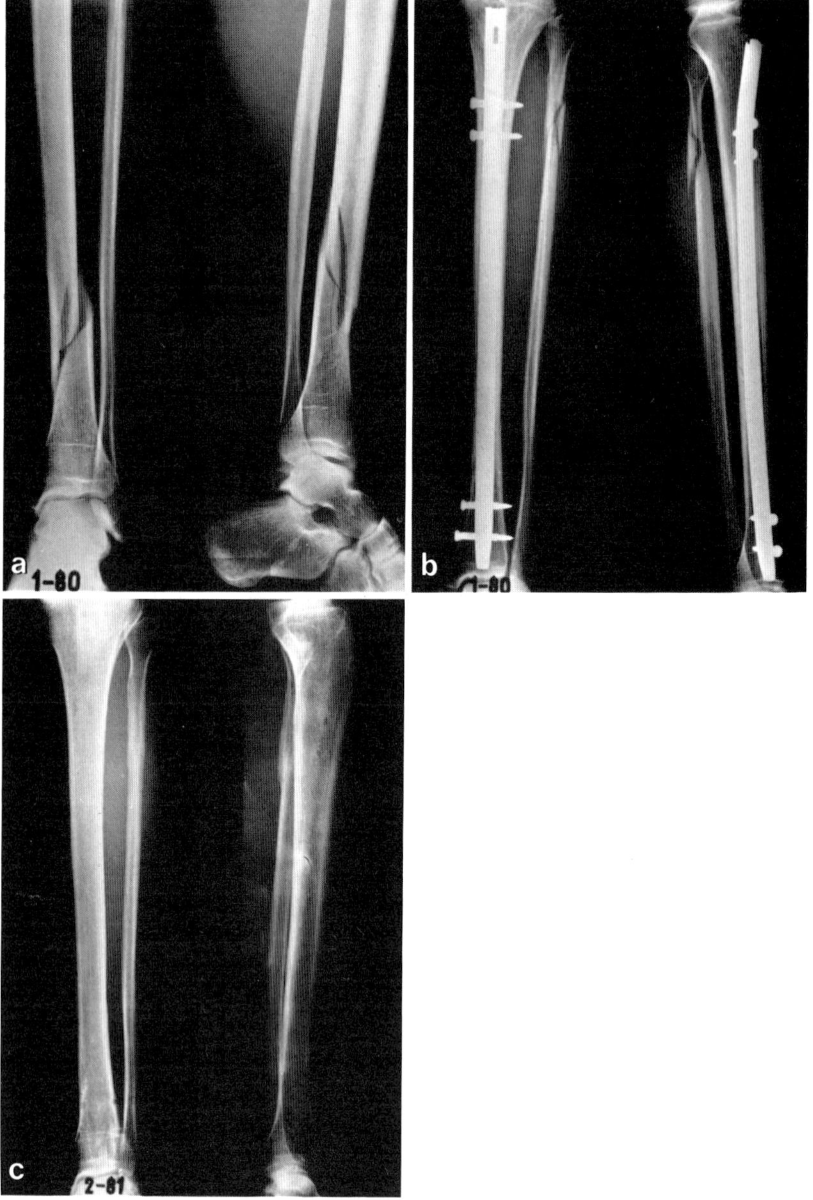

Abb. 2a–c. Distale Unterschenkelspiralfraktur. Am Unfalltag statische Verriegelungsnagelung. Nach 6 Wochen Dynamisierung, nach 12 Monaten Metallentfernung. Freie Funktion

haben jedoch in allen Fällen innerhalb von 12 Monaten eine völlige Restitutio ad integrum nachweisen lassen.

Eine Reosteosynthese wurde einmal wegen einer Valgusfehlstellung von 25 Grad einige Tage nach dem Ersteingriff erforderlich. In zwei Fällen wurde ein Bruch des Verriegelungs-

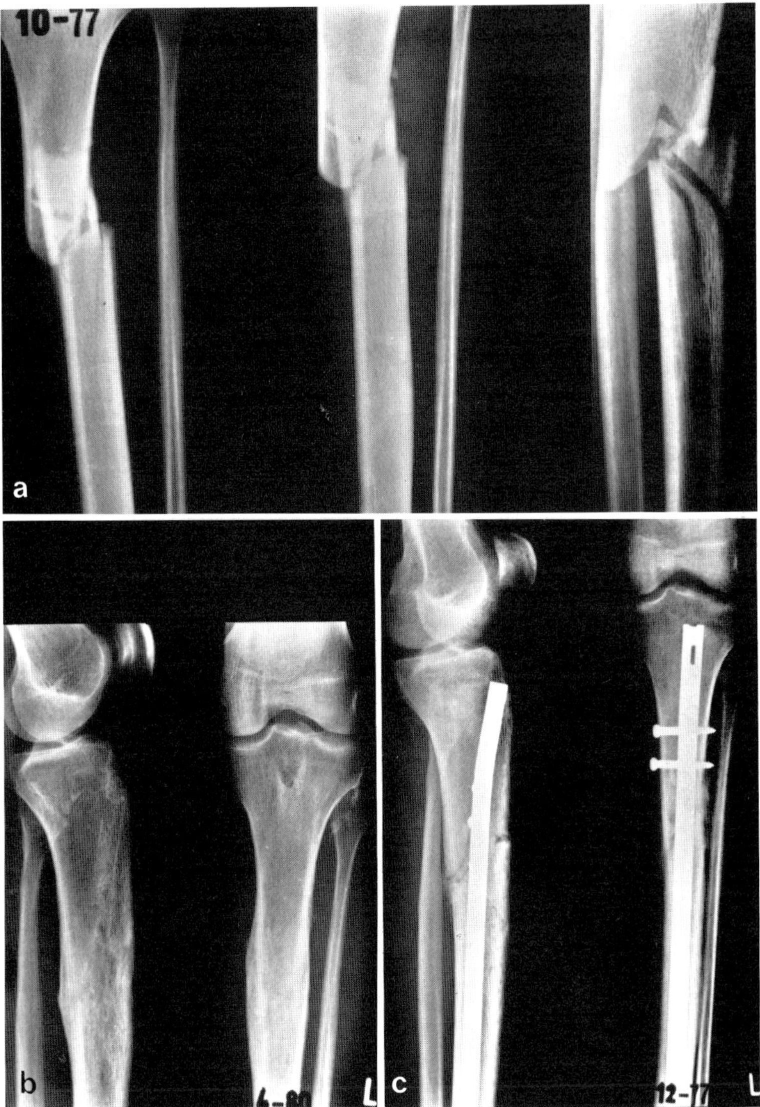

Abb. 3a–c. Proximale Unterschenkelfraktur. Dynamische Verriegelungsnagelung am Unfalltag. Metallentfernung 15 Monate nach OP auswärts. Bei Begutachtung April 1980 freie Funktion. MdE unter 10 v. H.

nagels festgestellt; einmal 12 Wochen nach der Versorgung, bedingt durch ein erneutes geeignetes Unfallereignis, und einmal durch zu frühe Belastung bei einer statisch versorgten Unterschenkeltrümmerfraktur.

Für die Beurteilung der röntgenologischen Ausheilung sowie der funktionellen Ergebnisse wurden folgende Bewertungskriterien aufgestellt:

Tabelle 8. Ergebnisse (n = 267)

sehr gut	167 (62,5%)
gut	85 (31,8%)
mäßig	12 (4,5%)
schlecht	3 (1,2%)
	267 (100%)

sehr gut = freie Beweglichkeit
kein Muskelminus
achsengerechte Stellung
gut = Beweglichkeit bis 10 Grad eingeschränkt
Muskelminus bis 1 cm
Bruch in Achsenfehlstellung bis 5 Grad ausgeheilt
mäßig = Beweglichkeit bis 20 Grad eingeschränkt
Muskelminus bis 2 cm
Bruch in Achsenfehlstellung bis 10 Grad ausgeheilt
schlecht = Beweglichkeit über 20 Grad eingeschränkt
Muskelminus über 2 cm
Bruch in Achsenfehlstellung über 10 Grad ausgeheilt

Das Intervall zwischen Unfallereignis und Nachuntersuchungstermin betrug im Mittel 20 Monate. Die Auswertung entsprechend dieser Kriterien ergab, daß bei 252 Patienten (94, 3%) ein sehr gutes bis gutes Ergebnis erzielt werden konnte (Tabelle 8).

Zusammenfassung

Wie bei jeder Osteosyntheseart, führt auch bei der Verriegelungsnagelung die Erweiterung der Indikation in Grenzbereiche zu einer Zunahme der Komplikationen. Von einer guten Indikation für eine Verriegelungsnagelung ist nur dann zu sprechen, wenn sowohl proximal als auch distal der Frakturzone ausreichend Platz für die einzubringenden Querbolzen gegeben ist.

Anhand unserer sehr guten bis guten Ergebnisse (94,3%) sehen wir die Trümmer-, Etagen- sowie Mehrfragmentbrüche des Unterschenkels als eine ideale Indikation für die Verriegelungsnagelung an; ebenso sind Frakturen (Spiralbrüche) im distalen Drittel für dieses Osteosyntheseverfahren besonders geeignet, da eine frühe Teil- und Vollbelastung bei entsprechender Übungsstabilität stets als gegeben anzusehen sind.

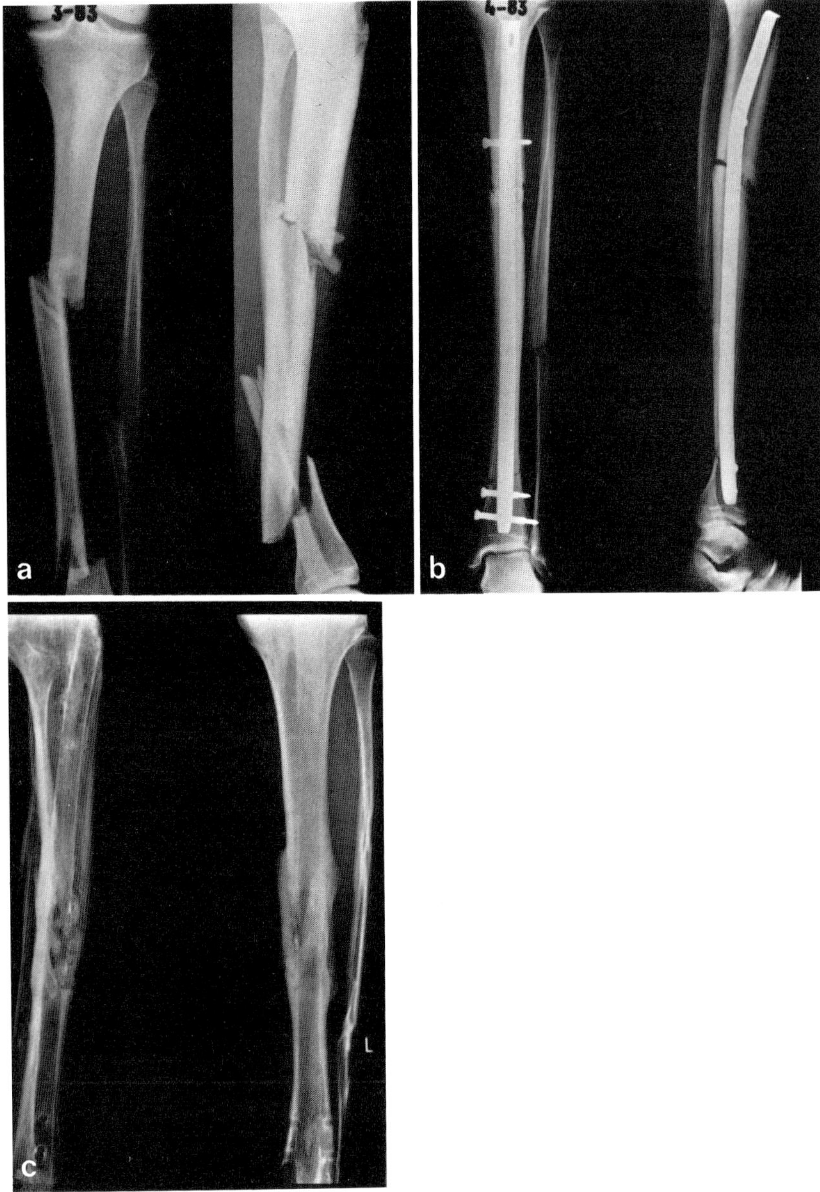

Abb. 4a–c. Unterschenkelstückfraktur. Statische Verriegelungsnagelung am Unfalltag. Dynamisierung nach 12 Wochen. Ausheilungsbild

Ergebnisse der operativen Knochenbruchbehandlung nach Fixateur-externe-Osteosynthese am Beispiel der Unterschenkelfraktur

K. H. Müller

Chirurgische Klinik der Berufsgenossenschaftlichen Krankenanstalten „Bergmannsheil Bochum", Universitätsklinik (Ärztlicher Direktor: Professor Dr. G. Muhr), Hunscheidstraße 1, D-4630 Bochum

1. Einleitung

Der Fixateur externe ist wohl das älteste Osteosynthesemittel in der Geschichte der Unfallchirurgie. Malgaigne hat mit Hilfe einer percutan eingebrachten Klammer eine Stabilisierung des Knochens bereits 1845 vorgenommen. Vor allem gebührt aber Lambotte das Verdienst, schon zu Beginn unseres Jahrhunderts – bis auf kleine Abwandlungen – alle heute gebräuchlichen Formen des Klammerfixateurs an den verschiedenen Extremitätenanteilen erdacht und angewendet zu haben [4]. Die Konstruktion des Rahmenfixateurs wurde zunächst von Charnley benutzt. M. E. Müller hat den Fixateur externe fortentwickelt und ihn als eine der Grundformen in die Osteosyntheseverfahren des AO-Systems aufgenommen [10]. Hierholzer und seine Schüler konnten durch experimentelle Untersuchungen zeigen, daß die räumliche Fixateur-externe-Montage am Unterschenkel die bisher vorhandene Stabilitätslücke schließen kann [2–4]. Anfang der 80iger Jahre hat vornehmlich Burri eine Osteosynthesevariante vorgeschlagen, bei der eine minimale, aber stabile interfragmentäre Schraubenfixation der Hauptfragmente durch eine Rechtwinkelverbindung von 2 Klammerfixateuren an den Knochenkanten des Schienbeines neutralisiert wird [1]. Bedingt durch das regionale Krankengut einer Region mit Schwerindustrie einerseits und die Auslese einer berufsgenossenschaftlichen Klinik andererseits haben wir am "Bergmannsheil Bochum" sehr früh und vielseitig die Fixateur-externe-Osteosynthese eingeführt und durch eigene Techniken ergänzt [5–9, 11].

2. Tibiafraktur und Weichteilschaden

Durch direktes Trauma verursachte Unterschenkelschaftbrüche gehen sehr häufig mit einem ausgedehnten Weichteilschaden einher. Die asymmetrische Topographie der Weichteile mit der unmittelbar unter der Haut liegenden Schienbeinvorderfläche und die in festen Bindegewebslagen septierte Wadenmuskulatur fördern bei traumatisch geschädigtem Gewebe die Minderdurchblutung der Fragmentenden und der Weichteile. Die Erhöhung des Weichteildruckes durch Schwellung verstärkt die Durchblutungsstörung und verschärft Gewebsschäden [5, 6, 12]. Die Zunahme des Gewebedruckes mit nachfolgender Gefäßkompression wird oft genug durch den Druck dislocierter Fragmente weiter erhöht. So resultiert aus nachhaltiger traumatischer Einwirkung, den gegebenen anatomischen Verhältnissen am Unterschenkel und den gesetzmäßigen pathophysiologischen Abläufen ein Circulus vitiosus, der sich in der Literatur in einer Zahl hoher Infektrate und aseptischer Frakturheilungsstörungen wiederspiegelt [2, 8, 12].

Hefte zur Unfallheilkunde, Heft 174
Zusammengestellt von A. Pannike

3. Indikation zur Fixateur-externe-Osteosynthese bei Tibiafrakturen

Alle Autoren sind sich darüber einig, daß sich die Fixateur-externe-Osteosynthese zur störungsarmen Behandlung der ineinandergreifenden Probleme zwischen schwerem Weichteilschaden und schwierig zu behandelnden Bruchformen am Unterschenkel mit zunehmender Verbesserung der biomechanischen Leistungsfähigkeit dieses Osteosynthesemittels bewährt hat [1, 2, 4, 9, 12]. Die Vorteile ergeben sich daraus, daß die Fixationselemente herdfern eingebracht werden. Umgekehrt bleibt der vulnerable Herdbereich implantatfrei und stört die operative oder konservative Primär- oder Sekundärbehandlung der Weichteile und des Knochens nicht (Abb. 1a). Die experimentellen Untersuchungen und klinischen Erfahrungen haben belegt, daß dieses Osteosyntheseverfahren eine effektive Stabilität bewirkt und damit biomechanisch leistungsfähig ist [1, 3, 4, 12]. Die zum AO-Prinzip gehörende Möglichkeit einer funktionellen Therapie der angrenzenden Gelenke ist gewährleistet. Die Indikation zur Osteosynthese mit dem Fixateur externe ist zwingend, wenn durch andere Osteosyntheseverfahren die Implantate nicht vital gedeckt werden können, die operativen Maßnahmen eine zusätzliche Störung der Vascularisation bedeuten und bei Frakturen, bei denen eine übungsstabile Steifigkeit des Osteosyntheseverbundes mit inneren Implantaten nicht gegeben ist [12]. Es kann nicht deutlich genug hervorgehoben werden, daß die Hauptindikationen zur Fixateur-externe-Osteosynthese sich bei der Tibiaschaftfraktur nahezu ausschließlich aus dem Weichteilschaden ergibt. Die Wahl zur äußeren Stabilisierung hat biologische, mechanische und operationstechnische Gründe. Biologisch wird die Komplikation einer Frakturheilung mit der Schwere des Weichteilschadens und der Störung der Vascularisation zunehmen. Gleichzeitig wird eine ungenügende Stabilität einer Osteosynthese in Relation zum Weichteilschaden ebenfalls die Frakturheilung gefährden und den Weg zur Infektion bahnen. Schließlich wird jede zusätzliche, vielleicht unumgängliche operative Devitalisierung durch interne Fixationselemente die Komplikationsquote weiter erhöhen (Abb. 1b) [8, 11]. Somit ist in der Praxis der ausgedehnte Weichteilschaden die Hauptursache für die Anwendung des äußeren Osteosynthesemittels bei Tibiafrakturen [8, 11, 12]. Alle weiteren Indikationskriterien treten demgegenüber zurück. Dennoch können sich weitere Indikationen aus schwierigen Bruchformen wie Trümmer-, Defekt- und Mehretagenbrüchen ergeben. Diese Frakturen sind jedoch wiederum fast immer mit einem schweren Weichteilschaden verbunden. Beim Polytrauma kann der Fixateur externe durch seine kurze Operationsdauer den Allgemeinzustand wirkungsvoll verbessern und den Blutverlust senken. Hier kann er gelegentlich als vorläufig stabilisierende Maßnahme gelten. Darüberhinaus ergeben sich auch Indikationen bei Tibiafrakturen mit nicht traumatisch verursachten Weichteil-, Durchblutungs- und Knochenerkrankungen. Die Notwendigkeit den Fixateur externe gelenküberbrückend auch ohne knöcherne Beteiligung des Gelenkes auszudehnen, ergibt sich dann, wenn die Frakturen in Gelenknähe liegen und entweder auf andere Weise nicht zu stabilisieren sind oder der Weichteilschaden das Gelenk einbezieht oder überschreitet. Eine besondere Anzeigestellung für den Fixateur scheint sich neuerdings abzuzeichnen, indem auch Brüche, die einer konservativen Behandlung zugänglich wären, durch den äußeren Festhalter behandelt werden. Hier wird gleichsam die frühere Extension durch eine einfache Montage ersetzt, die eine funktionelle Therapie erlaubt und nach Abbindung der Fragmente im Gehgips oder in einer abnehmbaren Stützschiene unter Belastung und durch funktionelle Behandlung die Heilung der Fraktur beschleunigt (Abb. 1c) [12].

FIXATEUR EXTERNE = OSTEOSYNTHESEMITTEL der WAHL

bei schweren WEICHTEILSCHÄDEN frischer Tibiafrakturen

↓ VORTEILE		↓ VORAUSSETZUNG gegen andere Implantate, wenn
Fixationselemente	herdfern	nicht vital gedeckt
implantatfreie Primär-/Sekundärbehandlung	herdnah	zusätzlich devitalisieren
Stabilität effektiv funktionelle Therapie		keine effektive Stabilität

a

WEICHTEILSCHADEN

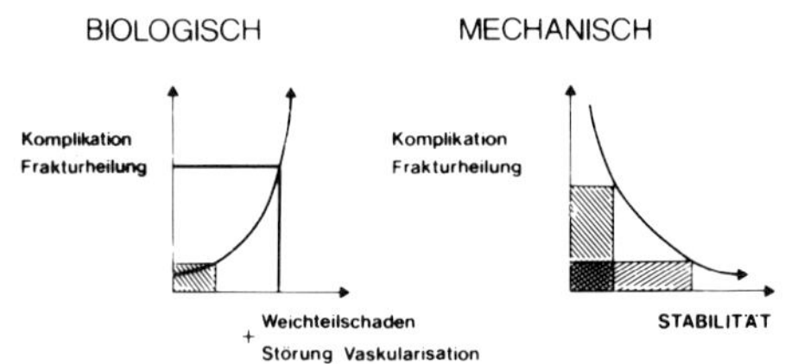

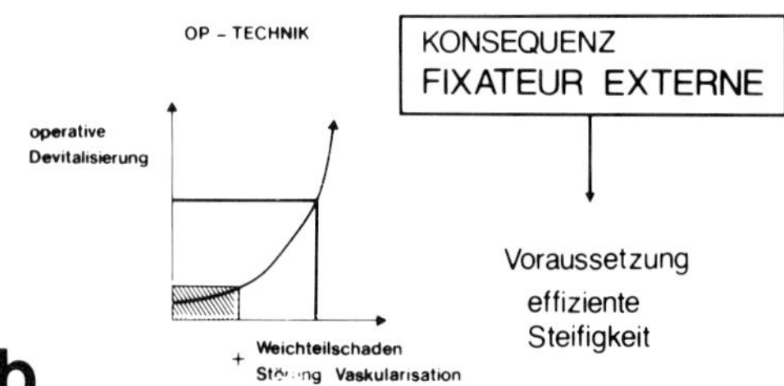

b

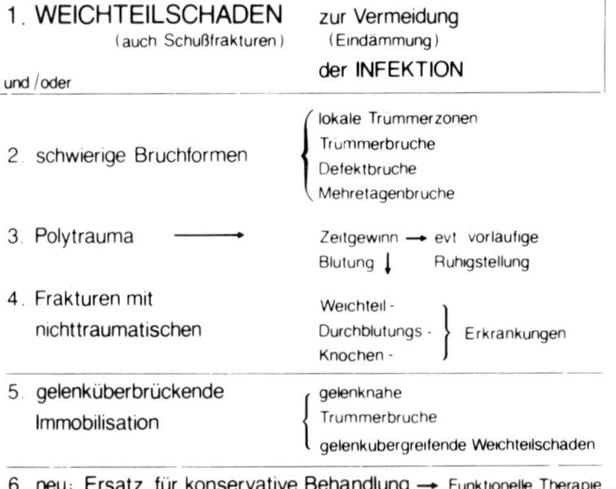

c

Abb. 1a–c. Die Indikation zur Fixateur-externe-Osteosynthese bei frischen Tibiafrakturen. **a** Darstellung der Vorteile des Fixateur externe und die Kontraindikation für interne Implantate. **b** Graphische Darstellung der biologischen, mechanischen und operationstechnischen Gründe zur externen Stabilisierung bei Tibiaschaftfrakturen mit Weichteilschäden. **c** Indikationsrichtlinien für die Praxis

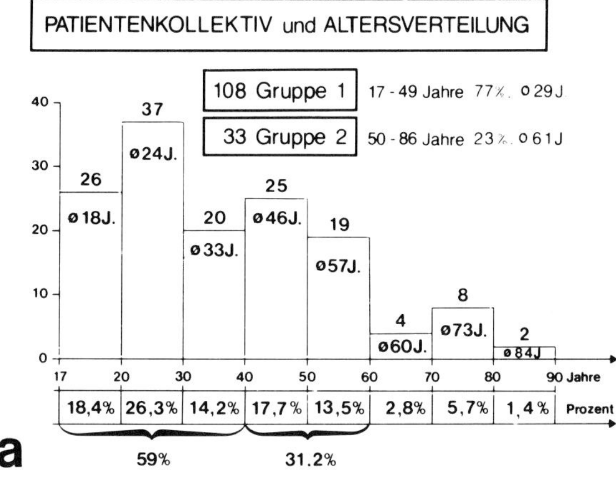

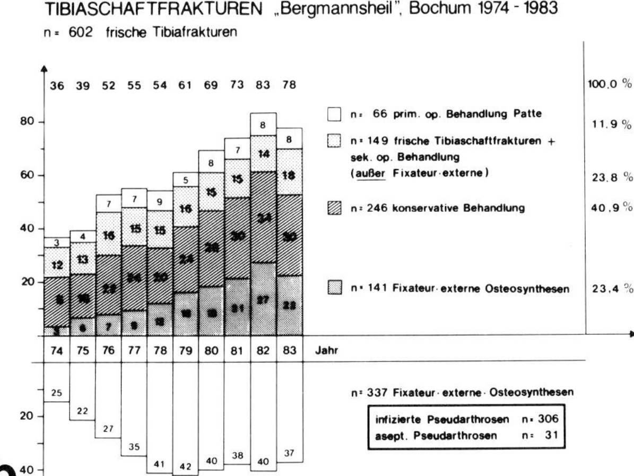

Abb. 2a–b. Fixateur-externe-Osteosynthese am Tibiaschaft im „Bergmannsheil Bochum" zwischen 1974 und 1983. **a** Aufgliederung des Patientenkollektivs nach Altersgruppen. **b** Gesamtschau des Anteils von Fixateur-externe-Osteosynthesen bei 602 frischen Tibiafrakturen im Kontrollzeitraum mit Gegenüberstellung zu Indikationen aus septischen und aseptischen Indikationen

4. Patientengut „Bergmannsheil Bochum"

In dem Zehnjahreszeitraum zwischen Januar 1974 und Dezember 1983 wurden an der Chirurgischen Universitätsklinik „Bergmannsheil Bochum" 141 Tibiaschaftfrakturen durch Fixateur-externe-Osteosynthese operativ behandelt. In der ersten Altersgruppe zwischen 17 und 49 Jahren – die 77% des Patientenkollektivs betrafen und 108 Patienten umfaßten – war das Durchschnittsalter 29 Jahre. In der zweiten Gruppe mit einer Altersverteilung zwischen 50 und 86 Jahren (33 Patienten, 23% der Gesamtgruppe) war das Durch-

Fixateur - externe - Osteosynthese TIBIASCHAFTFRAKTUREN
n = 141 „Bergmannsheil", Bochum 1974 - 1983

BEZIEHUNG: Unfallursache / Patientenzahl / Alter

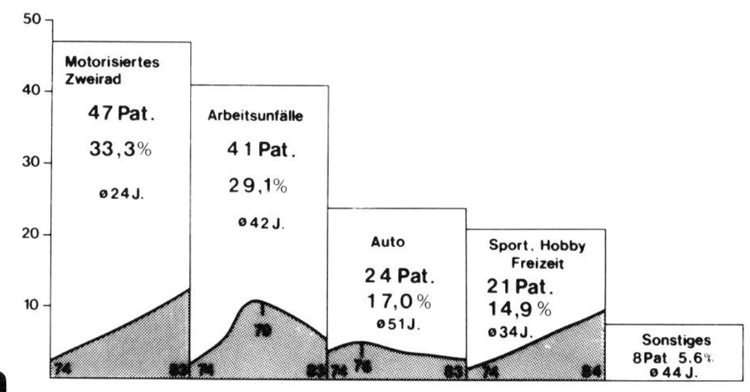

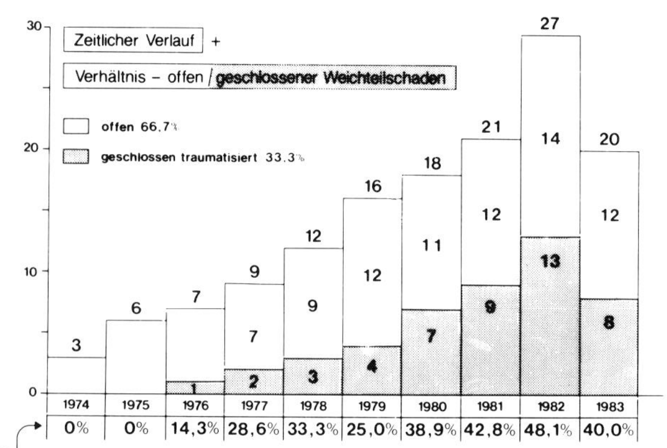

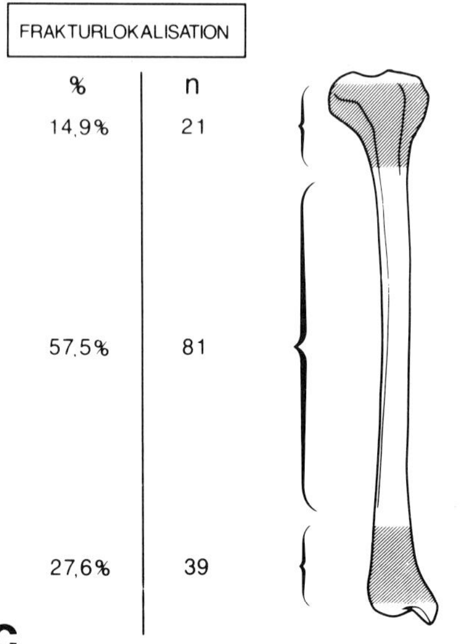

Abb. 3a–c. Aufschlüsselung der frischen Tibiaschaftfrakturen im Kontrollzeitraum zwischen 1974 und 1983 nach Unfallursache, Weichteilschaden und Frakturlage. **a** Beziehung zwischen Unfallursache, Patientenzahl und Alter sowie Häufigkeitstrend im Vergleichszeitraum. **b** Graphische Darstellung des Verhältnisses zwischen frischen Tibiaschaftfrakturen mit offenem und geschlossenem Weichteilschaden. **c** Graphische Darstellung der Frakturlokalisationen

schnittsalter 61 Jahre. Aus der Graphik der Abb. 2a ist das Gesamtkollektiv nach Dezennien aufgeteilt und prozentual einschließlich des jeweiligen Durchschnittsalters aufgeschlüsselt. Von 602 Tibiafrakturen, die in dem Kontrollzeitraum in unserer Klinik behandelt wurden, umfaßte die Therapie frischer Tibiaschaftfrakturen mit der äußeren Osteosynthese 23,4%. Fast die Hälfte aller frischen Unterschenkelfrakturen wurde in einem Anteil von 40,9% (246 Fälle) konservativ behandelt, während 149 frische Schienbeinschaftbrüche (23,8%) primär konservativ behandelt wurden, um erst sekundär – nach Erholung der Weichteile und Revitalisierung der Fragmente – einem operativen Verfahren (mit Ausnahme der äußeren Osteosynthese) zugeführt wurden. Im gleichen Zeitraum wurden als zugewiesene Patienten 306 infizierte Pseudarthrosen und 31 aseptische Pseudarthrosen sekundär durch Fixateur externe stabilisiert (Abb. 2b). Bei den frischen Schienbeinschaftfrakturen haben die Männer mit einem Verhältnis von 7,2 zu 1 ein deutliches Übergewicht. Dieses Geschlechtsverhältnis korreliert, wenn man die Beziehung zwischen Unfallursache und Durchschnittsalter analysiert. 33% aller Patienten mit Fixateur-externe-Osteosynthese erlitten ihren Unfall bei einem Durchschnittsalter von 24 Jahren durch ein Kraftrad (Abb. 3a). Mit 29,1% folgt die Gruppe der jenigen Patienten, die den frischen Schienbeinbruch bei einem Arbeitsunfall erlitten. Das Durchschnittsalter dieser Gruppe ist mit 42 Jahren deutlich höher. Gerade in diesen Zahlen schlägt sich die traumatische Gefährdung in dem industriellen Ballungsraum unseres Einzugsgebietes nieder. Die Zahl der Tibiaschaftfrakturen aufgrund der Motorradunfälle steigt bis zum Ende der Studie stetig an. Die Häufigkeit der Arbeitsunfälle hatte ihren Gipfelpunkt 1979. Entsprechende Verletzungen nach Autounfällen oder Unfällen in der Freizeit und beim Sport halten sich zahlenmäßig die Waage, betreffen jedoch im ersten Fall ein Kollektiv von durchschnittlich 51jährigen, im zweiten Fall im Mittel 34jährige Patienten (Abb. 2a). Für den Stellenwert den wir der Fixateur-externe-Osteosynthese in der Behandlung frischer Tibiafrakturen in dem genannten Zeitraum insgesamt zugemessen haben, ist die Aufschlüsselung zwischen dem Verhältnis von Frakturen mit offenen und geschlossenen Weichteilschäden von Interesse (Abb. 3b). Die Behandlung mit dem Fixateur externe nahm insgesamt kontinuierlich bis zum Jahre 1982 zu.. Während in den Jahren 1974 und 1975 nur offene Frakturen des Tibiaschaftes mit dem Fixateur externe behandelt wurden, zeigte sich in den folgenden Jahren eine ständige Zunahme der Indikation auch für geschlossene Tibiaschaftfrakturen mit entsprechenden Weichteilschäden. Insgesamt war das Verhältnis zwischen offen und geschlossen traumatisierten Tibiaschaftfrakturen, die mit einem Fixateur externe versorgt wurden, wie 2 zu 1. 1982 wurde die Tibiafraktur von 14 Patienten mit offenen und von 13 Patienten mit geschlossenen Weichteilschäden als Indikation für die Fixateur-externe-Osteosynthese angesehen (Abb. 3b). Bei dem Kollektiv der 141 Patienten bestand in 11,4% ein Polytrauma, bei 31,2% lagen Mehrfachfrakturen vor und für 11,4% der Verletzungen bestanden rekonstruktionspflichtige Gefäßverletzungen. Die Auflistung der Begleitverletzungen mit ihrem Zahlenanteil ist der Tabelle 1a zu entnehmen. Auch die Lagebeziehung der Tibiaschaftfraktur ist für Behandlungsvorgehen und -ergebnisse von Bedeutung. 14,9% der Brüche betragen das schienbeinkopfnahe Drittel. Das Hauptkontigent umfaßt die Schaftfraktur mit 57,5% (81 Fälle) und 27,6% lagen im Feld der distalen Metaphyse (Abb. 3c). Die Relation zwischen dem meist direkten, rasanten Unfallereignis, das zur Schädigung der Weichteile führte, läßt sich auch in bestimmten Bruchformen wiederfinden. Aus dem Kollektiv der 141 Patienten ermittelten wir einen Anteil von 16,1% mit kurzen Schrägfrakturen, die vielfach von kleinen Trümmerzonen und weiteren Fissuren begleitet sind. Fast 23% nahmen Frakturen mit größeren oder kleineren Biegungskeilen ein. Nahezu die Hälfte der Frakturen

Tabelle 1a–b. Aufschlüsselung des Patientengutes von 141 mit Fixateur externe versorgten Tibiaschaftfrakturen zwischen 1974 und 1983 im Hinblick auf **a** Begleitverletzungen, **b** Frakturformen

a

BEGLEITVERLETZUNGEN	abs.	%
Polytrauma	16	11,4
Mehrfachfrakturen	44	31,2
homolaterales Femur 13		
kontralaterales Bein 11		
primärer Nervenschaden - N. peroneus	10	7,1
rekonstruktionspflichtige Gefäßverletzung	16	11,4
eingetretenes Kompartmentsyndrom	9	6,3
alte Knocheninfektion → Refraktur	7	5,0

b

FRAKTUR - FORM in %	%	%	
Querfraktur		10,3	
kurze Schrägfraktur		16,1	
→ davon Anteil mit kleinen Trümmerzonen oder weiteren Fissuren	67,0		
Frakturen mit Biegungskeil		22,6	
→ groß	56,3		
klein	43,7		
Stückfraktur		27,6	48,9
Trümmerfraktur		17,8	
Defektfraktur		3,5	
Zwei - Etagen - Fraktur		2,1	

spiegelt auch in der Knochenzerstörung die Schwere der traumatischen Einwirkung wieder. Hierzu zählen wir die 27,6% der Stückfrakturen und die 17,8% der Trümmerfrakturen. In diesen Kreis sind die primären Defektfrakturen sowie Zweietagenbrüche ebenfalls eingeschlossen (Tabelle 1b).

5. Therapie des eigenen Patientenkollektivs

Aus den eingangs dargelegten pathophysiologischen und traumatologischen Grundlagen bei Frakturen mit offenen und geschlossenen Weichteilschäden läßt sich unschwer ableiten, daß der Therapieerfolg weitgehend von der sachgerechten intra- und postoperativen Behandlung der Weichteile abhängig ist. Bei 61% unseres Krankengutes haben

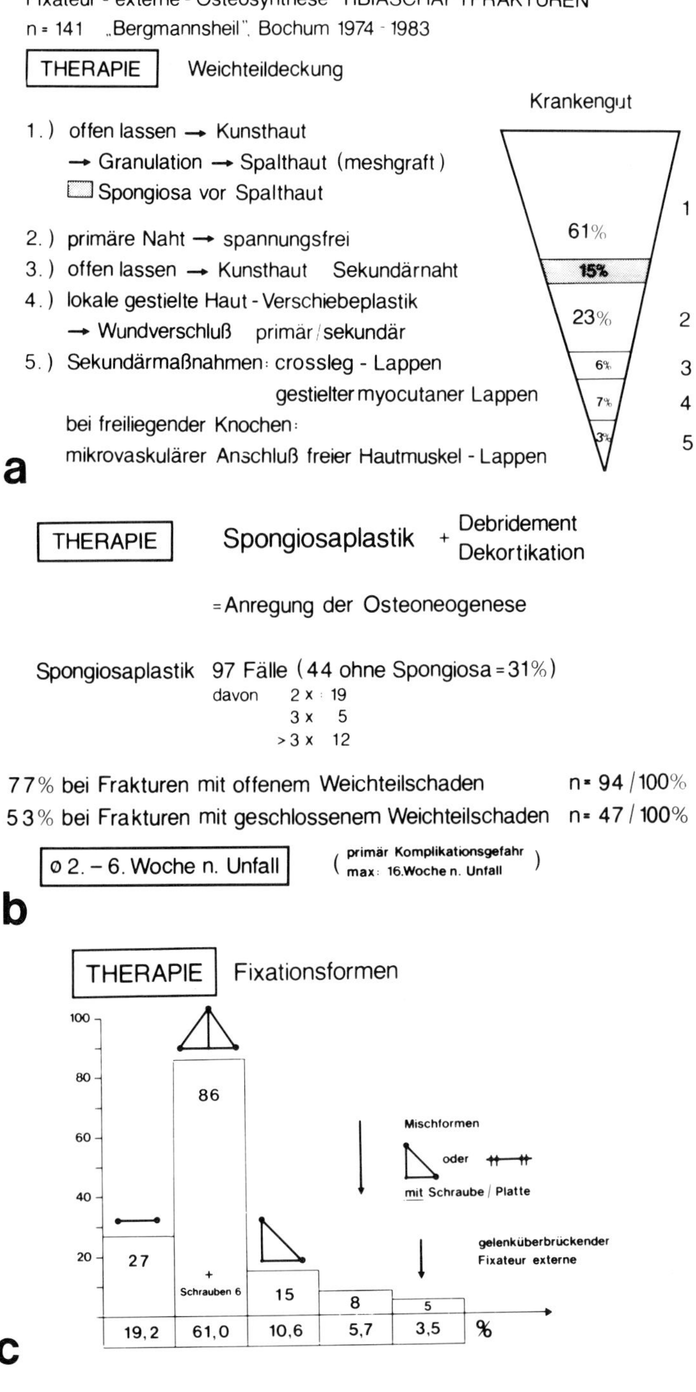

Abb. 4a–c. Therapeutisches Vorgehen bei 141 Tibiaschaftfrakturen am „Bergmannsheil Bochum". **a** Weichteilbehandlung. **b** Spongiosaplastik. **c** Externe Fixationsformen

wir die Wunde primär offengelassen und mit Kunsthaut abgedeckt. Nach Abschwellung und mit eintretender Granulation wurde der Defekt mit Spalthaut geschlossen. Bei 15% der Verletzten dieser Gruppe wurde nach Revitalisierung der Hauptfragmente, aber noch vor der Weichteildeckung eine offene Spongiosaplastik durchgeführt. Bei 6% der Patienten wurde die Wunde ebenfalls geöffnet belassen, um sie nach Abklingen des unfallbedingten Schwellungszustandes durch Sekundärnaht spannungsfrei direkt zu verschließen. Bei 23% unseres Patientengutes – vornehmlich aus dem Zeitraum zu Ende der 70iger Jahre – wurde eine primäre Naht durchgeführt. Bei der primären Naht muß sich die Wunde absolut spannungsfrei verschließen lassen. Verbleiben avitale Knochen- und Gewebsreste unter der Primärnaht, so ist mit einer Komplikation fast sicher zu rechnen [12]. In 7% wurde eine lokale Verschiebeplastik zur Deckung von Weichteildefekten durchgeführt. Die Wadenweichteile werden gespalten und mobilisiert, um den ventralen Defekt zu verschließen. Als Sekundärmaßnahmen des Weichteilverschlusses kommen der Cross-leg-Lappen und der gestielte myocutane Lappen infrage. Bei avasculär freiliegendem Knochen ist in zunehmendem Maße die freie Verpflanzung eines Hautmuskellappens mit mikrovasculärem Anschluß die Methode der Wahl. Zur Anregung der Knochenheilung haben wir ausgiebig Gebrauch von der Möglichkeit der Spongiosaplastik in Verbindung mit Decortication und Debridement gemacht. Bei 69% des Patientengutes (97 Fälle) wurde eine Spongiosaplastik durchgeführt. In 19 Fällen wurde 2mal Spongiosa verpflanzt, in 12 Fällen, meist bei osteomyelitischen Komplikationen, mehr als 3mal (Abb. 4b). Die Spongiosaplastik wurde im Mittel 2–6 Wochen nach dem Unfall vorgenommen, weil nach dieser Zeit eine Revitalisierung der Hauptfragmente anzunehmen ist. Die Stabilisierung mit den verschiedenen Montageformen der Fixateur-externe-Osteosynthese ist aus der Abb. 4c abzulesen. Bei 86 Patienten – entsprechend 61% des Patientenkollektivs – wurde eine räumliche dreidimensionale Fixateur-externe-Montage vorgenommen. Bei 15 Patienten haben wir alleinig einen Rechtwinkelfixateur verwendet, bei 8 Patienten wurde diese Form des Fixateurs mit Schrauben oder Platten kombiniert. Die gelenküberbrückende Immobilisierung durch Erweiterung der Fixateur-externe-Osteosynthese war bei 5 Patienten mit Tibiaschaftfrakturen erforderlich. Die Graphiken in der Abb. 5 mögen die Gefährdung darstellen, die das Einbringen von internen Implantaten in die frischen, weichteilgeschädigten Tibiafrakturen bedingen kann. Bei Querbrüchen muß die Schraube sehr steil eingeführt werden, sonst verursacht die Größe des Gleitloches Fragmentspitzennekrosen. Bei kleinen Biegungskeilen sind ebenfalls Nekrosen an den Fragmentspitzen, sowie die Sprengung des Biegungskeiles durch die Zugschraube zu beobachten. Bei Schrägbrüchen haben wir wiederholt Komplikationen durch Nekrosen an den avitalen Fragmentenden gesehen, wobei wiederum oft unvermittelt eine Sprengung des mit dem Gleitloch versehenen Fragmentanteils entsteht. Große Biegungskeile müssen mit 2 Zugschrauben zu jedem Hauptfragment eingepaßt werden. Während die Verbindung mit dem einen Hauptfragment häufig zu einer guten interfragmentären Kompression führt, bewirkt eine zweite Zugschraube mit dem anderen Hauptfragment – gelegentlich aus Platzmangel – wiederum die Ausbildung von Fragmentspitzennekrosen, denen eine Lockerung folgt. Gelegentlich haben wir eine Sperrwirkung bei zunehmender Resorption des Frakturbereiches beobachtet. Bei Trümmerbrüchen der Tibia kann die operative Stabilisierung der Fibula auch zu einem Sperreffekt für das Schienbeinhauptfragment und damit zur Provokation einer Pseudarthrose führen. Das Einbringen einer kleinen lateralen Platte an der Tibia und die Neutralisation mit einem streckwärtigen Klammerfixateur ist bei medialen Knochendefektzonen häufig instabil und führt über Schwingungen zu Lockerungen mit nachfolgenden Komplikationen. Nach unseren Erfahrungen wird beim Einbringen von in-

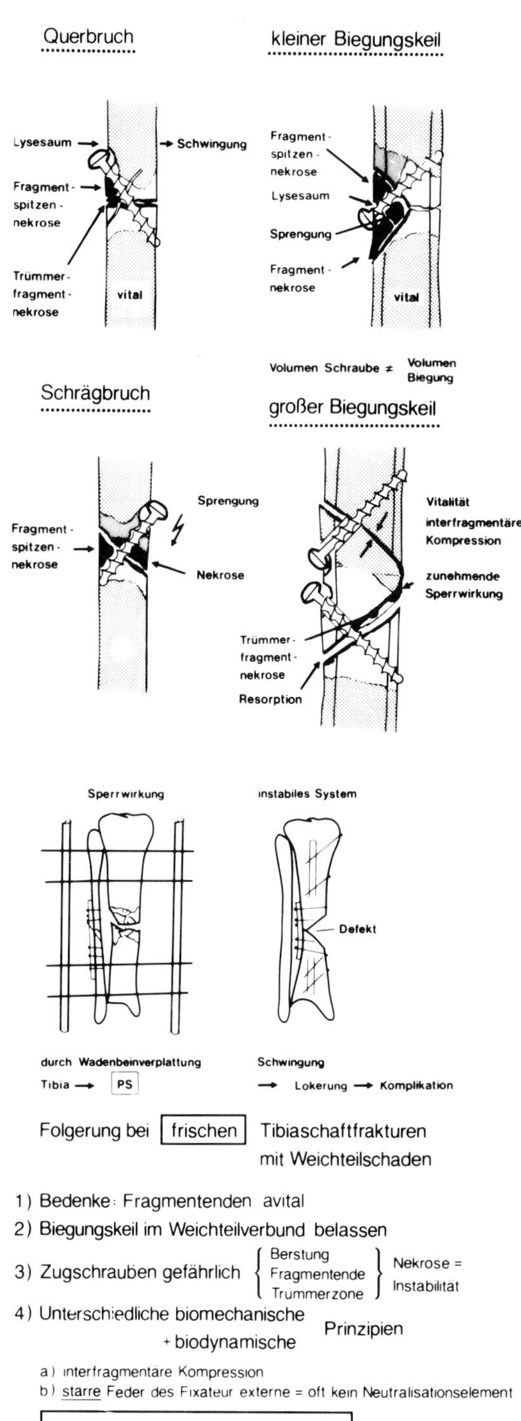

Abb. 5. Mögliche Gefährdung durch interne Implantate bei der Versorgung frischer Tibiaschaftfrakturen mit Weichteilschäden unter Berücksichtigung verschiedener Bruchformen in graphischer Darstellung

Tabelle 2a–c. Ergebnisse nach Versorgung von 141 Tibiaschaftfrakturen mit Fixateur externe aus dem „Bergmannsheil Bochum" zwischen 1974 und 1983. **a** Ergebnisse ohne Komplikationen; Aufschlüsselung im Hinblick auf Implantatentfernung, Belastbarkeit und Arbeitsfähigkeit, **b** Aufschlüsselung der Verläufe ohne Komplikationen im Hinblick auf subjektive Einschätzung, klinisches Ergebnis und Röntgenkontrolle, **c** Ergebnisse mit Komplikationen im Verhältnis zur Gesamtzahl der mit Fixateur externe behandelten Tibiaschaftfrakturen im Kontrollzeitraum

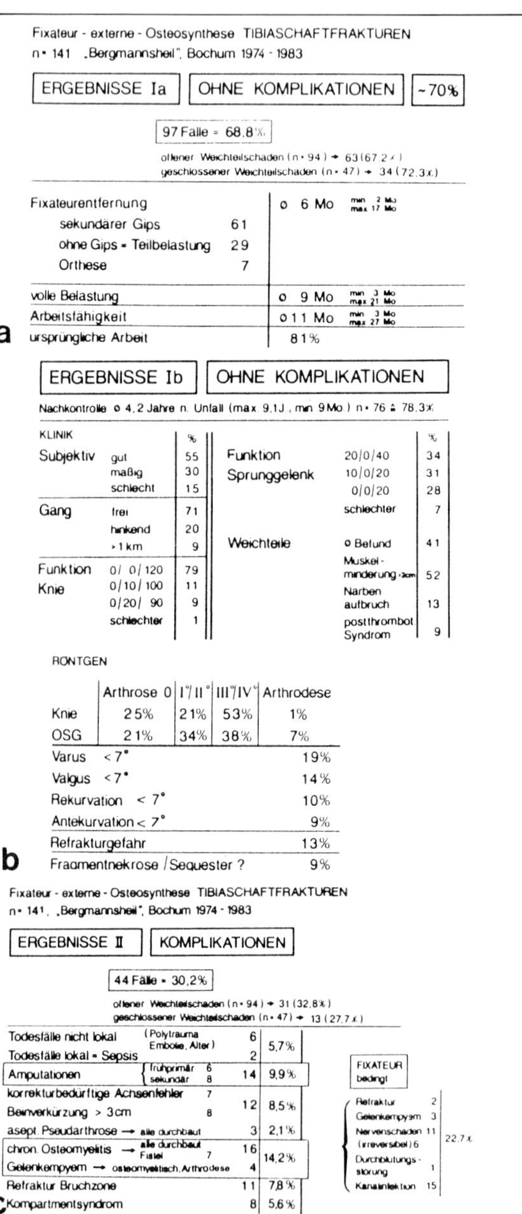

Fixateur - externe - Osteosynthese TIBIASCHAFTFRAKTUREN
n = 141 „Bergmannsheil", Bochum 1974 - 1983

ERGEBNISSE Ia | OHNE KOMPLIKATIONEN | ~70%

97 Fälle = 68,8%

offener Weichteilschaden (n = 94) → 63 (67,2%)
geschlossener Weichteilschaden (n = 47) → 34 (72,3%)

Fixateurentfernung		ø 6 Mo	min 2 Mo, max 17 Mo
sekundärer Gips	61		
ohne Gips = Teilbelastung	29		
Orthese	7		
volle Belastung		ø 9 Mo	min 3 Mo, max 21 Mo
Arbeitsfähigkeit		ø 11 Mo	min 3 Mo, max 27 Mo
ursprüngliche Arbeit		81%	

a

ERGEBNISSE Ib | OHNE KOMPLIKATIONEN

Nachkontrolle ø 4,2 Jahre n. Unfall (max. 9,1 J., min. 9 Mo.) n = 76 ≙ 78,3%

KLINIK

		%			%
Subjektiv	gut	55	Funktion Sprunggelenk	20/0/40	34
	mäßig	30		10/0/20	31
	schlecht	15		0/0/20	28
Gang	frei	71		schlechter	7
	hinkend	20			
	> 1 km	9	Weichteile	ø Befund	41
Funktion Knie	0/0/120	79		Muskelminderung > 2cm	52
	0/10/100	11		Narbenaufbruch	13
	0/20/90	9		postthrombot. Syndrom	9
	schlechter	1			

RÖNTGEN

	Arthrose 0	I°/II°	III°/IV°	Arthrodese
Knie	25%	21%	53%	1%
OSG	21%	34%	38%	7%
Varus < 7°				19%
Valgus < 7°				14%
Rekurvation < 7°				10%
Antekurvation < 7°				9%
Refrakturgefahr				13%
Fragmentnekrose / Sequester ?				9%

b

Fixateur - externe - Osteosynthese TIBIASCHAFTFRAKTUREN
n = 141, „Bergmannsheil", Bochum 1974 - 1983

ERGEBNISSE II | KOMPLIKATIONEN

44 Fälle = 30,2%

offener Weichteilschaden (n = 94) → 31 (32,8%)
geschlossener Weichteilschaden (n = 47) → 13 (27,7%)

Todesfälle nicht lokal	(Polytrauma, Embolie, Alter)	6	5,7%
Todesfälle lokal = Sepsis		2	
Amputationen	frühprimär 6, sekundär 8	14	9,9%
korrekturbedürftige Achsenfehler	7	12	8,5%
Beinverkürzung > 3 cm	8		
asept. Pseudarthrose → alle durchbaut		3	2,1%
chron. Osteomyelitis → alle durchbaut, Fistel 7		16	14,2%
Gelenkempyem → osteomyelitisch. Arthrodese		4	
Refraktur Bruchzone		11	7,8%
Kompartmentsyndrom		8	5,6%

FIXATEUR bedingt		
Refraktur	2	22,7%
Gelenkempyem	3	
Nervenschaden (irreversibel) 6	11	
Durchblutungsstörung	1	
Kanalinfektion	15	

c

ternen Implantaten bei frischen Tibiaschaftfrakturen die primäre Avitalität der Fragmentenden zu wenig beachtet. Andererseits haben die Ergebnisse bei Durchsicht der Heilungsverläufe unseres Krankengutes gezeigt, daß ein primär unberührt belassener, vitaler Biegungskeil in Verbindung mit einer sekundären Spongiosaplastik die Heilungszeit nicht verlängert. Zugleich können wir mit der Auswertung unseres Patientenkollektivs darlegen, daß die experimentelle Prüfung von Montagesteifigkeiten nicht zwangsläufig mit der klinischen Erfahrung und ihren Ergebnissen übereinstimmt.

6. Ergebnisse

Die Mehrzahl aller in unserer Klinik behandelten Tibiaschaftbrüche verblieb nach der stationären Behandlung bis zum Abschluß des Heilverfahrens in unserer ambulanten Betreuung. So konnten wir aus den Akten diejenigen Patienten ohne Komplikationen von denen mit Komplikationen trennen. Bei 97 Patienten – nahezu 70% aller 141 behandelten Tibiaschaftfrakturen mit Weichteilschäden – kam es zu einem störungsfreien Heilverlauf (Tabelle 2a). Die Fixateurentfernung konnte im Mittel 6 Monate nach dem Unfallereignis – bei einer Streuung zwischen 2 und 17 Monaten – erfolgen. 61 Patienten erhielten nach der Fixateurentfernung eine kurzfristige Gipsruhigstellung, 29 konnten mit Gehstützen bis zur sicheren knöchernen Heilung zunehmend teilbelasten. 7 Patienten wurde eine Orthese verordnet. Im Durchschnitt nach 9 Monaten konnte diese Gruppe das verletzte Bein voll belasten, wobei die kürzeste Zeitspanne nach dem Unfall 3 Monate, die längste 21 Monate betrug. Arbeitsfähigkeit bestand im Mittel nach 11 Monaten, wobei 81% dieser 97 Patienten ihre ursprüngliche Arbeit wieder aufnehmen konnten (Tabelle 2a). Aus der Gruppe der 97 Patienten ohne Komplikationen konnten wir im Durchschnitt 4,2 Jahre nach dem Unfall 76 Verletze nachuntersuchen. Diese 76 Fälle entsprechen 78,3% aller Patienten ohne Komplikationen. Bei der subjektiven Befragung schätzen mehr als die Hälfte das Ergebnis als gut ein, während 15% den Verlauf schlecht bewertete. Den ohne jegliche Störung gehenden 71% der Patienten standen 20% der nachuntersuchten Verletzten gegenüber, die unterschiedlich stark hinkten. 9% der kontrollierten Patienten vermochten weniger als 1 km zu laufen. Bei der klinischen Untersuchung des Kniegelenkes hatten bei freier Streckung 79% eine Beugefähigkeit bis 120° und mehr. 11% der kontrollierten Patienten hatten ein Streckdefizit von 10 Grad und konnte zwischen 100 und 120 Grad beugen. Bei den restlichen 10% der Patienten war die Funktion schlechter. Mit der höheren Zahl distaler Unterschenkelfrakturen steht mit Sicherheit im Zusammenhang, daß die Funktion des Sprunggelenkes im Durchschnitt schlechter gewesen ist als die, der nachuntersuchten Kniegelenke. Nur 31% der Patienten hatten eine nahezu freie Beweglichkeit im Sprunggelenk, während 34% der nachkontrollierten Patienten im Sprunggelenk nur eine Streckung von 10 Grad bei 20 Grad Beugung aufwiesen und weitere 28% über die Neutralstellung in der Streckenbewegung nicht hinauskamen. Die Weichteile waren bei 41% der nachkontrollierten Patienten unauffällig. 52% wiesen eine Muskelminderung von mehr als 2 cm am verletzten Bein auf. Bei 13% der Patienten kam es gelegentlich zu einem Narbenaufbruch und 9% wiesen ein postthrombotisches Syndrom auf. Bei der Röntgenuntersuchung zeigte sich im Knie- und oberen Sprunggelenk jeweils etwa 1/4 der Patienten ohne arthrotische Veränderungen. Arthrotische Veränderungen I. und II. Grades wiesen im Kniegelenk 1/5 und im Sprunggelenk 1/3 der kontrollierten Patienten auf. Auffallend war die Diskrepanz zwischen dem relativ hohen Anteil von nachhaltigen Arthrosen im Kniegelenk gegenüber den Verschleißerscheinungen im Sprunggelenk bei anteilmäßig eher schlechterer Funktion (Tabelle 2b). Röntgenologisch waren für uns noch bestehende Teildefektbildungen oder vermehrte Sklerosierungen Kriterien einer Refrakturgefahr. Dies war in 13% der Fälle festzustellen. Eine nicht korrekturbedürftige Varusabweichung des Schienbeins ergab sich bei 19%, eine Valgusabweichung bei 14% der kontrollierten Patienten. Bei einigen kam ein wiederum funktionell unbedeutender Achsenfehler in der Seitenebene hinzu. Die Einzelergebnisse sind der Tabelle 2 zu entnehmen. 44 Patienten (30,2% des Gesamtkollektivs von 141 Tibiaschaftfrakturen) wiesen während des Heilverlaufes Komplikationen auf. Diese Komplikationen verteilten sich bei den 94 Fällen mit nachhaltig offenen Weichteilschäden auf 31 Fälle und bei den 97 Verletzten mit ausgedehnt geschlossenen Weichteilschäden auf 13 Patienten. 8 Patienten verstarben, wobei in 2 Fällen eine nicht beherrschbare Sepsis von einer schweren Unterschenkelosteomyelitis ausging. In 14 Fällen mußte eine Amputation erfolgen. Dies entspricht 9,9% des Gesamtkollektivs. Korrekturbedürftige Achsenfehler oder Beinverkürzungen über 3 cm traten bei 8,5% aller Patienten auf. Im Verlauf der Behandlung kam es zu 3 aseptischen Pseudarthrosen, die in der Zwischenzeit knöchern durchbaut sind. Die Verletzung des Schienbeinschaftes komplizierte sich in 16 Fällen durch eine Osteomyelitis, und in 4 Fällen durch ein Gelenkempyem. Damit betrug nach Tibiaschaftfrakturen mit Weichteilschäden die Gesamtquote eitriger Komplikationen 14,2%. In 5,6% der Fälle trat ein Kompartmentsyndrom auf. Die fixateurbedingten Komplikationen wie Refraktur, Gelenkempyem, Nervenschäden, Durchblutungsstörungen und Kanaleiterungen sind zahlenmäßig in der Tabelle 2c aufgeführt und umfassen insgesamt 22,7%. Die Eiterung in den Kanälen der Steinmann-Nägel springt als größter Nachteil ins Auge, ist aber bei den meisten Patienten durch eine sachgerechte Behandlung dauerhaft zu beherrschen. Aufgrund der Unterschiedlichkeit der Komplikationen – die zum Teil bei einem Patienten zusammenfallen – haben wir diese Gruppe mit Tibiaschaftfrakturen zur Nachkontrolle nicht einbestellt. Aus den Gutachten und Krankenberichten ist jedoch zu entnehmen, daß die überwiegende Mehrzahl der knöchern durchbauten Osteomyelitisfälle und jene Patienten, die ihre Komplikationen aus der Anlage des Fixateur externe erlitten, mittlerweile weitgehend beschwerdefrei sind und nach objektiv funktionellen sowie röntgenologischen Kriterien einem guten Ergebnis entsprechen.

Zusammenfassung

Resumierend beweist die Kontrolle der an unserer Klinik in den letzten 10 Jahren durchgeführten 141 Fixateur-externe-Osteosynthesen bei frischen Tibiafrakturen die Notwendigkeit, die Indikation für dieses Osteosyntheseverfahren vorwiegend – und in vielen Fällen ausschließlich – von den Weichteilproblemen abhängig zu machen. Die Ergebnisse zeigen ferner, daß bei möglichst geringer Tangierung der Frakturzone durch die Osteosynthese, sachgerechter Weichteilbehandlung und sekundärer Spongiosaplastik nach Revitalisierung der Enden der Hauptfragmente die Ergebnisse am besten sind. Die Untersuchung bestätigte den Trend, auch bei geschlossenen Weichteilverletzungen nach Schienbeinbrüchen mit dem Fixateur externe zu behandeln, da die subdermalen Schäden oft so ausgedehnt sind, daß ihr volles Ausmaß erst sekundär erkannt werden kann. Nicht nur die offenen, sondern auch die geschlossenen Frakturen mit Weichteilschaden sind unfallchirurgische Notfälle. Es ist die Kunst diesen Weichteilschaden primär richtig einzuschätzen, um eine effiziente Behandlung mit dem richtigen Osteosynthesemittel vorzunehmen. Trotz der Verschiedenartigkeit der Weichteil- und Frakturschäden ist ein klares Behandlungskonzept der Weichteilverletzung die Grundvoraussetzung für eine erfolgreiche Behandlung dieser Tibiafrakturen [12]. Die Ergebnisse zeigen, daß bei etwa 70% unserer, in einem Jahrzehnt mit dem Fixateur externe behandelten Patienten in einer adäquaten Zeit eine knöcherne Heilung mit günstigem Ergebnis zu erreichen ist. Es kann aber nicht nachdrücklich genug betont werden, daß akzeptable Heilerfolge nur durch eine, dem Grundkonzept individuell angepaßte Behandlung erwartet werden können.

Literatur

1. Burri C, Claes L (1981) Indikation und Form der Anwendung des Fixateur externe am Unterschenkel. Unfallheilkunde 84:177
2. Hierholzer G (1975) Stabilisierung des Knochenbruches mit Weichteilschaden im Fixateur externe. Langenbecks Arch Chir 339:505
3. Hierholzer G, Kleining R, Hörster G, Zemedies P (1978) External fixation. Arch Orthop Traumat Surg 92:175
4. Kleining R (1981) Der Fixateur externe an der Tibia. In: Hefte Unfallheilkd, Heft 151. Springer, Berlin Heidelberg New York
5. Müller KH (1979) Die Weichteilquetschung. Schriftenreihe Unfallmed. Tagungen d. Landesverbandes Rheinland-Westfalen der Gewerblichen Berufsgenossenschaften. Düsseldorf, S 187–194
6. Müller KH (1980) Der Fixateur externe als Alternative zu internen Osteosyntheseverfahren bei Infektgefährdung. Therapiewoche 30:1679
7. Müller KH, Müller-Farber J (1982) Der Fixateur externe – seltene Indikationen, Kombinationen von internen und externen Osteosynthesetechniken, Sekundäreingriffe. Langenbecks Arch Chir 358:133
8. Müller KH, Rehn J (1978) On earlx prophylaxis, early recognition and early treatment of infected osteosyntheses. Arch Orthop Traumat Surg 92:201
9. Müller KH, Witzel U (1981) Die Fixateur-externe-Osteosynthese ohne knöcherne Abstützung (externe Distanzosteosynthese) an der unteren Gliedmaße – biomechanische, operationstechnische und osteoplastische Grundlagen. Arch Orthop Traumat Surg 99:117
10. Müller ME, Allgöwer M, Schneider R, Willenegger H (1977) Manual der Osteosynthese, 2. Aufl. Springer, Berlin Heidelberg New York
11. Rehn J, Katthagen BD (1980) Osteosynthesen oder Operationen am Knochen. Unfallheilkunde 83:226
12. Tscherne H, Gotzen L (1983) Fraktur und Weichteilschaden. In: Hefte Unfallheilkd, Heft 162. Springer, Berlin Heidelberg New York Tokyo

Bewertung der Ergebnisse im Spiegel der von der AO geleisteten Arbeit

J. Rehn

Mauracher Straße 15, D-7809 Denzlingen

Die bisherigen Erörterungen haben sich bewußt auf die operative Theorie der Tibiaschaftfrakturen beschränkt. Die konservative Behandlung hat im Rahmen des gesamten Therapiekonzeptes nach wie vor ihren festen Platz. Wie unterschiedlich die Häufigkeit deren Anwendung und die damit verbundenen Erfolgserwartungen sind, zeigt die Gegenüberstellung zweier Statistiken:

Während in der Schweiz die Operationsfrequenz von 25% im Jahr 1945 auf 75% im Jahr 1975 anstieg – bei erheblicher Senkung der Invaliditätsrate und -höhe – lag die Häufigkeit der Operationen in Österreich in 6 Unfallkrankenhäusern 1969–1982 bei 15625 isolierten Tibiaschaftbrüchen um 7% und bei 22015 Unterschenkelschaftbrüchen bei etwa 31%. Ich möchte diese Zahlen ohne weiteren Kommentar präsentieren. Sie spiegeln einen allgemein spürbaren Trend wieder. Der Gebrauch des einen oder anderen Verfahrens ist erheblichen Schwankungen von Klinik zu Klinik, dem Verlauf der Zeit und den eigenen Erfahrungen unterworfen (Tabelle 1).

Die konservative Therapie hat ihre Berechtigung, wenn sie nach den heute allgemein gültigen Kriterien gute Ergebnisse in einer vertretbaren Heilungszeit erbringt. Der Begriff „gut" zeigt allerdings bei der Interpretation große individuelle Schwankungen. Bei der geschlossenen, nicht stark weichteilgeschädigten Unterschenkelschaftfraktur, die in guter Stellung zu reponieren und stabil zu retinieren ist, darf man die konservative Therapie aber durchaus vertreten.

Aus Tabelle 2 ist ersichtlich, daß aus einer eigenen Behandlungsgruppe von 253 Unterschenkelschaftbrüchen aus den Jahren 1974–1978 ein nicht geringer Prozentsatz der primär konservativ behandelten Brüche – geplant und ungeplant – vor allem wegen Instabilität und Fehlstellung sekundär operiert werden mußte, in 28% der Fälle des damaligen Krankengutes. Mit dieser Serie wurde versucht, eine bewußt weite Indikation für das konservative Vorgehen zu stellen. Die Zahl der früh sekundär operierten Patienten zeigt, daß

Tabelle 1. Gegenüberstellung der Osteosynthesefrequenz in der Schweiz und in 6 Unfallkrankenhäusern Österreichs bei Tibiaschaftfrakturen

SUVA (Schweiz)		6 Unfallkrankenhäuser Österreich (Jonasch, Berte), 1969–1982	
Unterschenkelschaftbrüche		Isolierte Schienbeinschaftbrüche 15625	Unterschenkelschaftbrüche 22015
Osteosynthese		Osteosynthese	
1945	1975	~7%	~31%
~25%	~75%		

Hefte zur Unfallheilkunde, Heft 174
Zusammengestellt von A. Pannike

Tabelle 2. Gesamtübersicht über den Prozentsatz konservativ, sekundär und primär operativ behandelter Patienten bei Schienbeinschaftbrüchen. „Bergmannsheil" Bochum, 1974–1978

253 Unterschenkelschaftbrüche		
konservativ	sekundär operativ	primär operativ
124 49%	71 28%	58 23%
49% konservativ	51% operativ	

dies bei Anlegen strenger Maßstäbe nur begrenzt möglich ist. Bei begonnener konservativer Therapie ist rechtzeitig die Osteosynthese dann einzusetzen, wenn sich deren Notwendigkeit aus einer kritischen Verlaufsbetrachtung ergibt. Die primäre Indikation zur Osteosynthese, die auch bei uns heute aufgrund solcher Analysen präziser und weiter abgesteckt wird, bleibt davon unberührt (Tabelle 2).

Bei sekundärer Operation mit fortgeschrittener Stabilität war in einigen Fällen die alleinige Spongiosaanlagerung zur raschen Frakturheilung ausreichend.

Die von den Referenten gezeigten Statistiken dürfen von der Zahl und der Qualität der Leistung her nicht einfach verallgemeinert werden. Die Vortragenden bzw. ihre Kliniken wurden ausgewählt nach deren persönlicher Erfahrung mit der betreffenden Osteosynthese. Es handelt sich um Spezialisten mit einer niedrigen Komplikationsquote. Die Gesamt-Zahlen Zwischenfällen liegt, vor allem beim Ungeübten, erheblich höher.

Die schwerste Komplikation nach einer Osteosynthese ist nach wie vor die postoperative Osteomyelitis. Neben der meist bleibenden Behinderung, die bis zur Amputation reichen kann, und allen psychischen Folgen, ist auch der materielle Aufwand erheblich. Auch die große Zahl der Tibiapseudarthrosen, die am „Bergmannsheil" in Bochum von 1974–1981 behandelt werden mußten, unterstreicht diese Mahnung. Erschütternd die Tatsache, daß

Tabelle 3. Die am „Bergmannsheil" Bochum behandelten Pseudarthrosen nach Lokalisation, Häufigkeit und Infektion

	nicht infiziert	infiziert	Summe
Tibia	*445*	*641*	*1086*
Oberschenkel und Schenkelhals	*493*	*153*	*646*
Unterarm	*235*	*35*	*270*
Oberarm	*133*	*19*	*152*
Knöchel	89	38	127
Schlüsselbein	29	0	29
Patella	18	0	18
Sonstige, z. B. Sprungbein, Ellenhaken	64	14	78
Gesamt	1508	900	2408

Tabelle 4. Voraussetzungen des Chirurgen zur erfolgreichen Osteosynthese

1. Fundierte theoretische praktische *Kenntnisse – Kritische Selbsteinschätzung*
2. Strenge *Indikation*
3. Perfekte *Technik*
4. *Erkennung und Beherrschung* intra- und postoperativer *Komplikationen*
5. Gute und lückenlose *Weiterbehandlung*
6. Ständige *Weiterbildung*

die infizierten Pseudarthrosen des Schienbeins gegenüber den nicht infizierten bei weitem überwogen (Tabelle 3).

Die Tibiaschaftfraktur ist für mich – nach wie vor – eine der Problemfrakturen. Wir dürfen nicht müde werden, immer wieder über die Maßnahmen zur Senkung der Komplikationsrate zu diskutieren und sie zu fordern. Wir dürfen nicht müde werden, die Ausbildung aller Chirurgen in der Unfallchirurgie ständig zu pflegen und zu verbessern. Dies gilt besonders für die wissenschaftlichen Grundlagen der Osteosynthese (Tabelle 4).

Die Ansprüche der Patienten sind gestiegen. Dies sollte umso mehr auch für uns Ärzte Gültigkeit haben. Der Schlüssel zum Erfolg liegt kaum in den Plattenmodifikationen! Wenn absolute oder begründete relative Indikationen zur Osteosynthese gegeben sind, so stehen uns ausgereifte und gute operative Methoden zur Verfügung. An uns liegt es, sie erfolgreich einzusetzen.

Bewertung der Ergebnisse im Spiegel der von der AO geleisteten Arbeit

H. Willenegger

AO-International, Balderstraße 30, CH-3007 Bern

Auch aus internationaler Sicht ist der *Unterschenkelschaftbruch* ein *repräsentatives* Beispiel, um daran die Ergebnisse der Frakturbehandlung ganz allgemein zu diskutieren. Besonders wertvoll ist die damit verbundene Aufforderung, auch bestimmte negative Aspekte zu beleuchten.

Zunächst einige Bemerkungen zu den *positiven Aspekten*:

1. K. H. Müller hat die Bedeutung des *Fixateur externe* beim *schweren Weichteilschaden* herausgestellt, ein Prinzip, das sich auch im Ausland in zunehmendem Maße durchgesetzt hat. In dieser Beziehung hat unser Arbeitskreis, ursprünglich in der Schweiz, dann in Deutschland und Österreich beheimatet, großen Einfluß gehabt, der noch heute spürbar ist.

2. Die Motivation, auch den *geschlossenen* Unterschenkelbruch in vermehrtem Maße zu operieren, hat sich auch auf internationaler Ebene ausgewirkt, ebenfalls mit Anerkennung

Hefte zur Unfallheilkunde, Heft 174
Zusammengestellt von A. Pannike

relativer, oft ausgeprägt sozialer Indikationsstellung: Abkürzung der Spitalbehandlung (Kostenexplosion im Gesundheitswesen; frühzeitige Rückkehr an den Arbeitsplatz), Bettennot (vor allem in den Entwicklungsländern), der Komfort einer gipsfreien Nachbehandlung.

3. Leider hat sich diese Tendenz auch *negativ ausgewirkt* – und dies gerade beim Unterschenkelschaftbruch –, weil den guten Resultaten noch zu viele Fehlleistungen gegenüberstanden. Nicht zuletzt sind daraus Impulse für die konservative Einstellung von Sarmiento hervorgegangen.

Abgesehen von der postoperativen Wundinfektion sind es im Prinzip immer wieder die gleichen *Ursachen*:

- völlige Unterschätzung der Osteosynthese, die allein schon als Operationsmethode anspruchsvoll ist und ein hohes Maß an Grundlagenkenntnissen verlangt. Das technische Rüstzeug bezieht sich nicht nur auf die Implantate, sondern ebensosehr auf geeignete Instrumente.

Eine eklatante Diskrepanz zwischen perfekter Ausrüstung für die Herzchirurgie und ungenügendem Material für die Knochenchirurgie in der gleichen Klinik ist keine Seltenheit, ebenso der damit verbundene Hinweis auf den Mangel finanzieller Mittel.

- Unzureichende Ausbildung in Osteosynthese während der Facharztweiterbildung, theoretisch und praktisch.
- Überbewertung der AO-Kurse als Ersatz für diese Weiterbildungsmängel.

4. In diesem Zusammenhang muß auf *Tendenzen* hingewiesen werden, an denen wir *nicht vorbeisehen* dürfen, weil sie bei den oft mangelhaften Grundlagenkenntnissen weitere Unsicherheit schaffen. Es betrifft dies folgende Themen: den Wunsch nach herabgesetzter Steifigkeit, die Frage der „stress protection" und die frühzeitige Plattenentfernung.

a) Von einer *herabgesetzten Steifigkeit* erwartet man *bewegungsinduzierte Callusbildung*, einen Wunsch, den man verstehen kann, ist doch der Callus der natürlichste Träger der Knochenheilung. Die Frage ist nur die, ob wir *Konzessionen* an das wissenschaftlich durchgearbeitete, und klinisch bewährte Prinzip der interfragmentären Kompression machen dürfen und wie weit der gewünschte Erfolg derartiger Abweichungen mit Sicherheit vorausschaubar und programmierbar ist.

Die *Unsicherheit* beginnt bereits beim Versuch einer Begriffsbestimmung. Was heißt „weniger steife", „halb-steife", „elastische" Verplattung? Bisherige tierexperimentelle Studien (Uhthoff) haben noch keine Klärung gebracht, weil allein schon die Versuchsmodelle methodenkritisch nicht überzeugen oder zumindesten Zweifel offen lassen.

Wie liegen die Verhältnisse tatsächlich?

Unsere Kenntnisse über die *Beziehung zwischen Bewegung* im *Frakturbereich* und *Knochenbildung* sind nicht neu, konnten aber durch Studien aus unserem gemeinsamen Arbeitskreis wesentlich vertieft und klargestellt werden (Abb. 1). Demnach muß man an der Tatsache festhalten, daß selbst kleinste Bewegungen zwischen 2 Fragmenten zur Knochenresorption führen, mit der Gefahr von zunehmender Instabilität, wobei dann trotz bewegungsinduzierter Callusbildung die *Überbrückung* sogar *verhindert* werden kann. Abbildung 2 faßt zusammen: die *Toleranzbreite* zwischen einem geringen, wahrscheinlich komplikationslosen, callusbildendem Instabilitätsgrad einerseits und einem pathologischen Instabilitätsgrad mit

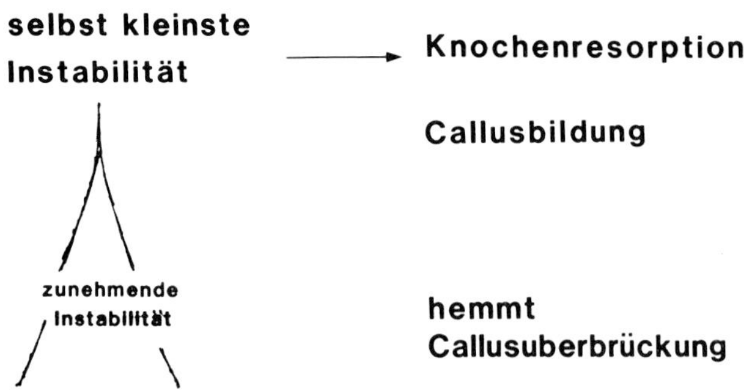

1984

Abb. 1. Stabilität und Knochenbildung

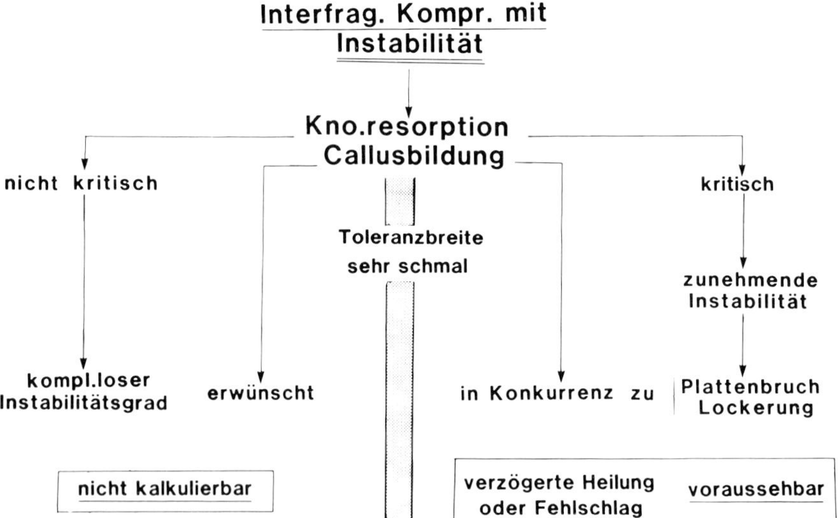

Abb. 2. Folgen der Instabilität

Verhinderung oder Verzögerung der Knochenheilung andererseits, ist sehr schmal und nicht kalkulierbar.

Hierzu *2 klinische Fälle* (Abb. 3): Im Fall *oben* hatte die ganz geringe Instabilität keine sichtbare Knochenresorption, jedoch wenig, an sich gern gesehene Callusbildung zur Folge. Im Fall *unten* ausgeprägte Instabilität mit stark verzögerter Heilung. Der Callus „gewann" schließlich das „Rennen".

Abb. 3. *Oben*: Sch. K., 20j. Mann. Bei den langen Schrägbrüchen im distalen Abschnitt ▶ reichten die 3 Kompressionsschrauben aus, um jegliche interfragmentäre Unruhe auszuschalten. Als Folge davon keine sichtbare Callusbildung. – Bei einer *einzigen Kompres-*

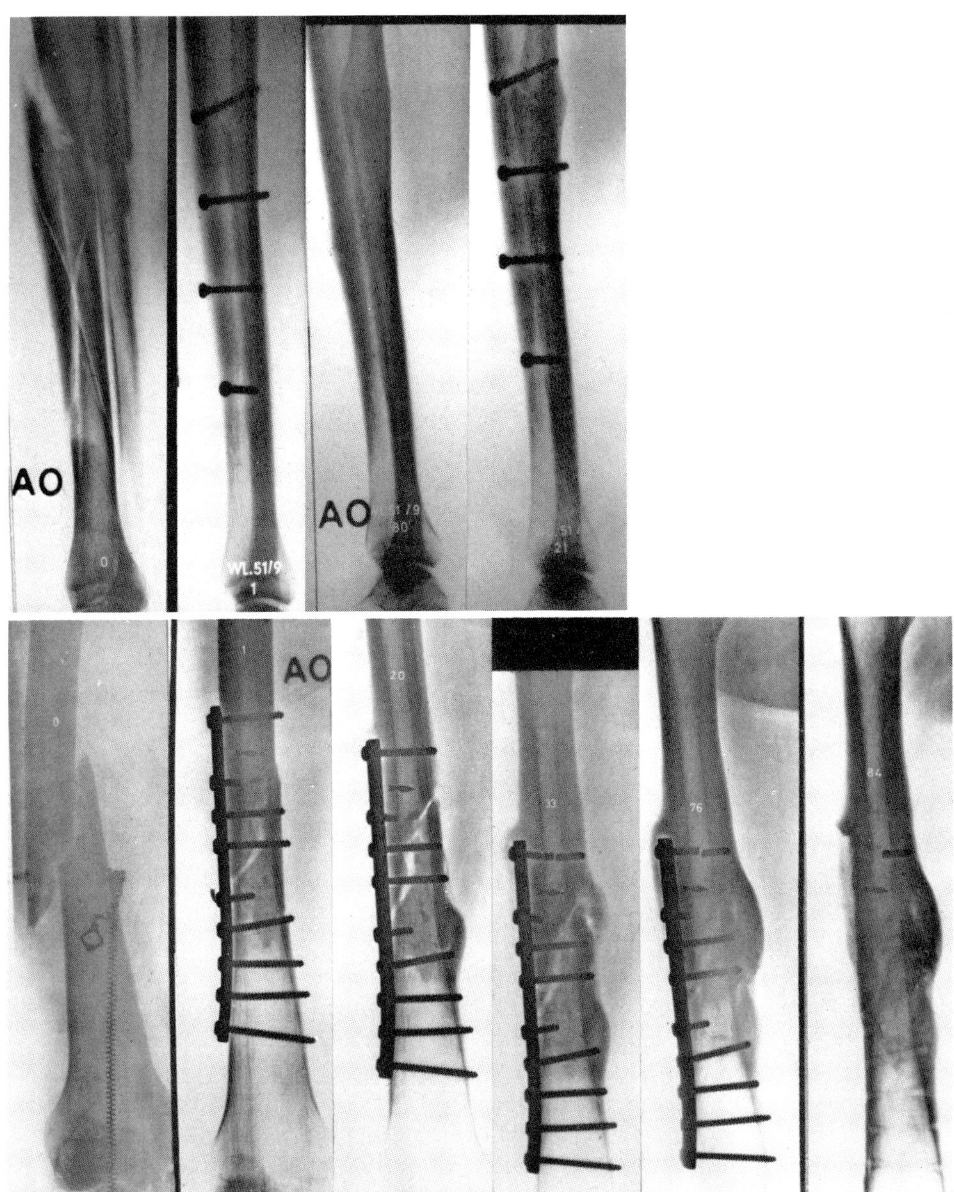

sionsschraube im kurzen Schrägbruch *proximal* war der Heilverlauf anders: als Ausdruck einer geringfügigen Instabilität zeigten die Röntgenbilder im späteren Verlauf wenig, aber deutliche Callusbildung ohne Zeichen einer kritischen interfragmentären Knochenresorption. Während 6 Wochen trug der Patient eine abnehmbare Schutzschiene. Röntgenbilder: 1, 21, 80 Wochen nach Osteosynthese. *Unten*: Pf. H., 34j. Mann. Bei der *instabilen Osteosynthese* waren die *Schrierigkeiten voraussehbar*: bewegungsinduzierte Knochenresorption und Callusbildung. Nicht voraussehbar war dagegen der spätere Verlauf insofern, als eine gewisse Stabilität bei dem kooperativen Patienten noch ausreichte, um die kritische Phase der Knochenresorption zu überwinden und einer ungestörten Callusbildung den Weg zu öffnen. Röntgenbilder: 1, 20, 33, 76, 84 Wochen nach Osteosynthese

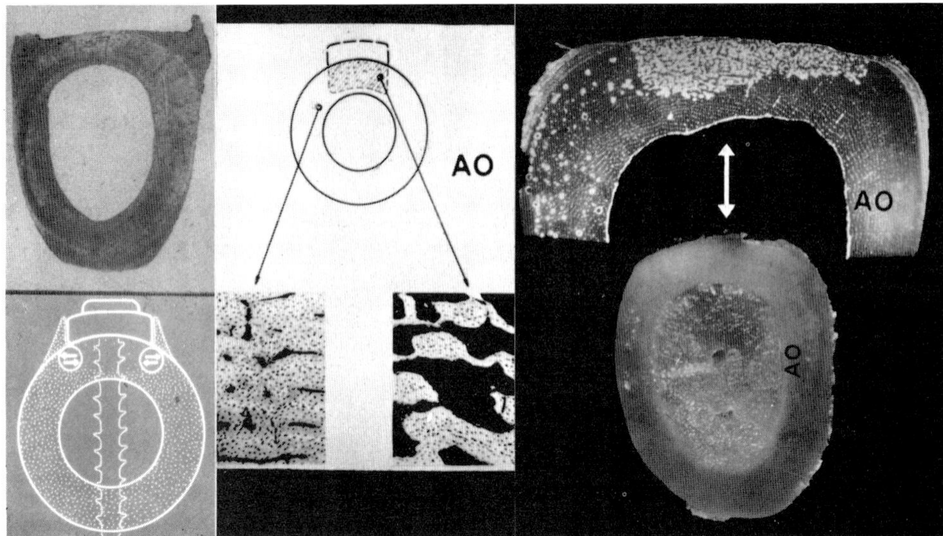

Abb. 4. An *intakten* Tibiae des Schafs wurden Platten aufgesetzt, die gegenüber dem Knochen gespannt oder neutral waren. In allen Fällen trat in der *plattennahen Corticalis* ein *Umbauprozeß* mit entsprechender Osteoaktivität auf. Spätere Studien haben gezeigt, daß dies auf einer plattenbedingten Zirkulationsstörung beruht (Nachweis mit Disulfinblau) und nicht die Folge einer Dehnungsverminderung des Knochens im Plattenbereich ist. Der *Callussaum* am Plattenrand ist Ausdruck von Relativbewegungen des viscoelastischen Knochens gegenüber der starren Platte (relative Instabilität)

Diese beiden, für das Problem repräsentativen Fälle zeigen mit aller Deutlichkeit, daß die *interfragmentäre Kompression* – eine besondere Form von Osteosynthese – *gegenüber Konzessionen an die Stabilität* sehr *empfindlich* ist, handle es sich um die bekannten methodischen Fehler (wie z. B. mangelhafte Kompression) oder um den vagen Wunsch nach flexiblen Platten, was in der Praxis auch schon zu Fehlleistungen geführt hat. Auch weiß man heute, daß interfragmentäre Instabilität infektionsfördernd ist.

b) Ein weiteres Problem ist die Frage der *„stress protection"*. Das entsprechende Experiment (Abb. 4) an der intakten Schaftibia dürfte bekannt sein: ursprünglich führte man den *Knochenumbau* direkt *unter der Platte* darauf zurück, daß die viscoelastische Deformierbarkeit des Knochens im Bereich der Platte herabgesetzt sei. Heute wissen wir, daß es sich um einen Reparaturvorgang einer vorübergehenden, plattenbedingten *Zirkulationsstörung* handelt und nicht um eine Folge partieller Knochenruhigstellung (Matter; Gunst, Lüthi, Gautier).

Von der damaligen Interpretation ausgehend, haben einige Kliniken die etwas weniger starre Titanplatte verwendet, in der Annahme, daß dadurch der corticale Umbauprozeß (= Träger der Corticalisheilung unter stabilen Bedingungen) günstig beeinflußt werden könnte.

Die theoretische Überlegung dazu ging von Messungen an querosteotomierten, autoptisch gewonnenen Tibiae aus: unter einer Titanplatte hatte der Knochen etwas mehr Dehnungsspielraum als bei Stahlplatten (Brennwald und Perren).

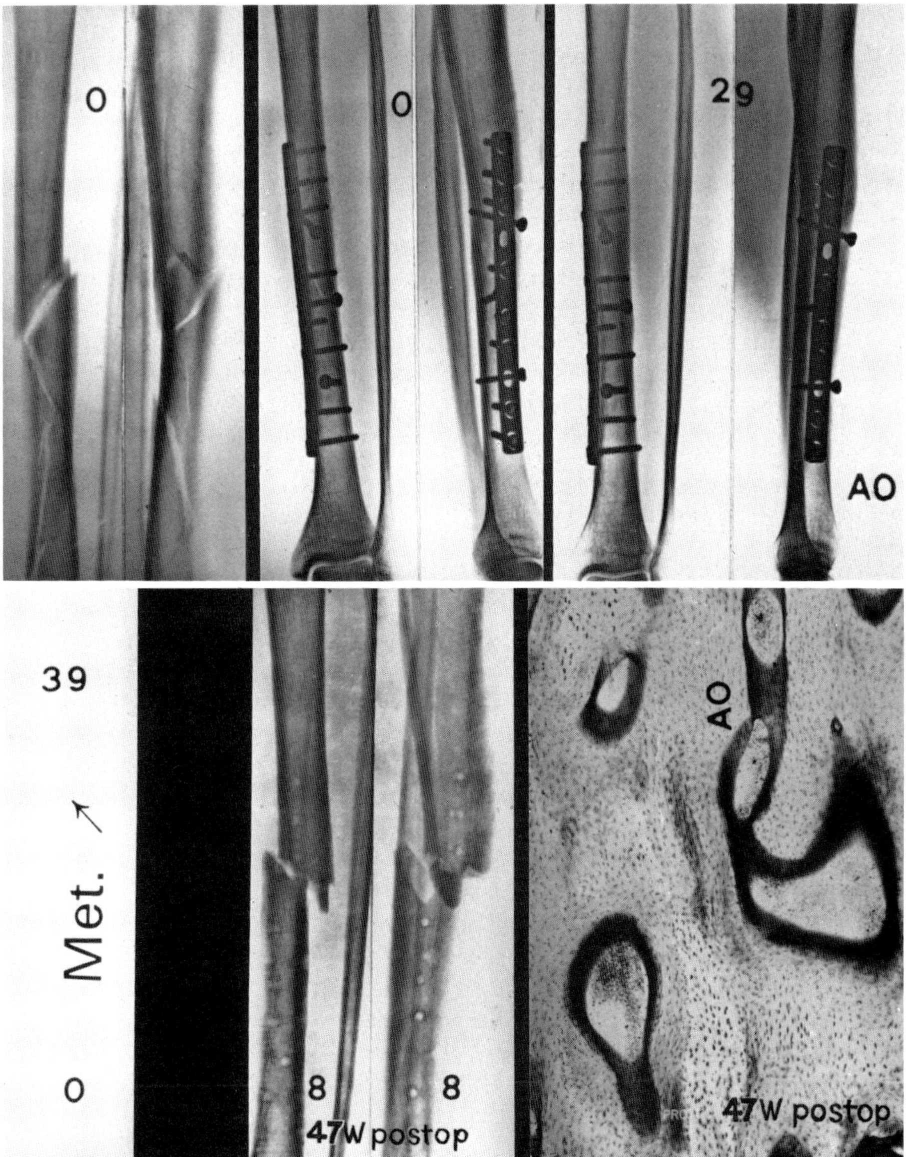

Abb. 5. H. M., 27j. Mann. Osteosynthese mit *Titanplatte*. Der postoperativ sichtbare Spalt unter einwandfrei stabilen Bedingungen. – 29 Wochen nach Osteosynthese perfekt aussehende Heilung im Röntgenbild, sogar mit etwelcher Verdickung der Corticalis, was wir als Folge der weniger starren Titanplatte interpretiert haben. – 39 Wochen nach Osteosynthese Plattenentfernung. – 8 Wochen später, d. h. 47 Wochen nach Operation kam es zur *Refraktur* beim Gehen. Anläßlich der sofort durchgeführten Marknagelung wurde *bioptisches Material* unterhalb und außerhalb der Platte entnommen: an allen Stellen war der Knochenumbau noch in vollem Gang, also nach 11 Monaten (histologische Untersuchungen von Schenk)

Hierzu *2 Fälle* (Abb. 5, 6):

In *Abb. 5* handelt es sich um eine primäre Osteosynthese mit Titanplatte. 29 Wochen später sehr schöne Heilung im Röntgenbild, sogar stellenweise Verdickung der Corticalis. Plattenentfernung 39 Wochen nach Operation. 8 Wochen später (47 Wo. nach Verplattung) Refraktur ohne adäquates Ereignis. Histologie: frakturheilender Knochenumbau noch in vollem Gang, analog *Abb. 6,* in welcher der Heilzustand 12 Wochen nach Osteosynthese dargestellt ist.

Anhand dieser kurzen Hinweise ergeben sich einige *für die Praxis wichtige Aspekte*:

– Es ist zu unterscheiden, ob man die Knochenreaktion nach Verplattung an einer intakten oder an einer frakturierten Diaphyse untersucht.

Nach Verplattung umfaßt der Knochenumbau als Träger der Corticalisheilung den *gesamten* Frakturbereich und nicht nur den plattennahen Anteil. Dieser Knochenumbau ist ein *Heilvorgang* und *nicht* die Folge einer „stress protection". Die stark erhöhte Vascularität („Spongialisierung") bedeutet außerdem mechanische Schwächung der Corticalis.

In diesem Zusammenhang sei noch die Arbeit von Strömberg kurz erwähnt. Er fand nach Verplattung von intakten Hundefemora eine Knochenatrophie mit verminderter Corticalismasse und entsprechender Erweiterung der Markhöhle. Bei unseren beiden klinischen Fällen war etwas derartiges nicht ersichtlich (s. Abb. 5, insbesondere Abb. 6a, b).

– Der morpholigisch gesicherte *Heilvorgang bei Verplattung* ist ein *langdauernder* Prozeß. Ob er beschleunigt werden kann, wenn die Diaphyse durch Instabilität einer vermehrten Beanspruchung ausgesetzt wird, liegt noch völlig im Dunkeln. Besonders langdauernd ist der Umbauprozeß bei avasculären Fragmenten und großen Spaltlücken (s. Abb. 6).

Dei bestehenden Unklarheiten über den Begriff der „stress protection" haben in den letzten 2–3 Jahren ein weiteres Gebiet von Fehlleistungen „eröffnet": das der *vorzeitigen Plattenentfernung*! Entsprechende Refrakturen und Pseudarthrosen waren in allen Fällen, die mir begegnet sind, mit Sicherheit voraussehbar.

Nun noch einige, mehr *prospektive Bemerkungen* zum Begriff *„stress protection"*:

Hierzu *1 Fall* (Abb. 7):

Links: Nach Plattenentfernung 14 Jahre nach Osteosynthese sieht man eine Herabsetzung der Corticalisdicke nur direkt unter der Platte bei sonst histologisch vollkommener Struktur, ferner den typischen Callus am Plattenrand als Ausdruck der Relativbewegungen zwischen starrem Metall und deformierbarem Knochen.

Rechts finden sich die Verhältnisse 2 Jahre nach verplatteter Osteotomie am Hunderadius: direkt unterhalb der Platte sieht man noch Knochenumbauvorgänge, wogegen außerhalb davon der knochenheilende Umbauprozeß ausgereift ist.

Abb. 6a–d. A. F., 23j. Mann. Osteosynthese mit *Stahlplatte*. Der Patient verstarb 12 Wochen nach Osteosynthese an Ruptur eines intrakraniellen Aneurysma. Untersuchungsmöglichkeit der gesamten Tibia (Schenk). **a** An einer Stelle von homogener Struktur im Röntgenbild sind *alle Fragmente* dieses Bereichs vascularisiert und *im Zustand* eines lebhaften *Knochenumbaus* (= Träger der Knochenheilung unter stabilen Bedingungen). Die Osteoporose ist Ausdruck der erhöhten Vascularität. **b** Der im Röntgenbild dicht gebliebene *Keil* ist noch *avasculär* und zeigt beginnende Revascularisation von dem einen anliegenden Fragment aus. **c** zeigt eine *Spaltlücke* von 0,7 mm Weite, die noch immer offen ist. Solche Spaltlücken heilen über primär angiogene Trabekelbildung entsprechend dem unter **d** gezeigten Experiment mit Bohrlöchern von 0,6 mm Weite (Johner) ▶

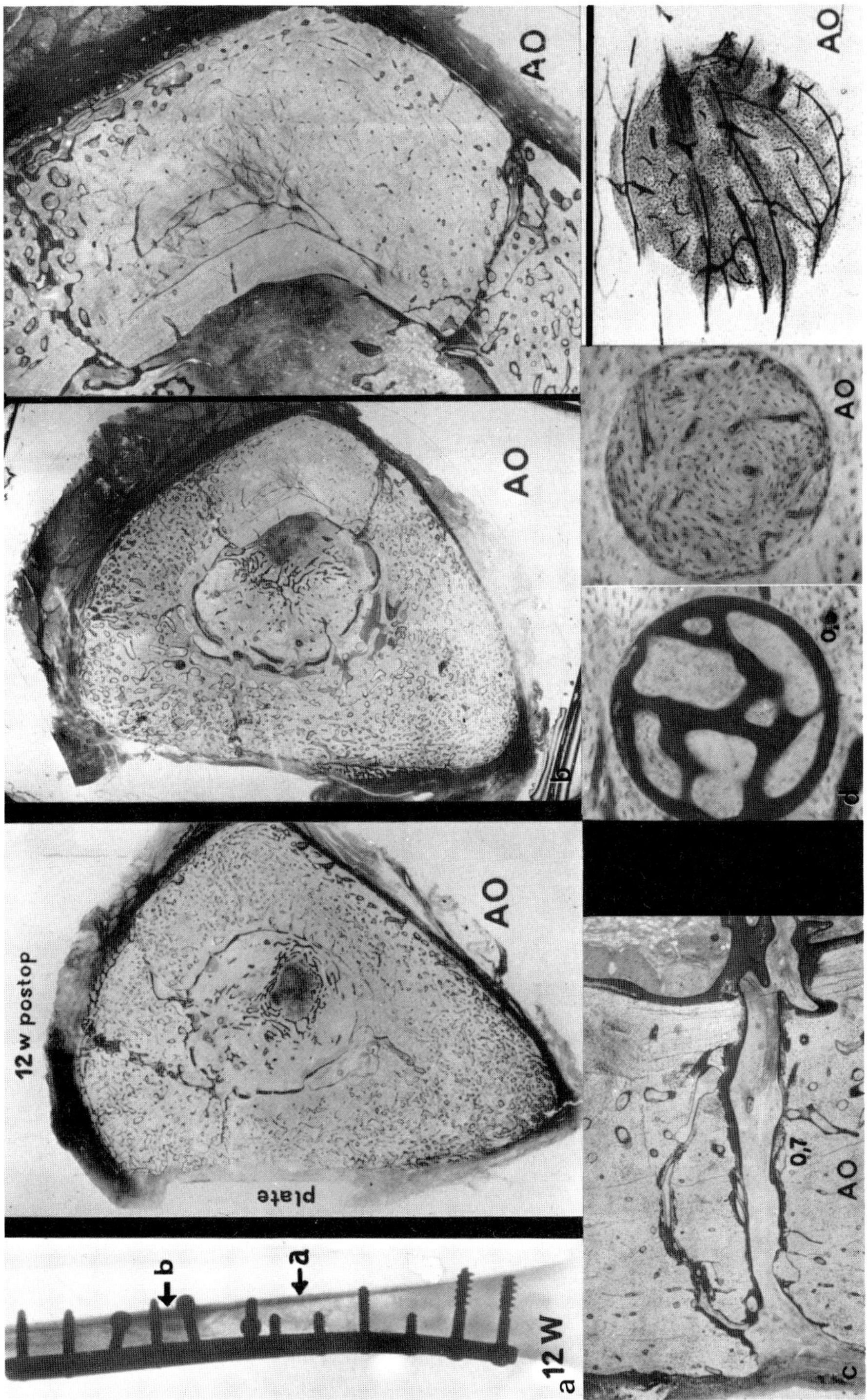

Abb. 6

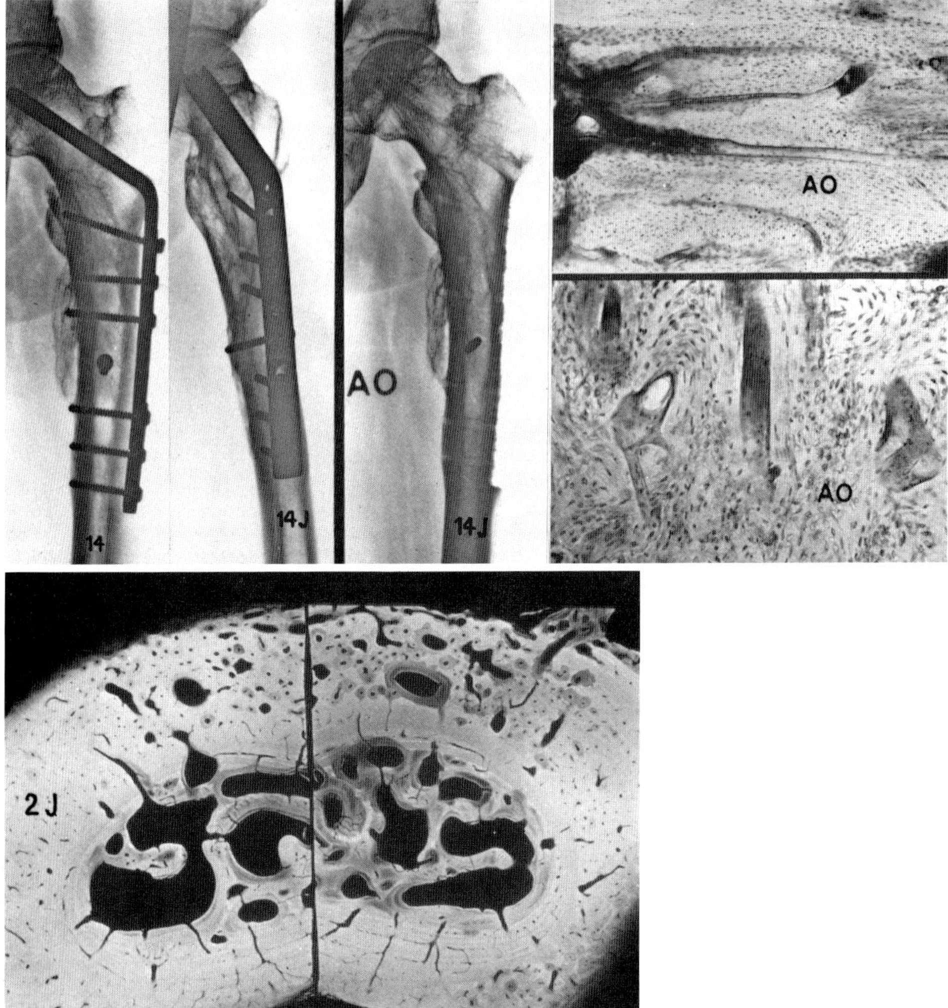

Abb. 7. *Oben*: L. O., 56j. Mann. Bei voller sportlicher Aktivität *Plattenentfernung* nach *14 Jahren*. – Röntgenbefund: Verschmälerung der Corticalis nur gerade im Plattenbereich; Knochenneubildung um die Platte herum. – Histologie der plattenanliegenden Corticalis (Schenk): ausgereifter Lamellenknochen. *Unten*: Bei diesem Hunderadius wurde die Platte 2 Jahre nach Osteotomie entfernt. In der plattennahen Corticalis findet man immer noch Knochenumbau

Diese beiden Beobachtungen werfen zusätzliche Fragen auf: was hat die Platte noch für Einflüsse in den späteren Heilstadien? Was für Mechanismen stecken dahinter? Besonders große Unsicherheit schafft heute der Begriff der „stress protection“ und deren Stellenwert, namentlich im Zusammenhang mit der Frakturheilung nach Verplattung.

Zusammenfassung

1. Die *interfragmentäre Kompression* mit *Schrauben* und *Platten* sollte man gewissermaßen als die „belehrende Tonleiter" der Osteosynthese betrachten. Wenn wir ihre wissenschaftlichen Grundlagen biomechanischer und histomorphologischer Art genau kennen, dann verstehen wir die pathogenetische Bedeutung jeder davon ausgehenden Abweichung viel besser und können Fehler vermeiden. Nicht zuletzt hat das Studium der interfragmentären Kompression auch wesentliche Einblicke in das wissenschaftliche Verständnis der konservativen Frakturenbehandlung verschafft.
2. In diesem Sinne sind solide Grundlagenkenntnisse imperativ und zwingen zu entsprechender Schulung.
3. Im Augenblick ist die Situation immer noch so, daß man gut beraten ist, an Abweichungen von der korrekten Durchführung der Platten- und Schraubenosteosynthese *keine Konzessionen* zu machen. Diese grundsätzliche Einstellung gilt auch dann, wenn man sich entschließt, aus Gründen der Vascularität plattenferne Fragmente nicht zu reponieren, oder eine bestimmte Trümmerzone lediglich zu überbrücken. Davon unabhängig besteht die Notwendigkeit, unsere Kenntnisse über interfragmentäre Kompression und Knochenheilung weiterhin zu vertiefen.

Schlußwort

J. Rehn

Mauracher Straße 15, D-7809 Denzlingen

Mit dem Entschluß zu einer Osteosynthese und der Wahl des Verfahrens sind die Weichen für den weiteren Ablauf der Behandlung gestellt. Diese Entscheidung ist wesentlich in unserem Therapiekonzept. Gerade bei dem Schienbeinschaftbruch, bei dem die gute konservative Behandlung nicht nur ihre Berechtigung sondern auch ihre Erfolge hat, muß der operative Weg wohl überlegt sein.

Jede Methode hat ihren guten, relativ guten und schlechten Indikationsbereich. Nagelung, Verplattung und Fixateur Externe stehen nicht in Konkurrenz, sondern bilden ein sich ergänzendes Therapiekonzept. Für die jeweilige Frakturform und Lokalisation muß die richtige Wahl getroffen werden. Varianten, die sich aus der individuellen Situation des Verletzten – auch aus dem Erfahrungsbereich des Chirurgen selbst – ergeben, müssen Berücksichtigung finden. So können die Vorträge als Richtlinien nur Hinweise geben, die im Klinikalltag dann die jeweilige, der Besonderheit des Einzelfalls angepaßte Lösung finden müssen.

Der Indikationsspielraum für die Behandlung des Schienbeinschaftbruches ist deswegen so breit, weil die Ansprüche des Chirurgen und des Verletzten an die anatomische und funktionelle Wiederherstellung stark variieren. Während z. B. eine Verkürzung von 1 cm und mehr von Sarmiento als Folge konservativer Behandlung akzeptiert wird, tolerieren andere Chirurgen dies nicht und operieren.

Hefte zur Unfallheilkunde, Heft 174
Zusammengestellt von A. Pannike

Wesentlich zur Beurteilung eines Therapiekonzeptes sind die Ergebnisse, d. h. ungestörte Frakturheilung, bei der Osteosynthese möglichst anatomische und funktionelle Wiederherstellung. An diesen Kriterien müssen sowohl die operative wie die konservative Behandlung gemessen werden. Manche Methoden entsprechen in ihren Resultaten nicht dieser Zielsetzung. Entsprechende Konzessionen an dieses Konzept sind zu überlegen und zu begründen.

Jeder, der sich mit Frakturbehandlung beschäftigt, sollte in seiner Klinik über eine Dokumentation verfügen und damit seine Mitarbeiter und sich selbst in der schulmäßigen Arbeit ständig überwachen. Nur so ist es möglich, an der dringend notwendigen Reduktion der Komplikationen zu arbeiten.

Jeder Chirurg muß selbst die Entscheidung treffen und damit auch die Verantwortung tragen, ob überhaupt und welche Osteosynthese er wählt. Neben perfekter Technik sind hier die Kenntnisse der biomechanischen Konstellation und der Histomorphologie als wissenschaftlicher Hintergrund unabdingbar. Fortschritt bedeutet Verbesserung der Ergebnisse, und in diesem Sinne ist ein risikoreicheres Vorgehen nur dann berechtigt, wenn die entsprechenden Voraussetzungen erfüllt sind.

Sachverzeichnis

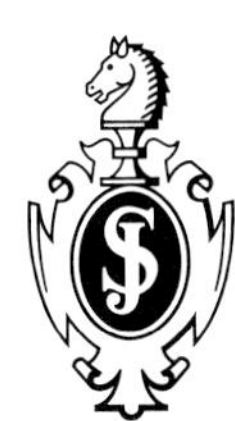

Hefte zur

Unfallheilkunde

Beihefte zur Zeitschrift „Der Unfallchirurg“ Herausgeber: J. Rehn, L. Schweiberer, H. Tscherne

165. Heft:
Experimentelle Traumatologie Neue klinische Erfahrungen
Forumband der 4. Deutsch-Österreichisch-Schweizerischen Unfalltagung in Lausanne, 8. bis 11. Juni 1983
Herausgeber: C. Burri, U. Heim, J. Poigenfürst
1983. 74 Abbildungen. XVII, 307 Seiten
Broschiert DM 88,–. ISBN 3-540-12460-8

166. Heft: L. v. Laer
Skelett-Traumata im Wachstumsalter
1984. 49 Abbildungen. VIII, 84 Seiten
Broschiert DM 42,–. ISBN 3-540-12605-8

167. Heft:
Bandverletzungen des Kniegelenkes
17. Jahrestagung der Österreichischen Gesellschaft für Unfallchirurgie
1. bis 3. Oktober 1981, Salzburg
Kongreßbericht im Auftrage des Vorstandes zusammengestellt von H. Frick
1984. 201 Abbildungen. XXI, 480 Seiten
Broschiert DM 128,–. ISBN 3-540-12606-6

168. Heft: B. Landsleitner
Klinische Replantationschirurgie
Tierexperimentelle Untersuchungen über mikrovaskuläre Interponate
1985. 66 Abbildungen, 21 Tabellen. IX, 116 Seiten
Broschiert DM 68,–. ISBN 3-540-13220-1

169. Heft: V. Echtermeyer
Das Kompartment-Syndrom
Diagnostik und Therapie
Eine klinische und tierexperimentelle Studie
Geleitwort von H. Tscherne
1985. 71 Abbildungen. XI, 120 Seiten
Broschiert DM 64,–. ISBN 3-540-15023-4

170. Heft:
Posttraumatische Schäden des Schultergürtels
17. Reisensburger Workshop zu Ehren von M. E. Müller und J. Rehn, 3. bis 5. März 1983
Herausgeber: C. Burri, A. Rüter
1984. 86 Abbildungen. XV, 236 Seiten
Broschiert DM 98,–. ISBN 3-540-12970-7

172. Heft:
Bandersatz mit Kohlenstoffasern
Herausgeber: C. Burri, L. Claes, G. Helbing
1985. 149 Abbildungen. VII, 158 Seiten
Broschiert DM 98,–. ISBN 3-540-15432-9

173. Heft: K.-G. Kunze
Die Durchblutung der Knochen
Eine tierexperimentelle Studie zur Durchblutung der Knochen unter verschiedenen Bedingungen
1985. 52 Abbildungen, 30 Tabellen. VII, 104 Seiten
Broschiert DM 56,–. ISBN 3-540-15433-7

174. Heft:
48. Jahrestagung der Deutschen Gesellschaft für Unfallheilkunde e.V. 14.–17. November 1984, Berlin
Kongreßbericht im Auftrage des Vorstandes zusammengestellt von A. Pannike
ISBN 3-540-15814-6
In Vorbereitung

175. Heft: K. E. Rehn
Die Osteosynthese der Thoraxwandinstabilitäten
ISBN 3-540-15932-0
In Vorbereitung

176. Heft: E. Böhm
Chronische posttraumatische Osteomyelitis
Morphologie und Pathogenese
ISBN 3-540-15918-5
In Vorbereitung

Preisänderungen vorbehalten

Springer-Verlag
Berlin
Heidelberg
New York
Tokyo

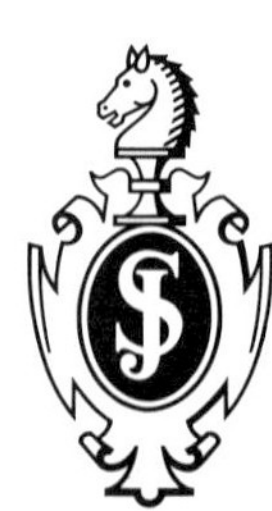